U0188938

国家重点研发计划项目：老年听觉系统功能减退早期发现与干预技术研究（2020YFC2005206）

Advances in
Audiology
and
Hearing Science

听力学及听觉
科学进展

原 著　[意] Stavros Hatzopoulos

合 著　[意] Andrea Ciorba　[美] Mark Krumm

主 审　杨仕明　王秋菊

主 译　冀 飞　叶 辉

中国科学技术出版社
·北　京·

图书在版编目（CIP）数据

听力学及听觉科学进展 /（意）斯塔夫罗斯·哈佐普洛斯 (Stavros Hatzopoulos)，（意）安德里亚·乔巴 (Andrea Ciorba)，（美）马克·克鲁姆 (Mark Krumm) 原著；冀飞，叶辉主译 . — 北京：中国科学技术出版社，2023.7

书名原文：Advances in Audiology and Hearing Science

ISBN 978-7-5236-0079-5

Ⅰ. ①听… Ⅱ. ①斯… ②安… ③马… ④冀… ⑤叶… Ⅲ. ①听力障碍—研究 Ⅳ. ① R764.43

中国国家版本馆 CIP 数据核字 (2023) 第 037585 号

著作权合同登记号：01-2023-0384

策划编辑	靳　婷　延　锦
责任编辑	靳　婷
文字编辑	汪　琼
装帧设计	佳木水轩
责任印制	徐　飞

出　　版	中国科学技术出版社
发　　行	中国科学技术出版社有限公司发行部
地　　址	北京市海淀区中关村南大街 16 号
邮　　编	100081
发行电话	010-62173865
传　　真	010-62179148
网　　址	http://www.cspbooks.com.cn

开　　本	889mm×1194mm　1/16
字　　数	869 千字
印　　张	36.5
版　　次	2023 年 7 月第 1 版
印　　次	2023 年 7 月第 1 次印刷
印　　刷	北京盛通印刷股份有限公司
书　　号	ISBN 978-7-5236-0079-5/R·3011
定　　价	398.00 元

版权声明

译校者名单

主　审　杨仕明　王秋菊

主　译　冀　飞　叶　辉

副主译　胡洪义　于　湛　郭维维

译校者（以姓氏笔画为序）

丁意丽　丁海娜　刁明芳　于　湛　于　澜

马晓彦　王　卉　王　倩　王方园　王宇晴

王香香　叶　辉　田芳洁　史　伟　史文迪

史陆森　兰　兰　任丽丽　向晨晨　刘　阳

刘　娅　刘　晶　刘新颖　孙悍军　李　进

李　楠　李佳楠　李思阳　李嘉洮　何雅琪

张　驰　张　琪　张世珺　陈　伟　陈艾婷

周其友　周函汶　周雅琪　屈媛怡　赵宵颖

胡洪义　钟　波　洪梦迪　宫　琴　徐延军

郭维维　康烁烁　梁思超　谌国会　韩　莹

韩　硕　焦青山　谢林怡　熊　芬　黎志成

冀　飞　籍灵超

学术秘书　谢林怡

内容提要

本书引自CRC出版集团，由众多业内知名专家共同编写，他们在听力学检测技术、听力与言语病理学、内耳生理学、遗传学、公共卫生学等方面均有较深造诣。

全书分上、下两卷。上卷主要关注临床测试技术的进步和最新进展，介绍了近些年听觉传出通路、中枢听觉处理方面的研究进展，以及听觉稳态诱发电位、宽频声导抗、耳声发射、频率跟随反应等听力学测试方法的进展。此外，还对听觉研究动物模型及世界听力健康应对方案等内容进行了介绍。下卷则关注听觉保护、再生及远程医疗等方面的新进展，主要有听力设备、老年人的听力、听觉保护与再生等。其中，对人工耳蜗、助听器、振动声桥各类听觉干预装置的最新进展进行了细致介绍，对老年人听力损失的筛查和干预策略也进行了探讨。同时，还对听觉保护与再生中比较引人关注的干细胞治疗、耳鸣干预等技术进展，以及与听力学相关的远程医疗模式在世界范围内的现状进行了介绍。

本书各章中特别标注了关键词、知识点及习题，大大扩充了本书的内容。本书内容清晰，重点突出，配图精美丰富，既是听觉科学相关专业临床医师和技术人员实践的理想参考书，又是听力学专业在校学生必备的教辅用书。

主审简介

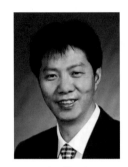

杨仕明

主任医师，教授，博士研究生导师，博士后导师。中国人民解放军总医院耳鼻咽喉头颈外科医学部主任，国家耳鼻咽喉疾病临床医学研究中心主任，国家重点学科带头人，国家聋病教育部重点实验室主任，全军重点实验室主任，北京市重点实验室主任。全军耳鼻咽喉头颈外科专业委员会主任委员，中华医学会耳鼻咽喉头颈外科学分会副主任委员，中国医师协会耳鼻咽喉科医师分会副会长，北京医学会耳鼻咽喉头颈外科学分会候任主任委员，《中华耳科学杂志》和 *Journal of Otology* 主编，*Acta Oto-Laryngologica* 副主编，《中华耳鼻咽喉头颈外科杂志》副总编，*The Lancet* 全球听力研究中国首席专家。主要从事耳科学、人工耳蜗和侧颅底外科、噪声防治、耳聋基因和干细胞治疗等研究。国家 973 首席科学家。主持完成国家"973 计划""863 计划"等国家军队重大重点项目 18 项。入选全军科技创新领军人才、科技北京领军人才、百千万人才工程（国家级人选），被授予国家有突出贡献中青年专家、中国医学科学家奖、首届国之名医等荣誉称号。2019 年被评为"联勤保障部队十大精武标兵"。先后荣立二等功、三等功各 1 次。享受国务院政府特殊津贴。获国家科技进步二等奖、军队和省部级等奖励 12 项。以第一 / 通讯作者身份发表论文 351 篇，SCI 收载论文 133 篇，主编著作 12 部。

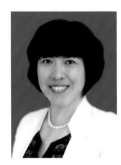

王秋菊

主任医师，教授，博士研究生导师。中国人民解放军总医院耳鼻咽喉头颈外科医学部解放军耳鼻咽喉研究所所长，国际耳内科医师协会主席，中华医学会耳鼻咽喉头颈外科学分会耳科学组副组长，耳内科临床诊治与聋病防控专家。创立了以聋病三级预防预警、聋病诊治保健为中心的耳内科学新领域；完成了我国首例常染色体隐性遗传性耳聋和国际首例常染色体显性遗传性耳聋传递阻断并诞生健康的第三代试管婴儿，实现我国聋病防控从二、三级预防到一级预防的突破；在国际上首次提出了新生儿听力及基因联合筛查全人群规模化聋病防控。承担国家自然科学基金重点项目和重点国际合作项目、国家"973 计划"及"863 计划"项目、军队"十二五"重点课题等 24 项。荣立个人二等功，享受国务院政府特殊津贴，获评军队学科拔尖人才，获求是杰出青年奖等。获国家科技进步二等奖、中华医学科技进步奖一等奖等。主编或主译专著 8 部，发表论文 300 余篇。

主译简介

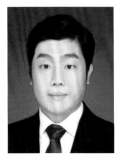

冀 飞

副研究员，博士，中国人民解放军总医院耳鼻咽喉头颈外科医学部临床听力中心主任。中华医学会耳鼻咽喉头颈外科学分会听力学组副组长，国家医疗器械分类技术委员会有源植入器械专业组委员，全国电声学标准化技术委员会和全国声学计量技术委员会委员，国际电工委员会工作组成员。主要研究方向为临床听力学和医用声学。擅长听觉生理检测、助听器和人工耳蜗评估、言语测听及听力学方法设备标准化。获发明专利 3 项，实用新型专利 3 项，软件著作权 2 项，成果转化 1 项；起草助听器和听力检测相关国家标准十余项。获国家科技进步二等奖、军队医疗成果一等奖、中华医学会中华医学科技奖一等奖、教育部科技进步奖二等奖、军队科学技术进步奖三等奖。主持承担国家重点研发计划主动健康和老龄化科技应对重点专项课题、老年疾病国家中心课题、军队医药卫生科研基金课题、全军军事医学计量科研专项课题、军事医学创新工程和青年培育项目等，参与省部级以上科研课题多项。主编及参编专著 4 部，以第一／通讯作者身份发表专业论文 106 篇，其中 SCI 收载 16 篇。

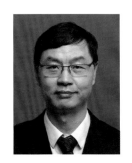

叶 辉

主任医师，教授（兼），厦门医学院附属海沧医院副院长，耳鼻咽喉头颈外科主任。中国医药教育协会眩晕专业委员会常委，中华医学会激光医学分会第八届委员会耳鼻咽喉与口腔学组委员，福建省中西医结合学会耳鼻咽喉科分会第六届委员会副主任委员，福建省中西医结合学会眩晕分会第一届委员会副主任委员，厦门市医学会耳鼻咽喉科分会第六届委员会副主任委员，福建省医学会耳鼻咽喉科分会第九届委员。耳鼻咽喉领域潜心研究近 30 年，擅长耳微创外科及人工耳蜗植入等手术。曾连续 7 年被评为优秀个人，并获省优秀工作者表彰。主持承担省市区课题 8 项。发表论文 28 篇，其中 SCI 收载 1 篇，中文核心期刊 11 篇。

原著者介绍

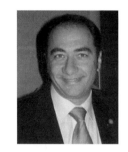

Stavros Hatzopoulos, PhD

Hatzopoulos 博士自 1994 年以来担任意大利费拉拉大学耳鼻咽喉临床听力学系的教师。他的教育经历为生物医学工程学士（美国南加州大学）、听力工程硕士（美国得克萨斯农工大学）及听力学博士（美国马萨诸塞州伍斯特理工学院），并于 2012 年获得副教授资格，迄今著书章节、论著及报告超 185 篇。曾参与许多欧洲耳声发射、遗传学与纳米技术领域的研究项目。目前在门户网站 Otoacoustic Emissions Portal（网址：www.otoemissions.org）担任编辑，同时还担任 *Journal of Hearing Science* 听力学学术编辑。联系方式：sdhl@unife.it.

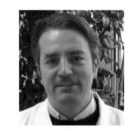

Andrea Ciorba, MD, PhD

Ciorba 博士自 2004 年起在意大利费拉拉大学耳鼻咽喉临床听力学系任职。1999 年获得医学学士学位，2003 年获得耳鼻咽喉头颈外科学硕士学位，2008 年获得听力学博士学位。Ciorba 博士撰写书籍、论文 120 多篇，并担任几家期刊的编辑委员。他的临床研究领域为听力学与前庭学，同时也参与耳声发射和内耳电生理领域的研究。联系方式：andrea.ciorba@unife.it.

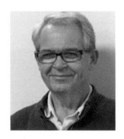

Mark Krumm, PhD

Krumm 博士是美国俄亥俄州肯特州立大学听力学与言语病理学学院的副教授，也是美国言语语言听力协会（ASHA）的主席。该协会引领了美国听力与言语病理的远程康复实践。Krumm 博士同时也担任美国听力学学会委员会（AAA）的主席，并发表了远程听力学的首次报告。此外，Krumm 博士也是全球 Fulbright 教育学术项目的长期导师和印度与卡塔尔的访问学者。联系方式：mkrumm@kent.edu.

译者前言

2021 年，世界卫生组织首次发布了《世界听力报告》，由此听力健康和听觉科学受到了前所未有的重视。该报告显示，预计到 2050 年，世界上将有近 25 亿人患听力损失，至少 7 亿人需要听力服务，全球每年因听力问题而承受巨大的损失，对耳科和听力保健的需求是空前的。我国的第一部听力学专著《临床听力学》于 1996 年出版，姜泗长教授和顾瑞教授给出了如下定义："听力学和听觉科学是研究人类生理和病理状态下听觉功能的科学，还包括在病理条件下听觉前庭功能的改变及应对措施。"这门科学是一门独特的科学，是一些不同主题领域组合而成的交叉学科，包括所有与声音感知相关的生理、病理、心理和技术。从事相关工作的专业人员及本专业的医学生，都需要了解该领域的基础知识及最新进展，并且不断地学习和更新国内外先进的技术和经验。为此，在国家重点研发计划项目（2020YFC2005206）的支持下，我们翻译出版了由意大利费拉拉大学耳鼻咽喉临床听力学系 Stavros Hatzopoulos 教授领衔编写的这部 *Advances in Audiology and Hearing Science*，希望为从业者和专科医学生提供最新的技术进展介绍，包括了测听技术、基础研究及公共卫生等诸多方面的内容，为听力学和听觉科学的实践和学习提供重要参考。

本书分为上、下两卷。上卷重点介绍了临床听力测试的新方法、新设备、新技术，包括听觉稳态反应、宽频声导抗（WAI）、耳声发射、频率跟随反应、中枢听觉系统的功能神经成像、眼动跟踪等方法的新技术新应用，以及听觉传出神经系统、中枢听觉处理、隐性听力损失等研究新发现。此外，还从更广阔的视角介绍了基因组学与听力损失、21 世纪全球听力健康应对方案、远程听力学及其在非洲和欧洲儿童中的应用、听力损失模型动物等内容。

下卷分为四部分：①听力设备，介绍了儿童人工耳蜗植入术后早期听觉发育的评价、儿童助听器技术进展、成人人工耳蜗的音乐疗法、中耳振动声桥的安全性和有效性评估等内容；②老年人的听力，重点介绍了适合老年人的听力筛查工具及人工耳蜗在老年人中的应用效果；③听觉保护与再生，主要针对较为前沿的药理学耳保护方案、相关临床试验范式、干细胞与纳米技术及耳鸣干预的新进展做了介绍；④远程医疗，特别提出了"远程听力学"（teleaudiology）的概念，并且介绍了其在亚洲、非洲听觉卫生服务中的应用，提出了相关的规则和术语。

本书尽可能梳理了与听力学和听觉科学有关的最新、最前沿的发展及技术更新，对一些工程技术和最新理念也进行了翔实介绍。值得一提的是，为了扩充本书的外延，各章中除特别标注了相关关键词、知识点及参考文献外，还针对该章内容提出一些供读者思考的问题，使本书的结构更立体、内容更前沿。无论是听觉科学相关专业临床医师和技术人员、基础科学家，还是听力学专业的在校学生均可从中获益。

　　翻译本书，对译者来说不啻为一次更新观念、深入学习的旅程。在为行业从业者提供最新听力学和听力科学资讯的同时，自身的工作能力也获得提高，大大开阔了眼界。衷心感谢所有译者为本书投入了大量的时间和精力，以及出版社工作人员给予的支持和帮助。中文译版可能遗有不足不妥之处，敬请各位读者批评指正。

中国人民解放军总医院耳鼻咽喉头颈外科医学部临床听力中心　

厦门医学院附属海沧医院　叶辉

原书前言

本书的编撰始自 2016 年，历时 2 年完成。当时正值筹备国际诱发电位反应测听研究会（IERASG）第 25 届研讨会（2017 年 5 月 21—25 日，华沙），我们参与了一系列关于向学生与专业人士分发多媒体材料，以提高课堂表现的讨论。在讨论中，我们明确了一系列实际问题，可以总结为现有的多媒体内容变化迅速，最重要的是很难常储存于临时托管网站，YouTube 就是典型的例子。

作为门户网站 Otoacoustic Emissions Portal（网址：www.otoemissions.org）的编辑，我们也曾遇到过类似的问题。因此，我向同事们提出可以使用我们的网站作为听力学、言语病理学相关多媒体材料的存储网站。尽管这个解决方案是可行的，但在当时（2016 年 10 月）还是面临一些问题，如网站的维护成本及材料的收集与整理。关于维护成本，我们联系了一些赞助商，并在 2018 年成功获得了生物医学助听设备行业的投资。关于第二个问题，在全球 40 多位同事的帮助下，我们将所有的材料整合出版了这本书。

本书书名为 *Advances in Audiology and Hearing Science*，主要在于介绍近五年来相关领域最新技术与研究进展。本书作为本科生与研究生的听力与言语病理学课程的教辅图书，各章均提供了关键词、知识点及习题，有助于读者学习理解。本书大部分相关资源均储存在 OAE 门户网站中（http://www.otoemissions.org/index.php/en/book-advances-in-audiology）。书中介绍了一些听力学的新兴研究领域与传统言语病理学领域，最初本书设想编写一卷，但基于对本书材料的浓厚兴趣，我们共同决定将本书分为两卷。

上卷的"第一篇　临床方案的修订"为重点关注的内容。"第二篇　方案及近期更新"较短，主要介绍"技术进步"与"最新进展"的内容，类似于学术会议中的概述。上卷纳入了一个与犬类动物医学 / 听力学相关的新主题，源于我们认为听力学专业的学生应该对听力学有广泛的认知，可以更好地做好研究生与博士阶段的工作。

下卷主要包括四个部分，即听力设备、老年人的听力、听觉保护与再生、远程医疗。除了老年人的听力部分，其他领域都发展迅速，资料更迭很快，同时该领域的内容在 OAE 门户网站将持续更新。

我们真诚地希望本书及 OAE 门户网站中的相关资料对读者在听力学、言语病理学的学习理解中有所帮助！

Stavros Hatzopoulos
Andrea Ciorba
Mark Krumm

致 谢

首先感谢两位合著者对本书的支持与贡献，Andrea Ciorba 与 Mark Krumm 为本书花了很多时间，没有他们，本书将无法按时完成。

我们特别感谢 AAP 出版社（尤其是 Sandra Sickels 女士）为我们想法的实现提供了宝贵的平台。

非常感谢本书 40 余位作者的贡献，他们花费了大量时间与精力致力于完成本书。

最后，我要感谢我们的赞助商——意大利 Horentek®（www.horentek.it）。他们一直相信并支持我们的项目，并从 2017 年开始跟进我们的进展。没有他们，我们无法在 OAE 门户网站中建立必要的架构，也无法创作及更新与本书相关的资源。

Stavros Hatzopoulos

目　录

上卷：临床方案与听力设备

附　录

上卷：临床方案与听力设备

Clinical Protocols and Hearing Devices

第一篇 临床方案的修订
Clinical Protocols Revised

第1章 ASSR 临床应用现状和进展
Current and Emerging Clinical Applications of the Auditory Steady-State Response

James W. Hall Ⅲ　Sara Momtaz　著

史　伟　译　　谢林怡　校

摘　要

　　本章回顾了最新的关于听觉稳态反应（auditory steady-state response，ASSR）的循证临床应用和研究进展。首先简要概述了在临床环境下测试和分析 ASSR 所需的信息，包括 ASSR 的解剖和生理学基础。记录和自动分析仪器的检测结果并分析影响 ASSR 的非病理性因素。本章的其余部分将对 ASSR 目前的临床应用进行总结，包括重度和极重度感音神经性听力损失的婴幼儿的听阈评估、听神经病谱系障碍的诊断、虚假或夸大性听力损失患者听力状况的客观确认，以及高危患者群体中听觉处理障碍的诊断。

关键词

　　调幅；听性脑干反应；听觉处理障碍；听觉稳态反应；CE-chirp 声；调频

一、概述 / 历史

（一）40Hz 反应

　　故事从 40Hz 反应开始。听觉稳态反应（ASSR）是一个相对较新的作为评估听觉功能的临床技术，在美国尤其如此。记录 ASSR 的临床设备于 2001 年首次引入美国。然而，在 40 年前就首次出现了一些关于人类头皮记录的由听觉刺激诱发的稳态反应报道（Geisle，1960；Campbell 等，1977）。ASSR 真正引起关注是始于 20 世纪 80 年代初，当时著名的听觉神经生理学家 Robert Galambos 等对由 40 次 / 秒速率的频率和（或）调幅（amplitude modulation，AM）的正弦波刺激声诱发产生的听觉诱发反应进行了研究。

　　Galambos 关于"40Hz 反应"的经典论文

（Galambos 等，1981）引发了浓厚的稳态反应方面的研究兴趣，并推测其有望客观评估婴幼儿的听阈。40Hz 反应可以稳定快速、频率特异、准确地应用于成人受试者的听阈评估（Stapells 等，1984；Griffiths 和 Chambers，1991；Levi 等，1993）。不幸的是，在发现 40Hz 反应的几年内，人们对其作为临床工具的价值的关注逐渐降低。事实上，开始有证据表明，这种反应不太适合作为听觉评估的临床常规方法，特别对于婴幼儿。然而 40Hz 反应作为临床工具是有限制的，因为它的检测信号和振幅受到睡眠、镇静和麻醉的严重影响（Stapells 等，1988；Cohen 等，1991）。事实上，研究表明 40Hz 反应在配合的清醒受试者中才能可靠地被记录（Linden 等，1985；Jerger 等，1987；Kuwada 等，1986；Cohen 等，1991）。进一步影响其临床有效性的是，即使在清醒的婴儿中，40Hz 反应的最大振幅实际上出现在较低的刺激速率，通常在 20Hz 左右（Stapells 等，1988）。40Hz 反应的这些局限性，促进了对更高刺激呈现的反应的早期研究，并发现了现在所知的 ASSR（Linden 等，1985；Cohen 等，1991）。

（二）ASSR 的早期研究

从 20 世纪 80 年代开始，澳大利亚的研究人员（Rickards 和 Clark，1984）和加拿大的另一组研究人员（Stapells 等，1984；Linden 等，1985）证实，刺激速率高达 100Hz 范围的振幅和（或）频率调制刺激声，也可有效地引起听觉反应。事实上，进一步研究表明，与单独使用 AM 相比，调频（frequency modulation，FM）与 AM 的组合，即混合调制声，增强了 ASSR 反应（Cohen 等，1991）。

多年来，除了 40Hz 反应外，还使用了各种术语来描述听觉稳态反应，包括调幅跟随反应、包络跟随反应、频率跟随反应、稳态诱发反应和稳态诱发电位（SSEP）。

（三）初步临床应用

约从 2000 年开始，有两个发展促进了人们对 ASSR 临床应用的早期关注。随着美国新生儿听力普遍筛查项目的广泛开展，临床上对电生理技术评估婴儿听阈的需求也增加了。需要获取阈值信息以便适当和及时地对有听力损失的婴儿进行助听器和人工耳蜗植入（cochlear implant，CI）的干预。显然，对出生后几个月的婴儿进行听力评估，行为测听不是一个可行的选择。通过短声和短纯音刺激声诱发的听性脑干反应（auditory brainstem response，ABR）对于听阈的电生理评估非常有用，但 ABR 的最大声输出强度被限制在 90～95dB nHL。因此，使用 ABR 可判定的听力损失上限为 80～85dB HL。ASSR 作为一种电生理技术，在评估重度至极重度听力损失儿童的阈值方面发挥了重要作用。

在同一时期，美国的几家诱发反应设备制造商推出了应用于临床环境的记录和分析 ASSR 的设备。此后，许多临床研究都表明，在婴幼儿中，使用 ASSR 评估听阈具备可行性。此外，更多的研究倾向于刺激和分析 ASSR，以及针对 ASSR 新的临床应用方面的更有效策略。随着临床 ASSR 仪器的发展，世界各地的临床工作者在评估听阈和诊断听力损失程度方面更加确定了该技术的诊断价值。最近的研究表明，窄带 CE-chirp 刺激声在记录幼儿 ASSR 方面具有与 ABR 测试相同的临床优势，即更大的振幅和更短的测试时间（Cebulla 等，2012；Rodrigues 等，2014；Seidel 等，2013；Venail 等，2015）。本章稍后将介绍 ASSR 的各种具体临床应用，包括用于 ASSR 测试的 chirp 刺激声的优点。

二、ASSR 测试和分析原理

（一）概述

对 ASSR 测试的原理和方法的全面回顾远远超出了本章的有限范围。数百篇相关文章和一些教科书（Rance，2008；Hall，2015）都把相当多的注意力放在这个主题上。这里我们将对 ASSR 的测试和分析做一个简要的总结。在许多方面，快速调制刺激声诱发的 ASSR 是另一种形式的 ABR。Stapells 等（2005；第 2 页）提出，"80Hz 的 ASSR 实际上很可能是 ABR 中的波 V 快速呈现的刺激。因此，将这些 80Hz 的 ASSR 称为'脑干 ASSR'，在技术上是正确的，在临床上也是有用的。"记录 ABR 和 ASSR 通常使用相同的常规仪器。虽然 ABR 与 ASSR 需要不同的刺激声和反应分析软件，但刺激声使用相同的耳机提供，并且反应是使用相同的电极检测的。临床医师了解 ABR 并掌握记录 ABR 和分析 ABR 波形的技能，对于学习如何在临床上应用 ASSR 是一个良好的开端。

（二）ABR 和 ASSR 的差异

ABR 和 ASSR 有一些显著的区别，如表 1-1 所示。一个主要的区别是用来诱发反应的刺激声。ABR 是由突然出现的瞬时刺激声诱发的，而 ASSR 是由振幅和（或）频率快速调制的基本恒定的正弦刺激声诱发的。用来诱发 ASSR 的持续稳态刺激声的明显优势是有可能产生更高的有效强度级。本章强调 ASSR 的这一重要临床价值。刺激声调制速率影响听觉系统内 ASSR 产生的部位。

（三）ASSR 测试

传统的 ASSR 是由被称为载波的正弦纯音刺激声诱发的，这些载波在幅度上被调制，或在频率上被调制。因此，常规用于诱发 ASSR

表 1-1　听性脑干反应（ABR）与听觉稳态反应（ASSR）的主要区别 #

		ABR	ASSR
刺激声	类型	短声或短纯音	纯音
	时程	0.1ms（短声） 4 个周期（短纯音）	稳态
	调制	无	100% 调幅；10% 调频
	频率	短纯音 500～4000Hz 倍频程	纯音 250～8000Hz 倍频程
	强度	最大有效强度 90dB nHL	最大有效强度 >120dB HL
接收器	滤波	30～3000Hz	不同的仪器使用不同的滤波设置
	分析时间	约 15ms	随着不同仪器变化
检测		肉眼观察波峰	自动统计确认
分析		手动计算波峰潜伏期、波间期	刺激与反应相位，刺激与反应频率，或刺激重复率与反应重复率的数学计算
最大估计阈值		约 80dB HL	>120dB HL
患者状态		安静不动	睡眠、镇静或麻醉下
性别		青春期后女性的潜伏期比男性短	在选定的刺激条件下，女性的 ASSR 阈值低于男性（Zakaria 等，2016）

#. ABR 和 ASSR 的测试具有重要的共性，包括传感器、电极、电极位置和仪器

的稳态刺激声的性质在理论上与用于诱发 ABR 的高度瞬态刺激声不同。典型的正弦 ASSR 刺激声如图 1-1 所示。图中，高频载波以较快速率（＞80Hz）进行（100%）幅度调制。也就是说，对于任何给定的强度，波形的幅度每秒多次从最大降到最小。刺激声在以载波频率为中心的倍频程频率区域激活耳蜗。此外，大脑听觉区域内的能量在 AM 的频率产生。至少在听力正常的成年人中，对于从 250～8000Hz 的各种不同纯音频率的刺激声，以及从相对较慢的速率（如 30Hz）到大于 100/s 的调制速率的调制声，可以有效地诱发 ASSR。ASSR 设备的一些制造商使用另一种刺激方法，即快速瞬态短纯音刺激声，其与前面提到的调制率的速率相同。ASSR 由主刺激率下的听觉刺激产生，以及该刺激率的高次谐波刺激产生。

ASSR 临床应用中的正弦刺激或载波频率有时在频率和强度上都是可调制的。同时包含 FM 和 AM 的调制被称为混合调制（mixed modulation，MM）。在临床 ASSR 测试中，典型的刺激声为调制深度 100% 和调频 10% 的

正弦调幅声。混合调制技术提高了 ASSR 的幅度，但也增宽了刺激声的频谱。过多的调频是不可取的，因为它增宽了刺激的频率范围，并导致评估频率特异性的听阈的准确度降低。重要的是，在 ASSR 测试中，听阈是在载波频率上评估的，而大脑内的反应是在调制频率上检测到的。

（四）分析

如表 1-1 所示，ABR 和 ASSR 的反应分析方法明显不同。ABR 的基本方法已被广泛认可。技能熟练的临床医师可以通过肉眼观察稳定的波形，并手动计算反应参数，如某一波形或峰值的潜伏期和振幅。相反，对于 ASSR 测试，假如有反应，被记录的复杂波形中会包含嵌入了 ASSR 能量的 EEG 活动。ASSR 的引出是通过 AM 频率的频谱区域内大脑活动的增加反映出来的。复杂波形内的 ASSR 不能通过肉眼检测到。事实上，它是通过在频域中对与刺激相关的大脑能量进行自动频谱分析，或者通过自动分析相对于刺激相位的反应相位来检测的。

载波

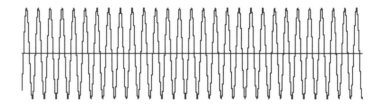

100% 调幅（AM）载波

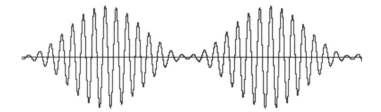

◀ 图 1-1 用于诱发 ASSR 的高频纯音刺激声（载波）和典型的 100% 调幅（AM）纯音刺激声示意图

在任何一种情况下，通过相位相关性的 t 或 T^2 检验统计学方法来验证在单纯背景噪声中反应的存在或通过 F 检验验证噪声中信号的存在。ASSR 分析是自动化的，使用一些临床设备，甚至刺激声呈现的顺序也可以自动控制。然而，临床经验和判断仍然是决定 ASSR 应该如何应用于患者个体、ASSR 结果是否可靠和有效，以及应该如何在听力学测试结果的整体模式中解释 ASSR 结果的重要因素。

（五）ASSR 测试的注意事项

1. 概述

没有明确的规定 ASSR 测试方法或统一的测试规程，也没有 ASSR 设备的相关标准。刺激和采集参数及分析算法在不同制造商销售的 ASSR 设备中差别很大。实际上，不同制造商在所选参数（如刺激模式）、波形平均叠加的扫描次数、分析方法和算法，甚至是电极位置等基本参数方面都存在很大差异。测试参数中一些比较常见的变化将在下面的讨论中加以说明。

2. 患者状态

受试者或患者状态是 ASSR 测试成功的关键。患者状态对 ABR 和 ASSR 的影响通常不同，如表 1-1 所示。一般来说，非常安静的患者状态对于记录可靠的 ASSR 和准确估计听阈是很必要的。进行 ASSR 评估的婴幼儿确实需要睡眠、镇静或轻度麻醉。虽然有时可以从放松休息状态的清醒受试者中记录 ASSR，但阈值估计的准确性可能会受到影响，因为噪声测量装置将干扰 ASSR 的统计学上的可信度检测。

3. 测试时间

在这里要提到 ASSR 的测试时间。一些作者报道了 ABR 结合 ASSR 评估双耳频率特异性听阈的平均测试时间长达 3h（Stueve 和 O'Rourke，2003）。然而，对于单独使用 ASSR 或 ASSR 与短声 ABR 测试相结合，1h 或更短的总测试时间更为典型。假设患者处于安静状态，这一合理的时间段通常足够 ASSR 对每侧耳 500～4000Hz 的测试频率进行临床听阈评估。例如，Luts 等（2004）在比利时的报道中提到，评估双耳 4 个频率阈值的总测试时间为 58min。ASSR 测试的总测试时间与短纯音 ABR 记录一样，取决于测试者的经验和超出测试者控制范围的个体因素，包括受试者的觉醒状态、听觉状况和脑电干扰。研究证据表明，与传统刺激声相比，使用 chirp 声可以大大缩短 ASSR 测试时间。我们将在本章后面总结有关 chirp 声诱发 ASSR 的文献。重要的是要指出，对于短声和短纯音刺激声 ABR 听阈的评估至少与 ASSR 一样快。同样假设患者处于安静状态，使用有效的 ABR 测试方法，对于 500Hz、1000Hz 和 4000Hz 的短声和短纯音刺激的双侧听阈的评估有时可以在 30min 或更短的时间内完成。

4. 测试和分析中的年龄和性别因素

神经发育因素在 ASSR 记录中发挥了一定的作用。ASSR 的发育影响因素包括年龄、个体差异、强度水平、刺激方式（气导和骨导）、刺激频率，以及刺激调制的类型和速率的相互作用。临床上用于听力评估的 ≥80Hz 的快速刺激调制率的 ASSR 从婴儿出生起就可明确引出（Rickards 等，1994；Lins 等，1996），但还不是成人那样的（Rickards 等，1994；Lins 等，1996）。从新生儿期到成年期，快速刺激调制频率的 ASSR 幅度增加了 1 倍以上。对于大多数载波刺激频率，ASSR 的相位在整个儿童时期保持相对恒定。然而，快速调制率的 ASSR 的发育时间表和 ASSR 达到成熟的年龄并不明确。

年龄的增加似乎对 ASSR 的相位或振幅没有重大影响（Tlumak 等，2015）。有一些证据表明，衰老至少会影响大脑对 500Hz 刺激的锁相能力（Leigh-Paffenroth 和 Fowler，2006），这表明在时序分析中，与年龄相关的时间编码变化是可能的。

John 和 Picton（2000）报道了一个细微的趋势，女性的 ASSR 潜伏期比男性更短，但受试者之间高度的可变性可能掩盖了明显的差异。最近，Zakaria 等（2016）发现女性的 ASSR 阈值低于男性，但仅在选定的刺激条件下。尽管如此，这些作者建议在 ASSR 的分析中，男性与女性使用单独的标准值。

三、临床应用和患者群体

（一）概述

ASSR 的主要应用是预估由于任何原因不能配合测听的患者群体的听力图。这些人群包括婴幼儿，也包括由于认知因素而无法提供有效纯音听阈的成人神经科患者，或者不愿配合常规行为测听评估的明显夸大性聋患者。ASSR 现在被公认为是一种客观评估听阈的方法。这种客观性主要归因于三个因素。

首先，与听性脑干反应一样，ASSR 阈值评估是一个生理过程，不受影响行为测听的受试者变量的影响。其次，反应检测是使用检测算法的客观过程，该检测算法在统计学上确定有无反应。许多已发表的文章描述了用于预估 ASSR 气导和骨导行为阈值，以及预测气 – 骨导差的数学策略和算法。最后，客观的决策规则也用于确认结果和阈值评估（Dimitrijevic 和 Cone，2014）。

与其他电生理技术一样，需要不同年龄组和不同听力状况下的年龄相关标准数据来证实 ASSR 听阈评估的准确性。ASSR 的临床应用远远超出了听阈评估。例如，最近的研究集中于 ASSR 在言语感知能力评估中的应用。此外，

ASSR 可作为麻醉中意识状态的指标，并可用于中枢神经系统和神经精神疾病的诊断。在这一章中，我们回顾了 ASSR 的各种临床应用。

（二）听阈评估

1. 儿童

ASSR 最常见的临床应用是评估那些行为测听技术无法正确评估的婴幼儿的听阈，特别是利用 ASSR 与 ABR 相比的优势来确定重度和极重度听力损失儿童的听阈。影响 ASSR 阈值评估的因素很多。ASSR 仪器的不同因素，包括刺激模式、分析方法和检测算法，以及测试环境中的环境噪声水平、听力损失程度和患者的年龄。这些差异影响了已发表的关于 ASSR 在儿童中的作用的结论（Vander Werff 等，2002；Stueve 等，2003；Perez-Abalo 等，2001；Dimitrijevic 等，2002；Nunez-Batalla 等，2016）。

总之，这一领域的评论文章报道在儿童中最低强度水平引出的经统计学验证的 ASSR 与行为听阈具有高度相关性（如 0.96～0.98）（Rance 等，2002）。ASSR 和行为听阈的相关性通常在听力正常者中最差。还有学者报道，在 500～4000Hz 的频率范围内，ASSR 与纯音测听的相关性略低，为 0.82～0.90（Stueve 等，2003）。Swanepoel 等（2004）报道的相关性比其他研究更低，范围为 0.58～0.74。

大多数研究的一个共同发现是，对于听力正常者和 500Hz 的刺激频率，行为听阈和 ASSR 之间的差异相对较大（Rance 等，2002）。这是临床医师担心的问题，因为数据显示，约 1/4 的患者在 ASSR 和纯音阈值可能存在超过 20dB 的差异。这种差异可能会影响干预方案，包括对幼儿进行助听放大的方案。Brookhoer 等（1990）的研究很好地表达了这一临床挑战："短声诱发的 ABR 未引出不应被解释为从传统助听器

获益的预后很差""因此，临床医师面对重度到极重度听力损失的幼儿时，通常须在信息不完整的情况下就初步确定最合适的康复方案"（Brookhoer 等，1990；第 4 和 7 页）。

ASSR 可以在这类患者中发挥重要的作用，它可以区分重度和极重度的听力损失，也就是说，区分使用助听器有潜在获益的患者和不太可能从助听器放大获益的听力损失过重的患者。这是 ASSR 在儿科听力学中的实际应用。已发表的报道表明，在未引出 ABR 的患者中，有 77%～90% 可以在高刺激强度下检测到 ASSR（Stueve 等，2003；Swanepel 等，2004）。相反，没有发表过在重度至极重度听力损失儿童中 ABR 引出而 ASSR 缺失的报道（Rance 等，2005）。在澳大利亚，Rance 等（2005）首先报道了对最大强度下都未引出 ABR 的重度听力损失患者进行 ASSR 阈值的研究。他们及其他学者还指出，ASSR 和行为听阈的相关性通常随着听力损失程度的增加而增加（Rance 等，2005），有时差异只有 3dB（Swanepel 等，2004；Clark，1995）。

记录 ABR 时，瞬态短声和高频短纯音刺激声的最大有效强度为 90dB nHL，诱发 ASSR 的最大强度为 120dB HL 或更高。对于 500Hz 和 1000Hz 短纯音刺激声的 ABR 检测，最大强度级别较低。因此，ASSR 是获得确定人工耳蜗候选资格所需的听敏度重要信息的首选技术（图 1-2）。

ASSR 在助听器策略上也是有益的。Rance 等（1995）报道有 ASSR 的听力损失儿童的助听下行为听阈更有可能低于≤60dB SLP，而那些不能引出 ASSR 的儿童很少表现出从助听器中受益（Clark，1995）。ASSR 的应用将在后文中进一步讨论，以便对有助听器和人工耳蜗的儿童进行管理。

ASSR 的结果可以通过两种方式利用。一

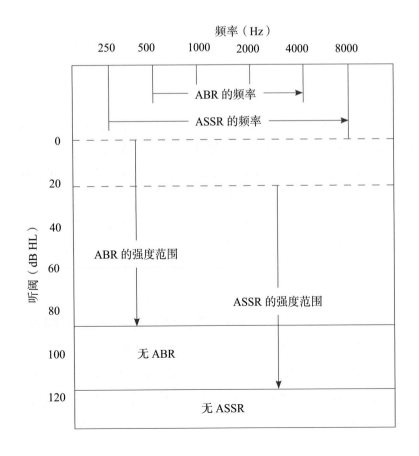

◀ 图 1-2　用于诱发 ABR 和 ASSR 的刺激声强度、频率范围和限制

方面，对于在重度至极重度有可记录 ASSR 阈值的患者，假设使用助听器可能有好处。即使在最大强度也引不出 ASSR 的结果则趋向于早期考虑人工耳蜗植入的干预。几乎 90%ABR 记录范围之外严重听力损失患者的 ASSR 阈值在 90dB HL 以上（Swanepel 等，2004）。另一方面，1/4～1/3 的儿童没有检测到 ASSR，即使在设备的最大强度下也是如此。

不幸的是，ASSR 对听力正常的人没有明显的优势。在适当的记录条件下，包括低环境噪声和安静的患者，正常 ASSR 阈值的标准对于低频 500Hz 高达 60dB HL，而对于高频也有所提高。因此，仅依靠 ASSR 技术对听力正常的患者和轻度甚至中度听力损失的患者进行明确的区分可能是有问题的。从临床角度看，预估行为听阈的误差高达 60dB 的可能性严重限制了准确验配助听器所需的阈值评估的有效性，甚至限制了是否需要助听的决定。显然，延迟 6 个月以上的助听将对听力障碍婴儿的言语和语言习得产生不利影响，事实上，从伦理学的角度来看，这是值得怀疑的临床策略。另外，在听力正常者身上佩戴功率很大的助听器带来的高强度放大的声音会导致医源性噪声诱发的听力损失（noise-induced hearing loss，NIHL）的风险。医学和听力保健的一个普遍目标是尽一切努力为患者提供益处，同时避免造成任何伤害。

Rance 等（2005）将 ASSR 的结果概括为四个不同的方面。第一，在 500～4000Hz 的刺激频率范围内，ASSR 与行为听阈的相关性较高（0.96～0.98）。第二，对于被诊断为听神经病谱系障碍（auditory neuropathy spectrum disorder，ANSD）的儿童，ASSR 与纯音听阈的相关性较差（0.46～0.55）。第三，正如已经提到的，ASSR 通常高估了听力正常者的阈值。第四，听阈估计随着听力损失程度的增加而改善。他还指出，听力正常者的 ASSR 阈值明显高于短纯音 ABR 阈值。因此，ASSR 不能区分听力正常者和轻度至中度听力损失者（Rance 等，2005）。

此外，已有关于 ASSR 临床应用于学龄儿童筛查的初步报道。学龄儿童筛查的推荐标准是 1000Hz、2000Hz 和 4000Hz 的刺激声，界限强度为 50dB SPL。收集每个儿童的数据平均需要 15min。这种应用的合理性在于进行 ASSR 记录和解释结果的客观性、频率特异性听力损失测试的时机，以及在所有年龄段儿童（包括测试困难和特殊需要的儿童）中进行 ASSR 的能力（Resende 等，2015）。

2. 成人

目前已有大量文献研究 ASSR 在客观评估正常或听力损失成人听阈中的应用。对于大多数读者来说，主要原因可能是显而易见的。患者必须能够参与并积极配合行为测听。临床经验证实，即使在成人中，也不总是有可能准确可靠地完成行为听力评估的患者。对于那些被怀疑为虚假或夸大性听力损失的患者，包括那些有心理因素的患者，以及那些为了经济赔偿或其他形式的赔偿而假装听力损失的患者来说，确定听力测试频率上的听力损失的存在和程度是具有挑战性的。某些患者群体的认知能力下降，如老年人和创伤性脑损伤患者，也可能影响纯音测听的测试准确性。

对于不能或不愿接受有效纯音测听的患者，ASSR 技术似乎是一种合理的评估听阈的方法。然而，必须考虑一些因素。用于诱发 ASSR 的载波的频率特异性和纯音测听并不完全相同。因此，与每个刺激声相关的耳蜗活动可能不同。此外，纯音测听与 ASSR 的阈值并不总是相同的。相反，使用"生理阈值"来"预测行为阈值"要么来自回归方程，要么是生理和行为阈值的简单减法（Picton 等，2004）。

在感音性听力损失的成人中，纯音听阈和引出 ASSR 的最低强度的统计相关性在 1000～4000Hz 刺激下为 0.8～0.9，而在 500Hz 刺激下则稍差（0.7～0.8）。ASSR 和行为听阈的这种相关性出现在不同的听力图构型中，包括陡峭的斜坡型（Vander Werff 等，2002；Herdman 等，2003）。成人感音性听力损失的构型不影响 ASSR 听阈估计的准确性（Schmulian 等，2005）。

研究还表明，在感音性听力损失中，对于 1000～4000Hz 的刺激声，ASSR 和行为听阈的差值为 6～7dB，而对于 500Hz 的刺激声，ASSR 和行为听阈的差值约为 10dB。在成人受试者中，行为听阈和 ASSR 阈值重复测试的可靠性或一致性也很好，为 1～3dB（D'haenens 等，2008）。此外，感音神经性听力损失患者的幅度快速增长功能提示了一种类似于重振的生理现象（Picton 等，2005）。在另一项调查中，McFadden 等（2014）说明了 40Hz ASSR 的间隔 1 周的重复测试足够可靠，并且 ASSR 在记录过程中是一致的。这些作者还报道，间隔相位一致性比测量的诱发功率更可靠（McFadden 等，2014）。

正如在儿科群体中已经注意到的那样，研究证实，随着听力损失程度的增加，ASSR 对行为听阈的评估更准确。因此，使用 ASSR 对成年人的听力评估，在听力损失受试者中比在正常听者中更准确。ASSR 对听阈的最不准确评估是对于具有正常耳蜗功能（即正常或传导性听力损失）和使用 500Hz 载波频率刺激声时（Lins 等，1996；Perez-Abalo 等，2001；Rance 等，2002；Clark，1995；Vander Werff 等，2005；Schmulian 等，2005；Cone-Wesson 等，2002；Swanepoel 等，2004）。ASSR 与行为测听的差值，低频为 25～40dB，中高频为 10～20dB。ASSR 和行为听阈之间的差值（如果不变）可以通过使用校正因子来解释（Beck 等，2014）。然而，使这一差异成为临床挑战的是这两项测量之间的可变性（Dimitrijevic 等，2014）。

ASSR 阈值评估准确性的变化，特别是在听力正常者的低频区域，也可能与不同制造商销售的 ASSR 设备的具体特性有关。使用 ABR 评估可信的听阈有时需要 2000 次或更多扫描，而 ASSR 记录通常采用较少的平均叠加次数。因此，可以推测，通过增加信号平均叠加次数以获得更好的信噪比，可以提高 ASSR 阈值评估的准确性，在大多数情况下，信噪比随着记录时间的增加而直接增加（Herdman 等，2001；Perez-Abalo 等，2001；Swanepel 等，2004）。

不幸的是，在随机选择的患者群体中，临床上记录的 ASSR 往往会过高估计配合的听力正常者的听阈，在 500Hz 时高出 20～30dB，在 1000Hz 时高出 15～20dB，在更高频率时高出 10～15dB，即使是在隔声室记录 ASSR 时也是如此。其后果是高估了听力损失（Vander Werff 等，2005）。从临床医师的角度来看，这种过高的估计使轻度听力损失患者和听力正常者的区别变得更加复杂，这些患者可能需要助听或补偿，而听力正常者都不需要。

临床观察表明，在模拟传导性听力损失中，ASSR 阈值有被高估的趋势。然而，仍然需要对患有实际中耳疾病和使用多种临床设备的患者进行系统研究，以更好地确定传导性听力损失的 ASSR 阈值的准确性。

其他研究集中在使用 ASSR 的强度 - 幅度增长函数评估行为听阈。假设通过从更高阈值强度引起的更强的反应推断 ASSR 阈值，有可能更有效地预估听阈。总体结论是 ASSR 幅度增长函数确实可以区分不同构型的听力损失。而从幅度增长函数预估行为听阈的尝试在很大程度上是不成功的（Vander Werff 等，2005）。

Hosseinbadi 及其同事还研究了 ASSR 在定义听力损失的构型，以及听力损失类型方面的作用。他们研究了听力正常的成年人，还有不同程度的传导性或感音神经性听力损失，以及平坦型或斜坡型的听力损失。ASSR 能够预估除 500Hz 以外的其他频率的构型和听力损失程度。毫不奇怪，用气导 ASSR 无法确认听力损失的类型（Hosseinabadi 等，2015）。

这里，我们将简要介绍 ASSR 与语音或词语识别的关系。语音包含的声音信息在强度和频率上变化很快。这个概念支持在 ASSR 中使用多个独立调幅调频（independent amplitude frequency modulation，IAFM）刺激声来预估不同程度感音神经性耳聋的单词识别得分（word recognition score，WRS）（Dimitrijevic 等，2004）。IAFM 刺激声被操控，以试图接近人类的语音。作者发现，听力正常者的 80Hz MF ASSR 与 WRS 的相关系数为 0.73，听障组的相关系数为 0.65。这种相关性在 40Hz IAFM 中略低。然而，40Hz 和 80Hz ASSR 的组合产生了最高的相关性，可能反映了听觉脑干和皮质水平的活动。

（三）骨导 ASSR

用纯音测听评估听阈的原则之一是确定听力损失的类型，包括区分传导性听力损失和感音性听力损失。如果没有关于骨导阈值的准确的和耳别的信息，这是不可能做到的。因此，我们似乎有理由认为，对于 ASSR 的常规临床应用，气导和骨导刺激是必要的。然而，有报道称，在 ASSR 记录过程中，与骨导刺激相关的"稳态"机电伪迹可能会混淆听觉反应，或者同样麻烦的，可能会导致 ASSR 分析错误。也就是说，与伪迹相关的明显反应可能导致分析中的"假阳性"错误，其中伪迹被误认为真实的反应（Small 等，2004）。

幸运的是，这个问题并不总是会遇到，而且可以通过适当的测试方法和仪器中的更改将其最小化或消除。如果信号的采样率是测试频率的谐波，则可能出现伪迹相关的明显反应。可以通过将数模转换率改变为不同于测试频率谐波的值，或通过使用陡峭的抗混叠低通滤波器设置来减少或消除该伪迹（Picton 等，2004）。

与骨导 ABR 一样，骨导 ASSR 的另一个挑战是 1 岁以下婴儿的颅骨对骨导刺激的反应与成人大不相同。颅骨不成熟导致骨传导信号能量集中在颞骨，这导致比成人更高的有效刺激水平（Yang 等，1987；Cone-Wesson 等，1997）。因此，气骨导差超过 10～15dB 在婴儿中并不少见，这一发现可能会引起对 ASSR 结果的误解。少数研究报道，使用 ASSR 估计气骨导差，ASSR 和行为测听结果的差异很大，高达 10～30dB。此外，在听力正常的婴儿中，骨导 ASSR 阈值与行为听阈相比存在较大的个体差异性。不幸的是，这种差异性是骨导 ASSR 临床应用的另一个限制。换句话说，用骨导刺激声记录 ASSR 的实际目标可能有助于干预决策，而不是量化听力损失的传导成分（Hulecki 等，2011；Casey 等，2014）。

骨导听阈评估中，特别是在婴儿中，一个公认的挑战是对测试耳的确认。研究人员发现婴儿骨导 ASSR 的同侧 / 对侧的不对称性是否足够大，可用于临床确定测试耳。一般来说，婴儿同侧反应的平均幅度比对侧反应大，其中 500Hz 和 1000Hz 刺激的不对称性最大。无论是婴儿还是成人，同侧通道的平均 ASSR 振幅都明显大于对侧通道。在所有频率下，婴儿对侧 EEG 通道的平均相位延迟通常比同侧 EEG 通道长，在所有频率和强度下，婴儿的差异明显大于成年人。在两个年龄组中，在 500Hz 和 4000Hz 的刺激下观察到的 EEG 通道之间的最大幅度有明显差异，而

1000Hz 和 2000Hz 的刺激下没有。这些研究的结果引起了人们对同侧 / 对侧不对称性的临床效用的关注，因为并不是所有频率都能可靠地观察到差异（Small 等，2014）。

在另一项研究中，Torres-Fortuny 等（2016）记录了新生儿的气导、骨导两种类型刺激声的 ASSR，以评估同时测试的电位相互作用，并与更典型的单独测试进行了比较。作者使用载波频率为 500Hz 的 AM 刺激声（95% 深度）作为骨导刺激声，2000Hz 作为气导刺激声。两种刺激方式无显著差异。Torres-Fortuny 等（2016）建议将这项技术作为区分传导性听力损失和感音性听力损失的筛查工具。他们还研究并报道了同时进行气导和骨导刺激之间的电位相互作用，与传统的先气导后骨导刺激的单独刺激相比，ASSR 振幅没有降低。此外，作者在使用插入式耳机的情况下记录骨导 ASSR 时也没有发现堵耳效应（Torres-Fortuny 等，2016）。后一项发现对记录婴幼儿骨导 ASSR 的方案有实际意义。

分析骨导 ABR 记录中是否存在可靠的波 I 通常可以确认测试耳别，即耳别特异性的发现（Hall，2015）。当然，在 ASSR 记录中不可能目视检查波形。为了将骨导 ASSR 应用于临床，就像常规的纯音和言语测听一样，需要确定不同刺激频率下青年人的有效掩蔽强度。这是基于排除非测试耳的参与所需的最小掩蔽噪声，以便准确估计测试耳的听敏度。对于传导性、混合性和非对称性听力损失患者的确认评估，通常需要分析测试耳的骨导刺激。骨导刺激的耳间衰减保守估计为 0dB，成人患者最多为 10dB，小龄婴儿（小于 6 月龄）最高可达 30dB。

因此，在婴儿和成人的 ASSR 记录中，需要大量的有效掩蔽来消除非测试耳的骨导参与。对 500Hz、1000Hz、2000Hz 和 4000Hz 刺激的有效掩蔽强度的统计分析表明，婴儿的掩蔽值随着刺激频率的增加而显著下降，这种方式在成年人中并不明显（Small 等，2014）。与 2000Hz 和 4000Hz 的刺激声相比，成年人对 500Hz 的刺激声通常需要更多的掩蔽。对于婴儿的骨传导 ASSR，500Hz 的有效掩蔽强度比 2000Hz 的刺激高得多。此外，由于在 500Hz 处需要更高强度的掩蔽，因此在某些情况下，可能很难充分掩蔽超过 35～45dB HL 的反应。35dB HL 的 AM/FM 骨导 ASSR 在刺激声频率为 500dB HL、1000dB HL、2000dB HL 和 4000dB HL 时，推荐的婴儿有效掩蔽强度分别为 81dB SPL、68dB SPL、59dB SPL 和 45dB SPL，而成人的有效掩蔽强度分别为 66dB SPL、63dB SPL、59dB SPL 和 55dB SPL（Small 等，2014）。

（四）40Hz ASSR 阈值测试

在本章的开头，我们提到了 Robert Galambos 在 20 世纪 80 年代初发现 40Hz ASSR 的开创性工作。有许多文章描述了载波调制频率对 ASSR 测试的影响。大多数研究认为 AM 频率为 80Hz 或更高，特别是在儿童中可用于听阈估计。这主要是因为 40Hz 的 ASSR 来自听觉皮质，因此，婴幼儿在睡眠或镇静期间通常引不出或振幅非常低。可能是因为方法上的限制，所以使用 40Hz MF 的 ASSR 文章是有限的。有证据表明，至少在清醒的受试者中，40Hz 的 ASSR 也可以和调制频率为 80Hz 引出的 ASSR 一样来估计听阈。这主要是因为 40Hz 的 ASSR 在幅度上更大。

不幸的是，40Hz 刺激声的 ASSR 位于更容易受到生物噪声或背景脑电干扰的区域。因此，达到标准 SNR 可能需要与较小的 80Hz 反应相同的平均叠加次数（Dimitrijevic 等，2014）。尽管临床经验表明 40Hz ASSR 不适合用于睡眠、镇静或麻醉的新生儿和婴儿的阈值估计，但最近的研究表明，在婴儿中可以可靠地记录到 chirp 声诱发的 40Hz ASSR（Muhler 等，2014）。我们将在"ASSR 的临床应用进展"中详细讨论 chirp 刺激声。

关于 40Hz ASSR，还有几点值得一提。在最近的一项研究（Kaf 等，2016）中，研究人员测试了 40Hz 正弦听觉稳态反应（sinusoidal auditory steady-state response，sASSR）与短纯音 ABR 的精确度，以识别分泌性中耳炎儿童的轻度低频听力损失，并估计他们的术后阈值。这些研究人员得出结论，在定义听力损失的类型和构型方面，40Hz sASSR 比短纯音诱发的 ABR 更精确。即使在嘈杂的环境中，也可使用 Kalman 加权滤波和使用放大器的前置放大来记录反应。研究人员建议使用 Kalman 加权滤波和 40Hz sASSR 技术来更精确地记录低频阈值，并可能减少对镇静或麻醉的需求。在记录低频阈值方面，40Hz sASSR 的精确度优于短纯音 ABR 记录，特别是对于阈值的估计比 500Hz 短纯音诱发的 ABR 低 18dB。此外，作者还发现，对于 500Hz 短纯音刺激，40Hz ASSR 阈值和行为听阈存在很强的相关性。作者假设，这种相关性主要是由于反应的皮质起源的幅度增加，以及使用窄带 chirp 刺激声获得的好处。也就是说，增强的神经同步化使识别 40Hz ASSR 的挑战性大大低于区分 ABR 中的波 V（Kaf 等，2016；Xu 等，2014；Venail 等，2015）。

事实上，一些研究人员得出结论，40Hz ASSR 是成年患者的首选方法，因为与 80Hz ASSR 和慢皮质电位相比，40Hz ASSR 与听阈的差值最小，检测阈值所需的时间最短（Van Maanen 等，2005）。在常规临床使用中，其他减少测试时间的方法是使用窄带 chirp 声和自适应刺激模式（Seidel 等，2015）。

我们应该注意到，40Hz 调制频率的 ASSR 也引起了人们对 ASSR 听阈检测以外的其他应用的关注，即大脑功能评估（Tlumak 等，2012）。ASSR 在测试大脑"跟随"刺激的能力方面很有价值。伽马频率范围内的 ASSR 同步振荡可能与 γ- 氨基丁酸（GABA）能量传递有关（Whittington 等，2000；Lewis 等，2008；Gonzalez-Burgos 等，2011）。重要的是，女性的类固醇激素（雌激素和孕酮）会影响 GABA 能量系统的功能。"据报道，类固醇可以减少 γ-GABA 能量传递，而孕酮具有相反的作用"（Griskova-Bulanova 等，2014）。研究结果表明，认知任务中信号的普遍增加可能与较高的雌激素水平有关（Tillman，2010；Dietrich 等，2001；Berman 等，1997）。研究表明，40Hz ASSR 振幅的增加可能是由于月经中期的一般兴奋水平和特异性 GABA 介导的变化（Griskova-Bulanova 等，2014）。在另一项研究中，调查显示只有在 500Hz 时 40Hz ASSR 阈值有性别效应（Zakaria 等，2016）。

临床上有报道表明，在评估低频行为听阈时，使用窄带 chirp 声的 40Hz sASSR 的听阈评估需要的校正因子比短纯音 ABR 更小，对于评估中、高频行为听阈也同样理想。在他们的方法中，获得可接受的反应所需的平均叠加次数约为 4000 次。因此，在这种方法中，2000 次扫描是不够的。进行更多平均叠加所需的额外时间的结果并不重要，因为精确评估低频听力阈值对语音、元音和背景噪声进行适当的助听器编程的优势更重要。根据这些发现，他们提倡将低频听阈的 sASSR 评估与高频阈值的短纯音 ABR 或 sASSR 测试结合起来，直到可以获得可接受的行为听阈（Wilson 等，2016）。

基于上述文章，使用窄带 CE-chirp 刺激声本身具有改善阈值检测和减少校正因子值的潜力，这是由于神经反应更好的同步化，进而增加了反应的幅度，补偿了基底膜中行波延迟的结果（Rodrigues 等，2014）。

（五）ABR 和 ASSR 在临床听力学中的互补作用

ABR 和 ASSR 的关系是互补的，而不是竞争的。这主要是因为这两种技术涉及的方法截然不同。这些差异包括刺激声类型和频谱、刺激速率及反应检测方法（Dimitrijevic 等，2014）。虽然 ABR 在评估包括 ANSD 在内的听力损失类型方面更有用，但 ASSR 在中度至重度听力损失的婴幼儿听阈检测中可能更有价值。因此，结合这两种方法是交叉验证原则的一个有价值的临床评估方法（Jerger 等，1976）。此外，ABR 和 ASSR 的任何不一致的结果都要引起我们对结果的有效性或进一步诊断评估必要性的关注。由于短纯音 ABR 不能估计某种程度听力损失的听阈，ASSR 可以完美地补充这些患者的听力评估。应用 ASSR 诊断小儿听力损失的方法如图 1-3 所示。

对婴幼儿用 ABR 进行初步听力评估很重要的一个主要原因是对 ANSD 的鉴定。仅凭 ASSR，我们不能区分极重度听力损失和 ANSD。在 ANSD 患者中，ASSR 结果严重高估了听力阈值，并显示出与行为听阈的"很差的相关性"（Rance 等，1999）。因此，使用疏波和密波极性刺激的短声诱发 ABR 开始对婴幼儿进行听阈测试是明智的临床策略，尤其是对于 ANSD 的高危儿童。

比较短音 ABR 和 ASSR 阈值测试的研究发现，对于 40Hz FM ASSR 技术，以及当使用适当的统计技术检测短纯音 ABR 和 ASSR 两者时，没有发现差异（Cone-Wesson 等，2002）。然而，其他研究发现 ABR 和 ASSR 阈值没有很大的相关性（Celik 等，2016）。这些作者提出，ASSR 不是理想的筛查工具，应该考虑与 ABR 一起测试，而不是替代 ABR（Celik 等，2016）。

在另一项研究中，Song 等（2015）对听力筛查转诊新生儿的诊断听力学结果进行分析，探讨 ABR 与 ASSR 的相关性。作者报道了

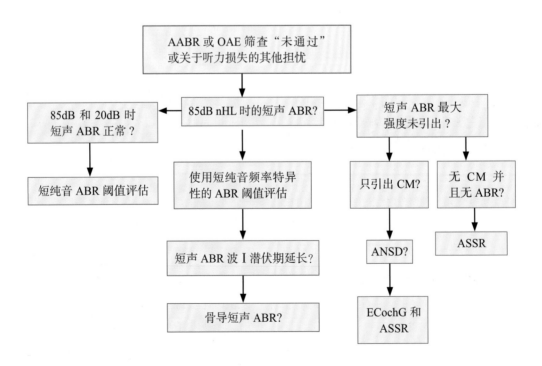

▲ 图 1-3　描述婴幼儿听力损失的电生理评估流程图，以评估 ASSR 对重度至极重度听力损失和 ANSD 诊断的贡献

ASSR 与 ABR 的敏感性和特异性分别为 90.6% 和 95%。基于这种很大的相关性，他们得出结论，ASSR 可以取代 ABR（Song 等，2015）。

　　总之，以往的研究证实，对于婴幼儿阈值检测，ASSR 与短纯音诱发的 ABR 的预期值相当（Dimitrijevic 等，2014；Michel 等，2017）。然而，没有明确的证据表明，在相同的测试频率下，临床医师使用 ASSR 可以获得比短纯音 ABR 更好的阈值。部分原因是 ASSR 系统和 ASSR 与 ABR 技术的刺激声校准和反应检测方法不同（Cone-Wesson 等，2002）。

（六）助听器和人工耳蜗植入的处理

　　继续致力于为尚未掌握言语和语言的听力损失婴儿及时和准确地验配助听器寻找最佳方法，需要一种有效的、临床上可行的客观方法来优化设备选择，包括增益和信号处理等功能，并评估助听对言语和语言发展的效果。在这方面，ASSR 比 ABR 具有明显的优势，因为用于诱发 ASSR 的稳态刺激声比瞬态 ABR 刺激声可以更准确地被助听器麦克风和电路转换（表 1-2）。当然，仍有必要测试这种转换的保真度，并校准声场刺激声。通常，不推荐使用行为或电生理方法的功能性增益处置方法（Scollie 等，2002）。相反，最好是在详细的阈值评估之后，使用现场电声测试来验证目标增益。通过这种方式，ASSR 可以在准确和客观地确定助听器目标方面发挥作用（Picton 等，2003；Nunez-Batalla 等，2016；Sardari 等，2015）

　　在一些研究中，研究人员比较了人工耳蜗植入前极重度儿童对 500Hz、1000Hz、2000Hz 和 4000Hz 刺激声的行为反应和 ASSR 阈值（Grasel 等，2015）。研究的主要发现是，即使是高强度的 ASSR，也更有可能随着频率的增加而消失。无反应的结果是极重度听力损失和 CI 候选的一个很好的指标。这些研究没有记录到假阳性结果。相反，可记录到 ASSR 但没有引出 ABR 的组合表明残余听力可能需要使用助听设备。通过这种方式，ASSR 阈值在做出适当的助听器验配的决定时是有用的。ASSR

表 1-2　听性脑干反应（ABR）与听觉稳态反应（ASSR）的临床优缺点

	优　点	缺　点
ABR	• 45 年以上的临床研究和经验 • 听力障碍类型的诊断 • 有耳别的结果通常不需要掩蔽 • 听力正常者的准确阈值评估 • ANSD 的识别（耳蜗微音电位） • 可以在没有镇静或麻醉的情况下记录 • 与行为听阈相关的阈值 • JCIH 推荐	• 有限刺激强度水平（约 90dB nHL） • 最大估计阈值为 80dB HL • 肉眼识别波形 • 分析需要技术和临床经验
ASSR	• 可使用多种临床设备 • 评估重度至极重度听力损失 • 刺激频率 250～8000Hz • 自动检测反应 • 自动统计分析 • ANSD 患者第 8 脑神经完整性的评估	• 不是所有 ABR 系统都可作为选项使用 • 刺激方法因制造商而异 • 需要非常安静的患者状态 • 通常需要镇静或麻醉 • 镇静影响低频 MF ASSR • 高估了听力正常者的阈值 • 对 ANSD 的鉴别用处不大 • 解剖学定义不明确 • 骨导结果没有耳别 • 有限的功能障碍部位特异性 • 根据 JCIH 补充测试

JCIH. 婴儿听力联合委员会；ANSD. 听神经病谱系障碍

的存在与行为反应的存在相关，且 ASSR 的缺失与行为反应的缺失类似。然而，临床医师在进行高强度 ASSR 时应该谨慎，特别是以前没有进行行为测听的儿童、早产儿和 ANSD 患者（Beck 等，2015；Grasel 等，2015；Ramos 等，2015）。大多数早产儿（91.3%），即小于 28 孕周出生的新生儿，听力可能会随着时间的推移而改善，特别是在初始 ASSR 阈值低于 67dB HL 的新生儿（Yang 等，2017）。

使用 ASSR 作为 CI 功能的指标也一直是值得研究的题目（Menard 等，2004；Hofmann 等，2010，2012；Yang 等，2008）。需要注意的是，在 CI 患者中进行 ASSR 评估是困难的。这主要是因为 CI 提取输入信号的包络，并通过调制该输入信号来触发听神经反应。因此，ASSR 刺激可能产生由 CI 引起的电刺激伪迹，从而混淆 ASSR 的检测。用于检测 ASSR 的算法不能区分 ASSR 和 CI 电信号（Yang 等，2008）。如果 ASSR 来自神经回路，也就是说，ASSR 是真实的反应，那么它会像调制率的函数一样改变。通过考虑这一假设，科学家们设计了一种新的反应检测模式，但还需要进一步研究。目前还不推荐使用商用设备评估 CI 患者（Dimitrijevic 等，2014）。在另一项研究中，直接使用声学的人工耳蜗的数字语音处理被认为是一种直接刺激设置，可以最小化记录 ABR，以及 40Hz 和 80Hz ASSR 时的刺激伪迹干扰，其阈值类似于文献中报道的阈值（Verhaert 等，2015）。关于这一主题的进一步研究是有必要的。

重申一个临床上的重要观点，ASSR 有助于区分重度和极重度听力损失的婴幼儿，并对他们是否适合人工耳蜗植入或助听有很重要的决策作用（Rance 等，1998；Roberson 等，2003；Firszt 等，2002；Ramos 等，2015）。ASSR 有可能将 ABR 最大强度无反应的听力损失患者分为两个不同的亚组。第一组儿童的

ASSR 阈值表明他们有可能从助听器的使用中受益。第二组包括那些即使在最大强度（一般至少 110dB HL）也未引出 ASSR 的儿童。后一组患者通常是人工耳蜗植入候选者。

在被诊断为 ANSD 的患者中，关于 CI 候选资格的决定是一个挑战。主要涉及的是第 8 脑神经的听觉部分向中枢听觉神经系统传递信息的能力。ABR 的缺失及其他异常的听力测试结果，如声反射缺失，可能会引起人们对听神经完整性的担忧。MRI 也可以帮助确认听神经纤维的存在。在没有 ABR 的情况下 ASSR 的引出证实了信息可以通过第 8 脑神经纤维从耳蜗传递到脑干。然而，ASSR 并不总是作为 CI 候选资格的选择测试（Warren Iii 等，2010）。如果行为测听提供了一些可靠的听力完整性证据，即使阈值不正常，ASSR 也不是必要的。平均来说，无论载波频率如何，ANSD 的 ASSR 阈值都非常高，为 85～90dB HL（Dimitrijevic，2014）。一般来说，ABR 的缺失和 ASSR 阈值升高与 ANSD 是一致的。

ASSR 还可以应用于"直接声学人工耳蜗"的客观确认（Verhaert 等，2015）。客观地确定 CI 患者的阈值和最大舒适度有多种方法。据报道，ECAP 和 EABR 估计阈值与行为阈值存在中度相关性。因此，电刺激 ASSR（简称 EASSR）已被用作 CI 患者的合适的工具。使用 EASSR 的挑战之一是 CI 患者的神经反应受到来自 RF 通信连接的伪迹和电刺激脉冲的刺激伪迹的混淆。通过利用调制频率上的相位特性来区分神经反应和伪迹混淆是可能的。有报道建议，为了客观拟合成年 CI 患者的阈值，应该考虑 30～50Hz 的调制频率（Gransier 等，2016）。

（七）中枢性听觉神经系统障碍

1. 概述

到目前为止，ASSR 最突出明确的临床应

用是客观地估计听阈。然而，ASSR还有其他的临床应用。在阈上的强度下，ASSR可以用来评估声音的时间和频谱特征的听觉处理能力。以往的文章报道了ASSR的目的是为了研究老年人的时间缺陷（Leigh-Paffenroth等，2006）。有几种测试范例可以实现这一目标。在其中一个实验中，振幅固定在阈值以上，而ASSR以不同的AM或FM速率记录。在另一种方法中，降低调制以达到差值阈或"刚好可察觉的差异"，即患者可以觉察到调制的点。此检测将反映为ASSR中的改变。调制测试中的这种差异阈值揭示了所提供的信息中有多少对语言感知有用。通过这种方式，ASSR提供了频谱和时间听觉处理测试的额外优势，可以作为评估那些在行为反应中无法配合的患者的客观方法（Dimitrijevic等，2001）。

AM包含语言感知的关键声学信息。由于ASSR与AM感知有生理上的相关性，因此有一些关于ASSR在客观评估时间调制和言语感知方面的研究。使用ASSR的调制阈值检测在与行为测听相关的客观时间分辨率评估中是有用的。此外，研究人员发现ASSR的AM扫描与噪声中的言语感知存在关联（Manju等，2014）。相反，时间处理障碍与语言问题有关，如听不到词语、言语辨别缺陷和诵读困难。还有其他一些缺陷表明，学龄前儿童处理超过25Hz的AM声音的能力有限。这是听觉时间处理成熟时间进程延迟的证据，也对言语中的低频在语言习得中的作用提出了挑战。这种方式也可以给我们提供检测与言语中的时间处理缺陷相关的语言障碍的症状（Tang等，2016）。

使用ASSR估计除听神经病以外的其他神经疾病的阈值也应谨慎。对于不明原因的中枢性听力障碍患者，不宜使用ASSR。因此，ABR和ASSR联合使用对确定听力损失的影响非常有帮助。ABR诊断指标，如IPL、潜伏期和形态学，可以帮助我们区分这些不一致的情况。当行为听觉处理障碍测试结果可用时，也可以提供对ASSR的结果有价值的信息。

2. 神经性疾病

Shinn和Musiek（2007）首先测试了确诊的神经性疾病患者的ASSR（Shinn等，2007）。MRI证实有脑干或皮质病变的患者ASSR阈值高于他们的行为阈值，而对照组的ASSR与行为阈值有很强的相关性。还有一篇论文描述了精神障碍患者的ASSR结果。ASSR记录30～80Hz频域的γ波段异常与精神分裂症、自闭症谱系障碍、注意缺陷多动障碍、双相情感障碍和严重抑郁障碍等患者的脑功能障碍和临床症状有关（Edgar等，2016）。本研究提示ASSR在评估神经精神障碍方面的潜在临床价值。然而，人们应该记住，左右脑半球内40Hz ASSR的神经发生器的发育直到成年早期才成熟。因此，ASSR在评估儿童神经或精神障碍方面的应用可能存在临床局限性（Edgar等，2016）。

(1) 精神分裂症：还有关于精神分裂症患者的ASSR研究。探索ASSR在该患者群体中诊断价值的假设是基于对神经同步性和振幅的客观评估。一组确诊为精神分裂症的患者对40Hz刺激表现出较低的ASSR振幅和较少的锁相反应。研究结果还表明，ASSR对与精神分裂症相关的家族危险因素很敏感（Rass等，2012；O'donnell等，2013）。

(2) 阅读障碍：阅读障碍是一种以听觉为基础的阅读上的障碍。这主要是由于语音或音素意识的缺陷，与声音的时间处理缺陷有关。语音意识的一个基本过程是对音素时序特征的神经处理。感知觉、解剖学和电生理的研究结果证实了阅读障碍患者的基本机制为频谱–时间处理不典型或功能低下（De Vos等，2017；Don等，2016；Goossens等，2016）。ASSR显示了评估神经生理过程的预示，而神经生理过程对听觉处理和阅读很重要。

与正常对照组相比，阅读困难症患者的40Hz ASSR 幅值往往较低。De Vos 等（2017）比较了 ASSR 对正常阅读青少年和阅读障碍青少年在 4Hz、10Hz、20Hz 和 40Hz 调制率的研究结果。研究的目的是测试反映音节信息处理和 β 处理的 θ 和 α 活动，以及揭示音素速率处理信息的低 γ 振荡。处理音素速率调制的不成熟的大脑半球是与阅读障碍相关的潜在的阅读问题。研究结果表明，阅读障碍患者听神经 α、β 振荡的同步性不典型。这一发现揭示了音节和音素速率信息通过自下而上的神经编码，以及与选择性注意相关的自上而下的抑制过程的神经处理异常。此外，β 振荡的神经同步性显著增强，提示 β 范围振荡的过度同步可能是改善音素速率信息处理的一种补偿机制。没有证据表明 θ 或低 γ 同步性存在缺陷。此外，与对照组相比，阅读障碍受试者的大脑皮质反应没有明显的半球不对称现象（De Vos 等，2017）。

(3) 其他障碍：Villeneuve 等（2017）最近调查了认知障碍和理解困难患者的 40Hz ASSR。根据研究结果，作者得出结论，ASSR 可以作为这类患者听力评估的补充技术。与无皮质缺陷的受试者相比，这组患者 ASSR 阈值和纯音平均值的相关性较低（Villeneuve 等，2017）。

作为脑干、丘脑 - 皮质投射和听觉皮质神经元活动的指标，ASSR 可以揭示神经回路功能完整性的信息。据报道，重度抑郁症患者在 30Hz 的 ASSR 中可能有能量降低，这可能与 γ 活动障碍有关，而 20Hz 和 40Hz 的 ASSR 记录没有明显的减少。听觉通路和皮质中 GABA 神经传递的障碍似乎是 ASSR 能量降低和锁相的促成因素（Chen 等，2016）。

ASSR 的另一个实际应用是评估噪声中与年龄相关的言语感知缺陷。这种常见的患者主诉涉及难以跟上对话，特别是在存在背景噪声或多个说话者正在交谈的情况下（Goossens 等，2016）。噪声问题中的言语感知可能是由于外周和（或）中枢听觉功能障碍，以及认知障碍。ASSR 可以允许客观测试 CNS 中的神经振荡，以及同步与声音语音的时间特征相关的相位模式。具体地说，ASSR 的振幅大小揭示了神经反应与声刺激的特征频率一致的同步程度。随着年龄的增长，言语感知的困难可能与同步神经活动的中断有关。与年龄相关的神经同步性降低发生在脑干水平，可能与抑制性神经递质 GABA 水平降低有关（Mamo 等，2016；Anderson 等，2012；Bidelman 等，2014；Caspary 等，2008）。

也有一些研究调查了选择性注意对 ASSR 的影响（Fujiki 等，2002）。这些研究人员报道称，对 ASSR 刺激的注意使刺激耳的对侧半球显示出更大的增强。下丘水平的神经输出增加和特殊细胞的兴奋性抑制特性改变了同侧和对侧皮质水平的活动，这是注意中选择性听觉处理的可能原因。此外，左半球比右半球对注意调节更敏感。研究还表明，用来诱发皮质近端的低 FM 刺激比远端的高 MF 刺激更容易显示注意效应。换句话说，调制频率越低，注意力的影响力就越大（Mahajan 等，2014）。然而，在另一项使用 ASSR 的研究中，Wittekindt 等（2014）还发现了选择性注意对听觉处理系统各个层面的影响。

如前所述，对于可能由职业性噪声暴露引起的 NIHL 患者，需要进行客观的听觉检查。在发生经济纠纷或法医学纠纷的情况下，需要客观可靠的听力测试来证实听力损失的存在和严重程度。ASSR 非常适合于这一患者群体，因为它与行为听阈和反应检测的统计方法有很强的相关性（Karawani 等，2015；Attias 等，2014）。

最后，ASSR 是预估假性或夸大性听力损失（通常被称为"伪聋"）风险人群听阈的客观选择。这种客观的方法在法医学听力评估中是一个很有吸引力的发现，因为它排除了任何操作者偏见或误判的可能性。此外，强烈建议在进行任何有创的或昂贵的治疗之前，对怀疑有任何假性听力损失的儿童进行这种形式的客观评估（Drouillard 等，2014）。在这一具有挑战性的患者群体中，ASSR 最好与其他客观听觉测试相结合，如宽带噪声刺激的耳声发射和声反射（Hall，2014）。

四、ASSR 的临床应用进展

（一）概述

在本章中，我们反复强调 ASSR 在评估重度至极重度听力损失患者听阈方面的独特价值，对这些患者的刺激强度可超过用于诱发 ABR 的瞬时刺激声的范围。ASSR 的这种临床应用在很大程度上有助于对需要助听或植入人工耳蜗的听力障碍患者的治疗做出适当和及时的决定。我们还回顾了 ASSR 记录在没有和有助听或 CI 的情况下，如何帮助记录每种干预技术对听觉的改善。

在本章最后，我们将简要介绍 ASSR 的其他最新的或潜在的临床应用。下面的综述仅限于科学文献中发表的信息。许多其他 ASSR 研究的结果大概已经在最近几年的世界各地的专业会议上发布了。然而，我们不愿强调没有达到同行审查程序最低要求的研究。我们假设随着文献同行审查的限制，ASSR 研究结果可信性和有效性会增加。公认的是，目前还不可能将所有已报道的应用实施到临床实践中。在不同患者群体的样本中进行 ASSR 测试的研究通常是在实验室环境中进行的，这些仪器对于临床医师来说是不可用的，或者甚至可能不适合

临床使用。因此，我们认识到，在这里回顾的一些有前景的研究不能直接在大多数临床环境中应用。但宣传这一信息可能仍然有助于推动实际的临床研究，也有望鼓励制造商开发设备或修改现有的临床系统，来允许这些创新的潜在 ASSR 应用。由于篇幅有限，不能对所有近期描述 ASSR 在临床人群中的最新应用的文章进行全面综述。

（二）chirp 声诱发 ASSR 的阈值评估

描述 chirp 声诱发的 ASSR 与听阈和 ABR 阈值的比较的论文开始出现（Venail 等，2015）。初步证据表明，chirp 声诱发的 ASSR 在快速、准确地预估听力正常或听力损失的成年人，特别是婴幼儿的行为听阈方面，与传统的 ASSR 技术相当，甚至更好（Venail 等，2015；Mühler 等，2012；Rodrigues 和 Lewis，2014；Michel 和 Jørgensen，2017）。Chirp 声诱发 ASSR 的效率和准确性似乎与振幅增加有关。Zou 等（2015）分析了极重度感音神经性听力损失婴儿的短纯音 ABR 和 CE-chirp ASSR 估计阈值的关系。尽管统计分析证实了这两种技术之间的良好相关性，但在极重度听力损失的婴儿中，在每个测试频率下，短纯音 ABR 与 CE-chirp 的听力级是不同的（Zhou 等，2015；Lee 等，2016）。

Chirp 刺激的主要临床优点之一是减少了测试时间。Mühler 等（2012）在一项研究中报道，对听力正常和"轻度至中度听力损失"的成年受试者，使用"半自动自适应算法"，完成双耳 4 个测试频率的 ASSR 平均时间为 18.6min。如此短暂的测试时间为能够配合的没有镇静或麻醉的帮助下自然睡眠的婴幼儿进行 ASSR 评估提供了可能性。ASSR 的这一优势对于在非医疗环境中执业的非医师听力学家来说尤其重要，因为在这些环境不能选择镇静或麻醉。然而，

最大限度地减少需要进行电生理评估的儿童的麻醉数量自然是可取的，即使在临床设备中也是一种选择。我们理解麻醉的健康风险，此外，一些需要客观确认听力损失的儿童的父母不愿同意在非手术过程中进行麻醉，这是可以理解的。对处于自然睡眠和镇静状态的儿童进行chirp声诱发的ASSR测试时间的进一步研究是有必要的。

（三）新生儿听力筛查

虽然OAE和自动ABR是循证的新生儿听力筛查技术，但也有多种原因需要考虑将ASSR用于新生儿听力筛查。首先想到的ASSR的两个优点：①有机会在语言频率区域（如500～4000Hz）内同时筛选具有多个刺激的双耳，而不是在相当有限的频率区域内的单耳；②在适当的低刺激强度下对反应存在与不存在（即通过与不通过结果）进行统计确定。当然，后一种优势允许非听力学人员对婴儿进行听力筛查。我们听说过听力学家为了这个临床目的而进行ASSR试验的口述报道，通常是在已经接受ABR筛查的婴儿身上，这种设备也有ASSR选项。当然，最近有一些报道将ASSR作为确认或排除OAE或AABR听力筛查结果不合格的新生儿听力损失的工具［如Hall（2015）的综述；Yang等，2016；Song等，2015；Nunez-Batalla等，2016；Farhat等，2015］。

Çelik等（2016）最近对88名健康足月婴儿进行了一项正式研究，使用500Hz、1000Hz、2000Hz和4000Hz的刺激声，使用自动短声诱发的ABR和双侧多频ASSR进行听力筛查。与之前在本章中多次提到的听力正常者的结果一致，作者发现ASSR的阈值比ABR高（差）。例如，听力正常婴儿的平均ABR阈值为24dB nHL，而ASSR阈值为50dB nHL（500Hz）、43dB nHL（1000Hz）、40dB nHL（2000Hz）和42dB nHL（4000Hz）。Çelik等（2016）得出结论，ASSR "可能不是婴儿听力损失的有用的和（或）可靠的筛查测试。" 作者认为ASSR更适合作为补充测试，可能是对ABR的补充，而不能替代ABR。

（四）学龄儿童

ASSR的另一个创新的潜在应用是学龄儿童的听力筛查。这个应用的逻辑依据可能不是很明显。行为纯音测听技术似乎是学龄儿童听力筛查最显著和最合乎逻辑的方法。在大多数临床实践指南（ASHA，1997；AAA，2011）中，对于学龄儿童推荐使用纯音听力筛查。然而，临床经验和研究明确地证实，一定比例的学龄儿童不能自愿提供纯音听力筛查的有效结果。此外，在某些情况下，尽管进行了加强和重复的指导，孩子们甚至无法掌握这项任务。学龄儿童纯音听力筛查的另一个挑战与人员有关。在这些儿科人群中，听力筛查的责任几乎总是落在非听力学专家，如护士或志愿者身上，他们在听力和听力评估方面缺乏正规的教育、培训和有指导的临床实践。

在一项针对23名9—11岁的少量儿童的预试验研究中，Resende等（2015）报道了关于ASSR作为学龄人群筛查工具价值的有前景的发现。具体地说，对于1000Hz、2000Hz和4000Hz的测试频率，使用50dB SPL的通过与不通过的临界标准，ASSR似乎是一个有效和可行的筛选选项。ASSR的平均筛查时间为15min。值得注意的是，依靠ASSR可以对 "难以测试" 的儿童和那些无法用传统的行为纯音方法进行筛查的有障碍的儿童（如自闭症和发育迟缓）进行听力评估。对学龄儿童ASSR的进一步研究看起来肯定是有必要的，也许可以加入chirp刺激声以进一步减少测试时间。

（五）听神经病谱系障碍

临床经验证实，在接受 ANSD 诊断评估的一些患者中，存在 ABR 和 ASSR 结果出现矛盾的可能性（Attias 等，2006；Hall，2015；Rance，2008；Emara 和 Gabr，2010）。具体地说，这些患者没有检测到 ABR。在 ABR 记录过程中，在分析时窗的早期部分可以清楚地看到耳蜗微音电位的活动，耳声发射通常是强大的，并且很好地在正常区域内引出。ABR 和其他听力结果提示神经功能障碍，但 ASSR 有统计学上得到确认的反应。虽然 ASSR 通常不能准确估计 ANSD 患者的听阈，但仅仅是这种明确的 ASSR 反应的存在，就表明了某种程度的神经完整性。

来自 ASSR 测试的这些信息虽然有限，对阈值估计没有用处，但它充分回答了一个基本问题："第 8 脑神经的听觉部分是否能够将信息从耳传递到大脑？"在未检测到 ABR 且有耳蜗功能障碍和（或）内毛细胞（IHC）与传入听觉纤维之间的突触功能障碍的患者中发现 ASSR，对决定是否进行干预起着至关重要的作用。ANSD 患者的某些听神经功能的证据为决定是否进行人工耳蜗植入干预提供了电生理学依据。据推测，听神经纤维不能对用于诱发 ABR 的非常短暂的瞬时性刺激做出同步反应，但它们在 ASSR 的较长持续时间的稳态纯音刺激下可以充分激发。在选定的 ANSD 患者中，参与 ABR 和 ASSR 产生的神经元类型的差异，也可能是这两种听觉反应结果明显不同的一个因素。无论如何，ASSR 在 ANSD 的诊断和干预中可以发挥重要而独特的作用，即使在未引出 ABR 的患者中也是如此。

（六）隐性听力损失

也许 ASSR 最新的，当然也是最耐人寻味的潜在应用之一是诊断"隐性听力损失"。术语"隐性听力损失"指的是继发于中度噪声暴露后听神经纤维的神经损伤，但对外毛细胞没有明显损害（Kujawa 等，2009；Liberman 等，2016）。术语"耳蜗突触"也用于隐性听力损失。这种障碍被称为"隐性"，是因为一开始常规听力评估无法检测到它。换句话说，疑似隐性听力损失的患者在纯音测听上没有损失，甚至在像 ABR 这样的电生理测试的阈值估计上也没有出现损失。组织学检查也未发现间质细胞与听神经纤维之间突触明显断裂或听神经纤维螺旋神经节细胞丢失。

隐性听力损失首先在动物模型中被描述（Kujawa 等，2009），最近在人类研究中也有描述（Liberman 等，2016）。与隐性听力损失相关的临床表现包括纯音听阈在高频（10 000～16 000Hz）部分升高，在噪声中的单词识别能力异常差，以及耳蜗电图上总电位与动作电位的比值改变，表明神经功能损伤。Shaheen 等（2015）报道了在患有基因造模听觉突触和神经障碍的小鼠中，由调幅的纯音刺激引起的反应的振幅显著降低。我们必须在这里强调，这些发现只表明在隐性听力损失的实验模型中 ASSR 减少。据我们所知，到目前为止，还没有关于 ASSR 作为隐性听力损失指标的临床研究。对人类受试者的研究，可能是下一步对这种有吸引力的、不可否认的、有争议的听觉障碍进行合理的研究。

在另一篇非常有趣的相关文章中，研究者（Bharadwaj 等，2014）还假设，噪声暴露和老化可以导致大量听神经纤维的缺失，而不会影响听阈水平。一般来说，拥有 10%～20% 完整的 IHC 就足以达到正常的听阈。考虑到这一点，人们可能会认为听神经聚集在听阈正常的人中是多余的。然而，支配听阈正常的 IHC 的听神经纤维数量减少的患者，通常难以处理阈上声音的详细频谱 – 时间结构，即对 FM 的选择性注意和辨别。这个细微的问题主要是由皮质下时间编码精度相关的个体差异引起的。这种耳蜗神经病变导致在行为上和 ASSR 中出现的阈上声音的编码精确度降低。这种噪声引起的神经性疾病主要集中在高阈值、低自发频率的神经纤维中（那些频率低于 18 次 / 秒的神经纤维）。如果噪声暴露导致神经病变或涉及较低自发频率纤维的功能障碍，分析阈上强度的包络的能力可能会受到损害。ASSR 可以被认为是一种客观的、生理的、灵敏的阈上时间编码方法，用于量化此类损伤中的时间编码精度。换句话说，ASSR 可以为上行听觉通路皮质下核团处理时间信息提供一个客观窗口。特别是可以考虑 ASSR 中的锁相值来量化时间编码的强度及其在刺激表达的重复上的一致性。

（七）响度重振（响度异常增长）

ASSR 的另一个可能的临床实际作用是客观地评估听力正常者和听力损失者的响度增长功能。由于行为响度功能评估是一项耗时、复杂、需要受试者积极配合的技术，因此是一项相当耗时、难度较大、变化量较大的技术。ASSR 被认为是一种测试这一功能的客观、自动化和生理学的方法。MRI 研究显示了这样的假设，即如果没有听觉皮质和听觉系统的较低阶段的参与，响度感知是不完整的（Hall 等，2001）。在一些旨在研究响度增长功能的 40Hz ASSR 研究中，ASSR 幅度增长函数与行为响度增长函数具有几乎相同的结构，ASSR 可以很好地预估响度，特别是在听力损失的患者中（Van Eeckhoutte 等，2016）。然而，在另一项研究中，AEP 对于客观评估响度的目标结果有很大的不同（Tlumak 等，2016）。

（八）令人烦躁的耳鸣

ASSR 在评估耳鸣患者时也可能有用。

ASSR 的这一潜在应用很有趣，因为目前还没有客观的方法来证明耳鸣的存在。另外，耳鸣是一种只有患者才能感觉到的主观症状，通过传统的听力学评估无法确定地记录下来。具体地说，ASSR 可能显示了初级听觉皮质在耳鸣频率上发生的异常神经活动，该区域参与了耳鸣的产生及其在残留抑制期间的调节。ASSR 也可能受到次级听觉皮质神经反应性增强的影响（Roberts 等，2015）。

（九）术中神经生理监测

有文献指出 ABR 的存在是前庭神经鞘瘤患者听力保护的指征，而 ABR 的缺失并不一定明确证实手术后没有机会存在听力。因为在 ABR 变差的患者中存在循证的阳性皮质反应，如 N1 和 40Hz ASSR 的可检测性。因此，使用不同的诱发反应来评估蜗后病变是正确处理这种情况的最有效方法，特别是在同步反应变差的情况下（Kawase 等，2014）。

此外，出现了一些关于术中监测 ASSR 来评估术后听力状况的文章，结果显示，在全静脉麻醉下，在较短的平均时间内可靠地预测听力级，从而实现频率特异性、客观和自动化的听力评估，与传统的脑干听觉诱发电位相比，这是首选的（Luke 和 Wouters，2017；Rampp 等，2017）。

（十）听力保护装置的评估

ASSR 最典型的潜在应用之一就是在听力保护装置封闭外耳道的过程中，ASSR 显示的"生理性衰减"的记录。在叙述了此应用的基本原理之后，Valentin 等（2017）在一项对 10 名听力正常成年人的研究中，描述了 ASSR 振幅从非堵塞刺激条件到堵塞条件下的下降情况。群体数据表明，ASSR 产生的数据与使用"阈值处的真耳衰减"技术的物理测试结果相当。然而，ASSR 和这项技术之间的个体差异可能会影响患者确信的临床应用结果。然而，人们很容易猜测 ASSR 在确认听力保护有效性的行为测试方面可能会有什么用处，特别是在有 NIHL 风险和虚假或夸大性听力损失风险的成年人群中。

参 考 文 献

[1] AAA (American Academy of Audiology). Childhood Hearing Screening Clinical Practice Guidelines, 2011. Retrieved from www.audiology.org.

[2] Anderson, S.; Parbery-Clark, A.; White-Schwoch, T.; Kraus, N. Aging Affects Neural Precision of Speech Encoding. *J. Neurosci.* 2012, *32* (41), 14156-14164.

[3] ASHA American Speech-Language-Hearing Association. Guidelines for Audiological Screening, 1997. Retrieved from www.asha.org.

[4] Attias, J.; Buller, N.; Rubel, Y.; Raveh, E. Multiple Auditory Steady-state Responses in Children and Adults with Normal Hearing, Sensorineural Hearing Loss, or Auditory Neuropathy. *Ann. Otol. Rhinol. Laryngol.* 2006, *115*, 268-276.

[5] Attias, J.; Karawani, H.; Shemesh, R.; Nageris, B. Predicting Hearing Thresholds in Occupational Noise-Induced Hearing Loss by Auditory Steady State Responses. *Ear Hear.* 2014, *35* (3), 330-338.

[6] Beck, R. M.; Grasel, S. S.; Ramos, H. F.; Almeida, E. R.; Tsuji, R. K.; Bento, R. F.; Brito, R. Are Auditory Steady-State Responses a Good Tool Prior to Pediatric Cochlear Implantation? *Int. J. Pediatr. Otorhinolaryngol.* 2015, *79* (8), 1257-1262.

[7] Beck, R. M.; Ramos, B. F.; Grasel, S. S.; Ramos, H. F.; Moraes, M. F.; Almeida, E. R.; Bento, R. F. Comparative Study between Pure Tone Audiometry and Auditory Steady-State Responses in Normal Hearing Subjects. *Braz. J. Otorhinolaryngol.* 2014, *80* (1), 35-40.

[8] Berman, K. F.; Schmidt, P. J.; Rubinow, D. R.; Danaceau, M. A.; Van Horn, J. D.; Esposito, G.; Ostrem, J. L.; Weinberger, D. R. Modulation of Cognition-Specific Cortical Activity by Gonadal Steroids: A Positron-Emission Tomography Study in Women. *Proc. Nat. Acad. Sci., U.S.A.*, 1997, *94* (16), 8836-8841.

[9] Bharadwaj, H. M.; Verhulst, S.; Shaheen, L.; Liberman, M. C.; Shinn-Cunningham, B. G. Cochlear Neuropathy and the Coding of Supra-Threshold Sound. *Front. Syst. Neurosci.* 2014, *8*, 26.

[10] Bidelman, G. M.; Villafuerte, J. W.; Moreno, S.; Alain, C. Age-Related Changes in the Subcortical-Cortical Encoding and Categorical Perception of Speech. *Neurobiol. Aging.* 2014, *35* (11), 2526-2540.

[11] Brookhouser, P. E.; Gorga, M. P.; Kelly, W. J. Auditory Brainstem Response Results as Predictors of Behavioral Auditory Thresholds in Severe and Profound Hearing Impairment. *The Laryngoscope* 1990, *100* (8), 803-810.

[12] Campbell, F.; Atkinson, J.; Francis, M.; Green, D. Estimation of Auditory Thresholds Using Evoked Potentials. A clinical screening test. *Progress Clin. Neurophysiol.* 1977, *2*, 68-78.

[13] Casey, K.-A.; Small, S. A. Comparisons of Auditory Steady State Response and Behavioral Air Conduction and Bone Conduction Thresholds for Infants and Adults with Normal Hearing. *Ear Hear.* 2014, *35* (4), 423-439.

[14] Caspary, D. M.; Ling, L.; Turner, J. G.; Hughes, L. F. Inhibitory Neurotransmission, Plasticity, and Aging in the Mammalian Central Auditory System. *J. Exp. Biol.* 2008, *211* (Pt 11), 1781-1791.

[15] Cebula, M.; Stürzebecher, E.; Don, M.; Muller-Mazzotta, J. Auditory brainstem Response Recording to Multiple Interleaved Broadband Chirps. *Ear Hear.* 2012, *33*, 466-479.

[16] Celik, O.; Eskiizmir, G.; Uz, U. A Comparison of Thresholds of Auditory Steady-State Response and Auditory Brainstem Response in Healthy Term Babies. *J. Int. Adv. Otol.* 2016, *12* (3), 277-281.

[17] Chen, J.; Gong, Q.; Wu, F. Deficits in the 30-Hz Auditory Steady-State Response in Patients with Major Depressive Disorder. *Neuroreport* 2016, *27* (15), 1147-1152.

[18] Clark, G. M. The Automated Prediction of Hearing Thresholds in Sleeping Subjects Using Auditory Steady-State Evoked Potentials. *Ear Hear.* 1995, *16499*, 507.

[19] Cohen, L.; Rickards, F.; Clark, G. A Comparison of Steady-state Evoked Potentials to Modulated Tones in Awake and Sleeping Humans. *J. Acoust. Soc. Am.* 1991, *90*, 2467-2479.

[20] Cone-Wesson, B.; Dowell, R. C.; Tomlin, D.; Rance, G.; Ming, W. J. The Auditory Steady-State Response: Comparisons with the Auditory Brainstem Response. *J. Am. Acad. Audiol.* 2002, 13(4), 173-187.

[21] Cone-Wesson, B.; Ramirez, G. M. Hearing Sensitivity in Newborns Estimated from Abrs to Bone-Conducted Sounds. *J. Am. Acad. Audiol.* 1997, *8*, 299-307.

[22] Cone-Wesson, B.; Rickards, F.; Poulis, C.; Praker, J.; Tan, L.; Pollard, J. The Auditory Steady-State Response: Clinical Observations and Applications in Infants and Children. *J. Am. Acad. Audiol.* 2002, *13* (5), 270-282.

[23] D'haenens, W.; Vinck, B. M.; De Vel, E.; Maes, L.; Bockstael, A.; Keppler, H.; Philips, B.; Swinnen, F.; Dhooge, I. Auditory Steady-State Responses in Normal Hearing Adults: A Test-Retest Reliability Study. *Int J Audiol* 2008, 47 (*8*), 489-498.

[24] De Vos, A.; Vanvooren, S.; Vanderauwera, J.; Ghesquière, P.; Wouters, J. Atypical Neural Synchronization to Speech Envelope Modulations in Dyslexia. *Brain Lang.* 2017, *164*, 106-117.

[25] Dietrich, T.; Krings, T.; Neulen, J.; Willmes, K.; Erberich, S.; Thron, A.; Sturm, W. Effects of Blood Estrogen Level on Cortical Activation Patterns During Cognitive Activation as Measured by Functional MRI. *Neuroimage* 2001, *13* (3), 425-32.

[26] Dimitrijevic, A.; Cone, B. Auditory Steady-State Response. In *Handbook of Clinical Audiology,* 7th ed; Philadelphia, PA: Wolters Kluwer Health Adis (ESP), 2014.

[27] Dimitrijevic, A.; John, M. S.; Picton, T. W. Auditory Steady-State Responses and Word Recognition Scores in Normal-Hearing and Hearing-Impaired Adults. *Ear Hear.* 2004, *25* (1), 68-84.

[28] Dimitrijevic, A.; John, M. S.; Van Roon, P.; Picton, T. W. Human Auditory Steady-State Responses to Tones Independently Modulated in Both Frequency and Amplitude. *Ear Hear.* 2001, *22* (2), 100-111.

[29] Dimitrijevic, A.; John, S. M.; Van Roon, P.; Purcell, D. W.; Adamonis, J.; Ostroff, J.; Nedzelski, J. M.; Picton, T. W. Estimating the Audiogram Using Multiple Auditory Steady-State Responses. *J. Am. Acad. Audiol.* 2002, *13* (4), 205-224.

[30] Drouillard, M.; Petroff, N.; Majer, J.; Perrot, C.; Quesnel, S.; Francois, M. Pseudohypacusis in Children: Circumstances and Diagnostic Strategy. *Int J Pediatr Otorhinolaryngol.* 2014, *78* (10), 1632-1636.

[31] Edgar, J. C.; Fisk, C. L. T.; Liu, S.; Pandey, J.; Herrington, J. D.; Schultz, R. T.; Roberts, T. P. Translating Adult Electrophysiology Findings to Younger Patient Populations: Difficulty Measuring 40-Hz Auditory Steady-State Responses in Typically Developing Children and Children with Autism Spectrum Disorder. *Dev. Neurosci.* 2016, *38* (1), 1-14.

[32] Emara, A. A.; Gabr, T. A. Auditory Steady State Response in Auditory Neuropathy. *J. Laryngol Otol.* 2010, *124*, 950-956.

[33] Firszt, J. B.; Chambers, R. D.; Kraus, N. Neurophysiology of Cochlear Implant Users Ii: Comparison among Speech Perception, Dynamic Range, and Physiological Measures. *Ear Hear.* 2002, *23* (6), 516-531.

[34] Fujiki, N.; Jousmaki, V.; Hari, R. Neuromagnetic Responses to Frequency-Tagged Sounds: A New Method to Follow Inputs from Each Ear to the Human Auditory Cortex During Binaural Hearing. *J. Neurosci.* 2002, *22* (3), Rc205.

[35] Galambos, R.; Makeig, S.; Talmachoff, P. J. A 40-Hz Auditory Potential Recorded from the Human Scalp. *Proc. Nat. Acad. Sci., U.S.A.,* 1981, *78*, 2643-2647.

[36] Geisler, C. Average Response to Clicks in Man Recorded by Scalp Electrodes. MIT Technical Report, 1960, Vol. 380, pp 1-158.

[37] Gonzalez-Burgos, G.; Fish, K. N.; Lewis, D. A. Gaba Neuron Alterations, Cortical Circuit Dysfunction and Cognitive Deficits in Schizophrenia. *Neur. Plast.* 2011, *2011*, 723184.

[38] Goossens, T.; Vercammen, C.; Wouters, J.; Van Wieringen, A. Aging Affects Neural Synchronization to Speech-Related Acoustic Modulations. *Front. Aging Neurosci.* 2016, *8*, 133.

[39] Gransier, R.; Deprez, H.; Hofmann, M.; Moonen, M.; Van Wieringen, A.; Wouters, J. Auditory Steady-State Responses in Cochlear Implant Users: Effect of Modulation Frequency and Stimulation Artifacts. *Hear Res.* 2016, *335*, 149-160.

[40] Grasel, S. S.; De Almeida, E. R.; Beck, R. M.; Goffi-Gomez, M. V.; Ramos, H. F.; Rossi, A. C.; Koji Tsuji, R.; Bento, R. F.; De Brito, R. Are Auditory Steady-State Responses Useful to Evaluate Severe-to-Profound Hearing Loss in Children? *Biomed. Res. Int.* 2015, *2015*, 579206.

[41] Griffiths, S.; Chambers, R. The Amplitude Modulation-Following Response as an Audiometric Tool. *Ear Hear.* 1991, *12*, 235-241.

[42] Griskova-Bulanova, I.; Griksiene, R.; Korostenskaja, M.; Ruksenas, O. 40 Hz Auditory Steady-State Response in Females: When Is It Better to Entrain? *Acta Neurobiol. Exp.* (Wars) 2014, *74* (1), 91-97.

[43] Hall, D. A.; Haggard, M. P.; Summerfield, A. Q.; Akeroyd, M. A.; Palmer, A. R.; Bowtell, R.W. Functional Magnetic Resonance Imaging Measurements of Sound-Level Encoding in the Absence of Background Scanner Noise. *J. Acoust. Soc. Am.* 2001, *109* (4), 1559-1570.

[44] Hall, J.W. III. *Introduction to Audiology Today;* Pearson Educational: Boston:, 2014.

[45] Hall, J.W. III. *eHandbook of Auditory Evoked Responses;* Kindle Direct Publishing, 2015. http://www.amazon.com/dp/B0145G2FFM.

[46] Hall, J.W. III. The Crosscheck Principle in Pediatric Audiology: A 40-year Perspective. *J. Audiol. Otol.* 2016, *20* (2), 1-9.

[47] Herdman, A. T.; Stapells, D. R. Auditory Steady-State Response Thresholds of Adults with Sensorineural Hearing Impairments: Umbrales De Las Respuestas Auditivas De Estado Estable En Adultos Con Hipoacusia Sensorineural. *Int. J. Audiol.* 2003, *42* (5), 237-248.

[48] Herdman, A. T.; Stapells, D. R. Thresholds Determined Using the Monotic and Dichotic Multiple Auditory Steady-State Response Technique in Normal-Hearing Subjects. *Scandinavian Audiol.* 2001, *30* (1), 41-49.

[49] Hofmann, M.; Wouters, J. Electrically Evoked Auditory Steady State Responses in Cochlear Implant Users. *J. Assoc. Res. Otolaryngol.* 2010, *11* (2), 267-282.

[50] Hofmann, M.; Wouters, J. Improved Electrically Evoked Auditory Steady-State Response Thresholds in Humans. *J. Assoc. Res. Otolaryngol.* 2012, *13* (4), 573-589.

[51] Hosseinabadi, R.; Jafarzadeh, S. Auditory Steady-State Response Thresholds in Adults with Conductive and Mild to Moderate Sensorineural Hearing Loss. *Iran Red Crescent Med. J.* 2015, *17* (1), e18029.

[52] Hulecki, L. R.; Small, S. A. Behavioral Bone-Conduction Thresholds for Infants with Normal Hearing. *J. Am. Acad. Audiol.* 2011, *22* (2), 81-92.

[53] Jerger, J. F.; Hayes, D. The Cross-Check Principle in Pediatric Audiometry. *Arch. Otolaryngol.* 1976, *102* (10) 614-620.

[54] Jerger, J.; Chmiel, R.; Glaze, D.; and Frost, J. D., Jr. Rate and Filter Dependence of the Middle-latency Response in Infants. *Audiology* 1987, *26*, 269-283

[55] John, M.; Picton, T. MASTER: A Windows Program for Recording Multiple Auditory Steadystate Responses. *Comput. Meth. Prog. Bio.* 2000, *61*, 125-150.

[56] Kaf, W. A.; Mohamed, E. S.; Elshafiey, H. 40-Hz Sinusoidal Auditory Steady-State Response and Tone Burst Auditory Brainstem Response Using a Kalman Filter to Determine Thresholds Pre- and Post-Myringotomy with Grommet Tube in Children with Mild, Low-Frequency Conductive Hearing Loss. *Am. J. Audiol.* 2016, *25*(1), 41-53.

[57] Karawani, H.; Attias, J.; Shemesh, R.; Nageris, B. Evaluation of Noise-Induced Hearing Loss by Auditory Steady-State and Auditory Brainstem-Evoked Responses. *Clin. Otolaryngol.* 2015, *40* (6), 672-681.

[58] Kawase, T.; Kanno, A.; Takata, Y.; Nakasato, N.; Kawashima, R.; Kobayashi, T. PositiveAuditory Cortical Responses in Patients with Absent Brainstem Response. *Clin.Neurophysiol.* 2014, *125* (1), 148-153.

[59] Kujawa, S. G.; Liberman, M. C. Adding Insult to Injury: Cochlear Nerve Degeneration After"temporary" Noise-induced Hearing Loss. *J. Neurosci.* 2009, *29*,14077-14085.

[60] Kuwada, S.; Batra, R.; Maher, V. Scalp Potentials of Normal and Hearing-impaired Subjects in Response to Sinusoidally Amplitude-modulated Tones. *Hear. Res.* 1986, *21*, 179-192.

[61] Lachowska, M.; Bohorquez, J.; Ozdamar, O.; Niemczyk, K. Estimating Audiometric Thresholds Using Simultaneous Acquisition of Assr and Abr from Qassr in Patients with Sensorineural Hearing Loss. *Int J Audiol.* 2016, *55*, 12, 748-757.

[62] Lee, M. Y.; Ahn, S. Y.; Lee, H. J.; Jung, J. Y.; Rhee, C. K.; Suh, M. W. Narrow Band CE-Chirp Auditory Steady-State Response Is More Reliable Than the Conventional Assr in Predicting the Behavioral Hearing Threshold. *Auris Nasus Larynx* 2016, *43* (3), 259-268.

[63] Leigh-Paffenroth, E.; Fowler, C. G. Amplitude-Modulated Auditory Steady-State Responses in Younger and Older Listeners. *J. Am. Acad. Audiol.* 2006, *17* (8), 582-597.

[64] Levi, E.; Folsom, R.; Dobie, R. Amplitude-modulation Following Response (AMFR): Effects of Modulation Rate, Carrier Frequency, Age and State. Hear. Res. 1993, *68*, 42-52.

[65] Lewis, D. A.; Cho, R. Y.; Carter, C. S.; Eklund, K.; Forster, S.; Kelly, M. A.; Montrose, D. Subunit-Selective Modulation of Gaba Type a Receptor Neurotransmission and Cognition in Schizophrenia. *Am. J. Psychiatry*. 2008, *165* (12), 1585-1593.

[66] Liberman, C; Epstein, M. J.; Cleveland, S. S.; Wang, H.; Maison, S. F. Toward a Differential Diagnosis of Hidden Hearing Loss in Humans. PLOS One. DOI: 10.1371/ journal. pone.0162726, September 12, 2016.

[67] Linden, R.; Campbell, K.; Hamel G.; Picton, T. Human Auditory Steady-state Evoked Potentials During Sleep. *Ear Hear*. 1985, *6*, 167-174.

[68] Lins, O. G.; Picton, T. W.; Boucher, B. L.; Durieux-Smith, A.; Champagne, S. C.; Moran, L. M.; Perez-Abalo, M. C.; Martin, V.; Savio, G. Frequency-Specific Audiometry Using Steady-State Responses. *Ear Hear*. 1996, *17*, 2, 81-96.

[69] Luke, R.; Wouters, J. Kalman Filter Based Estimation of Auditory Steady State Response Parameters. *IEEE Trans. Neural. Syst. Rehabil. Eng.* 2017, *25* (3), 196-204.

[70] Luts, H.; Desloovere, C.; Kumar, A.; Vandermeersch, E.; Wouters, J. Objective Assessment of Frequency-specific Hearing Thresholds in Babies. *Int. J. Ped. Otorhinolaryngol.* 2004, *68*, 915-926.

[71] Mahajan, Y.; Davis, C.; Kim, J. Attentional Modulation of Auditory Steady-State Responses. PLoS One. 2014, *9* (10), e110902.

[72] Mamo, S. K.; Grose, J. H.; Buss, E. Speech-Evoked Abr: Effects of Age and Simulated Neural Temporal Jitter. *Hear Res*. 2016, *333*, 201-209.

[73] Manju, V.; Gopika, K. K.; Arivudai Nambi, P. M. Association of Auditory Steady State Responses with Perception of Temporal Modulations and Speech in Noise. *ISRN Otolaryngol*. 2014, *2014*, 374035.

[74] Mcfadden, K. L.; Steinmetz, S. E.; Carroll, A. M.; Simon, S. T.; Wallace, A.; Rojas, D. C. Test-Retest Reliability of the 40 Hz Eeg Auditory Steady-State Response. *PLoS One*. 2014, *9* (1), e85748.

[75] Menard, M.; Gallego, S.; Truy, E.; Berger-Vachon, C.; Durrant, J. D.; Collet, L. Auditory Steady-State Response Evaluation of Auditory Thresholds in Cochlear Implant Patients. *Int J Audiol*. 2004, *43* (Suppl 1), S39-43.

[76] Michel, F.; Jorgensen, K. F. Comparison of Threshold Estimation in Infants with Hearing Loss or Normal Hearing Using Auditory Steady-State Response Evoked by Narrow Band Ce-Chirps and Auditory Brainstem Response Evoked by Tone Pips. *Int J Audiol*. 2017, *56*, 2, 99-105.

[77] Muhler, R.; Rahne, T.; Mentzel, K.; Verhey, J. L. 40-Hz Multiple Auditory Steady-State Responses to Narrow-Band Chirps in Sedated and Anaesthetized Infants. *Int. J. Pediatr. Otorhinolaryngol*. 2014, *78* (5), 762-768.

[78] Mühler, R.; Mentzel, K.;. Verhey, J. Fast Hearing-threshold Estimation Using Multiple Auditory Steady

[79] State Responses with Narrow-band Chirps and Adaptive Stimulus Patterns. *Sci. World J*. 2012, 192178. DOI: 10.1100/2012/192178. Epub 2012 Apr 24.

[80] Nunez-Batalla, F.; Noriega-Iglesias, S.; Guntin-Garcia, M.; Carro-Fernandez, P.; Llorente- Pendas, J. L. Auditory-Steady-State Response Reliability in the Audiological Diagnosis after Neonatal Hearing Screening. *Acta Otorrinolaringol. Esp*. 2016, *67* (4), 193-200.

[81] O'donnell, B. F.; Vohs, J. L.; Krishnan, G. P.; Rass, O.; Hetrick, W. P.; Morzorati, S. L. The Auditory Steady-State Response (Assr): A Translational Biomarker for Schizophrenia. *Suppl. Clin. Neurophysiol*. 2013, *62*, 101.

[82] Perez-Abalo, M. C.; Savio, G.; Torres, A.; Martín, V.; Rodríguez, E.; Galán, L. Steady State Responses to Multiple Amplitude-Modulated Tones: An Optimized Method to Test Frequency-Specific Thresholds in Hearing-Impaired Children and Normal-Hearing Subjects. *Ear Hear*. 2001, *22* (3), 200-211.

[83] Picton, T. W.; Dimitrijevic, A.; Perez-Abalo, M.-C.; Van Roon, P. Estimating Audiometric Thresholds Using Auditory Steady-State Responses. *J. Am. Acad. Audiol*. 2005, *16* (3), 140-156.

[84] Picton, T. W.; John, M. S.; Dimitrijevic, A.; Purcell, D. Human Auditory Steady-State Responses: Respuestas Auditivas De Estado Estable En Humanos. *Int. J. Audiol*. 2003, *42* (4), 177-219.

[85] Picton, T. W.; John, S. M. Avoiding Electromagnetic Artifacts When Recording Auditory Steady-State Responses. *J. Am. Acad. Audiol*. 2004, *15* (8), 541-554.

[86] Ramos, H. F.; Grasel, S. S.; Beck, R. M. D. O.; Takahashi-Ramos, M. T.; Ramos, B. F.; De Almeida, E. R.; Bento, R. F.; Brito Neto, R. D. Evaluation of Residual Hearing in Cochlear Implants Candidates Using Auditory Steady-State Response. *Acta oto-laryngologica*. 2015, *135* (3), 246-253.

[87] Rampp, S.; Rensch, L.; Simmermacher, S.; Rahne, T.; Strauss, C.; Prell, J. Intraoperative Auditory Steady-State Monitoring During Surgery in the Cerebellopontine Angle for Estimation of Postoperative Hearing Classes. *J. Neurosurg*. 2017, *127* (3), 559-568.

[88] Rance, G.; Ed; *Auditory Steady-State Response: Generation,*

Recording, and Clinical Application; Plural Publishing: San Diego, 2008.

[89] Rance, G.; Beer, D. E.; Cone-Wesson, B.; Shepherd, R. K.; Dowell, R. C.; King, A. M.; Rickards, F. W.; Clark, G. M. Clinical Findings for a Group of Infants and Young Children with Auditory Neuropathy. *Ear Hear.* 1999, *20* (3), 238.

[90] Rance, G.; Dowell, R. C.; Rickards, F. W.; Beer, D. E.; Clark, G. M. Steady-State Evoked Potential and Behavioral Hearing Thresholds in a Group of Children with Absent Click-Evoked Auditory Brain Stem Response. *Ear Hear.* 1998, *19* (1), 48-61.

[91] Rance, G.; Rickards, F. Prediction of Hearing Threshold in Infants Using Auditory Steady-State Evoked Potentials. Journal of the American Academy of Audiology. 2002,*13* (5) 236-245.

[92] Rance, G.; Roper, R.; Symons, L.; Moody, L.-J.; Poulis, C.; Dourlay, M.; Kelly, T. Hearing Threshold Estimation in Infants Using Auditory Steady-State Responses. *J. Am. Acad. Audiol.* 2005, *16* (5), 291-300.

[93] Rass, O.; Forsyth, J. K.; Krishnan, G. P.; Hetrick, W. P.; Klaunig, M. J.; Breier, A.; O'donnell, B. F.; Brenner, C. A. Auditory Steady State Response in the Schizophrenia, First-Degree Relatives, and Schizotypal Personality Disorder. *Schizophrenia Res.* 2012, *136* (1), 143-149.

[94] Resende, L. M.; Carvalho, S. A.; Dos Santos, T. S.; Abdo, F. I.; Romao, M.; Ferreira, M. C.; Tierra-Criollo, C. J. Auditory Steady-State Responses in School-Aged Children: A Pilot Study. *J. Neuroeng. Rehabil.* 2015, *12*, 12-13.

[95] Rickards, F.; Tan, L.; Cohen, L.; Wilson, O.; Drew, J.; and Clark, G. Auditory Steady-state Evoked Potentials in Newborns. *Br J. Audiol.* 1994, *28*, 327-337

[96] Rickards, F.W.; Clark, G.M. *Steady-state Evoked Potentials to Amplitude-modulated Tones.* In Evoked Potentials II The Second International Evoked Potentials Symposium, pp 163-168. Nodar R. H., Barber, C., Eds.; Butterworth Publishers: Boston,1984.

[97] Roberson, J. B.; O'rourke, C.; Stidham, K. R. Auditory Steady-State Response Testing in Children: Evaluation of a New Technology. *Otolaryngol.—Head Neck Surg.* 2003, *129* (1), 107-113.

[98] Roberts, L. E.; Bosnyak, D. J.; Bruce, I. C.; Gander, P. E.; Paul, B. T. Evidence for Differential Modulation of Primary and Nonprimary Auditory Cortex by Forward Masking in Tinnitus. *Hear Res.* 2015, *327*, 9-27.

[99] Rodrigues, G. R.; Lewis, D. R. Establishing Auditory Steady-State Response Thresholds to Narrow Band Ce-Chirps((R)) in Full-Term Neonates. *Int. J. Pediatr. Otorhinolaryngol.* 2014, *78* (2), 238-243.

[100] Sardari, S.; Jafari, Z.; Haghani, H.; Talebi, H. Hearing Aid Validation Based on 40 Hz Auditory Steady-State Response Thresholds. *Hear Res.* 2015, *330* (Pt A), 134-141.

[101] Schmulian, D.; Swanepoel, D.; Hugo, R. Predicting Pure-Tone Thresholds with Dichotic Multiple Frequency Auditory Steady State Responses. *J. Am. Acad. Audiol.* 2005, *16* (1), 5-17.

[102] Scollie, S. D.; Seewald, R. C. Evaluation of Electroacoustic Test Signals I: Comparison with Amplified Speech. Ear Hear. 2002, *23* (5), 477-487.

[103] Seidel, D. U.; Flemming, T. A.; Park, J. J.; Remmert, S. Hearing Threshold Estimation by Auditory Steady-State Responses with Narrow-Band Chirps and Adaptive Stimulus Patterns: Implementation in Clinical Routine. *Eur. Arch. Otorhinolaryngol.* 2015, *272* (1), 51-59.

[104] Shinn, J. B.; Musiek, F. E. The Auditory Steady State Response in Individuals with Neurological Insult of the Central Auditory Nervous System. *J. Am. Acad. Audiol.* 2007, *18* (10), 826-845.

[105] Slugocki, C.; Bosnyak, D.; Trainor, L. J. Simultaneously-Evoked Auditory Potentials (Seap): A New Method for Concurrent Measurement of Cortical and Subcortical Auditory-Evoked Activity. *Hear Res.* 2017, *345*, 30-42.

[106] Small, S. A.; Love, A. An Investigation into the Clinical Utility of Ipsilateral/Contralateral Asymmetries in Bone-Conduction Auditory Steady-State Responses. *Int J Audiol.* 2014, *53* (9), 604-612.

[107] Small, S. A.; Smyth, A.; Leon, G. Effective Masking Levels for 500 and 2000 Hz Bone Conduction Auditory Steady State Responses in Infants and Adults with Normal Hearing. *Ear Hear.* 2014, *35* (1), 63-71.

[108] Small, S. A.; Stapells, D. R. Artifactual Responses When Recording Auditory Steady-State Responses. *Ear Hear.* 2004, *25* (6), 611-623.

[109] Song, C. I.; Kang, H. S.; Ahn, J. H. Analysis of Audiological Results of Patients Referred from Newborn Hearing Screening Program. *Acta Otolaryngol.* 2015, *135* (11), 1113-1118.

[110] Stapells, D.; Linden, R.; Suffield, J.; Hamel, G.; Picton, T. Human Auditory Steady State Potentials. *Ear Hear* 1984, *5*,105-113.

[111] Stapells, D.; Galambos, R.; Costello, J.; and Makeig, S. Inconsistency of Auditory Middle Latency and Steady-state Responses in Infants. Electroencephalography Clin. Neurophysiol. 1988, *71*, 289-295.

[112] Stapells, D.; Herdman, A.; Small, S.; Dimitrijevic, A.; and Hatton, J. Current Status of the Auditory Steady-state Responses for Estimating an Infant's Audiogram. In *A Sound Foundation Through Early Amplification.* Phonak, 2005, pp 1-18.

[113] Stueve, M. P.; O'rourke, C. Estimation of Hearing Loss in Children: Comparison of Auditory Steady-State Response, Auditory Brainstem Response, and Behavioral Test Methods. *Am. J. Audiol.* 2003, *12* (2), 125-136.

[114] Swanepoel, D.; Hugo, R.; Roode, R. Auditory Steady-State Responses for Children with Severe to Profound Hearing Loss. *Arch. Otolaryngol.-Head Neck Surg.* 2004, *130* (5), 531-535.

[115] Swanepoel, D.; Schmulian, D.; Hugo, R. Establishing Normal Hearing with the Dichotic Multiple-Frequency Auditory Steady-State Response Compared to an Auditory Brainstem Response Protocol. *Acta oto-laryngologica* 2004, *124* (1), 62-68.

[116] Tang, H.; Brock, J.; Johnson, B. W. Sound Envelope Processing in the Developing Human Brain: A Meg Study. *Clin. Neurophysiol.* 2016, *127* (2), 1206-1215.

[117] Tillman, G. D. Estradiol Levels During the Menstrual Cycle Differentially Affect Latencies to Right and Left Hemispheres During Dichotic Listening: An Erp Study. *Psychoneuroen-docrinology* 2010, *35* (2), 249-61.

[118] Tlumak, A. I.; Durrant, J. D.; Delgado, R. E. The Effect of Stimulus Intensity and Carrier Frequency on Auditory Middle- and Long-Latency Evoked Potentials Using a Steady-State-Response Approach. *Am. J. Audiol.* 2016, *25* (1), 62-74.

[119] Tlumak, A.I.; Durrant, J.D.; Delgado, R.E. The Effect of Advancing Age on Auditory Middle-and Long-Latency Evoked Potentials Using a Steady-state-response Approach. *Am. J. Audiol.* 2015, *24*, 494-507.

[120] Tlumak, A. I.; Durrant, J. D.; Delgado, R. E.; Robert Boston, J. Steady-State Analysis of Auditory Evoked Potentials over a Wide Range of Stimulus Repetition Rates in Awake Vs. Natural Sleep. *Int. J. Audiol.* 2012, *51* (5), 418-423.

[121] Torres-Fortuny, A.; Hernandez-Perez, H.; Ramirez, B.; Alonso, I.; Eimil, E.; Guerrero-Aranda, A.; Mijares, E. Comparing Auditory Steady-State Responses Amplitude Evoked by Simultaneous Air- and Bone-Conducted Stimulation in Newborns. *Int. J. Audiol.* 2016, *55* (6), 375-379.

[122] Valentin, O.; John, S.M.; Laville, F. Using Auditory Steady-state Responses for Measuring Hearing Protection. *Noise Health* 2017, *19*, 1-9.

[123] Van Eeckhoutte, M.; Wouters, J.; Francart, T. Auditory Steady-State Responses as Neural Correlates of Loudness Growth. *Hear Res.* 2016, *342*, 58-68.

[124] Van Maanen, A.; Stapells, D. R. Comparison of Multiple Auditory Steady-State Responses (80 Versus 40Hz) and Slow Cortical Potentials for Threshold Estimation in Hearing-Impaired Adults: Comparación De Las Respuestas Auditivas Múltiples De Estado Estable (80 Vs 40Hz) Y De Los Potenciales Corticales Lentos En La Estimación De Umbrales En Adultos Con Hipoacusia. *Int. J. Audiol.* 2005, *44* (11), 613-624.

[125] Vander Werff, K. R.; Brown, C. J. Effect of Audiometric Configuration on Threshold and Suprathreshold Auditory Steady-State Responses. *Ear Hear.* 2005, *26* (3), 310-326.

[126] Vander Werff, K. R.; Brown, C. J.; Gienapp, B. A.; Clay, S.; Kelly, M. Comparison of Auditory Steady-State Response and Auditory Brainstem Response Thresholds in Children. *J. Am. Acad. Audiol.* 2002, *13* (5), 227-235.

[127] Venail, F.; Artaud, J. P.; Blanchet, C.; Uziel, A.; Mondain, M. Refining the Audiological Assessment in Children Using Narrow-Band Ce-Chirp-Evoked Auditory Steady State Responses. *Int J Audiol.* 2015, *54* (2), 106-113.

[128] Verhaert, N.; Hofmann, M.; Wouters, J. Transient and Steady State Auditory Responses with Direct Acoustic Cochlear Stimulation. *Ear Hear.* 2015, *36* (3), 320-329.

[129] Villeneuve, A.; Hommet, C.; Aussedat, C.; Lescanne, E.; Reffet, K.; Bakhos, D. Audiometric Evaluation in Patients with Alzheimer's Disease. *Eur. Arch. Otorhinolaryngol.* 2017, *274* (1), 151-157.

[130] Warren Iii, F. M.; Wiggins Iii, R. H.; Pitt, C.; Harnsberger, H. R.; Shelton, C. Apparent Cochlear Nerve Aplasia: To Implant or Not to Implant? *Otol. Neurotol.* 2010, *31* (7), 1088-1094.

[131] Whittington, M. A.; Traub, R. D.; Kopell, N.; Ermentrout, B.; Buhl, E. H. Inhibition-Based Rhythms: Experimental and Mathematical Observations on Network Dynamics. *Int. J. Psychophysiol.* 2000, *38* (3), 315-336.

[132] Wilson, U. S.; Kaf, W. A.; Danesh, A. A.; Lichtenhan, J. T. Assessment of Low-Frequency Hearing with Narrow-Band Chirp-Evoked 40-Hz Sinusoidal Auditory Steady-State Response. *Int. J. Audiol.* 2016, *55* (4), 239-247.

[133] Wittekindt, A.; Kaiser, J.; Abel, C. Attentional Modulation of the Inner Ear: A Combined Otoacoustic Emission and Eeg Study. *J Neurosci.* 2014, *34* (30), 9995-10002.

[134] Xu, Z. M.; Cheng, W. X.; Yao, Z. H. Prediction of Frequency-Specific Hearing Threshold Using Chirp Auditory Brainstem Response in Infants with Hearing Losses. *Int. J. Pediatr. Otorhinolaryngol.* 2014, *78* (5), 812-816.

[135] Yang, C.-H.; Chen, H.-C.; Hwang, C.-F. The Prediction of Hearing Thresholds with Auditory Steady-State Responses for Cochlear Implanted Children. *Int. J. Ped. Otorhinolaryngol.* 2008, *72* (5), 609-617.

[136] Yang, E. Y.; Rupert, A. L.; Moushegian, G. A Developmental Study of Bone Conduction Auditory Brain Stem Response in Infants. *Ear Hear.* 1987, *8* (4), 244-251.

[137] Yang, H. C.; Sung, C. M.; Shin, D. J.; Cho, Y. B.; Jang, C. H.; Cho, H. H. Newborn Hearing Screening in Prematurity: Fate of Screening Failures and Auditory Maturation. *Clin. Otolaryngol.* 2017, *42* (3), 661-667.

[138] Zakaria, M. N.; Jalaei, B.; Wahab, N. A. Gender and Modulation Frequency Effects on Auditory Steady State Response (Assr) Thresholds. *Eur. Arch. Otorhinolaryngol.* 2016, *273* (2), 349-354.

[139] Zhou, J.; Liu, D.; Huang, Z.; Zhong, J.; Feng, S.; Zou, W. Study on the Relationship between Tone Burst Abr and Ce-Chirp Assr in Infants with Profound Sensorineural Hearing Loss. Zhonghua Er Bi Yan Hou Tou Jing Wai Ke Za Zhi, 2015, *50* (7), 551-555.

第 2 章　宽频声导抗在婴幼儿及成人中耳评估中的应用

Application of Wideband Acoustic Immittance (WAI) in Assessment of the Middle Ear in Newborns, Children, and Adults

Navid Shahnaz　著

兰　兰　于　澜　译　　谢林怡　赵宵颖　校

摘　要

随着宽频声导抗（wideband acoustic immittance，WAI）的应用日趋广泛，熟悉中耳不同病变如何影响吸收率的模式至关重要。本章的目的是概括吸收 / 反射技术的一般原理，并测试新生儿、儿童和成人在正常中耳条件下和不同中耳病变情况下的吸收率模式。概述不同中耳病变，如中耳负压（negative middle-ear pressure，MEP）、鼓膜穿孔、中耳积液、听小骨异常等对吸收率的影响，并适时与年龄相匹配的规范数据进行比较。此外，本文还将回顾加压宽频鼓室图（wideband tympanometry，WBT）对吸收率的影响，并与传统鼓室图测量结果进行比对。

关键词

宽带声导抗；中耳；宽带鼓室图；中耳病理；声导抗

一、学习成果

在本章结束时，读者应该能够了解以下方面的内容。

- 解释宽频声导抗（WAI）及其与传统鼓室测量的异同。
- 分析正常中耳和不同中耳病变的 WAI 模式。
- 区分不同年龄组和不同中耳病变的 WAI 类型。
- 定义吸收率和反射率。
- 比较正常耳和不同中耳病变耳的宽频声导抗鼓室图测量结果。
- 了解 WAI 在中耳功能评估中的利弊。
- 确定中耳分析技术的局限性和未来的研究方向。

二、WBI 历史观点

了解 WAI 的历史观点将有助于读者理解外耳道（external auditory meatus，EAM）阻抗测量是如何发展的。历史观点还将帮助读者认识到 WAI 并不是一个全新的程序，而是对先前建立的阻抗技术的改进，该技术已被用于描述正常和异常的中耳状况数十年，其频率范围比传统的鼓室测量法要宽得多（Lilly 和 Margolis，2013）。在所有阻抗测量中，声信号都在密闭的 EAM 中呈现，EAM 中产生的声压级（sound pressure level，SPL）变化由拾音器麦克风监测，该麦克风通常以探头组件的形式放置在 EAM 中。分析监测麦克风电压输出的结果变化，以估计在探头顶端平面或鼓膜（tympanic membrane，TM）平面上 EAM 的声阻抗或导纳（Lilly 和 Margolis，2013）。在这一领域进行的早期工作主要是对电话接收器进行校准和标准化，并创建一个与普通成人耳朵具有相似阻抗 / 导纳负载的校准耦合器。这些早期工作帮助研究人员确定了在环境压力下，正常成人耳和有各种中耳异常（尤其是听小骨异常）成人耳的 EAM 和 TM 表面的耳静态声阻抗（Z_A）及其实部量（R_A，声阻）和虚部量（X_A，声抗）。这些中耳异常形成了一种独特的模式，可以帮助临床医师识别不同的中耳病变。不幸的是，大多数能够在静态条件下记录阻抗及其元件的可用系统（如 Zwislocki 在 1957 年开发的声桥），临床医师并不容易获得，在临床实践中也不可行。直到 1957 年，Terkildsen 和 Scott Nielson 才研发出了第一台商用声阻抗仪的雏形（Hunter 和 Shahnaz，2013）。该系统能够根据耳道气压的变化，使用低频探测音（220Hz）测量密闭耳道内声压的变化。拾音器监测声压随外耳道气压变化而变化。这些声压值的变化作为 EAM 变化的函数与阻抗的变化成正比。1959 年，Terkildsen 和 Thompson 使用第一台商用声阻抗设备 Madsen ZO61 记录了第一张鼓室图（Hunter 和 Shahnaz，2013）。在系统中选择 220Hz 的低频探测音主要是随意和便利性，因为对于 220Hz 的探测音，人体的 EAM 校准误差比高频率探测音相对较小（Hunter 和 Shahnaz，2013）。该系统和 1963 年发布的最新版本 ZO70 很容易被临床医师接受，部分原因是其易于使用并能快速生成鼓室图（Lilly 和 Margolis，2013）。更重要的是，在不同的中耳畸形中出现了几种不

同的图形，这使得 Lidén 在 1969 年和 Jerger 在 1970 年发展了不同的鼓室导纳类型和形状体系，用于不同中耳病变的分类。这些早期商业化系统仅应用顺应性单位，没有进行统计平均和比较，多年来限制了合理的规范数据的建立（Hunter 和 Shahnaz，2013）。此外，仅使用低频探测音测量顺应性的大小，并忽略相位或阻抗 / 导纳的矢量成分 [R_A（声阻）和 X_A（声抗）；B_A（声纳）和 G_A（声导）]，会对听骨链的病变影响不敏感（Browning 等，1985；Colletti，1975，1976；Lilly，1984；Shahnaz 和 Polka，1997）。

随着美国 Grason Stadler 1720 耳导纳装置的问世，可以在多个探测音频率（220Hz、678Hz、1000Hz）和成分（B_A 和 G_A）下进行鼓室测压。该装置是以导纳而不是阻抗来记录鼓室导纳图，因此，等效耳道容积对总导纳的影响可以很容易地得到补偿（Hunter 和 Shahnaz，2013）。此外，导纳是按毫姆欧（millimho）校准的，而不是单纯的顺应性单位（Hunter 和 Shahnaz，2013）。美国国家标准协会（American National Standard Institute，ANSI）于 1987 年发布了该标准，标题为"测量听觉声阻抗和导纳（听觉声导抗）仪器的美国国家标准规范"。并选择使用术语"导抗"，该术语没有单位，因为它既包含阻抗又包含导纳（Lilly 和 Margolis，2013）。随着 80 年代和 90 年代多频率和多分量设备的引入（Virtual 310 和 GSI 310 V2），不仅可在 226Hz 常规低频探测音下，而且还可在 250～2000Hz 高频探测音下，在导纳装置中记录鼓室导抗图。多频鼓室导纳（multifrequency tympanometry，MFT）已成为帮助临床医师和研究人员了解中耳畸形的有益工具，但 MFT 也有其不利之处，MFT 需要压力密封才能正常工作。被用来测量 MFT 的系统不能记录 2000Hz 以上的鼓室导抗图，这是评估所有频率的中

耳功能的一个限制因素，类似于传统的听力测量。

为了让人们能听到，在到达耳蜗之前，声音必须通过一个传导系统，该系统由外耳道、TM 和中耳系统组成。在这个过程中，一些声音被这些结构吸收，一些声音被反射回来。为了量化进入中耳系统的能量传输，声学测量系统正在使用不同的方法来量化这种传输，最常用的量化方法是阻抗、导纳、反射和吸收率，它们被归入导纳测量的标题下（Rosowski 等，2013）。Eriksholm 研讨会关于制订宽带吸收测量的拟议共识声明（Feeney 等，2013）提议使用 WAI 来表示测量，包括宽带阻抗、导纳、反射率、吸收率和其他相关测量。WAI 是一种相对较新的中耳（ME）分析技术，可以比鼓室导纳（通常为 250～8000Hz）更容易在更宽的频率范围内量化 EAM 中吸收和反射的声能。WAI 用于中耳功能评估已有 30 年的历史（Allen，1986；Keefe 等，1993）；然而，WAI 在中耳评估中的临床应用近些年才出现在文献中（Allen 等，2005；Beers 等，2010；Feeney 和 Keefe，1999，2001；Feeney 等，2003；Hunter 等，2008；Hunter 等，2008；Keefe 和 Levi，1996；Keefe 等，2017；Margolis 等，1999；Sanford 和 Feeney，2008；Shahnaz 等，2009；Vander Werff 等，2007）。WAI 最早是由 Stinson 等（1982）测量，随后由 Hudde（1983）在多个压力点测量（Hunter 和 Shahnaz，2013）；然而，这些研究人员使用的系统在临床环境中并不可行也不容易获得。其他研究人员使用不同的校准技术（Keefe 等，1992；Lynch 等，1994；Voss 和 Allen，1994）开发了其他内部系统，这些系统也没有进入常规的临床应用。直到 2006 年，Mimosa Acoustics 公司才获得美国食品药品管理局（FDA）的批准，将第一台商业化的 WAI——"中耳功率（声能通量）分析仪"

（Middle Ear Power Analyzer，MEPA）推向市场。该系统能够在 200～6000Hz 的环境压力（静态模式）下使用 chirp 信号测量 WAI，并由 USB 音频处理装置、校准腔套件、Etymotic ER 10C 探头、笔记本电脑，以及泡沫或塑料耳塞组成（图 2-1）。该系统还能够测量临床版本的耳声发射（OAE）（畸变产物 -DP 和瞬态诱发 -TE）。Mimosa Acoustics 公司还推出了 MEPA 系统的手持式版本 Otostat，它可以在环境压力（静态）下测量 WAI 和 DPOAE。

2013 年，丹麦国际听力公司（Interacoustic Inc.）与 Boys Town 国家研究医院的 Douglas Keefe 合作，在 Titan 平台上发布了第二个商业化的 WAI 系统 WBT。该系统可以测量环境（宽频声能吸收率）和 226～8000Hz 的多个压力点（3D 鼓室图）下的 WAI，使用短时程的 click 信号。该系统由 Titan 平台、鼓室图探头组件、校准腔和笔记本电脑（图 2-2）组成，可以测量环境压力和峰值压力下的 WAI 和 OAE。该系统还可以测量镫骨肌声反射（acoustic stapedial reflex，ASR）、咽鼓管评估及自动听性脑干反应（automatic auditory brainstem response，AABR）。不需要运行常规和多频率、多成分鼓室图，因为它是从 3D 鼓室图自动导出的。

三、WAI 测量原理

为了充分理解 WAI 测量原理，读者应该熟悉 WAI 测量中使用的一些基本量。压力反射率应与功率或能量反射率区分开来（Rosowski 等，2013）。声压反射比 R（f，x）是一个复数（幅度和相位），它将耳道中传播的声压和相位（传入或正向能量）与从鼓膜反射的声压幅度和相位（反射或反向能量）进行比较。当测量声压反射率时，相位角随着探头在耳道中的距离与反射源的不同而变化（Rosowski 等，2013）。

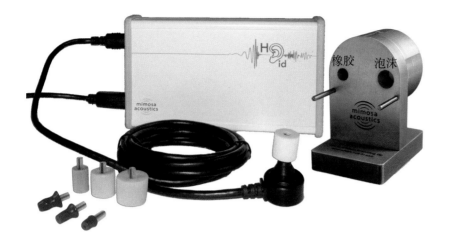

橡胶　泡沫

◀ 图 2-1　**Mimosa Acoustics** 公司的 **Hear ID** 中耳声能通量分析（**MEPA**）系统由插入标准 **USB 2** 插槽的音频处理装置、**Etymotic ER 10C** 探头、泡沫或塑料耳塞及校准腔组成

经许可，引自 http://www.mimos-aacoustics.com/products/hearid.html

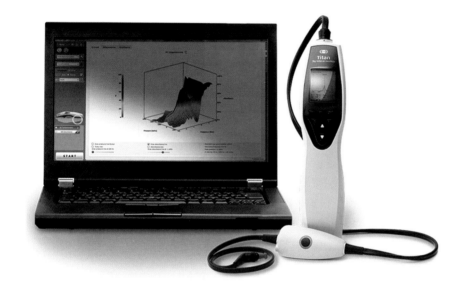

◀ 图 2-2　国际听力宽频鼓室图（**WBT**）由一个 **Titan** 平台组成，该平台可连接到笔记本电脑以实现全部功能

经许可，引自 https://www.int-eracoustics.com/wbt

能量反射率 / 功率反射率（energy reflectance/power reflectance，ER/PR）是声压反射率大小的平方，即 R（f）=|R（f，x）|^2，以及是反向（反射）和正向（传入）能量波的比率（Liu 等，2008）。功率反射率是一个无单位的量，范围从 0（吸收所有声能）到 1（反射所有声能）（Allen 等，2005；Stinson，1990）。图 2-3 使用 ER 10C 探头组件在 EAM 中描述了这一概念。测量声能反射率的优点之一，即假设 EAM 沿耳道长度的横截面面积没有实质性差异，并且耳道内空气的黏度可以忽略不计，在探头平面处声能反射率的大小就是 TM 平面上声能反射大小的最佳近似值（Rosowski 等，2013）。

因此，声能反射率与需要补偿耳道容积来测量 TM（Y$_{tm}$）平面上导纳的鼓室图的测量方法不同，它的大小不依赖于探头顶端在耳道中的位置。功率 / 声能吸收率（power absorbance，PA）等于总声能反射率减去 1，是吸收能量与传入能量的比值（Hunter 和 Shahnaz，2013）。ER 和 PA 都是实数，仅用大小表示，并具有相对独立于探头平面在耳道中的位置优势，因此，能够提供合理的较宽频率范围内测量 TM 上能量传输频率相关的测量方法（Rosowski 等，2013）。然而，它们都忽略了关于 WAI 时间方面（主要是相位角）的重要信息（Rosowski 等，2013）。评估相位角及 WAI 测量，对于识别探

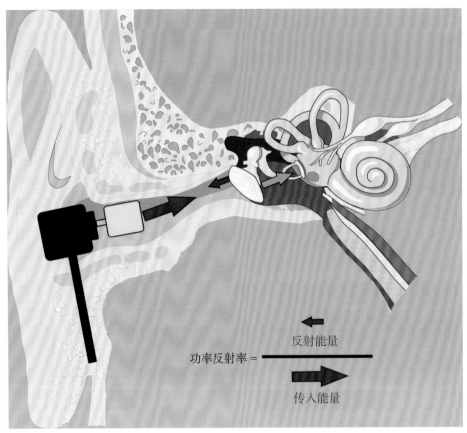

▲ 图 2-3　功率反射率 / 能量反射率是反向（反射）和正向（传入）能量波的比率，从 0（所有声能由中耳吸收）到 1（所有声能由中耳反射）

头插入或密封不当时的低频声泄漏可能很有价值。在下文中，已努力以 PA 格式呈现所有数据，以符合 Eriksholm 研讨会关于中耳分析中使用 WAI 人口普查声明的建议（Feeney 等，2013）。大多数早期发表的论文，都是利用声能反射率来显示和分析正常与异常中耳状态下的数据。

总而言之，与传统的 226Hz 鼓室测定法相比，WAI 有许多优势。它可以在更宽的频率范围内（250～8000Hz）测量中耳系统的导纳或反射 / 吸收，而不是传统的鼓室图和多频测量（226～2000Hz），在很短的时间内具有相对较好的频率分辨率（100Hz 间隔）（Rosowski 等，2013）。这将使临床医师能够更好地区分听骨链中断、耳硬化症和前半规管裂（Nakajima 等，2013）。此外，在 1～4kHz 高频下获得的有关中耳系统反射 / 吸收率的信息，将有助于临床医师更好地区分婴儿与液体相关的传导性听力损失（conductive hearing loss，CHL）（Prieve 等，2013）。此外，与鼓室图测量不同，测量声能反射率 / 吸收率将不依赖于探头组件在耳道中的位置，尤其是在更高的频率下（Huang 等，2000；Stinson 等，1982；Voss 和 Allen，1994）。因此，由于耳道中探头位置处的声能反射率 / 吸收率是 TM 处的声能反射率 / 吸收率的良好近似值，因此将不需要补偿耳道容积。最后，在文献中有越来越多的临床证据证实了 WAI 在区分婴儿（Hunter 等，2013；Prieve 等，2013）、儿童（Beers 等，2010）和成人（Keefe 等，2017；Nakajima 等，2013；Shahnaz 等，2009）不同类型的中耳畸形方面比传统鼓室图测定法更具优势。

四、WAI 校准

为了正确计算中耳系统的导纳和反射比，通过 EAM 给定的位置放置探头，需要准确定义声源参数（Rosowski 等，2013）。这是通过在不同的校准腔中校准探头系统（声音传输系统）来实现的。声学 Thevenin（开源压力和源阻抗）程序或 Norton（开源体积速度和源阻抗）程序是描述声学源参数的常用方法，两者之间成正比（Rabinowitz，1981；Allen，1986；Keefe 等，1992；Lynch 等，1994）。WAI 系统的不同制造商正在使用不同的校准程序。Mimosa Acoustics 公司的 MEPA 系统与丹麦国际听力公司的 Titan WBT 系统的主要区别之一是，前者使用泡沫耳塞或塑料耳塞将探头放置在校准腔中，而后者在校准过程中排除了耳塞（Jos Huijnen，Interacoustics，personal communication，November 25，2016）。如 Voss 等（2013）所述，使用塑料或泡沫耳塞将探头放置在校准腔中可能会对不同研究之间的重测变异性产生影响。由于放置在校准腔中时耳塞压缩和插入的差异（Jos Huijnen，Interacoustics，personal communication，November 25，2016）。为了使探头在校准腔内的位置保持一致，在声学系统校准过程中排除耳塞，可以提高 EAM 导抗测量的精确度和可重复性。解决这个问题需要进一步的研究，并检查两个 WAI 系统之间的数据在区分不同的中耳病变方面是否具有可比性。

五、WAI 规范数据和测试结果

Shahnaz 等（2013）回顾了规范数据的重要性，将其作为验证 WAI 在区分不同中耳畸形方面的首要步骤。他们说："收集以人口为基础的规范数据是 WAI 标准化进程中必要的一步。在正常人群中，WAI 模式在不同频率之间的变异性部分受他们的人口统计特征的影响，包括种族、性别和年龄。"Eriksholm 研讨会关于宽频吸收率的共识声明，确定了为不同年龄段和人口建立可靠的规范数据的必要性（Feeney 等，2013）。在下文中，将讨论 WAI 规范数据在识别不同年龄段各型中耳功能障碍中的应用。

六、WAI 在新生儿和婴儿中的应用

新生儿的鼓室测量和 WAI 结果与幼儿和成人的结果有很大不同（Shahnaz，2008；Beers 等，2010；Shahnaz 等，2014）。这在一定程度上可以通过新生儿和成人中耳系统的机械 – 声学特性的差异来描述。成人 EAM 的长度为 25～27mm（Shaw，1978）。新生儿 EAM 的长度很难测量，因为 TM 几乎平行于 EAM 壁，不过，看起来约有 22.5mm（McLellan 和 Webb，1957）。新生儿外耳道的横截面看起来是椭圆形的，但直径比成人的要窄得多。耳道在 7 岁前会继续发育成熟（Anson 和 Donaldson，1981）。在此过程中，耳道壁、耳道直径和耳道位置都会发生一些变化，这些变化可能会影响传声的力学和声学性能。出生时，EAM 壁以顺应性特征为主，看起来很软，因为它还不成熟，由一层薄薄的软骨层组成（Anson 和 Donaldson，1981）。在出生后的发育过程中，软骨和管壁逐渐增厚，由于骨的形成，管壁变得相当坚硬（Anson 和 Donaldson，1981）。EAM 长度的发育变化将导致 EAM 共振频率（resonant frequency，RF）的改变。成年人的共振峰出现在 3kHz 左右（Djupesland 和 Zwislocki，1973）。在新生儿中，EAM 较短，因此耳道 RF 较高。在成人耳中，共振增益为 10～12dB。该增益是由 EAM 直径、ME 输入阻抗和 EAM 壁的劲度特性决定的（Dallos，1973）。在新生儿中，EAM 的直径较小，管壁更柔顺，共振增益比成

人小（Saunders 等，1993）。新生儿 EAM 的软组织结构也可能导致比成人更低频率的能量损失。出生时，TM 与 EAM 的壁儿乎平行（水平）；然而，它在出生后改变了方向，生后的第 3 年或第 4 年可达到最终更垂直的位置（50°～60°）（Eby 和 Nadol，1986；Ikui 等，1997）。听小骨关节和附着在卵圆窗上的镫骨底板在出生以后，随着生长会被逐渐收紧，这可能会降低阻力成分（Anson 和 Donaldson，1981）。由于内部骨质侵蚀，镫骨密度会降低，这反过来可能导致听小骨结构的质量减少。在出生后的前 6 个月，镫骨底板和 TM 之间的距离将继续增长（Eby 和 Nadol，1986）。乳突气房的气化在出生后会持续增加，这将有助于 ME 腔体积的扩大（Anson 和 Donaldson，1981）。ME 腔的体积在出生后增加，并将持续增加直至青少年晚期（Anson 和 Donaldson，1981）。成人 ME 腔的平均体积约是 1 岁以下婴儿 ME 腔的 1.5 倍（Ikui 等，1997）。出生后，由于羊水和间充质的减少和吸收，ME 和听小骨的整体有效质量会降低。羊水和间充质在出生后可能会在 ME 腔内持续长达 5 个月（Paparella 等，1980）。这些出生后 ME 结构的变化可能会改变 ME 功能。ME 是一个机械声学系统，这意味着它包含了声学和机械元素。这些要素包括劲度、质量和阻力。所有这些元素之间的相互作用将决定传导装置（EAM 和 ME）对能量流施加的阻抗或总阻力。TM 两侧的空气量存在声学顺应性（Van Camp 等，1986），在较高频率下可能有复杂的影响，但主要影响宽频的传导。在 ME 系统中代表质量的结构主要影响高频的传递，并且主要由听小骨控制。电阻元件决定了 ME 系统的频率响应，并出现在听小骨关节、镫骨底板周围的环形韧带和耳蜗液体中（Van Camp 等，1986）。TM 对出生后劲度变化的贡献可能微乎其微，更重要的变量似乎是 ME 腔的容积。随着出生后颞骨的生长，ME 腔也会逐渐扩大。空气量是决定 TM 顺应性的重要因素，然而，它对频率传导的影响还没有完全被了解。Stepp 和 Voss（2005）已经证明，婴儿早期 ME 空间的变化可以影响 TM 处的阻抗高达 10dB。与劲度为主的成人 ME 不同，新生儿 ME 以质量为主；然而，随着婴儿年龄的增长，质量对导纳的影响逐渐减弱。如果像早先的初步研究（Shahnaz、Miranda 和 Polka，2008）中提出的那样，ME 是质量占优势的，它可以影响更高频率的耳蜗传导。

Keefe 和 Levi（1996）测量了听力正常的成年人（normal hearing，NH），以及 1 月龄和 6 月龄的健康婴儿在环境气压下外耳道 WAI。他们报道，在 700Hz 以下的频率，1 月龄婴儿比成年人有更高的声能吸收率（power-absorption，PA）。婴幼儿耳道横截面积与成人耳道横截面积的差异在较低频率下可归因于 PA 值的变化。Keefe 等（2000）测定了 4031 耳新生儿的 WAI，他们发现右耳的 PA 值高于左耳，男性的 PA 值也高于女性。虽然在 WAI 评估中不需要类似声导抗测量的气压变化，但需要可靠的探头配合来提高记录质量，这可以通过在耳道中放入合适的探头密封来实现。据报道，"PA 有望提供新生儿中耳状态的信息，这些信息可能有助于解释筛查听力损失的新生儿测试。"

Shahnaz（2008）测量了 31 名新生儿重症监护病房（neonatal intensive care unit，NICU）的婴儿（平均胎龄为 37.8 周）和 56 名 NH 成人在常压下的 WAI。在这项研究中，使用 Mimosa Acoustics 公司的 MEPA 系统成功地测量了 26 名 NICU 婴儿的 49 耳在环境压力下的 WAI，这些婴儿通过了自动 ABR 和瞬态耳声发射（OAE）测试。这项研究中所有 NICU 婴儿在 1kHz 探测音频率下也有正常的鼓室图。这与 Keefe 和 Levi（1996）的发现相似，在低于

727Hz 的频率下，成人和 NICU 婴儿的吸收率值有明显的区别。低于 727Hz 时，成人的吸收率值低于 NICU 婴儿（图 2-4）。成年人和新生儿在低频时的差异归因于能量的损失和新生儿 EAM 软组织对能量的吸收（Keefe 和 Levi，1996）。吸收率在成人和 NICU 婴儿之间也有明显的不同，即 NICU 婴儿的吸收率比成年人低。成人和 NICU 婴儿在高频下吸收率的差异原因可能是由于 NICU 婴儿的中耳质量比成年人更高，这导致更多的能量在高频下被反射，因此 NICU 婴儿的中耳在更高的频率上会吸收更少的能量。这反映在图 2-4 所示的 NICU 婴儿的吸收率模式中。Shahnaz（2008）证明，在大多数没有通过 TEOAE 标准的 NICU 婴儿中，低于 3000Hz 的吸收率值非常小（大多数传入能量都被反射出来）。这与 PA 在成人（Feeney 等，

2003）和儿童（Beers 等，2010）记录的中耳积液的研究结果一致。

Sanford 等（2009）利用 Liu 等（2008）在 455 名婴儿中研制开发的宽带能量吸收率测量系统测量了大气压和各种压力点（WBT）下的 WAI。他们还测量了 1kHz 探测音的鼓室图和 DPOAE。在 250～8000Hz 范围内未通过 DPOAE 筛查的 80 耳在大气压下的中位数 PA，显著低于通过 DPOAE 筛查的 375 耳在大气压下的中位数 PA。通过组和对照组的 PA 最大差异在 1400～2500Hz。Sanford 等（2009）报道，利用受试者工作特征曲线（receiver operating characteristic，ROC）分析，在预测 DPOAE 筛查结果方面，大气压下的 PA 比 1kHz 鼓室图有更高的准确性。

Hunter 等（2010）的 研 究 应 用 Mimosa

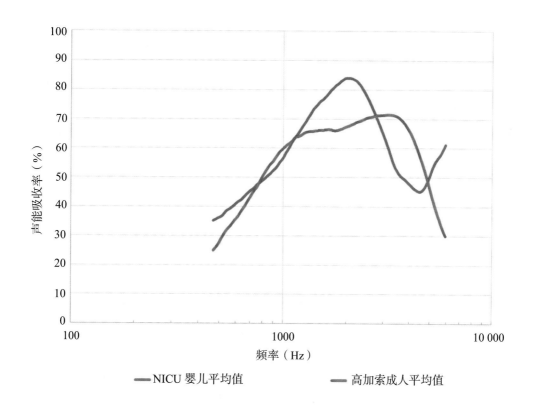

▲ 图 2-4　新生儿重症监护病房（**neonatal intensive care, NICU**）婴儿的平均声能吸收率（**power absorbance, PA**）和成人声能吸收率是频率的函数（以 **Hz** 为单位）。在 **PA** 中进行改编、修改和重绘
引自 Shahnaz（2008）

Acoustics 公司的 MEPA 系统、1kHz 鼓室图和 DPOAE 测量了 324 名婴儿大气压下的 WAI。他们研究的目的是建立婴儿 WAI 的规范数据，并比较 WAI 和 1kHz 鼓室图的测试性能，以预测 DPOAE 的结果（通过/未通过）。他们使用 ROC 分析，发现与 1kHz 鼓室图相比，在 2kHz 的吸收率为 DPOAE 转诊提供了最佳预测，因此 WAI 可以更准确地预测 DPOAE 的结果。他们的结果显示，1.5～3kHz 声能吸收率与 DPOAE 筛查结果密切相关，并建议未能通过 OAE 筛查的 1.5～3kHz 低声能吸收率值的新生儿，在首次筛查后数小时至数天内需重新筛查，因为新生儿的大多数中耳问题都是暂时的，可以自行解决。

Prieve 等（2013）为了评估鼓室图和 WAI 在新生儿 CHL 诊断中的有效性，对 70 名（中位年龄 10 周龄）婴儿的 84 耳进行了测试。他们使用气导（air conduction, AC）和骨传导（bone conduction, BC）短纯音（tone burst）ABR 作为检测听力损失类型的金标准。他们的最终数据集包括 43 名患有 NH 的新生儿和 17 名患有 CHL 的新生儿。他们用（226Hz、678Hz 和 1000Hz）三个探测音进行鼓室图测试，测量导纳（Ya）幅度及声导纳的矢量成分、声纳（Ba）和声导（Ga）。他们的研究结果表明，NH 婴儿和 CHL 婴儿在 678Hz 和 1000Hz 探测音的 Ya 有统计学差异；然而，在 226Hz 的常规探测音下，两组间的 Ya 无差异。使用 Mimosa Acoustics 公司 MEPA 系统在大气压下测量 WAI，在 800～2500Hz 频段和以 6300Hz 为中心的频段，CHL 患儿的 PA 值明显低于 NH 患儿。他们还计算了鼓室测量变量和 WAI 的效应量（Cohen's d）。他们得出结论，WAI 和鼓室测量在 678Hz 和 1000Hz 可以检测新生儿 CHL。

Shahnaz 等（2014）对 31 名从出生到 6 月龄的新生儿每隔 1 个月进行 1 次检查，共 6 次。所有婴儿每次就诊均通过 TEOAE 筛查标准。在每次检查期间，在 211～6000Hz 范围内，使用 Mimosa Acoustics 公司 MEPA 系统和鼓室导抗测试大气压力下的 WAI。通过重新插入探头对一组婴儿进行两次测试，以评估每次检查期间 WAI 的重测可靠性。本研究的目的是用 WAI 描述新生儿中耳成熟的时间进程和速度。据 Shahnaz 等报道，在不同的就诊过程中，吸收率在不同频率之间的差异有统计学意义，而耳别和性别的差异并不显著。图 2-5 描述了每次检查期间 PA 随频率的变化。虽然在 0.6～1.6kHz 的频率范围内，出生后 6 个月内的吸收率变化很小，但在低频（<400Hz）和高频（>2000Hz）区，PA 有一个独特的发育模式。总体而言，随着年龄的增长，PA 在低频（<0.4kHz）时降低（接近 0），在高频（>2kHz）时升高（接近 1）。这些发现与 Keef 和 Levi（1996）的发现一致，他们发现 1 月龄的婴儿和成人之间的明显间隔<710Hz。在较低频率下较高的能量吸收可能是由于婴儿 EAM 的顺应性，因为它主要由软组织组成（Keefe 和 Levi，1996；Shahnaz 等，2014）。Sanford 和 Feeney（2008）也报道了 4 周龄和 27 周龄婴儿的 PA 值低于 700Hz。然而，Merchant 等（2010）采用横断面研究设计，除 2kHz 频率外，新生儿耳（12 耳）和 1 月龄婴儿（15 耳）的 WAI 值没有统计学差异。Shahnaz 等（2014）还报道了在高频（>2kHz）不同就诊检查的婴儿之间，吸收率值有明显的分离，较小婴儿的吸收率值比较大婴儿的低。如前所述，中耳的整体成熟可能会导致出生时质量增加，随着婴儿年龄的增长，质量会逐渐下降（Holte 等，1991；Shahnaz 等，2008），这会影响较高频率向耳蜗的传导。这可能正解释了在 1～6 次检查中高频吸收率增加的原因。Sanford 和 Feeney（2008）也发现了类似的发现，并报道在大于 2kHz 的

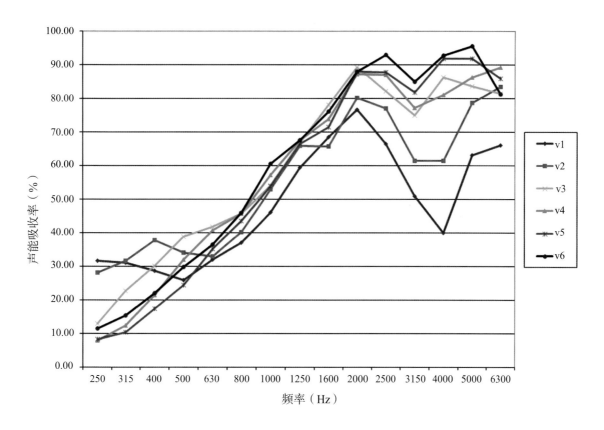

▲ 图 2-5　该图描述了 31 名新生儿平均 PA 随频率变化的纵向跟踪随访，这些新生儿在至 6 月龄前每隔 1 个月进行了 1 次检查，共计 6 次。在 PA 中进行改编、修改和重绘

引自 Shahnaz 等（2014）

频率下，吸收率随年龄的增加而增加。这些发现与 Hunter 等的发现不一致（2008）。Hunter 发现除了 6kHz 频率外，年龄的影响并不显著。这两项研究之间不一致的部分原因可能是 Hunter 等在研究中每组使用了更宽的年龄范围（2008）。Shahnaz 等（2014）报道基于 WAI 数据来显示中耳发育成熟的情况，在出生后的前 3 个月变化更快，在 3~6 个月变慢，这可能需要在出生后前 3 个月内，再缩短时间间隔去监测 WAI 值的发育模式。其他的发育研究也证实了 WAI 对婴儿出生后 6 个月的发育影响（Aithal 等，2014）。在对 6 个月以下婴儿应用 WAI 数据时，不同就诊时间 PA 的显著差异可能证明：使用特定年龄的基准是合理的，这与 Hunter 等（2013）的观点一致。建议 WAI 测试

限定特定年龄基准，这对 WAI 测试在临床成功应用至关重要。最近的研究发表了适用于 NICU 婴儿（Gouws 等，2017）和新生儿（Aithal 等，2017）的 WAI 测试基准。Hunter 等（2016）报道了在一群健康的婴儿和 NICU 婴儿的吸收率和群延迟数据（来自反射相位角；Rosowki 等，2012）方面的 WAI 结果。他们对这些婴儿进行了长达 1 年的纵向跟踪调查。他们报道了前 6 个月 PA 和群延迟值随年龄增长的显著变化。他们还发现，在 6 个月大的时候，PA 和群延迟模式更像成年人。他们从声波的角度估计了耳道的横截面积和长度，并报道这两个参数在 1 岁时都有所增加。Hunter 等（2016）也发现了种族的显著影响。他们得出结论：由于 PA 和群延迟值随年龄的变化而变化，建议临床医师

使用出生时、1月龄和6—15月龄的相关基准数据。Voss等（2016）测量了30名新生儿在大气压下的WAI，这些新生儿（在出生后2d）应用AABR和DPOAE筛查单侧未通过，随后约1月龄时通过了双耳ABR诊断性检查。他们报道，在所有测试的频率（500～6000Hz）上，那些没有通过筛查方案的新生儿（可能是由于暂时性的中耳问题）在出生后2d的PA明显低于那些通过筛查方案的新生儿。在1月龄时，PA在那些出生时就通过了诊断性ABR的耳朵和那些在出生时通过了筛查方案并在1月龄时也通过了诊断性ABR的耳朵是相似的。他们还为婴儿提供了更好的探头适配性和其他测量问题的指南。

总体而言，观察新生儿和婴儿WAI结果的研究已经证明，这种测量方法可以在短时间内、在广泛的频率范围内可靠地测量。它在新生儿听力筛查项目中有很大的潜力，因为它是对婴儿人群中耳状况的一种敏感和特异的测试，并可与耳声发射和ASR一起帮助识别可能与未通过筛查方案有关的不同诊断模式（传导性、蜗性、神经性）（Hunter等，2013）。此外，WAI作为一种诊断工具可以准确地检测出CHL婴儿，数项研究发现它比1kHz鼓室导纳测量更准确（Hunter等，2013）。

七、儿童WAI

有证据表明，WAI诊断中耳炎（otitis media, OM）具有重要的作用（Keefe和Levi, 1996）。Hunter和Margolis在1997年报道了一例9岁女童复发性中耳炎的病例研究。本病例发现中耳积液（MEE）异常，而常规鼓室测量（探测音226Hz）显示中耳情况正常。Hunter和Margolis（1997）报道吸收率值低于正常中耳患者。Jeng等（1999）采用WBR对3名2.5—5岁有慢性

中耳炎病史的儿童进行中耳状况评估。他们发现OME组与对照组（$n=15$）相比PA降低，在1～2.5kHz范围内显著异常。这个频率范围携带着重要的语音信息，如果这些频率不能通过中耳传递，可能会降低对关键语言线索的感知。

Piskorski等（1999）使用常规鼓室测量法检测了2—10岁儿童161耳的状态，探测音频率为226Hz，WAI为500～8000Hz。他们的研究目的是评估这些测量方法在预测CHL时的准确性。Piskorski报道显示，WAI能够预测CHL。2～4kHz的PA值是中耳病变的敏感指标，并且比0.5kHz时的吸收率值更准确地预测0.5kHz处的传导性听力损失。作者得出结论，2～4kHz吸收率是反应中耳状态一个特别敏感的指标，作为诊断工具更有用。

Beers等（2010）使用Mimosa Acoustics公司MEPA系统对78名中耳状态正常（平均6.15岁）和64名中耳状态异常（平均6.4岁）的儿童进行了大气压下的WAI测试。前文已经提及中耳传播特性随性别和（或）种族的不同而不同。Margolis和Heller（1987）、Roup（1998）、Shahnaz和Davies（2006），以及Wan和Wong（2002）发现中耳鼓室导纳测量在种族、性别或两者都有差异。因此，数据分析了性别、种族（高加索人与中国人）、年龄（儿童与成人）和中耳状况的影响。根据中耳病变的严重程度分为轻度中耳负压（-100～-199daPa）组、重度中耳负压（≥-200daPa）组和MEE组。MEE有两种鉴定方法：①由耳鼻咽喉科医师（OTL确认组）使用鼓气耳镜、耳镜或鼓膜切开术（21耳）；②由听力学测试组合（非OTL组）使用纯音听阈、鼓室导抗和ASR（21耳）。在两组MEE测试的所有频率上，PA值没有任何统计学差异，因此，将两组合并进行进一步分析。在对照组中，性别和耳朵也没有统计学差异；然而，高加索学龄儿童和中国学龄儿童之

间的 PA 值在频率上有显著差异（图 2-6）。如图 2-6 所示，在中频范围内，中国儿童的吸收率低于高加索儿童。这些变异的来源及其潜在的临床意义将在本章的成人部分进一步讨论。在 Shahnaz 和 Bork（2006）的研究中，他们将高加索儿童和中国儿童的吸收率值与高加索成年人和中国成年人的吸收率值进行了比较。在高加索人组（图 2-7），儿童 315～1250Hz 的吸收率明显低于成人（接近于 0）；然而，成人 2500～5000Hz 的吸收率明显低于儿童。在中国人组（图 2-8），1250～2500Hz 范围内，成人的吸收率明显低于儿童。这一发现表明，成人中耳在低频有较高的吸声能力，而儿童中耳在较高频率吸声效率更高。儿童和成人之间观察到的吸收率值的一些差异，可能是由于身体大小指数的潜在差异（Beers 等，2010）。在

动物模型中，身体大小指数的增加与中耳结构大小的增加相关，如听小骨和镫骨底板大小的增加及 TM 面积的增加（Werner 等，1998；Werner 和 Igic，2002），这增加了传导机制的质量，并可降低中耳的高频响应（Relkin，1988；Saunders 等，1998）。

在中耳病变的早期阶段，从正常中耳状态到轻微的负压，能量传递的变化在低频范围内（400～1800Hz）最为明显，这可能是由于中耳系统的劲度增加所致（图 2-8）。这与 Margolis 等（2001）的发现一致，他们证明了由于耳道内诱发的压力变化导致吸收率模式的变化。最近，Hunter 等（2008）的报道显示，鼓室图峰压值（tympanometric peak pressure，TPP）的增加或减少会导致吸收率值的降低，主要是在 1000Hz 以下。

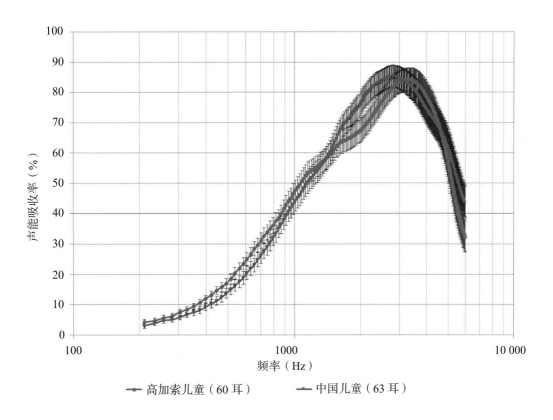

▲ 图 2-6 高加索学龄儿童与中国学龄儿童的平均 PA 值和 95%CI 随频率的变化关系。在 PA 中进行改编、修改和重绘
改编自 Beers 等（2010）

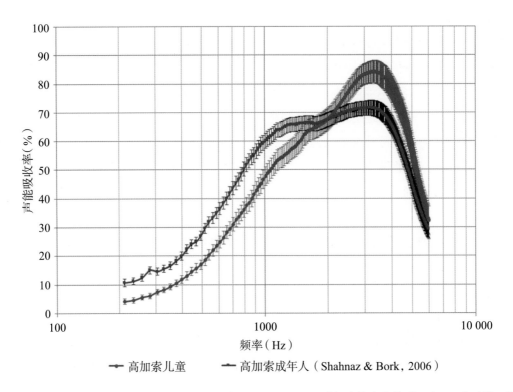

▲ 图 2-7　高加索学龄儿童和高加索成年人的平均 **PA** 值和 **95%CI** 随频率的变化关系。在 **PA** 中改编、修改和重绘

改编自 Beers 等（2010）

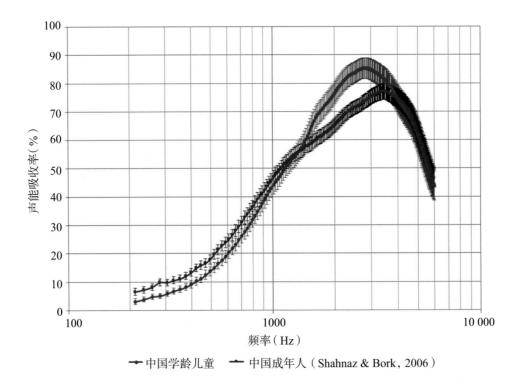

▲ 图 2-8　中国学龄儿童与成年人的平均 **PA** 值和 **95%CI** 随频率的变化关系。在 **PA** 中进行改编、修改和重绘

改编自 Beers 等（2010）

Beers 等（2010）报道，从中耳负压到积液（图 2-9），中耳腔内液体的存在增加了中耳系统的质量和劲度。因为低频范围内的 PA 已经很小，所以负压和积液状态之间，PA 最显著下降是在中高频范围内（1000～6000Hz）。在较高频率测得的 PA 下降可能是中耳系统质量负荷增加的直接结果。这与 Hunter 等的发现是一致的，即在 3 日龄至 47 月龄且患有临床确诊的 OME 儿童中，中耳反射率从 1～4kHz 有显著差异（2008）。此外，Voss 等也提出了自己的观点（2008），发现中耳腔体积的变化会很大程度上影响 PA，特别是在 1000Hz 以下，因为较小的耳腔中存在较小的 PA 值，接近于 0。这与 Beers 等在 MEE 组研究中发现的 PA 下降一致，因为液体减少了中耳腔体积。采用受试者工作特征曲线（ROC）法对 PA 识别 MEE 的整体测试性能进行了评估。他们报道，虽然 800～5000Hz 的 ROC 没有统计学差异，但 1250Hz 的 PA 在区分正常中耳和 MEE 的灵敏度（95%）和特异性（96%）最高。他们还比较了 1250Hz PA 的 ROC 和传统 226Hz 探测音下补偿导纳 ROC（Y_{tm}），发现在区分正常中耳和 MEE 方面，1250Hz 的 PA 比 226Hz 的 Y_{tm} 有更好的整体测试性能。Beers 等（2010）调查结果表明，WAI 测量对中耳条件的一系列变化敏感。

Ellison 等（2012）使用 Liu 等研发的中耳宽频能量吸收率测量系统（Liu 等，2008）和鼓气耳镜测量了大气压力下 44 名（53 耳）MEE 儿童（中位年龄 1.3 岁）和 44 名（59 耳）中耳功能正常儿童（中位年龄 1.2 岁，对照组）。MEE 由外科医师确诊，他们研究的主要目标是评估 WAI 预测 MEE 的准确度。研究显示，患有 MEES 的儿童的吸收率值在统计学上低于对照组，特别是在 1.3～3kHz 的频率范围。他

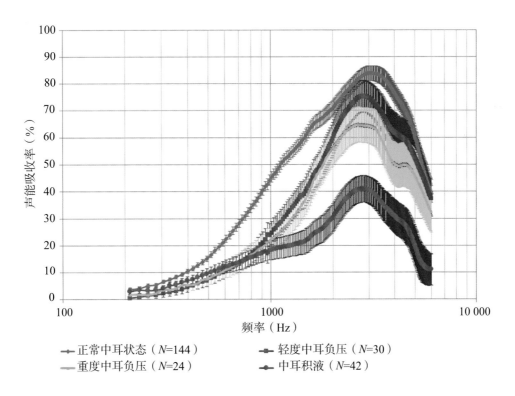

▲ 图 2-9　正常学龄儿童、轻度中耳负压、重度中耳负压和中耳积液的平均 PA 值和 95%CI 随频率变化的关系。在 PA 中改编、修改和重绘

引自 Beers 等（2010）

们的结论为在预测 0.5—7 岁儿童 MEE 方面，WAI 测量至少与美国家庭医师学会、美国科学会耳鼻咽喉头颈外科学会和美国儿科学会 OME 小组委员会（2004）在临床实践指南中推荐的方法一样有效。

Soarez 等（2016）对鼓室导抗图正常、鼓室导抗平坦、轻度负压 TPP 和重度负压 TPP 的 4 组唐氏综合征（Down's syndrome，DS）患者进行大气压下 WAI 测定。他们将 DS 中的 WAI 指标与健康对照组进行了比较。他们发现，鼓室导抗图平坦、中耳压力为负值 DS 组的吸收率低于鼓室导抗图正常的 DS 组。有趣的是，对照组的 PA 值也与鼓室导抗图正常的 DS 组不同，这与 Kaf（2011）研究中 DS 组的结果是一致的。Kaf 报道 63% 鼓室图正常 DS 患儿的 WAI 值不在正常范围内。Soares 等（2016）得出结论，WAI 是研究 DS 组中耳病变改变的一种有用的临床工具。

最近，Hunter 等（2017）测量了患有 DS 和典型发育（typically developing，TD）儿童的加压 WAI，这些儿童没有发育延迟或神经问题，以预测 CHL 和压力均衡管（pressure equalizing tube，PET）（或鼓膜通气管）的通畅。他们报道称，对于患有 CHL 的 DS 和 TD 组，在 1~4kHz 的吸收率值明显低于对照组。PET 未闭患儿的 PA 值在 1kHz 以下，DS 和 TD 患儿均明显高于对照组。此外，他们发现群延迟值（这是一种测量相角效应的方法）在置入 PET 儿童中明显更大。他们的结论是，群延迟吸收率测量为正常儿童、CHL 和鼓膜完整的儿童及 PET 儿童提供了独特的模式，因此，可以帮助临床医师正确识别这些情况。

八、成人宽频声导抗

Shahnaz 等提供了 WAI 在大气压下的正常值及加压后的 WAI，并讨论了正常值波动性的细节及潜在的临床应用价值。WAI 的价值受年龄、种族及性别的影响，反过来，这些因素也会影响这项测试在临床应用中的敏感性和特异性。Shahnaz 和 Bork（2006）对 126 名受试者（237 耳）进行了 WAI 测试，运用 Mimosa Acoustics MEPA 系统，比较 WAI 的结果在高加索和中国青年人之间及不同频率之间的变化。他们报道称，两组的平均吸收率在低频和高频处较低。其最大值在 3000Hz 附近约为 0。测试两组的 PA 时，高加索人组传递低频到中耳系统的效率更高。然而，在高频，中国人组传递声能到中耳系统的效率更高。他们报道称两组间的差异可能是由于身高大小导致的潜在影响，反过来也会导致两组耳道大小及中耳容积的变异度。研究报道，可能是其他因素而不是体积大小导致的差异。中国人中耳的机械－声能与高加索人不同，可能会影响 WAI 测量中耳的传递性能。Shahnaz 等（2013）报道了在 Shaw 研究中得到的相似结果。该研究是在大气压下测量 WAI，运用的是类似于 Shahnaz 和 Bork（2006）研究中的系统，他们纳入了 60 名正常听力受试者（113 耳），中国人和高加索人的男女比例相等。Shaw（2009）与 Shahnaz 和 Bork（2006）的研究在高加索人组和中国人组中的 WAI 值没有统计学差异。他们的研究为高加索及中国青年人的吸收率提供了正常值范围（图 2-10）。新的数据库里包括了 186 名受试者（92 名高加索人及 94 名中国人）。Shahnaz 等（2013）发现，男性和女性的吸收率在不同频率间有显著性差异（图 2-11 和图 2-12）。报道显示女性在高频的吸收率高于男性，男性在低频的吸收率高于女性。这些差异也可以用性别不同导致的耳道和中耳大小的差异来解释（Shahnaz 等，2013）。Shahnaz 和 Davies（2006）也发现补偿导纳峰值更高，运用 226Hz 行常规

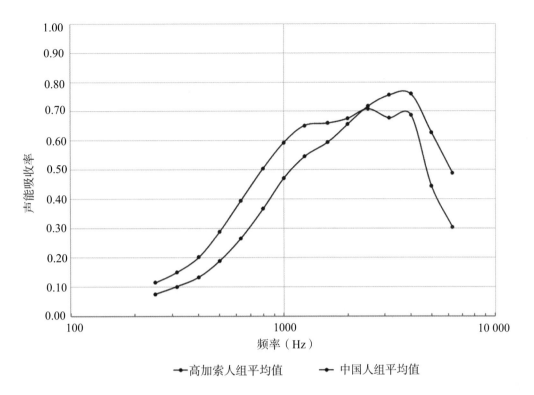

▲ 图 2-10　186 例青年人（92 例高加索人和 94 例中国人）平均 PA 值随频率变化的关系。在 PA 中改编、修改和重绘

引自 Shahnaz 等（2013）

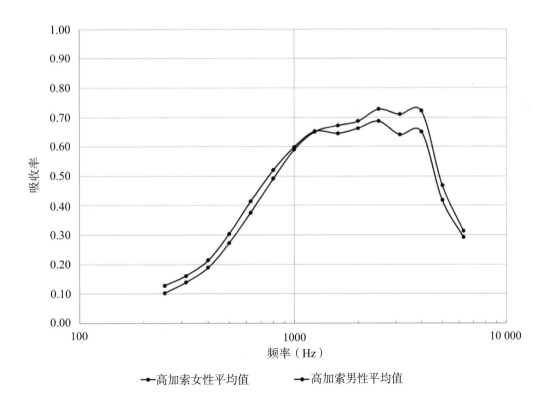

▲ 图 2-11　高加索男性和女性的平均 PA 值随频率变化的关系。在 PA 中改编、修改和重绘

引自 Shahnaz 等（2013）

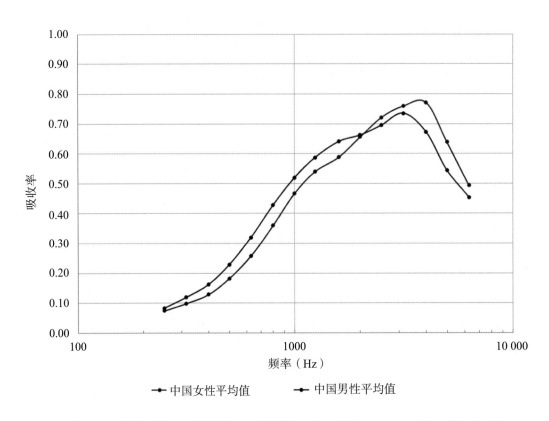

▲ 图 2-12　中国男性和女性的平均 PA 值随频率变化的关系。在 PA 中改编、修改和重绘
引自 Shahnaz 等（2013）

声导抗时，男性成人的等效耳道容积比女性更高。Polat 等（2015）与 Shahnaz 等（2013）的发现类似，他们运用国际听力的 Titan 系统报道了土耳其健康青年女性的结果，发现其吸收率高于男性受试者。了解 WAI 测试变异度的根源有助于更好地对中耳病变进行鉴别诊断。例如，Shanaz 和 Bork（2006）发现运用种族特定的 WAI 正常值可以更好地鉴别出耳硬化症患者。

如前所述，WAI 可以在大气压下（无外界加压）获得或类似于声导抗可以在多种压力点进行评估得到 WBT。在 WBT 中，密闭的耳道内的压力在特定的压力范围被扫描，类似于声导抗和 WAI 可以在 TPP 或大气压下进行测量。目前只有国际听力的 Titan WBT 系统具备该项功能测试。Sun 和 Shaver（2013）用 Toynbee 在 35 名受试者中诱发出中耳负压，通过声导抗测量诱发出的负压大小。他们报道了 WAI 值的

显著变化作为中耳压力的函数。PA 在低中频处降低，并在 1～1.5kHz 达到最大下降值，在高频处升高，并在 0.5～5.5kHz 达到最大升高值。WAI 值变异的大小随着中耳负压的增大而升高。Sun 和 Shaver（2009）发现中耳负压在耳道中的补偿使 WAI 值被重建至基线。Beers 等（2010）报道了儿童 WAI 值类似的中耳负压改变。Sun（2016）报道了 84 名青年人 WBT 的正常值，运用基于计算机的国际听力 WBT 研究系统［该系统的详细描述见 Liu 等（2008）］。Sun（2016）报道了 PA 值在正压和负压测试情况下的变化。-300daPa 比 +200daPa 条件下能量吸收降低得更多，异常压力条件下与 4000Hz 以上相比较，表现出能量吸收增大。Robinson 等（2016）也报道了类似的结论。WAI 值由于负压和正压导致改变的机制在 Robinson 等（2016）和 Sun（2012）的报道中有详细描述。可能是由

于中耳负压引起鼓膜收缩导致中耳系统劲度增加（Shaver 和 Sun，2013；Voss 等，2012）。在某种程度上，也是中耳系统质量改变的结果（Sun，2016）。这些发现的临床意义在于中耳劲度增加时难以通过 PA 类型进行鉴别诊断，如耳硬化症，测试时压力没有补偿与中耳负压有关（Feeney 等，2014）。与常规大气压下的测量相比，测量的 WAI 在多个压力点显示出关于中耳状态的更多信息（Keefe 和 Simmons，2003；Margolis 等，1999；Sanford 和 Feeney，2008）。

短期的 WAI 复测信度在大气压下表现为可信的，尤其是在中频，在婴儿（Shahnaz，2008；Shahnaz 等，2014；Vander Werff 等，2007）、儿童（Beers 等，2013）和成人（Shahnaz 和 Bork，2008）中都有报道。长期的 WAI 复测信度在大气压下的成人中也有报道（Werner 等，2010；Rosowski 等，2012；Abur 等，2014；Feeney 等，2014）。所有这些都显示 WAI 在没有中耳病理改变的情况下能够提供可信的结果。近期 Feeney 等（2017）报道了复测信度的群延迟，这是一项纵向设计的研究，关于测量相位角的方法，测量大气压下的 PA 和不同频率下的 TPP。他们报道了在 TPP 处的吸收率，提供了比大气压下（尤其是在 0.7～3.0kHz 范围内）测量得到的吸收率更可靠的中耳状态测量方法。

WAI 的类型在成人中耳病理状态已有报道。这部分的影响在不同中耳异常的 PA 类型中将被报道，真实的案例也会进行呈现和探讨。国际听力的 Titan 系统被用于大部分的病例中。Titan 能够在一次测试中同时测量大气压或特定压力下的吸收率并收集所有 WAI 和鼓室图测试的结果。Titan 系统还是目前市场上能购置的唯一可用的峰压补偿 TEOAE 测试系统。为了给以后的研究提供参考，图 2-13 显示了正常成年人 3D 模式下的鼓室导抗吸收率。图 2-13A 是用国际听力的 Titan WBT 测试系统获

得的 3D 鼓室导抗吸收率。在这张图中，吸收率（%）被绘制为耳道气压（daPa）和频率（Hz）的函数。这张图也可以被简化成 2D 的形式（图 2-14），第一个是随频率变化的吸收率，第二个是随类似常规声导抗的耳道气压变化的吸收率。图 2-13B 是在大气压和峰压下随频率变化的吸收率。灰色阴影部分代表的是 90% 正常范围。图 2-13C 包括在 226Hz 和 1000Hz 频率处的鼓室图。宽频鼓室图平均（WBT 平均）是指当耳道气压为 200～450daPa 且泵速在 200daPa/s 时，记录到的随耳道气压变化的吸收率（频率为 375～2000Hz）。平均吸收率的这个频率范围的选择是基于之前的报道，这个范围能够更好地预测中耳异常。图 2-13D 是在 500Hz、1000Hz 和宽频刺激下获得的 ASR。图 2-13 显示的病例可以为以后的研究提供参考。

九、鼓膜穿孔

Voss 等（2012）测量了大气压下的尸体耳朵的 WAI 并模拟不同的中耳病变再重新测量 WAI。他们报道，鼓膜穿孔的 PA 在低频处会升高。扩大鼓膜穿孔的大小发现穿孔对 WAI 的影响最明显的是小穿孔。随着穿孔尺寸的扩大，在 1000Hz 以下，WAI 更接近于正常 PA 形态，然而，PA 的值还是普遍高于正常值。Nakajima 等（2013）提供了一个对于这种低频效应的解释。他们还表示仅根据 PA 无法提供中耳正常与否的机械 – 声能特性的足够信息，并表示相位信息能够提供 PA 大小的补充信息。Nakajima 等的研究（2013）是基于 Voss 等（2001a，2001b，2001c）的研究结果。Mehta 等（2006）和 Lerut 等（2012）表示穿孔位置对声传递没有影响，尽管之前的观点认为鼓膜穿孔的位置可能对声传递有影响导致影响手术

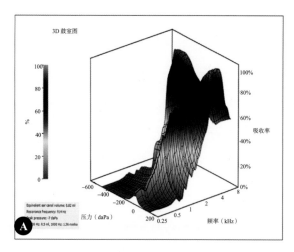

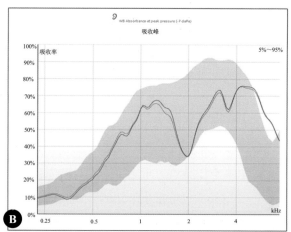

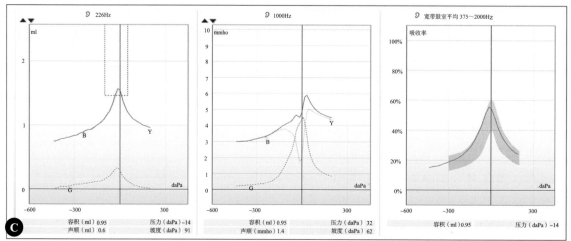

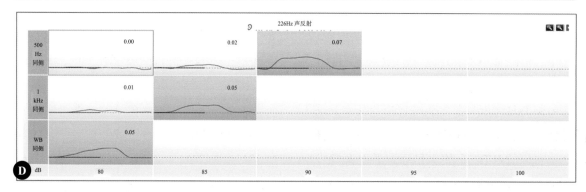

▲ 图 2-13　A. 3D 吸收率鼓室图示例；B. PA 在外界和鼓室峰压的条件下随频率变化；C. 在 226Hz 和 1kHz 频率处的鼓室图及在 375～2000Hz 随耳道气压变化的平均吸收率（宽带鼓室平均）；D. 在听力正常成人中的镫骨肌声反射

决策。Sanford 和 Brockett（2014）也报道了压力均衡的探管引起 PA 形态类似于最小鼓膜穿孔，Voss 等（2012）报道了 1kHz 附近的吸收率最大值。

图 2-15 显示的 WAI 数据是一例右侧有复发感染史的 64 岁男性。他的右耳在低频为重度混合性听力损失，而在中高频为中重度。耳镜检查显示未在感染活动期，中央可见大穿孔。

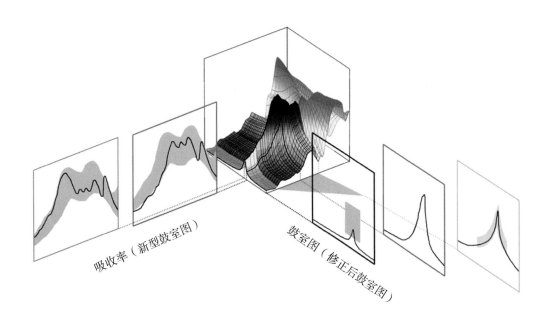

吸收率（新型鼓室图）　　　　鼓室图（修正后鼓室图）

▲ 图 2-14　**3D 吸收率鼓室图的简化 2D 模式，第一个是随频率变化的吸收率，第二个是随耳道气压变化的吸收率，与常规鼓室图类似**

经许可，引自 Interacoustics（https://www.interacoustics.com/wbt）

吸收率在峰压或大气压（图 2-15B）时正常范围是不完整的，然而 PA 在低频接近正常范围，这与 Voss 等（2012）在尸体耳朵上模拟大穿孔的发现一致。3D 吸收率鼓室图（图 2-15A）显示了一个唯一的模式，与图 2-13 中显示的正常 3D 模式完全不同。图 2-15C 显示了 226Hz 和 1kHz 频率下的鼓室图，以及 WBT 平均。226Hz 和 1kHz 纯音频率探测下的鼓室图显示平坦型模式且耳道容积异常高，与鼓膜穿孔相符合。右侧的 WBT 平均也显示为平坦型模式。图 2-15D 为同侧模式下获得的 ASR，该模式是缺失的，与听力损失严重程度及传导成分的情况不一致。

十、负 / 正中耳压力

MEP 的影响或耳道压力对 WAI 的反应已有评估报道（Beers 等，2010；Voss 等，2012；Robinson 等，2016；Sun，2016）。但只有少

数研究报道了关于 WAI 测量中异常 MEP 的补偿的有效性（Shaver 和 Sun，2013；Sun 和 Shaver，2009）。Voss 等（2012）认为中耳正压或负压都会降低 PA，主要是在低频，这是因为鼓膜劲度的增加。当正负压改变达到 ±300daPa 时 PA 降低到 2000Hz 以下。图 2-16（译者注：原著有误，已修改）显示了一例主诉为遇冷后右耳持续耳闷的 50 岁男性，他的听阈几乎在正常范围。左侧 WAI 为正常，但右耳存在 -313daPa 的中耳负压。3D WBT（图 2-16A）显示了其吸收峰在 -313daPa。环境压力下的 PA（图 2-16B 的灰线）显示 PA 显著降低，在 3kHz 与中耳系统劲度增大不一致。下面讨论的这种模式也见于耳硬化症患者中。然而，若 PA 位于 -313daPa（图 2-16B）的中耳压力补偿，PA 也可接近正常范围（灰色阴影区）。之前讨论了这些发现的临床应用，通过与无压力补偿的中耳负压相关的 PA 形态很难区分与中耳劲度相关的 PA 形态，如耳硬化症（Feeney

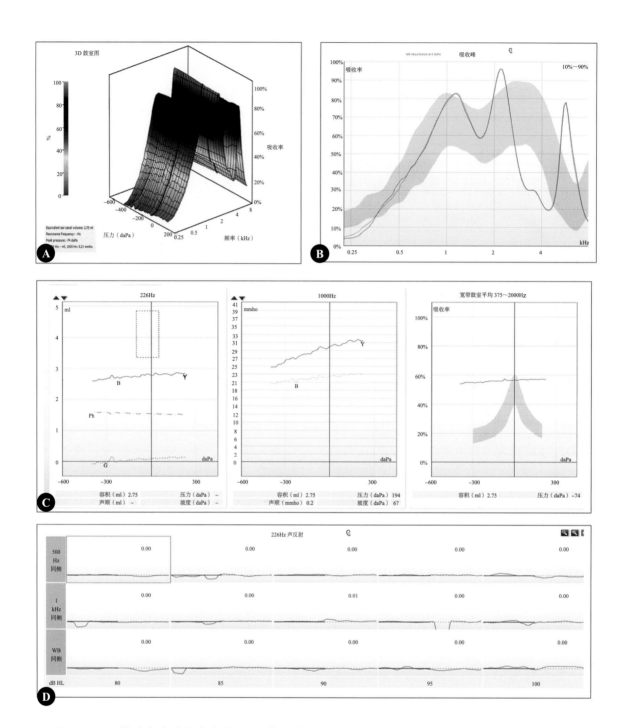

▲ 图 2-15 **A.** 鼓膜穿孔成人患者的 **3D** 吸收率鼓室图示例；**B. PA** 在外界和鼓室峰压下随频率变化；**C. 226Hz** 和 **1kHz** 频率下的鼓室图和 **375～2000Hz** 随耳道气压变化的平均吸收率（宽带鼓室平均）；**D.** 鼓膜穿孔成人患者的镫骨肌声反射

等，2014）。图 2-16C 也显示了在 226Hz 和 1000Hz 探测纯音频率下的正常鼓室图的中耳负压。WBT 平均也显示了中耳负压的吸收率平均峰值（图 2-16C 右图）。图 2-16D 的 ASR 在预期范围内被同侧诱发出来。图 2-17 显示了同一位患者在环境压力下（图 2-17A）的 DPOAE 和补偿 MEP（图 2-17B）。当中耳负压在底部被补偿时 DP 幅值会更高，与之形成对比的是

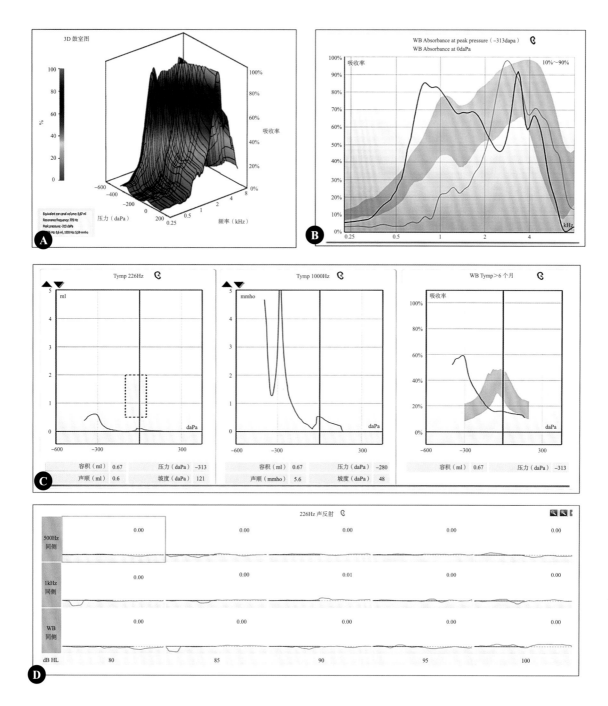

▲ 图 2-16　A. 中耳负压的成人 3D 吸收率鼓室图；B. PA 在环境和鼓室峰压下随频率变化；C. 226Hz 和 1kHz 鼓室图，以及在 375～2000Hz 随耳道气压变化的平均吸收率（宽带鼓室平均）；D. 镫骨肌声反射

环境压力（图 2-17A），尤其是低中频。与在大气压下记录 TEOAE 相比较，在与压力一致的最大 PA 下记录 TEOAE 可以提高向耳蜗传递声能的效应。这种情况下，TEOAE 的信号特征可以得到改善。

十一、中耳流脓或感染

一些研究调查了中耳流脓或感染对活人耳朵和尸体耳朵中测量 WAI 的影响（Feeney 等，2003；Allen 等，2005；Hunter 等，2008；Beers

等，2010；Ellison 等，2013；Keefe 等，2012；Nakajima 等，2013；Prieve 等 2013；Voss 等，2012；Sanford 和 Brockett，2014）。通常中耳腔内的气体可以促进声音在中耳的传导（Nakajima

等，2013）。中耳气体的减少是由于液体的存在，这将增大中耳系统的阻抗，导致 PA 降低（Nakajima 等，2013）。Voss 等（2012）报道了 PA 降低的影响，当≥50% 的中耳腔充满了液

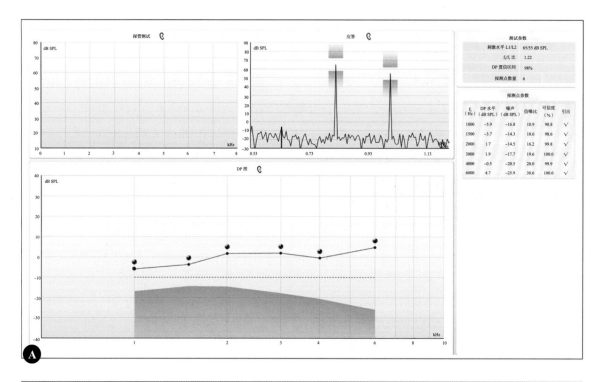

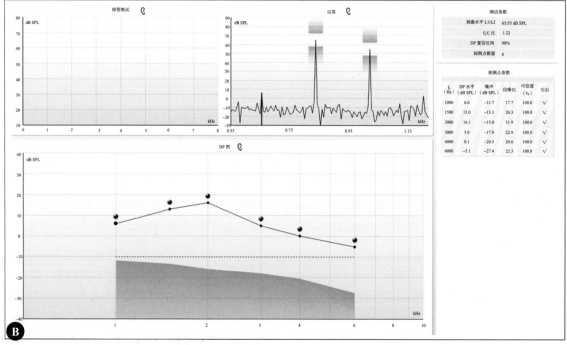

▲ 图 2-17　图 2-16 同一患者在环境压力（A）与鼓室峰压（B）的 DPOAE 结果

体，这种降低就更为明显。图 2-18 描述了一例右耳自幼有反复发作中耳炎病史的 46 岁成年男性的 WAI，他右侧的听力图显示为低频（250～750Hz）重度至中重度上升型传导性听力损失，中高频为混合性听力损失。耳镜检查显示外耳道及鼓膜无病理改变或鼓膜穿孔。3D 宽频声导抗（图 2-18A）显示 PA 在所有频率范围和压力状态下均减低。与正常范围相比（灰

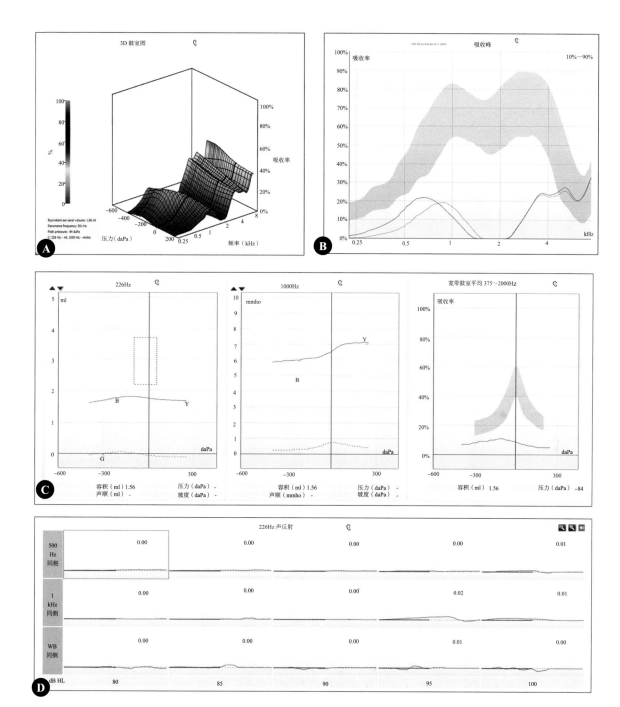

▲ 图 2-18　A. 长期中耳积液的成年人 3D 吸收鼓室图示例；B. 在环境压力及峰压下根据频率排列的 PA；C. 226Hz 和 1kHz 鼓室图，以及在 375～2000Hz 随耳道气压变化的平均吸收率（宽带鼓室平均）；D. 镫骨肌声反射

色阴影区域），大气压和峰压下的吸收值显著减低，尽管圆钝的峰（宽频声导抗宽度）显示有轻微中耳负压，数值还是接近正常范围，说明中耳腔内积液比中耳负压对 PA 的影响大。图 2-18C 显示在 226Hz 探测纯音频率有圆钝的峰，说明存在轻微中耳负压。图 2-18C 的右图显示的是宽带平均声导抗，很明显所有压力点都在正常范围以下（灰色阴影区）。与预期一致，右耳同侧 ASR 未引出。Sanford 和 Brokett（2014）提供了不同中耳异常患者的 WAI 形式，包括中耳炎。

十二、中耳听小骨畸形和内耳第三窗病变

226Hz 的常规声导抗常不能区分正常中耳与听骨链异常（Browning 等，1985；Colletti，1975，1976；Lilly，1984；Shahnaz 和 Polka，1997）。成人 CHL 最常见的病因之一是耳硬化症或镫骨固定。耳硬化症导致中耳系统劲度增加，这会导致中耳 RF 增加到更高的值。中耳异常最大的影响是在探测纯音频率接近 RF（Margolis 和 Shanks，1991；Liden 等，1974；Shanks，1984；Shahnaz 和 Polka，2002）。

许多研究报道了耳硬化症对 WAI 测试的影响（Feeney 等，2003；Allen 等，2005；Shahnaz 等，2009a，2009b；Nakajima 等，2012；Voss 等，2012；Keefe 等，2016）。最初关于 2 例耳硬化症患者的 WAI 评估显示 1000Hz 以下的 PA 低于 95% 的正常耳。Allen 等（2005）评估了一例双侧耳硬化症患者的中耳传递特性，发现低于 0.8kHz 的大部分能量被反射回耳道。Shahnaz 等（2009）比较了 62 例正常听力的成年人和 28 例手术证实为耳硬化症的患者的 WAI。低于 1kHz 的 PA 被发现明显低于耳硬化症耳（图 2-19）。这说明耳硬化症患耳大部分低于 1kHz 的能量被反射回耳道。尽管 Shahnaz

等（2009）通过 ROC 曲线的方法确认了 WAI 的诊断准确性高于用常规 226Hz 声导抗的方法区分正常耳和耳硬化症耳，这两者的 WAI 范围有一个较大的交叉（图 2-20）。Nakajima 等（2012）测量了经手术确认为耳硬化症的 14 耳在环境压力下的 WAI。他们报道了这些患耳在 0.4~1kHz 的平均吸收率低于正常耳。最近，Keef 等（2016）测量了环境压力和加压后的 WAI，发现在 23 例正常耳与 12 例诊断为耳硬化症的患耳中有群延迟。与 Shahnaz（2009）等结论不同，Keef（2017）等发现低频处大气压下的吸收率在正常耳和耳硬化耳之间没有统计学差异。然而，耳硬化耳低频处的 PA 值低于正常耳。Keef 等（2017）报道了一项新发现，大气压下的 PA 值在 4kHz 显著低于正常耳。与大气压下的吸收率相反，吸收率在低频的 TPP 与正常耳和耳硬化症患耳的情况不同。群延迟在不同压力点的正常耳和耳硬化耳中也不同。Keef 等（2017）运用多元分析发现在鉴别耳硬化症耳和正常耳中，加压后的吸收率比大气压下的吸收率更准确。

图 2-21 至图 2-23 描绘了一例手术证实为双侧耳硬化症的病例，包括听力图、WAI、OAE 和 ASR 的结果。该患者为 37 岁男性，有耳硬化症家族史。听力结果（图 2-21）显示为双侧轻中度传导性听力损失，2kHz 有明显的 Carhart 陷波。3D WBT（图 2-22A）显示在双耳接近大气压下有一个明显的吸收峰。接近大气压的吸收峰低于我们预期的正常耳的结果（图 2-13）。大气压和峰压下的吸收值在图 2-22B 中较为接近，然而，这个结果在双耳有硬化症病理变化的情况下在低频处明显低于正常范围（灰色阴影区）。图 2-22C 中，通过鼓室图获得的 RF 在右耳是 1276Hz，1303Hz 高于预期且与硬化症病理改变相符合。宽带平均在所有压力点低于正常范围（图 2-22C）。双侧

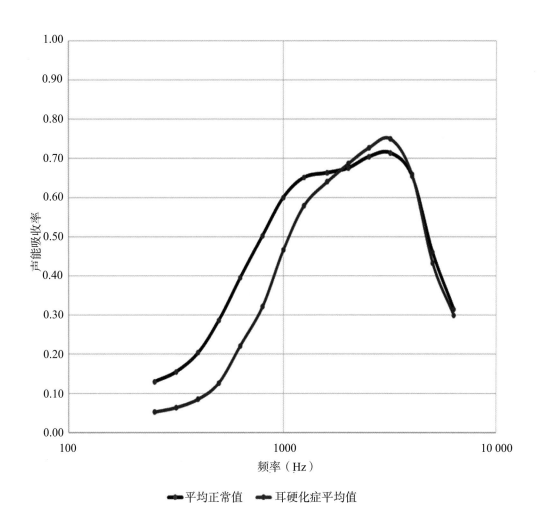

▲ 图 2-19　听力正常成年人的平均 PA 值及 28 例手术确认为耳硬化症患者的频率函数。在 PA 中改编、修改和重绘

引自 Shahnaz 等（2009）

DPOAE 和同侧声反射消失，和预期结果一致（图 2-23）。

　　听小骨中断是指中耳的三块骨头有部分或全部发生关节脱落的情况。砧骨受损是最普遍的，包括砧锤关节、砧骨长突或扁状突、砧骨脱位，以及最常见的所有听小骨脱落、砧镫关节错位（Basson 和 van Lierop，2008）。头部外伤和慢性中耳炎是听骨不连续最常见的原因。Feeney 等（2003）报道了 2 例听骨不连续的 WAI 形态（一例活体耳朵，一例尸体耳朵）。2 例中，PA 值在低频（＜1kHz）都有明显的上升。Voss（2008）等测量了 4 例尸体颞骨

的 WAI 形态，手术模拟确认为砧镫关节脱位。他们报道了低于 1200Hz 的 PA 大幅增加。图 2-24 描述了一例 32 岁男性跌倒事故后的听力图和 WAI 的结果。右耳听力图显示为中度到重度传导性听力损失，左耳听力图显示为高频轻度下坡型感音神经性听力损失。右耳同侧 ASR 和 DPOAE 消失，左耳能引出。右耳 WAI 结果显示为 1kHz 以内 PA 明显增大，与之前结果相一致。图 2-25 是一例耳硬化症术后的 WAI，与 Shahnaz 等（2009）发表的研究结果一致。听小骨不连续使镫骨和耳蜗的连接中断。中耳阻抗在低频主要受环状韧带劲度的影

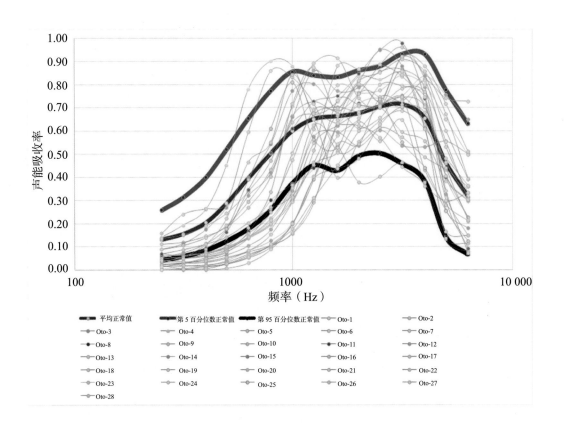

▲ 图 2-20　听力正常成年人的平均 PA 值、第 5 和第 95 百分位数 PA 值，以及 28 例手术确认为耳硬化症患者的 PA 值。在 PA 中改编、修改和重绘
引自 Shahnaz 等（2009）

响（Hüttenbrink，2003）。镫骨切除术和镫骨底板切除消除了环韧带对中耳低频阻抗的贡献。因此，听骨链和接触面积小的假体装置可以在鼓膜等效声压级下振动更容易（Hüttenbrink，2003）。低频的吸光度大幅增加是十分明显的。低频 PA 值的增加是最容易反映术后中耳共振的变化，这种增加与中耳术后阻抗降低有关。这个发现与镫骨术后导抗显示为中耳 RF 显著降低相符合（Colletti 等，1993；Valvik 等，1994）。Nakajima 等（2012）报道了 6 例手术确认为听骨链不连续的 WAI 结果。报道还显示吸收值在低频（500～8000Hz）的增加。

半规管裂是指覆盖前半规管的骨壁开放，产生内耳第三窗，导致对噪声和压力的异常敏感（Minor 等，1998）。在听觉系统功能正常

时，镫骨振动的机械能仅能避开一个开放口，即圆窗。然而声能避开裂开处降低了耳蜗内液体的交换（Deschenes 等，2009）。这些病例也有因大声刺激引起的眩晕和幻视的主诉，被称为 Tullio 现象（Deschenes 等，2009；Minor 等，1998；Ogutha 等，2009）。除了前庭的问题，其他被报道的症状主要是低频传导性或混合性听力损失（Yuen 等，2009），但没有中耳的参与（Deschenes 等，2009；Minor 等，2003；Ogutha 等，2009；Preis 等，2009；Silverstein 和 Van Ess，2009；Yuen 等，2009）。SCD 须与耳硬化症鉴别诊断，因为其在 226Hz 探测音下的常规鼓室图是正常的，并且存在低频传导性听力损失。Nakajima 等（2012）指出，鼓膜完整的传导性听力损失在鉴别诊断上会有一定挑

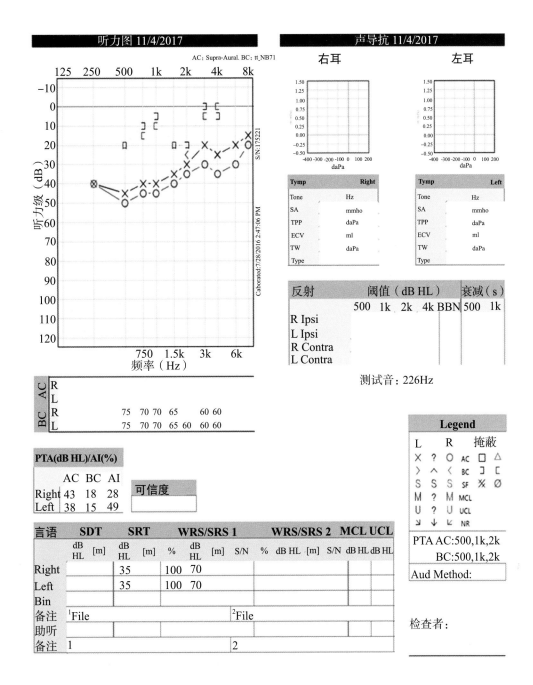

▲ 图 2-21　手术确认为双侧耳硬化症的成年患者的术前听力图

战，因为常规声导抗不能鉴别潜在的病因，例如听小骨不连续、耳硬化症或 SCD。Nakajima 等（2012）测量了 14 例手术确认为耳硬化症的成人在外界大气压下的 WAI，6 例成人经手术确认为听骨链不连续，11 例成人的 CT 和前庭肌源性诱发电位（VEMP）结果确认为 SCD。Nakajima 等（2012）报道了 SCD 病例的吸收值

在 1kHz 明显增加，且没有听骨链不连续导致的低频（400～800Hz）PA 值增加的多。他们表示是因为 SCD 和听骨链问题导致的 1～4kHz 气骨导差存在差异。当根据 1～4kHz 的平均气骨导差绘制 0.6～1kHz 的吸收值，他们指出结合听力图和 WAI 可以成功鉴别这些病理类型。

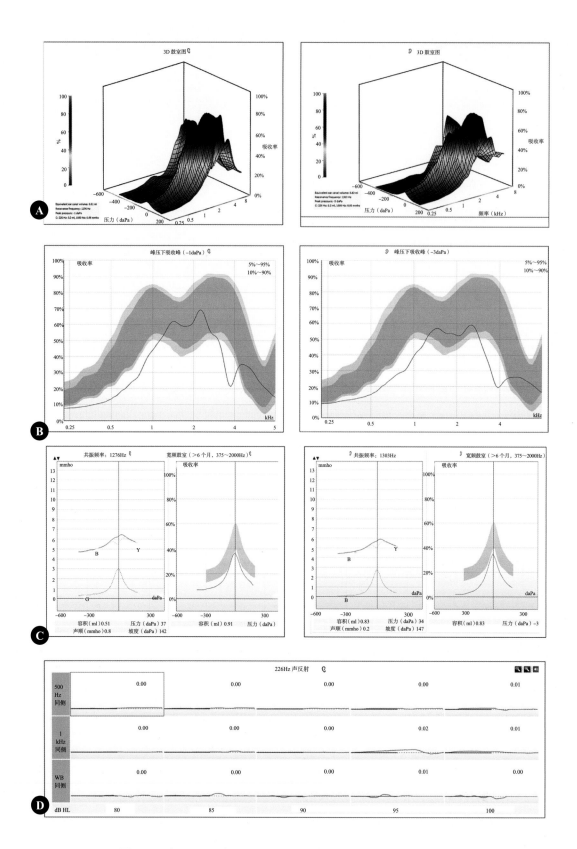

▲ 图 2-22　与图 2-21 为同一双侧耳硬化症的成年患者的术前 WAI 结果

A. 3D 吸收鼓室图；B. 为在环境及峰压下的 PA；C. 为根据耳道气压（宽带鼓室图平均）在共振频率和 375~2000Hz 的平均吸收鼓室图；D. 镫骨肌声反射

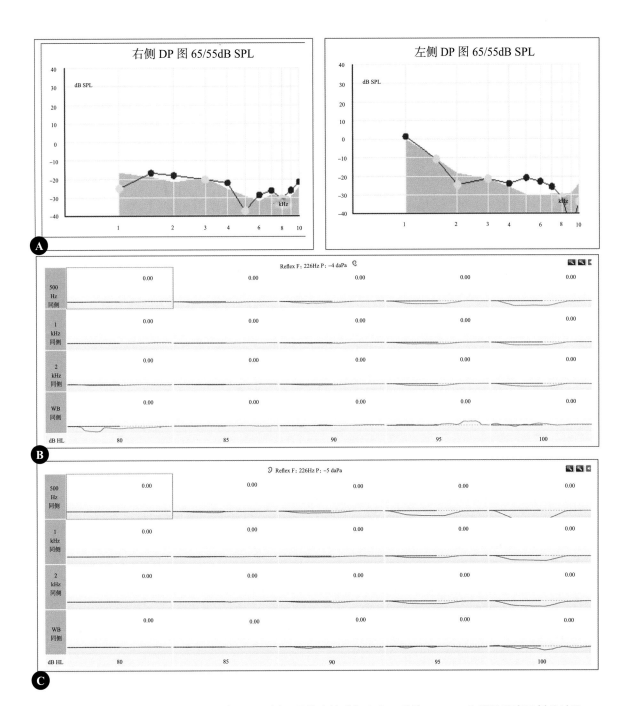

▲ 图 2-23　与图 2-21 和图 2-22 为同一双侧耳硬化症的成年患者，术前 DPOAE 和镫骨肌声反射的结果

图 2-26 至图 2-28 描述了一例 38 岁男性的 WAI、听力图、OAE、ASR 和 VEMP 数据。患者主诉左侧耳闷和搏动性耳鸣，听自身说话声音过响且失真，否认前庭症状和其他头部外伤史及既往病史。听力图显示为低频中度传导性听力损失（图 2-26）。ASR 显示左耳同侧引出，DPOAE 在较宽的频率范围能引出，与左侧传导性听力损失不符合。3D WBT 显示了一个接近大气压的明显峰值。PA 值（图 2-26B）在 1kHz 时明显增加，与 Nakajima 等（2012）的结论相一致。cVEMP（图 2-27）和 oVEMP（图 2-28）均能引出，

左耳的潜伏期和幅值在正常范围，AC 信号通过插入式耳机给声，与观察到的左侧传导性听力损失不相符。VEMP 记录表现为没有明显的耳间幅值差或阈值异常降低。增强 CT 显示前半规管骨壁变薄。

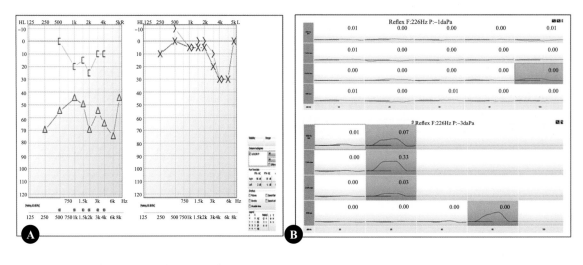

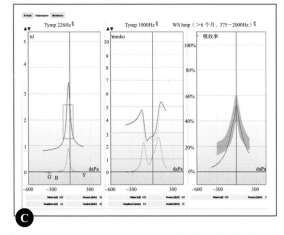

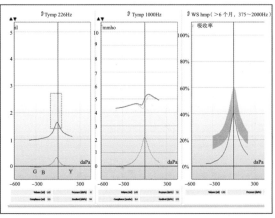

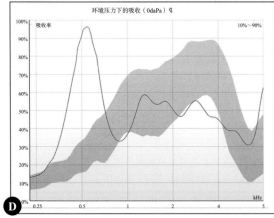

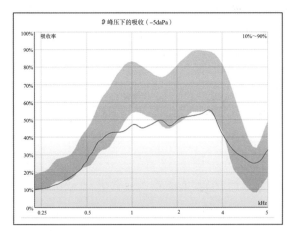

▲ 图 2-24　术前听力图（**A**）、镫骨肌声反射（**B**），以及 **226Hz**、**1kHz** 负压型鼓室导抗图和根据耳道气压显示的 **375~2000Hz** 平均吸收值（**C**）。手术确认为右侧听骨链不连续的成人在环境及峰压下的 **PA** 结果（**D**）

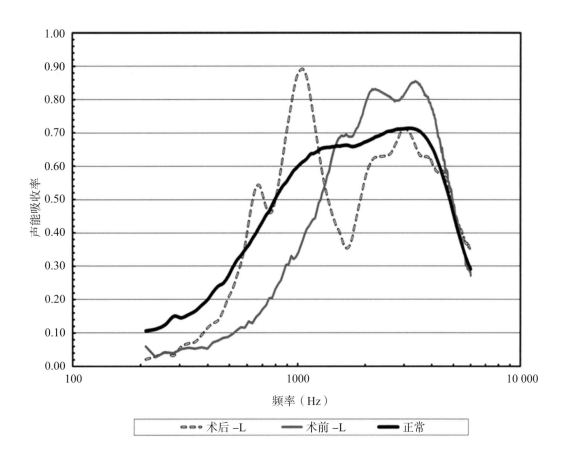

▲ 图 2-25　一例耳硬化症患者的术前及术后 PA 图，正常听力成年人的平均正常 PA 模式也显示出来供比较

十三、结论

总之，结合 WAI 通常可以提高中耳异常的诊断率，而鼓室图则无法达到。WAI 作为一项测量中耳机械声特性和测量从新生儿到儿童及成人中耳异常的临床诊断工具，为鉴别诊断带来了希望。WAI 可以鉴别各种中耳病变。一些常见的中耳病理类型在图 2-29 中有详细描述。WAI 能够初步预测传导性听力损失的存在和程度（Keefe 等，2012）。WAI 对于新生儿筛查项目也有很好的辅助作用，一些研究显示 OAE 未通过的吸收值显著低于 OAE 筛查通过的值。在新生儿听力筛查项目中结合 OAE、WAI 和 ASR 能够在早期鉴别传导性、感音性和神经性听力损失。并且，与常规 ASR 测试相比，WAI 可以被用于测量新生儿、儿童和成人在更低频的 ASR 阈值 ［更多详细内容请参考 Schairer 等（2013）］。Keefe 等（2017）和 Hunter 等（2017）描述了一个新的宽频的 ASR 测试，能够应用于新生儿筛查和新生儿、儿童及成人的诊断。

网络资源

- WAI-DATABASE（宽带声导抗数据库）——Susan Voss 博士

  http://www.science.smith.edu/wai-database/home/about/

- Interacoustics 网络研讨会和教程

  https://www.interacoustics.com/academy/webinars

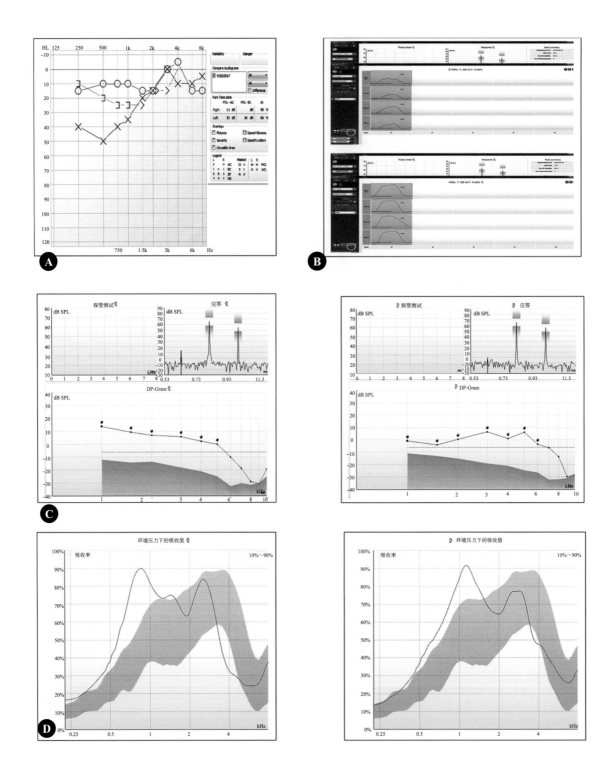

▲ 图 2-26 确诊为左侧半规管裂的成人患者术前听力图（A）、镫骨肌声反射（B）、畸变产物耳声发射（C），以及在环境和峰压下（D）的 PA 值

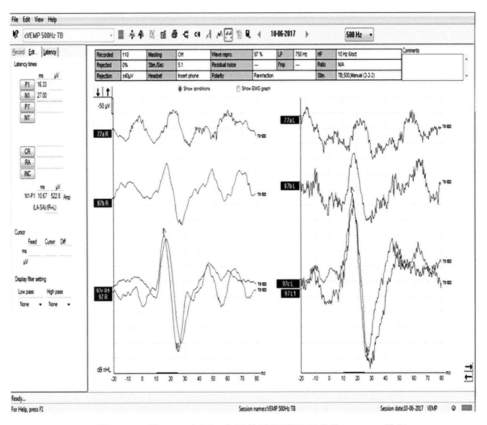

▲ 图 2–27　图 2–26 中同一左侧前半规管裂患者的 cVEMP 结果

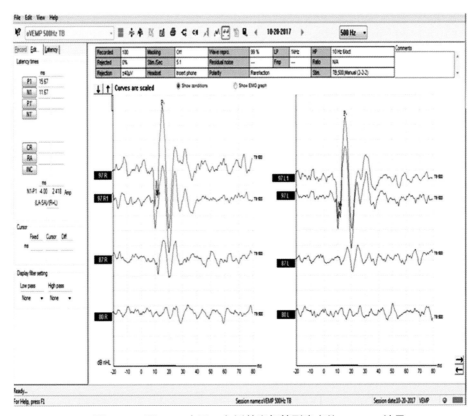

▲ 图 2–28　图 2–26 中同一左侧前半规管裂患者的 oVEMP 结果

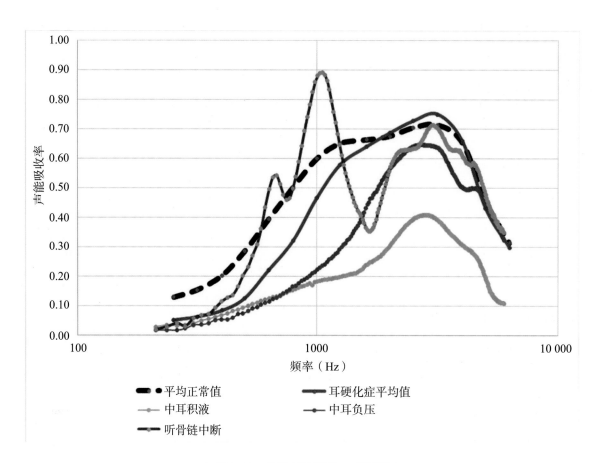

▲ 图 2-29　常见中耳病变 PA 模型特点

- Audiology Online-20Q：声导抗——现状及进展——Lisa Hunter 博士
  https://www.audiologyonline.com/articles/
  20q-acoustic-immittancewhat-still-works-what-s-new-12131

参 考 文 献

[1] Abur, D.; Horton, N. J.; Voss, S. E. Intrasubject Variability in Power Reflectance. *J. Am. Acad. Audiol.* 2014, *25* (5), 441-448.

[2] Aithal, S.; Kei, J.; Aithal, V.; Manuel, A.; Myers, J.; Driscoll, C.; Khan, A. Normative Study of Wideband Acoustic Immittance Measures in Newborn Infants. *J. Speech. Lang. Hear. Res.* 2017, *60* (5), 1417-1426.

[3] Aithal, S.; Kei, J.; Driscoll, C. Wideband Absorbance in Australian Aboriginal and Caucasian neonates. *J. Am. Acad. Audiol.* 2014, *25* (5), 482-494.

[4] Aithal, S.; Kei, J.; Driscoll, C. Wideband Absorbance in Young Infants (0-6 months): A Cross-sectional Study. *J. Am. Acad. Audiol.* 2014, *25* (5), 471-481.

[5] Allen, J. B. Measurement of Eardrum Acoustic Impedance. In *Peripheral Auditory Mechanisms*; Allen, J. B., Hall J. L.;

Hubbard, A., Neely, S. T., Tubis, A., Eds.; Springer-Verlag: New York, 1986; pp 44-51.

[6] Allen, J. B.; Jeng, P.S.; Levitt, H. Evaluation of Human Middle Ear Function via an Acoustic Power Assessment. *J. Rehabil. Res. Dev.* 2005, *42* (4 Suppl 2), 63-78.

[7] Anson, B. J.; Donaldson, J. A. In *Surgical Anatomy of the Temporal Bone*; Saunders, W. B., Ed.; 3rd ed; Philadelphia, Pennsylvania, pp 1981.

[8] Basson, O. J.; van Lierop, A. C. Conductive Hearing Loss After Head Trauma: Review of Ossicular Pathology, Management and Outcomes. *J. Laryngol. Otol.* 2009, *123* (2), 177-181.

[9] Beers, A. N.; Shahnaz, N.; Westerberg, B. D.; Kozak, F.K. Wideband Reflectance in Normal Caucasian and Chinese School-aged Children and in Children with Otitis Media with

Effusion. *Ear. Hear.* 2010, *31* (2), 221-233.

[10] Browning, G. G.; Swan, I. R.; Gatehouse, S. The Doubtful Value of Tympanometry in the Diagnosis of Otosclerosis. *J. Laryngol. Otol.* 1985, *99* (6), 545-547.

[11] Colletti, V. Methodologic Observations on Tympanometry with Regard to the Probe Tone Frequency. *Acta Otolaryngol.* 1975, *80* (1-2), 54-60.

[12] Colletti, V. Tympanometry from 200 to 2000 Hz Probe Tone. *Audiology* 1976, *15* (2), 106-119.

[13] Colletti, V.; Fiorino, F. G.; Sittoni, V.; Policante, Z. Mechanics of the Middle Ear in Otosclerosis and Stapedoplasty. *Acta. Otolaryngol.* 1993, *113* (5), 637-641.

[14] Colletti,V.; Tympanomety from 200 to 2000 Hz Probe Tone. *Audiology 1976,* 15 (2), 106-119.

[15] Dallos, P. *The Auditory Periphery: Biophysics and Physiology*; Academic Press: New York, 1973.

[16] Djupesland, G.; Zwislocki, J. J. Sound Pressure Distribution in the Outer Ear. *Acta. Otolaryngology.* 1973, *75* (4), 350-352.

[17] Deschenes, G. R.; Hsu, D. P.; Megerian, C.A. Outpatient Repair of Superior Semicircular Canal Dehiscence via the Transmastoid Approach. *Laryngoscope* 2009, *119* (9), 1765-1769.

[18] Eby, T. L.; Nadol, J. B. Postnatal Growth of the Human Temporal Bone. Implications for Cochlear Implants in Children. *Ann. Otol. Rhinol. Laryngol.* 1986, *95*, 356-364.

[19] Ellison, J. C.; Gorga, M.; Cohn, E; Fitzpatrick, D. F.; Sanford, C. A.; Keefe, D. H.; Wideband Acoustic Transfer Functions Predict Middle-ear Effusion. *Laryngoscope* 2012, *122*, 887-894.

[20] Feeney, M. P.; Grant, I. L.; Marryott, L. P. Wideband Energy Reflectance Measurements in Adults with Middle-ear Disorders. *J. Speech. Lang. Hear. Res.* 2003, *46*, 901-911.

[21] Feeney, M. P.; Hunter, L. L.; Kei, J.; Lilly, D. J.; Margolis, R. H.; Nakajima, H. H.; Neely, S. T.; Prieve, B. A.; Rosowski, J. J.; Sanford, C. A.; Schairer, K. S.; Shahnaz, N.; Stenfelt, S.; Voss, S. E. Consensus Statement: Eriksholm Workshop on Wideband Absorbance Measures of the Middle Ear. *Ear Hear.* 2013, *34*, 78-79.

[22] Feeney, M. P.; Keefe, D. H. Acoustic Reflex Detection Using Wide-band Acoustic Reflectance, Admittance, and Power Measurements. *J. Speech. Lang. Hear. Res.* 1999, *42*, 1029-1041.

[23] Feeney, M. P.; Keefe, D. H. Estimating the Acoustic Reflex Threshold from Wideband Measures of Reflectance, Admittance, and Power. *Ear Hear.* 2001, *22*, 316-332.

[24] Feeney, M. P.; Keefe, D. H.; Hunter, L. L.; Fitzpatrick, D. F.; Garinis, A. C.; Putterman, D. B.; McMillan, G. P.; Normative Wideband Reflectance, Equivalent Admittance at the Tympanic Membrane, and Acoustic Stapedius Reflex Threshold in Adults. *Ear. Hear.* 2017, *38* (3), e142-e160.

[25] Feeney, M. P.; Stover, B.; Keefe, D. H.; Garinis, A. C.; Day, J. E.; Seixas, N. Sources of Variability in Wideband Energy Reflectance Measurements in Adults. *J. Am. Acad. Audiol.* 2014, *25* (5), 449-461.

[26] Gouws, N.; Swanepoel, W.; De Jager, L.B. Wideband Acoustic Immittance for Assessing Middle Ear Functioning for Preterm Neonates in the Neonatal Intensive Care Unit. *S.*

Afr. J. Commun. Disord. 2017, *64* (1), e1-e11.

[27] Holte, L.; Margolis, R. H.; Cavanaugh, R. M. Jr. Developmental Changes in multifrequency Tympanograms. *Audiology* 1991, *30* (1), 21-24

[28] Huang, G. T.; Rosowski, J. J.; Puria, S.; Peake, W. T. A Noninvasive Method for Estimating Acoustic Admittance at the Tympanic Membrane. *J. Acoust. Soc. Am.* 2000, *108* (3 Pt 1), 1128-1146.

[29] Hudde, H. Measurement of the Eardrum Impedance of Human Ears. *J. Acoust. Soc. Am.* 1983, *73*, 242-247.

[30] Hunter, L.; Shahnaz, N. *Acoustic Immittance Measures: Basic and Advanced Practice*; Plural Publishing: San Diego, 2013.

[31] Hunter, L. L.; Bagger-Sjoback. D.; Lundberg. M. Wideband Reflectance Associated with Otitis Media in Infants and Children with Cleft Palate. *Int. J. Audiol.* 2008, *47*, 57-61.

[32] Hunter, L. L.; Keefe, D. H.; Feeney, M. P.; Brown, D. K.; Meinzen-Derr, J.; Elsayed, A. M.; Amann, J. M.; Manickam, V.; Fitzpatrick, D.; Shott, S. R. Wideband Acoustic Immittance in children with Down Syndrome: Prediction of Middle-ear Dysfunction, Conductive Hearing Loss and Patent PE Tubes. *Int. J. Audiol.* 2017, *56* (9), 622-634.

[33] Hunter, L. L.; Keefe, D. H.; Feeney, M. P.; Fitzpatrick, D. F.; Lin, L. Longitudinal Development of Wideband Reflectance Tympanometry in Normal and at-risk Infants. *Hear. Res.* 2016, *340*, 3-14.

[34] Hunter, L. L.; Margolis, R. H. Effects of Tympanic Membrane Abnormalities on Auditory Function. *J. Am. Acad. Audiol.* 1997, *8* (6), 431-446.

[35] Hunter, L. L.; Prieve, B. A.; Kei, J.; Sanford, C. A. Pediatric Applications of Wideband Acoustic Immittance Measures. *Ear. Hear.* 2013, *34* (Suppl 1), 36-42.

[36] Hunter, L. L.; Tubaugh, L.; Jackson, A.; Propes, S. Wideband Middle Ear Power Measurement in Infants and Children. *J. Am. Acad. Audiol.* 2008, *19* (4), 309-324.

[37] Hüttenbrink, K. B. Biomechanics of Stapesplasty: A Review. *Otol. Neurotol.* 2003, *24* (4), 548-557.

[38] Ikui, A.; Sando, I.; Sudo, M.; Fujita, S. Postnatal Change in Angle Between the Tympanic Annulus and Surrounding Structures. Computer-aided Three-dimensional Reconstruction Study. *Ann. Otol. Rhinol. Laryngol.* 1997, *106* (1), 33-36.

[39] Jeng, P.; Levitt, H.; Lee, W.; Gravel, J. Abstracts of the Seventh International Symposium on Recent Advances in Otitis Media, 1999; Fort Lauderdale, Florida, p 217.

[40] Kaf W. A. Wideband Energy Reflectance Findings in Presence of Normal Tympanogram in Children with Down's Syndrome. *Int. J. Pediatr. Otorhinolaryngol.* 2011, *75* (2), 219-226.

[41] Keefe, D. H.; Archer, K. L.; Schmid, K. K.; Fitzpatrick, D. F.; Feeney, M. P.; Hunter, L. L. Identifying Otosclerosis with Aural Acoustical Tests of Absorbance, Group Delay, Acoustic Reflex Threshold, and Otoacoustic Emissions. *J. Am. Acad. Audiol.* 2017, *28* (9), 838-860.

[42] Keefe, D. H.; Bulen, J. C.; Arehart, K. H.; Burns, E. M. Ear-canal Impedance and Reflection Coefficient in Human Infants and Adults. *J. Acoust. Soc. Am.* 1993, *94* (5), 2617-2638.

[43] Keefe, D. H.; Fitzpatrick, D.; Liu, Y. W.; Sanford, C. A.; Gorga, M. P. Wideband Acoustic-reflex Test in a Test Battery

to Predict Middle-ear Dysfunction. *Hear. Res.* 2010, *263* (1-2), 52-65.

[44] Keefe, D. H.; Folsom, R. C.; Gorga, M. P.; Vohr, B. R.; Bulen, J. C.; Norton, S. J. Identification of Neonatal Hearing Impairment: Ear-canal Measurements of Acoustic Admittance and Reflectance in Neonates. *Ear. Hear.* 2000, *21* (5), 443-461.

[45] Keefe, D.H.; Levi, E. Maturation of the Middle and External Ears: Acoustic Power-based Responses and Reflectance Tympanometry. *Ear. Hear.* 1996, *17*, 361-373.

[46] Keefe, D. H.; Ling, R.; Bulen, J. C. Method to Measure Acoustic Impedance and Reflection Coefficient. *J. Acoust. Soc. Am.* 1992, *91* (1), 470-485.

[47] Keefe, D. H.; Simmons, J. L. Energy Transmittance Predicts Conductive Hearing Loss in Older Children and Adults. *J. Acoust. Soc. Am.* 2003, *114* (6 Pt 1), 3217-3238.

[48] Lerut, B.; Pfammatter, A.; Moons, J.; Linder, T. Functional Correlations of tympanic Membrane Perforation Size. *Otol. Neurotol.* 2012, *33* (3), 379-386.

[49] Lidén, G.; Harford, E.; Hallén, O. Tympanometry for the Diagnosis of Ossicular Disruption. *Arch. Otolaryngol.* 1974, *99* (1), 23-29.

[50] Lilly, D. J.; Margolis, R.H. Wideband Acoustic Immittance Measurements of the Middle Ear: Introduction and Some Historical Antecedents. *Ear. Hear.* 2013, *34*, 4s-8s.

[51] Lilly, D. J. Multiple Frequency, Multiple Component Tympanometry: New Approaches to an Old Diagnostic Problem. *Ear Hear.* 1984, *5* (5), 300-308.

[52] Liu, Y. W.; Sanford, C. A.; Ellison, J. C.; Fitzpatrick, D. F.; Gorga, M. P.; Keefe, D. H. Wideband Absorbance Tympanometry Using Pressure Sweeps: System Development and Results on Adults with Normal Hearing. *J. Acoust. Soc. Am.* 2008, *124* (6), 3708-3719.

[53] Lynch, T. J.; Peake, W. T.; Rosowski, J. J. Measurements of the Acoustic Input Impedance of Cat Ears: 10 Hz to 20 kHz. *J. Acoust. Soc. Am.* 1994, *96* (4), 2184-2209.

[54] Margolis, R.; Shanks, J. E. Tympanometry: Principles and Procedures. In Heaing Assessment; Rintelmann, W. F., Ed.; Pro-Ed: Texas, 1991; pp 179-246.

[55] Margolis, R. H.; Heller, J. W. Screening Tympanometry: Criteria for Medical Referral. *Audiology* 1987, *26* (4), 197-208.

[56] Margolis, R. H.; Paul, S.; Saly, G. L.; Schachern, P. A.; Keefe, D. H. Wideband Reflectance Tympanometry in Chinchillas and Human. *J. Acoust. Soc. Am.* 2001, *110* (3 Pt 1), 1453-1464.

[57] Margolis, R. H.; Saly, G. L.; Keefe, D. H. Wideband Reflectance Tympanometry in Normal Adults. *J. Acoust. Soc. Am.* 1999, *106*, 265-280.

[58] McLellan, M. S.; Webb, C. H. Ear Studies in the Newborn Infant. *J. Pediatr.* 1975, *51* (6), 672-677.

[59] Mehta, R. P.; Rosowski, J. J.; Voss, S. E.; O'Neil, E.; Merchant, S. N. Determinants of Hearing Loss in Perforations of the Tympanic Membrane. *Otol. Neurotol.* 2006, *27* (2), 136-143.

[60] Merchant, G. R.; Horton, N. J.; Voss, S. E. Normative Reflectance and Transmittance Measurements on Healthy Newborn and 1-month-old Infants. *Ear. Hear.* 2010, *31* (6), 746-754.

[61] Minor, L. B.; Solomon, D.; Zinreich, J. S.; Zee, D. S. Sound-and/or Pressure-induced Vertigo due to Bone Dehiscence of the Superior Semicircular Canal. Arch. *Otolaryngol. Head. Neck. Surg.* 1998, *124* (3), 249-258.

[62] Nakajima, H. H.; Rosowski, J. J.; Shahnaz, N.; Voss, S. E. Assessment of Ear Disorders Using Power Reflectance. *Ear. Hear.* 2013, *34* (Suppl 1), 48-53.

[63] Ogutha, J.; Page, N. C.; Hullar, T.E. Postpartum Vertigo and Superior Semicircular Canal Dehiscence Syndrome. *Obstet. Gynecol.* 2009, *114* (2 Pt 2), 434-436.

[64] Paparella, M. M.; Shea, D.; Meyerhoff, W. L.; Goycoolea, M. V. Silent Otitis Media. *Laryngoscope.* 1980, *90*, 1089-1098.

[65] Piskorski, P.; Keefe, D. H.; Simmons, J. L.; Gorga, M. P. Prediction of Conductive Hearing Loss Based on Acoustic ear-canal Response Using A Multivariate Clinical Decision Theory. *J. Acoust. Soc. Am.* 1999, *105* (3), 1749-1764.

[66] Polat, Z.; Baş, B.; Hayır, D.; Bulut, E; Ataş, A. Wideband Tympanometry Normative Data for Turkish Young Adult Population. *J. Int. Adv.* 2015, *11* (2), 157-162.

[67] Preis, M.; Attias, J.; Hadar, T.; Nageris, B. I. Cochlear Third Window in the Scala Vestibuli: An Animal Model. *Otol. Neurotol.* 2009, *30* (5), 657-660.

[68] Prieve, B. A.; Vander Werff, K. R.; Preston, J. L.; Georgantas, L. Identification of Conductive Hearing Loss in Young Infants Using Tympanometry and Wideband Reflectance. *Ear. Hear.* 2013, *34* (2), 168-178.

[69] Prieve, B. A.; Feeney, M. P.; Stenfelt, S.; Shahnaz, N. Prediction of Conductive Hearing Loss Using Wideband Acoustic Immittance. *Ear. Hear.* 2013, *34* (Suppl 1), 54-59.

[70] Rabinowitz, W. M. Measurement of the Acoustic Input Immittance of the Human Ear. *J. Acoust. Soc. Am.* 1981, *70* (4), 1025-1035.

[71] Relkin, E. M. In *Physiology of the Ear*; Jahn, A. F.; Santos-Sacchi, J., Eds.; NY: Raven: New York, 1988; pp 103-123.

[72] Robinson, S. R.; Thompson, S.; Allen, J. B. Effects of Negative Middle Ear Pressure on Wideband Acoustic Immittance in Normal-hearing adults. *Ear. Hear.* 2016, *37* (4), 452-464.

[73] Rosowski, J. J.; Nakajima, H. H.; Hamade, M. A.; Mahfoud, L.; Merchant, G. R.; Halpin, C. F.; Merchant, S. N. Ear-canal Reflectance, Umbo Velocity, and Tympanometry in Normalhearing Adults. *Ear. Hear.* 2012, *33* (1), 19-34

[74] Rosowski, J. J.; Stenfelt, S.; Lilly, D. An Overview of Wideband Immittance Measurements Techniques and Terminology: You Say Absorbance, I Say Reflectance. *Ear Hear.* 2013, *34*, 9-16.

[75] Roup, C. M.; Wiley, T. L.; Safady, S. H.; Stoppenbach, D. T. Tympanometric Screening Norms for Adults. *Am. J. Audiol.* 1998, *7* (2), 55-60.

[76] Sanford, C. A.; Brockett, J. E.; Characteristics of Wideband Acoustic Immittance in Patients with Middle-ear Dysfunction. J. Am. Acad. Audiol. 2014, *25* (5), 425-440.

[77] Sanford, C.A.; Feeney, M.P. Effects of Maturation on Tympanometric Wideband Acoustic Transfer functions in Human Infants. *J. Acoust. Soc. Am.* 2008, *124* (4), 2106-2122.

[78] Sanford, C. A.; Keefe, D. H.; Liu, Y. W.; Fitzpatrick, D.; McCreery, R. W.; Lewis, D. E.; Gorga, M. P. Sound-

conduction Effects on Distortion-product Otoacoustic Emission Screening Outcomes in Newborn Infants: Test Performance of Wideband Acoustic Transfer Functions and 1-kHz Tympanometry. *Ear. Hear.* 2009, *30* (6), 635-652.

[79] Saunders, J. C.; Doan, D. E.; Cohen, Y. E. The Contribution of ME Sound Conduction to Auditory Development. *Comp. Biochem. Physiol. Comp. Physiol.* 1993, *106A*, 7-13.

[80] Saunders, J. C.; Duncan, R. K.; Doan, D. E.; Werner, Y. L. The Middle-ear of Reptiles and Birds. In *Comparative Hearing: Non-Mammals*; Dooling, R. J., Popper, A. N., Fay, R.R., Eds.; Sprinter-Verlag: New York, 1998.

[81] Schairer, K. S.; Feeney, M. P.; Sanford, C. A. Acoustic Reflex Measurement. *Ear. Hear.* 2013, *34* (Suppl 1), 43-47.

[82] Shahnaz, N.; Bork, K. Comparison of Standard and Multi-frequency Tympanometric Measures Obtained with Virtual 310 System and Grason-Stadler Tympstar. *Can. J. Speech. Lang. Pathol. Audiol.* 2008, *32*, 146-157.

[83] Shahnaz, N.; Bork, K. Wideband Reflectance Norms for Caucasian and Chinese young Adults. *Ear. Hear.* 2006, *27* (6), 774-788.

[84] Shahnaz, N.; Bork, K.; Polka, L.; Longridge, N.; Bell, D.; Westerberg, B. D. Energy Reflectance and Tympanometry in Normal and Otosclerotic Ears. *Ear. Hear.* 2009, *30* (2), 219-233.

[85] Shahnaz, N.; Cai, A.; Qi, L. Understanding the Developmental Course of the Acoustic Properties of the Human Outer and Middle Ear Over the first 6 Months of Life by Using a Longitudinal Analysis of Power Reflectance at Ambient Pressure. *J. Am. Acad. Audiol.* 2014, *25* (5), 495-511.

[86] Shahnaz, N.; Davies, D. Standard and Multifrequency Tympanometric Norms for Caucasian and Chinese Young Adults. *Ear. Hear.* 2006, *27* (1), 75-90.

[87] Shahnaz, N.; Feeney, M. P.; Schairer, K. S. Wideband Acoustic Immittance Normative Data: Ethnicity, Gender, Aging, and Instrumentation. *Ear. Hear.* 2013, *34* (Suppl 1), 27-35.

[88] Shahnaz, N.; Longridge, N.; Bell, D. Wideband Energy Reflectance Patterns in Preoperative and Post-operative Otosclerotic Ears. *Int. J. Audiol.* 2009, *48* (5), 240-247.

[89] Shahnaz, N.; Miranda, T.; Polka, L. Multi-frequency Tympanometry in Neonatal Intensive Care Unit and Well Babies. *J. Am. Acad. Audiol.* 2008, *19* (5), 392-418.

[90] Shahnaz, N.; Polka, L. Distinguishing Healthy from Otosclerotic Ears: Effect of Probe-tone Frequency on Static Immittance. *J. Am. Acad. Audiol.* 2002, *13* (7), 345-355.

[91] Shahnaz, N.; Polka, L. Standard and Multifrequency Tympanometry in Normal and Otosclerotic Ears. *Ear Hear.* 1997, *18* (4), 326-341.

[92] Shahnaz, N.; Wideband Reflectance in Neonatal Intensive Care Units. *J. Am. Acad. Audiol.* 2008, *19* (5), 419-429.

[93] Shanks, J. E. Tympanometry. *Ear. Hear.* 1984, *5* (5), 268-280.

[94] Shaver, M. D.; Sun, X. M. Wideband Energy Reflectance Measurements: Effects of Negative Middle Ear Pressure and Application of a Pressure Compensation Procedure. *J. Acoust. Soc. Am.* 2013, *134* (1), 332-341.

[95] Shaw, J. The Acoustics of the external Ear. In *Acoustical Factors Affecting Hearing Aid Performance*; Studebaker, G. A., Hochberg, I., Eds.; MD, University Park: Baltimore, 1978; pp 109-125.

[96] Shaw, J. Comparison of Wideband Energy Reflectance and Tympanometric Measures Obtained with Reflwin Interacoustics, Mimosa Acoustics and GSI Tympstar systems, Unpublished Master's Thesis, University of British Columbia, Vancouver, Canada, 2009.

[97] Silverstein, H.; Van Ess, M. J. Complete Round Window Niche Occlusion for Superior Semicircular Canal Dehiscence Syndrome: A Minimally Invasive Approach. *Ear. Nose. Throat. J.* 2009, 88 (8), 1042-1056.

[98] Soares, J. C.; Urosas, J. G.; Calarga, K. S.; Pichelli, T. S.; Limongi, S. C.; Shahnaz, N.; Carvallo, R.M. Wideband Reflectance in Down syndrome. *Int. J. Pediatr. Otorhinolaryngol.* 2016, *87*, 164-171.

[99] Stepp, C. E.; Voss, S. E. Acoustics of the Human Middle-Ear Air Space. *J. Acoust. Soc. Am.* 2005, *118* (2), 861-871.

[100] Stinson, M. R. Revision of Estimates of Acoustic Energy Reflectance at the Human Eardrum. *J. Acoust. Soc. Am.* 1990, *88* (4), 1773-1778.

[101] Stinson, M. R.; Shaw, E. A.; Lawton, B. W. Estimation of Acoustical Energy Reflectance at the Eardrum from Measurements of Pressure Distribution in the Human Ear Canal. *J. Acoust. Soc. Am.* 1982, *72* (3), 766-773.

[102] Sun, X. M. Ear Canal Pressure Variations Versus Negative Middle Ear Pressure: comparison Using Distortion Product Otoacoustic Emission Measurement in Humans. *Ear Hear.* 2012, *33* (1), 69-78.

[103] Sun, X. M. Wideband Acoustic Immittance: Normative Study and Test-retest Reliability of Tympanometric Measurements in Adults. *J. Speech. Lang. Hear. Res.* 2016, *59* (4), 819-834.

[104] Sun, X. M.; Shaver, M. D.; Effects of Negative Middle Ear Pressure on distortion Product Otoacoustic Emissions and Application of a Compensation Procedure in Humans. *Ear. Hear.* 2009, 30 (2), 191-202.

[105] Terkildsen, K.; Thomson, K. The Influence of Pressure Variations on the Impedance of the Human Eardrum. *J. Laryngol. Otol.* 1959, *73*, 409-418.

[106] Valvik, B. R.; Johnsen, M.; Laukli, E. Multifrequency Tympanometry. Preliminary Experiences with a Comm-ercially Available Middle-ear Analyzer. *Audiology* 1994, *33* (5), 245-253.

[107] Van Camp, K. J.; Margolis, R. H.; Creten, W. L.; Shanks, J. E. Principles of Tympanometry. *ASHA Monogr.* 1986, *24*, 1-88.

[108] Vander Werff, K. R.; Prieve, B. A.; Georgantas, L. M. Test-retest Reliability of Wideband Reflectance Measures in Infants Under Screening and Diagnostic Test Conditions. *Ear. Hear.* 2007, *28* (5), 669-681.

[109] Voss, S.; Horton, N.; Woodbury, R.; Sheffield, K. Sources of Variability in Reflectance Measurements on Normal Cadaver Ears. *Ear. Hear.* 2008, *29*, 651-655.

[110] Voss, S. E.; Allen, J. B. Measurement of Acoustic Impedance and Reflectance in the Human Ear canal. *J. Acoust. Soc. Am.* 1994, *95* (1), 372-384.

[111] Voss, S. E.; Herrmann, B. S.; Horton, N. J.; Amadei, E. A.; Kujawa, S. G. Reflectance Measures from Infant Ears with Normal Hearing and Transient Conductive Hearing Loss. *Ear. Hear.* 2016, *37* (5), 560-571.

[112] Voss, S. E.; Horton, N. J.; Woodbury, R. R.; Sheffield, K. N. Sources of Variability in Reflectance Measurements on Normal Cadaver Ears. *Ear. Hear.* 2008, *29* (4), 651-665.

[113] Voss, S. E.; Merchant, G. R.; Horton, N. J. Effects of Middle-ear Disorders on Power Reflectance Measured in Cadaveric Ear Canals. *Ear. Hear.* 2012, *33* (2), 195-208.

[114] Voss, S. E.; Merchant, G. R.; Horton, N. J. Effects of Middle-ear Pathologies on Energy Reflectance Measurements. Abstracts of the American Auditory Society Annual Meeting, 2008b, 33.

[115] Voss, S. E.; Rosowski, J. J.; Merchant, S. N.; Peake, W. T. Correlation of Impedance at the TM with Stapes Velocity? Reply to the Letter of D.H. Keefe. *Hear. Res.* 2001, *159* (1-2), 153-154.

[116] Voss, S. E.; Rosowski, J. J.; Merchant, S. N.; Peake, W. T. Middle-ear Function with Tympanic-Membrane Perforations. I. Measurements and Mechanisms. *J. Acoust. Soc. Am.* 2001, *110* (3 Pt 1), 1432-1444.

[117] Voss, S. E.; Rosowski, J. J.; Merchant, S. N.; Peake, W. T. Middle-ear Function with Tympanic-membrane Perforations. II. A Simple Model. *J. Acoust. Soc. Am.* 2001, *110* (3 Pt 1), 1445-1452.

[118] Voss, S. E.; Stenfelt, S.; Neely, S. T.; Rosowski, J. J. Factors that Introduce Intrasubject Variability into Ear-canal Absorbance Measurements. *Ear. Hear.* 2013, 34 (Suppl 1), 60-64.

[119] Wan, I. K.; Wong, L. L. Tympanometric Norms for Chinese Young Adults. *Ear. Hear.* 2002, *23* (5), 416-421.

[120] Werner, L. A.; Levi, E. C.; Keefe, D. H. Ear-canal Wideband Acoustic Transfer Functions of Adults and Two- to Nine-month-old Infants. *Ear. Hear.* 2010, 31, 587-598.

[121] Werner, Y. L.; Igic, P. G. The Middle Ear of Gekkonoid Lizards: Interspecific Variation of Structure in Relation to Body Size and to Auditory Sensitivity. *Hear. Res.* 2002, *167* (1-2), 33-45.

[122] Werner, Y. L.; Igic, P. G.; Seifan, M.; Saunders, J. C. Effects of Age and Size in the Ears of Gekkonomorph Lizards: Middle-ear Sensitivity. *J. Exp. Biol.* 2002, *205* (Pt 20), 3215-3223.

[123] Yuen, H. W.; Eikelboom, R. H.; Atlas, M. D. Auditory Manifestations of Superior Semicircular Canal Dehiscence. *Otol. Neurotol.* 2009, *30* (3), 280-285

[124] Zwislocki, J. Some Impedance Measurements on Normal and Pathological Ears. *J. Acoust. Soc. Am.* 1957, *29*, 1312-1317.

第3章 听觉传出系统
Auditory Efferent System

Thalita Ubiali Maria Francisca Colella-Santos 著

刁明芳 王香香 译   谢林怡 校

摘 要

中枢听觉系统通过广泛的皮质通路调控传入输入，其纤维从皮质投射到耳蜗。本章介绍听觉传出系统，包括听觉传出系统的解剖、生理和功能方面。同时还介绍现有评估工具，讨论听觉传出系统对人类听觉的最新研究进展和临床应用。

关键词

听知觉；中枢听觉神经系统；听觉传出系统；内侧橄榄耳蜗系统；耳声发射抑制

一、概述

听觉系统（连同其他感觉器官）使个体与世界发生联系。听觉信息从感觉受体细胞（传感器）通过向上的听觉通路到达大脑，包括感觉皮质和其他联合区域，在大脑听觉信息被解释、保留，并产生一系列后续的反应。人类听觉是一个复杂的系统，它能够利用储存的知识来注意重要信号，丢弃无关的刺激和（或）将注意力转移到个人感兴趣的声音上。换句话说，中枢听觉神经系统（central auditory nervous system，CANS）可以提取某人声音的频谱信息和（或）音调/持续时间/强度模式，并集中重要的言语内容而忽略周围其他声音、对话和噪声。控制听觉感受器细胞的感觉信息能力归因于从中枢神经系统（central nervous system，CNS）到耳蜗听觉受体的下行神经元。

中枢神经系统可通过下行纤维调节感觉器官（耳蜗）（Rasmussen，1946）是一个革命性里程碑式（Ryugo，2011）的科学发现，此后科学家进行了大量研究，以揭示听觉传出系统的解剖、生理和功能，并取得了实质性的进展，但是这些现象的发生机制及与听觉加工的关系还没有明确。

在本章中，我们将根据听觉传出系统神经基础，深入探讨其与听觉处理的相关性，评估其所面临的挑战性，以及听觉传出系统未来研究的可能方法。

二、听觉传出系统的解剖

自从 Rasmussen（1946）首次描述从上橄榄复合体（superior olivary complex，SOC）到耳蜗受体细胞的下行投射神经元以来，后续又有几项相关研究探讨 CANS 的传出通路。在本章中，我们将简要描述与听觉传出相关的主要神经解剖部分。几项解剖和生理学研究支持 CANS 不仅由上升投射组成，而且包括广泛的皮质神经系统，后者通过地形图连接从皮质向耳蜗投射的纤维（Ryugo，2011；Terreros 和 Delano，2015）。通过动物实验来阐明听觉传出通路，该通路包括从听觉皮质区到内侧膝状体（medial geniculate body，MGB）、下丘（inferior colliculus，IC）、蜗核（cochlear nucleus，CN）和 SOC 的下行神经元。从 SOC 开始，传出神经元延伸到耳蜗，支配着位于内毛细胞（inner hair cell，IHC）下方的传入听觉神经纤维和外毛细胞（outer hair cell，OHC）的主体。需要强调的是，CNS 通过 SOC 投射控制来自耳蜗的感觉信息，即橄榄核（olivocochlear，OC）神经元介导皮质对听觉受体的影响（Rasmussen，1946；Casseday 等，1976；Oliver 和 Hall，1978；Andersen 等，1980；Winer 等，1998；Schofield 和 Coomes，2006；Guinan，2006；Bajo 等，2007；Saldaña，2015）。

然而听觉皮质对 OC 神经元的影响尚不清楚。传出控制似乎发生在听觉系统的几个层面，文献描述了在该通路的不同阶段不同的平行皮质通路、径路和反馈环路（Terreros 和 Delano，2015）。

大量的解剖证据提示听觉皮质对 MGB、IC、SOC 和 CN 是直接投射（Casseday 等，1976；Oliver 和 Hall，1978；Andersen 等，1980；Feliciano 等，1995；Winer 等，1998；Doucet 等，2002；Bajo 等，2007；Saldaña，2015）。此外，SOC 和 CN 也通过 IC 突触与皮质纤维间接连接；CN 还通过 SOC 接收连接（Thompson 和 Thompson，1993；Schofield 和 Cant，1999；Schofield 和 Coomes，2005，2006）。大多数皮质投射起源于初级听觉皮质，

但也有来自次级听觉皮质的下行纤维（Andersen 等，1980；Doucet 等，2002）。其他听觉皮质靶点是外被核和相关的副脑区（Winer，2006；Saldaña，2015）。

MGB 接受来自听觉皮质的纤维数量最多。初级听觉皮质和 MGB 腹侧区的音调组织联系形成一个反馈回路，产生精确调谐的效果。另外，MGB 内侧区的皮质投射产生抑制和宽带效应（Winer 等，2001；Winer，2006；Terreros 和 Delano，2015）。听觉皮质和 IC 也有直接联系：这些皮质 – 丘状体投射大多数针对同侧 IC 皮质，少数神经元靶点是中枢核（IC 的主要张力上行结构）。皮质 – 丘状体纤维主要投射到同侧，但也有一小部分投射到对侧 IC（Winer，2006；Bajo 等，2007；Terreros 和 Delano，2015）。从 IC 起，同侧下行神经元与外侧丘系核、斜方体腹侧核、前橄榄核和上橄榄复合体核形成突触。也有投射到对侧核的纤维，但它们比同侧束小得多。此外，也有从 IC 的中央核和 IC 的外皮质到 CN 投射的报道。CN 接收来自橄榄周核的同侧神经元和来自其他几个核的对侧投射，特别是来自斜方体腹侧核的对侧投射（Casseday 等，1976；Saldaña，2015）。

上橄榄复合体参与最终通路，听觉通路的皮质和皮质下核可与耳蜗连接，构成橄榄耳蜗系统。该系统经同侧和对侧通路投射到内耳：外侧橄榄耳蜗（lateral olivocochlear，LOC）束和内侧橄榄耳蜗（medial olivocochlear，MOC）束，分别起源于 SOC 外侧和内侧区域。LOC 投射纤维束较细，主要是同侧无髓鞘纤维，与位于 IHC 下方的听神经树突形成突触。MOC 束则不同，它主要是投射到对侧，纤维束较宽厚，为有髓轴突，向对侧耳蜗的 OHC 体投射（Guinan，2006）。图 3-1 简要说明了橄榄耳蜗系统连接。

MOC 反射体系是研究最多的 OC 传出系

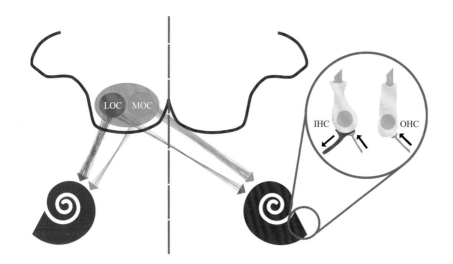

统。MOC 反射神经元组成一个重要的反馈回路，可以调节 OHC。MOC 反射的声学激活可通过降低 OHC 的微机械作用，诱导耳蜗产生抑制作用（Guinan，2006；Guinan，2010；Wersinger 和 Fuchs，2011）。声刺激以反射方式激活 MOC 反射神经元，可减少基底膜运动，改变耳蜗增益（Guinan 等，2003）。MOC 声反射刺激后耳蜗放大减少的现象称为"MOC 反射"，人类可以通过耳声发射（OAE）振幅的减少观察到此反射（Liberman 和 Guinan，1998；Guinan，2006，2010）。然而，有研究报道了 MOC 反射活动的增加和减少，表明更高的认知功能（如注意力）可影响听觉加工，甚至听觉受体感觉细胞也能影响听觉加工（Guinan，2010；Terreros 和 Delano，2015）。

总之，CNAS 是由上升 - 下降反馈回路组成的。在较低水平的通路中，由于 OAE 试验提供相对简单的分析方法，MOC 反射是研究最多的一种。皮质投射到 IC、SOC 和 CN 形成多个反馈环，通过 OC 系统调节耳蜗反应。Terreros 和 Delano（2015）提出了 3 条平行的听皮质通路，即丘状体 - 丘脑 - 皮质 - 丘状体、皮质 -（丘状体）- 橄榄核和皮质 -（丘状体）-CN 束。

三、听觉传出系统的功能

与听觉下降系统相关的功能尚未完全了解，但有证据表明传出系统在耳蜗微结构的调制中起重要作用，即增加或降低耳蜗系统对特定声音的敏感性（Liberman 和 Guinan，1998；Rabbitt 和 Brownell，2011；Wersinger 和 Fuchs，2011）。然而，一些功能也与传出系统有关，如噪声环境信号感知（抗掩蔽效应），可提高噪声环境信号识别、促使声源定位、对抗强声刺激的伤害及选择性注意力等。有研究表明，传出活性参与经验依赖性学习、平衡双侧耳蜗功能（Oatman，1971；Kawase 等，1993；May 等，2004；Guinan，2006，2010；Delano 等，2007；Couperus 和 Mangun，2010；Andéol 等，2011；Wersinger 和 Fuchs，2011；Lauer 和 May，2011；Tokgoz-Yilmaz 等，2013；Wittekindt 等，2014；Wolpert 等，2014）。

有人指出 OC 抑制能够增强噪声环境信号辨别（Kawase 等，1993），通过 OC 抗掩蔽效应（耳蜗对持续噪声反应下降，增强对瞬间刺激的反应），可改善个体在噪声环境的表现，如噪声环境的言语识别、声源定位等。耳蜗模型和传出效果的言语识别计算机模型表明，MOC 抑制能够增强噪声环境言语识别，从而支持这一设想（Messing 等，2009；Brown 等，2010）。此外，研究发现，听力正常的群体中，抱怨在噪声环境有语言理解困难的成年人，与没有这种抱怨的成年人相比，他们在噪声言语测试中的得分更低，OAE 抑制程度更小（Tokgoz-Yilmaz 等，2013）。

OC 束损伤后的行为动物实验表明 OC 系统有助于噪声中的声源定位（May 等，2004）。Andéol 等（2011）发现，在正常听力受试者中，噪声中的声源定位与 OC 反射强度存在显著相关性，这表明 MOC 反射系统可以通过抵消频谱的掩蔽，特别是最不利的信噪比来减少背景噪声的有害影响。

关于水平方向的声音定位（在没有背景噪声的情况下），研究结果存在争议。LOC 输出有助于平衡左右耳输出以达到最佳双耳听力（Guinan，2010）。Ryugo（2011）的研究表明，传出神经元可以增强较小的信号或抑制较强的神经元以平衡中线刺激的结构化输出，这将"建立一个参考，可以比较更多偏位的声音"。动物实验的证据表明，LOC 神经元的单侧损伤中断了侧向 OC 反馈，从而破坏了等强度声音的正常耳间相关性，正如 Darrow 等（2006）所证明的那样，这表明 LOC 传出体可"保持空间声音精确定位所需的神经兴奋性的双耳平衡"。然而，Larsen 和 Liberman（2010）及 Irving 等（2011）发现，没有证据表明声源定位和 OC 活性有关联。

涉及注意力的任务通过增加或减少 MOC 反射效应这两种不同方式来影响 OC 活动（Guinan，2010；Couperus 和 Mangun，2010）。注意力是一种重要的能力，它允许受试者将认知能力集中在特定的刺激上，而忽略其他刺激（Delano 等，2007）。的确，选择性注意力在复杂的多感觉环境中是至关重要的（Wittekindt 等，

2014）。许多研究人员一直在研究这个问题，尽管文献报道的结果有争议（Michie 等，1996），但关注特定声音和交叉模式注意力任务似乎可调节耳蜗敏感性（Delano 等，2007）。Delano 等（2007）记录了南美栗鼠的听觉 – 神经复合动作电位（compound action Potential，CAP）和耳蜗微音电位（cochlear microphonic，CM），并且观察到在注意力视觉刺激期间耳蜗敏感性显著降低，但在执行听觉任务的动物中没有这种现象，这表明选择性注意力可以调节听觉加工的最外周阶段的传入听觉活动。

在人类中，当听力正常受试者注意到特定的声音（同侧刺激或对侧抑制）时，大脑皮质对 MOC 反射系统的影响降低了对侧刺激对 click 声诱发耳声发射（click-evoked otoacoustic emission，CEOAE）的抑制作用。Wittekindt 等（2014）报道了选择性交叉模式注意力（视觉与听觉）在听觉通路的不同位置的影响。他们证明注意力视觉刺激可能通过减少畸变产物耳声发射（distortion product otoacoustic emissions，DPOAE）来影响感觉传导的第一阶段。此外，作者还说明了听觉皮质反应（通过听觉稳态反应评估）在听刺激下增强。

传出反馈系统另一个重要功能是防止声损伤（Wersinger 和 Fuchs，2011；Wolpert，Heyd 和 Wagner，2014）。许多研究表明 MOC 反射活性（交叉 MOC 反射纤维）可防止声损伤（Wolpert 等，2014）。Rajan（2000）证实了非交叉橄榄耳蜗神经通路（非交叉的 LOC 纤维）的额外激活，增强了在中等噪声背景下耳蜗细胞的保护。其他研究结果与此观点相符，LOC 纤维调节耳蜗神经活动，保护耳蜗免受强声过度暴露的损害作用（Darrow 等，2007）。

最近的研究表明，橄榄耳蜗反馈可以通过保护耳蜗神经退化而减缓年龄相关性听力损失。每天"非创伤性"声音的累积暴露将导致 IHC

上突触末梢的丢失，而 OHC 不会丢失（Maison 等 2013；Liberman 等，2014）。这种神经病可能与噪声环境聆听困难有关，在老年性聋中很普遍。因此，来自耳蜗传出神经元的反馈可能会将神经元退化最小化，从而减缓耳蜗老化的进程（Liberman 等，2014）。根据这些作者的研究结果，这种类型的神经病变也可在中度噪声暴露后出现，被称为"隐性听力损失"，因为它不影响阈值，但可以在蜗神经反应的阈上振幅中看到，"在嘈杂环境中对听力产生负面影响"（Liberman 等，2014）。因此，在人体内无创性测量的传出反射强度可作为年龄相关听力损害风险因素的潜在神经生物学标志和预后指标（Liberman 等，2014）。

在学习和可塑性方面的作用也可归因于听觉传出系统（Guinan，2010）。De Boer 和 Thornton（2008）研究了一组健康的听力受试者，他们接受了噪声语音任务训练，发现 MOCB 的活性可预测和反映学习 / 改善效果。雪貂实验表明，单侧耳被耳塞堵住后，其水平声定位能力一般可被重新学习。然而，在第四脑室底的中线区切断 OC 束的动物，在训练 10d 后未能准确定位声音（与侧向病变的动物和对照动物不同，前者在训练期间显著改善了训练过程中的表现）（Irving 等，2011）。同样，皮质 – 丘状体损伤后单侧塞耳的雪貂未见改善（或学习），提示在单侧传导性听力损伤后，听皮质在训练诱导的声音定位能力的可塑性中起着重要作用（Bajo 等，2010；Nodal 等，2010）。

四、人类内侧橄榄耳蜗（MOC）系统的评价

人类采用比较噪声刺激下和无噪声刺激下的 OAE 的方式，将噪声刺激由对侧传送给测试耳，并对 MOC 反射抑制效应进行了深入研究

（Collet 等，1990；Guinan，2006，2010）。对侧声学刺激（contralateral acoustic stimulation，CAS）可激活 MOC 反射，减少基底膜运动，改变 OAE 幅度（Guinan 等，2003）。

OAE 可用于评估人类 MOC 反射效应，特别是因为它是无创的方法，可用于研究不同人群和临床状况（Ugur 等，2009；Kaf 和 Danesh，2013；Muchnik 等，2013；Mishra，2014）。据报道，与非音乐家相比，专业音乐家表现出更强的 MOC 反射效应。最近的研究表明，音乐能增强 MOC 反射，是 CAS 抑制对耳蜗增益具有更强作用的证据，这可能是由于专业音乐家接受音乐训练的效果（Perrot 和 Collet，2014；Bidelman 等，2017）。

除了音乐家，研究人员还报道了听觉过敏和（或）耳鸣患者的非典型强 MOC 反射（MOC 高反应性）（Knudson 等，2014）。此外，Wilson 等（2017）发现了自闭症谱系障碍（autism spectrum disorder，ASD）儿童的听觉过敏和 MOC 反射强度的相关性，这表明 MOC 反射测量可以用来验证未来的听觉过敏问卷，此外还提供了评估自闭症谱系障碍儿童听觉过敏的有用工具，特别是那些没有足够语言来描述其听觉过敏症状的儿童。

有文献描述了听觉处理障碍（auditory proce-ssing disorder，APD）受试者中 MOC 反射抑制作用降低（Muchnik 等，2004；Boothal-Ingam 等，2015）。Boothalingam 等（2015）报道，除在 MOC 反射功能降低外，可疑 APD 的受试者中还出现特定频率耳声发射（specific frequency otoacoustic emission，SFOAE）的非典型长时间延迟，这表明即使在安静的情况下，MOC 反射系统可能对耳蜗的正常功能也很重要。Veuillet 等（2007）观察到阅读障碍儿童与平均正常阅读儿童之间存在显著差异，提示阅读障碍儿童右耳 MOC 反射功能障碍，而不

是左耳 MOC 反射功能障碍。Canale 等（2014）还发现，通过记录 CAS 的 DPOAE，在诊断为阅读障碍的个体中，MOC 反射的活跃程度减弱。此外，其他研究发现学习障碍受试者的 MOC 反射降低（Veuillet 等，1999；Garinis 等，2008）。Veuilletet 等（1999）发现学习障碍儿童的右耳 CEOAE 的 MOC 反射抑制较小，而 Garinis 等（2008）发现在对照组中右耳有优势，在一组学习障碍成人中左耳有明显优势。最近的一项研究表明，与噪声环境言语能力差（poor speech in noise，PSIN）但无语言困难的儿童相比，具有特定语言障碍（specific language impairment，SLI）和噪声环境言语能力较差（SLI+PSIN）的儿童的 TEOAE 抑制作用较弱。反过来，PSIN 组的抑制幅度小于典型发育组（Rocha-Muniz 等，2017）。作者认为，SLI 组较小的 MOC 反射激活可能参与高级认知功能（如语言）及其对 OC 系统的自上而下的机制有关。

尽管所有证据表明 OAE 抑制可被认为是一种潜在的临床工具，但文献中报道的结果相互矛盾，可能与几个尚未解决的方法学问题有关。一个令人关注的现象是，对侧宽带噪声会导致中耳肌肉（中耳肌）收缩，并使基于 OAE 的 MOC 反射测试的解释变得模糊。为了避免这些混杂因素，Guinan 等（2003）建议，需要单独进行 MOC 反射与中耳肌测试。通过使用 SFOAE 方法，他们观察到 MOC 诱导的变化具有较长的延迟（由于耳蜗行波到达耳道所需的时间），而 MEM 诱导的耳道声压变化具有较短的延迟（由于中耳阻抗的变化）。此外，对于其他类型的 OAE 测量，他们提出，通过测量耳道中初级声音（激发声音）的变化，可以确定 MEMS 改变初级声音而不是 MOCS 改变初级声音，以及 MEMS 是否对 OAE 测量具有实质性影响（Guinan 等，2003）。此外，应谨慎使用

临床听反射检查（226Hz 探头）确定中耳肌阈值的一个临界标准，因为最近的研究表明，与 226Hz 探头相比，宽带声反射诱发的中耳肌阈值低（Keefe 等，2010）。因此，基于群延迟测量，Guinan 等（2003）建议激发噪声水平必须为 50dB 或更小，才能在所有受试者中无 MEM 主导效应。

为确保对 MOC 反射效应的可靠评估，文献还提到了其他重要的方法学问题，这些问题也应该引起关注。

① 记录 OAE 的普通探头刺激（click 声、短音和畸变产物）可引起同侧传出活性。Guinan 等（2003）建议使用 SFOAE，使用低水平纯音（40dB SPL），这将引起很少或没有预期的 MOC 激活。

② 应避免使用传统非线性刺激记录 CEOAE，因为它抵消了大部分反射发射，可能会限制 MOC 反射幅值（Mishra 和 Lutman，2014）。

③ 低信噪比影响 MOC 反射效应测量，Goodman 等（2013）观察到 MOC 反射变化的幅度高度依赖于 SNR，因此建议信噪比至少为 6dB（Mishra，2014；Mishra 和 Lutman，2014）。

④ 输出研究中应考虑 OAE 差异的正常化。推荐使用计算标准化指数量化 MOC 反射，而不是使用和不使用 CAS 的 OAE "原始数据"（原始数据 = 无 CAS − 有 CAS）之间的简单比较（Mishra，2014；Mishra 和 Lutman，2013；Mishra 和 Lutman，2014）。标准化测量包括使用以下公式的百分比校正：（无 CAS– 有 CAS）/ 无 CAS × 100。

⑤ 最后，应考虑对内源性变量的控制，如注意力和语言。研究人员认为，这些较高的认知功能及其对 OC 系统的皮质机制可能会影响 OAE 记录（Harkrider 和 Bowers，2009；Wittekindt 等，2014；Rocha-Muniz 等，2017）。

五、结论、临床意义和未来研究

OAE 用于评价传出活性提供了一种无创可行的技术，在临床实践中具有巨大的应用潜力。今后的研究应考虑上述方法问题，包括重测重复性、确定的切入点。正常听力受试者的标准化值，以及建立基于 OAE 的 MOC 反射试验的准确性（如测试的敏感性和特异性）。虽然 SFOAE 是一种很有前途的方法，排除了这些问题，但由于缺乏临床商业仪器，使其临床应用不可行。然而，现有的临床方法中，60dB SPL 的线性 click 声和 60dB SPL 的宽带对侧噪声是 MOC 评估的一个可能选择，前提是要仔细考虑以下变量：信噪比高于 6dB；MOC 对 MEM 测试；MOC 效应的计算标准化指数。如果这些变量得到解决，基于 OAE 的 MOC 测试可以帮助诊断疑似听觉处理障碍，并有助于语言 / 学习障碍和其他临床疾病的鉴别诊断。此外，其他潜在的适用性将是检测有听力损失风险的受试者，并监测听觉训练干预相关的变化。最后，听觉传出系统的评估可以提供一个有用的工具，帮助识别听觉处理障碍疾病的患者，他们的外周和中枢听觉听力测试是正常的，但是在噪声环境下有听觉缺陷。

致谢

这项工作得到了 FAPESP（方案 #2016/06578-2）的支持。

参考文献

[1] Andéol, G.; Guillaume, A.; Micheyl, C.; Savel, S.; Pellieux, L.; Moulin, A. Auditory Efferents Facilitate Sound Localization in Noise in Humans. *J. Neurosci.* 2011, *31* (18), 6759-6763.

[2] Andersen, R. A.; Snyder, R. L.; Merzenich, M. M. The Topographic Organization of Corticocollicular Projections from Physiologically Identified Loci in the AI, AII, and Anterior Auditory Cortical Fields of the Cat. *J. Comp. Neurol.* 1980, *191* (3), 479-94.

[3] Bajo, V. M.; Nodal, F. R.; Bizley, J. K.; Moore, D. R.; King, A. J. The Ferret Auditory Cortex: Descending Projections to the Inferior Colliculus. *Cereb. Cortex.* 2007, *17* (2), 475-91.

[4] Bajo, V. M.; Nodal, F. R.; Moore, D. R.; King, A. J. The descending Corticocollicular Pathway Mediates Learning-induced Auditory Plasticity. *Nat. Neurosci.* 2010, *13*, 253-60.

[5] Bidelman, G. M.; Schneider, A. D.; Heitzmann, V. R.; Bhagat, S. P. Musicianship Enhances Ipsilateral and Contralateral Efferent Gain Control to the Cochlea. *Hear Res.* 2017, *344*, 275-283.

[6] Boothalingam, S.; Allan, C.; Allen, P.; Purcell, D. Cochlear Delay and Medial Olivocochlear Functioning in Children with Suspected Auditory Processing Disorder. *PLoS One* 2015, *10* (8), e0136906.

[7] Brown, G. J.; Ferry, R. T.; Meddis, R. A Computer Model of auditory Efferent Suppression: Implications for the Recognition of Speech in Noise. *J. Acoust. Soc. Am.* 2010, *127*, 943-954.

[8] Burguetti, F. A.; Carvallo, R. M. Efferent Auditory System: Effect on Auditory Processing. *Braz. J. Otorhinolaryngol.* 2008, *74*, 737-745.

[9] Butler, B. E.; Purcell, D.W.; Allen, P. Contralateral Inhibition of Distortion Product Otoacoustic Emissions in Children with Auditory Processing Disorders. *Int. J. Audiol.* 2011, *50*, 530-539.

[10] Canale, A.; Dagna, F.; Favero, E.; Lacilla, M.; Montuschi, C.; Albera, R. The Role of the Efferent Auditory System in Developmental Dyslexia. *Int. J. Pediatr. Otorhinolaryngol.* 2014, *78* (3), 455-458.

[11] Casseday, H. J.; Diamond, I. T.; Harting, J. K. Auditory Pathways to the Cortex in Tupaia glis. *J. Comp. Neurol.* 1976, 166 (3), 303-40.

[12] Clarke, E. M.; Ahmmed, A.; Parker, D.; Adams, C. Contralateral Suppression of Otoacoustic Emissions in Children with Specific Language Impairment. *Ear Hear.* 2006, *27*, 153-160.

[13] Collet, L.; Kemp, D. T.; Veuillet, E.; Duclaux, R.; Moulin, A.; Morgon, A. Effects of Contralateral Auditory Stimuli on Active Cochlear Micro-mechanical Properties in Human Subjects. *Hear Res.* 1990, *43*, 251-262.

[14] Couperus, J. W.; Mangun, G. R. Signal Enhancement and Suppression During Visual-spatial Selective Attention. *Brain Res.* 2010, *1359*, 155-77.

[15] Darrow, K. N.; Maison, S. F.; Liberman, M. C. Cochlear Efferent Feedback Balances Interaural Sensitivity. *Nat Neurosci.* 2006, *9*, 1474-1476.

[16] Darrow, K. N.; Maison, S. F.; Liberman, M. C. Selective Removal of Lateral Olivocochlear Efferents Increases Vulnerability to Acute Acoustic Injury. *J Neurophysiol.* 2007, *97* (2), 1775-1785.

[17] de Boer, J.; Thornton, A. R. Neural Correlates of Perceptual

Learning in the Auditory Brainstem: Efferent Activity Predicts and Reflects Improvement at a Speech-in-noise Discrimination Task. *J Neurosci.* 2008, *28*, 4929-4937.

[18] Delano, P. H.; Elgueda, D.; Hamame, C. M.; Robles, L. Selective Attention to Visual Stimuli Reduces Cochlear Sensitivity in Chinchillas. *J. Neurosci.* 2007, *27* (15), 4146-4153.

[19] Doucet, J. R.; Rose, L.; Ryugo, D. K. The Cellular Origin of Corticofugal Projections to the Superior Olivary Complex in the Rat. *Brain Res.* 2002, *925*, 28-41.

[20] Feliciano, M.; Saldaña, E.; Mugnaini, E. Direct Projections from the Rat Primary Auditory Neocortex to Nucleus Sagulum, Paralemniscal Regions, Superior Olivary Complex and Cochlear Nuclei. *Auditory Neurosci.* 1995, *1*, 287-308.

[21] Garinis, A. C.; Glattke, T.; Cone-Wesson, B. K. TEOAE Suppression in Adults with Learning Disabilities. *Int. J. Audiol.* 2008, *47*, 607-614.

[22] Guinan Jr., J. J.; Backus, B. C.; Lilaonitkul, W.; Aharonson, V. Medial Olivocochlear Efferent Reflex in Humans: Otoacoustic Emission (OAE) Measurement Issues and the Advantages of Stimulus Frequency OAEs. *J. Assoc. Res. Otolaryngol.* 2003, *4* (4), 521-540.

[23] Guinan Jr., J. J. Olivocochlear Efferents: Anatomy, Physiology, Function, and the Measurement of Efferent Effects in Humans. *Ear Hear.* 2006, *27* (6), 589-607.

[24] Guinan Jr., J. J. Cochlear efferent innervation and function. *Curr. Opin. Otolaryngol. Head Neck Surg.* 2010, *18* (5), 447-453.

[25] Harkrider, A. W.; Bowers, C. D. Evidence for a Cortically Mediated Release from Inhibition in the Human Cochlea. *J Am Acad Audiol.* 2009, *20* (3), 208-215.

[26] Irving, S.; Moore, D. R.; Liberman, M. C.; Sumner, C. J. Olivocochlear Efferent Control in Sound Localization and Experience-Dependent Learning. *J. Neurosci.* 2011, *31* (7), 2493-2501.

[27] Kaf, W. A.; Danesh, A. A. Distortion-product Otoacoustic Emissions and Contralateral Suppression Findings in Children with Asperger's Syndrome. *Int. J. Pediatr. Otorhinolaryngol.* 2013, *77* (6), 947-954.

[28] Kawase, T.; Delgutte, B.; Liberman, M. C. Antimasking Effects of the Olivocochlear Reflex. II. Enhancement of Auditory-nerve Response to Masked Tones. *J. Neurophysiol.* 1993, *70* (6), 2533-2549.

[29] Keefe, D. H.; Fitzpatrick, D.; Liu, Y.; Sanford, C. A.; Gorga, M. P. Wideband Acoustic Reflex Test in a Test Battery to Predict Middle-ear Dysfunction. *Hear Res.* 2010, *263* (0), 52-65.

[30] Knudson, I. M.; Shera, C. A.; Melcher, J. R. Increased Contralateral Suppression of Otoacoustic Emissions Indicates a Hyperresponsive Medial Olivocochlear System in Humans with Tinnitus and Hyperacusis. J Neurophysiol. 2014, *112* (12), 3197-3208.

[31] Larsen, E.; Liberman, M. C. Contralateral Cochlear Effects of Ipsilateral Damage: No Evidence for Interaural Coupling. *Hear Res.* 2010, *260*, 70-80.

[32] Lauer, A. M.; May, B. J. The Medial Olivocochlear System Attenuates the Developmental Impact of Early Noise Exposure. *J. Assoc. Res. Otolaryngol.* 2011, *12* (3), 329-43.

[33] Liberman, M. C.; Guinan Jr., J. J. Feedback Control of the Auditory Periphery: Anti-masking Effects of Middle Ear Muscles vs. Olivocochlear Efferents. *J. Commun. Disord.* 1998, *31*, 471-483.

[34] Liberman, M. C.; Liberman, L. D.; Maison, S. F. Efferent Feedback Slows Cochlear Aging. *J. Neurosci.* 2014, *34* (13), 4599-4607.

[35] Maison, S. F.; Usubuchi, H.; Liberman, M. C. Efferent Feedback Minimizes Cochlear Neuropathy from Moderate Noise Exposure. *J. Neurosci.* 2013, *33* (13), 5542-5552.

[36] May, B. J.; Budelis, J.; Niparko, J. K. Behavioral Studies of the Olivocochlear Efferent System: Learning to Listen in Noise. *Arch. Otolaryngol. Head Neck Surg.* 2004, *130* (5), 660-664.

[37] Messing, D. P.; Delhorne, L.; Bruckert, E.; et al. A Non-linear Efferent-inspired Model of the Auditory System; Matching Human Confusions in Stationary Noise. *Speech Commun.* 2009, *51*, 668-683.

[38] Michie, P. T.; LePage, E. L.; Solowij, N.; Haller, M.; Terry, L. Evoked Otoacoustic Emissions and Auditory Selective Attention. Hear. Res. 1996, *98* (1-2), 54-67.

[39] Mishra, S. K. Medial Efferent Mechanisms in Children with Auditory Processing Disorders. *Front. Human Neurosci.* 2014, *8* (860), 1-7.

[40] Mishra, S. K.; Lutman, M. E. Repeatability of Click-evoked Otoacoustic Emission-based Medial Olivocochlear Efferent Assay. *Ear Hear.* 2013, *34* (6), 789-798.

[41] Mishra, S. K; Lutman, M. E. Top-down Influences of the Medial Olivocochlear Efferent System in Speech Perception in Noise. *PLoS One.* 2014, *9* (1): e85756.

[42] Muchnik, C.; Ari-Even Roth, D.; Hildesheimer, M.; Arie, M.; Bar-Haim, Y.; Henkin, Y. Abnormalities in Auditory Efferent Activities in Children with Selective Mutism. *Audiol Neurootol.* 2013, *18* (6), 353-61.

[43] Muchnik, C.; Ari-Even Roth, D.; Othman-Jebara, R.; Putter-Katz, H.; Shabtai, E. L.; Hildesheimer, M. Reduced Medial Olivocochlear Bundle System Function in Children with Auditory Processing Disorders. *Audiol Neurootol.* 2004, *9* (2), 107-114.

[44] Nodal, F. R.; Kacelnik. O.; Bajo, V. M.; Bizley, J. K.; Moore, D. R.; King, A. J. Lesions of the Auditory Cortex Impair Azimuthal Sound Localization and its Recalibration in Ferrets. *J. Neurophysiol.* 2010, *103* (3), 1209-1225.

[45] Oatman, L. C. Role of Visual Attention on Auditory Evoked Potentials in Unanesthetized Cats. *Exp. Neurol.* 1971, *32* (3), 341-356.

[46] Oliver, D. L.; Hall, W. C. The Medial Geniculate Body of the Tree Shrew, Tupaia glis. II. Connections with the Neocortex. *J. Comp. Neurol.* 1978, *182* (3), 459-493.

[47] Perrot, X.; Collet, L. Function and Plasticity of the Medial Olivocochlear System in Musicians: A Review. *Hear Res.* 2014, *308*, 27-40.

[48] Rabbitt, R. D.; Brownell, W. E. Efferent Modulation of Hair Cell Function. *Curr. Opin. Otolaryngol. Head Neck Surg.* 2011, *19* (5), 376-381.

[49] Rajan, R. Centrifugal Pathways Protect Hearing Sensitivity at the Cochlea in Noisy Environments that Exacerbate the Damage Induced by Loud Sound. *J. Neurosci.* 2000, *20* (17),

6684-6693.

[50] Rasmussen, G. L. The Olivary Peduncle and Other Fiber Projections of the Superior Olivary Complex. *J. Comp. Neurol.* 1946, *84*, 141-219.

[51] Rasmussen, G. L. Efferent Fibers of the Cochlear Nerve and Cochlear Nucleus. In: Neural Mechanisms of the Auditory and Vestibular Systems. Rasmussen, G. L., Windle, W. F., Ed.; Thomas: Springfield, IL, 1960; pp 105-115.

[52] Rocha-Muniz, C. N.; Carvallo, R. M. M.; Schochat, E. Medial Olivocochlear Function in Children with Poor Speech-in-noise Performance and Language Disorder. *Int. J. Ped. Otorhinolaryngol.* 2017, *96*, 116-121.

[53] Ryugo, D. K. Introduction to Efferent Systems. In Auditory and Vestibular Efferents. Ryugo, D. K., Fay, R. R., Popper, A. N., Eds.; Springer: New York, London, 2011.

[54] Saldaña, E. All the Way from the Cortex: a Review of Auditory Corticosubcollicular Pathways. *Cerebellum* 2015, *14* (5), 584-596.

[55] Schofield, B. R.; Coomes, D. L. Pathways from Auditory Cortex to the Cochlear Nucleus in Guinea Pigs. *Hear Res.* 2006, 216-217, 81-9.

[56] Schofield, B. R.; Cant, N. B. Descending Auditory Pathways: Projections from the Inferior Colliculus Contact Superior Olivary Cells that Project Bilaterally to the Cochlear Nuclei. *J. Comp. Neurol.* 1999, *409* (2), 210-223.

[57] Schofield, B. R.; Coomes, D. L. Auditory Cortical Projections to the Cochlear Nucleus in Guinea Pigs. *Hear Res.* 2005, *199*, 89-102.

[58] Terreros, G.; Delano, P. H. Corticofugal Modulation of Peripheral Auditory Responses. *Front. Syst. Neurosci.* 2015, *9*, 134.

[59] Thompson, A. M.; Thompson, G. C. Relationship of Descending Inferior Colliculus Projections to Olivocochlear Neurons. *J. Comp. Neurol.* 1993, *335* (3), 402-412.

[60] Tokgoz-Yilmaz, S.; Kose, S. R.; Turkyilmaz, M. D.; Atay, G. The Role of the Medial Olivocochlear System in the Complaints of Understanding Speech in Noisy Environments by Individuals with Normal Hearing. *Auris Nasus Larynx.* 2013, *40*, 521-524.

[61] Ugur, A. K.; Kemaloglu, Y. K.; Ugur, M. B.; Gunduz, B.; Saridogan, C.; Yesilkaya, E.; Bideci, A.; Cinaz, P.; Goksu, N. Otoacoustic Emissions and Effects of Contralateral White Noise Stimulation on Transient Evoked Otoacoustic Emissions in Diabetic Children. *Int J Pediatr Otorhinolaryngol.* 2009, *73* (4), 555-559.

[62] Veuillet, E.; Collet, L.; Bazin, F. Objective Evidence of Peripheral Auditory Disorders in Learning-impaired Children. *J. Audiol Med.* 1999, *8*, 18-29.

[63] Veuillet, E.; Magnan, A.; Ecalle, J.; Thai-Van, H.; Collet, L. Auditory Processing Disorder in Children with Reading Disabilities: Effect of Audiovisual Training. *Brain* 2007, *130*, 2915-2928.

[64] Wersinger, E.; Fuchs, P. A. Modulation of Hair Cell Efferents. *Hear Res.* 2011, *279* (1-2), 1-12.

[65] Wilson, U. S.; Sadler, K. M.; Hancock, K. E.; Guinan Jr., J. J.; Lichtenhan, J. T. Efferent Inhibition Strength is a Physiological Correlate of Hyperacusis in Children with Autism Spectrum Disorder. *J. Neurophysiol.* 2017, *118* (2), 1164-1172.

[66] Winer, J. A. Decoding the Auditory Corticofugal Systems. *Hear Res.* 2006, 212, 1-8.

[67] Winer, J. A.; Diehl, J. J.; Larue, D. T. Projections of Auditory Cortex to the Medial Geniculate Body of the Cat. *J. Comp. Neurol.* 2001, *430* (1), 27-55.

[68] Winer, J. A.; Larue, D. T.; Diehl, J. J.; Hefti, B. J. Auditory Cortical Projections to the Cat Inferior Colliculus. *J Comp Neurol.* 1998, *400* (2), 147-74.

[69] Wittekindt, A.; Kaiser, J.; Abel, C. Attentional Modulation of the Inner Ear: A Combined Otoacoustic Emission and EEG Study. *J. Neurosci.* 2014, *34* (30), 9995-10002.

[70] Wolpert, S.; Heyd, A.; Wagner, W. Assessment of the Noise-protective Action of the Olivocochlear Efferents in Humans. *Audiol. Neurootol.* 2014, *19* (1), 31-40.

第4章　眨眼并看：一种眼动追踪方法，用于研究患有语言和交流障碍个体的认知过程差异

Blinking and Looking: An Eye-Tracking Approach to Studying Cognitive Processing Differences in Individuals with Speech, Language, and Communication Disorders

Jennifer M. Roche　　Schea N. Fissel　著

任丽丽　史陆森　译　　谢林怡　校

摘　要

眼动追踪技术的巨大进步，使我们在理解神经正常的儿童和成人中潜在的认知过程方面取得了长足进展。在本章中，我们首先讨论了眼动追踪技术的发展历史，它为我们提供了收集时间敏感和瞬间 - 瞬间认知变化过程的先进技术。眼动追踪技术对主观（眼球扫视、凝视和停留时间）和客观（眨眼和瞳孔测量）的测量方法进行了评估和描述，并对比了在神经系统正常的人群和具有沟通障碍疾病的人群中可以或已经测量到的认知过程的类型。本章以对幼儿和沟通障碍儿童进行眼动追踪的特殊注意事项结尾，同时提供了创建眼动追踪技术环境的所需条件，从而最大限度地建立了评估和认知之间最适当的联系假设。

关键词

认知；眼动追踪；扫视；凝视；瞳孔测量

一、眼动追踪技术的时代——过去和现在

眼睛解剖结构、眼睛运动和视觉感知的历史描述可以追溯到亚里士多德（公元前 384 年—公元前 322 年）。此后，许多哲学家、医师和科学家（从 Claudius Galen 到 Alfred Yarbus）做出了大量的文献研究，这些研究使现代科学认识到了眼睛、眼睛的运动，以及归因于眼动的认知过程。众所周知，眼动可提供有关注意力、工作记忆、语言处理和决策认知机制的重要见解。本章将简要概述以下内容：①眼动追踪是什么，包括对历史发展的概述；②认知科学研究中的现代眼行为理论，重点在测量；③可用的眼动追踪技术 / 系统；④数据分析技术的建议；⑤眼动追踪方法的应用，以检查具有语音、语言和沟通需求的人的认知能力。

Rayner（1998）首次提出了眼动研究的

三个"时代"。第一个时代始于 19 世纪后期，专注于对眼动的解剖学和生理学的深入了解（Javal，1879）。第二个时代是 20 世纪 20—60 年代，它是由于实验心理学的工作而诞生的，该心理学研究阅读和视觉场景感知期间的眼动（Buswell，1935；Tinker，1946），以及眼动的认知过程（Yarbus，1967）。Rayne 提出的第三个时代始于视频眼动追踪技术的发展，该时代导致了 20 世纪 70 年代眼动随动范例的发展、1980 年发表的"眼 – 思维"假说（Just 和 Carpenter，1980），以及在视觉范畴中使用眼动追踪方法来测量心理语言过程（Tanenhaus 等，1994）。

鉴于 21 世纪初期技术的进步、采样率的提高、追踪系统的有创性降低（如 Eyelink 1000 Plus——远程跟踪），以及可以提供高质量、更加经济的选择，第四个眼动时代的到来是合理的（如基于网络摄像头的眼动追踪——谷歌眼镜、WebGazer 和 EyesDecide）。还有一个活跃的 AAC 技术市场（增补和替代通信），它可以将眼睛的位置和动作转换为交流信息（EyeTech、Tobii 系统和 ACA TIntel®——辅助环境辅助技术——由 Stephen Hawking 使用）。现代眼动追踪技术在检查具有语音、语言和交流需求的人的认知过程中应用范围很广，但在审查这些人使用眼动追踪技术的好处之前，我们首先转向认知科学，以便更好地理解眼动追踪告诉我们的关于神经正常的人认知过程的信息。

二、认知科学中的眼动追踪

眼动包括扫视和凝视。当我们移动眼睛看物体时，这种连续的眼睛运动轨迹称为扫视运动。此外，当我们的眼睛静止不动或注视视觉对象的平均时间为 200～400ms 时，就会发生凝视（Sereno 等，1998；Salvucci 和 Goldberg，2000）。有人认为，在语言处理方面，计划我们的下一个眼动需要 100～200ms（Travis，1936；Altmann，2001）。扫视和凝视已被证明可以预测运动行为（如眼睛引导手；Land 和 Hayhoe，2001）。Land 和 Hayhoe（2001）的研究表明，当神经正常的成年人制作一个花生酱和果酱三明治时，在选择下一步制作三明治所需的物品之前，他们的目光就移动到了下一步的食材。这表明预先计划发生在动作之前，而眼睛引导动作的表达。

眼动不仅引导动作，还告诉我们正在注意什么，以及我们的认知系统在处理信息时花费了多少精力，甚至告诉我们如何理解和决定语言。因此，研究人员必须将眼动与某些认知过程联系起来，这被称为关联假说（即眼动如何与认知联系起来）。许多研究使用凝视和扫视来代表各种认知过程，但这并不是认知科学研究人员用来理解认知的唯一手段。实际上，诸如眨眼、瞳孔测量（瞳孔扩张）和停留时间的行为已与行为相关联，以更好地理解认知。有人认为，减少眨眼（Van Orden 等，2000）、瞳孔放大（Kahneman 和 Beatty，1966）和停留时间延长（Rayner 和 Duffy，1986）表明神经系统正常的成年人正在努力地发挥认知能力。具体来说，这些眼睛行为在神经正常的个体执行复杂和困难的任务时表现出来。在接下来的内容中，我们将对有关认知的文献以及相应的关联假说进行总结。

（一）眼动追踪措施

1. 扫视

扫视运动可以定义为快速的眼动（内生性——由内部引起的），它促进了眼动固定在某一物体上，从而使眼睛能够收集视觉信息。有趣的是，在扫视过程中，因为眼睛移动得非常快，所以没有任何视觉信息被处理。这种缺乏视觉信息处理的过程被称为扫视抑制（Matin，1974），并且有人认为认知过程也可能在扫视过程中停止［相关综述见 Irwin（1998）］。几种类型的扫视与信息处理相关联，如视觉引导扫视是指眼睛移向视觉瞬态刺激（如向目标刺激的自愿眼动），而反射性眼跳是对周围环境刺激特征做出的反应［外源性——由外部引起的（如运动的对象）；详见 Mort 等（2003）］。扫描扫视是在人们探索自己的视觉环境时使用的（如内源性：扫描人的脸部；图 4-1）。记忆引导扫视发生在记忆中，而没有视觉刺激（如记忆时抬头；Previc 等，2005）。当眼睛的运动与物体的预测运动相吻合时，就会发生预测性扫视（如放置面包后看着花生酱罐；Land 和 Hayhoe，2001）。这些扫视通常表示信息处理，因为它们揭示了潜在的认知过程，如内在和外在注意（视觉引导扫视和反射性眼跳）、理解（扫描扫视）、记忆（记忆引导扫视）和运动规划（预测性扫视）。

还应该注意的是，与信息处理相关的眼动可以从其他三种类型的眼动中区分出来，包括前庭眼动、追踪眼动和眼球朝向运动。前庭眼动指在头部移动过程中发生的眼动，而追踪眼

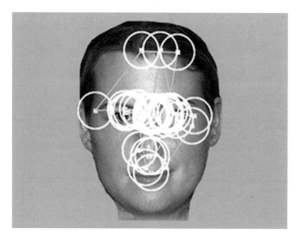

▲ 图 4-1　面部重要部位的典型扫视和凝视模式的表现（即眼睛、鼻子和嘴）

经许可，引自 Henderson 等（2005）。© 2005 Springer Nature 版权所有

动发生在眼球跟随运动的物体时，眼球朝向运动是指眼球向内的运动，当我们做斗鸡眼或握住某些东西靠近脸部时，就会发生这种眼动。然而，大多数情况下，研究人员更感兴趣的是双眼（朝向同一方向）对视觉显著刺激的协调运动。在许多情况下，研究人员关注的是眼动与视觉环境或刺激特征之间的关系。一旦眼睛移动（扫视）并落在一个视觉显著刺激上，稳定眼球位置的这一短暂瞬间便被称为"凝视"，这将在下文讨论。

2. 凝视

如上所述，注视是指眼球保持静止数毫秒的时间。然而，应该考虑到眼球并不是完全静止不动的，相反，眼球会产生微运动，即使是在注视物体的时候。这些微运动可以分为三种微运动：眼震、微眼跳和震颤。眼震是与知觉处理有关的眼球震颤，研究发现，急性/获得性（如醉酒、前庭神经鞘瘤）和发育性（如自闭症谱系障碍）前庭疾病患者的眼震发病率更高（Benitezy，1970）。微眼跳是在长时间注视时发生的更小的、突然的、不自觉的眼动。微眼跳的作用一直备受争议，但有人认为微眼跳是震颤的原因。震颤则是一种小而缓慢的运动，因动眼神经控制不够完美而产生的（Rayner，1986）。

然而，当我们通过凝视来关注一个物体时，这个物体会很快进入中央凹（眼睛对视觉信息最敏感的区域）。虽然人类有能力关注中央凹以外的物体（如副中央凹区或周边视觉），但大部分认知科学研究都集中在中央凹凝视上，中央凹凝视被认为间接地反映认知过程。例如，Cooper（1974）证明，当语言在视觉环境中提到某物时，眼球的运动就会指向该物体。其他研究表明，在视觉搜索范例中，具有重叠语言属性的竞争性视觉共同指代物，会向共同指代物吸收眼球凝视，直到单词被完全说出和理解。

其他研究表明，在视觉搜索范例中，与目标对象共享重叠语言属性（类似音系，Allopenna 等，1998；语义学，Yee 和 Sedivy，2001）的竞争性视觉辅助对象会吸引眼神对辅助对象的凝视，直到单词被完全说出并被理解为止。

为了获得这种凝视的测量，凝视坐标通常与研究人员建立的感兴趣的领域（AOI）相关联——通常是基于电脑屏幕的像素坐标。这种假设是，当访问（或重新访问）视觉对象时，这表明感知者正在引起兴趣或使用认知资源来处理这个刺激。接着，通过在给定的时间范围内（由研究者设定）建立凝视的比例来计算凝视的次数（如超过 200～400ms）。这个值经常会随着时间的推移进行验证。图 4-2 显示了神经正常和成人自闭症谱系障碍（ASD；Riby 和 Hancock，2008）。在这张图中，神经正常的成年人关注脸部，而 ASD 的成年人表现出更多变的固定模式，通常较少关注脸部。

凝视是特别重要的，因为它表明了视觉刺激对患者的重要性。另一种可以反映刺激重要性的眼动追踪方法是凝视和（或）停留时间的总和，这与自愿眼动密切相关（图 4-2）。也就是说，一个人看一个对象的时间长短也反映了分配的情况，当需要更深入地处理信息时，一个人可能会花更多的时间专注于一个视觉对象（即凝视时间或停留时间），这将在下面讨论。

3. 凝视时间和停留时间

凝视时间或凝视视觉刺激的时间，被称为

停留时间。如上所述（见上文"凝视"），凝视与感兴趣的领域相关，停留时间通常用实验持续时间的百分比来表示。然而，一些眼球分析软件会提供更细致的测量（如第一次凝视时间），如果注意到一个物体在第一次经过时被凝视了多长时间，这可能会很有趣。

在阅读研究中，已有研究表明，对于快速且可预测的单词，会执行较短的凝视时间（Erlich 和 Rayner，1981）。然而，当处理出现较低频率的单词时，读者通常表现出更长的停留时间（Rayner 和 Duffy，1986）。凝视时间或停留时间提供了关于认知系统的重要信息。例如，低于 200～250ms 的凝视有时被认为是无意识的（Ditchburn 和 Ginsborg，1953），停留 300ms 并不能促进信息编码到记忆中。此外，在处理复杂和困难的任务时，较长的凝视时间出现，这表明较长的凝视时间可能表明认知资源分配的增加。

内在的、自愿的眼动不仅需要吸引注意力，还需要执行自愿的运动计划。但是，当执行其他认知机制时，这可能会削弱联系假设，特别是对于语音、语言、沟通和听力缺陷的人，这些人也表现出了运动规划障碍（见下文）。然而，研究人员最近开始区分内源性和外源性眼动的测量结果或将其测量结果结合起来，以确保有效性并消除潜在的混淆变量（例如，运动规划受损）。还有两种其他的眼动追踪方法，可以使研究人员和临床医师测量运动控制失调的人群

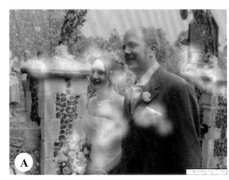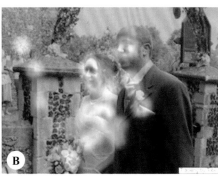

◀ 图 4-2　社交场景中，诊断为自闭症谱系障碍的成年人凝视模式（A），以及神经系统正常人的凝视模式（B），以热图表示

经许可，引自 Riby 和 Hancock（2008）。© 2008 Elsevier 版权所有

的认知过程，即瞳孔测量和眨眼。

4. 眨眼和瞳孔测量

瞳孔测量和眨眼行为可以被描述为客观的、外源性的眼行为测量方法，它们也被认为反映了认知努力和对刺激／需求做出反应的决策。眨眼是为眼球补水的生理功能，但也有研究发现，眨眼的频率高于或低于补水所需的频率（Nakano，2015）。一些研究发现，非意志性的眨眼也反映了处理刺激的认知努力（Nakano，2005；Pivik 和 Dykmann，2004 年；Van Orden 等，2000）。也就是说，当你从事一项需要认知努力的任务时，你不太可能眨眼，可能是因为眼睛吸收了源源不断的视觉信息，而眨眼时信息会丢失。可以测量三种类型的眨眼行为：内源性自发眨眼（被认为是任务需求和刺激显著性的函数），外源性眨眼（基于内部状态的意志和内在驱动），注意性眨眼（根据干扰物刺激的出现时间而有所不同）和生理性眨眼（如补水或清除异物）。内源性自发眨眼是非自愿性的，其中注意性眨眼和生理性眨眼被认为反映了自愿性过程。

瞳孔测量是完全非主观的，包括测量瞳孔直径（图 4-3）。与内源性眨眼行为类似，瞳孔放大使眼睛接收到更多的视觉输入。然而，瞳孔放大和测量措施被认为反映了相对于决策制定的处理负荷。瞳孔放大并不总是与视觉刺激处理相关，有研究表明瞳孔放大与听觉处理负荷有关。例如，Engelhardt 等（2009）发现，当听者听到与句子语义相冲突的韵律变化时（如声调），瞳孔直径会增大。Zekveld 等（2011）还发现在噪声环境中处理言语时，听力损失老年人的瞳孔直径更大，表明语音处理所需的感知需求增加。瞳孔放大的测量是一种高度敏感的测量方法，需要仔细考虑和计划才能进行有效的测量。瞳孔放大对视觉刺激的光照、环境的一般照明特征（发光），以及先前显示／看到的视觉刺激的后遗效应非常敏感；在采集瞳孔测量数据时，对视觉环境的控制对于研究人员来说是非常重要的。还需要在研究人员定义的 AOI 上进行稳定凝视（300ms），以实现对瞳孔放大的准确测量。

神经系统正常人的认知系统的注意力资

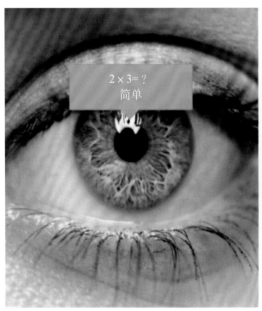
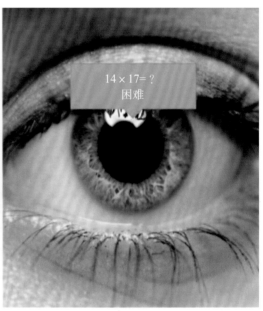

▲ 图 4-3　在解决简单和困难的数学问题时瞳孔直径的差异

引自 Léger 等（2017）—— SlideShare

源有限，与注意力资源配置相关的需求被称为知觉负荷（Lavie 和 Tsal，1994；Lavie，1995；Conway 等，2005）。知觉负荷被认为随任务的注意需求、视觉场景、刺激的复杂性和（或）视觉干扰物而变化。虽然知觉负荷已经通过测量凝视和扫视来评估，但很多文献关注的是对刺激做出反应所需的时间（如反应时间测量）。然而，在有言语、语言、沟通和听力障碍的人群中，这些设计可能与运动计划和执行要求混为一谈，这些要求可能会与联系假设相冲突。眨眼和瞳孔测量几乎是反射性的，参与者对这种反应毫无察觉，因此消除了对后期感知决策的偏见和需求。已经发现眨眼和瞳孔测量法都能反映认知能力，以及认知能力随时间的变化。

5. 眼动测量的总结

扫视、凝视、停留时间、眨眼和瞳孔测定都提供了潜在的认知过程的各种指标。扫视运动促进了我们对视觉信息处理方式的解释，以及对运动反应的预先计划。凝视和停留时间表明我们可能如何理解语言，但也指向刺激显著性的或我们认为重要或有趣的事物。内源性眨眼和瞳孔测定法可提供有关处理视觉刺激所需的认知努力的信息，但也可表示有关认知参与和兴趣的一些信息。因此，如果对眼动追踪研究感兴趣，那么研究人员或临床医师将如何选择眼动追踪系统？在下文中，将参考眼动追踪敏感性和数据提取来讨论研究级和基于网络的眼动追踪系统。

（二）系统和数据

在实验室中使用了许多不同的眼球追踪系统。接下来，我们将讨论本章作者最熟悉的两种研究评分系统（Eyelink 和 Tobii），同时也将讨论基于网络的眼动软件。虽然这不是唯一可用的系统，但 Eyelink 和 Tobii 系统在眼球追踪领域是众所周知的。

1. 研究级眼动仪

Eyelink 和 Tobii 系统都可提供敏感的眼动数据采样。眼动追踪的采样率非常重要，因为眼动和凝视的速度非常快。涉及时间敏感数据的研究，如阅读或语言处理，需要高度敏感的采样率——因为阅读和听语言发生时间不到 1s。Eyelink 已被确立为具有最高的采样率，使用 Eyelink 1000Plus 遥控器时，最高可以达到 500Hz（远程，头部可自由移动）至 2000Hz（头部安装）的采样率。Tobii 系统的采样率通常约为 600Hz。因此，在评估眼动模式（如扫视、停留时间、瞳孔测量）的瞬间变化时，最好使用 Eyelink 1000 以获得更高的灵敏度。Tobii 系统对于寻求评估敏感度较低的测量（包括凝视频率、扫描模式或内源性眨眼）的研究人员而言已足够。

另一个重要的考虑因素是，您是否需要一个允许参与者自由与现实世界互动的系统（如 Tobii Glasses 2），或者参与者是否应该在眼动追踪期间保持坐姿 / 稳定。Tobii 提供了一个系统，该系统允许参与者自由移动 3D 对象并与之交互，而 Eyelink 系统通常要求在交互过程中保持头部稳定。但是，Eyelink 确实有一个远程选项（头部自由移动），需要在参与者的额头上放置一个贴纸，以帮助追踪器找到参与者的眼睛。这个选项对于年轻的参与者或感觉敏感的参与者非常有用［即不喜欢戴眼镜或不愿戴眼动追踪头盔（Eyelink Ⅱ）或头 – 下颌枕坐起来不舒服］。

2. 网络摄像头眼动仪

近年来，研究人员一直在寻找快速，廉价的替代方案来进行眼动追踪研究。最值得注意的是，营销研究越来越依赖于使用基于网络的眼动仪来预测顾客的喜好，以及顾客如何看待商店布局或广告刺激（如 Webgazer；Papoutsaki 等，2016），基于网络的眼动追踪系统的试验评估也取得了令人鼓舞的效果（如 Webgazer；Papoutsaki 等，2016）。但是，基于网络的眼动追踪系统在可靠性、可控性和采样率方面受到的影响最大。这些规范使得基于网络的系统在需要时间锁定或时间敏感数据处理的研究中不那么可靠，但是它们的确提供了一种经济且简单的方法来理解更一般的可用性偏好，如针对消费者营销的目的。

3. 眼动数据分析

近年来，心理语言学和认知科学研究人员在眼动数据分析方面取得了进展，以确保研究人员正在使用最合适的模型。方差分析（ANOVA）模型（通常是重复测量 ANOVA）仍广泛用于眼动数据的分析中。眼动数据几乎总是反映时间序列上的分类因变量，这在大多数情况下会导致分类数据转换为连续测量数据，并违反方差分析模型所需的独立性假设。

最近，广义的、线性的和非线性的混合随机效应模型在眼动追踪研究者中越来越流行，因为这些模型允许选择数据的分布（如二项式或泊松）。例如，在分析凝视时，研究人员通常将凝视的分类数据（是 = 1，否 = 0）转换为连续数据（比例）。Jaeger（2008）认为将分类数据转换为连续变量是不合适的，因为它会产生难以解释和虚假的结果。因此，在分析分类凝视数据时，研究人员应使用二项分布来为该级别的数据建立合适的拟合模型。分配的另一个注意事项是指基于频率的眼睛测量（如凝视频率、眨眼）。这些频率（或计数数据）严重扭曲了数据的真实性，因此基于方差分析的模型不合适，因为通常会违背正态性的假设。因此，已经建议使用泊松分布最适合于计数 / 频率数据。虽然全面回顾混合建模、数据转换和分布选择不在本章范围之内，但对这些作者还是向读者推荐了 Barr 等（2013）的研究，他们为使用最大随机效应结构提供了具体建议，尤其是当模型收敛成为一个问题时。现在，作为本章的最后一部分，我们将讨论对交流障碍人群的特殊考虑。

三、通信科学与疾病中的特殊注意事项

（一）对于成人沟通障碍人群的特殊注意事项

对患有言语、语言或交流障碍的成年人进行的眼动追踪研究提供了有趣的且重要的信息，涉及从年轻人到老年人遇到的急性的、退化的和发展影响相互作用的知觉、认知、语言和社会互动过程。虽然本章没有对患有言语和交流障碍的成年人的眼动追踪相关文献进行全面回顾，下文将重点介绍眼动测量和分析的最新进展，这些进展为考察交流障碍人群的语言和认知能力提供了参考因素。

成人沟通障碍人群的眼动追踪

凝视跟踪研究的使用，为成年人的认知和语言加工提供了诊断基础和概况描述。在遭受持续性脑外伤（如脑震荡）的成年人中，过度或不足扫视的模式、扫视运动的延迟、阅读时扫视的数量增加、追踪眼动障碍，以及视力和适应性运动的障碍都与认知加工和执行功能中的残余缺陷有关（Ventura 等，2014）。瞳孔测量法已被用于衡量失语症成人伴有失语发作时的认知努力（Chapman 和 Hallowell，2015）。Chapman 和 Hallowell（2015）发现，与简单的名词相比，失名症患者在遇到困难名词时瞳孔扩张更大。此外，凝视和扫视也被用于研究口吃者和口吃模仿者的凝视厌恶（通常需要一个研究助理伪装成天真的参与者）。扫视、凝视、头部运动和眼球震颤都被用于确定神经退行性疾病的严重程度和进展（Anderson 和

MacAskill，2013）。对于患有严重影响言语和肢体运动的神经退行性疾病的成年人，可以将眼动追踪视为使用 AAC 设备的一种选择。应该考虑到，眼动追踪作为一种访问方法，实质上比运动访问方法更需要认知能力。在大多数 AAC 系统中，眼动追踪通路需要成年人盯着（停留）一个刺激达到预定的毫秒数来激活（"点击"）那个单元格。如果头部的位置受到影响，成年人必须等待 AAC 系统扫描的可用选项（如逐行），直到包含预期单元格的行/列被突出显示，此时成年人必须眨眼才能激活该行。通过眼动追踪成功使用 AAC 的最佳条件应考虑照明、设备定位、头部定位和任何可能妨碍访问的头部运动，并确保使用前的校准和验证（Beukelman 等，2007）。在下文中，我们将通过回顾行为文献，着重研究如何将凝视作为对患有沟通障碍的儿童群体的有用测量工具，以及为获取有效、可靠的眼动测量提供特殊的考虑因素。

（二）儿童沟通障碍人群的特殊考虑因素

如上所述，凝视测量提供了有价值的见解，以了解神经正常的成年人和患有沟通障碍的成年人的潜在认知过程。视觉和视觉信息处理机制有助于儿童执行功能（如心理技能）、言语、语言、社会化、适应行为和进食的发展。在正常发育的婴儿中，使用眼动追踪来检查视觉、认知和社会认知的发展是很成熟的（Aslin，2007）。近年来，人们越来越多地使用眼动追踪来检查患有言语、语言、交流甚至吞咽障碍的儿童的视觉信息处理行为。但是，应特别注意测量婴儿和儿童的凝视模式，因为相对于成年人而言，追踪儿童的凝视更为困难。鉴于在儿童参与者中获得有效眼部测量的可变性和难度，我们考虑测量眼睛凝视的方法、行为和认知限制。

1. 婴儿期和眼动环境

在婴儿群体中（出生至 1 岁），动眼神经系统的控制（很像其他运动系统，如伸手去够）在 4—6 月龄时呈指数增长。婴儿对自己身体的意志控制相对较少，这使得数据收集可以在一个稳定的环境中进行（如在汽车安全座椅中）。然而，他们仍在发展和了解自己的环境，并且可能缺乏像年龄较大的孩子随着时间的推移学习和发展的丰富表象。传统上，明显的、内源性的婴儿眼睛运动指数（凝视、扫描方式、扫视潜伏期）是测量的重点。但是，外在指标（如眨眼、瞳孔测量）可能提供关于婴儿如何视觉处理他们的世界的补充信息。一般来说，在 4 月龄时，正常发育的婴儿能够灵活地分离和转移视觉注意力，并且能够根据视觉线索或统计学规律预测刺激发生的位置（Johnson 等，2003）。相反，患有发育障碍的婴儿表现出更多的动眼神经的控制模式，尤其难以分散注意力和预测视觉事件（Landry 和 Bryson，2004）。婴儿期眼球追踪研究的一个关键焦点是发展用于早期识别和鉴别诊断发育障碍的规范。虽然这些规范在诊断上还不有效，但许多已发表的研究证明了将眼动追踪作为诊断工具的进一步探索。

2. 幼儿和眼动环境

2—6 岁的儿童通常对他们的世界有丰富的认知表征，这与 18 月龄左右出现的词汇激增密切相关。然而，随着丰富的认知表现的增加，这也导致了更好的运动系统发展，促进了运动。虽然这个年龄的孩子有更丰富的表征，但他们的注意力持续时间通常比年龄稍大的孩子和成年人短。这种增加的灵活性和更短的注意力跨度增加了测量眼动追踪的难度，因为在保持孩子不那么活跃的情况下很难保证他们的注意力集中。研究人员解决这个问题的一种方法是促进休息和强化，限制呈现给孩子的刺激量，以及使用远程眼球追踪等方法。然而，大量的研究通过眼球追踪方法评估了儿童的认知能力，从而对神经系统发育正常的儿童发育方式提供了重要的见解。接下来，我们转向评估具有运动计划和行为困难的儿童人群的眼行为。

3. 有运动规划和行为困难人群的眼行为

有言语、语言和沟通障碍的儿童可能表现出更高水平的不适应行为，导致更高的行为任务拒绝的可能性，并威胁所获得的眼动数据的有效性。对于许多孩子来说，进行眼动追踪的空间非常令人恐惧（如在一个昏暗或没有照明来控制发光的声音室中）。为了促进该项任务的参与，事先向看护人提供一个包含试验空间图片的故事，这对幼儿参与有着很大帮助。此外，提前向看护人提供任何要求孩子在试验过程中穿戴或忍受的感官材料也很有用（如用于远程追踪的贴纸）。

另一个需要考虑的问题是，有较高运动规划和执行困难的人群（如儿童失语症、自闭症谱系障碍）可能会混淆眼球追踪措施，因为有意的眼球运动必然需要额外的认知资源。也就是说，运动计划/执行缺陷可能会混淆关联假说，即将因变量与潜在的认知机制联系起来的任何度量的解释（Aslin，2007）。如果存在运动规划缺陷，则可以通过评估非自愿的眼行为而受益。最近，少数研究表明，眨眼行为的变化可能是非故意的，这是由于持续注意、任务需求和刺激显著性的变化产生的（Pivik 和 Dykmann，2004；Van Orden 等，2000）。Shultz等（2011）发现，当被要求观看社交视频和非社交视频时，神经正常和自闭症儿童的眨眼模式不同。研究发现，与年龄/智商匹配的自闭症儿童相比，神经正常儿童眨眼的频率更低，这表明刺激越显著，分配给处理的（视觉）注意力资源就越多（导致眨眼次数更少）。眨眼可能对检查自闭症谱系障碍患者的注意力、感知过程的注意力加工和参与程度，以及刺激显著性具有重要的前景。

参 考 文 献

[1] Allopenna, P. D.; Magnuson, J. S.; Tanenhaus, M. K. Tracking the Time Course of Spoken Word Recognition Using Eye Movements: Evidence for Continuous Mapping Models. *J. Mem. Lang.* 1998, *38* (4), 419-439.

[2] Altmann, G. T. Language can Mediate Eye Movement Control Within 100 Milliseconds, Regardless of Whether There is Anything to Move the Eyes to. *Acta Psychol.* 2011, *137* (2), 190-200.

[3] Anderson, T. J.; MacAskill, M. R. Eye Movements in Patients With Neurodegenerative Disorders. *Nat. Rev. Neurol.* 2013, *9* (2), 74-85.

[4] Aslin, R. N. What's in a Look? *Dev. Sci.* 2007, *10* (1), 48-53.

[5] Barr, D. J.; Levy, R.; Scheepers, C.; Tily, H. J. Random Effects Structure for Confirmatory Hypothesis Testing: Keep it Maximal. *J. Mem. Lang.* 2013, *68* (3), 255-278.

[6] Benitezy, J. T. Eye-tracking and Optokinetic Tests: Diagnostic Significance in Peripheral and Central Vestibular Disorders. *Laryngoscope* 1970, *80* (6), 834-848.

[7] Beukelman, D. R.; Fager, S.; Ball, L.; Dietz, A. AAC for Adults With Acquired Neurological Conditions: A Review. *Augment. Altern. Commun.* 2007, *23* (3), 230-242.

[8] Buswell, G. T. How People Look at Pictures. *Psychol. Bull.* 1936, *33* (2), 142-143.

[9] Chapman, L. R.; Hallowell, B. A Novel Pupillometric Method for Indexing Word Difficulty in Individuals With and Without Aphasia. *J. Speech Lang Hear. Res.* 2015, *58* (5), 1508-1520.

[10] Conway, A. R. A.; Kane, M. J.; Bunting, M. F.; Hambrick, D. Z.; Wilhelm, O.; Engle, R. W. Working Memory Span Tasks: A Methodological Review and User's Guide. *Psychol. Bull. Rev.* 2005, *12* (5), 769-786.

[11] Cooper, R. M. The Control of Eye Fixation by the Meaning of Spoken Language. *Cogn. Psychol.* 1974, *107* (1), 84-107.

[12] Ditchburn, R. W.; Ginsborg, B. L. Involuntary Eye Movements During Fixation. *J. Phys.* 1953, *119* (1), 1-17.

[13] Ehrlich, S.; Rayner, K. Contextual Effects on Word Perception and Eye Movements During Reading. *J. Verbal Learn. Verbal Behav.* 1981, *20* (6), 641-655.

[14] Engelhardt, P. E.; Ferreira, F.; Patsenko, E. G. Pupillometry Reveals Processing Load During Spoken Language Comprehension. *Q. J. Exp. Psychol.* 2010, *63* (4), 639-645.

[15] Henderson, J. M.; Williams, C. C.; Falk, R. J. Eye Movements are Functional During Face Learning. *Mem.*

Cogn. 2005, *33* (1), 98-106.

[16] Irwin, D. E. Lexical Processing During Saccadic Eye Movements. *Cogn. Psychol.* 1998, *36* (1), 1-27.

[17] Jaeger, T. F. Categorical Data Analysis: Away From Anovas (Transformation or Not) and Towards Logit Mixed Models. *J. Mem. Lang.* 2008, *59* (4), 434-446.

[18] Javel, É. Essai sur la physiologie de la lecture. *A d'Ocul* 1878, *79*, 97-117.

[19] Johnson, S. P.; Amso, D.; Slemmer, J. A. Development of Object Concepts in Infancy: Evidence for Early Learning in an Eye-Tracking Paradigm. *PNAS* 2003, *100* (18), 10568-10573.

[20] Just, M. A.; Carpenter, P. A. A Theory of Reading: From Eye Fixations to Comprehension. *Psychol. Rev.* 1980, *87* (4), 329-354.

[21] Kahneman, D.; Beatty, J. Pupil Diameter and Load on Memory. *Science* 1966, *154* (3756), 1583-1585.

[22] Land, M. F.; Hayhoe, M. In What Ways do Eye Movements Contribute to Everyday Activities? *Vis Res.* 2001, *41*, 3559-3565.

[23] Landry, R.; Bryson, S. E. Impaired Disengagement of Attention in Young Children With Autism. *J. Child Psycol. Psychiatry* 2004, *45* (6), 1115-1122.

[24] Lavie, N.; Tsal, Y. Perceptual Load as a Major Determinant of the Locus of Selection in Visual Attention. *Percept. Psychophys.* 1994, *56* (2), 183-197.

[25] Matin, E. Saccadic Suppression: A Review and an Analysis. *Psychol. Bull.* 1974, *81* (12), 899-917.

[26] Mort, D. J.; Perry, R. J.; Mannan, S. K.; Hodgson, T. L.; Anderson, E.; Quest, R.; Kennard, C. Differential Cortical Activation During Voluntary and Reflexive Saccades in Man. *Neuroimage* 2000, *18* (2), 231-246.

[27] Nakano, T. Blink-Related Dynamic Switching Between Internal and External Orienting Networks While Viewing Videos. *Neurosci. Res.* 2015, *96*, 54-58.

[28] Nakano, T.; Kato, M.; Morito, Y.; Itoi, S.; Kitazawa, S. Blink-Related Momentary Activation of The Default Mode Network While Viewing Videos. *PNAS* 2013, *110* (2), 702-706.

[29] Léger, P.; Charland, P.; Sénécal, S.; Cyr, S. Predicting Properties of Cognitive Pupillometry in Human Computer Interaction: A Preliminary Investigation. *Retreat Neuro Sci.* 2017, *Gmunden, Austria, 25,* 121-127.

[30] Papoutsaki, A.; Sangkloy, P.; Laskey, J.; Daskalova, N.; Huang, J.; Hays, J. In *Webgazer: Scalable Webcam Eye Tracking Using User Interactions*, Proceedings of the 25th International Joint Conference on Artificial Intelligence , 2016.

[31] Pierrot-Deseilligny, C. H.; Rivaud, S.; Gaymard, B.; Agid, Y. Cortical Control of Reflexive Visually-Guided Saccades. *Brain* 1991, *114* (3), 1473-1485.

[32] Pivik, R. T.; Dykman, R. A. Endogenous Eye Blinks in Preadolescents: Relationship to Information Processing and Performance. *Biol. Psychol.* 2004, *66* (3), 191-219.

[33] Previc, F. H.; Declerck, C.; De Brabander, B. Why Your "Head is in the Clouds" During Thinking: The Relationship Between Cognition and Upper Space. *Acta Psychol.* 2005, *118* (1), 7-24.

[34] Rayner, K. Eye Movements in Reading and Information Processing: 20 Years of Research. *Psychol. Bull.* 1998, *124* (3), 372-422.

[35] Rayner, K.; Duffy, S. Lexical Complexity and Fixation Times in Reading: Effects of Word Frequency, Verb Complexity, and Lexical Ambiguity. *Mem. Cogn.* 1986, *14* (3), 191-201.

[36] Riby, D. M.; Hancock, P. J. Viewing It Differently: Social Scene Perception in Williams Syndrome and Autism. *Neuropsychologia* 2008, *46* (11), 2855-2860.

[37] Salvucci, D. D.; Goldberg, J. H. Identifying Fixations and Saccades in Eye-Tracking Protocols. *Proc. Eye Track Res. Appl.* 2000, *1*, 71-78.

[38] Sereno, S. C.; Rayner, K.; Posner, M. I. Establishing A Time-Line of Word Recognition: Evidence From Eye Movements and Event-Related Potentials. *Neuroreport* 1998, *9* (10), 2195-2200.

[39] Shultz, S.; Klin, A.; Jones, W. Inhibition of Eye Blinking Reveals Subjective Perceptions of Stimulus Salience. *PNAS* 2011, *108* (52), 21270-21275.

[40] Tanenhaus, M. K.; Spivey-Knowlton, M. J. Integration of Visual and Linguistic Information in Spoken Language Comprehension. *Science* 1995, *268* (5217), 1632.

[41] Tinker, M. A. Eye Movements in Reading. *J. Ed. Res.* 1936, *30* (4), 241-277.

[42] Travis, R. C. The Latency and Velocity of the Eye in Saccadic Movements. *Psychol. Monogr.* 1936, *47*, 242-249.

[43] Van Orden, K. F.; Jung, T. P.; Makeig, S. Combined Eye Activity Measures Accurately Estimate Changes in Sustained Visual Task Performance. *Biol. Psychol.* 2000, *52* (3), 221-240.

[44] Ventura, R. E.; Balcer, L. J.; Galetta, S. L. The Neuro-Opthamology of Head Trauma. *Lancet* 2014, *13* (10), 1006-1016.

[45] Wedel, M.; Pieters, R. "A Review of Eye-Tracking Research in Marketing" In *Review of Marketing Research;* Malhotra, N. Ed.; Emerald Group Publishing Limited: Bingley, 2008, Vol 4, pp. 123-147. https://doi.org/10.1108/S1548-6435(2008)0000004009.

[46] Yarbus A. L. Eye Movements During Perception of Complex Objects. In *Eye Movements and Vision*, Springer: Boston, MA., 1967.

[47] Yee, E.; Sedivy, J. C. Eye Movements to Pictures Reveal Transient Semantic Activation During Spoken Word Recognition. *JEP Learn. Mem. Cogn.* 2006, *32* (1), 1-14.

[48] Zekveld, A. A.; Kramer, S. E.; Festen, J. M. Cognitive Load During Speech Perception in Noise: The Influence of Age, Hearing Loss, and Cognition on the Pupil Response. *Ear Hear.* 2011, *32* (4), 498-510.

第5章 犬听力学
Canine Audiology

Kristine E. Sonstrom　Peter M. Scheifele　著

郭维维　刘　娅　译　　谢林怡　校

摘　要

自 20 世纪 80 年代以来，针对犬类听觉的检测研究从未停止，并且在 80 多个品种的犬身上发现了先天性耳聋。听觉诱发电位，特别是听性脑干反应或脑干听觉诱发电位，是犬的听觉评估的金标准。犬的听力损失可能是遗传的，也可能是后天获得的。遗传性听力损失是由基因缺陷引起的，通常发生在有白色色素沉着的犬身上，而获得性听力损失可能源于宫内感染、中耳功能障碍、耳毒性药物、老年性耳聋或噪声暴露。听力筛查对于确认先天性听力损失是必要的。为了明确听力损失的类型和程度，有必要进行诊断性听力学评估。过去几年，我们一直沿用早前确定的筛查方案，然而针对犬的诊断测试的标准化方案在各文献中有所不同。诊断测试应包括一系列听力学措施，以确保对外耳、中耳、内耳、前庭蜗神经和中枢听觉通路的综合评估。针对犬的有效且实用的诊断检测方法的研究正在进行。本章将对犬的听力、听觉系统的解剖和生理学及常用的听觉评估方法进行回顾；讨论当代犬听力学的现状（包括犬的听觉认知与噪声性听力损失的研究进展）并对该领域未来的发展方向提出建议；最后给出针对犬的听力损失的建议（包括训练和康复）。

关键词

犬听力学；动物听力学；听性脑干反应；脑干听觉诱发反应；犬耳聋；犬听觉；听觉诱发电位

一、背景和概述

时间追溯到 20 世纪 80 年代，听性脑干反应（auditory brainstem response，ABR）被用作明确犬类听力损失的金标准（Kay 等，1984；Myers 等，1985；Sims 和 Moore，1984a；Bodenhamer 等，1985；Knowles 等，1988）。犬的听力损失可能是后天获得的，也可能是遗传的。评估包括筛查和诊断，后者包括一套完整、综合的听觉系统评估，用于明确影响外周（即外耳、中耳和内耳）和（或）中枢听觉神经系统（前庭蜗神经、脑干、初级听觉皮质和皮质）的异常。犬的听力损失筛查通常在出生后的 5～12 周进行。尽管诊断测试的方案和参数在文献中有所不同，但目前仍采用这些方法进行诊断。人类和犬的耳朵在解剖学和结构上的差异，给人类听觉评估设备和技术应用于犬带来了挑战。有关犬类诊断性听力测试的最实用方法的研究正在开展。接下来是对犬耳的解剖和生理学的回顾，突出强调人耳和犬耳之间的重要差异，这是在讨论犬的 ABR 测试之前要理解的关键问题。

（一）犬耳的解剖和生理学

犬耳有三个外周解剖区，分别是外耳（耳廓和外耳道）、中耳（听小骨）和内耳（耳蜗和前庭系统）。犬的外耳或耳廓的功能与人的类似，收集并传递声音（从外耳道到鼓膜，再进入中耳腔）。犬的外耳道由垂直段和水平段组成，而人的外耳道只有水平段。这是一个需要注意的重要区别，因为大多数听觉评估使用的耳道内探头是以人耳进行声学校准的。因此，当声音传入包括垂直段和水平段的犬耳时，声音传输、校准与合适的技术都必须被考虑。

鼓膜是外耳和中耳的分界，鼓膜后面是三个听小骨：锤骨、砧骨和镫骨。中耳通过圆窗与内耳相连。内耳包括耳蜗和前庭系统（半规管及其周围结构）。犬的耳蜗大约有 3¼ 回，而人的耳蜗只有 2½ 回。在分析犬的听觉频率和阈值时，这种差异变得很重要。因此，在测试犬的听力时，我们应该避免使用人类听力的参照和标准。接下来将进一步讨论听力评估技术。

外周听觉系统各组成部分的整体结构如图 5-1 所示。耳蜗的横截面与人类相似，包括以下组成部分：前庭阶、中阶、鼓阶、内毛细胞、外毛细胞、盖膜、Reissner 膜、血管纹、Corti 器、耳蜗、前庭神经纤维（图 5-2）。神经纤维连接到第 8 脑神经（CN Ⅷ）- 前庭蜗神经（中枢听觉通路的起点）。这些神经与脑干和脑干内特定位置的突触相交。

犬的听觉系统与前庭系统密切相关（Kent 等，2010；DeLahunta 和 Glass，2009），类似人类（图 5-3）。同样，前庭系统与控制眼球运动和平衡的视觉系统密切相关。听觉系统和前庭系统都通过前庭蜗神经的传入通路发送信号。外周前庭器包括三个大致成直角排列的半规管，使人能够感知任何方向的运动（Kent 等，2010）。垂直半规管和球囊控制垂直方向的眼球运动，而水平半规管和椭圆囊控制水平方向的眼球运动（Kent 等，2010）。在每个半规管的末端连接前庭的是一个被称为壶腹的结构。壶腹拥有位于膜迷路的前庭感受器——壶腹嵴。壶腹嵴上有感觉毛细胞、静纤毛和动纤毛，它们的作用是机械刺激的传导器。椭圆囊和球囊的感受器是囊斑。覆盖在囊斑上的是耳石膜，它嵌有被称为耳石的碳酸钙晶体。囊斑负责感知头部的静态位置、直线加速、减速和重力（DeLahunta 和 Glass，2009）。DeLahunta 和 Glass（2009）和 Kent 等（2010）对犬的前庭周围和中央系统进行了全面的回顾。

沿着神经、脑干、中脑和皮质等结构通路会有听觉诱发电位（包括 ABR 测试）的产生点。ABR 波被认为是由听神经、蜗核、外侧丘系核、下丘和尾丘产生，可能还由内侧膝状体产生。然而，在犬和人身上，经过听觉通路的每种波的具体产生部位仍然存在争议。在早期，Sims（1988）总结了相关研究结果，提示波 Ⅰ 反映听神经，波 Ⅱ 反映同侧蜗神经核和 CN Ⅷ 无髓鞘区（可能），波 Ⅲ 反映同侧和（或）对侧斜方体的背侧核，而波 Ⅴ 主要反映同侧和（或）对侧下丘，以中央核（杏仁核）为主要来源。ABR 的每一个波可能由中枢听觉通路上的多个位点产生。对于犬的每种波的命名在文献中仍然是不一致的（Kawasaki 和 Inada，1994；Scheifele 和 Clark，2012）。这些解剖结构的图解见图 5-4。

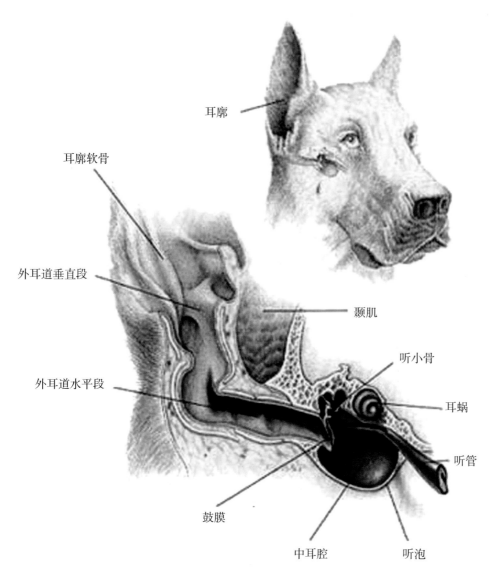

耳廓

耳廓软骨

外耳道垂直段

颞肌

听小骨

外耳道水平段

耳蜗

听管

鼓膜

中耳腔　　听泡

▲ 图 5-1　犬耳的解剖图，包含外耳、中耳和内耳的一般结构
经 Hill's Pet Nutrition，Inc. 许可转载

（二）犬的频率响应和听觉阈值

犬的听觉频率范围不同于人。人类可接受的听觉频率范围是 20Hz～20kHz，而犬的听觉频率范围是 40～60kHz（Rossing，2007；Fay 和 Popper，1994；Fay，1988；Heffner，1983）。图 5-5 是根据显示的是通过行为操作条件反射检测到不同品种犬的听力阈值（Strain，2011）。早前的根据行为测出的听觉阈值目前正在与听觉电生理数据进行比较，以验证和精准确定动物的声敏度。虽然目前还不能通过文献明确不同品种的犬听力频率的变异范围，但是致力于这方面的研究正在逐渐增多。应注意频率响应在不同品种之间的变化很小，尽管它们的身体和头部大小有很大的差异。先前的研究表明，头部大小对犬的 ABR 结果没有显著的临床影响（Munro 等，1997b；Kemper 等，2013）。

（三）犬的 ABR 试验：既往文献

ABR 反映听觉或声刺激所激发的听觉系统（听神经和脑干）内的突触活动（Hall，2007）。ABR 测试是一种测量听神经和脑干内

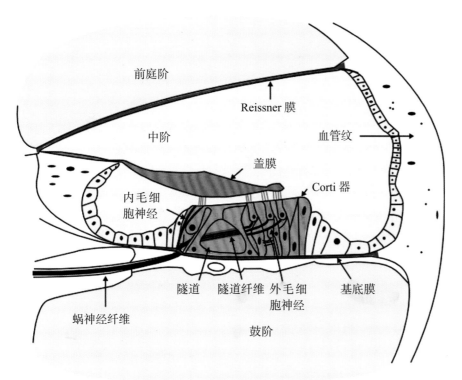

◀ 图 5-2　耳蜗横截面的详细结构图

经 GNU Free Documentation License 许可转载，引自维基百科"耳蜗"，Oarih 绘制

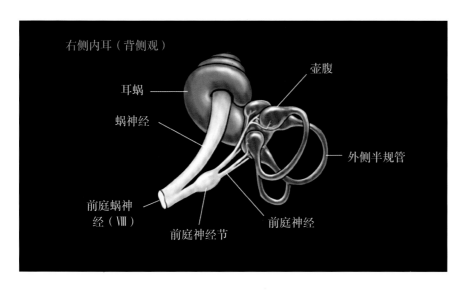

◀ 图 5-3　前庭耳蜗系统的结构图

经 UGARF© 2017 许可转载

突触活动的听觉电生理测量法。这一常规技术自 1967 年以来一直用于人类（Hall，2007），自 20 世纪 80 年代开始慢慢引入畜牧业（Kay 等，1984；Myers 等，1985；Sims 和 Moore，1984a；Sims，1988）。大脑通过听神经和脑干神经元同步放电的刺激而对声音做出反应，从而产生电位，ABR 是检测这种电位的客观方法（Hall，2007）。所产生的反馈被计算机平均化，并显示为波形，通常有 5～7 个峰值，如图 5-6 所示。

（四）犬听力测试总结

有大量的研究调查了 ABR 测试在犬身上的应用。此外，最近的研究已经认同了在犬类中使用额外的测试来评估听力，包括使用声导抗、耳声发射（OAE）和听觉稳态电位（ASSR）。这些研究的回顾见表 5-1。ABR 测试作为一

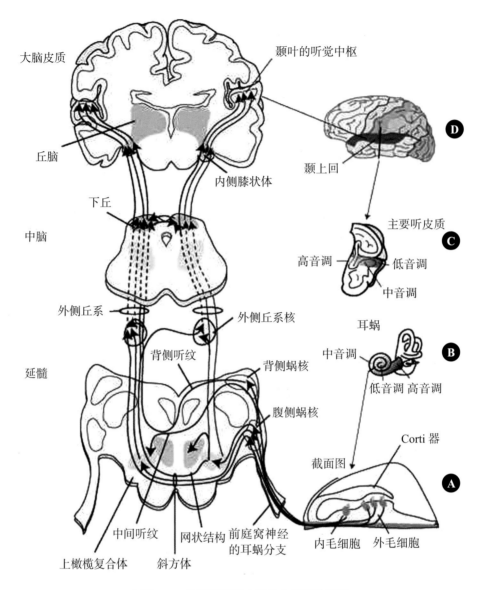

▲ 图 5-4　从耳蜗到听皮质的中枢听觉通路

引自 https://www.guwsmedical.info/gene-family/vibration-sensing.html

种客观的检测方法已经被广泛应用于评估听功能（筛查和诊断）。它由动物整形外科基金会（OFA）推荐，是目前唯一被接受的犬类听力筛查方法（https://www.ofa.org/diseases/other-diseases/congenital-deafness）。只有双耳均有适当反应才能通过筛选；单侧或双侧耳聋无法通过。

犬耳聋的常见病因包括先天性（遗传性）和迟发获得性（慢性外耳炎 / 中耳炎、耳毒性、老年性耳聋、噪声诱发）。根据性质，犬

的听力损失可分为感音神经性、传导性或混合性。感音神经性听力损失是内耳和（或）前庭蜗神经功能障碍的结果。在一些研究中，ABR测试已被用于识别犬的感音性和神经性耳聋（Marshall，1986；Knowles 等，1988；Holliday 等，1992）。达尔马提亚犬是一种先天性耳聋的犬种，20%～30% 有先天性单侧或双侧耳聋。Holliday 等（1992）发现在 900 只被测试的达尔马提亚犬中，648 只听力正常，189 只单侧听力损失，7 只双侧听力损失。感音性或神经性

犬听力图

80
70
60
50
40
30
20
10
0
−10
−20
−30

dB SPL

10　　100　　1000　　10 000　　100 000

频率（Hz）

图例：
● 11 只犬的均值
▽ 贵宾犬
■ 达克斯犬
◇ 圣伯纳德犬
▲ 吉娃娃犬

▲ 图 5-5　犬听力阈值曲线图

经许可转载，引自 Strain（2011）—Audiograms constructed from reports on hearingthresholds determined by operant testing。其中 11 只犬的均值引自 Lipman 和 Grassi（1942），以及 4 篇不同品种犬的研究（Heffner，1983；Strain，2011；Heffner，1983；Fay，1988）

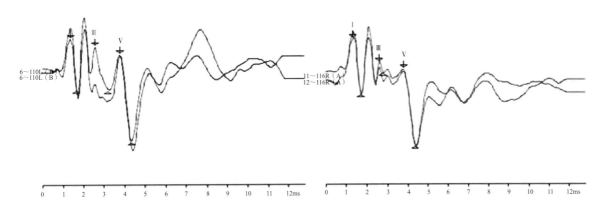

6～110L（B）
6～110L（B）

1～116R（A）
12～116R（A）

▲ 图 5-6　犬 ABR 举例：非麻醉状态下一只 3 岁边境牧羊犬的记录

图片由 FETCHLAB™ Akron（Sonstrom，2016），The University of Akron，OH 提供

耳聋会导致异常的 ABR 反应。异常 ABR 与中枢神经系统病变相一致（Steiss 等，1994）。

老年犬的听力损失或老年性耳聋，由耳蜗病变的组织学证据证实（Shimada 等，1998；Ter Haar 等，2008）。组织学改变包括内外毛细胞数量减少，底回纹状神经节细胞堆积密度减少，以及每一回血管纹横截面积减小。ABR 测试的听力结果显示，8—10 岁犬开始出现与年龄增长相关的阈值升高，主要表现在中高频区域（8～32kHz）（Ter Haar 等，2008）。Shimada

表 5–1　以 ABR、OAE、ASSR 和声导抗测试犬听力的研究

分　类	研究目的	作者 / 研究者
以 ABR 检测听力	以 ABR 检测犬的听力；Munro 和 Cox 主要研究查理士王小猎犬；Holliday 和 Marshall 主要研究斑点犬	Kay 等，1984；Myers 等，1985；Sims 和 Moore，1984a；Bodenhamer 等，1985；Marshall，1986；Knowles 等，1988；Sims，1988；Holliday 等，1992；Munro 和 Cox，1997a；Wilson 和 Mills，2005；Webb，2009
潜伏期 / 声强函数	潜伏期 – 声强函数	Marshall，1985；Sims 和 Moore，1984a；Poncelet 等，2000a，2000b
听觉系统的成熟	听觉通路的发育与成熟	Strain 等，1991；Poncelet 等，2002
犬听力损失的病因和流行病学	犬和猫耳聋的病因、流行病学和诊断；犬的先天性聋	Strain，1996；Muhle，2002；Strain，2004；Platt 等，2006；Famula 等，2007；Strain，2009；Strain，2011；Strain，2012；Sommerlad 等，2012；Sommerlad 等，2014；Plonek 等，2017
	通过耳蜗损伤的组织学证据提示老年犬的老年性耳聋	Shimada 等，1998；Ter Haar 等，2008；Ter Haar 等，2009
	中枢神经系统（CNS）损伤的犬表现为异常 ABR	Steiss 等，1994
	外耳炎和中耳炎对犬听力的影响	Eger 和 Lindsay，1997；Harcourt-Brown 等，2011；Cole，2012
	犬骨导 ABR 的测试	Strain，1993；Munro 等，1997c；Wolschrijn 等，1997；Pomianowski 和 Adamiak，2010；Anwer 等，2011
命名学和正常值的建立	标记犬 ABR 的峰值：配置电极和 click 极性的处理	Kawasaki 和 Inada，1994
	采用过完备分离的小波转换得到 ABR 内的双重结构	Wilson 等，2006
	规范的 ABR 潜伏期：品种和年龄特异性的研究	Venker-van Haagen 等，1989；Holliday 等，1992；Shiu 等，1997；Munro 和 Cox，1997a；Palumbo 等，2014；Sonstrom，2015
获得 / 刺激对 ABR 测试的影响	电极位置的影响	Holliday 和 Te Selle，1985
	滤波器的影响	Kawasaki 和 Inada，1992
	比较 click 与短纯音对 ABR 频率特异性的影响	Uzuka 等，1998；Ter Haar 等，2002；Shelton 等，1993
	刺激率对 ABR 的影响	Wilson 等，2011
受试犬的影响	头部尺寸的影响	Kemper 等，2013；Munro 等，1997b；Shiu 等，1997；Meij 等，1992；Pook 和 Steiss，1990
	性别的影响	Famula 等，2001
镇静的影响	麻醉犬的潜伏期影响	Myers 等，1985；Murrell 等，2004
犬的耳声发射（OAE）检测	犬 OAE 的一般检测方法	Decker 和 Fritsch，1982；Ruggero 等，1984；Schemera 等，2011；McBrearty 和 Penderis，2011；Scheifele 和 Clark，2012；Strain 等，2016
犬的听觉稳态反应（ASSR）检测		Markessis 等，2006
犬的鼓室压检测		Forsythe，1985；Little 等，1989；Cole 等，2000；Strain 等，2015
犬的听觉中、长潜伏期（AMLR；ALLR）检测		Sims 和 Moore，1984b；Kozlov 和 Pirogov，1988；Murrell 等，2004；Howell 等，2011；2012；Scheifele 等，2016
犬听力损失的治疗		Scheifele 等，2012；Strain，2011

等（1998）对 23 只 3 日龄至 17 岁的犬进行了组织学检查，发现了类似的结果。他们发现螺旋神经节细胞减少，Corti 器和血管纹萎缩，基底膜增厚，耳蜗基底部最明显，这些现象随着年龄的增长而发展。

传导性听力损失是中耳空间功能障碍的结果。混合性听力损失是传导性听力损失和感音神经性听力损失的结合。Eger 和 Lindsay（1997）研究了中耳炎对犬的听力的影响，在治疗前后都进行了 ABR 测试。他们的研究表明，ABR 波形形态在治疗后显著改善。骨传导测试已经成功地应用于有或没有传导性听力损失的犬（Strain 等，1993；Munro 等，1997c；Anwer 等，2011）。此外，当怀疑传导性或混合性听力损失时，声导抗可成功的用来评估犬的中耳功能（Forsythe，1985；Little 等，1989；Cole 等，2000；Strain 等，2015）。

（五）ABR 的获取、刺激和受试者的因素

除病理外，还有数个获取（记录）、刺激和受试者的因素可以影响听觉诱发电位的测量（Hall，2007）。例如，外在因素包括电极的连接、刺激率、刺激强度和类型、滤波设置，而内在因素包括受试者的年龄、性别或用药。了解这些因素可以让测试人员最大限度地记录可靠有效的波形，同时最小化人为和技术误差对 ABR 记录的影响。

（六）电极的连接和数据获取（记录）的因素

1. 电极的连接

Wilson 和 Mills（2005）描述了采集因素如何影响波形参数，包括潜伏期、振幅和形态。电极连接的变化会影响人和犬的波形形态（Holliday 和 Te Selle，1985；Hood，1998；

Hall，2007）。为了获得一个大的波 V 振幅，必须有一个电极位于颅顶。Holliday 和 Te Selle（1985）发现，电极稍微偏离中线即可对波 I 的振幅产生较大影响。他们证实：刺激电极位于颅顶、参考电极位于第一胸椎、接地电极位于对侧乳突时波 V 的振幅最大。然而，这种方法需要对非测试耳进行噪声屏蔽，以准确识别对刺激产生反应的侧别。为了最大限度地显示波 I，参考电极应放置在耳屏前部（Holliday 和 Te Selle，1985）。测试的目的应指导电极的放置。在探索确定听力损失程度时，最大化波 V 可能更有意义，因为在使用强度递减测量的阈值研究中，波 V 很容易被识别。如果要排除先天性耳聋，最大化波 I 可能更有意义，因为波 I 是由前庭蜗神经的听觉部分产生的（Strain，2011）。

此外，在 ABR 测试时，应该考虑使用单通道还是双通道。在单通道系统中，只需要 3 个电极，电极的位置如上所述，而在双通道系统中，需要 4 个电极，2 个电极连接（或"跨接"）在一起。每种方法各有利弊。单通道系统放置和插入的电极较少。然而，部分波形记录要求切换测试耳的侧别时在放大器内手动切换电极，这可能会增加测试时间。双通道系统允许用于神经诊断目的的对侧记录，电极不需要在测试耳之间切换。然而，这种设计需要使用额外的电极。表 5-2 和表 5-4 回顾了不同的电极连接，其术语与国际电极位置系统 10-20（Jasper，1958）一致，并由美国临床神经生理学学会推荐（http://www.acns.org.）。

2. 滤波器设置

调整滤波器设置是一种可以用来最小化来自外部（如电噪声）和内部（如肌源性噪声）因素影响的技术，它可以得到稳定和可靠的波形（Kawasaki 和 Inada，1992；Poncelet 等，2006）。尽管如此，在调整设备内的记录设置之

前，应该先考虑找出使内部和外部噪声源最小化的方法。将系统与电干扰源隔离，并将电线分开，可以防止波形掺杂染。电干扰通常会导致生理记录上叠加周期性波形。此外，在测试期间关闭不使用的电灯或其他电源，将最大限度地减少潜在的电干扰。

关于内部噪声的来源，重要的是在测试前让犬安静下来，以减少肌肉相关的噪声。在测试前与幼犬玩耍可以增加它们在测试期间睡着的可能，这也有助于减少测试期间的身体活动。如果测试的犬不配合，可能需要由兽医提供镇静或麻醉以获得可靠的结果。然而，镇静并不是获得可靠的犬 ABR 所必需的，其风险可能大于好处，尤其是对幼犬。

研究人员已经评估了不同的参数设置，以减少影响 ABR 记录的噪声。Kawasaki 和 Inada（1992）建议使用设置为 3kHz 的低通滤波器和≤53Hz 的高通滤波器来减少不需要的高频伪影。有了这些参数，他们可以充分地使用快、慢速率进行记录，而对波形、振幅和峰值潜伏期的影响最小。高频伪影也可以通过在 1500Hz 运行低通滤波器来减少。虽然调整滤波器设置可以提高波形响应的质量，但重要的是要确保待收集的中心频率响应没有从记录中被过滤掉。中心频率响应随检测到的诱发电位的变化而变化，因此，滤波器的设置也随测试而变化。ABR 测试的滤波器设置将不同于用于中晚期诱发电位的滤波器设置。

3. 采集参数［持续时间、放大和叠加平均（扫描）］

ABR 反应在刺激开始后的 10～12ms 内被记录下来。如果使用短纯音或骨导刺激，时间窗可能延长。ABR 检测的信号放大需要包含反应的全部振幅，而这在 ABR 检测中非常小，因此通常被显著放大（如 10 万～15 万倍）。犬类 ABR 测试的叠加平均（扫描）各不相同，可能取决于测试的目的和外部噪声因素。信噪比随叠加平均的增加而升高，通常诊断测试推荐 1000～2000 次叠加。然而，用较少的叠加次数（如 500 次）可以获得可靠的响应，特别是在较高强度和单刺激下（与 ABR 筛查一样）。关键是要确保响应是可重复的，并且在正常范围内可以识别出所有峰值。第一个记录可能需要 1000～2000 次叠加；如果第二个记录叠加 500 次也能得到重复性良好的结构，那么叠加 500 次可以被继续用于后续的检测。这些决定需要根据波形收集、分析和解读方面的经验才能做出。

4. 刺激参数（极性、刺激频率、类型、强度、传感器）

Kawasaki 和 Inada（1994）报道刺激的极性可以影响波形的主峰。大多数记录装置有三种类型的刺激参数供选择，即稀疏型、压缩型和交替型。稀疏型（负极性）导致镫骨底板向外移动，基底膜向上偏斜，而压缩型正极性导致镫骨底板向内移动，基底膜向下偏斜（Hall，2007）。变换极性可导致稀疏型和压缩型的改变。尽管在任何极性下都可以获得可靠的 ABR 测试结果，由于如上所述的基底膜力学特性，与压缩型相比，稀疏型可能会导致稍早的潜伏期和较大的振幅。如果要将 ABR 的波 I 从耳蜗微音电位或刺激伪音中分离，可以使用交替极性来抵消耳蜗微音电位从而更好地显示波 I，当然整体波形可能会出现不同。Kawasaki 和 Inada（1994）发现，使用交替极性只能产生 5 个主要的正峰，而稀疏和压缩极性则会产生额外的峰。同样，测试人员可以通过进行稀疏和压缩来将声波 I 从耳蜗微音电位中分离出来。耳蜗微音电位会随着极性的改变而翻转，ABR 的波 I 仍为正峰值；ABR 中的神经成分不会随着极性的改变而翻转。通常，ABR 测试采用稀疏型刺激。

刺激频率是影响波形的另一个重要因素。Wilson 等（2011）发现，将刺激频率从每秒 11 次短声增加到每秒 91 次短声，可以显著减少获得 ABR 测试所需的时间。高刺激频率可以最小化与运动相关的肌源性干扰，对快速评估犬的听觉功能具有重要意义。然而，刺激频率的显著增加会降低波形的整体形态，峰值幅度会降低，整体形态会随着刺激频率的增加而变差。如果使用更快的刺激频率无法可靠地识别波形的关键成分，那么降低刺激频率可以使波形清晰，从而更好地解释刺激的反应。

用于测试的声刺激的类型（如短声、短纯音）会影响波形响应。试验的目的应指导刺激类型的选择。短纯音已成功地被一些研究人员用来寻找频率特异性（Uzuka 等，1998；Ter Haar 等，2002；Shelton 等，1993）。通常，短纯音（如 5kHz、1kHz、2kHz、4kHz）被用于诊断性听力评估，以确定听力损失的类型和程度。尽管短声刺激音包含一个宽振幅谱，受到换能器的频率响应限制，但是其宽频具有特异性，大多数能量发生在 2～4kHz（Gorga，2006）。因此，使用短声时耳蜗的其他区域也会受到刺激。一般来说，短声诱导听神经纤维之间的同步放电增加，主要是源于耳蜗基底部受到高频能量刺激。使用更高强度的短声刺激，短时间内可以记录更清晰的波形响应，从而实现对整体听觉功能的实际可靠测量，并能更好地解释波形。因此，短声通常用于犬的听觉筛查。如果研究听力损失的程度，特定的频率有诊断意义，推荐使用不同频率的、声强逐级降低的短纯音来刺激。

Uzuka 等（1998）发现，短声和短纯音在激发波 I～V 的潜伏期方面有统计学差异；对于 4kHz 短纯音和短声，绝对峰值潜伏期稍晚一些。此外，相比较其他短纯音刺激（5kHz、1kHz、2kHz 和 8kHz），使用 4kHz 短纯音和短声刺激时阈值最低。Ter Haar 等（2002）以短声和短纯音 10 只正常成年犬进行 ABR 测试。结果表明，短声的听觉阈值最低。此外，他们发现犬对 12～16kHz 范围内的短纯音最敏感，而且短声的绝对波潜伏期比短纯音的潜伏期短。我们需要意识到，就高频而言，犬的听觉频率范围超出了人类。因此，当使用为测试人类听觉功能而校准的设备时，可能不能直接评估犬对声刺激最敏感的听觉区域。即使能够将短声衰减到 8kHz，我们也没有对更高的频率进行检测。然而，如果犬在人类语言频率的范围内进行诊断性听力评估的结果正常，则证明可以对人类语言做出充分的反应。Shelton 等（1993）在 60 只达尔马提亚犬身上对比了锯齿状噪声中的短声和短纯音。他们认为，在临床环境中，频率特异性 ABR 的使用似乎并不比短声更具临床优势，然而它可能会提高我们对幼犬正常听觉发育的理解。

刺激强度（感知上的声刺激的音量）影响 ABR 记录的潜伏期和振幅。ABR 筛查通常在较高的声强下进行（如 70～105dB nHL 或 80～116dB peSPL），而听力阈值的诊断评估需采用不同的声强，通常使用从高强度到低强度逐级递减的方法。强度降低将导致潜伏期延长，通常称为潜伏期 - 强度函数（Hall，2007）。目前人类和犬的潜伏期 - 强度函数已得到公认（Hall，2007；Marshall，1985；Sims 和 Moore，1984a；Poncelet 等，2000a，2000b），并用作解读波形的辅助工具。例如，在标记波形峰值时，正常听力犬在 100dB peSPL 时的波 V 的绝对潜伏期要早于 40dB peSPL 时的波 V 的绝对潜伏期。此外，刺激强度降低可导致振幅降低和整个波形变差。因此，当声强接近阈值时，波形解读会更具挑战性，即波 V 会变得越来越小，直至消失。因此，将波 V 的消失作为识别 ABR 阈值的标志。此外，接近阈值的刺激反应容易受到内源和外源因素的干扰。当犬安静地休息或睡觉时，检测的阈值是最可靠的。在检测阈值时，密切监测脑电图的活动具有重要作用。可以预期，脑电图活动的显著增加将干扰波形响应，特别是在低强度刺激时。如果犬不能安静或睡眠，兽医可通过镇静或麻醉来保证阈值检测结果的可靠性。

需要注意的是，当ABR测试的声强较高时，传递到受试耳的声音也可以被对侧的非检测耳听到，这样即使受试耳对声刺激没有反应，也有可能因对侧耳对声刺激产生反应而出现脑干电位。因此，识别ABR反应的主要成分——至少包括波Ⅰ和波Ⅴ——至关重要。如果一侧耳引出正常反应，另一侧耳产生部分反应（如只有波Ⅴ），测试人员可以在非测试耳采用掩蔽噪声（如低于测试耳刺激强度40dB的噪声）来明确反应是否存在。如果没有，波Ⅴ就不会出现。

可以用不同的刺激传感器引出听觉诱发电位，头戴式、耳道式和骨传导式是三种可选择的常用刺激传导方式。建议使用一次性耳道式耳机，以预防可能的感染。这些插入耳道的传感器可放置在外耳道的开口处。如果使用头戴式耳机，其传感器可以从头带上取下，放在外耳道的开口处。骨导式耳机可用于排除中耳病变，使用时将其手动放置于头颅乳突部。由于骨传导测试的衰减为零，因此建议对侧耳使用掩蔽，以隔绝被测试耳，确保脑干不是来自非测试耳。

总之，刺激和记录参数的选择应基于测试是用于筛查还是用于诊断评估。犬类听力筛查的目的是鉴别是否存在先天性听力损失。犬的诊断性测试主要用于识别：①犬是否能听到人类的命令；②如果存在听力损失，其程度和类型；③是否存在听觉系统的病变。在人类听力学（主要针对儿童或难以检测的人群）中，检测ABR阈值的目的是分析行为听力学图的结果，分析言语和语言发育障碍中听力损失的影响，以及用于安装助听设备。在测试犬的时候，这种目的是不一样的，所以可能没有必要使用与人类相同的方法来评估听觉。重要的是要确定犬在不同的环境中是否能听到声音，这样才能理解它们的反应行为，并确保犬与主人或驯犬人之间的有效沟通。确认犬能听到口头命令对训练和整体安全都很重要。为了达到这个目的，使用ABR测试是必要的，因为通过隔声室内的自主反应来评估动物的行为是不现实的。此外，值得注意的是，ABR测试的刺激和获取参数与执行其他诱发电位时使用的参数不同，如AMLR（中潜伏期反应）或ALLR（长潜伏期反应）。

（七）主要受试犬参数

1. 年龄

对幼犬进行ABR测试的研究表明，听神经和脑干在出生后20d左右成熟，在5周龄时完全成熟（Strain等，1991；Poncelet等，2002）。因此，对幼犬进行先天性听力损失测试至少应在5周后进行。研究还表明，犬的老年性耳聋引起的主要解剖结构变化发生在8—10岁（Shimada等，1998；Ter Haar等，2008，2009）。因此，人们可以预测老年犬的ABR阈值升高、潜伏期和振幅特征的改变。此外，与人类相比，犬的ABR的绝对峰值潜伏期总体上出现更早。

2. 性别

人类成年女性的绝对ABR潜伏期和峰间ABR潜伏期比男性短，尽管这些差异在婴幼儿中并不显著（Hall，2007）。然而，雄性犬和雌性犬的ABR并没有发现显著的差异（Pook和Steiss，1990；Meij等，1992；Munro等，1997）。

3. 头部尺寸

一些研究人员已经探索了头部尺寸对ABR

的影响（Kemper 等，2013；Munro 等，1997b；Shiu 等，1997；Meij 等，1992；Pook 和 Steiss，1990）。Kemper 等（2013）发现，头部大小或品种的差异不会影响诊断性 ABR 测试的波形、潜伏期或听觉灵敏度。该研究支持 Munro 等（1997b）的发现。相反，Shiu 等（1997）认为，与大型犬种（达尔马提亚犬）相比，小型犬种（杰克罗素梗）的整体潜伏期和波间潜伏期间隔更小，并且有统计学差异，然而这与两个品种犬的头大小未发现相关性。此外，Pook 和 Steiss（1990）、Meij 等（1992）发现头部大小与 ABR 反应相关。如果要对不同的研究对象进行 ABR 比较，建议在同一品种内进行比较，以避免统计学误差。就临床目的而言，这些差异不太重要。

4. 听力损失

ABR 的潜伏期和波幅变化取决于听力损失的程度和性质构成（如果存在的话）（Hood，1998）。一般来说，研究表明，较大程度的外周听力损失，特别是高频或下降型听力损失，会逐渐影响波 V 的潜伏期和形态（Coats，1978；Bauch 和 Olsen，1986，1987）。听力损失超过中等水平（如超过 50dB HL）会延长波 I 的潜伏期，（Coats，1978），使 I ～ V 峰值间期缩短，某些情况下甚至消失（Bauch 和 Olsen，1986，1987）。这一结果提示耳蜗基底部的毛细胞较少受到刺激，而耳蜗顶端的毛细胞较多受到刺激（Hood，1998）。听力损失越重，反应的 ABR 波形影响越大。耳聋犬的 ABR 阈值会升高，峰值潜伏期可能会增加，波幅会降低，整体形态会变差。如果已经发现老年性耳聋发生在犬身上（Shimada 等，1998；Ter Haar 等，2008，2009），可以预期老年犬会出现异常的 ABR。

5. 镇静

镇静和麻醉对 ABR 波形的影响已经被一些学者研究过。在犬或人身上，ABR 波形似乎不会受到镇静药和（或）麻醉药物的影响（Hall，2007；Wilson 和 Mills，2005；Tokuriki 等，1990；Marshall，1985；Cohen 和 Britt，1982）。Marshall（1985）评价了 24 只健康犬其镇静、非镇静、性别和体重因素对 ABR 波形特征的影响。研究参数包括潜伏期、峰间潜伏期和振幅。被测犬的亚组间无明显临床差异。然而，镇静和（或）麻醉药已被发现可影响中 / 长潜伏期电位，如 AMLR 或 ALLR（Sims，1988；Murrell 等，2004；Martoft 等，2001；Pypendop 等，1999）。镇静并不是 ABR 测试的必要条件；有足够的证据表明，在不使用镇静药和（或）麻醉药物的情况下可以获得可靠的波形（图 5-5 和图 5-6）。此外，一些镇静药和麻醉剂会导致低体温，从而影响 ABR 记录。体温下降可能导致潜伏期延长（Hall，2007）。有些人可能会认为，在进行诊断评估时应该给犬注射镇静药，因为镇静药可以减少犬在清醒状态下的身体运动，从而减少对波形的影响，尤其是在评估阈值时。更好的方法可能是对正在睡觉的犬进行诊断评估，以减少镇静药或麻醉药的潜在风险，尤其是幼犬。多年来，这项技术一直被常规、可靠和成功地用于人类儿童听力学。最后，我们的目标是减轻运动导致的会影响波形的肌源性噪声。幸运的是，大多数记录设备都有信号平均和去除干扰的功能，旨在消除不必要的影响。

如果有必要，镇静药或麻醉药只能由有执照和委员会认证的兽医使用。对于不合作的犬，使用镇静药可以改善诊断测试的整体记录和波形。如果没有在动物医院进行测试，建议在对犬进行听力测试时，有兽医在场或随叫随到。如果有医学禁忌证，在犬只经过兽医评估并确认可以进行听力测试之前，不应该进行听力测试。

（八）ABR 解读：形态和波形命名法

一些研究人员已经探索了犬的 ABR 波形响应的具体特征。犬与人类的潜伏期－强度函数具有一致性（Sims 和 Moore，1984a；Marshall，1985；Poncelet 等，2000），即刺激强度增加时，波潜伏期缩短。通过高强度刺激（如 80dB peSPL）得到的反应会随着声强逐级降低耳逐渐减小，直至消失。这种方法用于评估犬的听力阈值。可以从 80dB peSPL 开始刺激，然后以 20dB 为一级逐渐递减，反应消失时的上一个刺激声强被认为是该犬的听觉阈值。使用这种方法可以观察到潜伏期－强度函数，对于高声强刺激来讲，各峰的绝对潜伏期将更早出现，并随着强度降低而延长。随着刺激强度减小，波形变差，振幅减小。图 5-7 是这种现象的一个例子。这一现象已经在一些专注于犬的 ABR 测试的研究中得到证实（如 Marshall，1985；Poncelet 等，2000a）。

1994 年，Kawasaki 和 Inada 发表了一篇论文来评价波形命名法（ABR 波峰标记）。他们的研究表明：ABR 有 4 个正峰（波 I、波 II、波 III、波 IV）之后跟随一个深度负峰和一个正峰（波 V），这与 ABR 最初的描述不同。Jewett 和 Williston（1971）最初将 ABR 描述为有 5 个正峰（波 I、波 II、波 III、波 IV 和波 V），其中波 V 是所看到的最大、最一致的波形。Jewett 和 Williston 发现（1971），"在所有的记录中，波 IV 处于波 V 的上升翼，通常略超过反折点。波 V 是检测时最大、最一致的波"（原文第 685 页）。无论电极位置或短声的极性如何，都可以观察到相似的波形。据报道，使用 A1-Cz（颅顶）电极位置和交替短声刺激时，这些峰值很容易识别，并使用罗马数字指定波为 I、II、III、IV 和 V。关于犬类 ABR 测试的波形命名，文献中有不同的说法。犬类 ABR 波形与人类命名法不一致，提示需要进一步收集和分析犬类特定的数据，以建立明确和一致的命名法。

对于听力正常的成年人类个体，波 I、波 II、波 III、波 IV 和波 V 大约出现的潜伏期分别

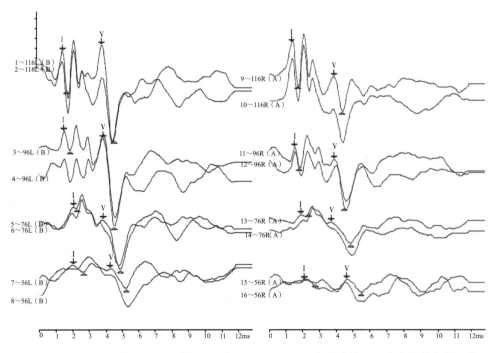

▲ 图 5-7　犬 ABR：建立阈值和潜伏期的声强函数，从一只未麻醉的 3 岁边境牧羊犬获得的记录
图片由 FETCHLAB™ Akron（Sonstrom，2016），The University of Akron，OH 提供

为 1.5ms、2.5ms、3.5ms、4.5ms 和 5.5ms。然而在犬类中，这些波的潜伏期往往较早，形态也不同（参考文献综述，表 5-1）。此外，评估和解读 ABR 反应时需要考虑的重要因素包括以下几点（Wilson 和 Mills，2005；Scheifele 和 Clark，2012）。

- 波形重复性——重复时波形是否重叠？
- 绝对潜伏期。
- 波间潜伏期。
- 耳间比较。
- 波幅。
- 波形——是否所有的波都具有适当的潜伏期和振幅？

二、基因对犬耳聋的影响

基因对犬耳聋影响的研究仍在进行中。目前，还没有对犬的耳聋进行基因测试，因为基因与耳聋的确切联系还没有被确定。尽管导致耳聋的具体致病基因尚未被确定，遗传性先天性耳聋可能是由白色色素沉着基因抑制黑素细胞引起的（Strain，1996）。一种可能的解释是，有一个以上的致病基因。

遗传性先天性感音神经性耳聋发生在 3～4 周，此时耳蜗的血液供应系统退化。通常，这种类型的听力损失与天生白毛犬的基因有关，包括花斑色基因的隐性等位基因和山鸟色基因的显性等位基因。血管纹的血液供应退化被认为是由于黑素细胞受到抑制所致，而黑素细胞的功能是维持适当的钠离子和钾离子浓度（Strain，1996）。过度的基因表达可以抑制内耳血管纹、虹膜的色素沉着，导致蓝色眼睛，或影响眼睛的脉络膜而导致红色眼睛。因此，繁育耳聋犬或蓝眼睛犬时，后代耳聋的概会增加。此外，繁育没有斑点的犬，其后代耳聋的发生率也会增加（Strain，2004）。有斑点的达尔马提亚犬比没有斑点的犬更不容易耳聋，因为斑点反映了花斑色基因的微弱表达（Strain，2011）。

值得注意的是，达尔马提亚犬是先天性耳聋发病率最高的品种，有 20%～30% 的犬天生就患有单侧或双侧耳聋。Holliday 等（1992）的一项著名研究表明，在接受测试的 900 只达尔马提亚犬中，约 22% 表现为单侧或双侧听力损失。随着研究、教育和循证繁育指南的发展，这些数量将随着时间的推移而减少。其他耳聋发病率高的品种包括白牛头梗、英国塞特犬、英国可卡犬、澳大利亚牧牛犬、杰克罗小猎犬和加泰霍拉豹犬。一项对 899 只澳大利亚牧牛犬先天性耳聋的研究表明，耳聋患病率为 10.8%，其中 7.5% 为单侧聋，3.3% 为双侧聋（Sommerlad，2012）。研究发现，母犬耳聋的风险增加，而无面罩样色素沉积和身体没有色素斑的犬其耳聋患病率最高（Sommerlad，2012）。虽然有超过 80 个品种的犬被鉴定为先天性耳聋，但大多数品种的先天性耳聋的真实发病率尚不清楚。我们需要进一步研究特殊品种。

避免产下先天性耳聋的幼犬的建议如下（Strain，2011）。

- 在繁殖耳聋发病率高的犬之前，必须先对犬进行听力测试；目前，ABR 测试是唯一被接受的识别犬类听力损失的方法。
- 避免饲养已有明确耳聋（单侧或双侧）的犬。
- 认识到单侧耳聋的犬与双侧耳聋的犬在基因上是相同的，即使在饲养双侧耳聋的犬时耳聋的发生率可能比单侧耳聋的犬大。
- 避免曾繁殖过聋病后代的犬继续繁殖，或重复繁殖。
- 避免饲养蓝眼睛的动物。
- 避免山鸟色的犬继续繁殖。
- 不要避开有斑点的繁殖犬，特别是达尔马提亚犬。

- 为减少繁育耳聋犬的可能性，须对耳聋犬进行有限制的登记和（或）制订绝育合约（适用于单侧方或双侧耳聋的犬）。

三、犬类的听觉处理通路和优势半球

一些作者已经详细描述了犬的听觉信息处理通路和连接（Kosmal，2000；Malinowska 和 Kosmal，2003；Siniscalchi 等，2008）。Kosma 等（2000，2003）详细描述了听觉处理过程中的皮质内连接，包括颞叶皮质、外侧脑回、复合后脑和外侧脑回的区域。脑干内侧膝状体、中脑后丘脑和斜–上膝状体复合体的特定核团与丘脑的连接被描述为听觉处理过程中向颞叶皮质的特定投射通路。丘脑皮质和皮质内的连接都表明听觉处理发生在连续的、分层组织的几个阶段，并沿着两条主要路径进行，即向前的路径和腹侧路进（Kosmal，2000）。犬的这种听觉通路组织高度结构化，类似于人类（Musiek 和 Baran，1986）和非人类灵长类动物（Rauschecke 和 Scott，2009）。

Siniscalchi 等（2008）认为，犬在处理听觉信息时有半球特异性。左半球主要对习得的模式和熟悉的刺激做出反应，如来自同一物种成员的声音。右脑对新奇刺激和引起强烈情绪的刺激有反应，如恐惧和攻击（"战斗或逃跑"反应）。最近的一项研究探索了功能性大脑的不对称性对犬处理不同听觉刺激的影响。所有有意义的刺激（如猫叫、犬叫、"坐"）引发的方向反应（转头）频率最高，且优势侧一致，而没有意义的刺激则会被超过一半的犬忽略（Reinholz-Trojan 等，2012）。

最后，比较性的功能磁共振成像（fMRI）已被用于识别犬的听皮质受到声音刺激的区域（Andics 等，2014）。研究人员发现，犬的大脑中存在声敏感区，它们与人类大脑中的颞前回声敏感区表现类似。此外，与人类相似，在犬大脑的非主要听觉区域发现了对声音所致的情绪敏感区。功能性磁共振成像还被用于研究犬的听觉系统的提高阶段（Bach 等，2013）。也许这些发现明确了另一种评估这个种群的听觉功能的客观工具的潜力。从实用的角度来看，犬已经成功地证明了在没有镇静或约束的情况下进行功能性磁共振成像的可重复性，这为犬引入了另一种以最小压力评估听觉功能的潜在方法（Berns 等，2012，2013）。也许结合功能性磁共振成像和听觉电生理测量可以在未来提高识别神经听觉缺陷的敏感性。当然，功能性磁共振成像为犬的神经和听觉认知功能提供了一个新的视角。

四、噪声性听力损失

当没有采取听觉保护措施而暴露于严重的噪声中［如简易爆炸装置（IED）和武器］会对听觉系统造成损害，特别是导致暂时性或永久性的阈值升高（TTS 或 PTS）。TTS 和 PTS 可使人对声刺激的行为反应超出正常范围。对于 TTS 来说，听力损失是暂时性的，因为听力通常会在一段时间内以指数级的速度恢复（Miller 等，1963），这也取决于听力损失后的严重程度。永久性听力损失是由于耳蜗毛细胞损伤造成的（Liberman 和 Dodds，1984），阈值永久性升高（Kujawa 和 Liberman，2009）。虽然暂时性阈移听力可以恢复正常，但耳蜗结构（内 / 外毛细胞、传入神经终末和蜗神经）会造成永久性影响（Wang 等，2002；Kujawa 和 Lieberman，009）。随着时间的推移，反复的暂时性阈移动可能会发展成永久性阈移。永久性阈移是指在特定频率下，可听阈值提高，高于先前测量的阈值水平（Mendel 等，1999）。当内耳的内外毛细胞受到永久性的影响而不能恢复到原来的状态时，就会发生永久性阈移。永久性阈移可以在声损伤后立即发生，也可以在有数年明确噪声暴露的个体中逐渐发生。

噪声对人类和动物听觉系统造成的暂时和永久损害已经有了很好的记录（Patterson 和 Hamernik，1997；Patterson 等，1993；Hamernik 等，1984a；Hamernik 等，1984b；Akijoshi 等，1966；Yokoi 和 Yanagita，1984；Garth，1994；Roberto 等，1989；Lindquist 等，1954；Salvi，1990；Hurley 等，2004；Taber 等，2006；Kaipio 等，2000；Kolassa 等，2007；Childrens 等，2013；McIntosh 等，1999）。一些研究还阐明了噪声对于中枢听觉结构、周围通路的损伤以及对中枢听觉处理的影响。然而，内耳最初的损伤可能不同；接触到爆破的人会出现暂时性的阈移，噪声停止后会出现听力损失和耳鸣。这些症状可能是短期的，也可能不是，这取决于听觉系统受损的程度。在最坏的情况下，永久性的阈移可能是由于耳蜗基底膜内毛细胞和（或）外毛细胞损伤造成的。Garth（1994）针对爆破导致的外耳、中耳和内耳损伤进行了全面的回顾。外耳道可能会受到飞行碎片的损害，导致软组织穿透。鼓膜放射状纤维会拉伸，来增强顺应性。在最坏的情况下，鼓膜可能由于接近爆破现场而出现穿孔。如果带有鳞状角质化上皮的小碎片进入中耳腔，可能会在鼓膜之后的中耳腔形成异常的皮肤生长（如胆脂瘤）（Garth，1994）。此外，还可能发生听骨脱位或听骨分离。此外，噪声导致的基底膜移位可引起听力损失，这是内毛细胞和（或）外毛细胞从其支持细胞上撕裂或破裂引起的（Patterson 和 Hamernik，1997）。随着暴露的总能量（声压峰值和呈现的强度）的增加，听觉系统的整体创伤也会增加（Ahroon 等，1996）。Salvi 等（1990）发现，在听觉创伤后，从栗鼠的下丘记录到增强的诱发反应，这似乎不是源自耳蜗。他们认为这可能反映了听觉通路上神经活动的重组。

虽然不同物种的主要噪声源对听觉的损害程度不同，不能直接适用于任何一个物种，但在所有被研究的物种中都发现了类似的影响（Roberto 等，1989；Garth，1990）。虽然犬类耳朵的听觉反应可能与其他物种不同，但在类似的情况下，犬类的研究结果可能与人类个体的研究结果相同。这对于军犬和警犬在危险环境中与训犬师一起工作尤为重要。

最后，研究表明，被置于听觉紧张环境（如犬舍）的犬，随着时间的推移，听觉会发生可测量的变化（Scheifele 等，2012）。进一步证据表明，军犬中存在着严重噪声暴露后的暂时性和永久性阈移（Scheifele，2014；Sonstrom，2015）。鉴于有大量证据表明噪声导致的听力损失在许多物种中存在，当犬类在类似的情况下工作时，它们的听觉系统不可避免地会受到类似的影响。在没有听力筛查、监控程序和听力保护装置的情况下，这些因素肯定会影响犬的听力。这对它们有效响应主人指令的能力产生了负面影响，特别是在具有挑战性的声音环境中。有大量的证据表明，各种程度的听力损失都会影响人类的语音识别，特别是在背景噪声存在时（Flexer，1999）。噪声对听觉系统的影响结果强调了在不同的环境中听力保护装置的重要性，以及什么时间和地点适用。目标是在不降低环境感知的情况下减少听觉系统受损的风险，而这可能是一项具有挑战性的任务。此外，应重视发展听力筛查和监测项目，特别是工作犬。

五、犬的听觉认知

犬类认知的听觉评估最近引起了研究人员

的兴趣。听觉信息的处理过程包括解剖学和生理学水平上的几个过程。声音信息通过外周神经传输后，经过脑干到达初级和次级听皮质，在那里进行更高层次的处理。例如，声信号的解码和编码需要对时间和谱系信息进行处理，可能涉及双耳整合、双耳分离和复杂环境下复杂信号的处理等功能。要想在更高的层次上整合和理解信息，就需要有某种形式的先验知识。这些过程中重要的功能包括认知、注意力和记忆，所有这些都跟来自其他部位的皮质结构（包括颞叶、顶叶和额叶皮质）有关。

有效执行任务和处理重要信息的能力需要在这些层次上正常运作，这对于某些犬类来说是至关重要的，特别是服务犬、警犬和军犬。此外，这些过程可能会对犬产生负面影响，因为它们对某些听觉刺激表现出厌恶反应，如烟花、雷暴或武器（Dreschel 等，2005；Dale 等，2010；Blackwell 等，2013；Scheifele 等，2016）。确定衡量这些过程的客观方法已成为研究人员最近的兴趣。暴露在危险情况下的犬出现了类似人类创伤后应激障碍的症状引起了关注（Black，2010）。例如，暴露于 IED 可能会导致听觉过敏或过度觉醒等行为。暴露在这些环境中可能会产生长期的后果，损害犬的某些能力潜在地将犬、它们的训导员和（或）它们所保护的人置于危险之中。

使用听觉诱发电位测量听觉认知可能对这类犬有价值。尽管研究正在兴起（Howell 等，2011，2012；Scheifele 等，2016），这些措施对动物种群的实用性尚不清楚。Sims 和 Moore（1984b）的早期研究表明，犬可测试出 AMLR，这是一种对中脑丘脑－皮质束和皮质的电生理学测量。在这项研究中，确定了中潜伏期成分，并测量了刺激强度对未麻醉和麻醉犬波形振幅和潜伏期的影响。犬类记录中识别出的波形配置与人类记录中识别出的波形类似。波峰

和波谷表现相似，各分量在如下强度范围（ms）内，即 No：7.43～7.77ms；Po：11.07～11.57ms；Na：13.62～14.20ms；Pa：20.04～20.68ms；Nb：39.08～39.37ms；Pb：54.25～55.21ms。改变刺激强度并不影响波幅或潜伏期。Murrell 等（2004）最近的一项研究表明，乙酰丙嗪镇静会导致 10 只犬的 AMLR 发生变化。清醒组 AMLR 组分 Pa、Nb、Pb 的绝对潜伏期明显短于镇静组。总的来说，镇静已经被证明影响更高水平的诱发电位，包括人和犬的 AMLR（Murrell 等，2004；Hall，2007）。长期目标是为 AMLR 建立规范的潜伏期和振幅值，并研究其在未注射镇静药的犬体内的实用性。

此外，有研究报道了听觉诱发电位在噪声恐惧症犬的应用。噪声恐惧症是一种与焦虑相关的疾病，研究发现，在犬的一生中，有 50% 的犬受到这种疾病的影响（Blackshaw 等，1990；Dale 等 2010；Blackwell 等 2013；Storengen 和 Lingaas，2015；Tiira 和 Lohi，2015）。犬反应的噪声来源各不相同；最常见的来源包括烟花、火器、雷暴和警报／警报器。行为研究表明，有几个因素可以导致噪声恐惧症，包括犬的早期环境和特定噪声的全面暴露（Blackwell 等，2013）。噪声反应和恐惧症已经被发现干扰工作犬和宠物犬的表现和日常生活（Tomkins 等，2011，2012；Batt 等，2008；Asher 等，2013；Sherman 等，2014）。此外，研究发现，听觉刺激可以降低处于潜在压力环境（如犬房）的犬的压力水平（Kogan 等，2012）。

Scheifele 等（2016）研究了一组恐惧症和非恐惧症犬的听觉诱发和事件相关电位的潜在使用。具体的听觉功能测量包括 ABR、AMLR、错配负性反应（MMN）和 ALLR。AMLR 是由听皮质、丘脑和额叶皮质的反应相互作用产生的，这些区域连接着负责认知功能

的下丘脑、海马和杏仁核，并与这些区域相互作用。ABR 和 AMLR 的联合使用为评估犬的听觉 – 认知功能提供了一个客观的工具。这些诱发电位在非行为性噪声音恐惧症的犬身上成功测得，然而，在绝对噪声恐惧症的犬身上却无法获得。这被认为是由于他们无法在行为上经受测试。需要注意的是，这些犬在测试期间没有被镇静（Scheifele 等，2016）。图 5-8 显示了在没有被镇静的情况下，有意识的犬身上记录的 AMLR 的例子。

Howell 等在一组犬中发现了错配负性反应（MMN），并报道称该技术可能为认知相关的任务提供有价值的见解（Howell 等，2011，2012）。错配负性反应是一种事件相关电位，由一定频率和标准刺激以及罕见的异常或"古怪"刺激组合而产生（Naatanen 等，1978）。这种反应发生在刺激开始后 100～300ms 的潜伏期范围内，被认为来自于颞叶的初级和次级听觉皮质，还有额叶的贡献。从生理学上讲，MMN 反应反映了几个连续的、基本的大脑过程，包括对声音特征的预先注意分析、认知过程、感觉记忆和对两种类型的刺激的持续比较和感知（Naatanen，2007）。尽管需要额外的研究来建立规范的 MMN 数据，并评估这项测量在犬身

上的实用性，这项测量可能提供了关于听觉认知的重要信息。

ALLR 产生于颞叶内的初级和次级听觉皮质、中脑网状激活系统和颞叶平面（Folmer，2011）。这种反应发生在刺激开始后的 100～400ms。从生理学上讲，这些指标反映了高级别觉认知功能。对 ALLR 在犬体内的应用和实用性的研究有限。实施需要做出反应或引起直接注意的措施对于犬类来说可能是不实际的。

六、犬前庭的概述

人们对犬的前庭神经系统疾病的了解不如对人的了解多，部分原因是很难找到实用的工具来评估犬的前庭神经系统。兽医通常进行神经学检查，以确定前庭功能障碍源于外周还是中枢。文献将犬的前庭功能障碍描述为犬特发性前庭疾病（或综合征）。外周前庭疾病与人类前庭神经炎有相似之处（Kent 等，2010）。外周前庭功能障碍相关的原因包括中耳感染、耳毒性、肿瘤、遗传来源、头部创伤、甲状腺问题和中枢问题或神经病变，以及特发性前庭综合征（Kent 等，2010）。前庭中枢功能缺陷的病因包括退行性疾病、维生素 B_1 缺乏、肿瘤、

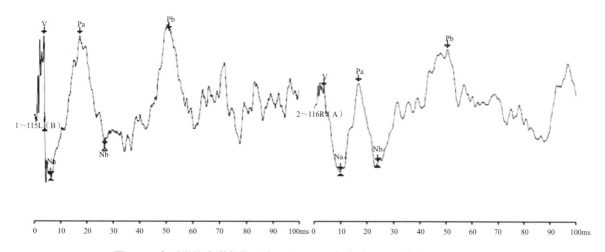

▲ 图 5-8　犬听觉的中潜伏期反应，从一只没有麻醉的 3 岁边境牧羊犬获得的记录

图片由 FETCHLAB™ Akron（Sonstrom，2016），The University of Akron，OH 提供

炎症或感染性疾病、耳毒性、创伤事件（头部创伤）或血管原因（脑血管事件）（Kent 等，2010）。患有前庭中枢性疾病的犬比患有外周性疾病的犬更难行走（Troxel 等，2005）。周围神经功能障碍通常导致犬转向或向一个方向倾斜，伴有眼震或由于前庭系统和视觉系统之间的沟通错误而产生不自觉眼球运动。Troxel 等（2005）发现，在犬的中枢性和外周前庭疾病中，旋转后眼震次数或头部倾斜程度没有差别。Garosi 等（2001）对 85 只患有中枢和外周疾病的犬进行了回顾性研究，结果表明，在 90% 的犬中，磁共振图像上发现的病变与根据临床体征怀疑的位置一致（Garosi 等，2001）。磁共振成像对犬前庭相关疾病的诊断和治疗肯定有帮助。前庭毒性药物也可导致前庭功能障碍。在哺乳动物中，长期大剂量全身应用庆大霉素后，常观察到前庭毒性和耳毒性作用。一项对 10 只犬耳局部应用庆大霉素的研究中，给药后 21d 没有发现耳蜗和前庭功能的改变（Strain 等，1995）。对前庭耳蜗系统有毒的药物的影响当然取决于给药的数量和方法。

总体研究结果表明，与影响外周前庭系统的疾病相比，前庭中枢疾病预后较差（Kent 等，2010；Troxel 等，2005），在人类前庭神经紊乱中也有类似的发现（Jacobson 和 Shepard，2016）。这可能是由于前庭损伤后的前庭代偿能力丧失或减弱的原因。外周损伤后的代偿很大程度上需要来自中枢系统的作用；而如果中枢系统受损，这一过程将受到影响（Jacobson 和 Shepard，2016）。在这些过程中还必须考虑几个额外的因素：患者的年龄、服用的药物类型/数量、环境因素（如饮食和压力）、基因组成等。兽医通常是根据犬的症状对前庭神经疾病进行治疗。最近，一项针对老年前庭病犬的治疗建议，在治疗良性阵发性位置性眩晕时，可使用人类的耳石复位手法（Kraeling，2014）。在

12 只测试犬中，成功地实施了一种改进版本的治疗（Kraeling，2014）。展望未来，进一步的研究对于评估、治疗和管理前庭障碍的犬是必要的。初始可以用识别人类前庭神经紊乱的测试进行评估，并确定其在犬类实用性。评估特定症状的特征可以明确避开生理病因，或者至少可以推断出病因是外周的还是中枢的。从人类到犬的平行研究的扩展可能为犬类中枢及外周疾病提供有价值的信息。

七、未来预期

（一）建立临床规范数据

不幸的是，对于犬的诊断性听力测试和解释，还没有普遍接受的规范或指南。当然，存在一般共识，但是，为了建立真正的规范数据，所有的测试参数和解释指南必须是一致的。当回顾文献时，情况并非如此，而且在犬类物种之间存在巨大差异的情况下很难实现。例如，不同的品种和（或）头部大小可能会导致测试结果的差异，从而导致受试者之间在统计上的显著差异。因此，建立同种幼犬和成年犬的数据将为以后比较听觉记录提供基础。一些研究人员测量了各品种和特定年龄犬的 ABR（Venker-van Haagen 等，1989；Holliday 等，1992；Shiu 等，1997；Munro 和 Cox，1997a；Palumbo 等，2014；Sonstrom，2015），这是过程的起点。此外，还需要认识到，在诊所的每一个例行检查都应建立规范数据。听力筛查的标准应该与诊断测试的标准分开收集，因为它们的参数不同。根据动物整形基金会网站的概述，已有犬的听力筛查指南。对于每个进行犬类听力测试的诊所来说，一个好的建议是获取他们自己独立的规范数据（可能的话，区分品种），以便在测试新病犬时用于比较。

在建立临床规范的检测中，应检测年龄

较小的犬，因为已经发现犬存在老年性耳聋（Shimada 等，1998；Ter Haar 等，2008；Ter Haar 等，2009）。应分别从幼犬和成年犬收集规范数据，主要是由于生长和成熟过程中整体大小的变化。尽管在 5—12 周龄的犬中，ABR 测试已经完全成熟（Strain 等，1991；Poncelet 等，2002），头部大小的变化在统计学上已被证明会影响 ABR 结果（Pook 和 Steiss，1990；Meij 等，1992；Shiu 等，1997；Munro 等，1997b；Kemper 等，2013）。此外，建立临床规范的检测应该先于受试者的环境暴露、噪声暴露或医疗暴露。在人类听力学中，一项推荐的技术是使用常规的测试参数获取 5～10 名正常受试者的听力学测试结果（Hood，1998）。这不仅保证了设备的正常运行，而且允许测试人员从设备中获取经验。个体收集的规范可以与文献进行一致性比较，然而当临床规范结果与已发布的规范时，用于测试和解释的所有参数（受试者、刺激和记录）都要相同，这一点至关重要（Hood，1998）。

（二）合适的声音大小参考

声级以分贝（dB）作为参考来表示。分贝表示两种声压或两种相应的声强度之比的对数（Humes 等，2006）。它是作为参考的声音强度单位。在空气中，该比率的分母中的参考量为声压 20μPa 或声强 10^{-12} W/m²。明确分贝水平的参考是重要的；如果不明确参考，就缺乏衡量标准，真正的声压级可能会被读者误解。当对犬进行 ABR 测试时，合适使用与实际强度声压级（如 peSPL）相关的分贝参考值，而不是与"正常"人类听力相关的分贝参考值（如 nHL）。当使用行为听力计时，人类的强度水平被参考为 dB HL，或分贝听力水平。dB HL 量表参考采用了人类正常听力的公认标准，其中 0dB 是人类每个听力测试频率的平均正常听力

（Mendel 等，1999）。换句话说，听力零点（0dB HL）是指正常听力人群在每个频率上的平均听力水平。0dB HL 不等于 0dB SPL，如在 250Hz 时，0dB HL=24.5dB SPL（Audiometric zero, McGraw-Hill Concise Dictionary of Modern Medicine，2002）。

在使用电生理设备时，使用标准化听力水平（dB nHL）来作为人体测试的参考。相对于 nHL 的分贝代表了一个用于指定短时间刺激（即点刺激）的尺度，该尺度被引用来表示了一组听力正常的人类受试者受点刺激后的平均行为阈值（Mendel 等，1999）。在犬类中，分贝的引用应相对于实际声压级（dB SPL）。与声压强相对应的分贝是根据在理想自由场听力条件下能够听到的最低中频声压，以微帕斯卡（μPa）表示的可听声音范围。在 ABR 测试中，SPL 是相对于峰等效 SPL（peSPL）的。峰值等效声压级等于 1000Hz 音调的振幅，就好像它相当于一次点刺激的峰值。SPL 在 1kHz 时的检测阈值为 20μPa，这是 0dB SPL 的参考。人类的听力阈值还没有发现与犬的听力阈值相等，因此使用 nHL 是不合适的。不幸的是，文献中关于犬类 ABR 测试参考用法的选择差异很大。在某些情况下，列出的声音大小没有参考，使得读者完全不了解来龙去脉。

（三）犬类 ABR 的筛查和诊断试验

犬类 ABR 测试有两个目的：听力筛查和诊断评估。听力筛查的推荐指南很简单，已被犬 ABR 的测试广泛使用。然而，对于诊断性测试，指南还不那么明确，人们正在进一步研究。筛查和诊断测试遵循的方案是不同的；因此，它们应该独立解决。此外，建立的犬的 ABR 测试规范应该谨慎使用人类的规范。人类（智人）和狗（犬类）是两个不同的物种。如前所述，两种物种在解剖和生理上存在差异。因此，

测试（包括标准评估、评价和解释）应该分开处理。

（四）犬听力筛查指南

关于犬类听力筛查的建议可以在动物整形基金会（OFA）网站上找到。这些建议是在路易斯安那州立大学比较生物医学和兽医学院的 George M. Strain 博士的许可下使用的。该网站亦提供先天性耳聋的概览及其他重要资源（如耳聋应用、ABR 测试地点、品种特异性耳聋）。OFA 会接受经委员会认证的兽医神经学家、经验丰富的兽医、神经科学专业人士和听力学家的测试。犬在生存期内测试一次即可。它们必须双耳都通过测试；单侧或双侧耳聋为测试不合格。刺激参数、数据获取和受试者参数设置如表 5-2 所示。OFA 网站的建议概述如下。

表 5-2 　ABR 筛检推荐的刺激和获得参数

刺激参数	ABR 设置
声强	102dB peSPL（筛检需要更高的强度）
叠加	最少 200 次
刺激频率(短声 /s)	33.1
刺激	100μs 短声
时间窗（ms）	12.8
极性	稀疏型（负极性）
窗	矩形
高通滤波器	100Hz
低通滤波器	1500Hz 或 3000Hz
电极位置	单通道：A1（翻转电极，左耳） Cz（非翻转电极，颅顶正中） A2（翻转电极，右耳） 双通道：A1（翻转电极，左耳） Cz（非翻转电极，颅顶正中） A2（翻转电极，右耳） 地线：颈背

- ABR 测试的对象是 35d 以上的犬。
- 用一个相当于 70～105dB nHL（正常听力水平）的信号获得一个在适当潜伏期后呈现峰值 I 和 V 的响应。
- 使用插入式耳机。
- 化学抑制是可选的。
- 测试不能产生由运动导致的易被误解的刺激伪音。
- 至少需要 200 次短声刺激才能获得响应。
- 如果记录是根据沿中线和在同侧乳突区放置的电极，那掩蔽音就不是必要的；如果电极被放置在顶点和 T-1 的中线上，掩蔽音是必要的。
- 在适当的情况下，当用气导刺激测试一只耳朵为聋时，并且存在传导性耳聋的可能性（慢性中耳炎、耵聍栓塞）时，建议用骨导刺激重复测试。
- 所有者及 OFA 可获得 ABR 测试图的副本。
- ABR 测试图的副本必须包含犬的名字或身份证明，将其与这项测试相关联。

（五）犬诊断评估指南

对于诊断性评估，听觉系统的评估应该是全面的。诊断性听力评估的目的是评估听力损失的类型和程度。这取决于疾病发生的地点和原因。如前所述，听力损失分为感音神经性、传导性或混合性。这个术语在人类听力学中很流行。然而，根据具体的标准和评估措施，对犬类的听力损失程度并没有明确的界定。在人类听力学中，听力损失的程度是根据行为测听得到的阈值来定义的。传统意义上讲，由于相关挑战性难题，犬并不使用这种方法进行评估。在正常听力犬中，文献中并没有明确定义其真正的听力阈值。在这方面有必要提供更多的特定品种的数据。表 5-3 列出了犬类听力损失类型和程度的推荐评估方法。

表 5-3 犬的诊断性检查：推荐的听力检测

听觉解剖学	推荐检测（评估类型）
外耳	耳镜（检查外耳道）
中耳	声阻抗检测（鼓室导抗图）
内耳	耳声发射（畸变耳声发射或瞬态耳声发射）；听觉脑干诱发电位、耳蜗电图、堆叠式听性脑干反应、听觉稳态反应
神经及听觉皮质	听觉脑干诱发电位、堆叠式听性脑干反应、听觉稳态反应、中潜伏期反应、长潜伏期反应、失匹配负波

1. 耳镜检查

应在进行听力学检查前行耳镜检查或外耳道检查，以排除影响进一步检查的禁忌证。禁忌证包括外耳道耵聍栓塞或耵聍过多等。任何阻塞外耳道的东西都可能影响测试结果，导致假阳性结果。耳镜检查后，应进行中耳评估，以排除中耳功能障碍，然后再进行气导 ABR 测试。中耳评估有助于不同类型的听力损失的诊断。如果确定有传导性听力损失，那么气导 ABR 波形将受影响，此时有必要进行骨导 ABR 测试。传导性听力损失可以导致波形峰值潜伏期的整体偏移（McGee 和 Clemis，1982）。中耳功能障碍或闭塞会阻碍犬在声场执行指令。一些研究人员已经成功地在犬身上进行了骨导 ABR 测试（Strain，1993；Munro 等，1997c；Wolschrijn 等，1997；Pomianowski 和 Adamiak，2010；answer 等，2011）。骨导 ABR 检测的等效替代方法是声导抗（一项简单、快速、可靠的中耳功能评估法）。

2. 鼓室导抗测试

鼓室导抗测试法是"一种对鼓膜（耳膜）压力顺应功能的检测（Martin 和 Clark，2012）"。尽管犬类在没有镇静或麻醉的状态进行鼓室导抗测试存在操作的局限性，但是这种方法的优越性已被成功地展示。在镇静 / 麻醉和意识清醒的犬中，阻抗听力测试的参考范围均已确定（Little 等，1989；Cole 等，2000；Owen 等，2015；Strain 等，2015）。鼓室导抗测试被认为是一种有用的无创性方法，可以帮助镇静 / 麻醉犬诊断中耳炎（Cole 等，2000）。在有意识的犬中也发现了峰值顺应性、峰值顺应压力、梯度和耳道容积的规范数据（Strain 等，2015）。一个限制是，由于外耳道的垂直和水平走行，适当的探头插入鼓室测量可能会使清醒状态的犬感到不舒服。这种解剖结构给完成测试所必需的密封要求提出了一个挑战。研究人员利用放置在垂直管道中的尖端延伸探头保证足够的密封来初步解决这个问题（Strain 等，2015）。对内耳的评估应该在对外耳和中耳的评估之后进行。

3. 耳声发射

耳声发射（OAE）被用来检测耳蜗功能，更确切地说，是反应内耳外毛细胞的功能。OAE 最早由 David Kemp 在 1979 年描述（Hall，2007）。OAE 分为自发 OAE（SOAE）和诱发 OAE（EOAE）。SOAE 发生在超过 50% 的正常听力人群中，在个体听力阈值的 10dB SPL 内表现为连续的音调信号（Martin 和 Clark，2012）。它们可以在外耳道被记录下来，通常发生在 1000～3000Hz 范围内，但人们发现它们也会在高于或低于这个频率出现（Martin 和 Clark，2012）。SOAE 是不能被人听见的，而且记录时其振幅会有变化。早期研究有证据表明犬可产生 SOAE（Decker 和 Fritsch，1982；Ruggero 等，1984）

有两种类型的 EOAE，即瞬态诱发 OAE（TEOAE）和畸变产物 OAE（DPOAE），它们都是通过信号平衡设备记录的（关于 OAE 的额外信息见第 7 章和第 8 章）。中耳功能必须正常才能可靠地获得 EOAE。正常或轻度听力损失的个体常可记录到正常是 EOAE。然而，当听力损失超过 40dB HL 时，EOAE 通常消失。

通常使用较短声刺激来诱发 TEOAE（如短声）。短声可使耳蜗内较广泛的区域产生反应，通常在低到中频范围（500～4000Hz）。畸变产物耳声发射是由两个不同的频率诱发耳蜗产生的 500～10 000Hz 的新频率反应。畸变产物耳声发射通常与正常听力个体的行为听力检测结果一致（Martin 和 Clark，2012）。关于 EOAE 的一个重要原则是，它们起源于耳蜗，特别是耳蜗的外毛细胞。因此，目前的正常 EOAE 并不代表整个听觉通路的听觉功能正常；一个人需要额外的测试来评估其他结构的功能（如鼓室导抗检测中耳功能，ABR 测试评估听觉神经和脑干功能）。最后，EOAE 异常不能说明听力损失的程度。EOAE 已经成功地在犬身上被记录，但是犬对噪声高度敏感，因此噪声可对记录结果产生干扰（Schemera 等，2011；McBrearty 和 Penderis，2011；Scheifele 和 Clark，2012；Strain 等，2016）。收集到的 OAE 反应需与耳内外噪声源产生的噪声进行平衡。如果房间内的噪声水平较高，则会影响 OAE 输出。因此，外部因素会限制 EOAE 在犬体内的使用。此外，EOAE 的探头尖端应放置在尽可能深的外耳道垂直部分，以防止噪声影响。这对于没有注射镇静药的犬来说是不舒服的，进一步限制了它们的实用性。

4. ABR 测试

在对外耳、中耳和内耳进行评估后，建议进行 ABR 测试。用于 ABR 测试的不同的声音刺激提供不同的信息。筛查环境中的短声刺激反应可以提示检测范围内是否听力正常。当在诊断环境中使用短纯音时，可以确认特定频率范围内的听力状态。在人类听力测试中，使用短声已经被证明不足以比较 ABR 阈值和行为阈值，这一发现已经被研究人员广泛接受并记录多年（Eggermont，1982；Picton 和 Stapells，1985；Stapells 和 Oates，1997；Stapells，

2011）。具体来说，由于短声是一个单一的"点"评估，不能在整个频率谱的阈值（Stapells，2011）。短声是宽带的，刺激了大部分耳蜗，仅仅代表了动物在整个频谱中的"最佳"听力（Stapells，2011）。犬的听力阈值与人类是不同的，因此，我们不能确切地知道短声引起耳蜗反应的频率范围（如 3000～4000Hz），并且刺激必须在检测设备的输出水平以内。因此，如果我们单独使用宽带的短声刺激，那么在该范围之外的频率的听力就不会被评估。通常，最重要的频率是那些对于犬来说能听到的频率，比如与主人或驯犬人有效交流的人类语言。诊断性 ABR 测试的方法是从高强度刺激开始，然后逐级降低到低强度来记录，直到不再得到可靠和可重复的反应（如峰值无法识别）。

有人可能会问：开发一种频率特定的方案来测试犬的听力，这意味着什么？在罕见的情况下，我们为戴有扩音装置（即助听器）的患者使用 ABR 检测阈值，就像我们对婴儿或难以测试的患者所做的那样。此外，听觉不是犬的主要感官，它们的主要感官是嗅觉。在犬类中应用这种评估方法的局限性在于，需要获得 4 个或以上频率（500Hz、1000Hz、2000Hz 和 4000Hz），并通过逐渐降低频率强度直至响应消失来确定阈值，这非常耗时。此外，镇静或麻醉在犬的诊断测试中可能是必要的，以避免不必要的伪音，但这可能影响波形响应。当在手术室或诊所对人体实施这种方法时，测试需要一个多小时，如果必须测骨传导，测试时间还会增加。因此，使用短声是否足以建立阈值来达到我们的目的？也许使用以高频率为重点的短声，加上低频率的刺激，足以获得犬的听觉功能的整体画面。有证据表明，当测试时间有限时，这种方法在估计人类的行为阈值时是一种可靠的获取关键信息的方法（Gorga，2006）。此外，这可能对不能使用镇静药的犬更实用。在发展

规范性数据和建立诊断性 ABR 检测的基准措施方面，这些考虑仍然很重要。此外，这一讨论揭示了需要进一步研究犬的听力测试的研究领域的问题。诊断测试推荐的刺激和采集参数见表 5-4。

表 5-4　犬的诊断测试：推荐的刺激和获得参数

刺激参数	ABR 设置
声强	30～116dB peSPL（逐级下降的方法评估阈值）
叠加	最少 500 次；明确重复性
刺激频率（短声 /s）	• 可变（越慢波形越好，越快越节省检测时间） • 使用慢速或快速模式（如 11.7 和 77.7 短声 /s）可提高检测蜗后病变的敏感性
刺激	• 100μs 短声用于扫描和（或）神经病诊断 • 频率特异性刺激（如 500Hz、1000Hz、2000Hz、4000Hz） • 如果时间有限：以短声和低频短纯音刺激
时间窗（ms）	12.8μs（低频可能需要更长的时间窗）
极性	• 稀疏型［也可用压缩型和（或）交替型］ • 稀疏型 + 压缩型有助于从耳蜗微音电位（CM）中分离波 I；极性逆转时 CM 也会翻转，但神经成分（波 I）不会翻转；变换极性会抵消 CM
窗	矩形
高通滤波器	100Hz
低通滤波器	1500Hz 或 3000Hz
电极位置（根据国际电极位置系统 10-20）	单通道：A1（翻转电极，左耳） Cz（非翻转电极，颅顶正中） A2（翻转电极，右耳） 双通道：A1（翻转电极，左耳） Cz（非翻转电极，颅顶正中） A2（翻转电极，右耳） 地线：颈背

Scheifele 和 Clark（2012）回顾了几种听觉功能测试，包括 ABR、OAE 和 ASSR。ASSR 与 ABR 相似之处在于它不受意识状态的影响。它是一种听觉诱发电位，可以在短时间内提供特定频率的阈值预测，这在测试犬时可能是有利的。这种来自大脑的听觉电生理反应是由刺激的调制振幅和频率特征引起的，相对于刺激的振幅和相位都是稳定的（Scheifele 和 Clark，2012）。

ABR 是对一段时间内重复的单一瞬态刺激的一种瞬态反应，而 ASSR 是一种连续的"稳态"神经反应，其波形遵循连续刺激的调幅波形（Martin 和 Clark，2012）。这种被调节的刺激会随着时间的推移而发生变化，从而导致大脑的反应与刺激的调节一致。为了让大脑对频率做出反应，耳蜗必须对频率非常敏感，否则就不会有反应。Cone-Wesson 等（2002）发现，ASSR 提供了与人类的短纯音 ABR 相似的行为纯音调阈值评估，而测试所需的时间更少。Markessis 等（2006）对犬进行了 ASSR 测试，为特定频率的 ASSR 阈值测量定义了刺激参数。他们报告与音频 ABR 测试相比，使用 ASSR 可以更快地获得听力测量结果。如果 ASSR 使用特定频率的刺激，通常为 500～4000Hz，它等同于应用特定频率刺激的 ABR 波 V（Stapells，2011）。另一个优势是，ASSR 允许同时对双侧耳进行多个频率测试。

另一种有实用性可能的在短时间内评估多个频率的阈值的听觉电生理测量方法是堆叠 ABR 测试。"堆叠" ABR 利用听觉刺激，刺激耳蜗的所有频率区域，本质上是一种使用叠加反应来评估整个神经活动的方案。已知堆叠 ABR 具有 83% 的特异性和 95% 的敏感性，特别是在检测小肿瘤方面（Don 等，2011）。它是由不同强度的波 V 响应叠加而成的。它本质上是波 V 的峰谷测量，这给出了 ABR 中所有频率的振幅的更精确测量。虽然在犬身上使用这种方法还需要研究，但它可能是一种很有前途的评估方法，可以快速、敏感地记录，同时提供比阈值估计更高的准确性。

对犬检测 AMLR 提供了另一种使用类似

诱发反应（40Hz反应）来评估听觉阈值的方法。Galambos、Makeig和Talmachoff在1981年首次描述了40Hz电位（Hall，2007）。这个电位的记录与AMLR相似；然而，刺激的速度更快。这在犬测试时是有利的，因为测试可以在更短的时间内完成。40Hz响应使用相对较快的刺激呈现率（即每秒钟40个刺激）和更少的叠加（如200次），因为它具有更高振幅分量的特征（Galambos等，1981；Hood，1998）。它通常使用500Hz的短纯音刺激来记录。40Hz响应的波形分量包括在100ms时间窗口内的四个宽峰值。当强度降低时，潜伏期保持稳定；而随着刺激强度的降低，反应的振幅减小。为了评估响应的存在与否，波形的四个峰值（周期）应在100ms的时间窗内以25ms的间隔重复出现（Hood，1998；Hall，2007）。短纯音可以有效地引起反应，并允许对行为、听力阈值进行特定频率的估计（Galambos等，1981；Hall，2007）。Galambos等（1981）描述，40Hz的反应阈值通常在受试者行为阈值约10dB内。由于成熟和镇静作用的影响，该测试在婴幼儿中并不适用（Galambos等，1981），因此，该测试可能不适用于幼犬。然而，由于它能够在几秒钟内获得回应，它在建立成年犬的行为阈值方面提供了实用性。影响40Hz反应的因素包括年龄、睡眠和镇静，因此，在该测试中，犬需要保持清醒，而不是镇静（Hall，2007）。据我们所知，这项测试还没有在犬身上进行过研究。

（六）犬类事件相关电位的展望

如前所述，有几种测量方法可以用来评估犬的中枢听觉系统功能。然而，从实用性和在不同的犬群使用的意义上，这些措施值得进一步的研究。主要的研究对象可能是工作犬，包括服役犬、军犬和警犬。如果在基线时间（如上岗前）进行记录，则可以对暴露在危险环境中的犬进行追踪，以评估其听觉–认知功能的生理变化。暴露在危险环境中的犬如果康复，这些评估可以与行为的主观评估相结合，用来衡量结果。但是，有必要为这些措施建立特定品种的规范性数据。目前，服务犬和（或）工作犬在服役前不需要进行任何形式的听觉筛查。展望未来，考虑到犬类在危险工作环境中的风险水平，客观听觉措施的实施无疑是有益的。至少，工作犬应该获得一个基本诊断性ABR测试，以评估听觉系统的完整性。考虑到这些工作犬是训练来保护和保证他人免受危险的，至少，这些工作犬应该接受ABR筛查。高级电生理电位的加入可以进一步提供有关中枢听觉系统和处理声音信息的皮质通路完整性的有价值的信息。

（七）犬类听力损失的鉴定与管理

在讨论犬类听力损失的处理之前，重要的是要认识到听力并不是犬类的主要感觉。它们的主要感官是嗅觉；事实上，犬可能有3亿个嗅觉感受器，而人类只有600万个（Wason，2001）。犬通过嗅觉就能识别同种动物的一些属性，包括性别、成熟度、繁殖状况、健康问题和情绪（Scheifele等，2012）。它们可以跟随气味的踪迹，在不同的环境中寻找玩具和潜在的猎物。它们可以检测人类的癌症、识别人类指纹、检测臭虫、毒品的细小痕迹、爆炸物，并找到失踪的人（Willis，2004；Houpt，2011；Scheifele，2012）。了解嗅觉是犬的主要感官，对于那些有后天或先天性听力丧失的犬的主人来说是至关重要的。如果犬失去了它们的听力或天生耳聋，它们可以通过嗅觉来补偿其他的感知。

犬主人应该小心，不要把自己对犬的听力损失的感受及这种损失可能对他们生活的影响归咎于犬（Scheifele，2012）。补偿方式有多种，这样在听力丧失的情况下，犬和主人都能过着愉快的生活。当有听力损失时，应强调主人和犬之间的交流（Scheifele，2012）。此外，当犬听不到主人的命令时，它也有缺点和安全问题。这对于那些在生命后期听力损失的犬来说尤其重要，因为它们曾接受过口头命令的高度训练（Scheifele，2012）。虽然这对于双方来说都是令人沮丧的，但问题可以得到解决，这样犬和主人都能过上愉快的生活。此外，犬主人可以在早期进行训练，这样当听力受损时，主人和犬之间可以有一个平稳的过渡以进行有效的沟通。

处理听力损失的第一步是可靠地确定听力损失的类型和程度。鉴别犬类听力损失的金标准是 ABR 试验。对于先天性耳聋的犬，从一开始就应建立有效的沟通方式，以确保犬和犬主人享有安全及愉快的生活方式。先天性听力损失可能无法及早发现，因为幼犬会将自己的行为与其他幼犬融合在一起。然而，一只失聪的幼犬可能会比其他犬表现出更有攻击性和更多声音，因为它们无法听到环境中的声音和其他发声（包括他们自己的声音）。对于患有听力损失而又无法得到兽医治疗的犬，如老年性耳聋的犬，应该发展和（或）修改沟通策略。通常，任何与健康有关的问题的第一个迹象是犬的行为改变；这可以由犬主人识别。对于被确诊为单侧耳聋的犬来说，主要的问题是它们定位声音来源的能力；这些犬在某些环境下可能会迷失方向。在任何情况下，首先应该通过兽医对犬进行评估来排除医疗问题。如果推荐进行听力测试，ABR 测试可以明确是否存在听力损失。可能引起听力关注的行为和警告信号包括以下任何一种（Scheifele 等，2012）。

- 犬不会对环境中的命令或声音做出反应。

- 犬不会叫醒主人，也不会和主人打招呼。
- 犬在人们期待它醒来时睡觉；通常情况下，如果幼犬没有在其他幼崽醒来时醒来，饲养员会怀疑幼犬听不见声音。
- 当给予犬曾经感兴趣的语言暗示时，它们会失去兴趣，表现出困惑、迷失方向或焦虑不安。
- 犬会被（意外的）触碰或大声的声音吓一跳，而这些声音曾经对它们没有影响。
- 当给犬下达之前的训练命令时，它们表现出困惑。
- 犬的活动量普遍减少，睡得也比预期的多。
- 与同年龄/品种的犬相比，犬会过度吠叫，或有不寻常的声音。

对于工作犬来说，训练师意识到犬需要听力损失鉴定是至关重要的；他们可能需要发出更大、更强烈的声音指令才能使犬听见，这使得他们或犬所保护的对象处于危险之中。如果听不到声音指令，可以使用手势来完成任务。除非犬接受听觉和视觉的双重训练，否则听力损失会对犬和（或）它们所保护的动物造成毁灭性的影响。这就解释了为什么工作犬群体需要进一步强调听力保护设备和程序。然而，对于在危险环境中需要听觉的犬来说，听力保护装置的开发具有挑战性。因此，这些设备应谨慎选择，以帮助最大限度地减少听力损失，而不过度保护和减少个人（或犬）对形势的认知（NATO Task Group RTO Technical Report HFM-147，2010）。

一旦听力损失得到证实，有几种方法可以让犬和主人之间保持持续的、积极的关系。一种有效的、积极主动的训练技巧是从一开始就在训练行为中涵盖语言、手、面部和（或）身体。这使得犬能够有效地对训练过的信号做出反应，即使在以后的生活中听力受损。此外，确保犬从一开始就得到适当的社交也是至关重要的。这包括同其他犬和（或）不同品种和性别的动物、所有年龄和种族的人类、声音、工具、道具（如清洁设备）、车辆等的社交。这可以防止当犬成长和暴露在不同的情况下的有害行为，如攻击或恐惧。在要求犬进行训练动作前，教会犬寻找和理解主人的眼神，这是训练过程中的另一个重要步骤（Scheifele，2012）。视觉提示还可以包括使用道具，如闪光灯等，以增强训练体验。振动项圈也可以用来训练有听力损失或耳聋的犬的行为。

与天生耳聋的犬相比，获得性听力损失的动物更容易接受训练（Strain，2011）。尽管如此，还是有一些手势，包括美国手语的变体，已经被开发用来与失聪的犬进行有效的交流。已有研究可以指导犬主人进行这些过程［详见 Becker（1997）、Eaton（2005）、Senechal（2009）和 Hayward（2015）的研究］。训练一只聋犬或一只听力受损的犬当然是可能的，然而它需要额外的训练，需要加强练习，而主人需要耐心和坚持，并在每次训练过程中给予表扬。

在与失聪的犬打交道时，应注意安全问题。失聪的犬听不到可能危及生命的声音（如车辆），这些声音会使它们处于危险之中。因此，主人主动采取措施确保犬的安全是很重要的，例如，有形的或无形的栅栏和可以振动、发光和（或）发出声音的项圈。即使有外部安全措施，主人对犬的位置和行为的意识和关注也很重要。主人可以控制他们的犬，但不能总是控制未知的东西，比如犬可能来他们领地，街道上的车辆或其他潜在的危险（Scheifele 等，2012）。

用扩音器或其他设备治疗犬的听力损失尚处于起步阶段；在做出这些决定之前，应该考虑以下方面。人们必须记住，听觉不是犬的主要感官，因此，它们能够很好地弥补听力损失，这些设备可能不是最合适的方法。犬类扩音装置有严格的候选标准；这些标准不仅适用于犬，也适用于犬的主人（Scheifele 等，2012）。如果聋犬主人考虑扩音治疗方案，则鼓励学习关于这种方案的实用性、优点和缺点。

八、结论

关于犬听力学领域目前有大量研究，部分领域将来会进一步拓展。为建立可靠、有效、规范的犬听力测试数据，今后的研究应在系统、一致、可控的基础上开展。对于犬的听觉和前庭障碍的评估，有几个听力测量方法的优点需要进一步的研究。当然，这些措施的实用性应该在未来的研究中解决；对于人类来说评估可行的对于犬类来说可能并不可行。此外，在开始犬类繁育计划之前，积极主动地接受教育，将持续减少因先天性听力损失发生率较高的犬种导致的耳聋。对于被诊断为听力损失的犬，它们的残疾可以通过使用适当的训练技术来处理，以确保积极、健康的生活方式，以及犬与主人之间的关系。犬的听力评估和管理是多学科的。大力鼓励对此感兴趣的兽医、听力学家、动物行为学家、动物科学家、神经生理学家和神经科学家在这一领域的合作。来自不同学科的研究人员应该继续合作，以取得最大的成果。尽管如此，犬类听力学领域仍处于起步阶段，有大量领域值得进一步研究。

参 考 文 献

[1] Akijoshi, M.; Amemiya, A.; Sato, K.; Takeda, T.; Shoji, T. On the Pathogenesis of Acoustic Trauma in Rabbits and Guinea Pigs Due to Explosion. *Int. Audiol.* 1966, *5*, 270-271.

[2] American Clinical Neurophysiology Society website. Guideline 9a: Guidelines on Evoked Potentials, 2006. http://www.acns.org.

[3] Andics, A.; Gácsi, M.; Faragó, T.; Kis, A.; Miklósi, Á. Voice-Sensitive Regions in the Dog and Human Brain are Revealed by Comparative fMRI. *Curr. Biol.* 2014, *24* (5), 574-578.

[4] Anwer, C.; Schwarz, T.; Volk, S. W.; Vite, C. ABR Testing in a Dog with Bilateral External Ear Canal Atresia. *J. Amer. Animal Hosp. Assoc.* 2011, *47* (5), 370-374.

[5] Asher, L.; Blythe, S.; Roberts, R.; Toothill, L.; Craigon, P. J.; Evans, K. M.; Green, M. J.; England, G. C. W. A Standardized Behavior Test for Potential Guide Dog Puppies: Methods and Association with Subsequent Success in Guide Dog Training. *J. Vet. Behav. Clin. Appl. Res.* 2013, *8*, 431-438.

[6] Audiometric Zero. McGraw-Hill Concise Dictionary of Modern Medicine, 2002. http:// medical-dictionary. thefreedictionary.com/audiometric+zero (accessed June 5, 2015).

[7] Batt, L. S.; Batt, M. S.; Baguley, J. A.; McGreevy, P. D. Factors Associated with Success in Guide Dog Training. *J. Vet. Behav. Clin. Appl. Res.* 2008, *3*, 143-151.

[8] Bach, J.-P.; Lüpke, M.; Dziallas, P.; Wefstaedt, P.; Uppenkamp, S.; Seifert, H.; Nolte, I. Functional Magnetic Resonance Imaging of the Ascending Stages of the Auditory System in Dogs. *BMC Vet. Res.* 2013, *9*, 210.

[9] Barin, K. *Clinical Neurophysiology of Vestibular Compensation in Balance Function Assessment and Management*; Jacobson, G. P., Shepard, N. T., Ed.; Plural Publishing Inc.: San Diego, 2016; 2nd edition, pp 77-97.

[10] Bauch, C. D.; Olsen, W. Average 2000-4000 Hz Hearing Sensitivity and ABR Results. *Ear Hear.* 1987, *8*, 184.

[11] Bauch, C. D.; Olsen, W. The Effect of 2000-4000 Hz Hearing Sensitivity on ABR Results. *Ear Hear.* 1986, *7*, 314-317.

[12] Becker, S. C. *Living with a Deaf Dog. A Book of Advice, Facts and Experiences About Canine Deafness*; Susan Cope Becker: Cincinnati, OH, 1997.

[13] Berns, G. S.; Brooks, A.; Spivak., M. Replicability and Heterogeneity of Awake Unrestrained Canine fMRI Responses. *PLoS ONE* 2013, *8* (12), e81698. DOI: 10.1371/journal.pone. 0081698.

[14] Berns, G. S.; Brooks, A. M.; Spivak, M. Functional MRI in Awake Unrestrained Dogs. *PLoS ONE* 2012, *7* (5), e38027. DOI: org/10.1371/journal.pone.0038027.

[15] Black, D. Texas A&M Veterinary School, 2010. http://vetmed.tamu.edu/news/pet-talk/ ptsd-in-dogs.

[16] Blackshaw, J. K.; Cook, G. E.; Harding, P.; Day, C.; Bates, W.; Rose, J.; Bramham, D. Aversive Responses of Dogs to Ultrasonic, Sonic and Flashing Light Units. *Appl. Anim. Behav. Sci.* 1990, *25*, 1-8.

[17] Blackwell, E. J.; Bradshaw, J. W. S.; Casey, R. A. Fear Responses to Noises in Domestic Dogs: Prevalence, Risk Factors and Co-Occurrence with Other Fear Related Behavior. *Appl. Anim. Behav. Sci.* 2013, *145*, 15-25.

[18] Bodenhamer, R. D.; Hunter, J. F.; Luttgen, P. J. Brain Stem Auditory-Evoked Responses in the Dog. *Amer. J. Vet. Res.* 1985, *46*, 1787-1792.

[19] Childress, J.; McDowell, E.; Dalai, V. V. K.; Bogale, S.; Ramamurthy, C.; Jawaid, A.; Kunik, M.; Qureshi, S.; Schulz, P. Hippocampal Volumes in Patients with Chronic Combat-Related Posttraumatic Stress Disorder: A Systematic Review. *J. Neuropsychiatry Clin. Neurosci.* 2013, *25* (1), 12-25.

[20] Coats, A. C. Human Auditory Nerve Action Potentials and Brainstem Evoked Responses: Latency-Intensity Functions in Detection of Cochlear and Retrocochlear Abnormality. *Arch. Otolaryngol.* 1978, *104* (12), 709-717.

[21] Cohen, M. S.; Britt, R. H. Effects of Sodium Pentobarbital, Ketamine, Halothane, and Chloralosed on Brainstem Auditory Evoked Responses. *Anesthesia Analgesia* 1982, *61*, 338-343.

[22] Cole, L. K.; Podell, M.; Kwochka, K. W. Impedance Audiometric Measurements in Clinically Normal Dogs. *J. Amer. Vet. Med. Assoc.* 2000, *61* (4), 442-445.

[23] Cole, L. K. Primary Secretory Otitis Media in Cavalier King Charles Spaniels Review Article. *Vet. Clin. North Amer. Small Animal Pract.* 2012, *42* (6), 1137-1142.

[24] Cone-Wesson, B.; Dowell, R.; Tolin, D.; Rance, G.; Min, W. J. The Auditory Steady-State Response: Comparisons with the Auditory Brainstem Response. *J. Amer. Acad. Audiol.* 2002, *13*, 173-187.

[25] Dale, A. R.; Walker, J. K.; Farnworth, M. J.; Morrissey, S. V.; Waran, N. K. A Survey of Owners' Perceptions of Fear of Fireworks in a Sample of Dogs and Cats in New Zealand. *N. Z. Vet. J.* 2010, *58*, 286-291.

[26] Decker, T. N.; Fritsch, J. H. Objective Tinnitus in the Dog. *J. Am. Vet. Med. Assoc.* 1982, *180*, 74.

[27] DeLahunta, A.; Glass, E. Vestibular System: Special Poprioception. In *Veterinary Neuroanatomy and Clinical Neurology*; Suanders, Elsevier: St. Louis, MO, 2009; pp. 319-347.

[28] Don, M.; Kwong, B.; Tanaka, C. Interaural Stacked Auditory Brainstem Response Measures for Detecting Small Unilateral Acoustic Tumors. *Audiol. Neurootol.* 2011, *17* (1), 54-68.

[29] Dreschel, N. A.; Granger, D. A. Physiological and Behavioral Reactivity to Stress in Thunderstorm- Phobic Dogs and Their Caregivers. *Appl. Anim. Behav. Sci.* 2005, *95* (3), 153-168.

[30] Eaton, B. *Hear, Hear!: A Guide to Training a Deaf Dog*, 4th Ed.; Barry Eaton: Chilbolton, UK, 2005.

[31] Eger, C. E.; Lindsay, P. Effects of Otitis on Hearing in Dogs Characterized by Brainstem Auditory Evoked Response Testing. *J. Small Anim. Pract.* 1997, *38*, 380-386.

[32] Eggermont, J. J. The Inadequacy of Click-Evoked Auditory Brainstem Responses in Audiological Applications. *Ann. N. Y. Acad. Sci.* 1982, *388*, 707-709.

[33] Famula T. R.; Cargill, E. G.; Strain, G. M. Heritability and Complex Segregation Analysis of Deafness in Jack Russell

Terriers. *BMC Vet. Res.* 2007, *3*, 31.

[34] Famula, T. R.; Oberbauer, A. M.; Williams, D. C. Complex Segregation Analysis of Deafness in Dalmatians. *Am. J. Vet. Res.* 2001, *61*, 550-553.

[35] Fay, R. R.; Popper, A. N. *Comparative Hearing: Mammals. Springer Handbook of Auditory Research Series*; Springer-Verlag: New York, NY, 1994.

[36] Fay, R. R. *Hearing in Vertebrates: A Psychophysics Databook*; Hill-Fay Associates: Winnetka, IL, 1988.

[37] Flexer, C. *Facilitating Hearing and Listening in Young Children*, 2nd Ed.; Delmar Learning: Clifton Park, NY, 1999.

[38] Folmer, R. L.; Billings, C. J.; Diedesch-Rouse, A. C.; Gallun, F. J.; Lew, H. L. Electrophysiological Assessments of Cognition and Sensory Processing in TBI: Applications for Diagnosis, Prognosis and Rehabilitation. *Int. J. Psychophysiol.* 2011, *82*, 4-15.

[39] Forsythe, W. B. Tympanographic Volume Measurements of the Canine Ear. *Am. J. Vet. Res.* 1985, *46* (6), 1351-1353.

[40] Galambos, R.; Makeig, S.; Talmachoff, P. J. A 40-Hz Auditory Potential Recorded from the Human Scalp. *Proc. Natl. Acad. Sci.* 1981, *78*, 2643-2647.

[41] Garosi, L. S.; Dennis, R.; Penderis, J.; Lamb, C. R.; Targett, M. P.; Cappello, R.; Delauche, A. J. Results of Magnetic Resonance Imaging in Dogs With Vestibular Disorders: 85 Cases (1996-1999). *J. Am. Vet. Med. Assoc.* 2001, *218* (3), 385-391.

[42] Garth, R. J. N. Review Article: Blast Injury of the Auditory System: A Review of the Mechanisms and Pathology. *J. Laryngol. Otol.* 1994, *108*, 925-929.

[43] Gorga, M. P.; Johnson, T. A.; Kaminski, J. K.; Beauchaine, K. L.; Garner, C. A.; Neely, S. T. Using a Combination of Click- and Toneburst-Evoked Auditory Brainstem Response Measurements to Estimate Pure-Tone Thresholds. *Ear Hear.* 2006, *27* (1), 60-74.

[44] Hall, J. W. III. *New Handbook of Auditory Evoked Responses*; Allyn & Bacon: New York, NY, 2007.

[45] Hamernik, R. P.; Turrentine, G.; Roberto, M.; Salvi, R.; Henderson, D. Anatomical Correlates of Impulse Noise-Induced Mechanical Damage in the Cochlea. *Hear. Res.* 1984a, *13* (3), 229-247.

[46] Hamernik, R. P.; Turrentine, G.; White, C. G. Surface Morphology of the Inner Sulcus and Related Epithelial Cells of the Cochlea Following Acoustic Trauma. *Hear. Res.* 1984b, *16*, 143-160.

[47] Harcourt-Brown, T. R.; Parker, J. E.; Granger, N.; Jeffery, N. D. Effect of Middle Ear Effusion on the Brain-Stem Auditory Evoked Response of Cavalier King Charles Spaniels. *Vet. J.* 2011, *188* (3), 341-345.

[48] Hayward, T. *A Deaf Dog Joins the Family: Training, Education, and Communication for a Smooth Transition*; Createspace Independent Publishing Platform: Seattle, WA, 2015.

[49] Heffner, H. E. Hearing in Large and Small Dogs: Absolute Thresholds and Size of the Tympanic Membrane. *Behav. Neurosci.* 1983, *97*, 310-318.

[50] Holliday, T. A.; Te Selle, M. E. Brain Stem Auditory-Evoked Potentials of Dogs: Wave Forms and Effects of Recording Electrode Positions. *Am. J. Vet. Res.* 1985, *46*, 845-851.

[51] Holliday, T. A.; Nelson, H. J.; Williams, D. C.; Willits, N. Unilateral and Bilateral Brainstem Auditory-Evoked Response Abnormalities in 900 Dalmatian Dogs. *J. Vet. Intern. Med.* 1992, *6* (3), 166-174.

[52] Hood, L. J. *Clinical Applications of the Auditory Brainstem Response*; Delmar, Cengage Learning: Clifton Park, NY, 1998.

[53] Houpt, K. A. *Domestic Animal Behavior for Veterinarians & Animal Scientists*, 5th ed.; Wiley-Blackwell: Ames, IA, 2011.

[54] Howell, T. J.; Conduit, R.; Toukhsati, S.; Bennett, P. Auditory Stimulus Discrimination Recorded in Dogs, as Indicated by Mismatch Negativity (MMN). *Behav. Proc.* 2012, *89* (1), 202-205.

[55] Howell, T.; Conduit, R.; Toukhsati, S.; Bennett, P. Development of a Minimally-Invasive Protocol for Recording Mismatch Negativity (MMN) in the Dog (Canis familiaris) Using Electroencephalography (EEG). *J. Neurosci. Methods* 2011, *201*, 377-380.

[56] Humes, L. E.; Joellenbeck, L. M.; Durch, J. S., Eds. *Noise and Military Service: Implications for Hearing Loss and Tinnitus*; National Academies Press: Washington, DC, 2006.

[57] Hurley, R.; McGowan, J.; Arfanakis, K.; Taber, K. Traumatic Axonal Injury: Novel Insights into Evolution and Identification. *J. Neuropsychiatry Clin. Neurosci.* 2004, *16* (1), 1-7.

[58] Jacobson, G. P.; Shepard, N. T. *Balance Function Assessment and Management*; Plural Publishing Inc.: San Diego, CA, 2016.

[59] Jasper, H. H. The Ten-twenty Electrode System of the International Federation. *Electroencephalogr. Clin. Neurophysiol.* 1958, *10*, 371-375.

[60] Jewett, D. L.; Williston, J. S. Auditory-Evoked Far Fields Averaged from the Scalp of Humans. *Brain* 1971, *94*, 681-696.

[61] Kaipio, M. L.; Cheour, M.; Ceponiene, R.; Ohman, J.; Alku, P.; Naatanen, R. Increased Distractibility in Closed Head Injury as Revealed by Event-related Potentials. *Neuroreport* 2000, *11*, 1463-1468.

[62] Kawasaki, Y.; Inada. Peaks of Brainstem Auditory Evoked Potentials in Dogs. *Vet. Res. Commun.* 1994, *18*, 383-396.

[63] Kawasaki, Y.; Inada, S. Effects of Analog Filtering on Brain Stem Auditory-Evoked Potentials in Dogs. *Am. J. Vet. Res.* 1992, *53*, 1096-1100.

[64] Kay, R.; Palmer, A. C.; Taylor, P. M. Hearing in the Dog as Assessed by Auditory Brainstem Evoked Potentials. *Vet. Rec.* 1984, *114*, 81-84.

[65] Kemper, D. L.; Scheifele, P. M.; Clark, J. G. Canine Brainstem Auditory Evoked Responses are not Clinically Impacted by Head Size or Breed. *Physiol. Behav.* 2013, *110-111*, 190-197.

[66] Kent, M.; Platt, S. R.; Schatzberg, S. J. The Neurology of Balance: Function and Dysfunction of the Vestibular System in Dogs and Cats. *Vet. J.* 2010, *185* (3), 247-258.

[67] Knowles, K.; Cash, W.; Blauch, B. Auditory-Evoked Responses of Dogs with Different Hearing Abilities. *Can. J. Vet. Res.* 1988, *52*, 394-397.

[68] Kogan, L. R.; Schoenfeld-Tacher, R.; Simon, A. A. Behavioral Effects of Auditory Stimulation on Kenneled Dogs. *J. Vet. Behav. Clin. Appl. Res.* 2012, *7* (5), 268-275.

[69] Kolassa, I. T.; Wienbruch, C.; Neuner, F. et al. Altered

Oscillatory Brain Dynamics After Repeated Traumatic Stress. *BMC Psychiatry* 2007, *7*, 56.

[70] Kosmal, A. Organization of Connections Underlying the Processing of Auditory Information in the Dog. *Prog Neuro-Psychopharmacol. Biol. Psychiatry* 2000, *24*, 825-854.

[71] Kozlov, A. P.; Pirogov, A. A. Slow Potentials of the Prefrontal Cortex in Dogs and the Classical Secretory Conditioned Reflex. *Zhurnal Vysshei Nervnoi Deiatelnosti Imeni I P Pavlova* 1988, *38* (3), 434-442.

[72] Kraeling, M. Proposed Treatment for Geriatric Vestibular Disease in Dogs. *Topics Comp. Animal Med.* 2014, *29* (1), 6-9.

[73] Kujawa, S. G.; Liberman, M. C. Adding Insult to Injury: Cochlear Nerve Degeneration after "Temporary" Noise-Induced Hearing Loss. *J. Neurosci.* 2009, *29* (45), 14077-14085.

[74] Lieberman, M. C.; Dodds, L. W. Single-neuron Labeling and Chronic Cochlear Pathology. III. Stereoocilia Damage and Alterations of Threshold Tuning Curves. *Hear. Res.* 1984, *16*, 55-74.

[75] Lindquist, S. E.; Neff, W. D.; Schuknecht, H. F. Stimulation Deafness: A Study of Hearing Losses Resulting From Exposure to Noise or to Blast Impulses. *J. Comp. Physiol. Psychol.* 1954, *47* (5), 406-411.

[76] Lipman, E. A.; Grassi, J. R. Comparative Auditory Sensitivity of Man and Dog. *Am. J. Psychol.* 1942, *55*, 84-89.

[77] Little, C.; Lane, J. G. An Evaluation of Tympanometry, Otoscopy and Palpation for Assessment of the Canine Tympanic Membrane. *Vet. Record* 1989, *124* (1), 5-8.

[78] Malinowska, M.; Kosmal, A. Connections of the Posterior Thalamic Region with the Auditory Ectosylvian Cortex in the Dog. *J. Comp. Neurol.* 2003, *467*, 185-206.

[79] Markessis, E.; Poncelet, L.; Colin, C.; Coppens, A.; Hoonhorst, I.; Deggouj, N.; Deltenre, P. Auditory Steady-state Evoked Potentials (ASSEPs): A Study of Optimal Stimulation Parameters for Frequency-specific Threshold Measurement in Dogs. *Clin. Neurophysiol.* 2006, *117* (8), 1760-1771.

[80] Marshall, A. E. Use of Brain Stem Auditory-Evoked to Evaluate Deafness in a Group of Dalmatian Dogs. *J. Am. Vet. Med. Assoc.* 1986, *188* (7), 718-722.

[81] Marshall, A. E. Brain Stem Auditory-evoked Response of the Nonanesthetized Dog. *Am. J. Vet. Res.* 1985, *46* (4), 966-973.

[82] Martin, F. N.; Clark, J. G. *Introduction to Audiology*, 12th Ed.; Pearson Education, Inc.: Boston, MA, 2012.

[83] Martoft, L.; Jensen, E. W.; Rodriguez, B. E.; Jorgensen, P. F.; Forslid, A.; Pedersen, H. D. Middle-latency Auditory Evoked Potentials During Induction of Thiopentone Anesthesia in Pigs. *Lab. Anim.* 2001, *35*, 353-363.

[84] McBrearty, A.; Penderis, J. Transient Evoked Otoacoutic Emissions Testing for Screening of Sensorineural Deafness in Puppies. *J. Vet. Intern. Med.* 2011, *25* (6), 1366-1371.

[85] McGee, T. J.; Clemis, J. D. Effects of Conductive Hearing Loss on Auditory Brainstem Response. *Ann. Otol. Rhinol. Laryngol.* 1982, *91* (3 Pt 1), 304-309.

[86] McIntosh, T.; Juhler, M.; Raghupathi, R. et al. Secondary Brain Injury: Neurochemical and Cellular Mediators. In *Traumatic Brain Injury*; Marion, D. W., Ed.; Thieme Medical: New York, 1999; pp. 39-54.

[87] Meij B. P.; Venker-Van Haagen A. J.; Van den Brom W.E. Relationship Between Latency of Brainstem Auditory-Evoked Potentials and Head Size in Dogs. *Vet. Q.* 1992, *14*, 121-126.

[88] Mendel, L. L.; Danhauer, J. L.; Sadanand, S. *Singular's Illustrated Dictionary of Audiology*; Singular Publishing Group, Inc.: San Diego, CA, 1999.

[89] Miller, J. D.; Watson, C. S.; Covell, W. P. Deafening Effects of Noise on the Cat. *Acta Oto-Laryngol Suppl.* 1963, *176*, 1-91.

[90] Munjal, S. K.; Panda, N.; Pathak, A. Relationship Between Severity of Traumatic Brain Injury (TBI) and Extent of Auditory Dysfunction. *Brain Injury* 2010, *24* (3), 525-532.

[91] Munro, K. J.; Cox, C. L. Investigation of Hearing Impairment in Cavalier King Charles Spaniels Using Auditory Brainstem Response Audiometry. *J. Small Animal Pract.* 1997a, *38*, 2-5.

[92] Munro, K. J.; Shiu, J. N.; Cox, C. L. The Effect of Head Size on the Auditory Brainstem Response for Two Breeds of Dog. *Br. J. Audiol.* 1997b, *31*, 309-314.

[93] Munro, K. J.; Paul, B.; Cox, C. L. Normative Auditory Brainstem Response Data for Bone Conduction in the Dog. *J. Small Animal Pract.* 1997c, *38*, 353-356.

[94] Murrell, J. C.; de Groot, H. N. M.; Venker-van Haagen, A. J.; van den Brom, W. E.; Hellebrekers, L. J. Middle-Latency Auditory-Evoked Potential in Aceptomazine-Sedated Dogs. *J. Vet. Intern. Med.* 2004, *18*, 196-200.

[95] Musiek, F. E.; Baran, J. A. Neuroanatomy, Neurophysiology and Central Auditory Assessment. Part I: Brain Stem. *Ear Hear.* 1986, *7* (4), 207-219.

[96] Myers, L. I.; Redding, R. W.; Wilson, S. Abnormalities of the Brainstem Auditory Response of the Dog Associated with Equilibrium Deficit and Seizure. *Vet. Res. Commun.* 1986, *10*, 73-78.

[97] Myers, L. I.; Redding, R. W.; Wilson, S. Reference Values of the Brainstem Auditory Evoked Response of Methoxyflurane Anesthetized and Unanesthetized Dogs. *Vet. Res. Commun.* 1985, *9* (4), 289-294.

[98] Näätänen, R.; Paavilainen, P.; Rinne, T.; Alho, K. The Mismatch Negativity (MMN) in Basic Research of Central Auditory Processing: A Review. *Clin. Neurophysiol.* 2007, *118* (12), 2544-2590.

[99] Näätänen, R.; Gaillard, A. W.; Mäntysalo, S. Early Selective-Attention Effect on Evoked Potential Reinterpreted. *Acta Psychol.* 1978, *42* (4), 313-329.

[100] North Atlantic Treaty Organization (NATO). Task Group HFM-147. Research and Technology Organization Technical Report HFM-147, Hearing Protection- Needs Technologies and Performance, 2010; pp 31-48.

[101] Orthopedic Foundation for Animals. ABR Protocol, 2010. Retrieved from http://www.offa. org/deaf_ABR.html on 6/19/2015.

[102] Owen, M. R.; Scheifele, P. M.; Bright, K.; Stoody, T.; Weber, J., Eds. *Tympanometry in Canines: Preliminary Evaluation of Procedures*, AuD Capstone; University of Northern Colorado: Greeley, CO, 2015.

[103] Palumbo, Mariana Isa Poci; Resende, Luiz Antonio de Lima; Pantoja, José Carlos de Figueiredo; Mayhew, Ian G.; Borges, Alexandre Secorun. Brainstem Auditory-evoked Potential in Boxer Dogs. *Pesquisa Veterinária Brasileira*

2014, *34* (10), 1007-1010.

[104] Patterson, J. H. Jr.; Hamernik, R. P. Blast Overpressure Induced Structural and Functional Changes in the Auditory System. *Toxicology* 1997, *121*, 29-40.

[105] Patterson, J. H. Jr.; Hamernik, R. P.; Hargett, C. E.; Ahroon, W. A. An Isohazard Function for Impulse Noise. *J. Acoust. Soc. Am.* 1993, *93* (5), 2860-2869.

[106] Picton, T. W.; Stapells, D. R. A "Frank's Run" Latency-intensity Function. In *The Auditory Brainstem Response*; Jacobson, J. T., Ed.; College-Hill Press: San Diego, CA, 1985; pp. 410-413.

[107] Platt, S.; Freeman, J.; di Stefani, A.; Wieczorek, L.; Henley, W. Prevalence of Unilateral and Bilateral Deafness in Border Collies and Association with Phenotype. *J. Vet. Internal Med.* 2006, *20*, 1355-1362.

[108] Plonek, M.; Nicpoń, J.; Kubiak, K. et al. *Vet. Res. Commun.* 2017, *41* (1), 23-31.

[109] Pomianowski, A.; Adamiak, Z. Bone-conducted Brainstem Auditory Evoked Response in a Dog With Total Bilateral Ear Canal Ablation: A Case Report. *Veterinarni Medicina* 2010, *55* (1), 39-41.

[110] Poncelet, L.; Deltenre, P.; Coppens, A.; Michaux, C.; Coussart, E. Brain Stem Auditory Potentials Evoked by Clicks in the Presence of High-pass Filtered Noise in Dogs. *Res. Vet. Sci.* 2006, *80* (2), 167-174.

[111] Poncelet, L. C.; Coppens, A. G.; Deltenre, P. F. Audiograms Estimated From Brainstem Tone- Evoked Potentials in Dogs From 10 Days to 1.5 Months of Age. *J. Vet. Intern. Med.* 2002, *16*, 674-679.

[112] Poncelet, L.; Coppens, A.; Deltenre, P. Brainstem Auditory Evoked Potential Wave V Latency-Intensity Function in Normal Dalmatian and Beagle Puppies. *J. Vet. Intern. Med.* 2000a, *14*, 424-428.

[113] Poncelet, L. C.; Coppens, A. G.; Meuris, S. I. et al. Maturation of the Auditory System in Clinically Normal Puppies as Reflected by the Brain Stem Auditory-Evoked Potential Wave V Latency-Intensity Curve and Rarefaction-Condensation Differential Potentials. *Am. J. Vet. Res.* 2000b, *61*, 1343-1348.

[114] Pook, H. A.; Steiss, J. E. Correlation of Brain Stem Auditory-Evoked Responses With Cranium Size and Body Weight of Dogs. *Am. J. Vet. Res.* 1990, *51*, 1779-1783.

[115] Pypendop, B.; Poncelet, L.; Verstegen, J. Use of Midlatency Auditory-Evoked Potentials as Indicator of Unconsciousness in the Dog: Characterization of the Effects of Acepromazine- Thiopentone, Medetomidine-Thiopentone and Medetomidine-Butorphanol-Midazolam Combinations. *Res. Vet. Sci.* 1999, *67*, 35-39.

[116] Rauschecker, J.; Scott, S. Maps and Streams in the Auditory Cortex: Nonhuman Primates Illuminate Human Speech Processing. *Nature Neurosci.* 2009, *12* (6), 718-724.

[117] Reinholz-Trojan, A.; Włodarczyk, E.; Trojan, M.; Kulczyński, Adam; Stefańska, J. Hemispheric Specialization in Domestic Dogs (*Canis Familiaris*) for Processing Different Types of Acoustic Stimuli. *Behav. Proc.* 2012, *91* (2), 202-205.

[118] Roberto, M.; Hamernik, R. P.; Turrentine, G. A. Damage of the Auditory System Associated With Acute Blast Trauma.

[119] Rossing, T. *Springer Handbook of Acoustics*; Springer-Verlag: New York, 2007; pp 747-748. ISBN 978-0387304465.

[120] Ruggero, M. A.; Kramek, B.; Rich, N. C. Short Communication: Spontaneous Otoacoustic Emissions in a Dog. *Hear. Res.* 1984, *13*, 293-296.

[121] Salvi, R. J.; Saunders, S. S.; Gratton, M. A.; Arehole, S.; Powers, N. Enhanced Evoked Response Amplitudes in the Inferior Colliculus of the Chinchilla Following Acoustic Trauma. *Hear. Res.* 1990, *50* (1-2), 245-257.

[122] Schemera, B.; Blumsack, J. T.; Cellino, A. F.; Quiller, T. D.; Hess, B. A.; Rynders, P. E. Evaluation of Otoacoustic Emissions in Clinically Normal Alert Puppies. *Am. J. Vet. Res.* 2011, *72*, 295-301.

[123] Scheifele, P.; Sonstrom, K.; Dunham, A.; Overall, K. Is Noise Reactivity Reflected in Auditory Response Variables, Including Those That Measure Cognition, in Dogs? Initial Findings. *J. Vet. Beh. Clin. Appl. Res.* 2016, *16*, 65-75.

[124] Scheifele, P. M. *Preliminary Field Data, Multi-purpose Canines in Noise*; USA Unclassified: North Carolina, 2014.

[125] Scheifele, P. M.; Clark, J. G. Electrodiagnostic Evaluation of Auditory Function in the Dog. *Vet. Clin. N. Am. Small Anim. Pract.* 2012, *42* (6), 1241-1257.

[126] Scheifele, P. M.; Martin, D.; Clark, J. G.; Kemper, D.; Wells, J. Effect of Kennel Noise on Hearing in Dogs. *Am. J. Vet. Res.* 2012, *73* (4), 482-489.

[127] Scheifele, L.; Clark, J. G.; Scheifele, P. M. Canine Hearing Loss Management. *Vet. Clin. N. Am. Small Animal Pract.* 2012, *42* (6), 1225-1239.

[128] Senechal, S. *Dogs Can Sign, Too: A Breakthrough Method for Teaching Your Dog to Communicate*; Celestial Arts: Berkeley, California, 2009.

[129] Shelton, S. B.; Stockard-Pope, J. E.; Chrisman, C. L.; Nichols, G.; Shepherd, D. Brain Stem Auditory-Evoked Responses to Clicks and Tone Bursts in Notched Noise in Dalmatian Puppies. *Prog. Vet. Neuro.* 1993, *4* (2), 31-36.

[130] Sherman, B. L.; Gruen, M. E.; Case, B. C.; Goster, M. L.; Fish, R. E.; Lazaroski, L.; DePuy, V.; Dorman, D. C. A Test for the Evaluation of Emotional Reactivity in Labrador Retrievers Used for Explosives Detection. *J. Vet. Behav. Clin. Appl. Res.* 2014, *10*, 94-102.

[131] Shiu, J. N.; Munro, K. J.; Cox, C. L. Normative Auditory Brainstem Response Data for Hearing Threshold and Neuro-Otological Diagnosis in the Dog. *J. Small Anim. Pract.* 1997, *38*, 103-107.

[132] Shimada, A.; Ebisu, M.; Morita, T.; Takeuchi, T.; Umemura, T. Age-related Changes in the Cochlea and Cochlear Nuclei of Dogs. *J. Vet. Med. Sci.* 1998, *60* (1), 41-48.

[133] Sims, M. H. Electrodiagnostic Evaluation of Auditory Function. *Vet. Clin. N. Am. Small Anim. Pract.* 1988, *18* (4), 913-944.

[134] Sims, M. H.; Moore, R. E. Auditory-evoked Response in the Clinically Normal Dog: Early Latency Components. *Am. J. Vet. Res.* 1984a, *45* (10), 2019-2027.

[135] Sims, M. H.; Moore, R. E. Auditory-evoked Response in the Clinically Normal Dog: Middle Latency Components. *Am. J. Vet. Res.* 1984b, *45* (10), 2028-2033.

Ann. Otol. Rhinol. Laryngol. Suppl. 1989, *140*, 23-34.

[136] Siniscalchi, M.; Quaranta, A.; Rogers, L. Hemispheric Specialization in Dogs for Processing Different Acoustic Stimuli. *PLoS ONE* 2008, *3* (10), 1-7.

[137] Sommerlad, S. F.; Morton, J. M.; Johnstone, I.; Oleary, C. A.; Seddon, J. M. Consequences of a Screening Programme on the Prevalence of Congenital Hereditary Sensorineural Deafness in the Australian Cattle Dog. *Anim. Gene.* 2014, *45* (6), 855-862.

[138] Sommerland, S. F.; Morton, J. M.; Haile-Mariam, M.; Johnstone, I.; Seddon, J. M. Prevalence of Congenital Hereditary Sensorineural Deafness in Australian Cattle Dogs and Associations with Coat Characteristics and Sex. *BMC Vet. Res.* 2012, *8* (1), 202.

[139] Sonstrom, K. E.; Scheifele, P. M.; Keith, R. W.; Earl, B. R.; Couch, S. C., Eds. *Baseline Normative Brainstem Auditory Evoked Response in Special Operations Multi-Purpose Canines Unclassified.* PhD Dissertation, University of Cincinnati, Cincinnati, OH, 2015.

[140] Sonstrom, K. E.; Scheifele, P. M.; Clark, J. G., Ed. *Establishing Normative Data for the Canine Brainstem Auditory Evoked Potential in Puppies 5-10 Weeks of Age*; AuD Capstone, University of Cincinnati: Cincinnati, OH, 2015.

[141] Sonstrom, K. E. *Auditory Electrophysiologic Recordings (Waveform Figures). FETCHLAB™ Akron Director*; University of Akron: OH 44325, 2016.

[142] Stapells, D. R. Frequency-Specific Threshold Assessment in Young Infants Using the Transient ABR and the Brainstem ASSR. In *Comprehensive Handbook of Pediatric Audiology*; Seewald, R., Tharpe, A. M., Eds.; Plural Publishing Inc: San Diego, CA, 2011; pp. 409-448.

[143] Stapells, D. R.; Oates, P. Estimation of the Pure-tone Audiogram by the Auditory Brainstem Response: A Review. *Audiol. Neurotol.* 1997, *2*, 257-280.

[144] Steiss, J. E.; Cox, N. R.; Hathcock, J. T. Brain Stem Auditory-Evoked Response Abnormalities in 14 Dogs with Confirmed Central Nervous System Lesions. *J. Vet. Intern. Med.* 1994, *8*, 293-298.

[145] Storengen, L. M.; Lingaas, F. Noise Sensitivity in 17 Dog Breeds: Prevalence, Breed Risk and Correlation with Fear in Other Situations. *Appl. Anim. Behav. Sci.* 2015, *171*, 152-160.

[146] Strain, G. M.; Merchant, S. R.; Neer, T. M.; Tedford, B. L. Ototoxicity Assessment of a Gentamicin Sulfate Otic Preparation in Dogs. *Am. J. Vet. Res.* 1995, *56*, 532-538.

[147] Strain, G. M.; Rosado Martinez, A. J.; McGee, K. A.; McMillan, C. L. Distortion Product Otoacoustic Emissions in Geriatric Dogs. *Vet. J.* 2016, *216*, 101-106.

[148] Strain, G. M.; Fernandes, A. J. Handheld Tympanometer Measurements in Conscious Dogs for the Evaluation of the Middle Ear and Auditory Tube. *Vet. Dermatol.* 2015, *26*, 193-e40.

[149] Strain, G. M. *Deafness in Dogs and Cats*; CABI: Cambridge, MA, 2011.

[150] Strain, G. M. Brainstem Auditory Evoked Response (ABR). In *Deafness in Dogs and Cats*; CABI: Cambridge, MA, 2011; pp. 83-85.

[151] Strain, G. M. Canine Deafness. *Vet. Clin. N. Am. Small Animal Pract.* 2012, *42* (6), 1209-1224.

[152] Strain, G. M. Deafness Prevalence and Pigmentation and Gender Associations in Dog Breeds at Risk. *Vet. J.* 2004, *167*, 23-32.

[153] Strain, G. M. Aetiology, Prevalence and Diagnosis of Deafness in Dogs and Cats. *Br Vet J.* 1996, *152* (1), 17-36.

[154] Strain, G. M.; Green, K. D.; Twedt, A. C.; Tedford, B. L. Brain Stem Auditory Evoked Potentials from Bone Stimulation in Dogs. *Am. J. Vet. Res.* 1993, *54* (11), 1817-1821.

[155] Strain, G. M.; Tedford, B. L.; Jackson, R. M. Postnatal Development of the Brain Stem Auditory-Evoked Potential in Dogs. *Am. J. Vet. Res.* 1991, *52*, 410-415.

[156] Taber, K.; Warden, D.; Hurley, R. Blast-Related Traumatic Brain Injury: What is Known? *J. Neuropsychiatry Clin. Neurosci.* 2006, *18* (2), 141-145.

[157] Ter Haar, G.; de Groot, J. C. M. J.; Venker-van Haagen, A. J.; van Sluijs, F. J.; Smoorenburg, G. F. Effects of Aging on Inner Ear Morphology in Dogs in Relation to Brainstem Responses to Toneburst Auditory Stimuli. *J. Vet. Intern. Med.* 2009, *23*, 536-543.

[158] Ter Haar, G.; Venker-van Haagen, A. J.; de Groot, H. N. M.; van den Brom, W. E. Click and Low-, Middle-, and High Frequency Toneburst Stimulation of the Canine Cochlea. *J. Vet. Intern. Med.* 2002, *16*, 274-280.

[159] Ter Haar, G.; Venker-Van Haagen, A. J.; Van den Brom, W. E.; Van Sluijs, F. J.; Smoorenburg, G. F. Effects of Aging on Brainstem Responses to Toneburst Auditory Stimuli: A Cross- Sectional and Longitudinal Study in Dogs. *J. Vet. Intern. Med.* 2008, *22*, 937-945.

[160] Tiira, K.; Lohi, H. Early Life Experiences and Exercise Associate with Canine Anxieties. *PLoS ONE* 2015, *10* (11), e0141907. DOI: 10.1371/journal.pone.0141907.

[161] Tokuriki, M.; Matsunami, K.; Uzuka, Y. Relative Effects of Xylazine-Atropine, Xylazine- Atropine-Ketamine, and Zylazine-Atropine-Pentobarbital Combinations and Time-Course Effects of the Latter Two Combinations on Brainstem Auditory-Evoked Potentials in Dogs. *Am. J. Vet. Res.* 1990, *51*, 97-102.

[162] Tomkins, L. M.; Thomson, P. C.; McGreevy, P. D. Behavioral and Physiological Predictors of Guide Dog Success. *J. Vet. Behav. Clin. Appl. Res.* 2011, *6*, 178-187.

[163] Tomkins, L. M.; Thomson, P. C.; McGreevy, P. D. Associations Between Motor, Sensory and Structural Lateralization and Guide Dog Success. *Vet. J.* 2012, *192*, 359-367.

[164] Troxel, M. T.; Drobatz, K. J.; Vite, C. H. Signs of Neurologic Dysfunction in Dogs With Central Versus Peripheral Vestibular Disease. *J. Am. Vet. Med. Assoc.* 2005, *227* (4), 570-574.

[165] Uzuka, Y.; Fukaki, M.; Hara, Y.; Matsumoto, H. Brainstem Auditory Evoked Responses Elicited by Tone-Burst Stimuli in Clinically Normal Dogs. *J. Vet. Intern. Med.* 1998, *12*, 22-25.

[166] Venker-van Haagen, A. J.; Siemelink , R. J. G.; Smoorenburg, G.F. Auditory Brainstem Responses in the Normal Beagle. *Vet. Q.* 1989, *11* (3), 129-137.

[167] Wang, Y.; Hirose, K.; Liberman, M. C. Dynamics of Noise-induced Cellular Injury and Repair in the Mouse Cochlea. *J.*

Assoc. Res. Otolaryngol. 2002, *3*, 248-268.

[168] Watson, L. Jacobson's Organ and the Remarkable Nature of Smell; Penguin Putnam Inc.: New York, 2001.

[169] Webb, A. Brainstem Auditory Evoked Response (ABR) Testing in Animals. *CVJ* 2009, *50*, 313-318.

[170] Willis, C. M.; Church, S. M.; Guest, C. M.; Cook, W. A.; McCarthy, N.; Bransbury, A. J.; Church, M. R. T.; Church, J. C. T. Olfactory Detection of Human Bladder Cancer by Dogs: Proof of Principle Study. *BMJ* 329, *712*, 2004.

[171] Wilson, W. J.; Mills, P. C.; Bradley, A. P.; Petoe, M. A.; Smith, A. W. B.; Dzulkarnain, A. A. Fast Assessment of Canine Hearing Using High Click-rate ABR. *Vet. J.* 2011, *187* (1), 136-138.

[172] Wilson, W. J.; Bailey, K. L.; Balke, C. L.; D'Arbe, C. L.;

Hoddinott, B. R.; Bradley, A. P.; Mills, P. C. On the Dual Structure of the Auditory Brainstem response in Dogs. *Clin. Neurophysiol.* 2006, *117* (10), 2211-2220.

[173] Wilson, W. J.; Mills, P. C. Brainstem Auditory-evoked Response in Dogs. *Am. J. Vet. Res.* 2005, *66* (12), 2177-2187.

[174] Wolschrijn, C. F.; Venker-van Haagen, A. J.; van den Brom, W. E. Comparison of Air- and Bone-Conducted Brainstem Auditory Evoked Responses in Young Dogs and Dogs with Bilateral Ear Canal Obstruction. *Vet. Q.* 1997, *19* (4), 158-162.

[175] Yokoi, H.; Yanagita, N. Blast Injury to Sensory Hairs: A Study in the Guinea Pig Using Scanning Electron Microscopy. *Arch. Otorhinolaryngol.* 1984, *240*, 263-270.

第6章 中枢听觉处理：从诊断到康复
Central Auditory Processing: From Diagnosis to Rehabilitation

Maria Isabel Ramos Do Amaral　Leticia Reis Borges　Maria Francisca Colella-Santos　著

熊　芬　译　　谢林怡　校

摘　要

中枢听觉处理（central auditory processing，CAP）及其障碍已被整合为成熟的临床实践和研究领域。本章将介绍中枢听觉处理障碍（central auditory processing disorder，CAPD）的评估、管理和治疗。本章概述了 CAP 的起源，包括与行为表现、病因、听觉机制和行为测试组合有关的定义和基本概念。一旦诊断为 CAPD，就应进行听觉干预和康复，以最大限度地减少 CAPD 对患者沟通和学习的影响。此外，本章还讨论了儿童、青少年及成人 CAPD 的治疗方法和管理策略。

关键词

中枢听觉处理；中枢听觉处理障碍；行为评估组合；中枢听觉处理障碍管理；中枢听觉神经系统

一、概述

几十年来，对中枢听觉神经系统（central auditory nervous system，CANS）功能的理解和听觉处理已成为成熟的研究领域和临床实践的主要领域，它们的相关领域和临床应用领域引起了全世界的关注。基于神经科学的发现，研究人员和临床医师都希望通过开发新的测试和技术、建立标准化的诊断和有效的评估方法来加深他们对 CANS 及其关联领域功能的认识。

临床建议，即指南由多个听力学实体的共识小组精心制订（AAA，2010；ASHA，2005；BSA，2011；Canadian Guidelines，2012）， 尽管在定义和诊断标准方面存在一些差异，但旨在将本领域具体化，通过建立诊断参数和康复措施，以及就可能的问题与不同的立场和（或）分歧点发表意见，来规范临床实践。因此，这些文件是动态的，随着新的研究结果的出现不断修订，为临床实践奠定了坚实的基础（Chermack 等，2017）。根据美国言语与语言听力协会（ASHA，2005）的定义，CAP 是指中枢神经系统（central nervous system，CNS）处理听觉信息的能力和有效性。它包括 CANS 中信息的感知处理，以及此过程中涉及的神经生物学活动和由此产生的听觉电生理电位。

基于此定义，CAPD 可以被理解和定义为听觉刺激的神经处理障碍，它可能与其他障碍或高阶语言、学习和沟通功能的障碍并存或与之相关。换句话说，它指的是 CANS 的功能障碍，导致某些听力障碍，从而导致特定的行为表现（AAA，2010）。

为了正确分析和解释声学信息，需要对所涉及结构的解剖和功能的完整性进行检查。这整个过程涉及一个复杂的神经元系统，该系统位于听觉路径的多个位置。通过在外周听觉系统中执行探测、转导和初始处理，刺激声到达脑干的耳蜗核，并前进至上橄榄复合体、外侧丘系、下丘（中脑）、内侧膝状体（丘脑），进入每个半球颞叶的听觉接收的主要区域。从每个半球的初级听觉皮质出发，经胼胝体前往同侧半球和对侧半球的其他皮质结合区域，听觉刺激通过同侧和对侧神经通路向上传导。考虑到对侧路径包含更多的纤维，并且在信息传递到皮质中占主导地位，因此听觉信息会通过越来越复杂的处理过程（Bellis，2003）。

听觉系统是以非线性方式组织的，它的处理过程既有层次性和序列性的，也有串行或并行的。串行和并行处理结合的结果是高效和冗余的，因为不同的传入、传出传感器和连接是在CANS的不同级别上进行处理（Bellis，2003；Musiek 等，1994）。

因此，对听觉信息的有效分析和解释涉及正确理解言语必需的几种机制。这样的过程包括基于不同听觉能力的神经机制，如声音的定位和（或）偏侧化、辨别、时间处理、模式处理、双耳整合和（或）分离、竞争中的表现和（或）衰减的声音信号（Bellis，2003；ASHA，1996；Chermak 和 Musiek，1997）。

从历史上看，中枢听觉测试的作用是在CANS异常的情况下识别病变部位。因此，行为评估的临床用途是根据观察到的具有特定听觉技能的困难来确定病变的特定部位。听觉处理行为评估的研究始于19世纪50年代 Bocca 及其同事的发现（Bocca 等，1954，1955，1957）。他们首次在颞叶病变患者中使用单耳低冗余语音测试，并且在病变半球对侧耳中观察到较差的言语识别分数。从观察中得出的研究表明，尽管听力正常，但这些患者在不利的聆听情况下仍难以理解言语。

在接下来的十年中，Kimura（1961）的研究引入了分听感知模型，被称为"Kimura 模型"，该模型阐明了重要且仍然可靠的信息，以便更好地理解分听具有言语内容的信息所涉及的机制。从这些发现及随后的研究中，包括行为测试的研究（Springer，1978；Musiek，1986）、临床发现与影像测试的关联（Hugdal 等，1998；Baranucci 等，2004；Della-Penna 等，2007；Boscariol 等，2010，2011）和电生理程序（Musiek 等，1992；Aiello 等，1994），基于对侧途径在沿着 SNAC 传递听觉信息中的优势地位，左侧颞叶在言语感知中的重要性得到了证明。

目前，神经科学的发现和神经影像学已经对听觉系统及其与其他认知功能的相关性有了更好的理解。因此，听觉处理的行为评估在不同年龄组，尤其是儿科人群中得到了扩展（Musiek 和 Chermack，2007）。

CAPD 可能发生在 CNS 损伤患者中（Hurley 和 Musiek，1997；Musiek 等，2011；Rabelo 等，2015；Murphy 等，2017），包括肿瘤和神经退行性病变（Chermack 等，2017；Matas 等，2010；Valadbeigi 等，2014）有或没有相关的外周性听力损失和（或）认知功能减退的老年人（Gates 等，2011；Idrizbegovic 等，2011；Jerger 等，2000）和儿童（Brenneman 等，2017；Halliday 等，2017）。具体而言，对于儿科人群，由 CANS 损伤引起的 CAPD 占少数病例（Chermak 和 Musiek，2011）。在该人群中，有多种可能的病因，包括 CANS 的成熟延迟（Bamiou 等，2001），听觉系统中异位细胞的存在（Boscariol 等，2010，2011），以及由于慢

性中耳炎引起的感觉剥夺（Whitton 和 Polley，2011；Borges 等，2013，2016）。也就是说，在这些情况下，神经发育性 CAPD 是某些潜在的良性神经形态异常的结果，通常在 CANS 中无法被识别（AAA，2010；ASHA，2005；BSA，2011；Chermack 等，2017）。

尽管有许多科学证据表明，CAPD 测试具有良好的敏感性和特异性，适用于确诊为 CANS 损伤的受试者和其他人群，但最近的一些研究对自下而上纯粹的听觉缺陷的存在提出了质疑。作者认为 CAPD 主要与自上而下的注意力和（或）认知因素有关，以及不存在识别疾病的金标准程序（Rosen，2005；Moore 等，2010）。

有事实证明，没有单一的金标准程序可以诊断 CAPD。尽管神经科学取得了进步，听觉处理的行为评估还是由一系列任务组成，这些任务评估了理解听觉刺激所必需的不同听觉机制。这些检测结果的相关解释，在必要时与其他临床评估相结合，可以进行正确的临床诊断。也就是说，每个提议的测试都会评估特定的听觉机制或能力，反映 CANS 的不同区域和（或）功能。因此，建议使用一系列程序，这些程序可以评估所涉及的机制并提供有关神经处理效率的信息。由于其复杂性，没有一个单独进行的测试就足以探索 CANS（AAA，2010；ASHA，2005）。值得一提的是，通过电声和（或）电生理程序进行的评估是该诊断研究的重要和补充部分。因此，在多学科和综合的临床观点中对行为和电生理评估的解释可以正确地量化和限定 CANS 各种机制中的功能障碍，并为听觉康复提供重要信息。

ASHA 和 Baran（2005，2007）指出了一些测试选择的原则：听力学家应具有专业知识和接受过培训，并应考虑年龄、效率、既定有效性和规范性数据来选择测试。需要对患者进行监测，临床医师必须注意适当的疗程间隔。如果怀疑还有其他缺陷，应考虑转诊患者，因为 CAPD 评估是多学科评估的一部分。

对于正确的诊断，了解听觉任务所涉及的机制是非常重要的，考虑测试的刺激类型，可以是言语或非言语内容。根据耳朵（单耳或双耳）刺激的表现，所请求的听觉任务的特征和（或）参数，以及用于解释和分类结果的方法，可以将每个测试分为几类。

基于所评估的听觉机制，下面将描述听觉处理行为评估组合中包含的测试的主要特征。

（一）单耳低冗余度言语测试

如之前关于意大利研究人员的开创性工作所述（Bocca 等，1954，1955，1957），单耳低冗余度测试是用于评估 CANS 的最古老的测试，尽管对皮质病变的敏感性中等（Baran 和 Musiek，2002），但它们仍然是组合测试的一部分。

这些测试使用言语刺激，该言语刺激通过修改言语信号本身的特征（如频率、强度或时间提示）来达到某种类型的信号衰减，以减少信号的固有冗余，这是外在冗余的一部分，有助于听觉处理。在这些情况下，与听觉通路的结构和生理相关的内在冗余对于听觉处理是必不可少的，而内在冗余的减少通常反映了 CANS 的功能障碍。这些听觉任务涉及的机制和能力是听觉填充和噪声下听功能（对象背景技能）（Krishnamurti，2007）。

需要强调的是，所有单耳低冗余度测试显然都严重依赖于快速频率强度相互作用的解析度，并且遭受外周听力损失的干扰，这与听觉系统分辨频谱细节的能力降低有关。在这种情况下，Baran 和 Musiek 意识到以下事实：临床医师应在诊断组合中平衡各项测试的价值及其潜在的弊端（2002）。

这些测试可以分为低通滤波言语测试、噪声下或竞争测试中的言语及时间压缩言语测试（Krishnamurti，2007）。低通言语测试的几种版本及言语材料和单词列表中描述了各种截止（停止）方式。时间压缩任务与言语的时间特性改变有关，以减少信号的持续时间。在噪声下言语测试类别中，言语信号通常嵌入在噪声或言语竞争的背景中，如白噪声、多方讲话者的嘈杂人声或竞争性言语信号。

表 6-1 列出了与此类别相关的临床实践中最常用的测试。表中没有所有引用测试的敏感性和特异性的完整信息，尤其是与 CAPD 患儿有关的信息，而且大多数研究只是提供了有关标准值的数据，而不是测试效率的数据。表 6-1

考虑了有关单耳低冗余度测试对听觉皮质脑干病变和弥散性病变的中等敏感性的一般信息。

大量文献讨论了低冗余任务敏感性的局限性，研究人员仍在寻找新的参数来提高此任务的敏感性，特别是与颞叶损伤有关的。Rickard 等（2013）讨论了过滤单词测试中可能存在的一些局限性，因为它们是使用恒定级别的低通滤波执行的，使其容易受到天花板效应和地板效应的影响，从而影响其测试效率和准确性。作者研发了适用于儿童测试的新版本，这是一种基于计算机的测试，它使用自适应程序来提高测试的效率和灵敏度，而不是恒定水平的测试，并且发现有 CAPD 的儿童和没有 CAPD 的儿童存在显著差异。

表 6-1 常用的单耳低冗余度言语测试说明

单耳低冗余度言语测试		
测 试	说 明	有效性
低通滤波言语（low-pass filtered speech，LPFS）测试（Willeford，1977）	• 两张各包含 50 个辅音 – 词核 – 辅音单词的测试词表，截止频率为 500Hz，滤波器斜率为 18dB/ 倍频程，受试者必须重复这些单词	
过滤词（filtered word，FW）SCAN/SCAN-C（Keith，1986，1994，2000）	• 滤波器截止频率为 1000Hz，斜率为 32dB/ 倍频程，包含 20 个单音节词的两张词表 • SCAN-A：滤波器截止频率为 500Hz，斜率为 32dB/ 倍频程	中度敏感性 60%～67%
时间压缩言语（Wilson 等，1994）	• 单音节词的时间压缩率为 45%；两张词表，每侧耳一张	压缩言语：敏感性 62%～64%
噪声下言语测试（Schochat 和 Pereira，1997，2015，巴西版）	• 这些测试具有高度的变异性，缺乏标准化（Bellis，2003） • 巴西版：每侧耳（单耳）给 25 个单音节词，同时给予信噪比 +5dB 的白噪声	特异性 80%
对象背景听觉 -SCAN（Keith，1986，1994，2000）	• 在多人交谈嘈杂噪声下每侧耳测试 20 个单音节词 • 言语信息比竞争噪声高 8dB	中度敏感性 60%～67%
同侧竞争信息——合成句识别（synthetic sentence identification with ipsilateral competing message，SSI-ICM）（Jerger 和 Jerger，1974；Kalil 等，1997；Pereira 和 Schochat，1997，2015，巴西版）	• 每侧耳播放带有竞争言语噪声的 10 个合成语句。受试者必须阅读打印清单上的句子 • 信号竞争比不断变化（+10、0、–10、–15）；还涉及听觉填充	
同侧竞争信息——儿童言语清晰度（pediatric speech intelligibility test with ipsilateral competing message，PSI-ICM）（Jerger 和 Jerger，1975；Zillioto 等，1997；Pereira 和 Schochat，1997，2015，巴西版）	• SSI 测试针对儿童人群的适应期：3—6 岁 • 句子以代表性的图像呈现	

（二）双耳分听——双耳整合和双耳分离

在文献中已经很好地确定，人的双耳听力优势可改善某些听觉任务的性能，如声音定位和背景噪声中的言语感知。双耳加工可以通过两种主要的行为程序进行评估：双耳整合和（或）分离测试（通常称为双耳听觉测试）、双耳交互测试。双耳交互将在本章的后续内容中讨论。

在诊断 CAPD 的行为评估中，最常见且最常用的是双耳分听测试，所涉及的任务包括同时向两侧耳中的每侧耳呈现不同的声音刺激。双耳整合是响应两侧耳听到的刺激任务，而双耳分离则是响应或重复特定侧耳听到的刺激而忽略另一侧耳的刺激。因此，除了双耳整合和双耳分离的机制外，双耳分听还涉及分开的和选择性的听觉注意。其他影响因素，包括知觉风格和半球语言优势，以前的经验，以及工作记忆也有影响（Bryden，1983）。

在文献中可以找到如下多种使用不同类型言语材料的分听测试：①数字：双耳数字测试（Musiek，1983；Santos 和 Pereira，1997）、辅 – 元音测试（Berlin 等，1973；Tedesco，1997）；②词：竞争词测试（Keith，1998，2000）；③扬扬格：交错扬扬格词（Katz，1962；Borges，1997）；④竞争语句：竞争语句测试（Willeford，1977；Schow 等，2007）。研究表明，这些措施对皮质和半球间的功能障碍高度敏感（Hurley 和 Musiek，1997；Gootjes 等，2007；Boscariol 等，2011）。更多详细信息，请参见表 6–2。

Kimura 先前提到的先驱模型解释说，对侧听觉通路比同侧通路包含更多的纤维。在双耳分听任务中，对侧通路的神经元占主导并被激活，而同侧通路的活动受到抑制。因此，右耳出现的言语刺激可以直接快速进入左半球。呈现给左耳的刺激首先到达右半球，并且只有在通过胼胝体传递之后，它们才到达左半球，这是言语信息的主要来源（Kimura，1961）。根据 Keith 和 Anderson（2007）的研究，在较年轻的受试者中，每项分听测试在右耳上产生的得分均高于左耳，即"右耳优势（right ear advantage，REA）"。

在过去的几十年中，使用言语材料进行分听测试的实验已用于研究沿 CNS 进行声音信息处理的感知和认知方面及 CAPD 的诊断，以及关于半球不对称、REA 和大脑语言偏侧化的

表 6–2　常用双耳分听言语测试说明

双耳分听言语测试		
测　试	说　明	有效性
双耳数字测试（dichotic digits test，DDT）（Musiek，1983；Pereira 和 Schochat，2015；Santos 和 Pereira，1997，巴西版）	将两对数字在患者的双耳同时给出。两种可能的响应：双耳融合（能重复听到的 4 个数字）和双耳分离	敏感性 70%～90% 特异性 80%～90%
交错扬扬格词（staggered spondaic word test，SSW）测试（Katz，1962，1986；Pereira 和 Schochat，2015；Borges，1997，巴西版）	双耳分别播放扬扬格词，第一个扬扬格词的第二个音节和第二个扬扬格词的第一个音节重叠。受试者必需按照正确顺序重复扬扬格词	敏感性 85% 特异性 75%～85%
竞争语句测试（competing sentence test，CS）（Willeford，1997；Schow 等，2007）	一侧耳用较低的强度给测试句，另一耳给竞争句。受试者必需重复听到的测试句	敏感性 25% 特异性 100%
辅 – 元音测试（consonant-vowel test，CV）（Lowe-Bell 等，1973；Berlin 和 Mcneil，1976；Pereira 和 Schochat，2015；Tedesco，1997，巴西版）	两耳同时分别给初始辅音不同的音节。受试者必须重复听到的音节，并且还必须在选择性注意任务中对每侧耳朵听到的音节重复。右耳优势，双耳整合，选择注意	未报道

推论。

在文献中，应用于儿科人群的双耳分听测试有助于更好地理解听觉处理障碍，包括其影响和相关障碍，尤其是与语言障碍，阅读和写作困难（包括诵读困难）的关系，更好地了解半球专业化和偏向化所涉及的语言，以及听觉处理的成熟和发展过程（Musiek 和 Gollegy，1988；Chermack 和 Musiek，1997；Moncrieff 和 Black，2008；Andersson 等，2008）。

在最近的一篇文章中，Weihing 等（2015）使用通常用于诊断 CAPD 的测试在儿童中进行试验，分析 CAPD 测试组合在儿童身上的表现。这项研究描述了各种测试组合的失败率，组合中使用的 CAPD 测试之间的关系及认知功能对 CAPD 测试性能和 CAPD 诊断的影响。关于双耳分听测试，作者认为在行为测试组合中包括分听数字和竞争语句测试有助于提高特异性，因为这些测试倾向于相互关联。

关于神经系统疾病，涉及双耳分听的研究证据表明，这种疾病可能代表听觉处理障碍的危险因素，或者至少与正常人群相比可能导致该处理过程的机制有所不同（Da Fontoura 等，2008；Boscariol 等，2016）。

最后，基于双耳分听测试的双耳数字测试也被推荐作为适当的筛选程序，因为它在识别 CAPD 的存在方面具有敏感性和特异性（Jerger 和 Musiek，2000；Skarzynski 等，2015）。

（三）双耳交互

双耳交互测试是要求听者结合分布在双侧耳之间的输入信息进行整合补充。根据 Bamiou（2007）的介绍，听者必须整合听觉提示，如强度差异、时间差异或同时出现在两侧耳上的两个相同刺激的频谱差异。作为 CAPD 评估的一部分，它是一个重要领域，尤其是在对双耳交互的相关能力有特定抱怨时，如声音的定位和（或）偏侧及在声学不利环境下的听觉表现不佳（ASHA，2005）。

涉及双耳处理的神经连接出生时就存在，但作为双耳听力基础的神经回路取决于听力发育和成熟过程（Magnusson 等，2005）。双耳交互似乎与脑干病变和外周性听力损失的存在有关（Bamiou，2007）。不同的机制与定位或偏向化能力有关，这些机制取决于 CANS 感知和比较或结合到达双侧耳朵的到达时间和刺激强度方面的细微差异的能力。

定位是听者在嘈杂或混杂环境中理解言语能力的基础。反过来，识别并因此感知和理解噪声中言语的能力直接关系到听者使用双耳线索以区分声源位置相对于噪声位置的性能（Moore，1997）。这种机制是由声源的识别，竞争性噪声的识别和抑制（信噪比的降低）以不同的方式快速地在不同方向上发生的。根据 Cameron 和 Dillon（2014）的说法，此过程不仅仅涉及声音本身的定位，还可以称为"空间处理"。

开发了多种评估双耳交互的测试，包括掩蔽级差（masking level difference，MLD）（Hirsh，1948；Wilson 等，1994），双耳融合测试（Willesford 测试组合，1977；Pereira 和 Schochat，2015，巴西版）和最近的聆听空间噪声语句测试（listening in spatialized noise-sentences，LISN-S）与特殊处理有关（Cameron 和 Dillon，2007a，2007b，2008）。更多详细信息，详见表 6-3。

在巴西，MLD 最近已合并到评估组合中。尽管需要对员工的临床参数进行标准化，但是一旦已知这些测试的规范数据会根据操作程序和使用的刺激（音调或言语）而有所不同（Burnham，2010）。研究表明，成年人（Mendes 等，2017）和儿童（Gicova 等，2015）的正常值均与国际文献相符。

表 6–3　常用双耳交互言语测试说明

双耳交互言语测试		
测　试	说　明	有效性
掩蔽级差（MLD）500Hz（Wilson 等，2003）	在 45～65dB 有效掩蔽噪声下给予 500Hz 纯音。阈值是在两个条件下确定的：①同相位：信号和噪声均同相位地出现在双耳；②反相位：双耳的信号或噪声异相。MLD 是这两个阈值之差	未报道
双耳融合测试（Willeford，1977；Pereira 和 Schochat 1997，巴西版）	刺激声通过带通滤波器将低通部分在一耳给出，而高通部分在另一耳给出。受试者应该能够融合来自双耳的信息并重复出单词	敏感性 60%～65%
聆听空间噪声（listening in spatialized noise，LISN）（Cameron 和 Dillon，2008）	LISN-S 是一种自适应的噪声下言语测试，旨在确定孩子在感知和获取声源方面是否存在缺陷。声源在听觉信号的频率相关方面或在听觉空间中声源的物理位置方面不同 LISN-S 软件在头戴式耳机模式下创建三维听觉环境。目标句子在受试者正前方给出（0° 方位角）。以儿童故事形式循环播放分散注意力的语音，根据他们所感知的空间位置（0° 、1° 、–90° 方位角）、讲故事的发音者（与目标句子的发音者相同或不同）或这两个参数同时变化而有所不同	未报道

LISN-S 已经成为评估空间处理的重要且完善的工具，无论是成人（Besser 等，2015；Glyde 等，2013；Cameron 等，2011）还是儿童（Cameron 等，2011；Sharma 等，2014）。这是一种噪声下的言语测试，它基于非个体化的与头部相关的传递函数生成虚拟的三维听觉环境，并且需要专用软件在耳机下进行计算机化管理。该测试提出了四种言语对话式收听条件，它们在言语差异提示和（或）空间分隔提示的可用性上有所不同。基于这四个简单的言语识别测试，计算出两种类型的说话者优势、空间优势和总体优势的得分。

（四）听觉时间处理

听觉系统对声音刺激的时差很敏感，因为带有言语和非言语声音的听觉任务都要求对信息进行时间处理。因此，对日常信息进行时间声学模式的解码，并且可以将时间处理视为大多数其他听觉能力的基本组成部分（Domitz 和 Schow，2000）。听觉时间处理（temporal auditory processing，TAP）的定义是在有限或规定的时间间隔内对声音的感知或声音的变化

（Musiek 等，2005）。Shinn（2003）强调，可以在 CANS 上的多个级别上观察到 TAP，从听神经的神经定时到双耳听觉和言语感知的皮质处理。

在这种情况下，TAP 可以被认为是许多听觉处理能力的基本组成部分，包括对言语和非言语声学信号的处理，如定位、辨别、双耳整合和双耳分离（Shinn 和 Musiek，2003）。作为一种重要的机制，TAP 能力是言语感知的基础，尤其是在速度和背景噪声增加的情况下，因为对于正确的语音解码，听觉系统必须精确地处理特定的频率、强度和时间的声音提示（Musiek 和 Shinn，2001）。

为了使教学更具说服力，可以将 TAP 分为四个子组件：时间（或序列）排序、时间分辨（或两种声音之间的区别）、时间整合（或求和）和时间掩蔽（ASHA，2005）。在临床实践中，涉及时间排序和时间分辨的测量方法可以使用，并且可以合并为重要的任务，包括在行为测试组合中。有关最常用测试的摘要信息，请参见表 6-4。

Musiek 等（1990）将时间排序定义为与感

表 6-4 常用听觉时间处理测试说明

听觉时间处理测试		
测 试	说 明	效 率
音调模式序列测试（pitch pattern sequence test, PPS）（Pinheiro 和 Musiek, 1985）	在一组三个 200ms 的音频中呈现了一个高频（1122Hz）和一个低频（880Hz）。上升 - 下降时间为 10ms，音调之间的间隔为 150ms。受试者必须通过口头指示"高""低"或模仿（如嗡嗡声）来重复该序列	敏感性 86% 特异性 92%
持续时间模式序列测试（duration pattern sequence test, DPS）（Musiek 等，1990）	以三个 1000Hz 音为一组，包含一个长音（500ms）和一个短音（250ms）。音调之间的间隔 300ms。受试者必须通过口头指示"长""短"或模仿（如嗡嗡声）来重复序列	敏感性 86% 特异性 92%
随机间隔觉察测试（random gap detection test, RGDT）（Keith, 2000）	使用持续时间为 15ms 且上升下降时间为 1.5ms 的音调，并成对出现，频率范围为 500Hz、1000Hz、2000Hz 和 4000Hz，激励间隔为 0～40ms。受试者必须指出他 / 她是否听到了两个声音	未报道
噪声下间隔测试（gaps-in-noise test, GIN）（Musiek 等，2005）	一系列 6s 段的宽带噪声。每个段包含 0～3 个间隙。连续段之间的刺激间隔为 5s，间隙持续时间为 2ms、3ms、4ms、5ms、6ms、8ms、10ms、12ms、15ms 或 20ms，每个人出现 6 次。受试者在感觉到空隙时必须举手或将其推到底	敏感性 72% 特异性 94%

知和处理两个或多个听觉刺激在时间上出现的顺序有关的听觉能力。考虑到识别和排序听觉模式的能力涉及几个需要整合两个半球信息的知觉和认知过程，因此应理解，该能力取决于皮质结构的完整性和半球之间通过胼胝体的连接。它被认为是正确理解言语和音乐所必不可少的，因为自然界中的大多数刺激都是按照顺序出现的。在言语中，声音按顺序出现，声音之间的间隙最小；在音乐中，音符以正确的顺序演奏（Rawool, 2013；Fu, 2002；Pichora-Fuller 和 Souza, 2003；Rupp 等, 2002）。

频率和持续时间模式测试是针对临床使用的时间排序任务的程序（Pinheiro 和 Musiek, 1985；Musiek 等，1990）。将这些测试与行为评估组合的其他测试一起进行解释，有助于做出诊断，对于诊断尤其是命名演奏与模仿（哼唱）的比较，以及言语内容双耳分听关联等方面的诊断均具有重要意义（Shinn, 2007）。在这些测试中，时间顺序判断还部分取决于良好的短期记忆，以便分析、组织和同时记住听到的顺序（Rawool, 2013）。

时间分辨能力由 Phillips 等（2000）定义，即人能够区分两个听觉信号最短的时间。Shinn（2003）将时间分辨定义为可以跟随声音在给定时间段内变化并隔离声音事件的敏锐度。

一些研究人员指出，初级听觉皮质是参与时间分辨生理机制的部位。尽管听觉神经纤维的参与度很大，但研究表明这是一个更加中枢的处理，与对初始瞬时刺激敏感的初级听觉皮质的神经元有关（Sugimoto 等，2002；Hall 等，2003）。

临床实践中用于评估该能力的测试是基于检测两种声音之间的时间间隔（间隙）的心理声学方法。为了使个体感知到一个接一个出现的两个刺激，必须有足够的时间间隔（间隙）。否则，这两种刺激（在间隙之前和之后）仅被视为一种刺激。该测试的目的是建立间隙觉察阈值（gap detection threshold, GDT），与时间模式测试相比，涉及这些参数的测试在临床实践中相对较新。

最常用的是随机 GDT（RGDT）（Keith，2000）和噪声下间隔测试（gaps-in-noise，GIN）（Musiek 等，2005）。一些作者强调，这些本质上是仅有的两个真正的时间分辨测量方法，但是这两个测试都具有重要的参数差异，如所使用的刺激（音调与噪声），呈现模式（双耳与单耳），响应模式（言语与动作），脉冲间隔间隙的持续时间，测试时间和标准值的范围（Shinn，2007 年；Chermack 和 Lee，2005；Amaral 等，2013）。RGDT 似乎更像是一种双耳融合测试，尽管需要花费时间进行管理和评分，但 GIN 仍具有与应用模式，任务变量相关的优势，并且具有多个可用列表，可以进行测试和重新测试比较（Amaral 等，2013）。

对有听觉时间处理改变的儿童的研究表明，其与多种因素相关，包括感知和正确理解言语和语音处理上存在困难（Strehlow 等，2006；Waber 等，2007；Elangovan 和 Stuart，2008）；习得和发展阅读与写作困难，如诵读困难症（Au 和 Lovergrove，2001；Bretherthon 和 Holmes，2003；Cohen-Mimran 和 Sapir，2007）；癫痫症和其他神经系统疾病（Amaral 等，2015；Boscariol 等，2016；Leite Filho 等，2017）。

在成人中，最近的研究将语音变化与时间顺序测试表现变差（Ramos 等，2017），时间处理和失语症（Szymaszek 等，2017），年龄相关的变化和言语感知减少（Babkoff 和 Fostick，2017；Scheneide 和 Pichora-Fuller，2001）及神经系统疾病（Kumar 和 Jayaram，2005；Profant 等，2017；Prestes 等，2017）相关联。

尽管有关于时间掩蔽和（或）时间整合的研究，包括不同的人群和有一致的证据表明那些机制可以在已确认 CANS 参与的个体中改变（Cranford 等，1984；Cranford 等，1982；Walker 等，2006），但到目前为止尚无可用

于测试组合的可行测试。最近，Filippini 和 Schochat（2014）发表了关于时间评估的新范式的试点研究，其结果指出了可行且可信赖的工具的未来方向。

二、CAPD 的管理

公认的是，患有 CAPD 的听众表现出某些行为：如听觉技能差；通过听觉方式学习困难；遵从听觉上的指示有困难；在存在背景噪声的情况下难以理解；要求重复信息；听觉注意力不佳；容易分心；语音意识和语音技能不足；听觉记忆力弱；对言语刺激的反应延迟；拼写、阅读和学习方面的困难（Keith，2000）。

一旦从行为和（或）电生理学方法中获得证据证明 CANS 参与，诊断为 CAPD 后，应立即采取 CAPD 干预措施。进行早期诊断和鉴别，然后进行强化干预，可以利用大脑固有的可塑性。成功的治疗结果取决于刺激和实践，这些刺激和实践会引起皮质重组（可能导致脑干重组），这在行为改变中得到反映（Kolb，1995；Merzenich 和 Jenkins，1995；Russo 等，2005）。

神经可塑性是听觉刺激的关键。它是通过经验和刺激来诱发的，并导致皮质和脑干的重组，突触效率的提高，神经密度的增加，以及相关的认知和行为改变（de Boer 和 Thornton，2008；Johnson 等，2008；Song 等，2008）。CNS 适应内部和外部变化的能力对学习具有重要意义（Bellis，2011）。

文献研究证明了听觉刺激对动物体内神经可塑性的影响。这些研究观察到皮质代表增加，听觉皮质神经元的调节变化，以及听觉诱发电位潜伏期变短（Recanzone 等，1993；Edeline 和 Weinberger，1991）。

近年来，对听觉训练（auditory training，

AT）进行了重新概念化，以包括针对 CAPD 患者的治疗。Musiek 等（2014）将 AT 描述为一组（声学）条件和（或）任务，旨在激活听觉和相关系统，以积极的方式改变他们的神经基础和相关的听觉行为。

在 CAPD 患者中进行的 AT 训练应包括旨在提高听觉技能的活动，如声音的定位和偏侧化任务、听觉辨别、听觉模式识别、听觉时间处理，以及与竞争环境下的听觉辨别（ASHA，2005）。

正式和非正式的 AT 由诊所的听力学家进行。两者的区别在于，应通过听觉来控制正式 AT，从而控制刺激的产生和表现。正式和非正式 AT 的结合提供了一种更强大的方法，可提供强化的实践和治疗效果（Musiek 等，2014）。

CAPD 的管理应包括一个多学科团队，具体取决于疾病的功能表现，例如注意力缺陷 / 多动症（attention-deficit/hyperactivity disorder，AD/HD）、学习障碍、语言障碍和阅读障碍。该小组的成员包括言语病理学家、心理学家、神经心理学家、神经儿科学家、老师、父母，以及可能参与儿童整体护理的其他人（Bellis，2011）。

增强听觉技能的疗法应基于证据，个性化并分为自下而上和自上而下的治疗方法。自下而上的方法基于以下前提：CAP 的困难会导致听觉感知、语言、阅读和沟通受损。自下而上疗法的重点是改善言语感知能力。自上而下的方法包括听觉凝聚、听觉注意、元认知和元语言活动（Chermak 和 Musiek，1997；Bellis，2011）。

AT 程序应遵循一些重要原则进行开发：经常性；挑战性和激励性，适合患者的年龄和语言；改变任务以保持动力；随着时间推移增加难度；跟踪响应（达到 70% 的比率表明任务可以更加艰巨）；使用心理、电生理和问卷调查进行监控和反馈（Musiek 等，2014；Bellis，2011）。

AT 的持续时间是有争议的。尽管有人建议每周至少 5~7 个 30min 至 1h 的疗程，持续至少 4~6 周，但一些研究报道称，在 AT 8 周内有神经生理学改变（Zalcman 和 Schochat，2007；Sharma 等，2012；Beck 等，1996）。

根据在听觉处理行为组合中评估的听觉能力的结果，下面将讨论直接干预，以解决适当的听觉康复问题。

三、听觉填充和背景对象

听觉填充是一种在缺少部分信息时负责理解信息的能力，可以通过滤波言语测试进行评估（Willeford，1977；Keith，2000）。背景对象是指室内任何干扰听觉的干扰源，并且可能由不同的来源（内部和外部）产生。它可能会通过掩盖消息中的声学和语言提示来影响言语识别。

听觉填充和背景训练的主要目的是帮助患者学习基于有意义的整体来预测缺少的目标单词或声音，并且仅关注目标言语，而忽略竞争性噪声。这些听觉技巧对于跟进对话，尤其是在老师的课堂上是必不可少的。

以下是为改善如何填补句子中的单词空白而设计的练习。

- 填补缺少的童谣。
- 重复失真的单词。
- 填补缺少音节的单词。
- 填补缺少因素的单词。
- 填补句子，其中某些特定的语音部分已被省略。
- 听取扭曲的历史记录并回答问题。

通过嵌入背景噪声来重复所有这些活动，以恢复背景对象能力。噪声演示应在难度上逐步增加。从白噪声开始，然后是器乐歌曲，具有挑战性的言语噪声（如音乐、谈话声）。

四、双耳分听训练

双耳分听训练包括增强双耳整合和分离技巧（如两个大脑半球如何协同工作）的活动。在双耳分听测试（如 DDT、SSW、竞争语句和辅音 - 元音测试）中表现不佳的人通常表现出左耳劣势。

双耳分听训练的关键是刺激大脑半球之间的信息传递，这突出了利用耳间时间偏移和强度差异进行训练的潜力（Weihing 和 Musiek，2014；Bellis，2011）。

在双耳分听训练中，向每侧耳施加的刺激强度各不相同，同时指示受试者要么两侧耳都参加（整合任务），要么目标耳参加（分离任务）（Bellis 2011）。Musiek 和 Schochat 于 1998 年引入了双耳分听耳间强度差（dichotic interaural intensity difference，DIID）训练。该训练规程试图通过操纵听觉强度差异来增强较弱耳。如先前 Kimura 的理论所解释的，在双耳分听处理缺陷的情况下，左耳通常低于正常极限。得出的结论是，左刺激将获得大部分刺激，但右刺激也将到达左耳，尽管程度较小（Weihing 和 Musiek，2014）。

必须通过耳机进行双耳分听训练。要求患者首先从较弱的耳开始（双耳分离）重复数字、单词、音节、句子，然后是双侧耳（双耳整合）的重复。

分听训练将提供双耳听觉，以确保适当的半球间传递。

五、定位训练 / 双耳交互

如前所述，双耳交互作用是负责确保声源

定位的能力。这是双耳听力（包括聆听噪声下言语）的基础。

正确的言语理解对取得学术成就至关重要。教室中产生的噪声，包括孩子说话声，被认为是对个人理解语音（尤其是老师的语音）能力的最有害的影响（Cameron 和 Dillon，2014）。

最近，Cameron 和 Dillon（2011）开发了 LISN & Leam 软件来补救空间处理障碍。这种类型的训练有助于患者提高在空间分离的噪声中聆听的能力。该软件在耳机下产生三维听觉环境，其任务是从背景噪声呈现的目标句子中识别单个单词。

定位也可以通过全息声来刺激。该活动应使用耳机完成，并要求患者分析声音传出的位置（如左耳、右耳、头后或头顶）。

六、时间训练

时间顺序和模式练习旨在提高识别和使用声音模式的能力，如在跑步时出现的声音模式（Ferrre，2006）。先前的研究表明，一旦听觉信息受时间影响，时间处理是发展和理解言语的关键因素（Shin 和 Musiek，2003；Shibata 等，2004）。

有时间模式缺陷的儿童可能难以感知微妙的节奏、重音、口语的语调提示，也难以识别和排列基本的顺序听觉模式。孩子需要分析声音，模仿节奏并命名听觉刺激的模式。时间训练包括如下内容。

- 在短时间内确定扫描方向。
- 对一串单词或环境声音进行排序。
- 识别两音或三音模式。
- 模仿节奏。
- 识别两个或三个词中哪个是不同的。
- 识别语调差异。
- 识别重音单词。

七、改变环境

环境改造对于教师和家长帮助 CAPD 患者改善在治疗室外的听觉信息是很重要的。简单的改变可能会给学习带来很多好处（表 6–5）。

对于听觉障碍患者的常见建议包括：优先座位；增加视觉提示；语言清晰；经常检查以了解情况；重复或改写；多模式提示和动手演示；预先教授新信息和新词汇；提供记录员；将信息记录到图片中；在发言之前引起注意；积极强化；减少噪声环境；FM 系统。

八、听觉训练监控

一旦允许治疗师评估 AT 计划的适当性并为患者和父母提供基本的反馈，监测患者的进展就很重要（Musiek 等，2014）。理想情况下，应该考虑三种类型的监控来评估听觉变化：心理、电生理和问卷调查。

文献已经证明，系统的听觉刺激可以改善听觉系统的生理功能（Hayes 等，2003；Alonso 和 Schochat，2009；Sharma 等，2012）。

听觉诱发电位测试已被用作临床工具，以提供与训练相关的神经生理学变化的客观和敏感性指标（Alonso 和 Schochat，2009）。Kraus 等报道，可以通过长潜伏期听觉诱发电位（long latency evoked auditory potentials，LLEAP，1995）来测量和监控 AT 后发生的 CANS 神经生理学变化。

2003 年 Hayes 等使用短声和言语 ABR 作为评估 27 名学习障碍儿童（平均年龄为 8.2 岁和 11.8 岁）的 AT 的方法。在所有儿童中，AT 前的 ABR 反应均在正常范围内，并且有 56% 的儿童在言语刺激后 ABR 的反应发生变化。在用 Earobics Ⅰ 和 Ⅱ 进行 AT 后，仅在行为测试的响应中观察到了改善，并且在短声和言语刺激 ABR 中均未发现变化。

Alonso 和 Schochat 对 29 位年龄在 8—16 岁的被诊断为 CAPD 的参与者进行了评估，并在声学控制的 AT 程序前后对 P300 进行了评估。在 AT 后，作者发现儿童句子识别测试、噪声下言语测试、非言语双耳分听测试和 SSW（2009 年）的 P300 潜伏期值显著降低，并且正确答案的百分比有所提高。

Borges 和 Colella-Santos（2017）对 20 名患有中耳炎病史的儿童进行了行为和电生理测试。结果表明，在 "Afinando o Cérebro" 网站上进行 AT 的儿童提高了他们的听觉能力，

表 6–5　听觉活动总结

听觉活动		
听处理能力	说　明	测试内容
听觉填充	听觉填充是一种在丢失部分信息时负责理解信息的能力	童谣；篡改的词
对象背景	房间中任何干扰听力的干扰源，可能由不同来源产生	音节缺失的单词；省略特定词性内容的句子；篡改的历史和回答问题
分听训练	加强双耳整合和分离技巧的活动	分听训练使用数字、单词、音节、句子。双耳分听耳间强度差训练
定位训练双耳交互	声源定位的能力	LISN & Learn 软件；全息音
空间训练	旨在提高识别和使用声音模式的能力，例如运行语音中出现的声音模式	在短时间内确定扫描方向；对一串单词或环境声音进行排序；识别两音或三音模式；模仿节奏；识别两个或三个词中的哪个是不同的；识别语调差异；识别重音词

ABR 和 P300 潜伏期缩短。

根据不同指南的推荐，除了重视从患者、家属甚至老师获得的临床病史中收集信息的重要性外，研究表明在 CAPD 筛查中可使用问卷和（或）"清单"作为补充工具，以及用于监视听觉干预（ASHA，2005；AAA，2010；Wilson 等，2011；Bishop，2003）。这些工具可提供与听觉系统功能有关的患者日常生活状况信息，可用于识别有 CAPD 风险的儿童和成人，应将其用于诊断评估。此外，Wilson 等（2011）声称，基于报道的评估［如量表、问卷和（或）清单］是支持康复的有力工具。

文献中描述了几种可以使用的问卷，如儿童听觉表现量表（Children's Auditory Performance Scale，CHAPS）（Lam e Sanchez，2007；Wilson 等，2011）、针对教育风险的筛查工具（Screening Instrument for Targeting Educational Risk，SIFTER）（Emanuel，2002；Wilson，2011）、儿童家庭听力

障碍量清单（Children's Home Inventory of Listening Difficulties，CHILD）（Schow e Seikel，2006）、听觉行为量表（Scale of Auditory Behaviors，SAB）（Schow e Seikel，2006；Nunes 等，荷兰版，2013）。

九、结论

本章提供了 CAPD 的清晰定义，并讨论了用于听觉处理行为评估组合的主要测试。如果未进行适当的听觉治疗，CAPD 的诊断可能会无效。提到了几种听觉刺激的补救措施，以解决听力学家针对每种特定的听觉处理缺陷进行训练的情况。监控听觉训练对于驱动治疗师和提供反馈也很重要。最后，在此干预过程中，涉及老师和父母的环境改变将鼓励、强化和激励儿童。

参 考 文 献

[1] Alonso, R.; Schochat E. The efficacy of Formal Auditory Training in Children with (central) Auditory Processing Disorder: Behavioural and Electrophysiological Evaluation. *Braz. J. Otorhinolaryngol*. 2009, 75, 726-32.

[2] Amaral, M. I. R.; Martins, P. F.; Colella-Santos M. F. Temporal Resolution: Assessment Procedures and Parameters for School-aged Children. *Braz. J. Otorhinolaryngol*. 2013, 3, 317-324.

[3] Amaral, M. I.; Casali, R. L.; Boscariol, M.; Lunardi, L. L.; Guerreiro, M. M.; Colella-Santos, M. F. Temporal Auditory Processing and Phonological Awareness in Children with Benign Epilepsy with Centrotemporal Spikes. *Biomed. Res. Int*. 2015, 2015, 256340.

[4] American Speech-Language-Hearing Association. Central Auditory Processing: Current Status of Research and Implications for Clinical Practice. *J Am Acad Audiol*. 1996, 5, 41-54.

[5] Andersson, M.; Llera, J. E.; Rimol, L. M.; Hugdahl, K. Using Dichotic Listening to Study Bottom-up and Top-down Processing in Children and Adults. *Child. Neuropsychol*. 2008, 14, 470-479.

[6] Au, A.; Lovergrove, B. Temporal Processing Ability in Above Average and Average Readers. *Percept. Pshychophys*. 2001, 63, 148-155.

[7] Babkoff, H.; Fostick, L. Age-related Changes in Auditory Processing and Speech Perception: Cross-sectional and Longitudinal Analyses. *Eur. J. Ageing* 2017, 14, 269-281.

[8] Bamiou, D. E.; Musiek, F. E.; Luxon, L. M. Aetiology and Clinical Presentations of Auditory Processing Disorders. *Arch Dis. Child*. 2001, 85, 361-365.

[9] Bamiou, D. E. Measures of Binaural Interaction. In *Handbook of (central) Auditory Processing Disorder: Auditory Neuroscience and Diagnosis*; Musiek, F. E., Chermack, G. D., Eds.; Plural Publishing: San Diego, 2007; Vol. 1, p 257.

[10] Baran, J. A. Test Battery Considerations. In *Handbook of (central) Auditory Processing Disorder: Auditory Neuroscience and Diagnosis*; Musiek, F. E., Chermach, G. D., Eds.; Plural Publishing: San Diego, 2007; Vol. 1, pp 163-92.

[11] Baran, J. A.; Musiek, F. E. Behavioral Assessment of the Central Auditory System. In *Contemporary Perspectives on Hearing Assessment*; Musiek F. E., Rintelmann, W., Eds.; Allyn & Bacon: Boston, 1999; Vol. 1, pp 375-415.

[12] Baranucci, A.; Babiloni, F.; Galderisi, S.; Mucci, A.; Tecchio, F.; Zappasodi, F.; Pizzella, V.; Romani, G. L.; Rossini, P. M. Inhibition of Auditory Cortical Responses to Ipsilateral Stimuli During Dichotic Listening: Evidence from Magnetoencephalography. *Eur. J. Neurosci*. 2004, 192329-36.

[13] Bellis, T. J. Neuromaturation and Neuroplasticity of the

Auditory System. In *Assessment and Management of Central Auditory processing Disorders in the Educational Setting, Science to Practice*; Bellis, T. J., Ed.;Thomson Deliviar Learning: Canada, 2003; Vol. 1, pp 103-139.

[14] Bellis, T. J. *Assessment and Management of Central Auditory Processing Disorders in the Educational Setting from Science to Practice*; Plural Publishing: San Diego, 2011.

[15] Berlin, C.; Lowe-Bell, S.; Cullen, J.; Thompson, C.; Loovis, C. Dichotic Speech Perception: An Interpretation of Right Ear Advantage and Temporal Offset Effects. *J. Acoust. Soc. Am.* 1973, *53*, 699-709.

[16] Besser, J.; Festen, J. M.; Goverts, S. T.; Kramer, S. E.; Pichora-Fuller, M. K. Speech-in-speech Listening on the LiSN-S Test by Older Adults with Good Audiograms Depends on Cognition and Hearing Acuity at High Frequencies. *Ear Hear.* 2015, *36*, 24-41.

[17] Bishop, D. V. M. *The Children's Communication Checklist-2*; 2nd ed; The Psychological Corporation: London, United Kingdom, 2003.

[18] Bocca, E.; Calearo, C.; Cassinari, V. A New Method for Testing Hearing in Temporal Lobe Tumors. *Acta Otolaryngol. Stockolm.* 1954, *44*, 219-221.

[19] Bocca, E.; Calearo, C.; Cassinari, V. La surdité corticale. Ver Laryng Portmann. 1955, *78*, 777-856.

[20] Bocca, E.; Calearo, C.; Cassinari, V.; Migliavaca, E. Testing Cortical Hearing in Temporal Lobe Tumors. *Acta Otolaryng.* 1957, *45*, 289-304.

[21] Borges, L. R. Colella-Santos, M.F. Avaliação do sistema nervoso auditivo central nas crianças com histórico de otite média, Ph.D dissertation, State University of Campinas, Campinas, SP, 2017.

[22] Borges, L. R.; Paschoal, J. R.; Colella-Santos, M. F. (Central) Auditory Processing: The Impact of Otitis Media. *Clinics* 2013, *68*, 954-959.

[23] Borges, L. R.; Sanfins, M. D.; Hein, T. A. D.; Paschoal, J. R.; Colella-Santos, M. F. Achados audiológicos e comportamentais em crianças submetidas à miringoplastia bilateral - um estudo comparativo. *Rev. CEFAC.* 2016, *18*, 881-888.

[24] Boscariol, M.; Casali, R.; Amaral, M.; Lunardi, L.; Matas, C.; Collela-Santos, M.; Guerreiro M. Language and Central Temporal Auditory Processing in Childhood Epilepsies. *Epilepsy Behavior.* 2016, *53*, 180-183.

[25] Boscariol, M.; Garcia, V.; Guimarães, C.; Montenegro, M.; Hage, S.; Cendes, F.; Guerreiro, M. Auditory Processing Disorder in Perisylvian Syndrome. *Brain Develop* 2010, *32*, 299-304.

[26] Boscariol, M.; Guimarães, C.; Hage, S.; Garcia, V.; Schmutzler, K.; Cendes, F.; Guerreiro, M. Auditory Processing Disorder in Patients with Language-learning Impairment and Correlation with Malformation of Cortical Development. *Brain Develop.* 2001, *33*, 824-831.

[27] Beck C. S.; Calichman F.; Gandra L. P. F.; Machado A. H.; Pereira L. D. Estimulação do processamento auditivo central em escolares de 7 a 10 anos de idade. *Pró-fono* 1996, *8*, 45-50.

[28] Brenneman, L.; Cash, E.; Chermak, G.D.; Guenette, L.; Masters, G.; Musiek, F. E.; Brown, M.; Ceruti, J.; Fitzegerald, K.; Geissler, K.; Gonzalez, J.; Weihing, J. The Relationship between Central Auditory Processing, Language, and Cognition in Children Being Evaluated for Central Auditory Processing Disorder. *J. Am. Acad. Audiol.* 2017, *28*, 758-769.

[29] Bretherton, L.; Holmes, C.M. The Relationship Between Auditory Temporal Processing Phonemic Awareness and Reading Disability. *J. Exp. Child. Psychol.* 2003, *46*, 31-42.

[30] Bryden, M. P.; Munhall, K.; Allard, F. Attentional Biases and the Right Ear Effect in Dichotic Listening. *Brain Lang.* 1983, *18*, 236-48.

[31] Burnham, M. N. Normal Masking Level Difference Parameters for Use in the Clinical Evaluation of Auditory Processing Disorders, Ph.D. Dissertation, Brigham Young University, 2010.

[32] Cameron, S, Dillon H. Development of the Listening in Spatialized Noise-sentences Test (LISN-S). *Ear Hear.* 2007, *28*,196-211.

[33] Cameron, S.; Dillon, H. The Listening in Spatialized Noise - Sentences Test (LISN-S): Testretest Reliability Study. *Int. J. Audiol.* 2007, *46*, 145-53.

[34] Cameron, S.; Dillon, H. The Listening in Spatialized Noise - Sentences Test: Comparison to Prototype LISN Test and Results from Children with Either a Suspected (central) Auditory Processing Disorder or a Confirmed Language Disorder. *J. Am. Acad. Audiol.* 2008, *19*, 377-391.

[35] Cameron, S.; Dillon, H.; Glyde, H.; Kanthan, S.; Kania, A. Prevalence and Remediation of Spatial Processing Disorder (SPD) in Indigenous Children in Regional Australia. *Int. J. Audiol.* 2014, *53*, 326-335.

[36] Cameron, S.; Glyde, H.; Dillon, H. Listening in Spatialized Noise-Sentences Test (LiSN-S): Normative and Retest Reliability Data for Adolescents and Adults Up to 60 Years of Age. *J. Am. Acad. Audiol.* 2011, *22*, 697-709.

[37] Cameron, S.; Glyde, H.; Dillon, H. Efficacy of the LiSN & Learn Auditory Training Software: Randomized Blinded Controlled Study. *Audiol. Res.* 2012, *2*, 15.

[38] Canadian Guidelines on Auditory Processing Disorder in Children and Adults: Assessment & Intervention (Dec 2012). Canadian Interorganization Steering Group for Speech-Language Pathology & Audiology.

[39] Chermak G. D.; Musiek F. E.; Weihing J. Beyond Controversies: The Science Behind Central Auditory Processing Disorder. *Hear. Review.* 2017, *24* (5), 20-24.

[40] Chermak G. D.; Musiek F. E. Central Auditory Processing Disorders: New Perspectives. San Diego: Singular Publishing Group, 1997, p 374.

[41] Chermak G. D.; Musiek F. E. Neurological Substrate of Central Auditory Processing Deficits in Children. Curr. Pediatr. Rev. 2011, *7* (3):241-251.

[42] Chermak G. D.; Lee J. Comparison of Children´s Performance on Four Tests of Temporal Resolution. *J. Am. Acad. Audiol.* 2005, *16*, 554-563.

[43] Cohen-Mimran, R.; Sapir, S. Auditory Temporal Processing in Children with Reading Disabilities. *Dyzlexia* 2007, *13* (3), 175-192.

[44] Cranford, J. Brief Tone Detection and Discrimination Tests in Clinical Audiology with Emphasis on their Use in Central Nervous System Lesions, Seminars Hear. 1984, *5*, 263-275.

[45] Cranford, J.; Stream, R.; Rye, C.; Slade, T. Detection Versus

Discrimination of Brief Duration Tones: Findings in Patients with Temporal Lobe Damage. *Arch. Othorynlagol.* 1982, *108*, 350-56.

[46] Da Fontoura, D. R.; Branco, D. M.; Anés, M.; Da Costa, J. C.; Portuguez M. W. Language Brain Dominance in Patients with Refratory Temporal Lobe Epilepsy: A Comparative Study Between Functional Magnetic Resonance Imaging and Dichotic Listening Test. *Arq. Neuropsiquiatr.* 2008, *66*, 34-39.

[47] de Boer, J.; Thornton, A. R. D. Neural Correlates of Perceptual Learning in the Auditory Brainstem: Efferent Activity Predicts and Reflects Improvement at a Speech-in-noise Discrimination Task. *J. Neurosci.* 2008, *28*, 4929-4937.

[48] Della Penna, S.; Brancucci, A.; Babiloni, C.; Franciotti, R.; Pizzella, V.; Rossi, D.; Torquati, K.; Rossini, P. M.; Romani, G. L. Lateralization of Dichotic Speech Stimuli is Based on Specific Auditory Pathway Interactions: Neuromagnetic Evidence. *Cerebral Cortex* 2007, *17*, 2303-2311.

[49] Domitz, D. M.; Schow R. L. A New CAPD Battery-multiple Auditory Assessment: Factor Analysis and Comparisons with SCAN. *Am. J. Audiol.* 2000, *9b* (2), 101-111.

[50] Edeline, J. M.; Weinberger, N. M. Thalamic Short-term plasticity in the auditory system: Associative retuning of Receptive Fields in the Ventral Medial Geniculate Body. *Behav. Neurosci.* 1991, *105*, 618.

[51] Elangovan, S.; Stuart, A. Natural Boundaries in Gap Detection are Related to Categorical Perception of Stop Consonants. *Ear Hear.* 2008, *29* (5), 761-74.

[52] Emanuel, D. C. The Auditory Processing Battery: Survey of Common Practices. *J. Am. Acad. Audiol.* 2002, *13* (2), 93-117.

[53] Ferre, J. Management Strategies for APD. In An Introduction to Auditory Processing Disorders in Children. Parthasarathy, T. K., Ed.. Mahwah, N. J. Lawrence Erlbaum Associates, 2006.

[54] Filippini, R.; Schochat, E. A New Paradigm for Temporal Masking Assessment: Pilot Study. Codas. 2014, *26*, 302-327.

[55] Fu, Q. Temporal Processing and Speech Recognition in Cochlear Implant Users. *Neuro. Report.* 2002, *13*, 1635-1639.

[56] Gates, G.; Anderson, M.; McCurry, S.; Feeney, P.; Larson, E. Central Auditory Dysfunction as a Harbinger of Alzheimer Dementia. *Arch. Otolaryngol. Nead. Neck. Surg.* 2011, *137* (4), 390-395.

[57] Gicova, R.A.; Tordina, G. C., Teresa Maria Momensohn-Santos, T. M.; Branco-Barreiro F. A. C. Masking Level Difference in Seven-To-Eight-Year-Old Children. *Rev. Equilíbrio Corporal Saúde* 2015, *7* (1), 17-20.

[58] Glyde, H.; Cameron, S.; Dillon, H.; Hickson, L.; Seeto, M. The Effects of Hearing Impairment and Aging on Spatial Processing. *Ear Hear.* 2013, *34*, 15-28.

[59] Gootjes, L.; Scheltens, P.; Van Strien, J. W.; Bouma, A. Subcortical White Matter Pathology as a Mediating Factor for Age-related Decreased Performance in Dichotic Listening. *Neuropsychologia* 2007, *45* (10), 2322-2332.

[60] Hall, D. A.; Hart, H. C.; Johnsrude, I. S. Relationships Between Human Auditory Cortical Structure and Function. *Audiol. Neurootol.* 2003, *8* (1), 1-18

[61] Halliday, L. F.; Tuomainen, O, Rosen, S. Auditory Processing Deficits are Sometimes Necessary and Sometimes Sufficient for Language Difficulties in Children: Evidence from Mild to Moderate Sensorineural Hearing Loss. *Cognition* 2017, *166*, 139-151

[62] Hayes, E. A.; Warrier, C. M.; Nicol T. G.; Zecker, S. G.; Kraus, N. Neural Plasticity Following Auditory Training in Children with Learning Problems. *Clin. Neurophysiol.* 2003, *114*, 673-84.

[63] Hirsh, I. J. The Influence of Interaural Phase on Interaural Summation and Inhibition. *J. Acoust. Soc. Am.* 1948, *20*, 536-544.

[64] https://www.asha.org/policy/TR2005-00043/

[65] http://www.thebsa.org.uk/images/stories/docs/BSA_APD_PositionPaper_31March11_Final. pdf

[66] Hugdahl, K.; Heiervang, E.; Nordby, H.; Smievoll, A. I.; Steinmetz, H.; Stevenson, J.; et al. Central Auditory Processing, MRI Morphometry and Brain Laterality: Applications to Dyslexia. *Scand. Audiol. Suppl.* 1998, *49*, 26-34.

[67] Hurley, R. M.; Musiek, F. E. Effectiveness of Three Central Auditory Processing (CAP) Tests in Identifying Cerebral Lesions. *J. Am. Acad. Audiol.* 1997, *8* (4), 257-262.

[68] Idrizbegovic, E.; Hederstierna, C.; Dahlquist, M.; Kämpfe Nordström, C.; Jelic, V.; Rosenhall, U. Central Auditory Function in Early Alzheimer's Disease and in Mild Cognitive Impairment. *Age Ageing* 2011, *40* (2), 249-54.

[69] Jerger, J.; Moncrieff, D.; Greenwald, R.; Wambacq, I.; Seipel, A. Effect of Age on Interaural Asymmetry of Event-related Potentials in a Dichotic Listening Task. *J. Am. Acad. Audiol.* 2000, *11*, 383-389.

[70] Jerger, J.; Musiek, F. E. Report of the Consensus Conference on the Diagnosis of Auditory Processing Disorders in School-aged Children. *J. Am. Acad. Audiol.* 2000, *11*, 467-474.

[71] Johnson, K. L.; Nicol, T.; Zecker, S. G., Kraus, N. Developmental Plasticity in the Human Auditory Brainstem. *J. Neurosci.* 2008, *28*, 4000-4007.

[72] Katz, J. The Use of Staggered Spondaic Words for Assessing the Integrity of the Central Auditory Nervous System. *J. Aud. Res.* 1962, *2*, 327.

[73] Keith, R.W. *Random Gap Detection Test*; Missouri: Auditec of Saint Louis, 2000.

[74] Keith R.W. Development of SACN-A: Test of Auditory Processing Disorder in Adolescents and Adults. *J. Am. Acad. Audiol.* 1998, *9, 311*.

[75] Keith, R.W. Development and Standardization of SCAN-C: Test for Auditory Processing Disorders in Children- revised. *J. Am. Acad. Audiol.* 2000, *11*, 438-445.

[76] Keith, R.W.; Anderson, J. Dichotic Listening Tests, In Handbook of (central) Auditory Processing Disorder: Auditory Neuroscience and Diagnosis; Musiek, F. E., Chermach, G. D., Eds.;. Plural Publishing, 2007; Vol. 1, pp 207-230.

[77] Kimura, D. Some Effects of Temporal Lobe Damage on Auditory Perception. *Can. J. Psychol.* 1961a, *15*, 156-165.

[78] Kimura, D. Cerebral Dominance and the Perception of Verbal Stimuli. *Can. J. Psychol.* 1961b, *15*, 166-171.

[79] Kraus N.; McGee T.; Carrell T. D.; Sharma A. Neurophysiologic Bases of Speech Discrimination. *Ear Hear.* 1995, *16*, 19-37.

[80] Krishnamurti, S. Monoaural Low-Redundancy Speech Tests. In *Handbook of (central) Auditory Processing Disorder: Auditory Neuroscience and Diagnosis*; Musiek F. E.,

Chermach G. D., Eds.; Plural Publishing, 2007; Vol.1, pp 193-205.

[81] Kolb, B. *Brain Plasticity and Behavior*. Mahwah, N. J., Ed.; Lawrence Erlbaum, Associates, 1995.

[82] Kumar, A.; Jayaram, M. Auditory Processing in Individuals with Auditory Neuropathy. *Behav. Brain Funct.* 2005, *1*, 21-28.

[83] Lam, E.; Sanchez, L. Evaluation of Screening Instruments for Auditory Processing Disorder (APD) in a Sample of Referred Children. The Australian and New Zealand *J. Audiol.* 2007, *29*, 26-39.

[84] Leite-Filho, C. A.; Silva, F. F. D.; Pradella-Hallinan, M.; Xavier, S. D.; Miranda, M. C.; Pereira, L. D. Auditory Behavior and Auditory Temporal Resolution in Children with Sleep-disordered Breathing. *Sleep Med.* 2017, *34*, 90-95.

[85] Magnusson, A. K.; Kapfer, C.; Grothe, B.; Koch, U. Maturation of Glycinergic Inhibition in the Gerbil Medial Superior Olive after Hearing Onset. *J. Physiol.* 2005, *568*, 497-512.

[86] Matas, C.; Matas, S.; Oliveira, C.; Gonasalves, I. Auditory Evoked Potentials and Multiple Sclerosis. *Arq Neuropsiquiatr.* 2010, *68* (4), 528-534.

[87] Mendes S. C.; Branco-Barreiro F. C.; Frota S. Masking Level Difference: Reference Values in Adults. *Audiol. Commun. Res.* 2017, 22, e1746.

[88] Merzenich, M.; Jenkins, W. Cortical Plasticity, Learning, and Learning Dysfunction. In Maturational Windows and Adult Cortical Plasticity: SFI Studies in the Sciences of Complexity; Julesz, B., Kovacs, I., Eds.; Addison-Wesley: Reading, PA. 1995; Vol. XXIII, 247-272.

[89] Moore, D. R. Anatomy and Physiology of Binaural Hearing. *Audiologogy* 1991, *20*, 125-134.

[90] Moore, M.; Ferguson, M.; Edmonson-Jones, A.; Ratib, S.; Riley, A. Nature of Auditory Processing Disorder in Children 2010, *126* (2), e382-390.

[91] Moncrieff, D. W.; Black, J. R. Dichotic Listening Déficits in Children with Dyslexia. *Dyslexia* 2008, *14* (1), 54-75

[92] Murphy, C.F.B, Stavrinos G, Chong K, Sirimanna T, Bamiou D.E. Auditory Processing after Early Left Hemisphere Injury: A Case Report. *Front. Neurol.* 2017, *8*, 226.

[93] Musiek, F. E.; Gollegly, K. M. Maturational Considerations in the Neuroauditory Evaluation of Children. In *Hearing Impairement in Children*; Bess, Ed.; York Press: Parkton, MD, 1988.

[94] Musiek F. E.; Shinn J. B.; Jirsa, R.; Bamiou, J. Á.; Baran, J.; Zaiden, E. GIN (Gaps in Noise) Test Performance in Subjects with confirmed Central Auditory Nervous System Involvement. *Ear Hear.* 2005, *26* (6), 608-618

[95] Musiek F. E.; Shinn, J.; Hare, C. Plasticity, Auditory Training, and Auditory Processing Disorders. *Semin. Hear.* 2001, *23* (4), 263-275.

[96] Musiek, F. E.; Baran J. A.; Pinheiro M. L. Duration Pattern Recognition in Normal Subjects and Patients with Cerebral and Cochlear Lesions. *Audiology* 1990, *29*, 304-313.

[97] Musiek, F. E. Assessment of Central Auditory Dysfunction: The Dichotic Digit Test Revisited. *Ear Hear.* 1983, *4*,79-83.

[98] Musiek, F. E.; Baran, J. A.; Pinheiro, M. L. *Neuroaudiology: Case Studies*; Singular Publishing Group: San Diego, 1994.

[99] Musiek, F. E.; Chermak, G. D.; Weihing, J.; Zappulla, M.; Nagle, S. Diagnostic Accuracy of Established Central Auditory Processing Test Batteries in Patients with Documented Brain Lesions. *J. Am. Acad. Audiol.* 2011, 22, 342-358.

[100] Musiek F. E.; Baran, J, Pinheiro, M. P300 Results in Patients with Lesions of the Auditory Areas of the Cerebrum. *Am. Acad. Audiol.* 1992, *3* (1), 5-15.

[101] Musiek, F. E. Neuroanatomy, Neurophysiology, and Central Auditory Assessment. Part II: The Cerebrum. *Ear Hear.* 1986, *7*, 283-294.

[102] Musiek, F. E.; Chermack G. D. Auditory Neuroscience and (central) Auditory Processing Disorder - an Overview. In *Handbook of (central) Auditory Processing Disorder: Auditory Neuroscience and Diagnosis*; Musiek, F. E., Chermack G. D., Eds.; Plural Publishing: San Diego, 2007; Vol. 1, Chap. 1, p 3-12.

[103] Musiek F. E.; Chermak G. D.; Weihing, J. Auditory Training. In *Handbook of Central Auditory Processing Disorder - Comprehensive Intervention*; Chermak G. D., Musiek, F. E., Eds.; Plural Publishing: San Diego, 2014; pp 157-200.

[104] Nunes, C. L.; Pereira, L. D.; Carvalho, G. S. Scale of Auditory Behaviors e testes auditivos comportamentais para avaliação do processamento auditivo em crianças falantes do português europeu. Codas São Paulo, 2013, *25* (3), 209-215.

[105] Phillips, S. L.; Gordon-Salant, S.; Fitzgibbons P. J.; Yeni-Komshian, G. Frequency and Temporal Resolution in Elderly Listeners with God and Poor Word Recognition. *J. Speech Lang. Hear. Res.* Rockville, 2000, *43* (1), 217-218.

[106] Pichora-Fuller, M.; Souza, P. Effects of Aging on Auditory Processing of Speech. *Int. J. Audiol.* 2003, *10* (2), S11-16.

[107] Pinheiro, M. L.; Musiek, F. E. Sequencing and Temporal Ordering in the Auditory System. In *Assessment of Central Auditory Dysfunction: Foundations and Clinical Correlates*; Pinheiro, M. L., Musiek F. E., Eds.; Williams: Baltimore, 1985; pp 219-238.

[108] Prestes, R.; De Andrade, A. N.; Santos, R. B.; Marangoni, A. T.; Schiefer, A. M.; Gil, D. Temporal Processing and Long-latency Auditory Evoked Potential in Stutterers. *Braz. J. Otorhinolaryngol.* 2017, *83*, 142-146.

[109] Profant, O.; Roth, J.; Bureš, Z.; Balogová, Z.; Lišková, I.; Betka, J.; Syka, J. Auditory Dysfunction in Patients with Huntington's Disease. *Clin. Neurophysiol.* 2017, *128*, 1946-1953.

[110] Rabelo, C. M.; Weihing, J. A.; Schochat, E. Temporal Resolution in Individuals with Neurological Disorders. *Clinics* 2015, *70*, 606-611.

[111] Ramos, J. S.; Feniman, M. R.; Gielow, I.; Silverio, K. C. A. Correlation Between Voice and Auditory Processing. *J. Voice.* 2017, *16*, 30174-30176.

[112] Rawool, V. W. Temporal Processing in the auditory system. In *Auditory Processing Disorders: assessment, Management and Treatment*; Geffner, D., Ross-Swain, D. Eds.; Plural Publishing: San Diego, 2013; Vol. 1, pp 227-250.

[113] Recanzone, G. H., Schreiner C. E., Merzenich, M. M. Plasticity in the Frequency Representation of Primary Auditory Cortex Following Discrimination Training in Adult Owl Monkeys. *J. Neurosci.* 1993, 13, 87-103.

[114] Rickard, N. A.; Heidtke, U. J.; O'Beirne, G. A. Assessment of Auditory Processing Disorder in Children Using an Adaptive Filtered Speech Test. *Int. J. Audiol.* 2013, *52*, 687-697.

[115] Rosen, S. A Riddle Wrapped in a Mystery Inside an Enigma: Defining Central Auditory Processing Disorder. *Am. J. Audiol.* 2005, *14*, 139-142.

[116] Rupp, A.; Gutschalk, A.; Hack, S.; Scherg, M. Temporal Resolution of the Human Primary Auditory Cortex in Gap Detection. *Neuroreport.* 2002, *11*, 3731-3736.

[117] Russo, N.M., Nicol, T. G., Zecker, S. G., Hayes, E. A, Kraus, N. Auditory Training Improves Neural Timing in the Human Brainstem. *Behav. Brain Res.* 2005, *156* (1), 95-103.

[118] Schochat, E.; Pereira, L. D. Testes Auditivos para Avaliação do Processamento Auditivo Central. Pró fono, 2015.

[119] Schow, R. L.; Seikel, J. A. Screening for (central) Auditory Processing Disorder. In *Handbook of (central) Auditory Processing Disorder: Auditory Neuroscience and Diagnosis*; Chermak, G., Musiek, F. Plural Pub: San Diego, CA, 2006; pp 137-161.

[120] Sharma, M.; Dhamani, I.; Leung, J.; Carlile, S. Attention, Memory, and Auditory Processing in 10- to 15-year-old Children with Listening Difficulties. *J. Speech Lang. Hear. Res.* 2014, *57,* 2308-23021.

[121] Sharma, M.; Purdy, S. C.; Kelly, A. S. A Randomized Control Trial of Interventions in Schoolaged Children with Auditory Processing Disorders. *Int. J. Audiol.* 2012, *51*, 506-518.

[122] Shibata, T.; Sakashita, T.; Yamane, H.; Hashimoto, C. Temporal Resolution and Speech Recognition Ability of Patients with Retrocochlear Auditory Dysfunction. *Acta Otolaryngol.* 2004, *124*, 30-34.

[123] Shinn, J. B.; Musiek, F. E. Temporal Processing: The Basics. *Hear. J.* 2003, *56*, 52.

[124] Shinn, J. B. Temporal Processing and Temporal Patterning Tests. In *Handbook of (central) Auditory Processing Disorder: Auditory Neuroscience and Diagnosis*; Musiek, F. E.; Chermack, G. D., Eds.; Plural Publishing: San Diego, 2007; Vol. 1; pp 231-256.

[125] Skarzynski, P. H.; Wlodarczyk, A. W.; Kochanek, K.; Pilka, A.; Jedrzejczak, W. W.; Olszewski, L.; Bruski, L.; Niedzielski, A.; Skarzynski, H. Central Auditory Processing Disorder (CAPD) Tests in a School-age Hearing Screening Programme - Analysis of 76,429 Children. *Ann. Agric. Environ. Med.* 2015, *22*, 90-95.

[126] Song, J. H.; Skoe, E.; Wong, P.C.; Kraus, N. Plasticity in the adult Human Auditory Brainstem Following Short-term Linguistic Training. *J. Cogn. Neurosci.* 2008, *20* (10), 1892-1902.

[127] Springer, S.; Sidtis, J.; Wilson, D.; Gazzaniga, M. Left Ear Performance in Dichotic Listening Following Commissurotomy. *Neuropsychologia* 1978, *16*, 305-331.

[128] Strehlow, U.; Haffner, J.; Bischof, J.; Gratzka, V.; Parzer, P.; Resch, F. Does Successful Training of Temporal Processing of Sound and Phoneme Stimuli Improve Reading and Spelling? *Eur. Child Adolesc. Psychiatry.* 2006, *15*, 19-28.

[129] Sugimoto, S.; Hosokawa, Y.; Horikawa, J.; Nasu, M.; Taniguchi, I. Spatial Focusing of Neuronal Responses Induced by Asynchronous Two-tone Stimuli in the Guinea Pig Auditory Cortex. *Cortex Cerebral.* 2002, *12*, 506-514.

[130] Szymaszek, A.; Wolak, T.; Szelag, E. The Treatment Based on Temporal Information Processing Reduces Speech Comprehension Deficits in Aphasic Subjects. *Front. Aging Neurosci.* 2017, *9*, 98.

[131] Valadbeigi, A.; Weisi, F.; Rohbakhsh, N.; Rezaei, M.; Heidari, A.; Rasa, A. Central Auditory Processing and Word Discrimination in Patients with Multiple Sclerosis. *Euro. Arch. Otorhinolaryngol.* 2014, *271*, 2891-2896.

[132] Waber, D. P.; Weiter, M. D.; Wolff, P. H.; Marcus, D. J.; Ariel, R.; Forbes, P.; Wypij, D. Processing of Rapid Auditory Stimuli in School-age Children Referred for Evaluation of Learning Disorders. *Child Develop.* 2007, *71*, 37-49.

[133] Walker, M. M.; Givens, G. D.; Cranford, J. L.; Holbert, D.; Walker, L. Auditory Pattern Recognition and Brief Tone Discrimination of Children with Reading Disorders. *J. Commun. Disord.* 2006, *39*, 442-55.

[134] Wang, L. C.; Yang, H. M. Temporal Processing Development in Chinese Primary School-Aged Children with Dyslexia. *J. Learn. Disabil.* 2016, *10*, 2194-2200.

[135] Weihing, J.; Guenette, L.; Chermak, G.; Brown, M.; Ceruti, J.; Fitzgerald, K.; Geissler, K.; Gonzalez, J.; Brenneman, L.; Musiek, F. E. Characteristics of Pediatric Performance on a Test Battery Commonly Used in the Diagnosis of Central Auditory Processing Disorder. *J Am Acad Audiol.* 2015, *26,* 652-659.

[136] Weihing, J.; Musiek, F. E. Dichotic Interaural Intensity Difference (DIID) Training. In *Handbook of (central) Auditory Processing Disorder: Comprehensive Intervention*; Musiek, F. E.; Chermack, G. D. Ed.; Plural Publishing: San Diego, 2014, Vol. 2; pp 225-242.

[137] Whitton, J.; Polley, D. Evaluating the Perceptual and Pathophysiological Consequences of Auditory Deprivation in Early Postnatal Life: A Comparison of Basic and Clinical Studies. *J. Assoc. Res. Otolaryngol.* 2011, *24*, 535-547.

[138] Willeford, J. Assessing Central Auditory Behavior in Children. A Test Battery Approach. In *Central Auditory Dysfunction*; Keith, R.W., Ed.; Grunne & Stratton: New York, 1977; Vol. 1; pp 43-72.

[139] Wilson, W.; Jackson, A.; Pener, A.; Rose, C.; Wilson, J.; Heine, C.; Khan, A. The CHAPS, SIFTER and TAPS-R as Predictors of (C)AP Skills and (C)APD. *J. Speech Lang. Hear. Res.* 2011, *54* (2), 278-291.

[140] Wilson, H.; Zizz, C. A.; Sperry, J. L. Masking LÇevel difference for Spondaic Words in 2000 msec Bursts of Broadband Noise. *J. Am. Acad. Audiol.* 1994, *5,* 236-242.

[141] Wilson, H.; Zizz, C.A.; Sperry, J.L. Masking Level Difference for Spondaic Words in 2000msec Bursts of Broadband Noite. *J. Am. Acad. Audiol.* 1994, *5*, 255-258.

[142] Yathiraj, A.; Vanaja, C. S. Age Related Changes in Auditory Processes in Children Aged 6 to 10 years. *Int. J. Pediatr. Otorhinolaryngol.* 2015, *79*, 1224-1234.

[143] Zalcman, T. E., Schochat, E. Formal Auditory Training Efficacy in Individuals with Auditory Processing Disorder. *Rev. Soc. Bras. Fonoaudiol.* 2007, *12*, 310-314.

第 7 章　耳声发射的最新进展
Recent Advances In Otoacoustic Emissions

Lisa Hunter　著

陈艾婷　译　　谢林怡　校

摘　要

本章将回顾耳声发射（otoacoustic emission，OAE）对临床实践有影响的最新进展，重点介绍这些测量方法与其他相关听觉诊断方法之间的相互作用。耳声发射的临床使用范围从听力筛查到诊断应用。本章将主要关注畸变产物耳声发射（distortion product otoacoustic emission，DPOAE）和瞬态声诱发耳声发射（transient evoked otoacoustic emission，TEOAE）在诊断方面的进展。虽然这些测试对评估内耳外毛细胞（outer hair cell，OHC）功能非常敏感，但仍要注意它们是间接测试，而不是对内耳功能的直接测量。为了引出反应，外耳和中耳必须能够有效地将经过一定校准的刺激从耳道传送到耳蜗，并在外耳道能够记录到反向发射回的反应。因此，为了在诊断上通过耳声发射发现感音性听力损失，就需要了解它们是如何受到仪器、校准和外耳、中耳生理学的影响。因此，本章深入探讨了这些问题，当然也会涉及中耳测量的其他内容，包括宽频反射/吸收及听觉诱发电位的相关信息。

关键词

畸变产物耳声发射；瞬态声耳声发射；刺激频率耳声发射；Chirp 声诱发耳声发射；宽频吸收率；耳蜗突触病；新生儿听力筛查

一、概述

耳声发射是由内耳活动产生的一系列不同的听觉信号。它是耳蜗外毛细胞活动的一种副产物，也就意味着它是耳蜗换能的产物。OAE 在健康的耳蜗中可以不需要刺激自发产生，也可以由各种听觉刺激引起，包括纯音、chirp 声和 click 声。这种可以诱发、人为设置和控制耳声发射的能力使其成为研究耳蜗功能的一种非常有价值的临床工具。由于研究耳蜗非常困

难，所以当英国皇家咽喉鼻耳科医院（Royal National Throat Nose and Ear Hospital）的物理学家 David Kemp 教授于 1978 年首次发现并报道耳声发射时，引起了轰动（Kemp，1978）。他很快意识到在听到 click 声后从外耳能发出延时的声音这一惊人的发现，很可能是另一位英国物理学家 Thomas Gold（Pumphrey 和 Gold，1948）预言的"耳蜗放大器"的证据。令人印象深刻的是，Kemp 教授还认识到 OAE 潜在的临床价值，他后来开发的第一个临床仪器被用

来在首次新生儿听力普查中筛查所有新生儿的听力，该项目称为罗德岛听力评估项目（White等，1994），并且成为英国新生儿筛查的标准。Kemp 教授因为在生理学和医学方面的杰出贡献，于 2004 年被选为皇家学会会员。事实上，在 20 世纪 90 年代，促使听力损失的普遍筛查成为全球目标并在许多国家成为常规，OAE 在新生儿筛查中的应用是最重要的原因之一。通过 OAE 和听觉脑干反应（auditory brainstem response，ABR）在临床的联合应用，引出了听力学诊断的另一个重大进展：新的诊断术语"听神经病"（Starr 等，1996）。事实上，耳声发射是神经前的，特别是由于 OHC 的活动，意味着在通常说的"感音神经性听力损失"的病例中，病理部位可以更精确地定位。OAE 和 ABR 的联合使听力学家第一次发现了听力损失的突触和神经原因。例如，由于听神经病、听神经瘤、听神经功能不全或听性失语（听神经缺失）引起严重的听力损失，但只要有足够的 OHC 功能，就可以引出 OAE。相反，即使是轻微程度的中耳病变，如咽鼓管功能不全伴负压，但因中耳阻抗的增加也可使 OAE 降低或消失。因此，准确地解读耳声发射通常需要与中耳和听觉诱发电位测量相互验证。

本章将回顾对临床实践有影响的耳声发射的最新进展，重点是这些测量方法与其他相关的听觉诊断方法之间的交叉和相互作用。耳声发射的临床范围从听力筛查到诊断应用。本文将主要关注畸变产物耳声发射和瞬态声诱发耳声发射的诊断进展。虽然这些措施被认为是评估内耳 OHC 功能的敏感测试，它们是间接的而不是内耳功能的直接测量。为了诱发反应，外耳和中耳必须能够有效地将经过一定校准的刺激从耳道传送到耳蜗，并在外耳道能够记录到反向发射回的反应。因此，为了在诊断上解读耳声发射以测试感音性听力损失，本文将阐述它们是如何受到仪器、校准和外耳、中耳生理学的影响的。本章的信息深入研究了这些问题，当然也会涉及中耳测量的其他内容，包括宽频声能反射 / 吸收率，以及听觉诱发电位的相关信息。

二、耳声发射概述

了解 OAE 的最新进展及其在临床实践中的应用，有助于初步了解 OAE 的生理学基础。尽管下面提供了相关的简要介绍，但深入探讨有关 OAE 生成的理论和文献超出了本章的范围。一些听力学教科书涵盖了耳声发射产生、分析和解释的基础知识，是学习更多知识的优质资源。

David Kemp 是 OAE 的唯一发现者（Dhar，2012）。耳声发射已经被广泛地认识和使用，因为它是"内耳自身产生声音振动的迷人且意想不到的能力"的物理证据。鉴于人类难以直接观察耳蜗，OAE 对临床医师、生物物理学家和细胞生物学家也很有价值，因为它是了解耳蜗活动的唯一窗口（Robinette，2002）。耳声发射是由正常耳蜗的 OHC 振动所产生的行波。OHC 特有的主动机制，统称为耳蜗放大器，使哺乳动物具有非凡的敏感阈值和精细的频率选择性。耳蜗放大器在基底膜行波最大峰值处的狭窄频率范围内提供额外的放大，特别是在阈值和低强度时。然而，与我们更熟悉的由外部声音产生的从耳蜗底转至顶端的行波不同，OAE 是由 OHC 沿基底膜产生的反向行波，它们对外部声音作出反应，并将机械能转换为电信号。基底膜上的毛细胞振动产生"小波"，这些小波通过加法和减法的过程聚集在一起。它们是由于毛细胞和基底膜不规则而产生的，或者是毛细胞运动引起变形的副产物。这种组合的发射以反向路径从耳蜗顶端到底转到达中耳，并可在外耳道中记录到。实际的发射非常小，远远低于耳道中常见的体内噪声（呼吸和血管噪声）。然而，使用高灵敏度的麦克风和先进的信号处理，有可能将耳道中的背景噪声从发射物中分离出来，从而实现可靠的检测和测量。

最初，根据测量方法，OAE 被分为两种类型，即自发型和诱发型。在没有任何额外的外部刺激的情况下，约 50% 的听力正常的人会自然地出现自发性耳声发射（spontaneous OAE，SOAE）。像所有类别一样，这些耳声发射被认为是由耳蜗主动机制产生的。SOAE 被认为反映了耳蜗放大器的活动，尽管它们似乎只在正常耳朵中以较低的强度持续存在。暴露于噪声（如摇滚音乐会）之后，高强度的 SOAE 可能会出现在耳蜗受损的边缘。这些孤立的高强度 SOAE 似乎是由于耳蜗内的异常反射而产生的不受控制的振荡（Nuttal 等，2004 年）。SOAE 因人而异，对于每个人来说都是独一无二的，就像指纹一样，并且在重复测量时是稳定的。然而，最近的一份报道显示，在 20～33 年的时间里，一小部分人的 SOAE 平均每年下降 0.25%（Burns，2017）。一项大型横断面研究显示，约 85% 的新生儿可测到 SOAE，而年轻人为 51%～68%，老年人为 40%（Abdala 等，2017）。新生儿的 SOAE 水平平均比年轻人高 5～6dB，而老年人的 SOAE 水平明显降低，可能是由于衰老耳蜗的功率增益降低。这些有趣的研究令人信服地证明，负责产生耳声发射的耳蜗的主动机制随着年龄的增长而下降。有时，SOAE 可能非常大，但这些情况并不常见，可能是由于在正常和异常区域之间的急剧转变附近的异常振荡所致（Dewey 和 Dhar，2017；Ruggero 等，1983 年）。由于 SOAE 不能很好地预测听力状况或耳鸣，因此它们还没有被用于临床。随后，根据激发它们的刺激将被

诱发的 OAE 细分为 TEOAE、DPOAE 和刺激频率 OAE（single frequency tone-evoked OAE，SFOAE）。最近已有 chirp 声诱发的 OAE（chirp-evoked OAE，CEOAE）的研究，将在本章的后面讨论。

Shera 和 Guinan（1999）建立了一个基于耳蜗内发生器源而非记录或刺激参数的 OAE 生成模型。基于他们的和其他许多人的工作，OAE 已根据目前内耳的发生源的理论被重新分类，如图 7-1 所示。Shera 和 Guinan 提出 OAE 是由两种机制产生的：反射和畸变。因为反射发射基本上是由于随机的物理不规则性沿基底膜"部位固定"的，而畸变发射是由刺激引起的，在耳蜗是"行波固定"的。DPOAE 使用两个音调的特定组合（f_1 和 f_2 分别表示低频音和高频音）。这两种音调被传送到耳朵，可以在频率上改变，以非常精细的间隔采样耳蜗反应来评估内耳功能的精细结构，或者在筛查方案中横跨最少三个频率。f_1 和 f_2 刺激产生数学上可预测的组合音调，这些音调构成了耳声发射的反应，这是由于毛细胞换能产生的，即畸变产物。这些组合音调是根据预测其频率的公式来命名的，最大的成分通常是 $2f_1-f_2$，然后是许多其他的组合音。DPOAE 的产生源似乎是由两种刺激音产生的机械干扰之间的重叠区域（Dhar 和 Hall，2012），DPOAE 通常在 f_2 处测量（图 7-2）。DPOAE 是一种畸变和反射成分的组合，可以通过信号的相位和实验扫描音记录方法将其分离出来。但对于使用当前仪器的临床目的，DPOAE 包括这两个成分。DPOAE 的一个优点是能够通过耳内（原位）校准控制刺激的频率和强度，允许获得更高的频率响应（使用大多数商用仪器可高至 10kHz）。其缺点是必须测试多个音调才能获得精细的结构信息。

TEOAE 通常被称为 click 声诱发的 OAE，

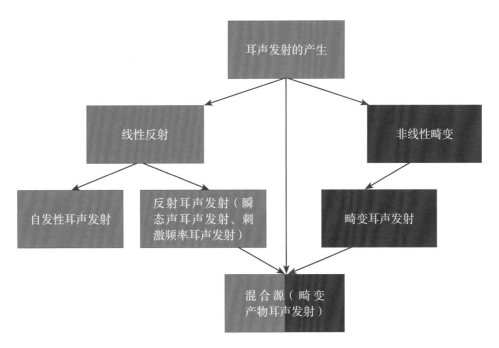

▲ 图 7-1　根据已知的反射和畸变两种产生机制对 OAE 类型进行分类

引自 Shera 等（2004）

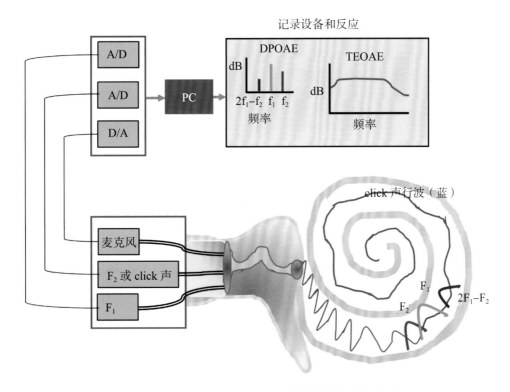

▲ 图 7-2　DPOAE 与 TEOAE 的测量仪器及生成比较

从图的右上角，逆时针方向移动：描绘了畸变产物耳声发射（DPOAE）和瞬态声诱发耳声发射（TEOAE）的典型反应。个人电脑包含声卡，可将数字声音信号转换为模拟声音信号，反之亦然。探头组件包括录音麦克风和 1 或 2 个扬声器，用于输出刺激，如 click 声或纯音。在耳道的横截面上，显示了一个探头，里面装有播放这些声音的声管。鼓膜和听小骨通过圆窗将信号传输到耳蜗，当听到 click 声时，会在整个耳蜗上产生一个行波，当听到纯音时，就会在特定的频率区域内产生声波。A/D= 模数转换器；D/A= 数模转换器；PC= 个人计算机；F_1= 初始音 1；F_2= 初始音 2

同时 chirp 声刺激也可以产生瞬态 OAE。为了记录 TEOAE，以交替极性将持续时间很短（约 80μs）的 click 声传递到耳朵，以抵消刺激并留下待分析的响应。丢弃前几毫秒的响应，然后使用快速傅立叶变换（fast Fourier transform，FFT）分析响应，以分离出响应的频率分量。由于耳蜗的频率定位结构（tonotopic organization）和行波的性质，即使 click 声刺激是宽频的，TEOAE 仍可提供耳蜗功能的频率特异性分析。一个常见的误解是 TEOAE 不具有频率特异性。它们确实提供了一定的频率特异性，尽管由于它是由耳道的共振特性决定的，无法针对强度与频率来控制刺激。因此，TEOAE 响应的带宽主要在 1~4kHz 范围内。TEOAE 的优点是只用一种刺激就可引起宽频响应并显示出精细的结构，但缺点是 4kHz 以上的响应有限。

三、过去 5 年耳声发射的进展介绍

在过去 10 年中，临床上使用的 OAE 的大部分进展都是在测量仪器的信号处理能力方面，分离 OAE 信号和背景噪声，并改进探针和软件的设计，使其更易于使用。在研究领域，分析方面的进展使我们能够更好地理解 OAE 的产生源，以及刺激频率耳声发射和 chirp 刺激方面的进展，这可能会改善轻度和超高频听力损失的检测。

如前所述，我们目前对耳声发射的理解表明，这些 OAE 在耳蜗中产生有两种不同的机制。这些机制包括一个非线性畸变行波固定机制和一个相干反射部位固定机制。DPOAE 被认为包括有两种机制的贡献，而刺激频率 OAE，至少在低等和中等强度，被认为主要是由相干反射机制产生的（图 7-3）。在记录两个音调 DPOAE 过程中，当记录小频率增量（精细

结构）时，这两种机制相互作用在响应强度上产生一个刺激额峰谷交替的独特模式。这两种机制的相互作用及由此产生的精细结构限制了 DPOAE 的临床测试性能，也限制了预测听力损失程度的能力，因为 DPOAE 的强度受到这些相互作用的影响。在过去的几年中，人们对这些机制进行了广泛的研究，目的是提高刺激、分析和记录能力。

同时，我们对耳声发射在各种疾病筛查和诊断中的作用的不断加深理解，以及对耳声发射测量的可靠性的广泛研究，我们已为高危人群的听力状态监测建立了知识库。这里将对一些临床上有用的或有希望的最重要进展进行综述，包括为"临床做准备"和主要在过去 5 年中发表的具有前瞻性的研究进展。

四、用 OAE 进行听力筛查

在许多新生儿听力普查（Universal Newborn Hearing Screening，UNHS）项目中，OAE 测试被广泛用于筛查新生儿先天性听力损失。然而，对高转诊率和假阳性率的担忧一直困扰着 OAE 筛查。目前已经使用了各种协议来解决这个问题。由于 OAE 的成本低、对于非听力学家来说是易于使用并快速的筛查方法，所以它仍然是健康新生儿的首选听力筛查方法。2007 年，婴儿听力联合委员会（Joint Committee on Infant Hearing，JCIH）（American Academy of Pediatrics，2007）再次证实了 OAE 筛查的实用性，但首次建议神经损伤风险较高的婴儿，特别是在新生儿重症监护病房（neonatal intensive care unit，NICU）护理的婴儿，首选 ABR 筛查。

五、新生儿 DPOAE 筛查

在整个听力检测程序的成本效益中，筛查

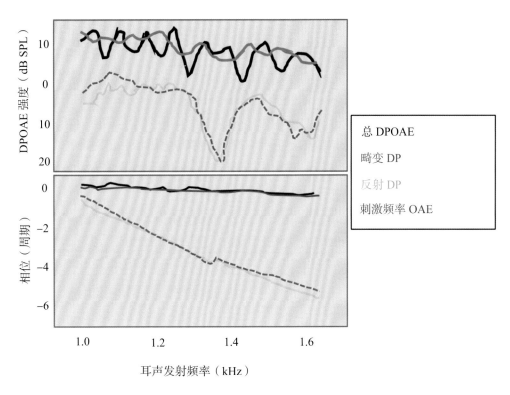

▲ 图 7-3　两个 OAE 组分的分离

畸变 OAE 依赖于毛细胞的非线性特性，并且在频率上具有稳定的相位。反射 OAE 取决于机制的不规则性和行波峰值，并且其相位会随着频率系统地变化［引自 Shera 等（2004）］

时灵敏度和特异性的准确性是非常重要的因素。在一项对南非社区助产产房 7000 多名婴儿进行随访的大型研究中，使用 Bio-logic AuDX I 的 DPOAE 筛查结果与不需要电极的 ABR（Maico MB11 BERAphone™）的结果进行了比较（de Kock 等，2016）。结果表明，与 DPOAE 相比，自动 ABR（automated ABR，AABR）筛查提供了更低的初始转诊率和更高的阳性率，而这些检测在涉及的时间方面是相似的。因此，更新的技术可能会改变筛查测试的前景。

对 186 耳的 104 名儿童（年龄为 76 日龄至 15 岁）和 436 耳的成年人进行了 DPOAE 优于 TEOAE 的研究，其中既有正常听力的受试者也有感音性听力损失的受试者（Janssen，2013）。由 DPOAE I/O 函数（DPOAE 听力图）推算得到的 DPOAE 阈值与行为听力阈值密切相关，并且可以在几分钟内即获得 DPOAE 听力图。

使用 DPOAE 进行筛查可以进行更高频率的评估，这对检测 NICU 人群中氨基糖苷类药物相关听力损失非常重要。最近的一项研究发现，使用 DPOAE 筛查，近 40% 的 NICU 新生儿被转诊，使用庆大霉素≥4d 的转诊风险比为 1.92（Cross 等，2015）。因此，对于静脉注射庆大霉素≥4d 的婴儿，DPOAE 筛查转诊风险增加，这可能导致在 NICU 出院后的听力损失患病率更高。

六、新生儿 TEOAES 筛查

一项对法国 10 万多名新生儿的大型研究中，将 TEOAE 两步筛查方案与 TEOAE 两步筛查后联合 AABR 的方案进行了比较（Caluraud 等，2015）。结果显示，采用 TEOAE 联合 AABR，随访率较高，假阳性率较低。这似乎合乎"通过"标准会影响 TEOAE 筛查的通过率和有效性的逻辑。一项对 2002—2006 年的英国新生儿听力筛查项目（总出生人数约为 4 万）的研究，评估了"通过"标准的变化（Stevens等，2014）。在该样本中确定了 42 例双侧和 43 例单侧显著听力损失的病例。筛选协议的不同之处在于降低了信噪比（signal-to-noise ratio，SNR），降低了最小信号强度（minimum signal level，MSL），加入了 1kHz 半倍频程，以及从两个半倍频程减少到一个单一的半倍频程。令人惊讶的是，在一些变化下，如 SNR 降至最低 5dB，MSL 降至 −10dB SPL，1kHz 倍频程包含在内时，随访诊断发现的病例数并没有受到影响。结合所有这些变化，通过率提高了 0.36%。因此，目前选择的信噪比和 MSL 标准似乎是有效的。在不同的标准下，通过率只有小幅提高，但并不影响病例的发现。

一项对 1990 年 1 月—2012 年 8 月已发表文章的 Meta 分析，对 OAE 新生儿筛查测试的不同筛查方案、转诊率和阳性预测值（positive predictive values，PPV）进行了研究（Akinpelu等，2014）。有 10 篇文章符合严格的纳入标准，总共有 119 714 名新生儿参与者。合并总体 OAE 转诊率 5.5%。单个研究转诊率为 1.3%~39%；PPV 范围为 2%~40%。推迟初筛年龄和进行复测降低了转诊率。同样，频率越高的筛查，转诊率越低。使用更高的频率和更复杂的耳声发射设备可能是确保新生儿听力筛查中耳声发射测试发挥优势的有效方法。剖腹产分娩的婴儿初筛听力未通过的比例比顺产初筛的未通过率高 3.2 倍（Smolkin 等，2013）。在随后的测试（>48h）中，未通过率降低了 7.7 倍，复测的需要降低了 6 倍。将剖腹产婴儿耳声发射初筛年龄推迟到 48h 以后（最好在 48~132h 内）可显著降低新生儿耳声发射筛查未通过率。

七、对学龄前和学龄儿童进行筛查

在学龄前和学龄人群中，OAE 可能是一种替代纯音行为测听筛查的可行方法。有学者对将耳声发射听力筛查纳入医疗机构常规提供的服务的有效性进行了研究（Foust 等，2013年）。服务于大都市低收入和无保险人群的三家联邦资助的诊所，共 842 名儿童（<5 岁）参与了这项为期 10 个月的研究，他们的初级保健提供者在对这些儿童进行例行访问时使用 DPOAE 进行听力筛查。当儿童没有通过初筛时，遵循并采用了多步骤筛查和诊断方案，包括中耳评估和治疗。对未通过耳声发射复筛的儿童进行听力学评估，96% 的儿童最终通过了筛查或听力学评估。Prieve、Schooling、Venediktov 和 Franceschini（2015）对纯音行为阈值或耳声发射（OAE）筛查识别学龄前和学龄儿童听力损失的准确性进行了循证医学的回顾评价，结果表明 OAE 具有检测听力损失的能力，但不如纯音行为筛查有效。

八、耳声发射与中耳测试的关系

尽管新生儿听力筛查计划（UNHS）旨在发现永久性的感音神经性或传导性听力损失，但耵聍碎片和外耳道塌陷都会影响筛查结果。这些问题通常可以通过良好的筛选技术和小心地插入探头来解决。中耳问题，如在出生后的最初几个小时内不能解决的中耳问题（出生时的羊水）、间质或胎粪，已被证明会影响 OAE 和 ABR 的记录和通过率。近年来，耳声发射与中耳测试方法关系的研究主要集中在宽频声导抗（wideband acoustic immittance，WAI）测量上，因为其在检测婴幼儿中耳功能障碍方面具有优越性。图 7-4 显示了出生时 DPOAE 的引出与中耳功能的关系。出生时未通过耳声发

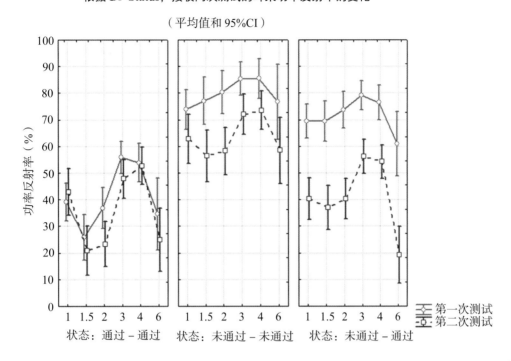

根据 **DP-Status**，接收两次测试的耳朵功率反射率的变化

（平均值和 95%CI）

▲ 图 7-4　宽频反射率与新生儿筛选 OAE 结果的关系

左图显示通过 DPOAE 筛查的耳朵在第 1 天和第 2 天的宽频反射率没有显著变化。中图显示对于第 1 天和第 2 天未通过 DPOAE 筛查的耳朵，第 2 天宽频反射率有所提高，但仍在异常范围内。右图显示在第 2 天，DPOAE 结果从"未通过"到"通过"的耳朵，宽频反射率提高最多 [引自 Hunter（2010；未公开数据）]

射（OAE）筛查的新生儿在 1～4kHz 的频率上的声能吸收率较低，这表明结果"未通过"通常与出生时的中耳问题有关（Aithal 等，2015；Hunter 等，2010；Sanford 等，2009 年）。在 NHS 项目中，WAI 可能有助于解读耳声发射听力筛查的结果。

九、成人的 OAE 筛查

对 4202 名成年人的纯音阈值、OAE 和听力障碍自我报告结果之间的关系进行了研究（Engdahl 等，2013）。纯音平均听力阈值整体预估自我报告的听力比耳声发射测试预测的略好。OAE 被证明是对自我报告有听力障碍普通人群的有效测试，但对纯音听力阈值没有增加额外的信息。将暴露在中等高职业噪声

强度下的人群自我报告的听力相关症状与纯音测听、DPOAE 和噪声测试中的听力结果进行比较（Fredriksson 等，2016），对于通过纯音测听或耳声发射诊断的听力障碍，评估声所致听觉疲劳的问卷项目具有最佳的敏感性≥85%（95%CI 56%～100%）和特异性≥70%（95%CI 55%～84%）。在报告声所致听觉疲劳的人群中，有 71% 的人通过耳声发射预测会被诊断患有听力障碍，并且报告有与听力相关症状的受试者的听力测试结果略差。

十、数据常模和听力损失标准

OAE 测试的临床意义受益于不同人群的大样本数据库，并应与不同人群听力损失标准的研究一致。可以将来自多项研究的数据与其他

数据集合并，以建立一个强大的 OAE 数据库，类似于国际标准组织（International Standards Organization，ISO）所采用的有关纯音听力阈值强度现有的国际标准。但一个重要的问题是，OAE 的主要应用是听力筛查和在听力损失第一年进行诊断，而对于婴幼儿来说，准确诊断听力损失的常模和听力损失的验证数据有限。

最近的一项大型纵向研究报道了 231 名听力正常的新生儿和婴儿的 DPOAE 信号和噪声强度的正常特征，受试者年龄从出生到 15 月龄（Hunter 等，2017）。这些婴幼儿来自俄亥俄州辛辛那提市的一家健康婴儿托儿所（well-baby nursery，WBN）和新生儿重症监护室。用 ABR 阈值和视觉强化测听仪（visual reinforcement audiometry，VRA）确保听力正常。DPOAE 在出生后一年内进行了多达 4 次的研究访问。从出生到 12 个月，DPOAE 和噪声强度发生了显著变化。DPOAE 强度以第 1 个月最高。DPOAE 中高频（2～8kHz）的

水平在 1 月龄—5 月龄幅度下降最大，在 6 月龄、9 月龄和 12 月龄变化最小（图 7-5）。在相同的 F_2 频率下，DPOAE 强度下降与宽频吸收率的降低显著相关。DPOAE 噪声强度仅随年龄的增长而略有增加，12 月龄的儿童噪声强度最高。对新生儿有重症监护室病史、种族和出生时的胎龄有轻微的非系统性影响，因此这些结果可推广到常见的临床人群。该标准数据库可用于评估从出生到 1 岁的临床结果，并可能有助于检测婴儿听力损失的存在。最近有报道一项针对传导性、混合性和感音神经性耳聋（sensorineural hearing loss，SNHL）婴儿的研究（Blankenship 等，2017）。按照常规临床测试，在约 1 月龄时测定 DPOAE（1～8kHz）、宽频吸收率（0.25～8kHz）和 ABR（0.5～4kHz）阈值。在约 9 月龄时采用 VRA 验证 0.5～4kHz 的听力状况。使用 ABR 气导阈值将婴儿划分为正常组或听力损失组，使用受试者工作特征（receiver operating characteristic，ROC）曲

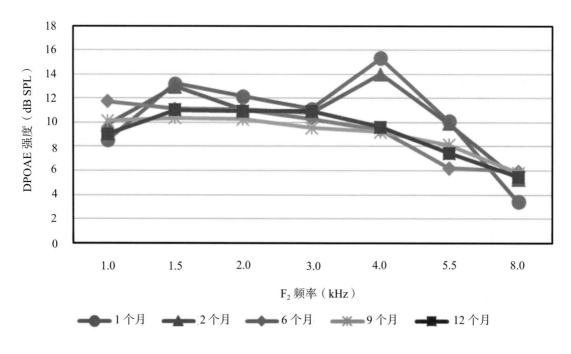

▲ 图 7-5　正常听力婴儿第一年 DPOAE 强度和噪声的纵向变化

引自 Hunter 等（2018）

线分析 DPOAE 数据对划分正常组或听力损失组的有效性。DPOAE 在中高频段（3～8kHz）单频测试表现最好，1.5kHz 和 2kHz 为中等，1kHz 为机会水平。有传导性听力损失成分的婴儿（传导性和混合性听力损失）的 DPOAE 强度明显低于正常听力组，但与 SNHL 组无差异（图 7-6）。婴儿 DPOAE 的临床解释可以通过使用与年龄相适应的常模和优化的临界值（图 7-7），结合敏感的中耳测量，如宽频吸收率，来评估传导成分对听力损失的影响。

最近一项大型研究对 1386 名 11—35 岁儿童和成人的 DPOAE 和 TEOAE 常模结果进行了收集，作为澳大利亚听力健康调查的一部分，旨在检查听力学指标和参与者之间的关系特征，并提取适合参考使用的听力学数据（Carter 等，2015）。对 13—32 岁的 327 名受试者（共 589 只测试耳）的振幅和信噪比结果进行了描述性统计。对于 DPOAE 测试，测试频率在 6kHz 前，高于第 25 百分位的 DPOAE 振幅均大于 0dB SPL（图 7-6）。对于 TEOAE 测试，测试频率在 4kHz 前，高于第 25 百分位的信噪比均大于 6dB SPL。在另一项研究中，报道了 356 名 10—65 岁临床听力正常人的 DPOAE 结果，其精细结构和成分特征在 0.75～16kHz 范围内（Poling 等，2014）。使用定制驱动器发放 55/40dB SPL、65/55dB SPL 和 75/75dB SPL 的刺激音，并采用一种补偿插入深度的校准方法校准耳道内的探头。DPOAE 精细结构的深度和间距与之前的报道一致，深度在 3～7dB 范围内，平均频率间隔比（f/Δf）在 15～25 内，这取决于刺激强度和频率。当使用来自 DPOAE 特征频率位置的成分强度时，可以 90% 以上的精度区分年龄组。即使在 4kHz 及以下的频率，年龄组的平均听阈相近的情况下，此精度也可保持不变。

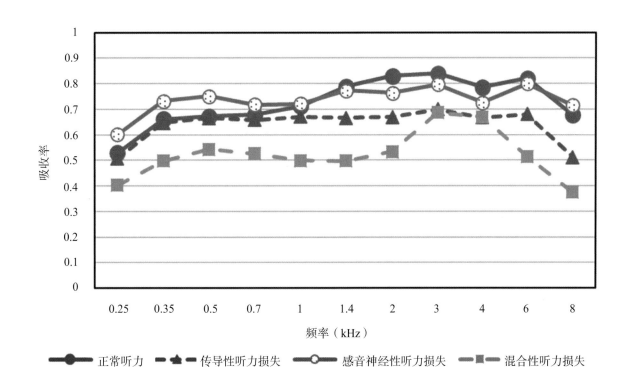

▲ 图 7-6 传导性听力损失、混合性听力损失和感音神经性听力损失的 DPOAE 强度
与正常听力组相比，具有传导成分的婴幼儿 DPOAE 强度明显降低，但与感音神经性和混合性听力损失组无差异
［改编自 Blankenship 等（2018）］

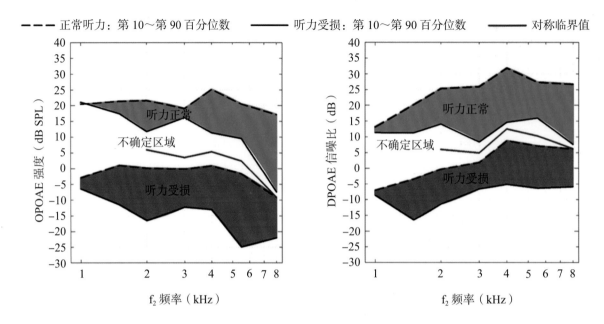

▲ 图 7-7　根据不同频率的 DPOAE 强度和信噪比确定正常和听力损失状态的最理想临界值

左图为 DPOAE 第 10～第 90 百分位数。绿色区域 = 听力正常，红色区域 = 听力受损，介于不确定区域之间。深蓝色的线是正常区域和受损区域之间推荐的临界值［经许可，改编自 Blankenship 等（2018）］

十一、使用 OAE 进行连续监测

OAE 是一种快速、无创的测试方法，可用于监测 OHC 功能。在听力保护和耳毒性监控项目中明确使用 OAE 进行连续监测。有证据表明，在这种监测程序中，OAE 比纯音测听使用的更频繁且会更早的出现变化。DPOAE 对于监测耳蜗功能（如耳毒性药物的使用）很有用，因为在健康的听力正常受试者中是有可重复性的。一项对 10 个 DPOAE 复测研究的 Meta 分析中发现，在两次测试间隔长达 15d 的时间内，90% 的参考范围为 ±（4～5）dB（Reavis 等，2015）。特别是，用高频（high-frequency，HF）刺激测量的 DPOAE 是最有用的，因为这个频率区域对耳毒性和其他破坏性暴露（如噪声）的影响特别敏感。

囊性纤维化（cystic fibrosis，CF）是近年来研究的重点。由于慢性肺部感染，CF 患者一生暴露于大量静脉注射氨基糖苷（intravenous aminoglycoside，IV-AG）类抗生素。因此，他们是耳毒性听力损失的高危人群。由于生病经常住院，尤其是儿童，生理监测是行为测试的重要补充。OAE 就是一种针对此临床应用的理想测试，因为它靶向耳蜗功能。事实上，根据扩展高频测听和 DPOAE 结果，已经有报道接受 IV-AG 治疗的 CF 患儿，耳毒性率较高（0%～44%）（Al-Malky 等，2011；Farzal 等，2016；Garinis 等，2017a，b）。重要的是要更好地了解重复测试的变异和原因，结果可能会随着时间的推移而变化，而与听力变化无关。Dreisbach 等（2017）为了研究 40 例 CF 患者四次测试的复测结果，他们研究了几种不同的刺激方案，发现当探针插入深度得到控制时，对于听阈稳定的患者，四次测试中的 DPOAE 反应没有显著性差异。对于 95% 的 CF 患者，DPOAE 强度、组延迟、检测阈值和行为阈值的复测差分别约为 6dB、0.9ms、9dB 和 10dB。

监测工人的 OAE 可有助于检测由于暴露于环境噪声而引起的听力状态的暂时变化，并且可能是工作场所听力保护计划的新手段。使用便携式设备在嘈杂环境中收集 TEOAE 和 DPOAE，并进行连续测量监测 OAE 强度的变化，有研究表明，TEOAE 仅 55% 的数据点达到 SNR 标准，而 DPOAE 在 6kHz 左右有 80% 的数据点达到 SNR 标准（Nadon 等，2017）。在一个听力保护监测项目中（Helleman、Jansen 和 Dreschler，2010），听力测试在 6kHz 和 8kHz 显著下降，而 TEOAE 在所有频带（1～4kHz）有显著下降，DPOAE 在 4～8kHz 范围内下降。在群体层面上，OAE 比听力图有更宽频率区域的下降，表明耳声发射的灵敏度高于听力图。

DPOAE 的强度映射反映了在 DP 频率和 f_2/f_1 的范围内耳蜗反应的全面情况。Buckey 等（2015）猜测，暴露在高强度声音中的个体会出现 DPOAE 映射可检测到的变化，但在标准的 DP 图上观察不到。他们对 13 名听力正常的受试者在参加音乐会前后的情况进行了研究，采用纯音测听仪（500～8000Hz）、DP 图（0.3～10kHz）、1.22 的频率比，在音乐会前、后和第二天收集了 DPOAE 强度图。音乐会结束后，在 1000Hz、4000Hz 和 6000Hz 时，纯音听力图变化显著（$P \leqslant 0.01$）。DP 图显示 f_2=4066（P=0.01）和 f_2=4348（P=0.04）有显著差异。虽然在第二天，DP 图和听力图都恢复了，但平均 DPOAE 强度图仍与基线有显著差异。强度图显示了在单一比例下所获得的 DP 图无法检测到的耳蜗变化。DPOAE 强度映射为精细的耳蜗反应提供了全面的信息，为研究和追踪噪声性听力损失提供了有利条件。

无论是对于噪声引起的听力损失还是对于耳蜗突触病（又被称为"隐性听力损失"），由于个人聆听设备和嘈杂的音乐引起的娱乐性噪声暴露一直是研究的热点。关于经常使用个人听力设备人群的听力损失众多研究的结果也各不相同。最近有报道对 26 项此类研究进行了系统回顾，有助于阐明整体情况（Jiang 等，2016）。综合这 26 项研究的结果显示，约 58% 的参与者超过了推荐的每日噪声接触量的 100%，特别是有背景噪声存在的情况下。研究发现，背景噪声强度与平均听力，以及参与者超过每日噪声接触量 100% 的比例之间显著正相关。此外，听力设备使用者的听力阈值明显变差，OAE 强度也明显下降，即使是那些自我报告"听力正常"的参与者也是如此。因此，为提高听力保护意识、增加知识、改变态度和听力习惯，应制订适当的标准、安全建议和有效的日常音乐接触量的教育策略。

工作场所中环境毒素引起的听力损失是 OAE 的另一种应用。在暴露于苯乙烯和噪声的工人中，DPOAE 强度显著降低，并与暴露工人中高强度的氧化损伤生物标志物相关（Sisto 等，2016）。OAE 在最近的人类耳部保护药物试验中显示出了希望，这些药物可以防止由于耳毒性或噪声暴露而导致的听力损失。但是，存在一些问题，主要涉及要使用的最优 OAE 协议，以及是什么构成了 OAE 响应的"显著"更改。帮助协议标准化的指南至关重要，最近的一篇出色的综述（Konrad-Martin 等，2016）描述，测量系统的功能正在不断扩展，并且测试效率因系统和患者群体而异。标准化最小测试标准和结果报告是必需的，包括重复测试变异性的文件，以便进行跨实验对比。同样，协议在理论上基于已知的损伤模式，在大多数受试者中应产生的结果有效、准确、可重复且耗时最少。尽管行为测听仍然是临床试验的金标准，但在测量条件和时间允许的情况下，OAE 应纳入临床试验。

十二、测试的改进和校准

OAE 测量的可重复性和诊断能力有一个潜

在问题，就是耳道的声学变化，特别是在相关频率上的多重反射和驻波的存在。这些问题并非微不足道——DPOAE 强度可随探头位置变化在半波共振频率附近出现 10～15dB 的变化。这些问题可能导致耳声发射的精细结构的变化，以及由探头在耳道中的位置而导致的复测差异。为了生产更精确的 OAE 系统，已经研究出控制刺激强度以避免驻波问题的方法。其中一种方法是前向压力级（forward pressure level，FPL），已被建议作为刺激校准的替代方法，以避免驻波引起的影响。这是一种测量驻波反射的技术，以解释驻波反射对个体耳校准方法的影响。在一项对 52 名听力正常者和 103 名听力损失者的研究中（Rogers 等，2010），DPOAE I/O 函数以 5dB 步距，f_2 频率为 2、3、4、6 和 8kHz 时进行测试。共研究了 5 种刺激校准方法：标准声压级、室温下每日 FPL、体温下每日 FPL、室温下参考 FPL、体温下参考 FPL。结果表明，行为阈值与 DPOAE 阈值的相关性在 3～6kHz 时最大，在 8kHz 时最低，与先前的频率效应一致。但令人惊讶的是，在任何频率，校准方法对 DPOAE 和行为阈值之间的相关性都几乎没有影响，因此，当试图从 DPOAE 中预测纯音阈值时，SPL 标定可能就足够的，尽管已知它们容易受到驻波等相关误差的影响。另有研究报道了通过测量行为听力阈值对耳声发射探头插入深度变化的敏感性，比较了在人耳道中记录的 9 个刺激强度指标的可靠性（Souza 等，2014）。其中 4 个指标分别测量的是耳道压力、由此估算的鼓膜压力，以及在耳模拟器中测量的有和没有对插入深度进行补偿的压力。剩下的 5 个指标来自耳道压力和有 Thévenin 等效源特性的探头：前向压力级 FPL、初始前向压力、传递进入中耳的压力、由正向和反向压力的大小相加（集成压力）估算的鼓膜处声压和吸收功率。对 26 名受试者测量了两组行为阈

值，频率从 0.125～20kHz，探头分别插入耳道中较深和较浅的位置。结果显示传输压力和吸收功率与插入深度的关系最大。在整个频率范围内（最佳性能）对插入深度的依赖最小的测量值包括深度补偿模拟器压力、鼓膜处压力、FPL 和集成压力。其中，FPL 具有优势，因为它可以量化刺激阶段。最近报道的另一种方法是，发射压力级（emitted pressure level，EPL），通过对传统耳声发射的测量估计，可以获得在鼓膜处发出的初始耳声发射压力波，从而将发射的耳声发射与困在耳道中的许多反射分离开来（Charaziak 和 Shera，2017）。当使用 EPL 记录 DPOAE 时，它们随探头位置的变化被证明改善了在类似探头位置获得的测量的复测信度。因此，EPL 是一种很有希望的方法来减少耳声发射测量的可变性，并提高其检测耳蜗变化的能力。

其他有希望的跨频率校准方法包括用可控强度的入射压力幅值、吸收声功率和前向压力幅值进行刺激。利用估计的探头处耳道面积和探头与耳膜之间的长度，使用耳道声学传输线模型，计算出鼓膜处的等效压力（Keefe 等，2017）。Chirp 声在正常听力的成人耳诱发的 OAE，频率为 0.7～8kHz。在校准条件下，TEOAE 刺激具有相似的峰–峰等效声压级。恒定的入射压力幅值或恒定的吸收声功率的跨频率刺激通常可产生类似的 chirp OAE，最高可达 8kHz。

十三、刺激信号特性的改善

纯音阈值用以评估外周和中枢对声音的处理，而 DPOAE 评估在假设中耳功能正常时耳蜗放大器的功能。但迄今为止，OAE 在临床应用中的主要缺点就是无法准确预测行为阈值。因为耳声发射通常能够检测到一定程度的听力

损失，但不能预测听力损失的程度。另一个缺点是，高频分辨率 DPOAE 并非常规临床测试，因其比频率间隔较宽的 DP 图耗时，且在密集频率下测量的响应的精细结构，临床解释比较复杂。由于耳毒性或噪声引起的感觉损失可能是先在某些区域造成损伤，高分辨率 DPOAE 的结果可以对刚开始的损伤感觉细胞进行早期评估（Dalhoff 等，2013）。通过利用起始分解技术提取 DPOAE 主源成分，可以去除精细的结构（Vetesnik 等，2009）。然后将听阈估计值与在传统的连续双纯音刺激下获得的 DPOAE 阈值进行比较。通过对 DPOAE 压力幅值与第二频率刺激强度的 I/O 函数的线性回归得到的畸变产物估计阈值来预测听阈。使用起始分解的 DPOAE 预估的行为听阈值标准差仅为 4dB，而用连续音调 DPOAE 的预测标准差为 12dB。因此，通过起始分解技术方法提取 DPOAE 主源成分，可以更准确地预测人类听觉阈值（Dalhoff 等，2013）。

十四、刺激频率耳声发射 SFOAE

目前的研究表明，在耳蜗中产生耳声发射有两种不同的机制，包括非线性畸变机制和相干反射机制。DPOAE 被认为包括这两种机制，而 SFOAE 至少在中低强度被认为主要由相干反射机制产生。SFOAE 的潜在临床应用在文献中很少受到关注。通过确定在正常听力的耳朵中产生强烈反应的刺激参数，可以更全面地评估 SFOAE 的临床应用（Johnson，2010）。在一组 10 名听力正常的受试者中收集的初步数据探讨了基于产生的精细结构设置 DPOAE 刺激参数的常用方法的影响（Johnson，2010）。结果表明，在临床应用中使用的中等刺激强度下，不同的刺激参数会导致产生相似数量的精细结构，因此，精细结构并不能通过改变刺激参数

来消除。

尚未对标准听力频率范围（>8kHz）以上的 OAE 特性进行检查。尽管耳蜗功能的恶化通常开始于耳蜗基底部、高频区，然后才发展到顶部。Dewey 和 Dhar（2017）报道了 23 名听力正常的年轻女性成人和 3 名听力异常个体的 SFOAE，从 0.5～20kHz，使用中低探头校准音 36dB 校准 FPL。SFOAE 可在接近听力图开始高频陡降的频率部分（12～15kHz）测量，但其振幅往往在约 7kHz 以上大幅下降，很少在 8kHz 以上能超过 0dB SPL。这种振幅下降通常是突然的，并且发生的频率在不同的受试者中变异度大，与听力图也没有很强的相关性。相反，某些中频阈值升高但高频敏感度正常的耳朵在 7kHz 以上的 SFOAE 大得惊人（>10dB SPL）。DPOAE 通常在较高的刺激频率下保持更强，比 SFOAE 更能反映听力图。但是，当将 SFOAE 和 DPOAE 响应的高频范围作为响应频率函数进行比较时是相似的，这表明中耳传导可能是高频常见的限制因素。

十五、短纯音诱发耳声发射

TEOAE 和 DPOAE 在 0.5kHz 时均表现不佳。Jedrzejczak 等（2015）调查了学龄儿童在 0.5～1kHz 低频范围内的短纯音刺激耳声发射（Tone-Burst OAE，TBOAE），并将其与 TEOAE 进行了比较。TEOAE 幅值在 1～ 4kHz 范围内最大，在 1kHz 以下频率显著下降。而 0.5kHz TBOAE 的反应可以互补，其主要成分发生在 0.5～1.4kHz 范围内。年龄较小的儿童的 TBOAE 的最大信噪比为 1～1.4kHz，而年龄较大的儿童的信噪比在 1kHz 左右更明显。0.5kHz 诱发的 TBOAE 可以提供关于低于 1kHz 频率的额外信息，因为在这个范围内 TEOAE 幅值通常都很低。该学者也研究了 TBOAE 对低频阈

值正常和高频重度到极重度 SNHL 的诊断价值（Jedrzejczak 等，2012）。结果表明，0.5kHz 的 TBOAE 比标准的 TEOAE 更能检测低频段的耳蜗功能。0.5kHz TBOAE 可用于鉴别对 click 声没有反应的部分性耳聋（partial deafness）患者。此外，使用 1/2 倍频程滤波可以增加测试的可重复性和功效。

十六、CHIRP 声诱发耳声发射

宽频声信号（chirp）的原理及其在诱发 TEOAE 中的应用逐渐得到了发展（Neumann 等，1994）。与使用标准的 click 声刺激相比，chirp 信号的优势是刺激可自由选择频率范围。此外，在相同的最大振幅下，chirp 信号比 click 信号包含更多的能量。使用宽带 chirp 信号还可以获得更好的信噪比。在筛查学龄儿童中，当使用相同的刺激强度时，chirp 信号诱发的 OAE 与 TEOAE 类似（Jedrzejczak 等，2013）。有研究使用 click 声和 chirp 信号测量正常听力成人耳的 TEOAE 反应（0.7～8kHz）（Keefe 等，2016）。在这项研究中，使用 click 声和 chirp 信号诱发的平均 OAE 强度的标准误差相似。同样是在 click 声和 chirp 信号诱发下，TEOAE 的组延迟、组传播、瞬时频率和瞬时带宽总体上都是相似的，除了在不同刺激条件下显示出的非线性作用差异。这些结果支持了基于在声调区域内相干反射的理论，在 click 声和 chirp 信号刺激条件下都有相似的产生机制。TEOAE 的一个重要临床应用是评价耳蜗 OHC 功能，从而发现 SNHL。Putterman 等（2017）在环境压力、鼓室峰值压力（tympanometric peak pressure，TPP）下，使用未加权刺激对耳道进行双诱发 chirp 声 OAE 测量，再基于反射率测量法在环境压力下使用功率加权刺激来记录双诱发 chirp 声 OAE（Putterman 等，2017）。未加权的刺激

在整个频率上具有近似恒定的入射压力大小，而功率加权的刺激则具有近似恒定的吸收声功率。在环境压力、TPP 和功率加权刺激条件下，对 87 名中耳功能正常的成人参与者进行了 chirp 声 OAE 测试，其中听力正常者（N=40），SNHL 者（N=47）。在 1～8kHz 的频率范围内，所有条件对 SNHL 耳的识别均具有良好的检验效能，且具有良好的复测信度。功率加权 TEOAE 在 2kHz 和 2.8kHz 时测试性能最佳。这些发现令人鼓舞，说明 chirp OAE 有可能作为一个可以确定患者耳蜗听力损失的客观的临床工具，而 chirp 声在 TEOAE 的临床应用中是有用的。

对 91 名年龄在 15—63 岁的 CF 患者使用 chirp TEOAE 和宽频声导抗测试来纵向监测听觉功能，这些患者均接受了耳毒性药物治疗（Garinis 等，2017）。将结果与 37 名听力正常、无 CF 或类似治疗史的年轻人（中位年龄 32.5 岁；年龄范围 18—65 岁）的结果进行比较。在初次就诊时，行为听力结果显示 81 例 CF 患者（52%）的耳朵至少有一个频率出现感音神经性听力损失。所有三种 TEOAE 条件都有助于区分 CF 患者听力正常与否，在 2.8～8kHz 的频率范围内，不同方法的受试者工作特征曲线下的面积值范围为 0.78～0.92。这些发现对于联合使用 chirp OAE 和宽频声导抗客观测试来监测耳毒性是鼓舞人心的，特别是对于那些可能病得太严重而不能进行行为听力测试的患者。

十七、内侧橄榄耳蜗反射

内侧橄榄耳蜗反射（medial olivocochlear reflex，MOCR）调节耳蜗放大器的增益，被认为有助于检测噪声中的信号。OAE 用于测量传出 MOCR 的活性，以调节 OHC 活动，在

临床中已广泛应用，如听神经病、听处理障碍（auditory processing disorders，APD）、学习障碍和监测听觉干预的效果。Mishra 和 Lutman（2013）测量了在现实条件下年轻人的 MOCR 测量的复测信度，以评估测量偏差与真实的生理或病理变化。他们记录了有无对侧声刺激的 TEOAE，检查 TEOAE 振幅的绝对变化，CEOAE 振幅的标准化变化，以及 TEOAE I/O 函数的变化。结果表明，大多数正常听力成人的 MOCR 显著，三种基于 TEOAE 的 MOC 反射指数具有良好的重复性，且测试与复测之间无显著差异。

听觉中耳肌反射（middle ear muscle reflex，MEMR）会在大声音时调节中耳的传递，而 MOC 会调节耳蜗的力学。因此，MEMR 有可能干扰 MOC 记录。Marks 和 Siegel（2017）描述了一种在线方法，可以识别两种系统对 TEOAE 和 TBOAE 的影响。该方法检测对侧噪声引起的刺激和（或）发射压力的变化。对参与者的测量显示，MOCR 的激活阈值始终低于 MEMR。该方法可以控制漂移和受试者产生的噪声，使其在研究和临床中具有良好的应用前景。在 27 名正常听力的成年人中，使用两种反射源 OAE——TEOAE 和离散音 SFOAE（Marshall 等，2014）对人类的 MOCR 活性进行临床分析。MOCR 在大多数耳朵中被可靠地检测到，强度在各个频段和两种反射 OAE 类型之间都具有相关性。采用 1.5～2kHz 频段的 SFOAE 和 0.5～2.5kHz 频段的 TEOAE 的统计结果最好，而 TEOAE 具有更多的临床优势。这两种检测方法都可以更快地应用于临床，如在听力保护项目中筛查个人对听觉创伤的敏感性。在对 4 名听力正常的成年人进行 36 次测试期间，使用基于高分辨率 DPOAE 的 MOCR 测量评估了其监测耳蜗功能的可重复性（Mishra 和 Abdala，2015）。分析表明，

MOCR 的所有指标在大多数频率范围内都具有良好的重复性。短期和长期的重复性都是可比较的。

有学者研究了衰老对 $2f_1-f_2$ DPOAE 的大小和相位的影响，以及噪声中言语表现和 MOCR 强度之间的关系（Abdala 等，2014）。结果表明，在 1.5kHz 以下的频率，中年人对 MOCR 的老化影响较小，并且 MOCR 的强度与言语感知表现呈正相关。而老年组表现出较大的 MOCR 效应，DPOAE 精细结构增加，DPOAE 反射分量的幅值和相位积累增加等结果出人意料。在年龄最大的受试者中，不能排除中耳肌收缩对 MOCR 估计的影响，这是 MOCR 结果中需要考虑的重要因素。

最近的一个有趣的发现是关注对 MOCR 的影响。在复杂的多感官环境中参与单一刺激需要能够选择相关信息，且同时能忽略分散注意力的输入。在最近的一项研究中，DPOAE 用于在多模视 - 听线索范式中监测耳蜗活动（Wittekindt 等，2014）。同时，通过以早期皮质反应为目标的稳态脑电图评估中央听觉处理，分析反映注意力调制更高认知控制能力的 α 振荡。选择性注意对 DPOAE 强度有特异性影响，表现为在视觉注意时降低，但在听觉注意时没有变化。根据听觉稳态反应（ASSR）测量，初级听觉皮质的活动在不同条件下有所不同，听觉 ASSR 高于视觉注意。结果被解释为，在较高的皮质和在最外周的耳蜗中，初级感觉皮质强化听觉刺激处理，而减弱分散注意力的输入。Kalaiah 等（2017）通过对侧白噪声、前向和后向语音嵌入白噪声（forward and backward speech embedded into white noise）这三种对侧噪声条件下，研究了 28 名年轻人主动聆听效应和听配能（listening effort）对 TEOAE 抑制的影响。在主动聆听的情况下，参与者把单词分成两组（如动物和交通工具）。当信噪比

从 +3dB 降低到 –3dB 时，听配能对 MOCR 有影响，抑制量增加。然而，当信噪比进一步降低到 –9dB 时，抑制量有所减少。

目前对耳蜗 APD 和 MOCR 效应了解甚少。有研究对 23 名疑似患有 APD（sAPD）的儿童和 22 名正常发育的儿童，使用 SFOAE 组延迟测量了耳蜗延迟，进行了 MOCR 研究（Boothalingam、Allan、Allen 和 Purcell，2015）。结果表明，与 TD 儿童相比，怀疑患有 APD 的儿童 SFOAE 组延迟时间更长（可能是由于更尖锐的耳蜗调谐）且 MOC 功能降低。sAPD 组的 SFOAE 延迟时间越长，可能导致耳蜗滤波振荡时间越长，向前掩蔽电位也可能增加。

从脑干到耳蜗的非典型 MOC 反馈被认为在耳鸣中起作用，但对这一观点的研究结果并不一致。Knudson 等（2014）假设低声音耐受性（轻度到中度听觉过敏）可能会伴随耳鸣或自行发生耳鸣，可能导致这些结果不一致。对临床正常或接近正常阈值的男性受试者采用声级耐受（sound-level tolerance，SLT）评估，结果分为四组，即无耳鸣 / 高音级、无耳鸣 / 低音级、耳鸣 / 高音级和耳鸣 / 低音级。当宽带噪声引起对侧耳 DPOAE 幅度变化时，从耳道测量 MOC 功能。耳鸣组和（或）低 SLT 组的 MOCR 效应明显大于无耳鸣组和（或）低 SLT 组，表明 MOC 系统的反应性高。这一研究和其他研究的结果表明，自上而下的神经调节是听觉脑干活动的驱动力，并可能与耳鸣和听觉过敏的"注意力聚焦（attentional spotlighting）"相对应。

十八、听觉突触病

Kujawa 和 Liberman 对他们之前发表的动物研究进行了回顾（Kujawa 和 Liberman，2015），文中挑战了 SNHL 的经典观点，即主要问题是在毛细胞，耳蜗神经丧失继发于毛细胞变性。对小鼠和栗鼠的噪声暴露会导致可逆性听觉阈值变化，但令人惊讶的是，噪声暴露并没有损伤毛细胞，而是造成了 50% 的耳蜗神经 / 毛细胞带状突触永久性损伤。同样，他们发现在年龄相关的听力损失中，耳蜗突触的退化先于毛细胞的丧失和阈值的升高。这种原发性神经退行性变被称为"隐性听力损失"，因为这种退行性病变对低自发放电率、高阈值的耳蜗神经纤维具有选择性，而矛盾的是，SNHL 研究中评估的螺旋神经节细胞尽管失去了与毛细胞的突触连接，但仍能存活数年。这些高阈值纤维对安静环境中的阈值检测不重要，但对嘈杂环境中的听力是至关重要的。此外，这些数据表明，与非噪声暴露的对照动物或同一动物的噪声暴露前振幅相比，噪声暴露的动物耳中的 ABR 波 I 振幅更小，但是在人类中的相似结果尚存争议。

Stamper 和 Johnson（2015）研究了阈上听觉功能测试，包括 DPOAE 和 ABR，对 30 名有相关噪声暴露史的正常听力人使用问卷对过去 12 个月的噪声暴露进行量化。在三个 f_2（1kHz、2kHz 和 4kHz）下，使用前向压力级在 L2s 的范围之内以 10dB 步距测量收集 DPOAE。分析了双通道 click ABR 和 4kHz 短纯音 ABR 的波 I 和波 V 的幅值。在 click 和 4kHz 短纯音刺激中，ABR 波 I 振幅和噪声暴露之间存在统计学上显著的关系。没有证据表明阈上的 DPOAE 和噪声暴露之间有系统性关系。随后的分析表明，这种效应仅对男性有效，对女性无效。Grose 等（2017）对听力图正常的年轻人进行了研究，这些年轻人中一组（$n=31$）有频繁出现在嘈杂的音乐场所的历史，以及另一组没有类似经历的年轻人（$n=30$），以探讨多大响度的典型的噪声可能会导致暂时阈值的变化。

电生理测试组包括 DPOAE、ABR、包络跟随反应（envelope following responses），以及由双耳相位倒置诱发的声学变化复合体（acoustic change complex）。心理声学测试包括时间调制检测、频谱调制检测和对双耳相位的敏感性，以及言语测试（过滤后的音素识别和噪声中的言语识别）。结果显示，在 DPOAE 正常和听力阈值正常的情况下，ABR 波Ⅰ/波Ⅴ比值轻度异常。但是没有对其他电生理心理物理或言语识别产生影响。阈声音处理没有任何行为反应表明，即使耳蜗突触病是人类的一种病理生理状态，但其知觉并发症要么过于分散，要么无关紧要，以致不能对隐性听力损失进行简单的鉴别诊断。需要进一步的研究来阐明哪种类型的噪声暴露以及其对人类的影响。

十九、梅尼埃病（又名内耳眩晕病）

耳蜗积水是梅尼埃病（Menière's disease）的一个标志，它可能会破坏毛细胞的功能，这取决于毛细胞静纤毛束的静息位置。静纤毛束对化学和机械环境敏感，导致听觉症状和耳蜗总和电位（cochlear summating potential，SP）的电生理变化。据报道，耳声发射对耳朵劲度（stiffness）的变化有反应，包括这些由身体倾斜引起的颅内压阶跃产生的变化，相移约为 1kHz（Avan 等，2011）。在最近的一项研究中，有 73 名明确患有梅尼埃病的患者记录了 SP 和 DPOAE，这些患者在发作前（n=40）或发作时没有临床症状（n=33）（Gerenton 等，2015）。在身体倾斜时监测 $2f_1$–f_2 的 DPOAE，刺激频率 f_1=1kHz，f_2=1.2kHz，刺激强度为 72dB SPL。使用 95dB nHL click 声记录鼓膜外耳蜗电图。在有症状的患者中两项测试都显示了耳蜗反应的波动，而无症状患者没有。如果这些波动发生在较短的时间内，这可能

解释了 SP 和 DPOAE 测试的诊断灵敏度不完善，因为平均程序会趋于消除积水的瞬时波动特征。

二十、糖尿病

糖尿病已被证明为耳蜗损伤导致高频听力损失提供了早期证据。在青少年中，DPOAE 异常反应比 TEOAE 和纯音听阈的改变更常见，这表明 DPOAE 评估可用于监测在听力损失早期的耳蜗损伤的进程（Botelho 等，2014）。糖尿病患者的蜗后损伤建议由 ABR 的波潜伏期提示。一项 Meta 分析显示，当纯音测听在正常范围内时，糖尿病患者的 DPOAE 波幅明显低于对照组，提示在糖尿病早期出现耳蜗功能受损（Hao 等，2017）。

二十一、突发性感音神经性听力损失

TEOAE 和 DPOAE 测试在预测特发性突发性 SNHL 治疗结果中也有潜在的作用。在最近的一项研究中（Shupak 等，2014），在首次随访评估中检测到 TEOAE 的患者听力平均改善 62%±41%，而无反应的患者听力仅改善 11%±15%。随访第 7 天可记录的 TEOAE 结果对预测听力显著改善的敏感度达到 71%，特异性为 100%。对于 DPOAE，响应值分别为 83% 和 100%。

二十二、结论

在过去的 5～7 年里，我们在耳声发射的机制、最佳记录和分析技术、正常参考值和异常截断标准的改进及在耳蜗和突触疾病中的应用取得了许多进展。一些对当前和未来临

床应用有影响的最值得注意的进展总结在下面的"前10"项目列表中，但不是按重要性排序的。

- 频率较高的 DPOAE 对监测耳毒性和噪声的影响有更好的灵敏度，并可降低正常新生儿的转诊率。
- 推迟初筛和复检年龄会降低转诊率，特别是对剖腹产婴儿。
- 由于婴儿第一年的发育变化非常大，因此适合年龄的规范性标准对于婴儿 DPOAE 评估非常重要。
- 通过与宽频吸收率的比较，可以更有效地量化中耳对耳声发射的影响，尤其适用于新生儿和婴儿的评价。
- 采用起始分解技术的方法提取 DPOAE 的主源成分，可以更准确地预测人的听阈。
- 低频（0.5～1kHz）TBOAE 可用于鉴别对常用 click 声无反应的部分性耳聋患者。
- Chirp TEOAE（＞8kHz）已经开发出来，可以用于测量高频耳蜗反应，似乎提供了更好的高频 OAE 测试。
- 已经开发了许多不同的方法来探讨探头插入的深度，因为它会影响所有的 OAE 和驻波，但到目前为止，尚不清楚这些方法是否优于基于 SPL 的耳内校准方法。
- 所有类型的诱发性 OAE 都可以从 MEMR 中可靠地单独检测到 MOCR，并在评估疑似 APD、耳鸣和听觉敏感方面有较好的诊断价值。
- 与 ABR 波 I 振幅相比，OAE 在耳蜗突触病变（又称隐性听力损失）中不受影响，与听神经病相似。

二十三、未来的可能性

可以想象，未来的商用仪器将结合本章所述的一些进展，以便临床医师可以更容易地利用这些来改善在听力诊所的真实世界中对患者的评估。希望制造商们能受到启发，生产出理想的下一代工具，以改善临床使用。理想的临床仪器将为 OAE 的主要分类（如 DPOAE、TEOAE）的强度和信噪比提供合适的年龄参考标准。它将允许测量并对比中耳宽频吸收率，同时使用中耳声能吸收率和加压，以减少中耳对耳声发射的影响。理想的仪器还将允许快速测试 DP 图 I/O，以及一个智能算法，估计不同频率区域的听力损失程度。它将使用 chirp 声代替 click，以获得更高频率范围的 TEOAE。最后，它将包括 MOCR 对侧噪声抑制的特点，以测试传出功能。这种仪器将非常复杂，很难在短时间内包含所有这些功能，但是预测在未来的 5 年中我们将看到最有前途的新特性能被添加到临床仪器中，以便于临床医师可以利用这些改进的工具。

多媒体资源
- 作为康奈尔大学系列讲座的一部分，F.M. Kirby 神经生物学中心教授和洛克菲勒大学感官神经科学实验室主任 James Hudspeth 于 2010 年 3 月 31 日的演讲链接：http://www.cornell.edu/video/james-hudspeth-how-hearing-happens。
- 芝加哥大学的 Peggy Mason 解释耳声发射的神经生物学链接：https://www.coursera.org/learn/neurobiology/lecture/szyuo/otoacousticemissions。

参 考 文 献

[1] Abdala, C.; Dhar, S.; Ahmadi, M.; Luo, P. Aging of the Medial Olivocochlear Reflex and Associations with Speech Perception. *J. Acoust. Soc. Am.* 2014, *135* (2), 754-765. Retrieved from <Go to ISI>://MEDLINE:25234884.

[2] Abdala, C.; Luo, P.; Shera, C. A. Characterizing spontaneous Otoacoustic Emissions Across the Human Lifespan. *J. Acoust. Soc. Am.* 2017, *141* (3), 1874. Retrieved from <Go to ISI>://MEDLINE:28372113.

[3] Aithal, S.; Kei, J.; Driscoll, C.; Khan, A.; Swanston, A. Wideband Absorbance Outcomes in Newborns: A Comparison With High-Frequency Tympanometry, Automated Brainstem Response, and Transient Evoked and Distortion Product Otoacoustic Emissions. *Ear Hear.* 2015, *36* (5), e237-250. Retrieved from <Go to ISI>://MEDLINE:25951046.

[4] Akinpelu, O. V.; Peleva, E.; Funnell, W. R. J.; Daniel, S. J. Otoacoustic Emissions in newborn Hearing Screening: A Systematic Review of the Effects of Different Protocols on Test Outcomes. *Int. J. Ped. Otorhinolaryngol.* 2014, *78* (5), 711-717. Retrieved from <Go to ISI>://MEDLINE:24613088.

[5] Al-Malky, G.; Suri, R.; Dawson, S. J.; Sirimanna, T.; Kemp, D. Aminoglycoside Antibiotics Cochleotoxicity in Paediatric Cystic Fibrosis (CF) Patients: A Study Using Extended Highfrequency Audiometry and Distortion Product Otoacoustic Emissions. *Int. J. Audiol.* 2011, *50* (2), 112-122. Retrieved from <Go to ISI>://MEDLINE:21265638.

[6] American Academy of Pediatrics, J. C. o. I. H. Year 2007 Position Statement: Principles and Guidelines for Early Hearing Detection and Intervention Programs. *Pediatrics, 120* (4), 898-921. DOI:10.1542/peds.2007-2333.

[7] Avan, P.; Giraudet, F.; Chauveau, B.; Gilain, L.; Mom, T. Unstable Distortion-Product Otoacoustic Emission Phase in Meniere's Disease. *Hear. Res.* 2011, *277* (1-2), 88-95. Retrieved from <Go to ISI>://MEDLINE:21426928.

[8] Blankenship, C. M.; Hunter, L. L.; Keefe, D. H.; Feeney M. P.; Brown, D. K.; McCune, A., Fitzpatrick, D. F., Lin, L. Optimizing Clinical Interpretation of Distortion Product Otoacoustic Emissions in Infants. *Ear Hear.* 2018. DOI: 10.1097/AUD.0000000000000562. [Epub ahead of print].

[9] Boothalingam, S.; Allan, C.; Allen, P.; Purcell, D. Cochlear Delay and Medial Olivocochlear Functioning in Children with Suspected Auditory Processing Disorder. *PLoS One,* 2015, *10* (8), e0136906. Retrieved from <Go to ISI>://MEDLINE:26317850.

[10] Botelho, C. T.; Carvalho, S. A. d. S.; Silva, I. N. Increased Prevalence of early Cochlear Damage in Young Patients with Type 1 Diabetes Detected by Distortion Product Otoacoustic Emissions. *Int. J. Audiol.* 2014, *53* (6), 402-408. Retrieved from <Go to ISI>://MEDLINE: 24564623.

[11] Buckey, J. C., Fellows, A. M., Clavier, O. H., Allen, L. V., Brooks, C. A., Norris, J. A., ... Meinke, D. K. DPOAE Level Mapping for Detecting Noise-induced Cochlear Damage from Short-duration Music Exposures. *Noise Health* 2015, *17* (78), 263-272. Retrieved from <Go to ISI>://MEDLINE:26356368.

[12] Burns, E. M. Even-longer-term Stability of Spontaneous Otoacoustic Emissions. *J. Acoust. Soc. Am.* 2017, *142* (4), 1828. Retrieved from <Go to ISI>://MEDLINE:29092533.

[13] Caluraud, S.; Marcolla-Bouchetemble, A.; de Barros, A.; Moreau-Lenoir, F.; de Sevin, E.; Rerolle, S.; ... Lerosey, Y. Newborn Hearing Screening: Analysis and Outcomes After 100,000 Births in Upper-Normandy French region. *Int. J. Ped. Otorhinolaryngol.* 2015, *79* (6), 829-833. Retrieved from <Go to ISI>://MEDLINE:25887133.

[14] Carter, L., Williams, W., Seeto, M. TE and DP otoacoustic emission data from an Australian cross-sectional hearing study. *Int. J. Audiol.* 2015, *54*(11), 806-817. Retrieved from <Go to ISI>://MEDLINE:26156303.

[15] Charaziak, K. K.; Shera, C. A. Compensating for Ear-canal Acoustics when Measuring Otoacoustic Emissions. *J. Acoust. Soc. Am.,* 2017, *141* (1), 515. Retrieved from <Go to ISI>://MEDLINE:28147590.

[16] Cross, C. P.; Liao, S.; Urdang, Z. D.; Srikanth, P.; Garinis, A. C.; Steyger, P. S.. Effect of Sepsis and Systemic Inflammatory Response Syndrome on Neonatal Hearing Screening Outcomes Following Gentamicin Exposure. *Inter. J. Ped. Otorhinolaryngol.* 2015, *79* (11), 1915-1919. Retrieved from <Go to ISI>://MEDLINE:26384832.

[17] Dalhoff, E.; Turcanu, D.; Vetesnik, A.; Gummer, A. W. Two-source Interference as the Major Reason for Auditory-threshold Estimation Error Based on DPOAE Input-output Functions in Normal-hearing Subjects. *Hear. Res.* 2013, *296*, 67-82. Retrieved from <Go to ISI>:// MEDLINE:23268357.

[18] de Kock, T.; Swanepoel, D.; Hall, J. W., 3rd. Newborn Hearing Screening at a Communitybased Obstetric Unit: Screening and Diagnostic Outcomes. *Inter. J. Ped. Otorhinolaryngol.* 2016, *84*, 124-131. Retrieved from <Go to ISI>://MEDLINE:27063767.

[19] Dewey, J. B.; Dhar, S. Profiles of Stimulus-Frequency Otoacoustic Emissions from 0.5 to 20kHz in Humans. *J. Assoc. Res. Otolaryngo.: JARO,* 2017, *18* (1), 89-110. Retrieved from <Go to ISI>://MEDLINE:27681700

[20] Dhar, S.; Hall, J. W. *Otoacoustic Emission. Principles, Procedures and Protocols.* San Diego: Plural Publishing, 2012.

[21] Dreisbach, L.; Zettner, E.; Chang Liu, M.; Meuel Fernhoff, C.; MacPhee, I.; Boothroyd, A. High-Frequency Distortion-Product Otoacoustic Emission Repeatability in a Patient Population. *Ea Hear.* Retrieved from <Go to ISI>://MEDLINE:28678077.

[22] Engdahl, B.; Tambs, K.; Hoffman, H. J. Otoacoustic Emissions, Pure-tone Audiometry, and Self-reported Hearing. *Int. J. Audiol.* 2013, *52* (2), 74-82. Retrieved from <Go to ISI>:// MEDLINE:23216196.

[23] Farzal, Z.; Kou, Y.-F.; St John, R.; Shah, G. B.; Mitchell, R. B. The Role of Routine Hearing Screening in Children with Cystic Fibrosis on Aminoglycosides: A systematic Review. *The Laryngoscope* 2016, *126* (1), 228-235. Retrieved from <Go to ISI>://MEDLINE:26152803.

[24] Foust, T.; Eiserman, W.; Shisler, L.; Geroso, A. Using

Otoacoustic Emissions to Screen Young Children for Hearing Loss in Primary Care Settings. *Pediatrics* 2013, *132* (1), 118-123. Retrieved from <Go to ISI>://MEDLINE:23733793.

[25] Fredriksson, S.; Hammar, O.; Magnusson, L.; Kahari, K.; Persson Waye, K. Validating Self-reporting of Hearing-related Symptoms Against Pure-tone Audiometry, Otoacoustic Emission, and Speech Audiometry. *Int. J. Audiol.* 2016, *55* (8), 454-462. Retrieved from <Go to ISI>://MEDLINE:27195802.

[26] Garinis, A. C.; Keefe, D. H.; Hunter, L. L.; Fitzpatrick, D. F.; Putterman, D. B.; McMillan, G. P.; . . . Feeney, M. P. Chirp-Evoked Otoacoustic Emissions and Middle Ear Absorbance for Monitoring Ototoxicity in Cystic Fibrosis Patients. *Ear Hear.* 2017. Retrieved from <Go to ISI>://MEDLINE:28708814.

[27] Garinis AC, Cross CP, Srikanth P, Carroll K, Feeney MP, Keefe DH, Hunter LL, Putterman DB, Cohen DM, Gold JA, Steyger PS. The cumulative effects of intravenous antibiotic treatments on hearing in patients with cystic fibrosis. *J Cyst Fibros.* 2017, *16*(3):401-409. doi: 10.1016/j.jcf.2017.01.006.

[28] Gerenton, G.; Giraudet, F.; Djennaoui, I.; Pavier, Y.; Gilain, L.; Mom, T.; Avan, P. Abnormal Fast Fluctuations of Electrocochleography and Otoacoustic Emissions in Meniere's Disease. *Hear. Res.* 2015, *327*, 199-208. Retrieved from <Go to ISI>://MEDLINE:26232527.

[29] Grose, J. H.; Buss, E.; Hall, J. W.; 3rd. Loud Music Exposure and Cochlear Synaptopathy in Young Adults: Isolated Auditory Brainstem Response Effects but No Perceptual Consequences. *Trends in Hear.* 2017, *21*, 2331216517737417. Retrieved from <Go to ISI>://MEDLINE:29105620.

[30] Hao, J.; Fu, X.; Zhang, C.; Zhang, X.; Zhao, S.; Li, Y. Early Detection of Hearing Impairment in Patients with Diabetes Mellitus with Otoacoustic Emission. A Systematic Review and Meta-analysis. *Acta Oto-Laryngologica* 2017, *137* (2), 179-185. Retrieved from <Go to ISI>://MEDLINE:27632340.

[31] Helleman, H. W.; Jansen, E. J. M.; Dreschler, W. A. Otoacoustic Emissions in a Hearing Conservation Program: General Applicability in Longitudinal Monitoring and the Relation to Changes in Pure-tone Thresholds. *Inter. J. Audiol.* 2010, *49* (6), 410-419. Retrieved from <Go to ISI>://MEDLINE:20192875.

[32] Hunter, L. L.; Feeney, M. P.; Lapsley Miller, J. A.; Jeng, P. S.; Bohning, S. Wideband Reflectance in Newborns: Normative Regions and Relationship to Hearing-screening results. *Ear Hear.* 2010, *31* (5), 599-610. Retrieved from <Go to ISI>://MEDLINE:20520553.

[33] Hunter, L. L.; Blankenship, C. M.; Keefe, D. H.; Feeney, M. P.; Brown DK, McCune A, Fitzpatrick DF, Lin L. (2018). Longitudinal Development of Distortion Product Otoacoustic Emissions in Infants With Normal Hearing. *Ear Hear.* doi: 10.1097/AUD.0000000000000542. [Epub ahead of print]

[34] Janssen, T. A Review of the Effectiveness of Otoacoustic Emissions for Evaluating Hearing Status After Newborn Screening. *Otol. Neurotol.* 2013, *34* (6), 1058-1063. Retrieved from <Go to ISI>://MEDLINE:23628790.

[35] Jedrzejczak, W. W.; Kochanek, K.; Sliwa, L.; Pilka, E.; Piotrowska, A.; Skarzynski, H. Chirpevoked otoacoustic emissions in children. *Inter. J. Ped. Otorhinolaryngol.*

2013, *77* (1), 101-106. Retrieved from <Go to ISI>://MEDLINE:23116905.

[36] Jedrzejczak, W. W.; Kochanek, K.; Trzaskowski, B.; Pilka, E.; Skarzynski, P. H.; Skarzynski, H. Tone-burst and Click-evoked Otoacoustic Emissions in Subjects with Hearing Loss Above 0.25, 0.5, and 1 kHz. *Ear Hear.* 2012, *33* (6), 757-767. Retrieved from <Go to ISI>://MEDLINE:22710662.

[37] Jedrzejczak, W. W.; Pilka, E.; Skarzynski, P. H.; Olszewski, L.; Skarzynski, H. Tone Burst Evoked Otoacoustic Emissions in Different Age-groups of Schoolchildren. *Int. J. Ped. Otorhinolaryngol.* 2015, *79* (8), 1310-1315. Retrieved from <Go to ISI>://MEDLINE: 26092548

[38] Jiang, W.; Zhao, F.; Guderley, N.; Manchaiah, V. Daily Music Exposure Dose and Hearing Problems Using Personal Listening Devices in Adolescents and Young Adults: A Systematic Review. *Int. J. Audiol.* 2016, *55* (4), 197-205. Retrieved from <Go to ISI>://MEDLINE: 26768911.

[39] Johnson, T. A. Cochlear Sources and Otoacoustic Emissions. *J. Am. Acad. Audiol.* 2010, *21* (3), 176-186. Retrieved from <Go to ISI>://MEDLINE:20211122.

[40] Kalaiah, M. K.; Theruvan, N. B.; Kumar, K.; Bhat, J. S. Role of Active Listening and Listening Effort on Contralateral Suppression of Transient Evoked Otoacousic Emissions. *J. Audiol. Otol.* 2017, *21* (1), 1-8. Retrieved from <Go to ISI>://MEDLINE:28417101.

[41] Keefe, D. H.; Feeney, M. P.; Hunter, L. L.; Fitzpatrick, D. F. Comparisons of transient Evoked

[42] Otoacoustic Emissions Using Chirp and Click Stimuli. *J. Acoust. Soc. Am.* 2016, *140* (3), 1949. Retrieved from <Go to ISI>://MEDLINE:27914441.

[43] Keefe, D. H.; Feeney, M. P.; Hunter, L. L.; Fitzpatrick, D. F. Comparing Otoacoustic Emissions Evoked by Chirp Transients with Constant Absorbed Sound Power and Constant Incident Pressure Magnitude. *J. Acoust. Soc. Am.* 2016, *141* (1), 499. Retrieved from <Go to ISI>://MEDLINE:28147608.

[44] Kemp, D. T. Stimulated Acoustic Emissions from Within the Human Auditory System. *J. Acoust. Soc. Am.* 1978, *64* (5), 1386-1391. Retrieved from <Go to ISI>://MEDLINE:744838 Knudson, I. M.; Shera, C. A.; Melcher, J. R. Increased Contralateral Suppression of Otoacoustic Emissions Indicates a Hyperresponsive Medial Olivocochlear System in Humans With Tinnitus and Hyperacusis. *J. Neurophysiol.* 2014, *112* (12), 3197-3208. Retrieved from <Go to ISI>://MEDLINE:25231612.

[45] Konrad-Martin, D.; Poling, G. L.; Dreisbach, L. E.; Reavis, K. M.; McMillan, G. P.; Lapsley Miller, J. A.; Marshall, L. Serial Monitoring of Otoacoustic Emissions in Clinical Trials. *Otol. Neurotol.,* 2016, *37* (8), e286-294. Retrieved from <Go to ISI>://MEDLINE:27518137

[46] Kujawa, S. G., Liberman, M. C. Synaptopathy in the Noise-exposed and Aging Cochlea: Primary Neural Degeneration in Acquired Sensorineural Hearing Loss. *Hear. Res.* 2015, *330* (Pt B), 191-199. Retrieved from <Go to ISI>://MEDLINE:25769437.

[47] Marks, K. L.; Siegel, J. H. Differentiating Middle Ear and Medial Olivocochlear Effects on Transient-Evoked Otoacoustic Emissions. *J. Assoc. Res. Otolaryngol. JARO,*

2017, *18* (4), 529-542. Retrieved from <Go to ISI>://
MEDLINE:28432471.

[48] Marshall, L.; Lapsley Miller, J. A.; Guinan, J. J.; Shera, C.
A.; Reed, C. M.; Perez, Z. D.; ... Boege, P. Otoacoustic-
emission-based Medial-olivocochlear Reflex Assays for
Humans. *J. Acoust. Soc. Am.* 2014, *136* (5), 2697-2713.
Retrieved from <Go to ISI>:// MEDLINE:25373970.

[49] Mishra, S. K.; Abdala, C. Stability of the Medial
Olivocochlear Reflex as Measured by Distortion Product
Otoacoustic Emissions. *J. Speech, Lang./Hear. Res.*
2015, *58* (1), 122-134. Retrieved from <Go to ISI>://
MEDLINE:25320951.

[50] Mishra, S. K.; Lutman, M. E. Repeatability of Click-evoked
Otoacoustic Emission-based Medial Olivocochlear Efferent
Assay. *Ear Hear.* 2013, *34* (6), 789-798. Retrieved from <Go
to ISI>://MEDLINE:23739244.

[51] Nadon, V.; Bockstael, A.; Botteldooren, D.; Voix, J. Field
Monitoring of Otoacoustic Emissions During Noise
Exposure: Pilot Study in Controlled Environment. *Am. J.
Audiol.* 2017, *26* (3S), 352-368. Retrieved from <Go to
ISI>://MEDLINE:29049619.

[52] Neumann, J.; Uppenkamp, S.; Kollmeier, B. Chirp Evoked
Otoacoustic Emissions. *Hear Res.* 1994, *79* (1-2), 17-25.
Retrieved from <Go to ISI>://MEDLINE:7806479.

[53] Poling, G. L.; Siegel, J. H.; Lee, J.; Lee, J., & Dhar,
S. Characteristics of the 2f(1)-f(2) Distortion Product
Otoacoustic Emission in a Normal Hearing Population. *J.
Acoust. Soc. Am.* 2014, *135* (1), 287-299. Retrieved from
<Go to ISI>://MEDLINE:24437769.

[54] Prieve, B. A.; Schooling, T.; Venediktov, R.; Franceschini,
N. An Evidence-Based Systematic Review on the Diagnostic
Accuracy of Hearing Screening Instruments for Preschool-
and School-Age Children. *Am. J. Audiol.* 2015, *24* (2), 250-
267. Retrieved from <Go to ISI>:// MEDLINE:25760393.

[55] Pumphrey, R. J.; Gold, T. Phase Memory of the Ear; a Proof
of the Resonance Hypothesis. *Nature* 1948, *161* (4095), 640.
Retrieved from <Go to ISI>://MEDLINE:18856625.

[56] Putterman, D. B.; Keefe, D. H.; Hunter, L. L.; Garinis, A. C.;
Fitzpatrick, D. F.; McMillan, G. P.; Feeney, M. P. Assessing
Sensorineural Hearing Loss Using Various Transient-
Evoked Otoacoustic Emission Stimulus Conditions. *Ear
Hear.* 2017, *38* (4), 507-520. Retrieved from <Go to ISI>://
MEDLINE:28437273.

[57] Reavis, K. M.; McMillan, G. P.; Dille, M. F.; Konrad-Martin,
D. Meta-Analysis of Distortion Product Otoacoustic Emi-
ssion Retest Variability for Serial Monitoring of Cochlear
Function in Adults. *Ear Hear.* 2015, *36* (5), e251-260.
Retrieved from <Go to ISI>://MEDLINE: 25985018.

[58] Robinette, M. A.; Glattke, T. J., Ed.; *Otoacoustic Emissions:
Clinical Applications;* New York: Thieme, 2017.

[59] Rogers, A. R.; Burke, S. R.; Kopun, J. G.; Tan, H.; Neely,
S. T.; Gorga, M. P. Influence of Calibration Method on
Distortion-product Otoacoustic Emission Measurements:
II. Threshold Prediction. *Ear Hear.* 2010, *31* (4), 546-554.
Retrieved from <Go to ISI>:// MEDLINE:20458245.

[60] Ruggero, M. A.; Rich, N. C.; Freyman, R. Spontaneous
and Impulsively Evoked Otoacoustic Emissions: Indicators

of Cochlear Pathology? *Hear. Res.* 1983, *10* (3), 283-300.
Retrieved from <Go to ISI>://MEDLINE:6874602.

[61] Sanford, C. A.; Keefe, D. H.; Liu, Y.-W.; Fitzpatrick,
D.; McCreery, R. W.; Lewis, D. E.; Gorga, M. P. Sound-
conduction Effects on Distortion-product Otoacoustic
Emission Screening Outcomes in Newborn Infants: Test
Performance of Wideband Acoustic Transfer Functions and
1-kHz Tympanometry. *Ear Hear.* 2009, *30* (6), 635-652.
Retrieved from <Go to ISI>://MEDLINE:19701089.

[62] Shera, C. A.; Guinan, J. J. Jr. Evoked Otoacoustic Emissions
Arise by Two Fundamentally Different Mechanisms: A
Taxonomy for Mammalian OAEs. *J. Acoust. Soc. Am.* 1999,
105 (2 Pt 1), 782-98. Review.

[63] Shupak, A.; Zeidan, R.; Shemesh, R. Otoacoustic Emissions
in the Prediction of sudden Sensorineural Hearing Loss
Outcome. *Otol. Neurotol.* 2014, *35* (10), 1691-1697.
Retrieved from <Go to ISI>://MEDLINE:25321887.

[64] Sisto, R., Botti, T., Cerini, L., Sanjust, F., Tranfo, G.,
Bonanni, R. C., . . . Moleti, A. Oxidative Stress Biomarkers
and Otoacoustic Emissions in Humans Exposed to Styrene
and Noise. *Int. J. Audiol.* 2016, *55* (9), 523-531. Retrieved
from <Go to ISI>://MEDLINE:27146376.

[65] Smolkin, T., Awawdeh, S., Blazer, S., Mick, O., & Makhoul,
I. R. (2013). Delayed First Otoacoustic Emissions Test
Decreases Failure on Neonatal Hearing Screening After
Caesarean Delivery. *Acta paediatrica (Oslo, Norway : 1992),*
1992, *102* (5), e194-199. Retrieved from <Go to ISI>://
MEDLINE:23363315.

[66] Souza, N. N., Dhar, S., Neely, S. T., & Siegel, J. H.
Comparison of nine methods to estimate ear-canal stimulus
levels. *J. Acoust. Soc. Am.* 2014, *136* (4), 1768-1787.
Retrieved from <Go to ISI>://MEDLINE:25324079.

[67] Stamper, G. C.; Johnson, T. A. Auditory Function in Normal-
hearing, Noise-exposed Human Ears. *Ear Hear.* 2015, *36* (2),
172-184. Retrieved from <Go to ISI>://MEDLINE:25350405.

[68] Starr, A., Picton, T. W., Sininger, Y., Hood, L. J., & Berlin, C.
I. Auditory neuropathy. *Brain : J. Neurol.* 1996, *119* (Pt 3),
741-753. Retrieved from <Go to ISI>://MEDLINE:8673487.

[69] Stevens, J.; Brandreth, M.; Bacon, P. Effects of Changes in
Click-evoked Otoacoustic Emission (CEOAE) Pass Criteria,
as used in the English Newborn Hearing Screening Program,
on Screening Outcome. *Int. J. Audiol.* 2014, *53* (9), 613-617.
Retrieved from <Go to ISI>://MEDLINE:24825366.

[70] Vetesnik, A.; Turcanu, D.; Dalhoff, E.; Gummer, A. W.
Extraction of Sources of Distortion Product Otoacoustic
Emissions by Onset-decomposition. *Hear. Res.* 2009,
256 (1-2), 21-38. Retrieved from <Go to ISI>://
MEDLINE:19523509.

[71] White, K. R.; Vohr, B. R.; Maxon, A. B.; Behrens, T. R.;
McPherson, M. G.; Mauk, G. W. Screening all newborns for
hearing loss using transient evoked otoacoustic emissions.
Int. J. Ped. Otorhinolaryngol. 1994, *29* (3), 203-217.
Retrieved from <Go to ISI>://MEDLINE: 8056504.

[72] Wittekindt, A.; Kaiser, J.; Abel, C. Attentional Modulation of
the Inner Ear: A Combined Otoacoustic Emission and EEG
Study. *J. Neurosci.* 2014, *34* (30), 9995-10002. Retrieved
from <Go to ISI>://MEDLINE:25057201.

第8章 耳声发射的非常规临床应用

Nonconventional Clinical Applications of Otoacoustic Emissions: From Middle Ear Transfer to Cochlear Homeostasis to Access to Cerebrospinal Fluid Pressure

Blandine Lourenço Fabrice Giraudet Thierry Mom Paul Avan 著

宫 琴 译 谢林怡 校

摘 要

在过去的二十年中，耳声发射的潜在用途取得了很大的进展，特别是畸变产物耳声发射（distortionproduct otoacoustic emission, DPOAE），已从最初的应用目标，即新生儿听力筛查，扩展到了对听力相关各方面新的无创性监测方法的临床探索。由于 DPOAE 幅值对耳蜗外毛细胞的放大能力非常敏感，因此在前庭神经鞘瘤切除手术期间，DPOAE 幅度已被有效地用于追踪耳蜗血流的危险变化或噪声暴露的有害影响。除此之外，DPOAE 也非常适合探测因颅内或迷路内压力变化产生的中耳和内耳传递函数的微小变化。它们对压力的敏感性适用于两个临床领域：与脑脊液内稳态紊乱有关的神经系统疾病的患者，以及伴有内淋巴压力可能异常变化的梅尼埃症状的患者。这两类患者都可以通过技术简单的无创性的定期复查中获益。

本章从支撑其如何在生理上跟踪感兴趣结构的生物物理模型，到临床环境中使用的检测方法的可行性、性能和缺陷，介绍了两个 DPOAE 检测技术的创新应用。

关键词

耳蜗机械传导；耳蜗微音电位；耳蜗电图；内淋巴积水；颅内压监测；梅尼埃病；总和电位

一、畸变产物耳声发射、声音传输和耳蜗内环境稳态问题的概述

畸变产物耳声发射（DPOAE）是 Kemp 在 40 年前（Kemp，1978）发现的一种由外毛细胞（outer hair cell，OHC）发出的声音信号，是耳声发射（otoacoustic emission，OAE）的几种类型之一（图 8-1B）。

它们的生理学意义已经在 1980 年（Kim 等，1980）和 2012 年（Barral 和 Martin，2012）期间被确立（Avan 等，2013）。它们的产生和传播机制相当复杂，因为它们最初涉及沿基底膜区域在频率为 f_1 和 f_2 的两个诱发刺激声行波之间产生的非线性相互作用，这些波在基底膜上重叠：其主要发生在 f_2 频率的位置附近，即两个刺激频率中较高的频率，然而在高刺激强度

第 8 章　耳声发射的非常规临床应用

Nonconventional Clinical Applications of Otoacoustic Emissions: From Middle Ear Transfer to Cochlear Homeostasis to Access to Cerebrospinal Fluid Pressure

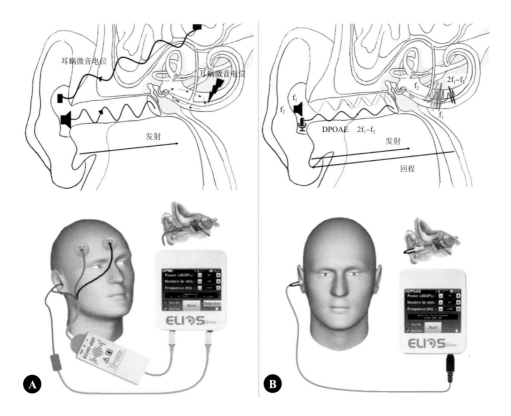

▲ 图 8-1　耳蜗微音电位（A）和 DPOAE（B）的产生原理，以及记录来自耳蜗的这些信号所需的设备

下，叠加区域会以更宽的范围传播到蜗底部分。在 2f$_1$–f$_2$ 处产生的 DPOAE，即临床上最关注的 DPOAE，通常是由耳蜗非线性产生的一系列互调 DPOAE 中最大的一个，其向前方蜗顶方向传播至对其进行调谐的位置，也向后方传播到镫骨。前向分量在调谐位置，经一定程度的线性反射，最后传播至镫骨。因此，最终在耳道中检测到的 DPOAE 结合了两种机制和耳蜗几个区域的贡献，这意味着探究其作为研究耳蜗状态与频率关系的重要标识物，需要实施更多谨慎的步骤。

对于本章的主题，希望 DPOAE 的复杂性与此不相关，因为是在假定不影响 DPOAE 产生过程且被监测的耳朵充当其自身控件的情况下，使用 DPOAE 进行监测。然而，对于进一步阐述的应用，在关注的频率范围内必须存在 DPOAE，我们还应该考虑在耳蜗缺陷或中耳

功能不理想的患者中使用 DPOAE 是否合理的问题（Gerenton 等，2015）。这个问题使我们在 DPOAE 的主要起源上简要地研究了非线性机制（Avan 等，2013）。该机制隐藏在 OHC 的机械传导通道的精细微观机制中，除了较高的那排之外，每个静纤毛的顶点都存在这种微观机制。这些通道由尖端连接驱动，当静纤毛束偏离耳蜗轴时打开，而在静纤毛束偏向耳蜗轴方向时闭合。它们的门控意味着连接到尖端连杆的分子弹簧系统（“门控弹簧”），其有助于提高静纤毛的刚度。激励性偏转会拉动门控弹簧，使门控弹簧拉长，直到偏转大到足以打开其中的一部分。一旦打开，阳离子交换电流就从正极化的内淋巴液流向负极化的 OHC 的细胞质，从而使其膜去极化，这是触发细胞电动势反应的重要步骤，即耳蜗放大的基础（Hudspeth，2008）。但是，也会发生有趣的机械现象，即随

着带有打开选通弹簧的静纤毛变得更松动。随之而来的是，偏转越大，传导电流越大，在给定的刺激产生的力作用下，静纤毛束就越容易进一步偏转。响应正弦波的纤毛运动不是简单的正弦函数。在一侧它的形状呈现出扭曲的细长尖端，这些尖端在频域内转换为基频谐波的存在。在频率为 f_1 和 f_2 的双音刺激的情况下，静纤毛运动经过互调，会包含 f_1 和 f_2 的整数组合的频谱分量，即 $nf_1 \pm mf_2$，其中 n、m 为整数。具有 n=1 和 m=1 的 f_2-f_1 分量被称为二次互调（二次，因为 n+m=2）；在 n=2 和 m=1 时获得 $2f_1-f_2$ 分量，并称为三次互调（三次，因为 n+m=3）。n+m 越大，互调分量越小。此外，出于对称性原因，当 n+m 为偶数时，相应的互调通常非常弱（Avan 等，2013）。因此，最大的互调分量通常恰好在 $2f_1-f_2$ 处。出于此唯一且实际的原因，我们将从现在开始关注这一最大互调分量，但如果碰巧发现一个患者具有其他互调位置较大的分量，那么本章将描述的大部分内容都仍适用。OHC 最后一个基本特征是，通过引起互调电动势响应，其能够有效地机械地耦合至耳蜗分隔处，从而互调膜电位，因此会产生如前所述传播的 DPOAE。

根据这种产生机制，很容易想象到如果 DPOAE 存在于没有耳蜗放大器的情况下，则前提是 OHC 的纤毛束中仍含有功能性的机械传导通道。这确实是一个不寻常的情况，因为此情况下，感音神经性听力损失是由于 OHC 传导通道打开时机械转导电流过弱（如耳蜗电位下降，或盖膜和毛细胞之间的耦合受损）。

DPOAE 产生在缺乏正常耳蜗放大功能的情况下是不正常的（它们可以被称为"被动"，因为耳蜗不再被 OHC 积极驱动）：随着刺激强度的降低，基底膜振动的衰减速度很快，每降低 1dB，它们的水平降低 1~3dB，而当耳蜗放大功能保证共振时基底膜振动的正常增益和正常

压缩增长时，基底膜振动的正常衰减速率值应在 1 左右。出于听力测量的目的，使用高强度刺激（如 70dB SPL 或更高）将不再合适，因为它将抵消任何因耳蜗放大损失而造成的影响。但为了本章的目的，我们将充分利用 DPOAE 在高刺激水平下持续存在的特性，即在所讨论的所有应用中，DPOAE 不会被用作耳蜗放大功能的探测器被使用，因此，DPOAE 不在其传统的框架下被使用（正如本章的标题所示）。

二、颅内压无创跟踪

（一）ICP 为什么及何时成为临床问题

颅骨是一个不可扩展的腔，其中包含大脑和软细胞组织、血管和脑脊液（cerebrospinal fluid，CSF）。颅内压（intracranial pressure，ICP）在很大程度上取决于不同组成部分所占的体积，因为颅腔不可压缩，其总体积必须保持恒定：根据 Monro-Kellie 法则，血液体积（5%）+ CSF 体积（10%）+ 软组织体积（85%）= 常数。如果软组织或脑内血液的体积增加，CSF 会通过排干而起到缓冲作用；如果其他体积减小，则 CSF 分泌会增加。正常成年人在仰卧位时，颅内压保持在 10~15mmHg 范围。如果体积补偿不再发生，颅内压增加，可导致颅内高压（intracranial hypertension，ICH）。超过 20mmHg，ICH 就会形成，当出现脑灌注受损时就会导致严重的损伤。ICH 发生于颅内各个腔室的机制如下：脑肿瘤、血管血肿或急性期脑膜出血、脑积水时 CSF 积聚、脑脓肿、病毒性脑炎和细菌性脑膜炎。因此，获得 ICP 是控制这些严重神经损伤的必要因素。目前，通过脑实质内导管或脑室衍生（外部或内部）进行有创测量是目前的金标准，能够测量 ICP 并通过 CSF 的移除来控制 ICP。然而，高昂的成本、较高的风险，以及对熟练操作人员和合适的测

第 8 章 耳声发射的非常规临床应用

Nonconventional Clinical Applications of Otoacoustic Emissions: From Middle Ear Transfer to Cochlear Homeostasis to Access to Cerebrospinal Fluid Pressure

试环境的需求限制了 ICP 检测的适用性。影像学不能提供可靠的替代方法，因为即使在 ICP（最初慢性升高，如脑积水）恢复到正常范围后，脑室也可能保持膨胀。因此，无创测量技术的需求很大，同时，如果可能的话，成本效益和用户友好，以及允许进行连续监测也是所需的。

（二）无创 ICP 测量的策略

用于 ICP 检测的当前可用的无创性技术仍在研究中，没有常规工具。第一类基于间接测量，该测量使用颅骨传递的超声波来探测与 ICP 相关的颅内结构的几何和力学特性（Ueno 等，1998）。从外部更容易进入眼内间隙，因为视神经周围的间隙充满了 CSF，这为探测 ICP 提供了一个窗口。其 ICP 可以从视神经鞘直径的变化推断出（Kimberly 等，2008），或在巩膜上施加外部压力，在视网膜中央静脉的眼动力测量中引起可见的脉动来推断（Draeger 等，1999），或通过对眼动脉的两次深度多普勒测量获得（Koskinen 等，2017）。然而，所有这些

眼科检查可能很麻烦，几乎不能随意重复，并且需要专业的操作人员。除了有前景的实验室测试外，其他没有任何一项得到神经学 - 神经外科学界的认可（Popovic 等，2009）。这就需要用耳朵来提出一个简单而有效的替代方案。

1. 耳朵是 ICP 的窗口

压力在迷路的两个流体腔室，淋巴管周围和淋巴管内腔室，以及颅内压通过颞骨的几个管道中（耳蜗和前庭导水管，可能还有静脉通道）保持平衡（图 8-2）。

耳蜗对声音的响应变化的间接测量表明，压力平衡发生在 $10\sim20\mathrm{s}$ 范围内（Traboulsi 和 Avan，2007）。从镫骨底板增加时向外推，减少时向内拉可以推断出 ICP。评估镫骨底板静止位置的第一种方法是基于 Marchbanks 发明的方法，即检测在测试对侧的耳朵中，响亮的声音触发镫骨肌反射时的鼓膜位移（tympanic membrane displacement，TMD）。收缩的镫骨肌移位镫骨底板的方式是，TMD 发生在相反的方向，这取决于 ICP 是正常还是升高（Reid 等，1989）。TMD 方法的主要优点是它能够评估 ICP

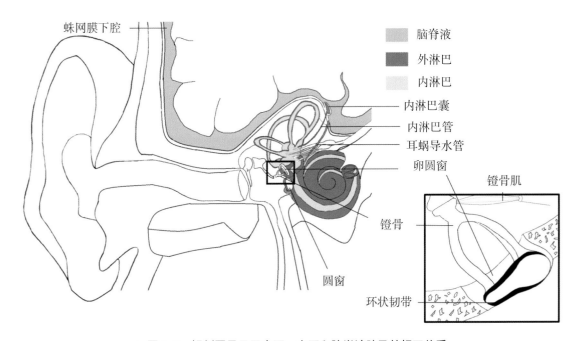

▲ 图 8-2　解剖图显示了中耳、内耳和脑脊液腔及其相互关系

是否超过正常限度，因为该限度恰好与仰卧位约15mmHg的TMD符号相反的ICP相匹配。

第二种允许监测ICP变化的入耳原理是ICP调节中耳到内耳边界的刚度，即中耳传递函数。耳声发射（OAE）似乎非常适合检测镫骨刚度的变化，因为其一些特性取决于诱发刺激如何通过镫骨传递到耳蜗，以及诱发发射如何通过镫骨传回外耳道（Avanet等，2013）（图8-1）。首次确定OAE对ICP敏感的试验是在神经外科的患者中进行的，该患者在手术室中进行了直接ICP监测。其目的是诊断慢性脑积水：在这种情况下，ICP在一天中的大部分时间通常都保持在正常范围内，因此诊断不能依靠一次测量。正确的程序包括水动力试验，即通过脊髓抽液以已知的速度将无菌生理盐水注入CSF，并允许持续监测ICP。慢性脑积水表现为与CSF间隙顺应性和阻力降低相关的ICP时间异常。同时测量click诱发的OAE能够允许ICP追踪的OAE的频谱特征（OAE各频率

处的强度和相位）。结果表明，在1kHz左右的OAE相位与ICP变化成比例偏移，偏移率约为10°/4.4mmHg（Buki等，1996）（如图8-2所示，在较低和较高ICP下，分别以虚线和实线表示的1kHz左右的滤波后click诱发的OAE示例）。OAE的强度几乎不变（图8-3），而ICP对OAE相位的影响在1.5～2kHz以上趋于消失。

2. 从数据到模型

为了解释这种行为并确定其特征，对在水平床上从身体直立倾斜到身体仰卧的受试者进行了进一步的实验，比较了两个姿势的DPOAE。实验结果已经表明，这种身体倾斜引起ICP增加约10mmHg，反映了重力引起的体液的重新分布（Magnaes，1976）。ICP的影响被证实本质上是一个在1kHz的相移峰值，与镫骨肌肉收缩产生的相移峰值相似，归因于相同的因素，即镫骨附着在椭圆形窗口的刚度。基于Zwislocki（1962）开发并由Lutman和Martin（1979）扩展的耳朵电声模拟实验证实，这种

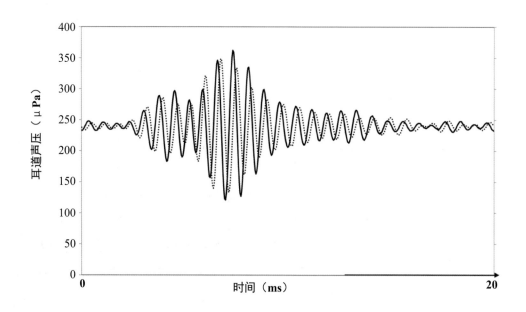

▲ 图8-3　click诱发的OAE示例

在手术室中对患者耳朵进行ICP监测的OAE示例，为1kHz处的滤波（较低ICP：虚线；较高ICP：实线）。ICP的变化会引起相位超前，而OAE强度和包络线基本上保持不变

第 8 章　耳声发射的非常规临床应用

Nonconventional Clinical Applications of Otoacoustic Emissions: From Middle Ear Transfer to Cochlear Homeostasis to Access to Cerebrospinal Fluid Pressure

相移是镫骨子系统刚度变化的典型特征，与 ICP 和镫骨肌收缩具有相似的效应（Buki 等，2000）。影响中耳传递函数的其他因素，例如中耳腔中的气压（导致鼓膜的硬度增加）及鼓膜上存在额外的异物（如水滴）虽然也可以诱导 DPOAE 的变化，但是具有与 ICP 不同的频谱特征（Avan 等，2000）。下一步是在一个直接控制 ICP 变化的沙鼠模型中，确认镫骨与中耳肌肉在 DPOAE 的变化中所扮演的角色（Buki 等，2002 年）。

（三）通过耳的 ICP 监测临床应用中的最新进展

接下来，OAE 成功地应用于通过脑室腹膜分流治疗脑积水的患者的长期监测（平均 20 个月）（Sakka 等，2016）。结果发现，在这些患者中，身体倾斜对 OAE 相位的影响与分流手术前是相反。也就是说，当被分流的患者从直立姿势移动到仰卧姿势时，OAE 相位减小，而在 ICP 正常的受试者中和在分流手术之前的患者中，相对于直立姿势，OAE 相位倾向于增加。合适的解释是，分流会在直立姿势下产生稍负的 ICP，这可以通过向内拉动镫骨底板来伸展其韧带并增加其刚度。在仰卧位置，通过像往常一样增加，ICP 增加会减少负值，从而减轻了镫骨环形韧带的张力，而同样的 ICP 增加，从正常的值开始，会将镫骨底板向外推，并拉伸环韧带。结果，身体倾斜会导致 OAE 变化，其姿势正好与正常情况相反。无论作出何种解释，临床相关发现是当分流被阻塞或功能障碍时，DPOAE 随体位倾斜的相变迹象恢复到正常迹象（因此无创检测此不良事件是可行的，图 8-4）。倒置 DPOAE 体位相移的大小随着分流术开启压力的降低而增加（图 8-4，在 8 个月左右的受试者中，该参数可以在临床状态不完善的患者中通过分流器流动的患者中进

行外部调整）。

这项工作的结论是，OAE 随访可以检测分流器故障，并帮助验证分流器设置是否需要及时更改。尽管登记患者的平均年龄（64.3 岁，范围为 21—87 岁），但利用现有的 OAE 成分在 1kHz 左右监测 ICP 是可能的，因为老年性耳聋主要影响 2kHz 及更高频率。在登记时，65 名预选志愿者中有 44 名有 OAE，并将他们保留到实验结束，而没有 OAE 的 21 名志愿者必须被排除在外（Sakka 等，2016）。

然而，基于 OAE 的 ICP 检测也存在两个缺点。第一个缺点是需要在安静的环境中进行 OAE 记录，否则噪声可能会阻止收集有意义的相位数据。对于门诊就诊的患有脑积水的患者来说，噪声并不是一个问题，但在更广泛的情况下（例如，在室外头部受伤后进行 ICP 监测），噪声将成为一个问题。第二个缺点是 OAE 无法提供以 mmHg 为单位的绝对 ICP 估计值，除非操作员抓住了在患者转诊的某个阶段进行有创 ICP 测量的机会来执行一次 OAE 测量。未来，在对于给定的耳朵，相同频率和强度的刺激组合，电流和参考测量之间的 OAE 相位差值将给出电流和参考状态之间的 ICP 差，从而可以得出绝对电流 ICP。在缺少此类数据的情况下，可以根据相对于一种参考情况的 OAE 相位变化来推断相对于这种参考情况的 ICP 变化。当诊断源自比较测试的结果时，可以避免该问题，在该测试中，患者作为自己的对照，如身体倾斜对 OAE 的影响。判定标准是阴性时正常，而阳性时异常（Sakka 等，2016），依赖于不需要了解绝对 ICP 的相位变化。但是，在颅外伤后 ICP 逐渐升高的患者可能发展为危险的 ICH 的情况下，一种可靠的 ICP 无创监测方法应能够在患者一旦处于危险时就触发警报，超过 20mmHg 后尽早触发警报。在不知道初始 ICP 的情况下，如果耳 ICP 监测不够敏感，这

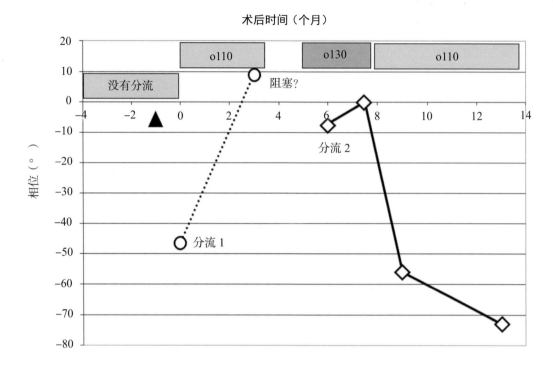

▲ 图 8-4　在接受慢性脑积水治疗的患者的右耳中，进行 **1kHz** 左右时的身体倾斜的 **click** 诱发耳声发射（**OAE**）相位变化的重复测量，并在门诊进行了约 **14** 个月的随访监测，在此期间，临床变化是较明显的。最初的测试，在计划对患者进行脑室腹膜后衍生手术治疗时进行的，结果显示身体倾斜的影响很小（实心三角形）。对照组中的标准间隔为 [**−20°，+40°**]。术后（分流 1，空心圈）可减轻患者症状，身体倾斜诱发明显负相位，约为 **−50°**。在 **3** 个月的时间里（一直以来，分流阀的开启压力设定为 **110mmH₂O**），患者的状态变得不令人满意，并且发现相位为正。在 **CT** 扫描控制之后，确定了分流器阻塞，然后编程并植入新的分流器（分流 2，空心菱形）。其初始开启压力设定为 **130mmH₂O**，以防止过度排水。随后的临床状况一直令人失望，而身体倾斜对 **OAE** 的影响很小，随后增加了分流通畅性，为此在 **110mmH₂O** 处降低开启阀的压力。在接下来的 **6** 个月中，不仅患者的状况令人满意，而且 **OAE** 姿势测验始终为明显的负相位

可能是一个挑战。

（四）作为中耳内耳边界的替代探针的 CM 技术的发展

除了 OAE 之外，OHC 也是耳蜗微音电位（cochlear microphonic，CM）电位的产生源，该电位是响应声音的一种远场电位，使用类似于 ABR 的技术，通过粘贴在额头上的皮肤电极和一个耳道电极，该电位可被无创地记录到（图 8-1）。采集到的鼓室外耳蜗电图包含三个成分（稍后将详细介绍），其中一个成分能够再现声音刺激的波形，该成分就是 CM。CM 主要由蜗底的 OHC 产生，即使是在刺激频率较低的情况，因为蜗底的 OHC 靠近活性电极，尽管对刺激的反应较弱，且远未达到其最佳频率，但基底膜上传播的波具有缓慢变化的相位，其响应仍是一致的。尽管本章致力于 OAE 衍生方法的探索，但在此阐述 CM，因为 ICP 调节其特性的物理原因与它们调节 OAE 的物理原因相同，即当刺激声穿过卵圆窗的 ICP 依赖的阻抗时，CM 的相位变化随刺激变化而改变。

在嘈杂环境中，CM 和 OAE 之间有利于 CM 的主要区别在于，对于 OAE，刺激强度不能超过上限，在该上限之上，仪器失真可能超过 OHC 产生的具有生理意义的 DPOAE。根据设备和耳道的容量，该上限为 75～80dB SPL。

即使在这些刺激强度下，在嘈杂的地方，产生的 DPOAE 水平也可能太小，无法从噪声背景中凸显出来。CM 不受现有技术和适当屏蔽耳机的限制，如果必要，刺激强度可能会提高到 90～100dB SPL（例如，如果受试者患有传导性听力损失，则刺激强度可以达到 100dB SPL，而不会损害受试者的舒适度和耳蜗的完整性），且不会因电器设备的伪迹而污染生理 CM 信号。可以通过使用一定长度的塑料管将被测耳连接到产生刺激的耳机上，以确保从耳朵到耳机的距离足够大，以衰减辐射的电磁信号，来对伪迹进行检验。当管子被夹紧时，我们中断了声音向耳朵的传递，此时可以确认是否不存在 CM 伪迹。

为了精确校准 CM 监测方法，我们将其应用于一系列后续将在神经重症监护室接受治疗的急性脑损伤患者（Giraudet 等，2017）。通过脑室内导管对这些患者的 ICP 进行了全面监测，

并且可以将 CM 数据与其进行比较（图 8-5）。

该研究重点关注具有不同 ICP 和正常中耳功能的患者的子样本，以避免诸如中耳腔压力或液体等混杂因素的相互作用。据观察，气管内通气 <4d 的患者鼓室图保持正常（Hamill-Ruth 和 Ruth，2003），无论如何，在神经重症监护室超过 4d 后，ICP 的变化太小，CM 监测变得无意义。在 24 名患者（50h 数据）中，观察到 CM 相位旋转和 ICP 之间密切相关。CM 平均相位旋转为 1.26°/mmHg，而 OAE 平均相位对 ICP 的灵敏度为 2.3°/mmHg（Buki 等，1996）。两种方法之间的系数约为 2，这是因为两种方法的声音刺激在穿过镫骨时经历相同的相位变化，与 CM 相比，OAE 在到达探测麦克风的途中必须第二次穿过镫骨边界。

CM 相变还用作二分类器，当超过某个限制时会发出警报。CM 相位变化 7°～10° 表示 ICP 增加 7.5mmHg，灵敏度为 83% 而余波

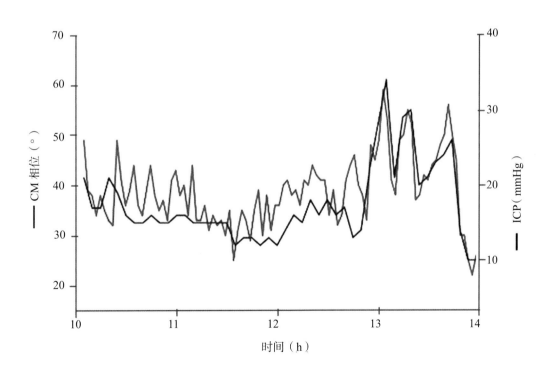

▲ 图 8-5　长达 4h 的颅内压（ICP，在神经重症监护病房中进行有创监测）和耳蜗微音电位（CM）相位的同步记录过程。垂直移动（CM 绝对相位没有生理学意义）并缩放（在该耳朵中为 1.5°/mmHg；患者平均相位为 1.26°/mmHg）CM 图，以最佳地匹配 ICP 图

为 19%。这种方法的性能优于其他无创性方法（Kashif 等，2012），这表明基于 CM 的 ICP 无创性监测可能有助于脑损伤患者的早期管理，且在无法进行有创性监测时有助于神经疾病的诊断。此外，与许多竞争性的无创性方法烦琐且需要熟练的操作员相比，入耳式监测不夸张，不会干扰对患者的护理并且可以由未经培训的护理人员进行操控。缺少有关绝对 ICP 的信息是一个问题，因为所期望的情况是 ICP 超过 20mmHg，即超出此异常限值时应发出警报。CM 方法能检测到 ICP 显著增加，但是其意义可能并不相同，例如 ICP 是从 3mmHg 还是从 17mmHg 开始增加。因此，在指导用户时必须考虑临床环境。对于最初保留意识的脑损伤患者，开始时的 ICP 可能很低，而如果在已经昏迷的患者中开始进行 CM 监测，则对该值增加的阐述必须更加谨慎。例如，在急救车上记录的 CM 相位最初增加 7°～10°，在脑外伤并可能硬膜外采血的情况下，CM 相位持续增加，则需要采取紧急措施；而在 CM 稳定的情况下，可能要等到患者到达最近的医院的急诊室再进一步做措施。许多临床情况（脑积水、头痛和特发性脑出血）表现出患者可能具有正常 ICP 的时间段，在此阶段收集的 CM 或 OAE 相位可作为以后测量的可靠参考。

（五）入耳式 ICP 监测的问题提出和最新进展

第一个问题是通过耳朵进行的 ICP 监测取决于迷路内液体和 CSF 之间是否存在连接。已经确定了可能在这两个空间之间传递压力的几种解剖途径：耳蜗导水管、内淋巴管、囊和静脉系统（图 8-2）。耳蜗导水管似乎提供了与耳蜗的直接压力连通；然而导水管具有很小的直径，以及正常情况下在手术过程中打开耳蜗的过程中都没有井喷现象的事实表明，正常的耳蜗导水管对 CSF 流动的影响是不明显的。解剖学数据提示，随着年龄的增长，耳蜗导水管逐渐被阻塞（Wlodyka，1978），这一观点后来受到质疑（Gopen 等，1997）。研究表明，ICP 的正常变化（如由心跳和呼吸引起的变化）已通过连接人的 CSF 和耳蜗的通路被滤除了（Traboulsi 和 Avan，2007），因此从颅骨到迷路的压力波传输延迟大约 10 秒。无论如何，ICP 的入耳式监测要求的是在 CSF 和耳蜗内液体之间存在一条对静水压力有专用的通道，即使它们不用于流体流动。

必须解决的第二个问题是校准引出 ICP 监测信号所需的声刺激的相位。这些刺激的耳内测量表明，从一次测量到下一次测量，约具有未被预期到的 10° 或更大一些的相位偏移，这种现象约占所有测试耳 10%。耳道狭窄或形状不规则的耳朵似乎特别容易出现相位偏移，这可能是因为检测 ICP 依赖的耳蜗响应的探头从本次测量到下次测量，甚至在整个监视期间都可以在不同的插入深度或角度进行密封。如果不进行校正，这种在几何上产生的相位偏移将转化为虚假的 ICP 变化，因此必须从探头读数中减去它（图 8-6A）。

假设探头的位移也以类似的程度影响反射回的 DPOAE 相位。由于 DPOAE 频率接近刺激频率，在计算 ICP 之前，校正后的读数为减去大约 2 倍的刺激相位偏移。图 8-4 显示了一个示例，该示例显示了通过重复的身体倾斜对 ICP 变化做出的校正响应，该校正可以重现，而未校正的响应则显示出无生理意义的偏移。

Zwislocki（1962）的电声模拟模型已经被用来解释 ICP 引起的相位变化，它为解释和校正程序提供了证明（图 8-6B）。就质量和刚度而言，它可以很容易地应用于对探头和鼓膜之间的耳道容积影响的现象学的研究。当测量探头在耳道中移动时，刺激和 OAE 相位的位移

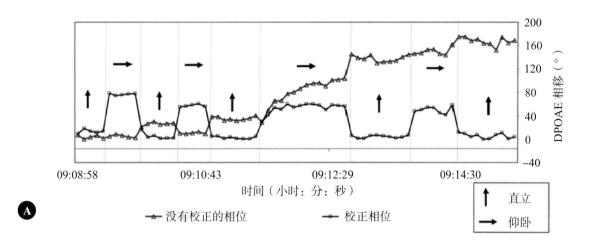

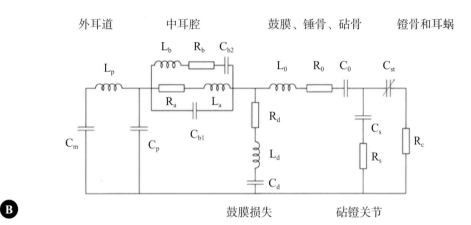

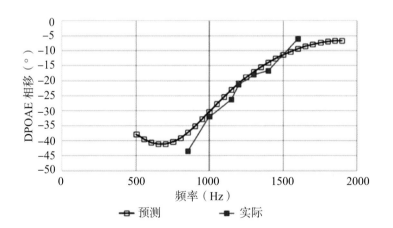

▲ 图 8-6　A. 患者右耳 DPOAE 相位的时间变化，从直立到仰卧（箭表示身体方向）经历反复的身体倾斜，没有校正（空心三角形）及校正（空心圆）以抵消由于耳道内微小探头运动导致的在 f_1 和 f_2 处主要刺激声的相位偏移。尽管未校正的图几乎没有意义，但校正后的图显示每次颅内压力随身体倾斜而增加时，都会出现重复的向上相移。B.Zwislocki 的耳朵模拟模型，其中的电容、电感和电阻器描述了与耳朵振动元件相关的刚度、惯性和黏性阻力。C. 在耳道中能够发现 DPOAE 探头的两个稳定的密封位置，预测（空心正方形）和实际观察到（实心正方形）的信号的相位变化与可重复探头位移相关。该模型通过外耳道容积的变化来描述探头位置的移动

预测如图 8-6C 所示。图中还描绘了在实验中，在所有 OAE 频率下两个稳定探头位置之间的相位差的频率依赖关系。理论与实验之间的一致性证实，入耳式校准对于校正相位漂移至关重要，因为当相位漂移超过 10° 时，如果将其错误归因于 ICP 的变化，则将转换为＞5mmHg 的误差。刺激强度是校准所校正的常用目标，但其关于探头位置的灵敏度极低，因此无法揭示探头位置的微小变化。

三、梅尼埃病

当淋巴压力升高推动镫骨底板并伸展其环状韧带时，耳部无创检测 ICP 变化的能力取决于 OAE 和 CM 对中耳 - 内耳边界机械阻抗微小变化的敏感性。怀疑迷宫压力在耳蜗前庭症状的发生中起作用的另一种情况是梅尼埃病（Menière's disease，MD），因此在 MD 中，将类似方法用于探究迷路中液体压力的稳态是具有说服力的。

显著的梅尼埃病的发作症状包括三种，分别是单侧（通常是波动的）神经感觉性听力损失 / 眩晕和耳鸣，并伴有耳闷胀感（Lopez-Escamez 等，2016）。迷路液特别是内淋巴液的静态压力异常问题已经引起人们的关注，因为内淋巴积液被定义为内淋巴腔的容积膨胀，是梅尼埃病的一个标志，表明内淋巴中异常压力稳态的概念。但是，压力与体积之间的计算关系可能并不直接，因为有几个研究结果表明该情况可能比预想的更加复杂。一种是从尸检观察到受试者颞骨组织学水肿，该受试者在生前从未出现过任何 MD 症状（Merchant 等，2005）。另一种是具有类似的推论，即在没有发现积液性耳聋临床表征的受试者中，通过 MRI 测试结果发现了内淋巴腔肿大（Pyykko 等，2013）。在后面这一例子的情况下，需要注意的

是，基于图像确定显示具有积液的标准尚未得到业内普遍认可（Attye 等，2017）。

当前，MD 被认为是一种多因素疾病，其中三种联合发作的症状需要多种因素的共存，对于这些因素，已经提出了许多可能的情况，无论是解剖性、炎症性、激素性还是病毒性，以及由过去或现在的体液稳态破坏引起的水肿。在内耳中寻找可能导致 MD 发病的异常特征的标记，并留意当症状消失时此特征可能会消失，这是很重要的，而内淋巴的体积膨胀可能会持续反映该特征。此外，耳蜗和前庭感觉细胞的功能可能受到两类原因的影响，电化学环境的变化（如 K^+ 浓度或耳蜗内电位）或微观机制的破坏，如静纤毛束的静态位置发生改变。微观机制的破坏可能会在基底膜因内淋巴和外淋巴之间的静水压力差而弯曲，使 Corti 器的几何形状发生了改变而发生。纤毛顶端嵌入顶膜的下侧时，会引起 OHC 静纤毛的静止位置发生改变，而静纤毛的根部则随着基底膜位置的改变引起 OHC 位移。

有趣的是，除了传统地探索的耳蜗的 SP 之外，还可以通过灵敏的声学或耳蜗电图工具，即 OAE 和 CM 对 OHC 进行无创探测，并从测量中可以轻松得到用于 MD 客观诊断的 SP/AP 比值（Gibson 等，1977）。SP 与通过毛细胞的传导电流的不对称程度直接相关。这些电流是由于在毛细胞盖膜和网状层之间的剪切位移使毛细胞静纤毛束偏转所产生的。两种类型的毛细胞之间的细微差别在于，OHC 纤毛束的尖端被嵌入到盖膜的下表面，外毛束由盖膜直接驱动，内毛细胞束则因盖膜和网状层之间的内淋巴黏性阻力而进行移动。根据一个 S 型数学函数，机械传导通道的开放概率随着纤毛的偏转而增加。在正常静息状态下，OHC 的静纤毛束围绕一个操作点（operating point，OP）运动，使得机械传导通道的开放概率为 50%，这

第 8 章　耳声发射的非常规临床应用

Nonconventional Clinical Applications of Otoacoustic Emissions: From Middle Ear Transfer to Cochlear Homeostasis to Access to Cerebrospinal Fluid Pressure

是 S 型函数的对称中心。这种设置使得在给定的声压输入下，OHC 膜电位的变化最大，因此 OHC 驱动的电动势产生的放大最大，从而确保最大的听觉灵敏度。它还确保了 OHC 机械传导电流产生的 SP 为 0，因为刺激呈现期间产生的电压（CM）以对称方式振荡。由于内毛细胞的静纤毛束与盖膜之间缺乏直接联系，在正常的 OP 时，机械传导通道的开放概率很小。因此，它们对刺激呈现过程中产生的电压的贡献是高度不对称的，这就产生了一个 SP（通常是小尺寸的）。

如果由于某种原因，OHC 的 OP 转移到一个不同于 50% 的开放概率，即当纤毛束从其正常静止位置移开数纳米后，不仅耳蜗会失去敏感性，而且 OAE 的相位和幅值也会同时改变。此外，通常不会出现的由 OHC 产生的 SP 分量现在将不为零，因为通过 OHC 通道的振荡传导电流不对称，而非之前没有直流分量的对称情况，且当静纤毛向一侧移动时该分量趋于饱和（图 8-7）。该直流分量叠加到由内毛细胞产生的 SP 上，从而增加了整个 SP 的大小。

本文所述的试验的基本原理在于，在具有不同阶段性症状的 MD 患者中，记录受 1kHz 左右的受控声刺激下听觉毛细胞的反应，根据经验，该频率对 OHC 的机械环境变化最敏感。ICP 也具有此功能，可能是因为耳蜗的中尖部比基底刚度低，因此 OHC 更容易在静止位置发生移位，更容易受到其所依附的相对较松部位基底膜弯曲的影响。MD 的波动性使得在有无症状的情况下可以比较内耳反应，即每隔几周进行一次比较。与其等到耳蜗动态平衡随着 MD 波动的自然过程而自发改变，不如使用由

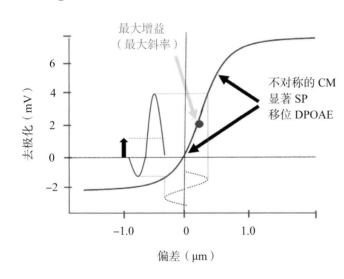

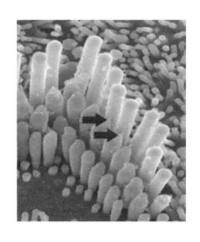

▲ 图 8-7　当耳蜗毛细胞尖端连接（右，实心箭）因静纤毛向兴奋性方向偏转而拉伸时，耳蜗毛细胞机械传导通道开放的可能性增加。由此产生的细胞去极化随纤毛束偏转而变化，这是一个非线性的 S 形图（左）。对于一个给定的正弦偏转（点虚线），当纤毛束退极化到偏转图的斜率最陡的点附近工作时，**OHC** 由于其电动特性而产生最大的放大作用。在那里，这个给定的偏转会产生最大的去极化，从而产生最大的机械反馈（实心圆；机械传导通道开放概率为 **50%**；这是正常 **OHC** 的平衡位置）。由于对称性的原因，通过 **OHC** 纤毛束的电流，即 **CM**，也是对称的，细胞不会对 **SP** 产生任何贡献。但当 **OHC** 在移动后的工作点附近工作时，**CM** 波形（实线）变得不对称且变形，当纤毛束向一个方向移动时，细胞的去极化程度大于向相反方向移动时的程度［平均 **OHC** 去极化（虚线；实心垂直箭）对 **SP** 有贡献］。相反，内毛细胞的工作点通常会移向其通道的静止开放概率接近 **0** 的位置，这就是它产生显著 **SP**（正常 **SP**）的原因

身体倾斜引起的 ICP 逐步变化来触发内耳液室中的静水压力的轻微调节，假设存在内淋巴压力升高（有症状的患者）的情况，身体倾斜的影响应该被放大，并且在任何情况下都比同一患者无症状阶段的更大。

（一）患者中数据获取的方法与具体要求

1. DPOAE 的存在性

尽管听力阈值升高，但在症状临近发作时，MD 患者可能仍具有 OAE，因此，听力阈值有时在 1kHz 时达到 60dB HL 这件事似乎是不可能的要求。然而并非如此，因为当使用 70～72dB SPL 的刺激强度时，仍会产生 DPOAE，这表明尽管耳蜗放大器受损，但 OHC 机械传导（最终是 DPOAE 的来源）的存在仍然是合理的。确实在大多数临近发病，且发病后能够恢复少部分听力的 MD 患者中，即使听力受损达到 60dB，DPOAE 信号仍能够被记录（Gerenton 等，2015）。

2. 耳蜗电图作为参考的客观方法

自 SP 异常首次被描述以来，这一探索形成了 MD 的参考客观诊断试验。鼓膜外电极采集三个电信号成分，其中两个来自以前讨论过的耳蜗机械传导电流，即 SP 和 CM，而 AP 是一种被称为复合动作电位的神经反应，其源于耳蜗编码刺激频率 f 的区域（当 f 为低频时，该区域为蜗顶）的远端的同步活动。AP 的幅度可作为校准 SP 的参考，因此 SP/AP 的值通常 <0.40，但是当被测耳 MD 发病时，该比率会超过此阈值（Gibson，1991）。鼓室外耳蜗电图记录技术很舒适，且可以任意进行重复测试，而早期使用的经鼓膜耳蜗电图则既痛苦又不舒服，即使所采集的信号比鼓室外方法大 10 倍。两个电极放置位置之间的折中方案是围膜技术（Tymptrode），该技术产生的不适感很小，但信噪比却很好（Probst，1983）。

（二）OHCS 在 MD 耳中的功能

如本章前面所述，ICP 的变化会导致迷路液压随之变化。由于身体从直立向仰卧倾斜而产生的 ICP 增加，相位偏移通常会落在 ［−20º，+40º］范围内（标准样本的 95% 置信区间）（Avan 等，2000）。将相同的方法应用于将要发病 MD 耳朵，是基于积水及其触发机制可能与内淋巴和外淋巴间隙之间的压差有关。然后，基底膜从其正常位置移位，预计会变得比前庭膜更硬，前庭膜被广泛认为是一个松散的机械系统。基底膜刚度与镫骨刚度相结合，在 OAE 中产生由身体姿势改变所引起的相位偏移。如前所述，当基底膜位置发生变化时，OHC 静纤毛的 OP 也会发生变化，因此，它取决于身体姿势和 ICP。由于与积液有关的这些额外影响，OAE 相位变化会在 MD 发病时期被扩大。因此，我们已经设计了实验来探索身体倾斜对 MD 患者的耳蜗反应的影响。这些耳蜗反应包括 SP，其对 MD 的敏感性可能在同一框架内得到解释，如前所述，OHC 的 OP 偏移会导致对 SP 信号的贡献增加，而 SP 在正常情况下仅由 IHC 产生。

在 2011—2015 年进行的一系列研究中，根据 AAO-HNS（1995）的定义，单侧 MD 患者，在 MD 发病前后具有三位一体症状或其无症状的阶段被纳入研究。每次访问门诊时，他们都会从直立姿势到仰卧姿势倾斜身体，同时被采集患病耳的 DPOAE 和耳蜗电流图。DPOAE 是由一对在 1kHz 和 1.2kHz 附近的纯音诱发的，强度为 72dB SPL，这是在不产生任何仪器失真的情况下可以使用的最大刺激强度。在 0.8kHz 左右的 $2f_1$–f_2 DPOAE 的幅值和相位每 4～5s 采样一次。在特定的姿势采集了至少 5 个数据点后，将身体进行倾斜并继续进行数据收集。Avan 等发布的方案（2011）中，

第 8 章　耳声发射的非常规临床应用

Nonconventional Clinical Applications of Otoacoustic Emissions: From Middle Ear Transfer to Cochlear Homeostasis to Access to Cerebrospinal Fluid Pressure

41 名志愿者，可以在发病时和无症状的后期接受测试。Gerenton 等发表的方案（2015）包括 73 例患者，患有 MD，但他们只接受了一次测试。除了 DPOAE，他们还测量了与身体倾斜有关的 SP/AP 比。

1. MD 耳对身体倾斜的响应

在第一组 41 名 MD 的患者中，在 MD 发病期间，即使 1kHz 的听力阈值提高 60～70dB，仍然能在 1kHz 附近记录到 DPOAE。在临近发病的 90% 以上的病例中，发现他们的基于身体的姿势相位偏差过大（图 8-8A）。

在无症状耳的实验中，大多数情况下，相位偏移落在标准区间内。图 8-8B 展示了具有相似结果的另一系列患者中观察到的身体姿势 - 相位偏移的分布。可以看出，大多数接受测试的接近发病的 MD 耳朵都超出了标准间隔（实线）。在两组患者的测试的一次临近发病和一次无症状阶段的患者中证实，只有在接近发病情况下相位偏移才过大（图 8-8A 的虚线为在无症状 MD 耳中记录到的示例，图 8-8B 中的虚线为身体姿势相位偏移的样本分布）。DPOAE 姿势相位测试的灵敏度似乎比大多数客观测试的灵敏度更高，他们很少超过 60%。

DPOAE 相位变化仅在出现明显症状才会过大的结果与 MRI 的研究结果形成对比，在 MRI 研究中，即使耳朵无症状，令人惊讶的是，在对侧耳也可观察到内淋巴腔（定义为积液）的膨胀（Pyykko 等，2013）。这表明结合身体倾斜度和 DPOAE 测量的姿势测试结果更多地取决于内淋巴腔室中的持续压力，而不是取决于蜗管的体积，这可能是由于即使其静水压力恢复正常并且不再推动基底膜，蜗管在 MD 发作后仍能保持扩张。

2. MD 耳身体倾斜影响的时程曲线

DPOAE 随姿势发生相位偏移的时间曲线也显示出有趣的模式，最常见的是身体倾斜后约 20s 的时间内，过度的相位变化趋于平稳，该测试中大约一半在受试将要发病时测得。然而也观察到了其他模式，其显示出基于功能改变的过程具有快速，高度动态的性质。这些模式可能是不断上升的位移，相位突然增加以后的稳定阶段；有时也会出现与身体姿势无关的完全不稳定（Avan 等，2011）。实际上，身体倾斜只是为了快速诱导 OHC 反应的异常变化，这些异常变化也可能自发发生，即使这种情况很少。在几秒钟内（收集一些 DPOAE 所需的

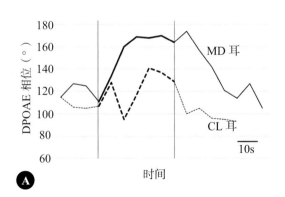

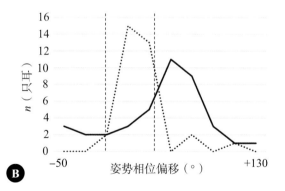

▲ 图 8-8　A. DPOAE 相位的时间曲线，患者开始时是直立的，然后以仰卧姿势倾斜（在两条竖直线之间），然后再直立，在梅尼埃耳（**MD 耳**，实线）发病后几天测量，并在对侧无症状耳（**CL 耳**，虚线）中测量。两只耳朵的信噪比均保持在 **13dB** 以上。通过观察得到，当患者回到直立位置，身体倾斜对 **MD** 耳产生的相位变化过大（> 40°）并且异常地延长。B. 有症状（接近发病时，实线；*n*=40）和无症状（点虚线；*n*=33）时，**MD** 耳中最大姿势相位变化的分布。标准范围位于两条垂直虚线之间

时间），OHC 功能的不稳定是 MD 发病期间内耳的一个令人关注的特征，该特征转移到前庭器官，可能解释了某些患者表现出的永久性头晕或不稳定的感觉。

为了更好地理解 DPOAE 和 SP/AP 测试灵敏度的差异，SP/AP 比值的大小（正常测试和异常测试之间的限制设置在 0.40 左右）［Gibson（1991）］仍然是 MD 的参考标志，这两种测试的结果值得进行比较。在特定的受试者和疾病的特定阶段，可以在几分钟之内对 DPOAE 和 SP/AP 进行测量。该样本由 73 位受试者组成，这些受试者都只能接受一次测试，其中 40 位在发病期附近，其余 33 位在无症状阶段进行测试（Gerenton 等，2015）。以临床检查为标准，有症状的患者的 DPOAE 随姿势变化的相位偏移再次过大（图 8-8），其 75% 灵敏度比同一样本中 SP/AP 的灵敏度 60% 要高，这显示出了文献中通常描述的内容。两次测试的特异性＞90%。可以用两个原因来解释它们在灵敏度上的细微差别。第一个原因是 DPOAE 来自蜗顶部分，比产生 SP 的大部分蜗底部分刚度低，因此可能对耳蜗液之间的压差更加敏感。第二个原因是两种类型的测量之间的时间尺度不同，平均收集一个 DPOAE 点只需几秒钟，而耳蜗电流图测试大约需要 1min。事实上，在耳蜗电图信号大到允许快速采样的患者中，可以在几秒钟的时间尺度上观察到 SP 的波动，即每 10 秒测量一次（Gerenton 等，2015）。

这些发现表明，耳蜗功能的不稳定性是 MD 的特征症状。要获得这种不稳定性的证据，需要谨慎使用平均数，因为如果采样时间太长会将该特征消除，DPOAE 似乎比耳蜗电描述法更适合在短短几秒钟的时间内检测耳蜗功能的变化。此外，选择测试在 MD 发病期附近还是在无症状阶段进行，是至关重要的，因为目前一致的证据表明，在没有三位一体症状的情况下，耳蜗功能的特征性客观缺陷会减少或消失。SP 和 DPOAE 与磁共振成像相结合，以寻找淋巴积水的测试，寻找过度值和（或）过大的波动趋势，这不仅可以提高检测灵敏度，而且还可以阐明症状背后的病理生理情况。从临床的角度来看，仅将 SP 和 DPOAE 组合使用（Gerenton 等，2015），即如果任何一项检测的结果异常，则判断为阳性诊断，这可以将检测的灵敏度提高至 90% 以上，而不会影响检测的特异性。

四、结论与未来展望

从物理角度审视 OAE，其不是仅仅能够作为听力敏感度的筛查工具的地位，如对新生儿的听力筛查，因为它们是对环境和内耳边界高度敏感的探针，基于此可以提出更加新颖的诊断工具。在神经外科和神经重症监护病房患者中进行的验证利用了在这些经过仔细监测的患者中可获得的直接 ICP 数据。当然，并不是将来会将使用 OAE 进行 ICP 测量作为目标。对于有创性 ICP 测量潜在风险太大而无法考虑预期收益，应对这类患者提出基于 OAE 的 ICP 监测。除了已经涉及的患者，那些患有慢性、分流或不分流脑积水的患者，头痛患者，远离设备齐全的医院的脑外伤患者（汽车或摩托车事故的受害者，或比赛中头部外伤的患者），患有先天性 ICH 的患者，恶性脑肿瘤患者（图 8-9），慢性开角型青光眼患者可能会受益于 ICP 和眼内监测相结合的测试方式，因为人们认为这两种压力间的不平衡可能是合适治疗的重要因素。

在健康受试者的生理研究中，如果他们处于极端环境中，则认为 ICP 与受试者的表现或安全性有关，此情况下只能计划 ICP 的无创性

第 8 章　耳声发射的非常规临床应用

Nonconventional Clinical Applications of Otoacoustic Emissions: From Middle Ear Transfer to Cochlear Homeostasis to Access to Cerebrospinal Fluid Pressure

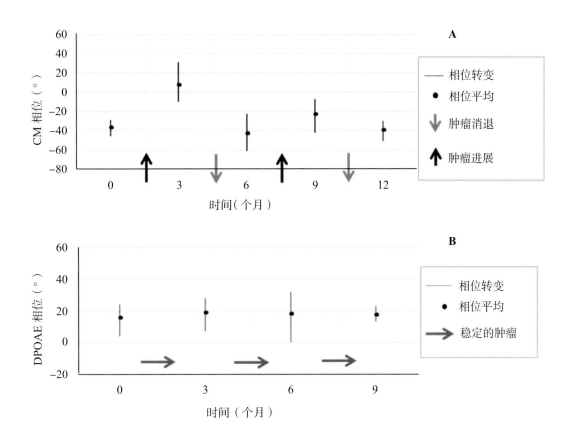

▲ 图 8-9　对 2 名高级别脑胶质母细胞瘤患者进行了无创测量 ICP 的初步研究，并在癌症学诊所进行了大约 1 年的随访试验。根据具有最佳稳定性的信号，使用 CM（A）或 DPOAE（B）监测其 ICP。一次且一致性地选择刺激频率、强度和测试模型。在患者就诊前几天，使用 MRI 常规评估肿瘤的大小

测量。理想情况下，他们应该需要手持用户友好的设备。在包括滑翔伞、高海拔（Olzowy 等，2008）和太空旅行（Ueno 等，1997）等这些情况下，OAE 测试可以满足这些要求。

　　至于 MD 患者，其疾病的深层原因仍然是一个开放研究的问题，从更实际的角度来看，疾病是否会影响或已经影响对侧耳朵已成为一个基本的问题。如果可能开发出一种有效的非破坏性治疗方法，并且需要对其进行测试，那么就急需客观的标准来记录耳蜗前庭功能的变化，特别是在疾病中，那些倾向于出现波动甚至有时自发消失的特征。重复的客观测试只需要几分钟，既不会产生风险，也不会产生不适或疼痛，这显然是我们需要的。OAE 和 CM 似乎都可以应对这一挑战。本章中提到的

结果绝不是质疑影像学对理解积液及其后果的效益。MRI 和 OAE 数据有时看起来矛盾的发现（一个是正常的，另一个是不正常的，即使是在同一天进行测量）也指出了一个明显的事实，即对于 MD，体积和压力的测试不需要，也不可能完全一致。使用多频阻抗计，还可以从耳阻抗整个频谱的测量结果中提取有价值的信息（Franco-Vidal 等，2005）。如果要实现最终了解 MD 及其病因等这些所有的目标，则可能必须记录所有这些互补方面的内容及其时间曲线。

　　而且，与大多数医学领域一样，客观检测的敏感性和特异性不是 100%，并且永远不会达到这一理想极限。对结果的解释需要对临床情况有很好的了解，并且可能需要结合测试和

观察结果，谨慎决策。旧测试的新应用需要新的决策树，新设备（如基于 OAE 的相位检测 ICP 的变化，其对 OAE 幅值并不关注，并且如本章所述，相位不是一个简单明了的问题）和新的思路，需要数年才能完全实现。

致谢

本章所述的部分工作资助来源包括：ANR（法国研究机构）Nim-o-Pic Tecsan 2013（13-TECS0005）、ANR Light4Deaf（ANR-15-RHUS-0001-08）、欧盟（Egret+，H2020-MSCA-ITN-2015，675033）和法国航天局（4800000657 和 4800000761）。

多媒体

在时长 5 分 54 秒的视频中，展示并说明了如何使用 DPOAE 对 MD 患者进行测试，如何安装测试设备，如何应用身体倾斜，以及在线显示 OAE 的测试内容，这些均通过对患者进行在线说明来完成（笔者注：用户可以通过以下链接访问耳声发射门户网站中的相应视频，http://www.otoemissions.org/images/images_2018/book/Chapter8.m4v）。

参 考 文 献

[1] Attye, A.; Eliezer, M.; Galloux, A.; Pietras, J.; Tropres, I.; Schmerber, S.; Dumas, G.; Krainik, A., Endolymphatic Hydrops Imaging: Differential Diagnosis in Patients with Meniere Disease Symptoms. *Diagn. Interv. Imag.* 2017, 98 (10), 699-706.

[2] Avan, P.; Buki, B.; Maat, B.; Dordain, M.; Wit, H. P., Middle Ear Influence on Otoacoustic Emissions. I: Noninvasive Investigation of the Human Transmission Apparatus and Comparison with Model Results. *Hear. Res.* 2000, 140 (1-2), 189-201.

[3] Avan, P.; Buki, B.; Petit, C., Auditory Distortions: Origins and Functions. *Physiol. Rev.* 2013, 93 (4), 1563-619.

[4] Avan, P.; Giraudet, F.; Chauveau, B.; Gilain, L.; Mom, T., Unstable Distortion-product Otoacoustic Emission Phase in Meniere's Disease. *Hear. Res.* 2011, 277 (1-2), 88-95.

[5] Barral, J.; Martin, P., Phantom Tones and Suppressive Masking by Active Nonlinear Oscillation of the Hair-cell Bundle. *Proc. Natl. Acad. Sci.* U S A 2012, 109 (21), E1344-51.

[6] Buki, B.; Avan, P.; Lemaire, J. J.; Dordain, M.; Chazal, J.; Ribari, O., Otoacoustic Emissions: A New Tool for Monitoring Intracranial Pressure Changes Through Stapes Displacements. *Hear. Res.* 1996, 94 (1-2), 125-39.

[7] Buki, B.; Chomicki, A.; Dordain, M.; Lemaire, J. J.; Wit, H. P.; Chazal, J.; Avan, P., Middle-ear Influence on Otoacoustic Emissions. II: Contributions of Posture and Intracranial Pressure. *Hear. Res.* 2000, 140 (1-2), 202-211.

[8] Buki, B.; de Kleine, E.; Wit, H. P.; Avan, P., Detection of Intracochlear and Intracranial Pressure Changes with Otoacoustic Emissions: A Gerbil Model. *Hear. Res.* 2002, 167 (1-2), 180-891.

[9] Committee on Hearing and Equilibrium guidelines for the evaluation of hearing preservation in acoustic neuroma (vestibular schwannoma). American Academy of Otolaryngology-Head and Neck Surgery Foundation, INC. *Otolaryngol. Head. Neck. Surg.* 1995, 113 (3), 179-80.

[10] Draeger, J.; Rumberger, E.; Hechler, B., Intracranial Pressure in Microgravity Conditions: Non-invasive Assessment by Ophthalmodynamometry. Aviat. *Space. Environ. Med.* 1999, 70 (12), 1227-1229.

[11] Franco-Vidal, V.; Legarlantezec, C.; Blanchet, H.; Convert, C.; Torti, F.; Darrouzet, V., Multifrequency Admittancemetry in Meniere's Disease: A Preliminary Study for a New Diagnostic Test. *Otol. Neurotol.* 2005, 26 (4), 723-727.

[12] Gerenton, G.; Giraudet, F.; Djennaoui, I.; Pavier, Y.; Gilain, L.; Mom, T.; Avan, P., Abnormal Fast Fluctuations of Electrocochleography and Otoacoustic Emissions in Meniere's Disease. *Hear. Res.* 2015, 327, 199-208.

[13] Gibson, W. P., The Use of Electrocochleography in the Diagnosis of Meniere's Disease. *Acta Otolaryngol. Suppl.* 1991, 485, 46-52.

[14] Gibson, W. P.; Moffat, D. A.; Ramsden, R. T., Clinical Electrocochleography in the Diagnosis and Management of Meneere's Disorder. *Audiology* 1977, 16 (5), 389-401.

[15] Giraudet, F.; Longeras, F.; Mulliez, A.; Thalamy, A.; Pereira, B.; Avan, P.; Sakka, L., Noninvasive Detection of Alarming Intracranial Pressure Changes by Auditory Monitoring in Early Management of Brain Injury: A Prospective Invasive Versus Noninvasive Study. Crit. *Care* 2017, 21 (1), 35.

[16] Gopen, Q.; Rosowski, J. J.; Merchant, S. N., Anatomy of the Normal Human Cochlear Aqueduct with Functional Implications. *Hear Res.* 1997, 107 (1-2), 9-22.

[17] Hamill-Ruth, R. J.; Ruth, R. A., Evaluation of Audiologic Impairment in Critically Ill Patients: Results of a Screening Protocol. *Crit. Care Med.* 2003, 31 (9), 2271-2277.

[18] Hudspeth, A. J., Making an Effort to Listen: Mechanical

第8章 耳声发射的非常规临床应用

Nonconventional Clinical Applications of Otoacoustic Emissions: From Middle Ear Transfer to Cochlear Homeostasis to Access to Cerebrospinal Fluid Pressure

Amplification in the Ear. Neuron 2008, 59 (4), 530-545.

[19] Kashif, F. M.; Verghese, G. C.; Novak, V.; Czosnyka, M.; Heldt, T., Model-based Noninvasive Estimation of Intracranial Pressure from Cerebral Blood Flow Velocity and Arterial Pressure. *Sci. Transl. Med.* 2012, 4 (129), 129ra44.

[20] Kemp, D. T., Stimulated Acoustic Emissions from Within the Human Auditory System. *J. Acoust. Soc. Am.* 1978, 64 (5), 1386-1391.

[21] Kim, D. O.; Molnar, C. E.; Matthews, J. W., Cochlear Mechanics: Nonlinear Behavior in Two-tone Responses as Reflected in Cochlear-nerve-fiber Responses and in Ear-canal Sound Pressure. *J. Acoust. Soc. Am.* 1980, 67 (5), 1704-21.

[22] Kimberly, H. H.; Shah, S.; Marill, K.; Noble, V., Correlation of Optic Nerve Sheath Diameter with Direct Measurement of Intracranial Pressure. *Acad. Emerg. Med.* 2008, 15 (2), 201-204.

[23] Koskinen, L. D.; Malm, J.; Zakelis, R.; Bartusis, L.; Ragauskas, A.; Eklund, A., Can Intracranial Pressure be Measured Non-invasively Bedside Using a Two-depth Doppler-Technique? *J. Clin. Monit. Comput.* 2017, 31 (2), 459-467.

[24] Lopez-Escamez, J. A.; Carey, J.; Chung, W. H.; Goebel, J. A.; Magnusson, M.; Mandala, M.; Newman-Toker, D. E.; Strupp, M.; Suzuki, M.; Trabalzini, F.; Bisdorff, A., [Diagnostic criteria for Meniere's disease. Consensus document of the Barany Society, the Japan Society for Equilibrium Research, the European Academy of Otology and Neurotology (EAONO), the American Academy of Otolaryngology-Head and Neck Surgery (AAO-HNS) and the Korean Balance Society]. *Acta Otorrinolaringol. Esp.* 2016, 67 (1), 1-7.

[25] Lutman, M. E.; Martin, A. M., Development of an Electroacoustic Analogue Model of the Middle Ear and Acoustic Reflex. *J. Sound Vibr.* 1979, 64, 133-157.

[26] Magnaes, B., Body Position and Cerebrospinal Fluid Pressure. Part 1: Clinical Studies on the Effect of Rapid Postural Changes. *J. Neurosurg* 1976, 44 (6), 687-697.

[27] Merchant, S. N.; Adams, J. C.; Nadol, J. B., Jr., Pathophysiology of Meniere's Syndrome: Are Symptoms Caused by Endolymphatic Hydrops? *Otol. Neurotol.* 2005,

26 (1), 74-81.

[28] Olzowy, B.; von Gleichenstein, G.; Canis, M.; Mees, K., Distortion Product Otoacoustic Emissions for Assessment of Intracranial Hypertension at Extreme Altitude? *Eur. J. Appl. Physiol.* 2008, 103 (1), 19-23.

[29] Popovic, D.; Khoo, M.; Lee, S., Noninvasive Monitoring of Intracranial Pressure Recent Patents *Biomed. Eng.* 2009, 2, 165-179.

[30] Probst, R., Electrocochleography: Using Extratympanic or Transtympanic Methods? *ORL J. Otorhinolaryngol. Relat. Spec.* 1983, 45 (6), 322-329.

[31] Pyykko, I.; Nakashima, T.; Yoshida, T.; Zou, J.; Naganawa, S., Meniere's Disease: A Reappraisal Supported by a Variable Latency of Symptoms and the MRI Visualisation of Endolymphatic Hydrops. *BMJ Open* 2013, 3 (2).

[32] Reid, A.; Marchbanks, R. J.; Bateman, D. E.; Martin, A. M.; Brightwell, A. P.; Pickard, J. D., Mean Intracranial Pressure Monitoring by a Non-invasive Audiological Technique: A Pilot Study. *J. Neurol. Neurosurg. Psychiatry.* 1989, 52 (5), 610-612.

[33] Sakka, L.; Chomicki, A.; Gabrillargues, J.; Khalil, T.; Chazal, J.; Avan, P., Validation of a Noninvasive Test Routinely Used in Otology for the Diagnosis of Cerebrospinal Fluid Shunt Malfunction in Patients with Normal Pressure Hydrocephalus. *J. Neurosurg.* 2016, 124 (2), 342-349.

[34] Traboulsi, R.; Avan, P., Transmission of Infrasonic Pressure Waves from Cerebrospinal to Intralabyrinthine Fluids Through the Human Cochlear Aqueduct: Non-Invasive Measurements with Otoacoustic Emissions. *Hear. Res.* 2007, 233 (1-2), 30-39.

[35] Ueno, T.; Shuer, L. M.; Yost, W. T.; Hargens, A. R., Development of a Noninvasive Technique for the Measurement of Intracranial Pressure. *Biol. Sci. Space.* 1998, 12 (3), 270-1.

[36] Wlodyka, J., Studies on Cochlear Aqueduct Patency. *Ann. Otol. Rhinol. Laryngol.* 1978, 87 (1 Pt 1), 22-28.

[37] Zwislocki, J., Analysis of the Middle Ear Function. Part I: Input Impedance. *J. Acoust. Soc. Am.* 1962, 34, 1514-1523.

第9章 频率跟随反应在儿童及成人中的临床应用

Clinical Applications of Frequency-Following Response in Children and Adults

Milaine Dominici Sanfins Stavros Hatzopoulos Maria Francisca Colella-Santos 著

黎志成 译 于 澜 校

摘 要

本章将介绍频率跟随反应（frequency-following response，FFR）在成人及儿童人群中最新的临床应用数据。本章首先介绍中枢听觉处理，以及中枢听觉处理障碍现有评估方法的相关内容，重点讨论电生理评估及言语信号在电生理评估中的重要性。最后，本章将从术语的选定、刺激的选择、生理成熟的影响及数据分析方案的选择等方面对 FFR 技术进行介绍。

关键词

频率跟随反应；电生理学；听觉；言语感知；神经生理学

一、中枢听觉处理的概述

丰富的感觉体验在中枢听觉神经系统（central auditory nervous system，CANS）的发育过程中至关重要。听觉信息输入的减少或失真可能会影响个体听觉能力的发展（Maruthy 和 Mannarukrishnaiah，2008）。

美国言语与听力协会（American Speech Hearing Association，ASHA）将中枢听觉处理（central auditory processing，CAP）定义为：中枢神经系统（central nervous system，CNS）利用听觉信息的效率和有效性（Asha，2005）。现有研究表明，中枢听觉处理障碍（central auditory processing disorder，CAPD）区别于听力丧失、言语或认知障碍在内的病理改变，

是以神经处理能力的丧失为特征（Moore，2015）。一般而言，听觉处理能力的评估可以通过调查问卷、行为评估和电生理测试的交叉验证来完成。问卷调查有助于实现对听觉处理能力的跟踪调查，并从中提取与中枢听觉处理障碍相关的定性资料。现在有许多不同种类的调查问卷，其中以听觉行为量表（scale of auditory behavior，SAB）应用最为广泛（Schow 和 Seikel，2006）。行为测试则有助于对听觉能力（如声音定位、声音辨别、听觉记忆等）进行功能性评估。而电生理测试，如听觉脑干反应（auditory brainstem response，ABR）、中潜伏期听觉诱发电位（middle latency auditory evoked potential，MLAEP）、事件相关电位（event-related potential，ERP）、失匹配负波

（mismatch-negativity，MMN）等，则有助于评估听觉结构和通路的完整性（Schow 和 Seikel，2006）。本章主要讨论中枢听觉处理的电生理评估。

（一）听觉的电生理评估

"听觉处理"状态的电生理评估可以通过听觉诱发电位（auditory evoked potential，AEP）来完成。在不同类型的 AEP 中，ABR 提供了脑干神经功能的相关信息（Sanfins 和 Colella-Santos，2016）。在临床实践中，听觉的电生理评估是通过非语言的声音刺激开展的，如 Click 声、Chirps 声、短纯音等，它在如下三个方面是非常有用的：①评估听觉通路的完整性；②评估电生理阈值；③评估无法配合行为测听患者的相关神经异常情况（Sanfins，2004）。因此，通过 ABR 这套工具有助于绘制出听觉处理的通路，并更好地理解有哪些结构和神经起源参与了声音感知的过程。

Click 声和 Chirps 声已被广泛应用于 ABR 反应的诱发，但这两种刺激信号的频率结构却与言语刺激信号存在明显的差异。为了探明言语如何在脑干进行编码，言语刺激信号是不可或缺的。幸运的是，技术的进步让现有 ABR 设备应用新型刺激信号成为可能。通过在听觉电生理评估中使用言语刺激信号，我们将可以评估脑干是如何处理这类型信息的（Blackburn 和 Sachs，1990）。

（二）声音的感知

人类的交际是由无数的言语声音构成的。因此，听觉处理特征的评价应该要以言语刺激所引起的反应为基础。考虑到以下情形，理解语言或复杂声音刺激的编码是非常重要的。

- 言语声音是我们日常生活中最频繁的刺激。
- 大量研究发现，有部分人群虽然外周听力

在正常阈值范围内，但言语感知却严重受损。

- 在老年人群中，最常见的抱怨是在安静或嘈杂的环境中对言语的感知。
- 使用助听器和（或）人工耳蜗的听力损失患者经常抱怨在言语声音处理方面存在困难。
- 听神经病患者在言语声音的听觉辨别上存在明显困难。
- 学校适应不良和（或）学习障碍人群在言语声音的感知过程中存在障碍。

言语感知过程中出现的问题可以用一个事实来解释，即言语是一种随着时间推移而不断变化的复杂信号。言语是由一连串声学元素组成的，其产生速度十分惊人，平均每秒 3～6 个音节（Laver，1994）。因此，要使一个人能够处理言语声音的听觉信息，就必须拥有一个完整的中央听觉神经系统，能够在口头言语开始和（或）结束的极短时间内检测出言语中代表性的元素（Johnson 等，2005）。这主要包括三个基本要素：①声源定位；②时间感知；③音频感知（通过基频和第二共振峰来理解）（Sayles 和 Winter，2008；Shinn-Cunningham 和 Best，2008）。正确解码这些元素的能力是一项复杂的任务，涉及听觉皮质的多个神经处理阶段（Scott 和 Wise，2004）。

言语声音感知的研究方案已成为许多文献的探讨对象。在临床上应用的各种言语识别测试，譬如口语测听的评估，只是部分描述了在最佳听力条件下的言语感知能力，并没有评估在真实日常场景等困难听力条件下的言语识别过程（Baskent 等，2016）。此外还有其他不同类型的测试被开发，如语音顺序记忆测试、噪声下言语测试、双耳数字分听测试、交错扬扬格词测试（staggered spondaic word test）等，以更好地了解言语声音的感知。同时，还

有一系列由复杂任务组成的测试程序，如通过双耳整合、双耳交互和低冗余等方式修改和（或）减少言语声音的外部冗余特征，以用于 CANS 的评估。然而，为了评估言语感知过程中的困难程度，开发能够模拟真实聆听状态（静音或噪声）的客观测试是极其重要的（Cervera 和 Gonzalez-Albernaz，2011；Kraus 等，2017）。

从生理学的角度来看，脑干是言语感知的起点，它在阅读和语音习得过程中都起着重要作用（Dhar 等，2009；Hornickel 等，2009；Basu 等，2010），而 FFR 则是一个有效而且客观的方法用来评估这些过程的特征。FFR 可以识别精细的听觉处理缺陷，这些缺陷与真实世界的交流技能有关，而且无法在 Click 声诱发的反应中表现出来。最重要的是，FFR 可用于年幼儿童听觉处理损伤的早期识别（Kraus 和 Hornickel，2013）。综上所述，FFR 可以作为一种听觉功能的客观测试技术，而且区别于行为评估，FFR 并不会受到环境因素的影响（Sanfins，2004）。注意力、动机、警觉性 / 疲劳等因素，以及语言障碍、学习障碍或注意力缺陷等共患病，对大部分行为学测试都有影响（Baran，2007）。

在脑干水平上理解言语声音的神经处理，提供了有关中枢听觉处理的重要信息，涉及正常听力人群及不同听力损失的临床人群（Johnson 等，2008）。此外，FFR 反应的改变可能与噪声中的言语感知受损有关。这是非常重要的内容，因为它会对一个人的沟通技巧造成负面影响，甚至阻碍学业成功（Kraus 和 Hornickel，2013）。依据 Sinha 和 Basavaraj 的报道（2010），FFR 主要应用于对学习障碍儿童的诊断和亚组分类，评估年龄对言语中枢听觉处理的影响，评估中枢性听觉缺陷对助听器和人工耳蜗使用者的影响。

（三）术语

最初，"复合声脑干听觉反应"（auditory brainstem response from complex sound，cABR）被用来表示从复杂的声音刺激中记录到的反应（Skoe 和 Kraus，2010）。然而多年来，不同的术语已经被使用。

- EFR：包络跟随反应（Aiken 和 Picton，2008）。
- AMFR：调幅跟随反应（Kuwada 等，2002）。
- sABR：言语诱发听性脑干反应（Russo 等，2004）。
- SSAR：皮质下稳态反应（Bharadwaj 和 Shinn-Cunningham，2014）。
- 言语诱发包络跟随反应（Easwar 等，2015）。
- 言语诱发脑干反应（Sanfins 等，2017）。

然而，不同术语的使用似乎阻碍了这个研究主题的传播。问题更严重的是，ABR 的使用提示记录到的反应源于中枢听觉神经系统以下的神经区域及由此构成的传入通路（King 等，2002）。现有研究已经证实，传入和传出神经纤维均参与了 ABR 这种电生理的过程，还强烈暗示了皮质结构在当中的作用（Coffey 等，2016）。甚至 FFR 这个术语也并不是完美的命名法，在文献中仍有争议（Kraus 等，2017）。然而，在目前所有使用的术语表达中，FFR 是最合适的术语，能够包含所有与这种形成类型相关的现有的和创建的术语（Kraus 等，2017）。

FFR 是头皮记录的听觉诱发电位，不需要听者的主动参与，是一种客观的和无创的方法，用以评估人类皮质下神经元接收和监测声音刺激中频率成分变化的能力（Skoe 和 Kraus，2010）。它被认为是沟通障碍的一个敏感和特殊的生物标记（Kraus 等，2017）。同时，最近的研究证明了 FFR 在如下不同人群和临床表现中应用的可能性。

- 学习困难（Sanfins 等，2017）。
- 注意缺陷 / 多动障碍（Jafari 等，2015）。
- 癫痫（Elkabariti 等，2014）。
- 失语症（Lehmann 等，2015）。
- 人工耳蜗植入（Gabr 和 Hassaan，2015）。
- 精神病（Tarasenko 等，2014）。
- 婴儿（Anderson 等，2015）。
- 老化过程（Mamo 等，2015）。
- 听觉训练（Hayes 等，2003）。
- 性别（Krizman 等，2012）。
- 阅读障碍（Hornickel 和 Kraus，2013）。
- 中耳炎（Sanfins 等，2017；Sanfins 和 Skarzynski，2017）。

（四）神经起源

FFR 可用于不同病理的鉴别诊断，安静或嘈杂环境下言语感知障碍的识别，以及听觉训练中获益个体的识别等。然而，它并不能准确识别实际的位置，即发生了变化的神经结构或起源（Skoe 和 Kraus，2010）。

FFR 初始部分（6～9ms）的特征是脑干高级区域的激活，如外侧丘系和（或）下丘，也可能与皮质结构的早期活动有关（Banai 等，2007；Banai 和 Kraus，2008）。具体来说，对于 FFR 的持续部分，它的信号发生结构或神经起源目前还没有达成共识，被认为是多信号来源参与的（Chandrasekaran，2010）。近年来的研究表明，FFR 过程包括传入纤维和传出纤维的参与，并强烈提示皮质结构的贡献（Coffey 等，2016）。

二、FFR 评估的皮肤准备和电极放置

FFR 评估的准备工作与传统的通过 Click 声、短纯音或 Chirps 声刺激的 ABR 评估方法相同。在放置电极之前，先用棉球和磨砂膏清洁电极放置部位，以减少皮肤和电极的阻抗。同时，电极通过导电膏固定，以提高电生理信号的传导。电极根据 10-20 系统进行定位，即记录电极置于颅顶（Cz），参考电极置于同侧乳突，地极置于对侧乳突上（Jasper，1958）（图 9-1）。在信号采集过程中，阻抗必须保持 <3kΩ，极间阻抗 <2kΩ。与传统 ABR 评估一样，嘱咐患者保持身体放松，不做任何动作，以减少肌源性伪迹（Fujihira 和 Shiraishi，2015）。为了尽量减少伪迹和剔除由耳蜗微音器引起的神经元反应，研究人员通常选择使用极性交替的刺激声类型（Hornickel 等，2009）。与传统 ABR 评估一样，当拒绝率超过 10% 时应重新检测，以获得拒绝率较低的可靠反应。

FFR 评估中的声音刺激

1. 刺激声音

可以使用不同的声音刺激（/ba/、/da/ 或 /ga/）开展听觉电生理评价；然而，在所有的刺激中，描述和研究最多的是由辅音和元音组成的音节 /da/（Russo 等，2004，2005；Elkabariti 等，2014；Fujihira 和 Shiraishi，2015；Mamo 等，2015；Sanfins 等，2018）。选择这种类型的声音源于这样一个事实，即该音节被视为一个通用音节，因此它在不同国家的使用中可以保证良好的临床一致性（Skoe 和 Kraus，2010）。然而，人们担心在使用不同的言语刺激模型时会有很大的临床差异。基于此，研究人员开始着手开发合成语音系统，以实现对声学刺激参数进行更强的控制和规范，保证更好的刺激质量（Kent 和 Read，2015）。美国西北大学的研究人员在 Nina Kraus 博士的领导下，开发了一种名为 BioMark 或 BioMAP（Biological Marker of Auditory Processing）的计算机系统，可以

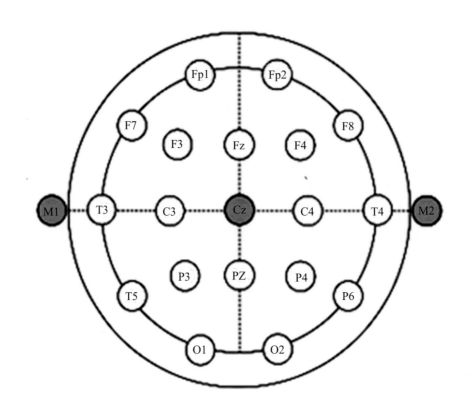

▲ 图 9-1 基于 10-20 电极定位系统的 FFR 评估电极定位示意图

通过电生理反应合成音节。FFR 提供了关于如何在中枢听觉神经系统中编码言语音节，以及声信号特点如何保存在电生理反应的相关信息（Galbraith 等，2003；Russo 等，2004）。这样不但可以实现声音刺激模型的可视化，还可以实现 FFR 评估中声信号保存和捕获反应的可视化（图 9-2）（Russo 等，2004）。

刺激声 /da/ 是由辅音 /d/（瞬态开始部分）和短元音 /a/（持续部分或随后的频率响应）组成。它诱发出的皮质下反应，表现为一个有 V、A、C、D、E、F 和 O 共 7 个峰值的波形。其中单一的正向波为 V 波复合波。V 波和 A 波为反应的起始，C 波为过渡区，D 波、E 波和 F 波为周期区（频率跟随反应），O 波为补偿反应（图 9-3）（Johnson 等，2005；Skoe 和 Kraus，2010；Sanfins 等，2017；Sanfins 和 Skarzynski，2017）。文献数据表明，一些 FFR 成分可能对变化更敏感，如在噪声存在的情况下，起始部分会出现振幅下降、潜伏期延长，尤其是在噪声中有言语感知困难的人（Anderson 和 Kraus，2010）。

需要注意的是，FFR 应该由中等或高强度的声音触发，建议刺激声强度为听觉阈值以上 40～45dB。在评估过程中，刺激声强度应该在一个可听且舒适的强度，约 80dB SPL（Sanfins 和 Skarzynski，2017；Sanfins 等，2018）。虽然正常听力人群在 60～85dB SPL 时，以及感音神经性听力下降人群在 70～95dB SPL 时都能记录到 FFR 反应，但不管哪一组人群，都必须确保最大刺激声强度低于不适阈水平（Ananthakrishnan 等，2016）。还有一点需要注意的是，高频刺激声似乎会产生较大的噪声量，因此刺激声频率不应超过 2000Hz。

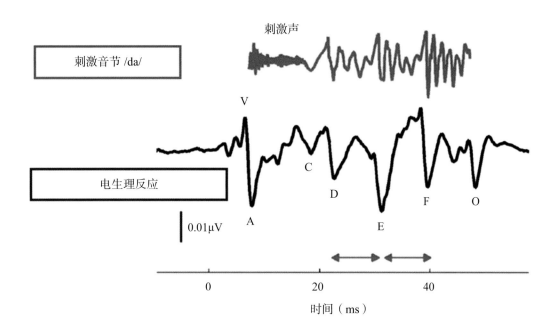

▲ 图 9-2　**40ms 时长的刺激音节 /da/（灰线）和相应的 FFR 响应（黑线）示意图**
改编自 Sanfins、Skarzynski 和 Colella-Santos，2017

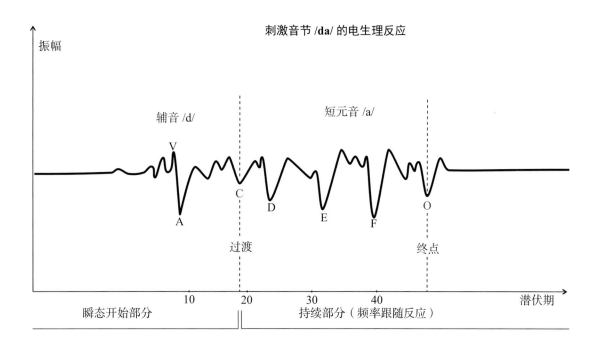

▲ 图 9-3　**合成音节 /da/ 的电生理反应示意图（通过 BioMARK™ 软件获得研究者个人数据）**
改编自 Sanfins、Skarzynski 和 Colella-Santos，2017

2. 刺激类型（单耳或双耳）

双耳聆听相较单耳聆听，似乎更容易感知

到声音。这是由于双耳加工而产生的一种刺激
声强度增加的"伪感觉"，效应量为 6～10dB

（Hawkins 等，1987）。就言语刺激而言，文献中可以获得的数据相当少。FFR 反应的大小和强度取决于刺激呈现方式（Ahadi 等，2014）。目前正在使用以下方式。

（1）双耳刺激：可以在不改变反应时间的前提下，更好地显示反应情况（Ahadi 等，2014）。推荐给成年受试者使用。

（2）单耳刺激：评估时间短，反应质量好。推荐给三类人群，即听觉阈值不对称的人群、儿童和评估困难的人群。

研究表明，脑干对言语声音的听觉处理存在着不对称性，右耳刺激和左耳刺激是存在差别的（Abrams 等，2006；Hornickel 等，2009）。绝大多数研究使用右耳 FFR 评估。选择这种方案是由于右耳接收到的信息会投映到对侧的左半球，从而形成右耳的语音编码优势（Rehn 等，2002；Boynukalin 等，2010；Karawani 和 Banai，2010；Elkabariti 等，2014；Friendly 等，2014；Kösem 等，2014；Shamma 和 Fritz，2014；Anurova 等，2015；Fujihira 和 Shiraishi，2015；Yahata 等，2015；Sanfins 等，2017）。

三、听觉系统的成熟

绝大多数关于听觉成熟和听觉诱发电位的研究表明，在 2 岁左右，脑干已经成熟，反应最终结果与年轻成年人的类似（Schulman-Galambos 和 Galambos，1979；Salamy，1984）。然而，最近的研究对这个说法提出了质疑，并认为脑干的变化是发生在童年到青春期这一阶段（Johnson 等，2008；Skoe 等，2015）。虽然 2—3 岁儿童的电生理反应可以与成年个体的电生理反应相类似，但应该强调的是，神经可塑性进程和成熟可塑性进程使得 3—18 岁的儿童和青少年比年幼儿童的电生理反应更好（Johnson 等，2008；Clinard 和 Tremblay，

2013；Skoe 等，2015）。

通过 BioMARK FFR 软件，研究不同年龄组受试者 FFR 反应的成熟过程是可行的（图 9-4）。其中可以观察到不同的模式，归纳如下。

（1）在 3—4 岁儿童，可以观察到下列现象。
① 较大的 V 波和 A 波振幅（VA 斜坡）。
② 较大的 F 波振幅。
③ 锯齿波较多。

（2）在 5—12 岁儿童，可以观察到下列现象。
① 相较 3—4 岁儿童，V 波和 A 波振幅（VA 斜坡）较低。
② 较大的 F 波振幅。

（3）在 18—28 岁年轻人，可以观察到下列现象。
① 较低的 C 波和 D 波振幅。
② 较大的 E 波振幅。
③ 相较于 3—4 岁及 5—12 岁儿童，F 波振幅较低。
④ 波形更加清晰，更加锐利。

Clinard 和 Tremblay（2013）评估了青年人（平均年龄 22 岁）、中年人（平均年龄 43 岁）和老年人（平均年龄 64 岁）的 FFR 反应，发现 FFR 的瞬态部分和持续部分都会受到衰老过程的影响。然而，FFR 的持续部分似乎随着年龄的增长而受到更大的影响，表现为潜伏期的延长和振幅的减少。神经同步性的这些改变在中年群体中已经可以观察到，这可能是源于外周听觉结构和功能改变，甚至是中枢听觉神经系统的改变。这可以认为是听觉通路的神经同步性随年龄增长而降低的证据。

进一步的研究正在进行中，以估计不同年龄范围的正常值，并确认中枢听觉系统处理语言声音的成熟年龄（Sanfins 和 Skarzynski，2017）。

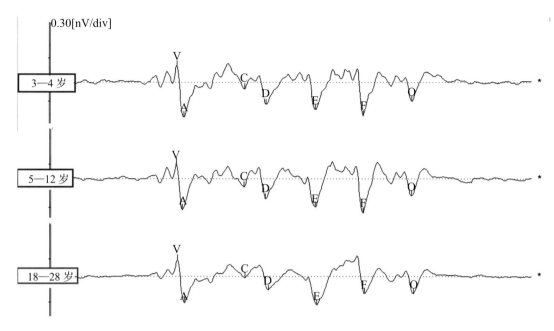

▲ 图 9-4　不同年龄组 FFR 反应的示意图（数据采用 BioMARK 软件采集）

不同年龄组的不同反应有助于儿童的鉴别诊断，也有助于实现学龄期儿童的早期干预（Johnson 等，2005）。与此同时，对成年人和老年人的研究将有助于澄清与衰老有关的言语理解困难，即使是听力正常的人群。据此，开发并提供训练项目，以提高不同聆听条件下的聆听技巧（Clinard 和 Tremblay，2013）。

四、数据分析形式

对 FFR 的评价可以在时域和频域进行。响应分析通常分为三个步骤。

①听觉诱发电位（auditory evoked potential, AEP）的获得。

② 通过专用软件程序，将 AEP 数据转换为 AESCII 格式。

③ 通过为 FFR 数据分析开发的工具箱程序（Brainstem Toolbox），在 MATLAB 编程环境（Mathworks, Inc.）进行数据分析。

为了减少分析中出现错误的可能性，并帮助正确识别个体的电生理反应，建议进行两次

记录，每次记录收集 3000 个刺激的电生理反应，然后将两次记录进行平均，从而在 6000 个刺激中获得一个反应结果。无论如何，反应中所有波（波 1、波 2 和波 3）的存在是非常重要的。如果一个反应中，波 1 和波 2 消失，只剩下波 3，建议丢弃这个采集的样品（图 9-5）。

时域：7 个峰值由测试者肉眼识别并手动标记，其中只有 1 个正向峰。

- 波 V（正向波）。
- 波 A（负向波）。
- 波 C（负向波）。
- 波 D（负向波）。
- 波 E（负向波）。
- 波 F（负向波）。
- 波 O（负向波）。

在没有检测到波形的情况下，听力学家或听力学技术人员必须声明波形是不存在的，相关数据应该被丢弃，不能被分析。需要注意的是，对 7 个波的潜伏期和振幅的分析会受到测试者的主观误差影响，因此波峰标注的位置在不同测试者之间会存在差异（Anderson 和

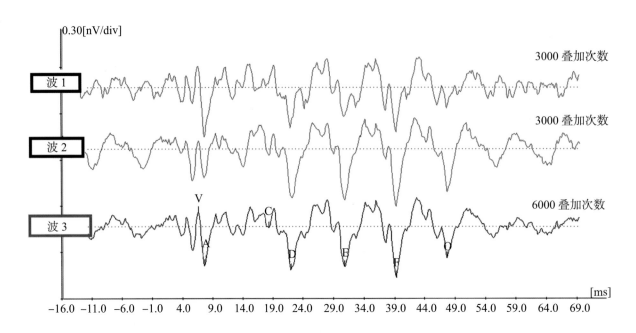

▲ 图 9-5　FFR 示意图

第一条波形和第二条波形是 3000 个刺激叠加获得的。第三条波形是前两条波形的叠加平均（总计 6000 次扫描）

Kraus，2013）。此外，还可以对 V～A 复合成分进行以下分析。

• VA 复合成分的斜率（μV/ms）与反应发生源的时间同步性有关（Russo 等，2004）。

• VA 复合成分的面积（μV×ms）与反应发生源的活性有关（Russo 等，2004）。

• 频域分析波 D、波 E 和波 F 的平均反应谱振幅。为了获得这些测量值，需要使用 22～42ms 观察窗的反应数据（图 9-6）。为了进行这种类型的分析，有必要使用信号处理工具来提取与刺激声的音高和音色相关的反应特征。该方法可用于测量特定频率或频段的神经锁相的精度和幅度（Skoe 和 Kraus，2010）。在三个频段中计算谱能量。

• 基频（Fo）：103～125Hz。

• 第一共振峰（F1）对应的平均谐波：220～720Hz。

• 高次谐波（high harmonics，HH）：720～1120Hz（在噪声级以上观察到反应的最大频率）。

这种类型的分析为评估时间准确性提供了一种客观的方法（Amin 等，2014）。

除了经典的时间和频率变量的估计外，还有其他可以测量的变量，如下所示。

• 测量 7 个 FFR 波的时间和大小（Russo 等，2004；Skoe 和 Kraus，2010）。

• VA 复合成分的测量（Russo 等，2004；Skoe 和 Kraus，2010）。

• 均方根振幅（root mean square amplitude，RMS amp）（Russo 等，2004；Skoe 和 Kraus，2010）。

• 傅立叶分析参数（Skoe 和 Kraus，2010）。

• 对应于基频的频谱成分振幅（Fo amp）（Russo 等，2004）。

• 对应于刺激第一共振峰频率的频谱成分振幅（F1 amp）（Russo 等，2004；Skoe 和 Kraus，2010）。

• 刺激反应相关性（Russo 等，2004；Skoe 和 Kraus，2010）。

- 在安静和噪声条件下获得的反应之间的交互反应（Russo 等，2004；Skoe 和 Kraus，2010）。
- 自动相关图（Skoe 和 Kraus，2010）。

一旦测试者标记了 FFR 成分的潜伏期，BioMARK 软件包就可以自动对这些变量进行

分析。图 9-7 描述了这样一个示例。

Kumar 等（2013）的一项研究表明，刺激极性（交替 vs. 密波）的改变可能会影响 FFR 成分的振幅。因此，在使用"交替"极性时，F1 和 HH 成分的反应都有所减少，而 Fc 成分的反应与"密波"极性时对比保持稳定。在"疏

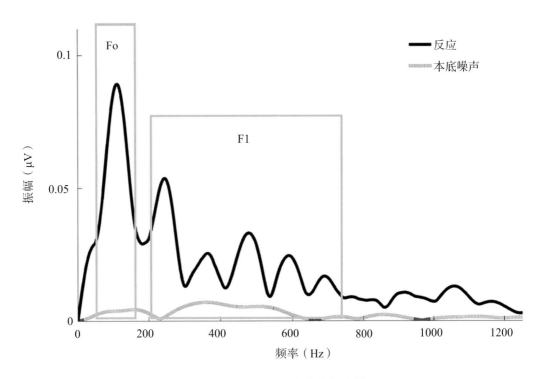

▲ 图 9-6 复合信号的快速傅立叶分析

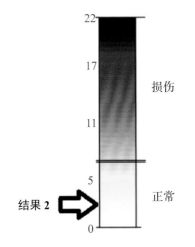

结果基于下列信息

测量	结果	在正常范围内
波 V 潜伏期	6.45ms	是
波 A 潜伏期	7.37ms	是
VA 斜坡	−0.32μV/ms	否
第一共振峰频率	1.50	否
高频	0.82	是

▲ 图 9-7 以 F1 和高次谐波（HH）为例，通过 BioMARK 软件对 FFR 进行反应分析

波"极性和"密波"极性之间的反应比较中，三种成分（Fo、F1 和 HH）的响应似乎没有差异。使用不同刺激极性不会影响各成分的潜伏期。

五、参数

每个研究小组根据他们的研究需要和意图开发和调整参数。表 9-1 展示了我们在研究中使用的 FFR 参数设置（基于 BioMARK 软件包）。

六、总结

FFR 可以进行客观、快速和无创的评估。它不依赖于患者的积极参与，可以提供言语在中枢听觉神经系统中编码的相关信息，是一种具有广泛临床应用价值的技术，重点关注人们日常交流能力中对声音的听觉感知，并能对人们的沟通障碍进行监控。

表 9-1　FFR 采集参数

参　数	设　置
设备	Biologic Navigator Pro
软件	BioMARK
电极位置	Cz、M1 和 M2
刺激耳	右耳和左耳
刺激信号	言语声
刺激信号类型	音节 /da/
刺激持续时间	40ms
刺激极性	交替极性
刺激强度	80dB SPL
刺激速率	10.9/s
观察窗	85ms、33ms
扫描次数	6000
重复性	进行 2 次的 3000 次扫描
换能器	插入式耳机（ER-3A，Natus Medical）
评估条件	观看电影

参 考 文 献

[1] Abrams, D., et al. Auditory Brainstem Timing Predicts Cerebral Asymmetry for Speech. *J. Neurosci.* 2006, 26 (43), 11131-11137.

[2] Ahadi, M., et al. Effects of Stimulus Presentation Mode and Subcortical Laterality in Speechevoked Auditory Brainstem Responses. *Int. J. Audiol.* 2014, 53 (4), 243-249.

[3] Aiken, S.; Picton, T. Envelope and Spectral Frequency-following Responses to Vowel Sounds. *Hear. Res.* 2008, 245 (1), 35-47, 2008.

[4] Amin, S. B., et al. Auditory Neural Myelination is Associated with Early Childhood Language Development in Premature Infants. *Early Human Develop.* 2014, 90 (10), 673-678.

[5] Anderson, S.; Kraus, N. Sensory-Cognitive Interaction in the Neural Encoding of Speech in Noise: A Review. *J. Am. Acad. Audiol.* 2010, 21 (9), 575-585.

[6] Anderson, S.; Kraus, N. The Potential Role of the cABR in Assessment and Management of Hearing Impairment. *Int. J. Otolaryngol.* 2013, 10.

[7] Anderson, S., et al. Development of Subcortical Speech Representation in Human Infants. *J. Acoust. Soc. Am.* 2015, 137, 3346-3355.

[8] Anurova, I. et al. Relationship Between Cortical Thickness and Functional Activation in the Early Blind. *Cereb Cortex.* 2015, 25 (8), 2035-48.

[9] Asha. (Central) *Auditory Processing Disorders. Working Group On Auditory Processing Disorders.* Technical Report, 2005, pp 1-20, http://www.asha.org/docs/html/tr2005-00043. html. accessed Nov 15, 2008.

[10] Banai, K.; Abrams, D.; Kraus, N. Sensory-based Learning Disability: Insights from Brainstem Processing of Speech Sounds. *Int. J. Audiol.* 2007, 46 (9), 524-532.

[11] Banai, K.; Kraus, N. The Dynamic Brainstem: Implications For Apd. In *Current Controversies in Central Auditory Processing Disorder*; Mc Farland, D. E., Cacace, A., Eds.; San Diego, 2008; pp 269-289.

[12] Baran, J. A. Test Battery Considerations. *Handbook of (Central) Auditory Processing Disorders.* Plural: San Diego, 2007; 20071, pp 163-192.

[13] Baskent, D., et al. Cognitive Compensation of Speech Perception with Hearing Impairment, Cochlear Implants, and Aging: How and to What Degree Can it be Achieved? *Trends Hear.* 2016, 20, 1-16.

[14] Basu, M.; Krishnan, A.; Weber-Fox, C. Brainstem Correlates

of Temporal Auditory Processing in Children with Specific Language Impairment. *Develop. Sci.* 2010, 13 (1), 77-91.

[15] Bharadwaj, H.; Shinn-Cunningham, B. Rapid Acquisition of Auditory Subcortical Steady State Responses Using Multichannel Recordings. *Clin. Neurophysiol.* 2014, 125 (9), 1878-1888.

[16] Blackburn, C. C.; Sachs, M. B. The Representation of Steady-State Vowl /Eh/ in the Discharge Paterns of Cat Anteroventral Cochlear Nucleus Neurons. *J. Neurophysiol.* 1990, 63, 1303-1329.

[17] Boynukalin, K.; Calguner, M.; Gerceker, M. The Comparative Evaluation of Audiometry, Otoacoustic Emission (OAE), and Brainstem Audiometry Findings in Presbycusis. *Turk. J. Geriatr.* 2010, 13 (3), 172-177.

[18] Cervera, T.; Gonzalez-Albernaz, J. Test of Spanish Sentences to Measure Speech Intelligibility in Noise Conditions. *Behav. Res.* 2011, 43, 459-467.

[19] Chandrasekaran, B.; Kraus, N. The Scalp-Recorded Brainstem Response to Speech: Neural Origins and Plasticity. *Psychophysiology* 2010, 47 (2), 236-46.

[20] Clinard, C. G.; Tremblay, K. L. Aging Degrades the Neural Encoding of Simple and Complex Sounds in the Human Brainstem. *J. Am. Acad. Audiol.* 2013, 24 (7), 590-599.

[21] Coffey, E., et al. Cortical Contributions to the Auditory Frequency-following Response Revealed by Meg. *Nat. Commun.* 2016, 7, 11070.

[22] Dhar, S., et al. Exploring the Relationship Between Physiological Measures of Cochlear and Brainstem Function. *Clin. Neurophysiol*, 2009, 120 (5), 959-966.

[23] Easwar, V., et al. Effect of Stimulus Level and Bandwitch on Speech-Evoked Envelope Following Responses in Adults with Normal Hearing. *Ear Hear.* 2015, 36 (6), 619-634.

[24] Elkabariti, R. H. et al. Speech Evoked Auditory Brainstem Response Findings in Children with Epilepsy. *Int. J. Ped. Otorhinolaryngol.* 2014, 78 (8), 1277-1280.

[25] Friendly, R. H.; Rendall, D.; Trainor, L. J. Learning To Differentiate Individuals by Their Voices: Infants' Individuation of Native- and Foreign-Species Voices. *Dev. Psychobiol.* 2014, 56 (2), 228-237.

[26] Fujihira, H.; Shiraishi, K. Correlations Between Word Intelligibility Under Reverberation and Speech Auditory Brainstem Responses in Elderly Listeners. *Clin. Neurophysiol.* 2015, 126, 1, 96-102.

[27] Gabr, T. A.; Hassaan, M. R. Speech Processing in Children with Cochlear Implant. *Int. J. Ped. Otorhinolaryngol.* 2015, 79 (12), 2028-2034.

[28] Galbraith, G.; Olfman, D.; Huffman, T. Selective Attention Affects Human Brain Stem Frequency-following Response. *Neuroreport* 2003, 14(5), 735-738.

[29] Hawkins, D. Et Al. Binaural Oudness Summation in the Hearing Impaired. *J Speech Hear Res.* 1987, 30 (1), 37-43.

[30] Hayes, E.; Warrier, C.; Nicol, T. Neural Plasticity Following Auditory Training in Children with Learning Problems. 2003, 114, 673-684.

[31] Hornickel, J.; Kraus, N. Unstable Representation of Sound: A Biological Marker of Dyslexia. *J. Neurosci.* 2013, 33 (8), 3500-3504, 2013.

[32] Hornickel, J.; Skoe, E.; Kraus, N. Subcortical Laterality of Speech Encoding. *Audiol Neurootol* 2009, 14, 198-207.

[33] Hornickel, J., et al. Subcortical Differentiation of Stop Consonants Relates to Reading and Speech-In-Noise Perception. *Proc. Natl. Acad. Sci. U.S.A.* 2009, 106 (31), 13022-13027.

[34] Jafari, Z.; Malayeri, S.; Rostami, R. Subcortical Encoding of Speech Cues in Children with Attention Deficit Hyperactivity Disorder. *Clin. Neurophysiol.* 2015, 126 (2), 325-332.

[35] Jasper, H. The Ten-Twenty System of the International Federation. *Electroenceph. Clin. Neurophysiol.* 1958, 10, 371-375.

[36] Johnson, K. L. et al. Developmental Plasticity in the Human Auditory Brainstem. *J. Neurosci.* 28 (15), 4000-4007.

[37] Johnson, K. L.; Nicol, T. G.; Kraus, N. Brain Stem Response to Speech: A Biological Marker of Auditory Processing. *Ear Hear.* 2005, 26 (5), 424-34.

[38] Karawani, H.; Banai, K. Speech-Evoked Brainstem Responses in Arabic and Hebrew Speakers. *Int. J. Audiol.* 2010, 49 (11), 844-849.

[39] Kent, R.; Read, C. Análise Acústica Da Fala. 2015, 504.

[40] King, C., et al. Deficits in Auditory Brainstem Pathway Encoding of Speech Sounds in Children with Learning Problems. Neurosci. *Lett.* 2002, 319, 111-115.

[41] Kraus, N.; Anderson, S.; White-Schwoch. The Frequency-Following Response: A Window Into Human Communication. In *The Frequency-Following Response: A Window Into Human Communication*; Kraus, N., Anderson, S., et al. Ed.; Springer International Publishing: Switzerland, 2017; Chapter 1, pp 1-15. (Springer Handbook of Auditory Research).

[42] Kraus, N.; Hornickel, J. Cabr: A Biological Probe of Auditory Processing (Chapter 7). In *Auditory Processing Disorders: Assessment, Management, and Treatment*. Geffner, D. S. E., Ross-Swain, D., Eds.; Plural Publishing: San Diego, 2013., pp 159-183.

[43] Krizman, J.; Skoe, E.; Kraus, N. Sex Differences in Auditory Subcortical Function. *Clin. Neurophysiol.* 2012, 123 (3), 590-597.

[44] Kumar, K., et al. Effect of Stimulus Polarity on Speech Evoked Auditory Brainstem Response. Audiol. Res. 2013, 3, E8.

[45] Kuwada, S., et al. Sources of the Scalp-recorded Amplitude-Modulation Following Response. *J. Am. Acad.* Audiol. 13 (4), 188-204.

[46] Kösem, A.; Gramfort, A.; Van Wassenhove, V. Encoding of Event Timing in the Phase Of Neural Oscillations. *Neuroimage* 2014, 92, 274-284.

[47] Laver, J. *Principles of Phonetics*; Cambrigde University Press: England, 1994.

[48] Lehmann, A., et al. Impairments in Musical Abilities Reflected in the Auditory Brainstem: Evidence From Congenital Amusia. *Eur. J. Neurosci.* 2015, 42 (1), 1644-1650.

[49] Mamo, S. K.; Grose, J. H.; Buss, E. Speech-Evoked Abr: Effects of Age and Simulated Neural Temporal Jitter. *Hear Res.* 2016, 333, 201-209.

[50] Maruthy, S.; Mannarukrishnaiah, J. Effect of Early Onset Otitis Media on Brainstem and Cortical Auditory Processing. *Behav. Brain Funct.* 2008, 4, 17.

[51] Moore, D. R. Sources of Pathology Underlying Listening

Disorders in Children. *Int. J. Psychophysiol*. 2015, 95 (2), 125-134.

[52] Rehn, A., et al. Chronic Placental Insufficiency Has Long-Term Effects on Auditory Function in the Guinea Pig. *Hear. Rese.* 2002, 166 (1-2), 159-165.

[53] Russo, N., et al. Brainstem Responses to Speech Syllables. *Clin. Neurophysiol*. 2004, 115, 2021-2030.

[54] Russo, N. M., et al. Auditory Training Improves Neural Timing in the Human Brainstem. *Behav. Brain. Res.* 2005, 156 (1), 95-103.

[55] Salamy, A. Maturation of the Auditory Brainstem Response from Birth Through Early Childhood. *J. Clin. Neurophysiol.* 1984, 1, 293-329.

[56] Sanfins, M. D., et al. Electrophysiological Responses to Speech Stimuli in Children with Otitis Media. *J. Hear. Sci.* 2017, 7 (4), 9-19.

[57] Sanfins, M. D.; Borges, L. R.; Ubiali, T. Speech Auditory Brainstem Response (Speech Abr) in the Differential Diagnosis of Scholastic Difficulties. *Braz. J. Otorhinolaryngol*. 2017, 83 (1), 112-116.

[58] Sanfins, M. D.; Colella-Santos, M. F. A Review of the Clinical Applicability of Speechevoked Auditory Brainstem Responses. *J. Hear. Sci*. 2016, 6 (1), 9-16.

[59] Sanfins, M. D., et al. An Analysis of the Parameters Used in Speech Abr Assessment Protocols. *J. Int. Adv. Otol*. 2018, 14 (1), 100-105.

[60] Sanfins, M. D.; Skarzynski, P. H.; Colella-Santos, M. F. *Speech-Evoked Brainstem Response*. Intech, 2017. ISBN 978-953-51-3044-4. https://www.intechopen.com/books/advances-in-clinical-audiology/speech-evoked-brainstem-response

[61] Sanfins, M. D. Auditory Neuropathy/Auditory Dys-Synchrony: A Study with the Hearing Impaired Students of Three Special Schools in the City of Sã O Paulo. University of São Paulo: São Paulo, 2004. http://www.teses.usp.br/teses/disponiveis/5/5160/t -br.php.

[62] Sayles, M.; Winter, I. Reverberation Challenges the Temporal Representation of the Pitch of Complex Sounds. *Neuron* 58, 789-801.

[63] Schow, R.; Seikel, J. Screening For (Central) Auditory Processing Disorder. In *Handbook of (Central) Auditory Processing Disorder: Auditory Neuroscience and Diagnosis*; Chermak, G. E. F. M., Eds.; Plural Publisher: San Diego, CA, 2006. pp 137-161.

[64] Schulman-Galambos, C.; Galambos, R. Brain Stem Evoked Response Audiometry in Newborn Hearing Screening. *Arch. Otolaryngol*. 1979, 105, 86-90,.

[65] Scott, S.; Wise, R. The Functional Neuroanatomy of Prelexical Processing in Speech Perception. *Cognition* 2004, 92, 13-45, 2004.

[66] Shinn-Cunningham, B.; Best, V. Selective Attention in Normal and Impaired Hearing. *Trends Amplif*. 2008, 12 (4), 283-299.

[67] Sinha, S. K.; Basavaraj, V. Speech Evoked Auditory Brainstem Responses: A New Tool to Study Brainstem Encoding of Speech Sounds. Indian *J. Otolaryngol. Head Neck Surg* 2010, 62 (4), 395-399.

[68] Skoe, E.; Kraus, N. Auditory Brain Stem Response to Complex Sounds: A Tutorial. *Ear Hear*. 2010, 31 (3), 302-324.

[69] Skoe, E., et al. Stability and Plasticity of Auditory Brainstem Function Across the Lifespan. Cerebral Cortex 2015, 25 (6), 1415-1426.

[70] Tarasenko, M. A., et al. The Auditory Brain-Stem Response to Complex Sounds: A Potential Biomarker for Guiding Treatment of Psychosis. Front. *Psychiatry*. 2014, 5, 142.

[71] Yahata, I., et al. Factors Affecting the Variation of Maximum Speech Intelligibility in Patients with Sensorineural Hearing Loss Other Than Apparent Retrocochlear Lesions. *Clin. Exp. Otorhinolaryngol*. 2015, 8 (3), 189-193.

第 10 章　中枢听觉系统的功能神经成像
Functional Neuroimaging of the Central Auditory System

David L. Mcpherson　Richard Harris　David Sorensen　著

郭维维　刘　娅　张　琪　译　　于　澜　校

摘　要

本章介绍了听觉处理中的术语、功能成像和定量脑电图（EEG）技术的使用。软件和教程链接为读者提供了练习和完成用于获取和处理定量 EEG 和功能磁共振成像（fMRI）记录的真实分析过程的能力。

随着对听觉系统的不断了解，我们诊断和探查的电生理过程将变得更加复杂。有能力理解和使用技术的人员将会帮助我们提高对这个领域的认识水平。

关键词

功能磁共振成像（fMRI）；定量脑电图（qEEG）；大脑绘图；放大器；神经网络；神经成像；噪声源

一、概述

神经成像通常分为两类，结构成像主要处理神经系统结构或解剖方面的静态成像，而功能成像通常涉及检测由感知和认知等信息处理而引起的血流和代谢活动的变化（表 10-1）。

除上述类别外，神经影像可被认为是有创性与无创性的。表 10-1 总结了各种主要的神经影像技术。

数十年来，听觉系统的神经成像一直局限于静态或结构成像技术，直到 PET 扫描和随后的功能性磁共振成像（fMRI）的发展。PET 和 fMRI，包括它们的子集，都是任务导向的神经活动的神经成像的基础，也是静息状态下发生的变化的基础。最近，作为功能磁共振成像（fMRI）的一个子集，两种附加技术，即事件相关功能磁共振成像（efMRI）和快速事件相关功能磁共振成像（rfMRI）被开发出来，并在听觉和语言的成像方面显示出良好的前景。本章的主要重点是 fMRI 技术在听觉和语言研究及临床活动中的应用。

二、MRI 的原理

磁共振成像的原理是一种基于体内存在大量氢（水）的技术。磁共振成像产生高清晰度的二维和三维图像。氢原子内的质子"自旋"，从而产生一个低振幅的磁场。当原子暴

表 10-1　用于脑结构和功能研究的神经成像技术概述

技　术	分　类	风　险	描　述
MRI	结构	无	在强磁场作用下，氢分子排列成直线，并通过一系列线圈来检测返回信号，重建大脑结构的二维和三维图像
fMRI	功能	无	功能磁共振成像依赖于血红蛋白的氧合和脱氧，以及与神经活动相关的血流变化
MEG	功能	无	MEG 是一种直接测量神经电活动的方法，它使用一种测量非常小的磁场的极磁强计
DOI	功能	无	利用红外光测量血红蛋白吸收光谱的波长产生大脑图像。DOI 的一个子集 HD-DOI 被证实可以产生类似的结果，可以作为功能磁共振成像在语言研究中的应用
EROS	功能	无	EROS 除了测量神经元本身的光刺激散射以外，它也是 DOI 的一种形式。它的空间分辨率约为 1mm，时间分辨率约为 1ms
CT/CAT	结构	X 线束	从头部不同位置获得的一系列 X 线图像重建大脑
PET	功能	注入放射性同位素	PET 扫描使用放射性代谢活性化学物质注入血流。PET 扫描仪能感知大脑不同区域的积累，并产生大脑活动的二维和三维图像。在功能磁共振成像之前，它是功能性脑成像的主要技术。现在仍在使用中
SPECT	功能	注入放射性同位素	与 PET 类似，SPECT 使用伽马线发射同位素和一个特殊的伽马照相机来重建大脑二维和三维图像
头颅超声	结构	无	通常用于囟门开放的新生儿，它提供有限的低分辨率的大脑成像。具体地说，它被用来测量脑室大小以鉴别脑积水
EEG（约 1924 年）	功能	无	软脑膜垂直排列的皮质灰质浅层神经细胞偶极子改变时的电流。这是通过在头皮上放置电极并放大电信号来记录的
qEEG（约 1961 年）	功能	无	qEEG 是一种对 EEG 进行统计处理的方法，用于在二维和三维阵列中重建大脑活动
EVP	功能	无	脑电图的一个子集。外部感觉或运动事件导致的 EVP 的产生
ERP	功能	无	与 EVP 相似，只是它是由内在的认知或知觉事件产生的，因此观察者必须对事件做出一些解释。响应是内部生成的
大脑图谱			这是一个术语，通常用于表示产生大脑功能空间再现的成像技术，如本表中包含的那些技术

MRI. 磁共振成像；fMRI. 功能磁共振成像；MEG. 磁脑成像；DOI. 漫反射光学成像；EROS. 事件相关光学信号；CAT. 计算机轴向断层扫描；PET. 正电子发射断层扫描；SPECT. 单质子发射计算机断层扫描；EEG. 脑电图；qEEG. 定量脑电图；EVP. 诱发电位；ERP. 事件相关电位

露在更大的磁场中时，如在 MRI 扫描仪中，原子会与 MRI 的主磁场对齐。磁场可以通过使用一系列改变局部磁场的梯度线圈来改变。一系列接收器线圈被放置在感兴趣的结构附近，并增强本地磁信号。人们可能会认为这是使用广角光来显示感兴趣的大范围区域，另外，使用更聚焦的光来突出特定区域。在视网膜上产生的光反射率显示聚焦的反射光占主导地位。

射频（RF）脉冲被引入到初级磁场中，导致质子与初级磁体不对准。当质子旋转经过接收器线圈时，线圈中就会产生电流，测量质子与初级磁体重新对准时性质的变化。具体的测量包括重新对准收益率和单个质子在未对准过程中彼此异相的速率。

（一）MRI 的特性

磁共振成像图像从接收器线圈获得的数据产生，并产生几种不同类型的结果。RF 协议的设置方式和分析类型（统计处理）都取决于获得的图像类型。本章主要对其中的几种成像方案感兴趣，因为它们与听力的功能有关，而不一定与病理学（肿瘤等）诊断有关。

1. 自旋

原子粒子的一个属性是沿着原子粒子旋转轴的角动量，在我们的例子中是质子；然而，质子实际上并没有旋转。核自旋是原子粒子(质子、中子和电子）的基本性质，它受到电磁场的影响，而不是经典角动量中的引力场。质子的旋转产生了一个很小的磁场，即磁矩。由于质子的自旋，它具有角动量。

2. 像素

像素是数字图像中最小的二维部分。每个测量单位的像素越多，分辨率就越好。

3. 体素

体素是描述与切片厚度相关的三维空间分辨率的元素。它是代表三维图像的 MRI 单元的重建。它类似于数码照片中的像素。MRI 图像与单个体素的信号强度成正比。

组织对比度：重复时间（TR）和回声时间（TE）用于控制扫描的对比度。重复时间是 RF 脉冲之间的时间。因此，通过改变 TR，测量将在不同的弛豫时间进行。较短的 TR 将导致质子在下一次测量之前不能完全对准，从而降低来自组织的信号。回波时间是测量旋转产生的磁矩（电信号）的时间。短 TE 会减少白质和灰质中的消相量；而长 TE 会导致组织中消相量的增加，从而降低信号。

斯坦福大学的 Brian Hargreaves 教授就核磁共振成像的技术方面提供了精彩的讨论和一系列视频（http://www-mrsrl.stanford.edu/～brian/mri-movies/）。

（二）常用扫描序列

磁共振扫描序列是指用于获取各种图像或扫描的特定方案。每个序列都有自己的一组参数（TR、TE 等）。个别研究人员或临床医师通常会有一个专门为他们的扫描目标设计的序列。

T₁ 加权扫描：测量质子返回其排列状态的时间进程的图像为 T_1 加权扫描。质子返回对齐的速率决定了扫描中图像区域的密度，返回速率越快，图像区域越亮。T_1 加权显示灰质比白质暗，脑脊液和其他液体比较暗淡（图 10-1）。

T₂ 加权扫描：质子在旋转时彼此失相，导致信号强度变弱。那些保持相位较长时间的质子在图像区域会更亮。T_2 加权图像显示脑脊液和其他液体由于其较高的信号强度而更亮（图 10-2）。

PD 加权扫描：质子密度（PD）图像由体素中的质子数量创建。PD 图像减少了 T_1 和 T_2 对比度的影响。虽然它最初被用于大脑成像，但已经被 FLAIR 所取代。目前，PD 对肌肉、脂肪、软骨和关节成像最有帮助。

FLAIR：一种快速低角度回声（图 10-3），最常用于强调脊髓和其他被 CSF 覆盖的小的脑室周围病变。相对于图像上亮度较高的病灶和病变，液体会显得暗淡。由于疾病过程通常会增加组织中的氢含量，这会导致对病变的增强成像（图像上的轮廓更亮）。

DTI：即弥散张量成像，是将体素中水的相对弥散系数（弥散率）量化为方向性分量。由神经纤维组成的白质表现出不均匀的融合，因此沿纤维长度的水分子表现出较快的融合，而横跨其宽度的水分子则表现出较慢的融合。例如，这项技术在识别和跟踪纤维束时特别有用，尤其是在胼胝体。弥散张量成像（DTI）已广泛应用于视功能和记忆的成像。图 10-4 是正常胼胝体的 DTI 图像。

我们只提到了目前使用的一些最常见的序列；还有很多的序列被开发用于特定的临床疾病或研究。

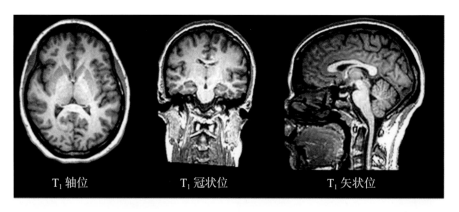

◀ 图 10-1　大脑 T_1 加权扫描图像

根据《伯尔尼公约》和 D. L. McPherson 的研究，该图已属于公有领域

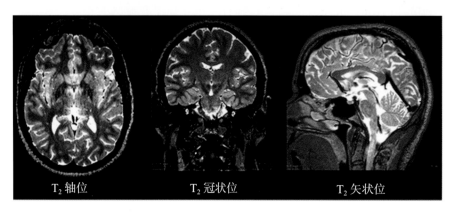

◀ 图 10-2　大脑 T_2 加权扫描图像

根据《伯尔尼公约》和 D. L. McPherson 的研究，该图已属于公有领域

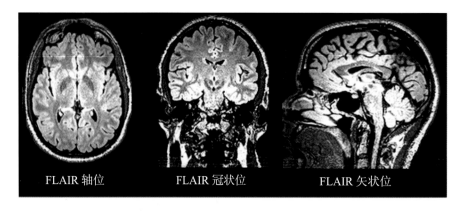

◀ 图 10-3　大脑 FLAIR 扫描图像

根据《伯尔尼公约》和 D. L. McPherson 的研究，该图已属于公有领域

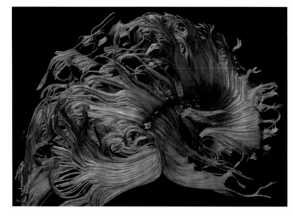

▲ 图 10-4　正常胼胝体的 DTI 图像

（三）功能磁共振成像

功能磁共振成像是核磁共振的一种特殊的应用。它的独特之处在于，能够对与被扫描者的功能表现相关的大脑活动变化进行成像。这种变化可能是外源性的，由外部感官刺激造成；也可能是内源性的，由思维过程或整合、感知和认知的神经过程造成。也就是说，功能磁共振成像反映了大脑结构在任务执行过程中或在休息时的状态发生了变化。这是通过检测与大

脑活动相关的血流变化来实现的。

（四）血氧水平依赖空间对比

血氧水平依赖空间对比（BOLD）是对脑内血流量的测量，反映了神经元事件的血流动力学反应，即信号随神经元活动的变化。神经元活动的激活导致小动脉的血管扩张，因此，由于代谢活动的增加而需要增加葡萄糖，从而增加了血流量。正如人们所想象的那样，这些过程需要时间，即在刺激和反应之间有一段时间延迟，峰值出现在刺激开始后的 5s 左右。同样，一氧化氮也有轻微的扩散，这会导致周围有神经细胞的血管发生扩张。此外，还将记录静脉系统的流出情况。然而，有一些技术可以补偿其中的一些现象，并允许以毫米为单位进行测量。

应该注意的是，BOLD 与局部场势有相关性（见后文，脑电图的原理）。常见的误解是BOLD 反应曲线和动作电位（AP）曲线之间的关系，虽然表面看上去它们有相似性，但是这两者是互不相关的。

1. 时间分辨率

时间分辨率是指神经元活动在时间上的分离。从本质上说，HDR 限制了功能磁共振成像分离有限神经元活动的能力；也就是说，神经元活动被短时间间隔分开。时间分辨率是基于各种神经事件的处理时间，如从刺激到认知。

为了提高时间分辨率，我们通常把外在刺激分成三个样本。在三个样本中，第一个样本是以正常序列获得，第二个样本则以 1s、4s、7s……n+3s 序列获得，第三个样本以 2s、5s、8s……n+3s 序列获得。组合数据将提供 1s 的分辨率。由于某些感觉事件（如听觉系统）的反应潜伏期＜500ms，fMRI 的时间分辨率可能会有问题。

TR 受约 1s 或 2s 的值限制，这是因为较短的 TR（＜1s）不会显著提高时间分辨率，实际上只是增加了 HDR 的斜率。因此，功能磁共振成像（fMRI）比脑电图（EEG）受到更大的时间限制。

2. 空间分辨率

空间分辨率可以更好地帮助我们观察相邻神经元之间的关系，即分离和测量周围神经元活动的能力。

虽然空间分辨率指的是区分相邻神经元活动的能力，但它也可能导致噪声或不需要的信号，从而干扰采集的信号；然而，fMRI 的频谱干扰明显低于 EEG。

空间分辨率由体素的大小（即分辨率的三维表示）来测量，并且取决于切片的厚度（深度）。体素的大小及光谱分辨率取决于被成像的大脑结构的大小。一个体素可能由数百万个神经元组成，因此有几十亿个突触。由于信号强度取决于体素大小，因此体素越大，信号越强，采样时间越短。同样，感兴趣的结构越小，体素越小，信号强度越弱，因此需要更长的采样时间。功能性 MRI 的空间分辨率约为 1mm。BOLD 对比主要是对神经元输入和神经元内信息整合的反应（Logothetis，2002）。

（五）功能磁共振成像中的噪声源

噪声可以被定义为任何不需要的信号，它模糊或削弱了目标信号的识别。噪声随时间和空间因素而变化。也就是说，噪声会使 MRI 信号中感兴趣的区域减损。噪声的来源主要有五种，即热噪声、系统噪声、生理伪影、非任务相关的脑加工（包括心理状态），以及行为变异性和与任务相关的认知策略。

降噪既是一种预处理活动，也是一种后处理活动。读者可参考 Huettel 等（2014，第283～308 页）对噪声和降噪进行的更深入的讨论。以下所列为三个噪声来源的定性讨论。

1. 热噪声（内部噪声）

热噪声是在被扫描者（样本）和扫描仪（线圈）本身内产生。与声场中的干扰波有些类似，热噪声与扫描仪相互作用，干扰被扫描的目标。由于生理噪声和信号均按平方反比定律增加，高于 3T 的磁场强度并不一定会减少污染噪声，而会被认为是没有噪声抑制的听觉放大；因此，目标声音会被不想要的声音所遮蔽。

2. 系统噪声（外部噪声）

虽然大家都希望设备和系统是稳定的，但事实并非如此。fMRI 信号的可变性可能由磁场的移位、梯度场的非线性和不稳定性，以及无线电频率的移位引起。

3. 生理噪声

生理噪声包括被扫描者的运动、与任务相关的认知能力以外的随机脑活动及行为集合。

（六）脑电图的原理

脑电图可以被认为是一扇通往心灵的窗口。它包括记录头皮表面的脑电波（图 10-5），代表自发电活动的电压变化。脑电图最常见的用途是记录麻醉、脑死亡、昏迷、脑病、癫痫、睡眠障碍和脑卒中。虽然它的大部分用途已经

被其他成像技术（MRI、CT 和 PET）所取代，但高时间分辨率使得这项技术对诊断程序和研究都很有价值。与 MRI 相似，EEG 也有子类别，包括 EVP、ERP 和 MEG（McPherson 和 Starr，1993）。

在头皮上使用多个电极记录脑电图（图 10-6），并以统一的方式放置（Jasper 和 Radmussen，1958；Jurcak 等，2007）。

新皮质有六层空间排列的锥体神经元❶，这些锥体神经元垂直于软脑膜物质排列（Mountcastle，1978）。由于这种排列，大脑皮质中的电信号才能传播到头皮表面，而其他方向会抵消或偏向记录在头皮上的电活动。因此，经头皮记录的电活动是细胞外电活动。读者可参考 Waymire（2018）对细胞类型的讨论（ http://nba.uth.tmc.edu/neuroscience/s1/chapter08.html ）。

如前所述，脑电图的记录是细胞外的电活动。遵循波动理论的原理，即正传播和负传播相互抵消。因此，由于距离的原因，脑电活动到达头皮的反应幅度降低。

波的传播是由于神经元内离子的流入和流出（膜传输）。这就产生了极性的变化，这些变化被放置在头皮上的电极记录下来。而单个神经元产生的电位很小，不能被头皮电极记录。

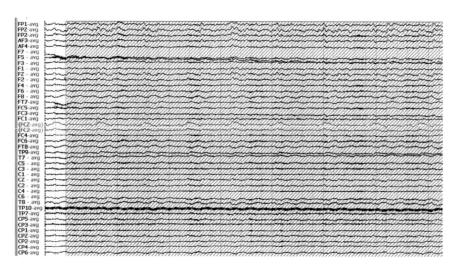

◀ 图 10-5　脑电图的多个头皮记录

根据《伯尔尼公约》和 D. L. McPherson 的研究，该图已属于公有领域

❶ 星形细胞也存在于视皮质和小脑中；然而，它们并不直接影响脑电图记录。

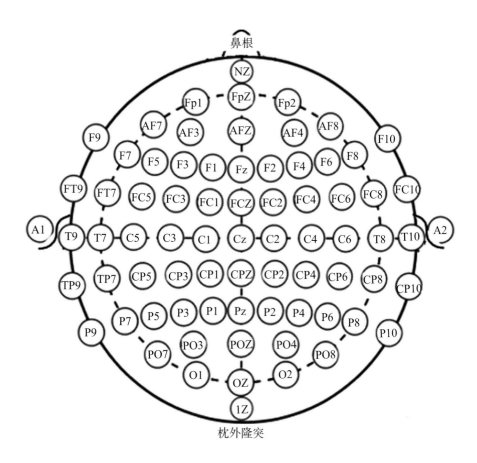

▲ 图 10-6　10-20 头皮电极放置的国际标准，这是一个 64 电极放置

根据《伯尔尼公约》和 D. L. McPherson 的研究，该图已属于公有领域

因此，EEG 实际上代表的是大量神经元的反应，这些神经元在时间上是同步的 ❶，并且具有相似的空间取向。

脑电图是大脑电活动的二维表示，而电位是三维传播的（体积分布）。因此，脑电图的空间分辨率较差（识别皮质下结构的能力）。定量（qEEG 或 QEEG）技术在空间分辨率方面有所提高，但仍然没有达到 MRI 提供的空间分辨率（Toga，2000）。

（七）神经网络

目前主要有两种类型的神经网络：人工神经网络和生物神经网络。人工神经网络专注于机器或计算机学习，其中计算机学习任务不是通过直接的计算机编程，而是通过分析实例。它起源于生物神经网络，对脑电的研究具有重要意义。除非另有规定，本章中对神经网络的引用仅限于生物神经网络而非人工神经网络。

神经网络最早是由 Santiago Ramóny Cajal（约 1898 年）描述的。图 10-7 引自 *Texture of the Nervous System of Man and the Vertebrates*，描述了听觉皮质神经元的多样性 ❷。神经网络由一系列神经元组成，这些神经元通过轴突和树突相互连接，形成一个复杂的功能控制系统，从而形成统一的大脑活动（整合和控制）。功能性神经成像技术（fMRI、EVP、ERP、PET）

❶ 同步是指在时间上发生的活动。
❷ 根据《伯尔尼公约》，该图最初于 1898 年左右在西班牙马德里首次公开发表，现引自 2017 年 10 月 17 日 D. L. McPherson 的研究（https://commons.wikimedia.org/wiki/File:Cajal_actx_inter.jpg）。

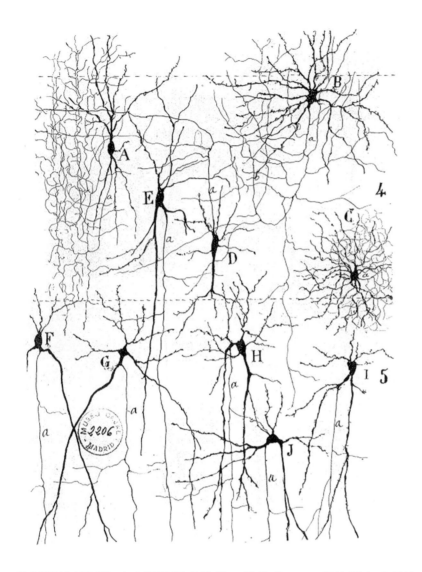

◀ 图 10-7 Cajal（1905）首次描述的神经网络

是利用神经网络对功能进行成像的一种技术。图 10-8 说明了一个假设的神经网络。

（八）记录方法

一个问题在于是在头皮表面记录来自大脑的非常小的信号（200～800μV）。从偶极子到达头皮的电势按照平方反比定律（振幅随着距离的平方而减小）逐渐被衰减和分散。就经头皮记录电信号来说，一个很大的挑战就是大多数噪声源往往要比检测信号大好几个数量级。例如，在图 10-8 中，s 表示震源，r 表示测量点到震源的距离。当响应从震源移出时，线条代表能量传播。随着能量的传播，两条线变得相隔更远。任何测量点的信号强度与距震源距离的平方成反比。因此，任何电极的振幅都与距震源距离的平方成反比。

另一个考虑因素是极性的定义：正和负。这是相对的，而不是绝对的，因为它取决于放大器类型、滤波、电极类型和定位（见后文）。

（九）放大器

脑电信号放大器可以是单极（单电极）或双极（两个电极相互参照）的。单极放大是简单地放大电极接收到的信号，而双极或差分放大则是放大两个电极之间的差异。差分放大是一种降噪手段。一旦电极连接到放大器，它就被识别为通道。例如，Cz 电极可以连接到放大器的通道 1。放大器应该能够提供

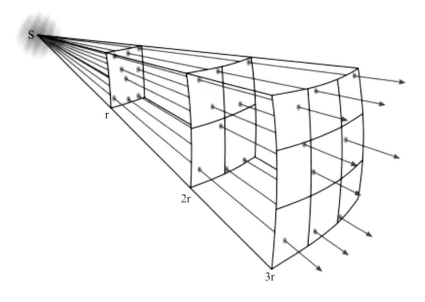

◀ 图 10-8　平方反比定律由电场从源（S）移动时能量（磁通线）的"扩散"表示。场强随着距震源距离的平方而减小（**after Borb, CC B**Y-SA 3.0）

引自 https://commons.wikimedia.org/w/index.php?curid=3816716

100～100 000 的信号增益。

1. 差分放大

差分放大是指计算出两个输入通道（V_1 和 V_2）之间的数值差，并将其放大的方法。计算公式为 $V_{out}=V_1-V_2$。然后，增益表示为增益 = $V_{out}/(V_1-V_2)$，称为差模增益（A_d）。

2. 共模抑制

共模抑制类似于差分放大，不同之处在于它是 V_1 和 V_2 之和的平均值，即 $V_{out}=(V_1+V_2)/2$。增益表示为：增益 $=V_{out}/[(V_1+V_2)/2]$，称为共模增益（A_{cm}）。差分放大器根据其共模抑制比（CMRR）进行测量：CMRR（dB）= $20\log(A_d/A_{cm})$。至少需要 100dB 的 CMRR 才能有效地降低噪声（译者注：原文似有误，已修改）。

许多临床 EEG 和 EVP 系统具有特定的放大配置，并且需要某些预先建立的流程来输出不同的记录。目前的研究系统允许记录单通道（单极），然后进行分析，因此，可以为每个单独的电极或任何其他组合选择参考电极。同样，这些系统流式传输原始信号（预处理的数据采集），并允许广泛的后期处理。原始流和后期处理是数据采集的首选方法。

（十）模数转换

前面关于放大器的大部分讨论主要是关于模拟放大和处理，而数字放大和处理要求将模拟信号转换为数字信号。这可以通过模数转换器以固定速率采样模拟信号并将其存储为数字代码来实现。

（十一）Nyquist 频率

采样的最小频率称为 Nyquist 频率，Nyquist 采样率（Nyquist rate）是 Nyquist 频率的 2 倍。例如，如果我们有兴趣再现一个模拟信号，其高频为 40Hz，即 Nyquist 频率，则 Nyquist 采样率为 80Hz，或每秒 80 个样本（Nyquist 频率的 2 倍）：Nyquist 频率（Hz）= 采样速率（Hz）/2；Nyquist 采样率（Hz）=Nyquist 频率（Hz）×2。Nyquist rate 采样率也可以简称为采样率，并表示为采样 / 秒（samples/s）或采样率（以 Hz 为单位）。然而，在存在高于 Nyquist 频率的频谱中，较高的频率将导致低频失真或混叠。

（十二）混叠

混叠是指采样频率高于 Nyquist 频率而引

起的失真。较高频率采样不足以引起较低的频率响应，从而导致失真发生。这可以通过在模数转换器处理之前放置抗混叠滤波器、设置在 Nyquist 频率附近但高于 Nyquist 频率的低通滤波器来解决。实际上，通常将低通滤波器设置为比 Nyquist 频率高得多的频率（过采样），以减少由图像保真引起的失真。

如图 10-9 所示，我们对 F_1 和 F_2 波感兴趣，而对更高的 F_3 和 F_4 波不感兴趣（图 10-9B）。Nyquist 频率为 F_2，Nyquist 采样率为 $2 \times F_2$。在理想的滤波器中，F_1 和 F_2 将保持其幅度，而 F_3 和 F_4 将完全衰减（图 10-9C）。由于滤波器并不理想，并且由它们的时间常数定义，因此 F_2 会衰减。为了避免这种情况，有必要提高采样率和过采样（图 10-9D）。

（十三）分辨率

模数转换分辨率是指模数转换器准确表示被测信号的能力。分辨率以位表示，这是模数转换器能够测量的离散值的数量。例如，8 位分辨率将导致信号被记录为 256（2^8）个不同电平（步数）之一，包括符号（＋或－）。最小电平 (最小电压) 或最低有效位称为量化误差(Q)，公式如下。

$$Q=V_s/2^n$$

其中 V_{FSR} 是模数转换器的满标度电压范围或电压跨度，并且是最大和最小电压之间的绝对差值（例如，+2V 到 −2V 将产生 4V 的 V_{FSR}）。

$$V_{FSR}=|V_{max}-V_{min}|$$

2^n 是模数转换器的分辨率（步数或电平数目），n 是模数转换器的位数。

$$ADC=2^n$$

在我们的示例中，ADC 为模数转换器，其分辨率为 16 位。因此，

$$Q=4/2^{16}=4/65\ 536 \approx 0.00006104V \text{ 或 } 0.061mV$$

由于 EEG 约为 200μV，放大器增益为

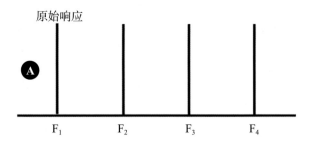

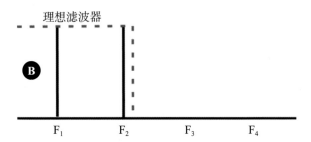

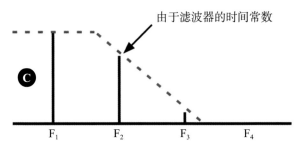

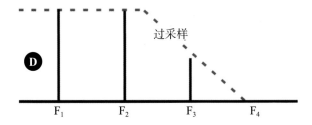

▲ 图 10-9　显示不同滤波器类型的理想滤波器的 Nyquist 频率示意图

A. 原始的未滤波响应；B. 理想的滤波器；C. 响应被滤波器的时间常数所扭曲；D. 由于过采样而引起的响应失真（根据《伯尔尼公约》和 D. L. McPherson 的研究，该图已属于公有领域）

10K，因此，模数转换器的输入约为 2mV。由于计算出的 Q 小于最小电压，因此，放大器和模数转换器配置非常适合测量 EEG 信号。同样，最小增量为 0.061mV（Q）。如果最小信号小于计算的 Q，我们的测量就会引入误差。

关于分辨率的最后一点需要说明的是，模

数转换器的位值越高，引入的测量误差就越少。读者可参考 *Principles of Data Acquisition and Conversion by Texas Instruments*（2015）。

（十四）电极

电极提供了从头皮表面记录电势并传输到放大器和其他设备的方法。头皮上记录的电活动代表神经系统的神经活动，特别是大脑皮质的 EEG、EVP 和 ERP（记录周围神经活动时会出现一些例外情况，但这不在本章的讨论范围内）。

（十五）电极阻抗

电极阻抗是指电活动从头皮表面转移到电极上。为了保证最低的界面阻抗，在头皮和电极之间使用电解凝胶或乳膏。需要注意的是，电极阻抗稳定大约需要 10min（McPherson，1996）。一般来说，电极阻抗应＜5000Ω；但是，这取决于放大器和系统配置（见制造规范）。高阻抗会造成录音中不可接受的噪声。

技术上的伪影可能会由"松散的"电极引入，从而在电极记录中产生一个大的尖峰，使得阻抗发生波动。这是另一个在记录开始之前需要不断监测阻抗的原因。

电极的大小和类型各不相同。通常，电极的直径为 3～10mm。电极尺寸方面的关键因素是电极之间的距离太近，使得相同时段内邻近的信号源发出的不同信号在同一电极上被重叠记录，从而难以对具体的信号进行定位。放置位置比较紧密的电极要尽量小一些，这样电极就不会与相邻电极下的凝胶接触。因为一旦电极之间通过凝胶发生接触，将会导致"短路"，并影响两个电极位置测量的准确性。这可以通过目视确定，也可以通过观察电极之间电极阻抗的高低来确定。

电极由锡、金、银和银 – 氯化银（Ag-AgCl）盘构成。除银 – 氯化银电极外，其余电极均可极化。这是由于金属会产生电荷。通常，这些电极会使低频信号发生畸变。因此，脑电图通常被用于检测交流电压或非低频信号。但是，在记录 EVP 和 ERP 时，通常需要记录直流电压。

（十六）电极安装

电极安装是指在头皮上放置电极的位置和数量。每个电极代表放大器输入上的一个通道。此外还有参考电极如何放置的问题。在临床工作中，通常需要提前在电脑系统中安装好预定实施方案。最常被采用的实施方案是国际 10–20 系统（图 10–6），它是由 Jasper 和 Radmussen（1958）首次描述，Jurcak 等（2007）更新。由于目前通常使用 32、64、128 或 256 个电极做检测，这个实施方案也有不足之处。另外，如果需要在头皮表面的特定区域安装比较密集的电极分布，则要制订特殊电极安装方案。由于这可能会变得相当复杂，因此图表和表格都是记录过程所必需的。电极安装方案及相关内容需要在电脑中用文档进行记录，以方便实施。

（十七）滤波器

滤波器的使用有两个基本用途，即降噪和组件隔离。降噪将包括环境噪声，如 50/60Hz 干扰和设备；生物噪声，如肌肉、心脏和不需要的神经反应。此外，采样率将导致引起的失真，需要进行模数转换器前滤波。

（十八）滤波器的类型

滤波器可分为主动滤波器和被动滤波器两种。被动滤波器不使用电源。被动滤波器输出的信号相对于输入信号在振幅上有一定的损失。主动滤波器使用电源，因此，输出将取决于滤波器元件的增益。主动滤波器的优点是占空间少，为放大器节省空间。由于主动滤波器的频率范围低于 500kHz，因此，在进行 EEG 数据采集时限制＞3kHz 的滤波范围是没有必要的。

根据滤波器的频率形状，目前有四种类型的滤波器。滤波器是由其临界频率来描述的，临界频率包括允许从输入到输出的通带或频率范围，以及阻止从输入到输出的阻带或频率范围。

1. 低通滤波器

低通滤波器允许低于临界频率的频率通过。临界频率被定义为图中的 −3dB 点（图 10−10）。滤波器的斜率描述滤波器的锐度。

2. 高通滤波器

高通滤波器允许通过临界频率以上的频段。与低通滤波器类似，高通滤波器被定义为图上的 −3dB 点（图 10−11）。

3. 带通滤波器

带通滤波器（图 10−12）具有低频临界频率（f_L）和高频临界频率（f_H）。带通滤波器由其带宽来描述，带宽被定义为 f_H-f_L 和中心频率（f_0）。

4. 陷波滤波器

陷波滤波器也称为带阻滤波器和带阻滤波器。这些滤波器的目的是消除通过输出的窄带频率（图 10−13）。通常，在临床系统中，这可用作降低 50/60Hz 噪声的方法（见噪声降低部分）。

（十九）傅立叶变换

傅立叶变换是一种将时间分布信号处理成频率分布频谱的方法。结果就是信号的功率谱。这在脑电图分析中特别有用，因此可以拉出或

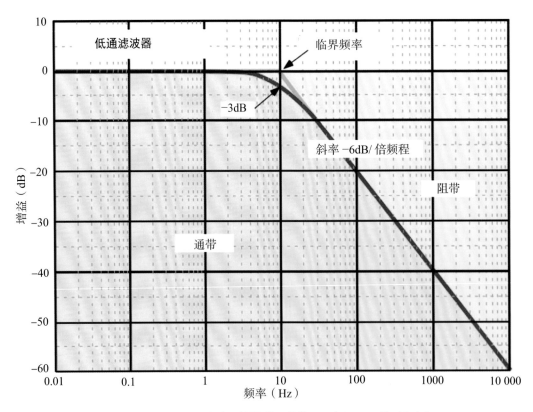

▲ 图 10-10　低通滤波器特性说明通带（红色）和阻带（灰色）

根据《伯尔尼公约》和 D. L. McPherson 的研究，该图已属于公有领域

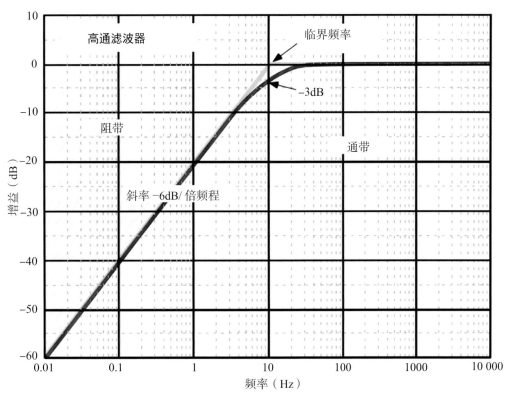

▲ 图 10-11　高通滤波器特性说明通带（蓝色）和阻带（灰色）
根据《伯尔尼公约》和 D. L. McPherson 的研究，该图已属于公有领域

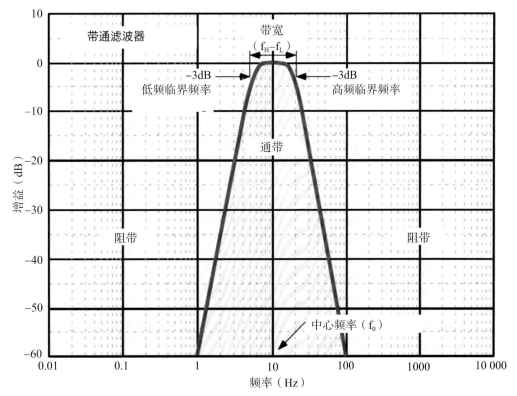

▲ 图 10-12　带通滤波器特性说明通带（橙色）和阻带（灰色）
根据《伯尔尼公约》和 D. L. McPherson 的研究，该图已属于公有领域

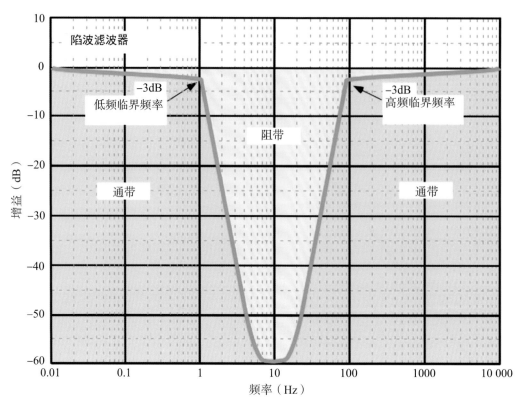

▲ 图 10-13　陷波滤波器特性说明通带（绿色）和阻带（灰色）

根据《伯尔尼公约》和 D. L. McPherson 的研究，该图已属于公有领域

强调特定的频率。在使用 FFT 分析 EEG（包括 EVP 和 ERP）时，可以完成对信号的广泛分析，这是定量 EEG 的基础。

探讨快速傅立叶变换在脑电分析中的应用，对脑电信号和人脑的几个方面都有重要意义。Klonowski（2009）指出，"人脑是一个复杂的非线性系统，表现出复杂的涌现特性……"（第 2 页）。有人认为，脑电是一种非线性信号，尽管可能存在一些线性；因此，qEEG 提供了一个更准确的测量脑电活动。对于人类脑电活动的非线性动力学，读者可以参考下面的文章（Klonowski，2007），它提供了关于 qEEG 的更深入的讨论。

FFT 的一个重要方面是它可以随着时间的推移显示海量数据；具体地说，就是光谱图案和矩阵的可视化。另一方面，时域分析提供了有关事情何时发生的信息。

（二十）噪声

噪声被定义为存在任何不需要的活动，并且可能模糊、扭曲或影响目标信号或响应的准确识别或再现。例如，一个玫瑰花坛可能有一些不需要的普通"杂草"；但是，如果玫瑰园里有一株兰花，而且不需要，那么兰花就会变成杂草或噪声。这不应与作为实际信号的有意结构声噪声相混淆。

（二十一）噪声类型

噪声可分为三个方面：生物噪声、环境噪声和设备噪声。这三类噪声中的每一种都可能同时存在。由于电极是信号采集的单一来源，噪声对信号的影响是电信号复杂相互作用的一个组成部分。在声学方面，它可以被认为是复杂的波。

噪声可以被消除的概念是非常有缺陷的，

即它可以被解释和减少，但不能被消除。

1. 生物噪声

生物噪声也被称为生理噪声，是个体内部的任何活动，它不是期望的反应信号的一部分或改变反应信号。尽管不完全包括生物噪声，但生物噪声包括心脏（心跳），其周期性静止搏动为 0.5～1.3Hz（每分钟 40 次），最大振幅变化为 2.4～3.5mV；肌肉活动，尤其是耳后肌（PAM）；眼球运动（EOG、眼电图），包括眼球眼肌收缩，以及振幅为 0.5～1.0mV 的角膜视网膜电位。这些伪影值远高于感兴趣信号的 EEG 振幅，对于正在进行的 EEG 为 200～800μV（0.2～0.8mV），对于 EVP 和 ERP 约为 5μV（0.005mV）。电压公式如下。

$$SNR=10\log_{10}\left(V_s^2/V_n^2\right)$$

这里 SNR 是信噪比，单位为 dB，V_s 是信号幅度，V_n 是噪声幅度。例如，如果 V_s 是 ERP 的振幅（0.005mV），V_n 是正在进行的 EEG 的振幅（0.5mV），则结果是 ERP 信号比正在进行的 EEG 低 -40dB。如果我们对心排血量进行评估，EEG 将比心排血量水平低约 -14dB，ERP 将比心排血量水平低约 -54dB。这类降噪的五种主要技术是放大器的共模抑制比、滤波、信号平均、伪影抑制（电压限制）和模板匹配。

通过使患者处于舒适的姿势和减少颈部张力，可以减少肌肉污染。让个人"看"位于 0 方位角和舒适距离处的标记并不少见，以减少眼球运动和眨眼。

2. 环境噪声

环境噪声主要来自区域内各种设备的电磁辐射。通常，这些设备包括计算机、风扇、暖气、空调、电气照明、高压电机（电梯）和高压电线。减少环境噪声有两个主要策略。第一个包括隔离、绝缘和适当的接地。声源放置在离记录环境越远的地方，降噪效果就越好。所有不必要的电气设备应停用在附近和周围区域。绝缘将包括使用坚固的、维修良好的电气连接、适当的接地和屏蔽电线。同样，将电线与采集设备和布线分开是至关重要的。如果可能，让环境设备与采集设备在单独的电路上会很有帮助。同样，也应保持与环境设备分开的直接地面。意识到大多数实验室所处的环境很可能无法进行重大建设或改建，因此可能只能确保所有非必要设备都处于关闭位置，电线尽可能分开，适当屏蔽射频，绝缘完好无损，所有内部和外部电气连接均牢固（紧密），并使用适当的接地。典型的污染是 50/60Hz 电压源电磁辐射（RF、射频辐射），通常归因于不良的接地技术。

3. 设备噪声

降低和控制设备噪声的几个主要原则。前置放大器需要与任何其他电气设备分开。电极阻抗应保持在 < 10kΩ（最好是 < 5kΩ）。它还可以帮助编织电极线，从而减少充当天线的导线并记录电磁污染。记录设备需要进行测试，并遵守制造规范。最后，电极需要牢固，也就是没有移动，牢固地固定在头皮上。所有这些需要注意的是，目前的放大器具有良好的隔离能力，在降低设备噪声对录音的影响方面做得相对较好。

（二十二）信号平均

信号平均是一种信号处理技术，其工作原理是从 $-\infty$ 到 $+\infty$ 的随机数之和等于零。这是一种时间序列分析方法，在数组中，在同一时间点分布的单元格服从非随机数，其和将大于零。也就是说，对于每个观测，噪声是不同的，并且对于每个间隔，信号出现在相同的观测时间。这发生在时间锁定的样本中。信号平均是一种很好的降噪技术，但它可能很耗时。每增加 1 倍的平均数，信噪比就会提高 6dB。

降噪的五种主要技术是放大器的共模抑制比（CMRR）、滤波、信号平均、伪影抑制（电压限制）和模板匹配，如本章前面所讨论的。有关信号处理的深入论述，请参阅 https://terpconnect.umd.edu/~toh/spectrum/TOC.html。

（二十三） 节律信号

1. 定量脑电图

当头皮上的两个电极之间有电位时，就会出现脑电图记录。这产生了大脑电活动的二维表示。然而，我们应该认识到，大脑是一个体积导体，大脑的电活动是一个三维阵列。因此，给定许多电极，就有可能在三维空间中模拟大脑的电活动。当与 MRI 记录结合使用时，可以识别电势的矢量和起源区域；但是，由于它记录在体积导体中，因此它可能与响应的实际生成位置相关，也可能与响应的实际生成位置无关。其优势在于低空间分辨率响应的时间分辨率。高时间分辨率使其对包括感知和认知在内的心理和行为状态及这些心理功能的变化特别敏感（Kaiser，2005）。

2. 电极阵列

电极阵列用于 EEG 的标准电极阵列为 25；然而，对于源成像，64-256 的阵列用于重建脑电活动的三维活动。有关详细讨论请参阅：http://www.clinph-journal.com/article/S1388-2457（17）30483-2/fulltext（Seeck 等，2017）。通常，64 电极阵列被认为足以用于源重建，124 电极在某种程度上是优选的。图 10-14 和图 10-15 显示了使用 McGurk 效应的两组个体中的源定位。这些信息显示了音乐训练组和视觉艺术训练组之间的比较。

从图 10-14 和图 10-15 可以观察到，在 n1 期，两组患者的左侧顶叶中央前回均可见震源定位的一般区域。在音乐表演组中，这一区域位于 Broca 区附近，该区域与运动言语产生和言语的听觉和视觉清晰度分析有关。在视觉艺术组中，这是在 Wernicke 区附近，除了听觉感知解码，它还与解码语言进行语义处理有关。

在 n3 期，两组偶极源定位主要位于枕叶后扣带区。该区域具有高度的功能连通性，意味着存在广泛的内在连通性网络。每组中的两个例外都位于额叶上回的偶极位置。这一区域涉及各种认知和运动控制任务，以及工作记忆和注意力。这再次凸显了音乐表演组和视觉艺术组之间的差异，即音乐表演组对 /ga/ 更敏感。视觉艺术组对 /da/ 更敏感。在音乐表演组，偶极子由额叶内侧回移至中央前回 / 中央后回的边缘，再移至梭形回。在视觉艺术组，偶极子从中央后回移到扣带回，再到后扣带回。

上面的讨论是这种技术的强大和有用性的一个例子。读者可以通过 Brainstorm（http://neuroimage.usc.edu/brainstorm/Introduction） 获得公共领域的软件和教程进行分析，这是一个提供开源应用程序和教程的公共领域协作项目。同样，加州大学圣地亚哥分校 Schwartz 计算神经科学中心（https://sccn.ucsd.edu/wiki/EEGLAB）也有开源软件和教程。由于上述软件需要 MATLAB（MathWorks），因此有必要购买基础软件供个人使用。

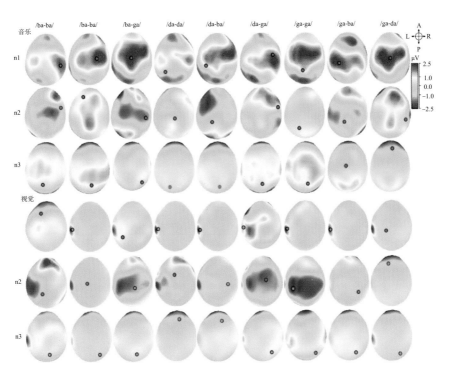

▲ 图 10-14　音乐表演组和视觉艺术组在所有三个潜伏期（早期 =n1；中期 =n2；晚期 =n3）的事件相关电位总平均脑图的轴向视图。首先显示听觉刺激，然后显示视觉刺激。绿点表示偶极子的大致位置

根据《伯尔尼公约》和 D. L. McPherson 的研究，该图已属于公有领域

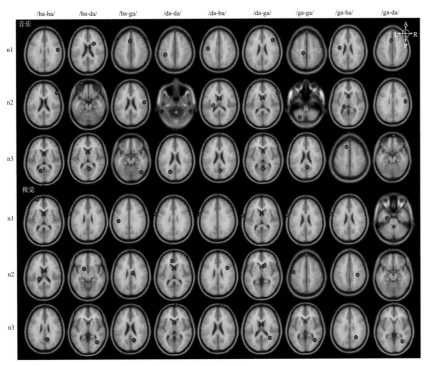

▲ 图 10-15　音乐表演组和视觉艺术组在所有三个潜伏期（早期 =n1；中期 =n2；晚期 =n3）中 9 种情况下偶极子源位置的总平均脑图的轴向空间视图。首先显示听觉刺激，然后显示视觉刺激。绿点表示偶极子的大致位置

根据《伯尔尼公约》和 D. L. McPherson 的研究，该图已属于公有领域

参 考 文 献

[1] Cajal, S. R. Estructura de los centros nerviosos de las aves. Madrid. 1905.

[2] Huettel, S. A.; Song, A. W.; and McCarthy, G. *Functional Magnetic Resonance Imaging;* 3rd ed; Sinauer, New York, 2014.

[3] Jasper, H. H.; Radmussen, T. Studies of Clinical and Electrical Responses to Deep Temporal Stimulation in Men with Some Considerations of Functional Anatomy. *Res. Pub. Assoc. Res. Nerv. Mental Dis.* 1958, *36* (13527791), 316-334.

[4] Jurcak, V.; Tsuzuki, D.; Dan, I. 10/20, 10/10, and 10/5 Systems Revisited: Their Validity as Relative Head-surface-based Positioning Systems. *Neuroimage* 2007, *34* (4), 1600-1611.

[5] Kaiser, D. A. Basic Principles of Quantitative EEG. *J. Adult Dev.* 2005, *12* (2), 99-104. DOI:10.1007/s10804-005-7025-9.

[6] Klonowski, W. From Conformons to Human Brains: An Informal Overview of Nonlinear Dynamics and its Applications in Biomedicine. *Nonlin. Biomed. Phys.* 2007, *1*. Retrieved from https://doi.org/10.1186/1753-4631-1-5. (accessed Mar 17, 2019)

[7] Klonowski, W. Everything you Wanted to Ask About EEG but were Afraid to get the Right Answer. *Nonlin. Biomed. Phys.* 2009, *3* (1), 2. DOI:10.1186/1753-4631-3-2.

[8] Logothetis, N. K. The Neural Basis of the Blood-oxygen-level-dependent Functional Magnetic Resonance Imaging Signal. *Philos. Trans. R. Soc. B: Biol. Sci.* 2002, *357* (1424), 1003-1037. doi:10.1098/rstb.2002.1114.

[9] McPherson, D. L. *Late Potentials of the Auditory System*; Singular Pub. Group: San Diego, 1996.

[10] McPherson, D. L.; Starr, A. Evoked Potentials in Clinical Testing. In *Auditory Evoked Potentials*; Halliday, A. M., Ed.; Churchill Livingstone: England, 1993; pp 359-381.

[11] Mountcastle, V. B. An organizing Principle for Cerebral Function. In *The Mindful Brain*; Edelman, G. M., Mountcastle, V. B., Eds.; MIT Press: Cambridge, MA, 1978.

[12] Seeck, M.; Koessler, L.; Bast, T.; Leijten, F.; Michel, C.; Baumgartner, C.; . . . Beniczky, S. The Standardized EEG Electrode Array of the IFCN. *Clin. Neurophysiol.* 2017, *128* (10), 2070-2077. Retrieved from http://www.clinph-journal.com/article/S1388-2457(17)30483-2/fulltext. DOI: 10.1016/j.clinph.2017.06.254.

[13] Texas Instruments. Principles of Data Acquisiton and Conversion, 2015. Retrieved from http://www.ti.com/lit/an/sbaa051a/sbaa051a.pdf. (accessed Feb 10, 2019)

[14] Toga, A. W., Ed.; *Brain Mapping: The Systems*. New York: Academic Press, 2000.

[15] Waymire, J. C. *Neuroscience Online*. In *Organization of Cell Types*; Byrne, J. H., Ed., 2018 Retrieved from http://nba.uth.tmc.edu/neuroscience/index.htm. (accessed Feb 10, 2019)

第 11 章　基因组学与听力损失：迈向诊疗新标准

Genomics and Hearing Loss: Toward a New Standard of Care

Thierry Morlet　著

郭维维　刘　娅　译　　于　澜　校

摘　要

在这一章我们回顾听力损失相关基因的最新发现，由于这一疾病的极端遗传异质性，本章还将介绍对大量临床群体实施基因检测的困难。我们介绍和讨论基因检测技术的最新发展，包括全外显子和全基因组测序，以及它们的临床应用和在精准医疗这一新概念中的作用，还包括目前这些技术在可行性和费用方面的局限性。最后，我们还对未来可能开展的技术——遗传性听力损失的细胞和基因治疗及面临的挑战做出分析。

关键词

遗传性听力损失；综合征性聋；非综合征性聋；全外显子测序；下一代测序；常染色体隐性听力损失

一、概述

近几十年，我们在听觉功能及其多种障碍形式的理解和新的诊疗技术方面都取得了令人称赞的进步。人类基因组的探索和遗传性听力损失的研究正取得飞速发展。多年来，遗传因素一直被认为是许多患者听力损失的原因，我们估计 50% 以上儿童时期的耳聋与遗传有关。甚至可以做出这样的推测：在发达国家大约有 2/3 的语前聋患者是由于遗传因素导致的（Hilgert 等，2009）。这个比例已经随着公共卫生水平的提高而得到增长，也导致感染所致的听力损失的比例显著下降（Keats 和 Berlin，2002）。目前新生儿听力筛查在许多国家已经普

及，我们对于许多耳聋的个体不能仅仅考虑遗传因素，尤其是对那些出生时就诊断为先天性耳聋的患者，而是需要实施下一步计划，即对这些患者提供完整的基因检测。

现在正处于令人振奋的时代，基因组学的进步使人类基因组成功测序，新的导致耳聋的基因突变也被不断发现。与此类似，我们对内耳的功能和听觉传导通路的理解不断深入，为耳聋的新治疗打开了一扇门，让耳聋患者的治疗不局限于助听器和人工耳蜗。尽管取得了这些显著的进步，但是还有很多问题有待解答。很多耳聋的基因突变、基因功能，以及不同基因和它们的突变之间的联系还远未得到解答。并且，令许多患者家庭感到沮丧的是，导致听

力损失的特定基因突变及其产物还不明确，目前还没有明确的治疗方法。最后，不得不承认基因检测会带来伦理方面的问题，只能通过成功的耳聋基因计划才能解决这一问题。

二、遗传性听力损失和遗传模式

个体的基因型取决于父母的等位基因（一种基因的不同形态）。等位基因决定个体的表型，即个体可观察到的形态、发育、生理、行为等特征的综合表现。表型是个体基因型的表达结果，也受环境因素及两者之间交互作用的影响。个体的等位基因可以控制性状是显性还是隐性。当性状表达只需要等位基因的一个拷贝时，性状表达为显性。当性状表达需要等位基因的两个拷贝时，性状表达为隐性。X连锁性状被X染色体携带的等位基因控制，而常染色体的性状被位于任何"无性的"染色体（既非X染色体也非Y染色体）上的等位基因控制。任何特定的表型特征都是个体遗传父亲和母亲的各一个基因而来，因此该个体有一对基因。如果构成一个特征的两个等位基因完全相同，那么该个体就是纯合体，如果不同，该个体就是杂合体。

有不同的继承模式被用来描述机体将遗传病传递给亲属的方式。已经发现所有的这些不同的模式都包括听力损失。

常染色体显性遗传是指当个体的某个基因座上只有一个致病性变异的拷贝时，与之相关的性状或疾病的表型被个体表达的现象。该个体则被称作这一性状的杂合体。这个模式特指位于22对常染色体（非性染色体）上的基因。对于某种听力损失来说，如果个体的每个后代无论男女都平等地受到影响，这种遗传模式很可能为常染色体显性遗传。并且，除非出现新的变异，所有患病个体的父母中至少有一人会携带致病的等位基因。

常染色体隐性遗传是指某一性状或疾病需要特定基因座上的两个等位基因都携带致病性变异，从而表达出可观察到的表型。个体为纯合突变致病时，两个等位基因是相似的；当个体为复合杂合突变致病时，两个等位基因各有不同（例如，两个基因都有突变但突变的部位不同）。就像常染色体显性遗传一样，特别是指22对常染色体上的基因，人群中受累的男性与受累的女性占比相当。比较典型的情况就是患者的父母没有患病，而是突变的携带者。

X连锁显性遗传是指X染色体上的基因突变致病，即患病只需要位于X染色体上等位基因的一个拷贝致病。因为男性患者只携带X染色体上的一个突变基因拷贝，所以他们患病的严重程度可能会比女性高，尽管如此，男性和女性都可以患病。

对于女性X连锁隐性遗传疾病，因为个体含有两条X染色体，因此需要这两条X染色体上的等位基因都有突变才能致病。而对于男性X连锁隐性遗传疾病，只需要X染色体上的等位基因有一个拷贝突变，因为男性仅含有一条X染色体。

在线粒体遗传模式中，疾病由母亲遗传而来，因为线粒体DNA通常只会来自母亲。因此，这种类型的遗传不遵循孟德尔定律。最后，多因素遗传模式是指多个基因突变和环境因素相互作用导致疾病发生。

目前对不同类型听力损失的估计发现，常染色体隐性遗传可导致典型的语前聋，并且是大约80%遗传性感音神经性听力损失的病因。而常染色体显性遗传是10%～20%遗传性感音神经性听力损失的病因，听力损失通常表现为语后聋（Smith等，2005；Schriver，2004；Shearer等，2017）。X连锁或线粒体遗传疾病导致听力损失的比例不到1%（Cryns和Van

Camp，2004 ）。

遗传性听力损失既可根据遗传模式也可根据有无综合征进行分类（综合征性或非综合征性耳聋）。综合征性聋与中耳和内耳以外的畸形相关，如外耳、眼、肾、骨骼肌和神经系统，还有色素病或涉及其他器官的疾病（Toriello 等，2004）。约 30% 的遗传性听力损失为综合征性聋（Van Camp 等，1997；Kalatzis 和 Petit，1998）。目前已发现有 400 多种遗传性综合征合并耳聋（Toriello 等，2004）。这些综合征包括 Waardenburg 综合征、鳃耳肾综合征、2 型神经纤维瘤病、Stickler 综合征、Usher 综合征（Ⅰ型、Ⅱ型和Ⅲ型）、Pendred 综合征、Jervell 综合征和 Lange-Nielsen 综合征、生物素酶缺乏症和 Mohr-Tranebjaerg 综合征。然而值得注意的是，一些与综合征性聋相关的基因也参与非综合征性聋的发生（例如，SCL26A4 突变导致 Pendred 综合征或缺失 DFNB4 的非综合征性耳聋）。

非综合征性聋与可观察到的外耳异常或其他器官疾病无关，而是与中耳或内耳异常相关。约 70% 的先天性遗传性耳聋为非综合征性耳聋，主要由常染色体隐性遗传导致。这种类型的耳聋可与基因（如 OTOF）或者基因位点（如 DFNB9）相关。非综合征性聋的基因位点被指定为 DFN（DeaFNess），并根据遗传模式分型：DFNA 为常染色体显性遗传；DFNB 为常染色体隐性遗传；DFNX 为 X 连锁遗传。其后跟随的数字代表基因图谱的顺序或发现顺序。

三、遗传性耳聋的异质性

仅在 Corti 器的发育过程中就有许多特殊的基因参与。耳蜗感觉上皮的发育需要几百个基因相互作用。因此引起耳聋的基因不在少数，目前已经明确有 130 多种基因几乎累及 Corti 器中每个部位，这些基因病变可导致遗传性耳聋。

理论上来讲，遗传性耳聋的种类之多，可使包括 Corti 器在内的听觉系统的每一个部位其发育和功能受累。由于约 1% 的人类基因与听功能有关（Teek 等，2013），因此估计有 500 多种基因可能导致耳聋（Linden Phillips 等，2013）。还有许多基因突变有待发现，尚未明确一些类型的听力损失是否与遗传因素有关，如蜗神经损伤和中枢性听力损失。

每一个导致遗传性听力损失的基因可具有许多突变，并且有许多的遗传性综合征合并听力损失的症状（400 种以上），这一现象说明了遗传的极度异质性（Toriello 等，2004）。目前已经发现 6000 多种致病的变异，其中包括导致 70 多种非综合征性耳聋的 1200 多种等位基因变异（Van Camp G，Smith RJH. Hereditary Hearing Loss Homepage. http://hereditaryhearingloss.org）。GJB2 单基因突变的类型已超过 300 多种（www.hgmd.org）。含有两个或以上独立的基因突变的类型则更多（Pandya 等，2003）。不同基因的相互影响增加了遗传性听力损失的复杂性。然而，有些基因突变并不直接导致听力损失，而是使人处于某种环境（例如，噪声暴露或氨基糖甙类的耳毒性）时具有听力受损的风险。

受累个体的种族特异性也是导致遗传性聋的异质性的原因（Brownstein 等，2011）。突变因每个国家不同人群的特征分布而表现出高度的异质性。世界上一种突变的发病率在一个地区可以比另一个地区高。与此相似的是，许多耳聋基因突变非常少见，只发生于一个或少数几个家系，它们在世界范围内的分布还不清楚。

耳聋相关基因突变的发病率具有显著的种族特异性，这一点为某个特殊地理范围制订基因检测程序提供了重要参考因素，因为可以根据这一特点设置需要检测的突变基因的数量和类型。耳聋的异质性还表现为，同一个聋病家系内成员之间的病因可以不同。一个家系中的一个或以上的成员可患上相似的耳聋，至少与家系中其他遗传性耳聋的成员在纯音测听图上相似。此外，携带隐性耳聋基因或不同的病变等位基因的家长可以生出正常的子代。

四、影响内耳的基因突变

相当一部分导致耳聋的基因突变位于耳蜗，更确切地说位于 Corti 器，因此耳聋家系中蜗性听力损失的发病率较高。这些基因突变可以造成许多损伤，如耳蜗内微环境紊乱、组织结构失常、听神经传导障碍。下文将描述几种这样的基因突变。

（一）与耳蜗微环境有关的基因

1. 缝隙连接

血管纹是产生内淋巴液的高度特异性组织，内淋巴液为内毛细胞和外毛细胞提供营养，还是听觉传导的重要因素。内淋巴液含有高浓度的钾离子、低浓度的钠离子和较高的正耳蜗内电位。大量离子通道、泵和缝隙连接参与调控耳蜗微环境。由 GJB2 基因、GJB6 基因（分别为缝隙连接蛋白 β-2、缝隙连接蛋白 β-6）等编码的缝隙连接网络调控细胞间离子转运。高加索人群中近 50% 的重度到极重度常染色体隐性遗传的非综合征性聋是由编码连接蛋白 26 的 GJB2 基因突变所致。然而，这些突变在世界上其他地区的发病率较低，如在北欧儿童听力损失的病因中最多占 15%~20%（Hutchin 等，2005），并且极少在非洲裔个体中发病（Rudman 等，2017）。已发现 GJB2 基因有超过 330 种不同的突变。其中 35delG 突变占所有 GJB2 基因突变的近 70%，并且是大多数高加索人出现的最频繁的病理性变异。GJB2 突变还可导致常染色体显性非综合征性聋。另一个常见于非综合征性聋的连接蛋白为 GJB6，它编码连接蛋白 30，在 DFNB1 位点与 GJB2 基因邻近。

2. 紧密连接

这些连接可在 Corti 器的不同部位之间建立屏障，目前至少发现了两种导致人类耳聋的紧密连接基因突变——CLDN14（caludin14）和 TRIC。

3. 跨膜阴离子交换剂

SLC26A4 基因编码的 pendrin 蛋白是跨膜阴离子交换剂，在甲状腺、肾和内耳等组织都有表达。Pendrin 基因突变是常染色体隐性遗传的非综合征性聋的第二大病因，占该疾病病因的近 3.5%（（Hutchin 等，2005）。SLC26A4 还可导致 Pendred 综合征，即最常见的导致常染色体隐性遗传性聋的综合征。尽管前庭导水管扩大可以单独出现于人类感音神经性聋，但是几乎所有 Pendred 综合征患者和 DFNB4 耳聋都出现前庭导水管扩大。由 SLC26A4 突变导致的耳聋谱系可表现为先天性或迟发性、程度由中度到极重度的听力损失，在患者有生之年听力损失可一直平稳或逐渐恶化。大约 50% Pendred 综合征是由 SLC26A4 突变所致。

还有一些已知的编码离子转运和离子泵的基因突变，使内淋巴液的 pH 和离子成分紊乱，从而导致各种综合征形式的耳聋。本章末尾附有已发表并持续更新的非综合征性聋和综合征性聋所有基因突变的互联网资源。

（二）影响细胞内结构和内 / 外毛细胞的静纤毛形态和功能的基因

肌球蛋白是以肌动蛋白为基础的分子马达，参与调控许多生物过程，如肌动蛋白细胞骨架的重新排列、肌动蛋白微丝的张力和细胞器的运输。目前已经明确了肌球蛋白的几种基因突变（如 MYO3A、MYO6、MYO7A 和 MYO15A）。大多数 MYO7A 突变可导致 I 型 Usher 综合征、极度感音神经性聋、前庭无反射和青春期起病的视网膜色素变性。Usher 综合征代表了大约 50% 的同时患有失明和耳聋症状的病例。

（三）编码盖膜相关蛋白的基因

TECTA 基因（DFNB21）编码的 α-tectorin 是位于耳蜗盖膜和前庭系统耳石膜的细胞外蛋白。常染色体显性非综合征性聋家系和常染色体隐性非综合征性聋家系被报道携带有 *TECTA* 基因突变。

（四）影响神经传导的基因（听神经谱系障碍）

- 编码 otoferlin 蛋白的 *OTOF* 基因突变可导致 DFNB9 隐性遗传性听力损失。该蛋白对内耳毛细胞带状突触的胞吐作用和神经传导非常重要。*OTOF* 基因突变与一种类型的听神经病相关，还可导致极重度常染色体隐性非综合征性语前聋。一些 *OTOF* 基因突变似乎与温度依赖的听神经病相关（Varga 等，2003，2006）。

- 发现于螺旋神经元的 Pejvakin（PJVK；DFNB59）可能参与动作电位的传播或细胞内信号传递，当然也与听神经病相关。

听神经谱系障碍的患者可出现包括线粒体传输在内的各种基因遗传模式，既能单独发病，又可与其他综合征相关，如腓骨肌萎缩症（Charcot-Marie Tooth）、Leber 遗传性视神经病变、常染色体显性视神经萎缩、常染色体隐性视神经萎缩、Friedreich 共济失调和 Mohr-Tranebjaerg 综合征（Kim 等，2004；Wang 等，2003；Hood 和 Morlet，2012）。

除了已知的一些参与细胞生长、分化和生存的基因突变以外，还有一些具有其他功能或者功能未知的基因。目前对于 *GJB2* 和 *SLC26A4* 以外的基因突变的发病率还不甚清楚，

这些基因主要通过较小的研究或大的家系报道被描述。

五、基因诊断的方法

目前的基因工程可实现同时检测几百万或几十亿个基因组的碱基对，为包括耳聋在内的许多医疗领域的基因检测带来了革新。

DNA 测序需要两个步骤：对感兴趣的基因区域扩增和测序。传统的基因检测采用 Sanger 测序法（Sanger 等，1977）。依靠聚合酶链反应（PCR）分离基因组的个体区域（典型的外显子）然后进行测序。这个方法具有极高的敏感性和特异性。然而，Sanger 测序法的缺点是价格较高而产出较低。几乎所有的遗传异质性疾病（如非综合征性听力损失）不适合 Sanger 测序法，因为这种方法费用较高而且非常耗时。大规模并行测序（MPS），也称下一代测序（NGS），随着人类基因组计划的发展而产生，这种方法可以提高 DNA 测序的产出并降低检测成本。MPS 可在高产出测序之前通过目的基因组扩增的方法同时分离成百或上千基因组区域。MPS 既可以仅检测外显子或感兴趣的基因范围（疾病特异的基因范围），也可以完成基因组的全部外显子检测（全外显子检测，WES）和更大范围的检测，一次运行可产生 10 亿碱基对（Sendure 和 Ji，2008）。MPS 的输出结果还要与人类参考基因组进行比对，以明确所检测的基因组与参考基因组的区别。然后使用生物信息学工具检测变异是否单发、出现频率，以及对蛋白的结构和功能造成损伤的可能性。还会检测保守序列及与之前分析的疾病相匹配的遗传模式。如果检测到的变异是一种已知的耳聋基因突变，上述分析就不太复杂，但是当基因变异与已知的耳聋没有关联时，验证变异则是一件充满挑战的事情。如果通过选定的基因

没有发现病理性变异，下一步就需要 WES 检测。这种方法只对编码外显子的基因进行测序，降低对非编码区进行分析的需求。全外显子检测也具有局限性，因为我们还在不断认识所有真正的蛋白编码外显子的定义，并且感兴趣的区域内的突变还是有可能没有被全外显子检测设计所包括。

检测耳聋的遗传原因需要明确基因的所有突变（直接 DNA 测序）或一个特殊基因的选择性突变。尽管第一代检测技术理论上可以检测几乎所有类型的突变，但是费用昂贵、耗时较长。基于 MPS 的新型基因检测平台的不断提升给基因诊断带来了飞速发展（Brownstein 等，2011；Shearer 等，2010），现在已被公认为基因组学研究领域的主要检测技术。杂交突变芯片虽然不能明确所有的突变，但是可以在同一个检测中平行分析几个基因的许多突变。这些芯片比直接测序便宜且快速。尽管敏感性和精确性有限（Linden Phillips 等，2013），但是现在的芯片仍是用于临床筛查非综合征性聋的主要基因。突变芯片采用最高的频率选择突变，但没有在降低检测时间和费用方面有太多改观〔关于突变芯片的局限性的综述可参考 Linden Phillips 等（2013）〕。即使患者有医疗保险，基因分析也不能全额从保险公司得到补偿。没有保险或保额不足的人群则更不能拥有公平检测基因的机会。

"第三代" DNA 测序已应用于实验室研究，并很可能短期内被商业化（Linden Phillips 等，2013）。这一技术可以从新生儿代谢筛查时采集的一滴血中提取 DNA，使常规基因组测序成为可能。但是目前通过高水平的全基因组测序检测病变的费用还是相当高昂。而且，探索人类基因组的病变仍有很多需要解决的问题，储存基因组数据很快会成为另一个较大的麻烦。目标序列捕获技术是一个折中的解决办法，如

WES 就是介于小的目标捕获平台和全基因组测序之间的检测技术。

如果带有 WES 和 WGS 的 NGS 技术至少在实验室研究中成为现实，这些方法费用高昂且较复杂，仅能使少数人群受益。在不久的将来，全基因组测序将比全外显子测序的费用更加低廉，因为产生真性外显子输出和包括保守非编码区域这些目标捕获步骤可被完全忽略。WES 数据集已经遇到了数据存储的问题，而 WGS 产生的数据将是 WES 的 100 多倍，使得这一问题更加突出。因此，计算机基础领域有效的计算技术是亟待发展的领域。

六、遗传性听力损失的评价策略

DNA 测序和分析技术的进步为听力损失的诊断和治疗带来了飞速革新。临床上可为一些有需要的人群提供或推荐基因检测。

目前临床上许多遗传检测的方案需要建立在鉴别获得性听力损失和遗传性听力损失的基础之上，从而降低遗传咨询和遗传检测的数量。儿童获得性听力损失可由产前感染（弓形虫病、风疹、巨细胞病毒感染和疱疹）或产后感染（细菌性脑膜炎）导致。在发达国家最常见的导致听力损失的环境、非遗传因素是先天性巨细胞病毒（CMV）感染。分子遗传学测试首先用于评价可能患有遗传性感音神经性聋的个体，除非病史、体检和（或）听力测试没有提示特殊的综合征性聋。

鉴别听力损失首先需要在遗传学测试之前采集详细的家族史信息、完善临床检查、完成听力测试及影像学检查。如果可能的话，需要采集近三代亲属的家族史，特别需要注意其他耳聋的亲人和相关的检查结果。亲属相关的检查结果可通过直接检查获得，或者通过之前记录到的（如果之前做过）听力测试和分子遗传

学测试结果获得。耳聋原因不明的患者进行临床检查是为了评价与综合征性聋相关的症状特点。由于一些耳聋的综合征常有不同的表现，所以正确的诊断还有赖于分子遗传学检测。听力检测包括鼓室导抗、中耳肌反射、耳声发射、行为学测试和听觉诱发电位检测。表现为进行性听力损失的个体应该评估一些综合征，如Pendred综合征和Stickler综合征。评估前庭导水管扩大、耳蜗神经损伤或内耳畸形需要进行颞骨影像学检查。最后，对于明显的非综合征性感音神经性聋的病例应该进行基因检测。

针对遗传性聋的分子遗传学测试建立在单基因检测的基础之上；但是，上文提到的多基因检测为分子遗传学测试带来了极大的补充。这些检测包括目前最常见的导致耳聋的基因，以及导致常染色体隐性遗传、常染色体显性遗传的所有的基因。这些技术使遗传性听力损失和种族性听力损失的诊断效率大大提高（Shearer和Smith，2015）。专业医师需要利用有限的费用制订多基因检测计划，减少不能解释表型的病理性变异基因，最大限度地提高明确病变基因的机会。医师应该评价患者的病史和体检是否明显符合非综合征性聋。一些耳聋开始可能被误认为是非综合征性聋，但随着其他症状的出现才表现为综合征性聋（如Usher综合征和Pendred综合征；Li等，1998），现在许多遗传性聋的多基因检测可包含这些综合征性聋的最常见致病基因，然而，靶向基因测试可能还是被用于综合征性聋的诊断。临床医师需要注意的是，一些基因可以导致同样的（或密切相关的）表型，而同一个基因既可以与综合征性聋有关，也可与非综合征性聋有关。

基因检测结束后还需要个体化的遗传咨询。如果检测出的导致听力损失的突变是原发的，那么这个家庭传播的结果非常重要。家庭需要理解基因测试的原理、遗传模式和影响，从而对医疗方案做出决定，也是对自己做出决定。除了导致表型的基因突变，如果可能的话，这个家庭还需要咨询其他基因中与临床相关的突变。

七、面向诊疗新标准：对所有诊断为听力损失的患者进行基因检测

世界上只有一少部分地方对所有诊断为感音神经性聋的患者进行完整的基因检测。许多其他的医疗中心只提供有限的基因检测，如连接蛋白26。尽管对所有诊断为耳聋的婴儿和儿童都进行完整的基因检测还存在阻力，但这项计划已是大势所趋。个体化和精准的治疗理念正被全球所接受，目的是结合每一个患者的遗传信息选择合适和优化的治疗方案。我们对不同类型的遗传性聋的理解不断深入，使得耳聋的诊断更加精确。因为遗传性耳聋发病率较高，因此应该对所有诊断为耳聋的婴儿考虑基因检测，评估其遗传因素。这是一项具有荣誉感的使命，期望在不久的将来能够克服实现这一目标的主要障碍。

如上文所述，耳聋的高度遗传异质性是需要考虑的因素之一。如果目前强调多基因测序的方法以解决遗传的高度异质性问题，就必须认识到这一检测方法本身也具有局限性，即对突变和检测的基因数量有限。而且，由于还有许多导致听力损失的基因和突变尚未发现，所以会出现遗传性聋的婴儿基因检测结果为阴性的情况。随着与耳聋有关的新突变和新基因不断被发现，基因芯片可能很快就会过时。换句话说，如果基因芯片没有检测到突变，也不能排除遗传性聋的可能性。还有可能出现的情况是，原发的突变基因在父母任何一方都没有携带（例如，先证者第一次出现突变）。常染色体

显性遗传性聋的先证者可由原发的病原性变异致病。偶然发现，如果原发性变异导致的病例占比不明，这个比率会被认为较小。也有许多突变的严重性不同，或者临床病例可观察到同一个基因的不同突变。这一现象增加了基因评价的复杂性并可能影响治疗。

尽管检测技术的发展可降低基因检测的费用，但是把这项检测添加到诊断步骤的费用仍是需要考虑的主要因素。遗传学评估的所有费用不仅包括 DNA 测序，还包括生物信息工具（大量遗传学数据的存储和分析）和人工费用。实际的问题是，意识到有遗传性聋之后必须进行遗传学咨询，这样也会显著增加与遗传学检测相关的人工费。随着耳聋婴儿遗传学检测数量的增加，需要增加遗传学咨询以根据家庭成员的检测结果评估婴儿及其家庭还有未来的先证者将会受到的影响，包括后续的听力干预和言语、语言发育。不同的临床医师的水平需要统一，还需要使他们不断更新遗传学检测方面的信息。这样临床医师很可能还需要专业的培训。

最后，因为遗传学检测可能还不能为听力损失提供治疗和处理方案，所以目前可能会让人感觉遗传检测的作用有限。遗传学检测还会增加不可忽视的种族问题（本章不做展开）。

在考虑建立一项遗传学检测项目之前，可以参考相关基因筛查策略的决策指导（Andermann 等，2011），这些都是很好的参考工具。

八、遗传学评估会被整合到新生儿筛查项目中吗

现在可对一些诊断为感音神经性聋的婴儿提供基因检测，很有可能不久后所有患者都能享受这项评估。基因芯片越来越高效，其性价比也越来越高。在一些诊疗中心甚至可以给患者选择性提供 WES 和 WGS。将来随着遗传学评估的技术提高和费用不断降低，理论上遗传病（包括听力损失）的新生儿都可享受这一评估。

现实地讲，现在对所有新生儿检测可疑致聋的基因突变进行遗传学评估应该不可能实现。检测费用当然是主要的问题，还有之前所提到的其他原因都会阻碍这个项目的实施。还不能精确地从单独的基因或者选取的已知基因预测渐进性听力损失的风险。并且，因为突变基因之间存在相互作用和不同的外显率（基因突变的个体表现出临床症状的部分），所以耳聋的诊断与突变基因还缺乏直接联系。即使现在可以明确一个无症状的新生儿是否携带突变的耳聋基因，但还是不能肯定所有这些基因在将来是否会导致听力损失。由于 500 多个潜在基因导致的数百种突变中的任何一个都可导致听力损失，因此在一小部分较少出现的基因中明确突变对诊断的作用是有限的。对所有的新生儿进行筛查以明确更多的致聋基因和突变的临床意义，这种做法现在看来可能是在浪费时间和金钱。

但是，基因筛查还是具有一定的需求潜力。例如，新生儿基因筛查有助于发现目前新生儿听力筛查难以发现的轻度听力损失和迟发性听力损失。尽管还没有特别廉价的基因组 DNA 测序，但是以这项技术现有的发展步伐来看，对所有新生儿进行主要遗传性聋的分子学检测将成为可能，这将大大推动新生儿听力筛查的发展（Morton 和 Nance，2006）。在不久的将来，这种基因检测很可能成为诊断听力损失相关疾病的重要方法。

应该为所有明确具有听力损失的婴儿提供基因检测，而不是只为一部分婴儿提供，因为这项检测可明确听力损失的病因、可能的并发

症、提示听力损失是否会进展、是否需要其他医疗措施、帮助治疗并使父母明确听力损失的原因。遗传学评估并不仅仅推测将来家庭中的下一个孩子是否会患有遗传性听力损失，还可以对综合征性聋的病例产生重要影响，减少初级医疗机构为排除该病要求的检查数量。

九、基因诊断和未来的治疗方法

随着人类基因组计划的完成，遗传性听力损失的诊断和治疗的机会得到提高。新发现的耳聋基因（非综合征性和综合征性）被迅速转化到临床应用，成为敏感的临床诊断工具的一部分。这方面的发展为研究针对新基因或突变的治疗奠定了基础，以减慢或阻止听力损失进展。基因治疗的方法正在逐渐增加，通过这种方法可将基因导入受累器官的细胞内。正常基因的拷贝可通过载体导入到患者的细胞内。

遗传性听力损失的治疗研究已经开启，主要针对两种基因突变类型：功能缺失性突变和功能获得性突变。功能缺失性突变是最常见的突变形式，突变基因的蛋白产物可能缺失、没有功能或者质量减低。这种突变是典型的隐性突变，因为正常的等位基因通常可以弥补非功能性基因。与此相反的是，功能获得性突变时，变异的基因产物具有新的分子功能，这种常见于显性遗传性突变，因为正常的等位基因并不能阻止突变等位基因所导致的异常行为。功能获得性突变有一个亚型为显性负性突变，即突变基因的产物竞争或抑制正常产物的功能。

治疗功能缺失性突变导致的听力损失是寻找补偿基因。治疗功能获得性突变的策略是通过 RNA 干涉或降解突变的基因产物来抑制新的分子功能。对于听力损失，时间是治疗这两种突变类型的关键因素。可行的治疗功能获得性突变导致的遗传性听力损失的时间是在出生后，因为典型的听力损失发生于语后，即听力损失不会在新生儿期出现（Schrijver，2004）。但是在听力损失的表型出现之前就开始治疗功能缺失性突变，会使这种类型的突变治疗更加简单有效，这就提出了胚胎治疗的方法，而出生前检测会带来许多操作和伦理学方面的问题。

十、结论

随着基因组学的发展，为所有患者提供完整的基因检测即将实现。不久，针对听力损失这一人类最常见的感觉障碍疾病，基因检测将成为医疗标准并提高这一疾病的诊断和治疗。

网络资源

- 人类孟德尔遗传®：人类基因和遗传疾病的在线目录，http://omim.org/
- 遗传性听力损失主页：http://hereditary-hearingloss.org/
- 耳聋变异数据库：http://deafnessvaria-tiondatabase.org/
- AudioGene：http://audiogene.eng.uiowa.edu/
- MITOMAP：人类线粒体基因组数据库，https://www.mitomap.org//MITOMAP
- 连接蛋白 – 聋症主页：http://davinci.crg.es/deafness/

参 考 文 献

[1] Andermann, A.; Blancquaert, I.; Beauchamp, S.; Costea, I. Guiding Policy Decision for Genetic Screening Developing a Systematic and Transparent Approach. *Public Health Genom.* 2011, *14*, 9-16.

[2] Brownstein, Z.; Friedman, L.M.; Shahin, H.; Oron-Karni, V.; Kol, N.; Abu Rayyan, A.; Parzefall, T.; Lev, D.; Shalev, S.; Frydman, M.; Davidov, B.; Shohat, M.; Rahile, M.; Lieberman, S.; Levy-Lahad, E.; Lee, M. K.; Shomron, N.; King, M. C.; Walsh, T.; Kanaan, M.; Avraham, K. B. Targeted Genomic Capture and Massively Parallel Sequencing to Identify Genes for Hereditary Hearing Loss in Middle Eastern Families. *Genome Biol.* 2011, *12*, R89.

[3] Cooper, D. N.; Ball, E. V.; Stenson, P. D.; Phillips, A. D.; Evans, K.; Heywood, S.; Hayden, M. J.; Azevedo, L.; Mort, M. E.; Hussain, M. *The Human Gene Mutation Database*, 2017. http://www.hgmd.cf.ac.uk/ac/index.php (accessed July 17, 2018).

[4] Cryns, K.; Van Camp, G. Deafness Genes and Their Diagnostic Applications. *Audiol. Neurootol.* 2004, *9*, 2-22.

[5] Griffith, A. J.; Wangemann, P. Heairng Loss Associated With Enlargement of the Vestibular Aqueduct: Mechanistics Insights From Clinical Phenotypes, and Mouse Models. *Hear. Res.* 2011, *281*, 11-17.

[6] Hilgert, N.; Smith, R. J.; Van Camp, G. Forty Six Genes Causing Non-Syndromic Hearing Impairment: Which Ones Should be Analysed in DNA Diagnostics? *Mutat. Res.* 2009, *681*, 189-196.

[7] Hood, L.; Morlet, T. Current Issues in Auditory Neuropathy Spectrum Disorder. In *Translational Perspectives in Auditory Neurosciences. Special Topics*; Tremblay, K., Burkard, R., Eds.; Plural Publishing, 2012; pp 35-68.

[8] Hutchin, T.; Coy, N. N.; Conlon, H.; Telford, E.; Bromelow, K. et al. Assessment of the Genetic Causes of Recessive Childhood Non-Syndromic Deafness in the UK: Implications for Genetic Testing. *Clin. Genet.* 2005, *68*, 506-512.

[9] Kalatzis, V.; Petit C. The Fundamental and Medical Impacts of Recent Progress in Research on Hereditary Hearing Loss. *Hum. Mol. Genet.* 1998, *7*, 1589-1597.

[10] Keats, B. J. B.; Berlin, C. I. Introduction and Overview: Genetics in Auditory Science and Clinical Audiology. In *Genetics of Auditory Disorders. Springer Handbook of Auditory Research*; Keats, B. J. B., Fay, R. R., Popper, A. N., Eds.; Springer: New York, NY, 2002; Vol. 14.

[11] Kenna, M. A.; Feldman, H. A.; Neault, M. W. et al. Audiologic Phenotype and Progression in GJB2 (Connexin 26) Hearing Loss. *Arch. Otolaryngol. Head Neck Surg.* 2010, *136*, 81-87.

[12] Kim, T. B.; Isaacson, B.; Sivakuraman, T. A.; Starr, A.; Keats, B. J.; Lesperance, M. M. A Gene Responsible for Autosomal Dominant Auditory Neuropathy (AUNA1) Maps to 13q14-21. *J. Med. Genet.* 2004, *41*, 872-876.

[13] Li, X. C.; Everett, L. A.; Lalwani, A. K. et al. A Mutation in PDS Causes Non-Syndromic Recessive Deafness. *Nat. Genet.* 1998, *18* (3), 2125-2217.

[14] Linden Phillips, L.; Bitner-Glindzicz, M.; Lench, N.; Steel, K. P.; Langforf, C.; Dawson, S. J.; Davis, A.; Simpson, S.; Packer, C. The Future Role of Genetic Screening to Detect Newborns at Risk of Childhood-Onset Hearing Loss. *Int. J. Audiol.* 2013, *52*, 124-133.

[15] Minami, S. B.; Mutai, H.; Nakano, A. et al. GJB2-Associatred Hearing Loss Undetected by Hearing Screening of Newborns. *Gene* 2013, *532*, 41-45.

[16] Morton, C. C.; Nance, W. E. Newborn Hearing Screening— A Silent Revolution. *N. Engl. J. Med.* 2006, *354*, 2151-2164.

[17] Pandya, A.; Arnos, K. S.; Xia, X. J. et al. Frequency and Distribution of GJB2 (Connexin 26) and GJB6 (Connexin 30) Mutations in a Large North American Repository of Deaf Probands. *Genet. Med.* 2003, *5*, 295-303.

[18] Parker, M.; Bitner-Glindzicz, M. Genetic Investigations in Childhood Deafness. *Arch. Dis. Child.* 2015, *100*, 271-278.

[19] Prera, N.; Löhle, E.; Birkenhäger, R. Progressive Hearing Impairment With Deletion in GJB2 Gene Despite Normal Newborn Hearing Screening. *Laryngorhinootologie* 2014, *93*, 244-248.

[20] Rudman, J. R.; Kabahuma, R. I.; Bressler, S. E.; Feng, Y.; Blanton, S. H.; Yan, D.; Liu, X. Z. The Genetic Basis of Deafness in Populations of African Descent. *J. Genet. Genomics* 2017, *44*, 285-294.

[21] Sanger, F.; Nicklen, S.; Coulson, A. R. DNA Sequencing With China-Terminating Inhibitors. *Proc. Natl. Acad. Sci. USA* 1977, *74* (12), 5463-5467.

[22] Schrijver, I. Hereditary Non-Syndromic Sensorineural Hearing Loss: Transforming Silence to Sound. *J. Mol. Diagn.* 2004, *6*, 275-284.

[23] Shearer, A. E.; Deluca, A. P.; Hildebrand, M. S.; Taylor, K. R.; Gurrola II, J.; Scherer, S.; Scheetz, T. E.; Smith, R. J. H. Comprehensive Genetic Testing for Hereditary Hearing Loss Using Massively Parallel Sequencing. *PNAS* 2010, *107*, 21104-21109.

[24] Shearer, A. E.; Hildebrand, M. S.; Smith, R. J. H. Hereditary Hearing Loss and Deafness Overview. In *Genereviews® [Internet]*; University Of Washington: Seattle (WA), [Online] 1999; 1993-2017. https://www.ncbi.nlm.nih.gov/books/nbk1434 (accessed July 17, 2018).

[25] Shearer, A. E.; Hildebrand, M. S.; Smith, R. J. H. Hereditary Hearing Loss and Deafness Overview. In *Genereviews® [Internet]*; Adam, M. P., Ardinger, H. H., Pagon, R. A. et al., Eds.; University of Washington: Seattle, Feb 14, 1999; 1993-2017. Available From: https://www.ncbi.nlm.nih.gov/books/nbk1434/ (updated July 27, 2017).

[26] Shearer, A. E.; Black-Ziegelbein, E. A.; Hildebrand, M. S.; Eppsteiner, R. W.; Ravi, H.; Joshi, S.; Guiffre, A. C.; Sloan, C. M.; Happe, S.; Howard, S. D.; Novak, B.; Deluca, A. P.; Taylor, K. R.; Scheetz, T. E.; Braun, T. A.; Casavant, T.L.; Kimberling, W. J.; Leproust, E. M.; Smith, R. J. Advancing Genetic Testing for Deafness with Genomic Technology. *J. Med. Genet.* 2013, *50* (9), 627-634.

[27] Shendure, J.; Ji, H. Next-Generation DNA Sequencing. *Nat.*

Biotechnol. 2008, *26*, 1135-1145.

[28] Smith, R. J.; Bale Jr, J. F.; White, K. R. Sensorineural Hearing Loss in Children. *Lancet* 2005, *365*, 879-890.

[29] Stehel, E. K.; Shoup, A. G.; Owen, K. E. et al. Newborn Hearing Screening and Detection of Congenital Cytomegalovirus Infection. *Pediatrics* 2008, *121*, 970-975.

[30] Toriello, H. V.; Reardon, W.; Gorlin, R. J. *Hereditary Hearing Loss and its Syndrome*; Oxford University Press : Oxford, 2004.

[31] Van Camp, G.; Smith, R. J. H. *Hereditary Hearing Loss Homepage*, 2018. hereditaryhearingloss. org (accessed July 17, 2018).

[32] Van Camp, G.; Willems, P. J.; Smith, R. J. Non-Syndromic Hearing Impairment: Unparalleled Heterogeneity. *Am. J. Hum. Genet.* 1997, *60*, 758-764.

[33] Varga, R.; Kelley, P. M.; Keats, B. J.; Starr, A.; Leal, S. M.; Cohn, E. et al. Non-Syndromic Recessive Auditory Neuropathy is the Result of Mutation in the Otoferlin (OTOF) Gene. *J. Med. Genet.* 2003, *40*, 45-50.

[34] Varga, R.; Avenarius, M. R.; Kelly, P. M.; Keats, B. J.; Berlin, C. I.; Hood, L. J. et al. OTOF Mutation Revealed by Genetic Analysis of Hearing Loss Families Including a Potential Temperature Sensitive Auditory Neuropathy Allele. *J. Med. Genet.* 2006, *43*, 576-581.

[35] Wang, Q.; Gu, R.; Han, D.; Yang, W. Familial Auditory Neuropathy. *Laryngoscope* 2003, *113*, 1623-1629.

[36] Yoshinaga-Itano, C.; Sedey, A. L.; Coulter, D. K. et al. Language of Early- and Later Identified Children With Hearing Loss. *Pediatrics* 1998, *102*, 1161-1171.

第 12 章　21 世纪全球听力保健举措
Global Initiatives for Hearing Health in the 21st Century

Bradley McPherson　Shelly Chadha　著

冀　飞　译　　陈艾婷　校

摘　要

近年来，公众越来越认识到听力损失为个人及其社区带来的沉重负担。全球公共卫生报告表明，听力损失现在是伤残损失寿命年（years lived with disability，YLD）的最常见原因之一。认识到这一点，使得人们呼吁更加重视耳和听力保健的举措。对于低收入和中等收入国家来说，这些举措尤其必要，因为这些国家在该领域的人力和基础设施资源往往非常有限。本章概述了提供全民耳和听力保健所面临的严峻挑战，并介绍了世界卫生组织（World Health Organization，WHO）目前为应对这一挑战而采取的广泛战略办法。本章介绍了非洲、亚洲和北美这三大洲当地干预项目的个案研究，并强调了这些项目如何与 WHO 建议的方法保持一致。同时还强调了全球和本土机构沟通与协作的重要性，并指出了开展这种沟通与协作的机制。低收入和中等收入国家最近的耳和听力保健举措的范围和规模正在扩大，这一以前未得到充分重视的公共卫生问题现在正得到更广泛的关注。

关键词

发展中国家；助听器；听力损失；公共卫生；康复

一、耳和听力保健采取公共卫生措施必要性的概述

未得到解决的听力损失对全球卫生界构成了日益严峻的挑战。2011 年，WHO 估计全世界有 3.6 亿人患有致残性的听力损失（WHO，2012）。目前对致残性听力损失的定义是指成人较好耳的听阈＞40dB HL，儿童较好耳听阈＞30dB HL。上述 WHO 的数据还是较为保守的估计，而来自其他来源的数据表明了这个数字更大。最近的全球疾病负担研究（GBD）

数据显示，听力损失（包括超过 20dB HL 的所有损失等级）是人们经历的第二大常见的功能损害，超过 13 亿人受到影响（GBD，2015）。在全球范围内，听力损失也是导致伤残损失寿命年的一个关键因素，占全球 YLD 的 5.8%（Wilson 等，2017）。

近 90% 的听力损失患者生活在世界低收入和中等收入国家，其中东亚和南亚国家所占比例最大，其次是亚太地区、东欧和中亚、拉丁美洲和加勒比地区，以及撒哈拉以南非洲（WHO，2012）。

虽然高收入国家的总体数字似乎较低，但持续的人口变化可能会改变这种情况。由于人口增长和人口老龄化（UN，2015），许多发达国家的听力损失人数可能会显著增长（Lin 等，2011；Access Economics，2006；Action on Hearing Loss，2015；National Foundation for the Deaf，2017）。除此之外，尽管在预防、诊断和治疗方面取得了进展，但许多导致听力损失的状况和危险因素依然存在。据 WHO 估计，超过 10 亿年轻人由于有在娱乐场所和设施长时间听吵闹声音的习惯而面临听力损失的风险（WHO，2015）。

对听力损失及其应对手段的缺乏感受最深的是患者本人及其家庭（Dobie 等，2004）。然而，听力损失对社区和整个社会的影响更为广泛。未解决的听力损失每年给全球造成 7500 亿美元的损失（WHO，2017a）。这包括强加给卫生和教育部门的费用和生产力的损失。整体经济影响的很大一部分是由无形的或者社会成本造成的，这些成本考虑到了社会隔离、沟通困难和歧视的影响。

必须指出，一些具有成本效益的解决方案可以解决听力损失问题（WHO，2017a），包括以下 2 个方法。

① 通过预防或管理耳科疾病和其他导致听力损失的危险因素来减少听力损失。据 WHO 估计，儿童中近 60% 的听力损失的诱因是可预防的。耳部感染、出生并发症、传染病、噪声暴露和使用耳毒性药物都是其中一些可避免的原因（WHO，2016）。

② 及早发现并施以适当的康复措施，以减轻听力损失的不利影响。简单地说，无论从年龄还是损失程度角度来说，听力损失都是有可能早期发现的。及时确认听力损失并辅之以适当的康复服务，如验配助听器及施加所需的治疗等，就可以大大减少听力损失对个人、家庭和整个社会的不利影响（WHO，2017b）。

二、对耳和听力保健的障碍的理解

听力损失的高发病率和影响，加上具有成本效益的解决办法，使其成为一个公共卫生问题。预防、早期发现和康复相结合的公共卫生战略有助于减少其流行率和不利影响。一些国家（主要是在世界高收入地区）正在实施这种公共卫生战略。虽然中低收入国家（low-and middle-income country，LMIC）有解决这一问题的公共卫生行动的实例，但数量相对较少（WHO，2013）。事实上，目前全球只有一部分人能够享有预防和治疗听力损失的服务。

任何针对耳和听力问题的公共卫生方法，第一步都是了解和承认迄今为止阻碍相关服务增长的障碍。关于耳和听力保健，这些障碍包括四个方面：①缺乏意识；②缺乏政策支持；③缺乏资源；④缺乏数据。

听力损失是一种不易被发觉的疾病，不会对生命构成直接威胁，因此常常被决策者和一般社区忽视（Wilson 等，2017；Olusanya 等，2000；Mackenzie 和 Smith，2009）。这个因素加上各种健康状况对有限资源的争夺，往往导致听力保健资源分配不足，特别是在世界中低收入地区（Wilson 等，2017；WHO，2013）。

在资源匮乏的地区，大多缺乏处理听力损失及导致听力损失的耳部问题的人力资源。WHO 关于政府实施听力保健能力的多国调查评估报告显示，大多数低收入国家每百万人口中耳鼻咽喉专家和听力学家数量都不足 1 人（WHO，2013）。一项对撒哈拉以南非洲 22 个国家人力资源可用性的研究表明，该地区耳鼻咽喉科专家的比例为每 10 万人口 0.01～0.5 人，听力学家与言语治疗师的比例分别为每 10 万人口 0.001～0.8 人和 0～2.7 人（Mulwafu

等，2017）。此外，用于培训这些提供耳和听力保健专业人员的教学设施也相当缺乏（WHO，2013；Mulwafu 等，2017）。

促进耳和听力保健的专项财政资源的缺乏极大地进一步阻碍了听力保健政策和服务的发展（WHO，2017a；Wilson 等，2017）。且满足日益增长的听力保健需求的设备和仪器仍然供应不足（Mulwafu 等，2017）。2010 年，WHO 强调，助听器的生产只能满足全球 10% 的需求。报告还强调，在资源匮乏地区，仅有约 3% 的干预需求得到满足（WHO，2011）。

除了这些问题，我们尚没有关于听力损失的必要流行病学和公共卫生数据，包括其概况、原因、预防可行性、保健工作面临的障碍、行动的成本等。相关的本土数据可为干预决策者提供有力的支持，并且是推动以证据为基础的政策制订的先决条件。WHO 的一份报告显示，仅有 30 个国家开展了评估听力损失发生率和病因的流行病学研究（WHO，2013）。

一旦我们认识到耳和听力保健面临的障碍，下一步必须寻求克服这些障碍的解决方案。

三、世界卫生组织倡导的耳和听力保健措施

WHO 认识到耳和听力保健的重要性，并认识到必须采取公共卫生办法来解决阻碍这一领域相关服务增长的障碍。2017 年 5 月，第 70 届世界卫生大会（WHO，2017c）讨论了听力损失问题，大会一致通过了一项关于预防耳聋和听力损失的决议（WHA70.13）。该决议为各国提供了一个解决听力损失问题的战略大纲。该决议还呼吁 WHO 采取若干行动，支持会员国执行该决议。

根据这项决议的授权，WHO 正致力在全世界促进耳和听力保健。"耳和听力保健"是指通过卫生系统预防、鉴别和治疗耳科疾病及听力损失，以及康复和支持听力损失患者的综合性循证干预措施（WHO，2017d）。根据其公共卫生方法，WHO 确定了未来几年的四个战略工作领域，其中包括以下 6 项。

① 循证倡导：为了使耳和听力保健获得更多关注，必须提高决策者、专业人员和民间社团对这一问题的认识。提高对听力损失和听力保健的认识，可以促进和推动各国政府制订相关政策，而民间社团对该问题认识的提高将有助于确保社区更多地接受耳和听力保健。

② 世界听力日（3 月 3 日）是一个重要的倡导活动，旨在引导人们关注听力损失的不同方面，如听力损失的高发病率、不良影响、预防方法和经济成本等。每年世界听力日，WHO 都会确定一个主题，并发布基于证据的相关信息。这些信息的传播得到了事实性的、与主题相关的和方便用户的宣传材料的支持。这些材料通过 WHO 网站、媒体、合作伙伴和世界各地各级利益相关方进行宣传。合作伙伴通常会适当调整这些信息和材料，使之适合当地情况，并利用这些信息和材料与决策者或整个社区进行接触。许多国家、组织及个人通过组织活动和与媒体接触加入了这一宣传工作（WHO，2017e）。

③ 必须将知识转化为国家和社区一级的政策或行动依据。为了促进这一进程，WHO 在其不同区域组织了培训班和咨询活动。这些培训班主要由政府代表与来自不同国家的专业人员、学者和民间社团网络一起参加。它们有助于提高利益相关方对耳和听力保健原则的认知水平，促进思路交流和网络联系。

④ 流行病学和公共卫生数据。这些数据是开展宣传工作和制订政策的基础。因此，良好、可靠的数据和研究在驱动公共卫生进程中的重要性不言而喻。在听力领域，WHO 在很大程

度上依赖已出版的文献来确定听力保健的发展趋势和确定关键问题。WHO 认为有必要采取标准化的流行病学方法，目前正在编写和实测一本指导开展耳和听力保健流行率调查的工作手册。WHO 还在制订标准化指标，以便在全世界范围内统一监测耳和听力保健。

⑤ 向各国提供技术支持：WHO 根据其作为联合国专门机构的任务规定，与其会员国进行接洽。它为各国提供标准化循证建议，以促进民众在社区一级获得耳和听力保健服务。这些支持包括培训资源、规划模板和良好实践的共享等。它还与不同国家的政府卫生部门合作，支持它们制订和执行耳和听力保健策略。

⑥ 预防因接触娱乐性声音而导致的噪声性听力损失。为应对日益增长的不安全听力行为对听力构成的威胁，WHO 发起了"安全倾听"倡议。2015 年，据估计，超过 10 亿的年轻人由于在娱乐场所长时间听较大声音而面临听力损失的风险（WHO，2015）。为了减少这种风险，WHO 正在与该领域的标准化机构和利益相关方合作，为个人音频设备（如智能手机和MP3 播放器）制订全球标准。制订这些标准的目的是促进使用者更加安全地倾听。WHO 还在努力提高政策制订者、企业界和年轻人对这一问题的认识。

WHO 的上述举措可以引起对经常被忽视的耳和听力问题的重视。这些努力得到了世界各国政府和合作方发起的若干行动的支持。下文将概述其中的一些举措。

四、各大洲的听力保健举措

如上所述，听力损失越来越被视为一个非常重要但又在很大程度上没有解决的健康问题。听力损失已经由 2010 年导致全球 YLD 的第 11位影响因素，上升到 2015 年的第 4 大危险因素

（Wilson 等，2017）。高层多边合作举措（如由WHO 牵头组织）非常重要，这是由中低收入国家（LMIC）政府作出的承诺，但这些办法往往只能用于支持社区公共卫生举措。由于在中低收入国家中认识到听力损失对沟通、就业甚至享有基本人权的消极影响（Borg 等，2012），因此更加注重减轻耳和听力障碍的实际措施。这些举措往往涉及发达国家的专业人员和社区与发展中国家卫生工作者之间的合作。还有一些例子是，本土专业人士创造了完全基于当地的解决方案，来解决耳和听力健康问题。

通常指导听力保健计划的框架是隐性的而不是明确的。关于短期或长期听力保健措施管理基本原则的文献很少（Harris 和 Dodson，2017）。然而，健康发展项目的一般建议往往侧重于类似的需求因素，包括教育、可持续性、成本效益、跨学科研究、预防和早期诊断的优先级、公众意识和总体影响的分析（Maki 等，2008；Martiniuk 等，2012）等。关于听力保健方案的优先级情况类似（Interacademy Medical Panel，2015；Olusanya 等，2014；Stringer，2017a）。世界卫生大会关于预防耳聋和听力损失的决议（WHO，2017b）中强调的政府优先关注的事项反映的也主要是这些要素。该决议敦促各成员国将耳和听力保健战略纳入跨学科初级卫生保健框架，优先考虑预防和早期筛查项目，制订循证服务战略，并为耳和听力保健工作者建立适当的培训项目。

下面重点介绍各国际组织在中低收入国家开展的工作。这些组织策略和做法都遵循最广泛的最佳实践原则。以下几个来自非洲、亚洲和中美洲的例子概述了目前世界各中低收入国家的相关举措，并说明了如何落实最佳实践原则。

1. 马拉维

EARS 公司是一家澳大利亚非营利性听力

学发展机构，其使命是为发展中国家配备卫生和教育工作者，以提供听力学服务（EARS Inc.，2017）。EARS 公司具有一个明确的框架，旨在使各项措施"全面、高效、可持续、有效、负责"，并能够在未来实现增长（Bartlett，2017）。这个框架由缩写单词 STORE 概述，即 S——服务（service）、T——培训（training），O——外展（outreach），R——资源（resource）和 E——评估（evaluation）。使用缩写词强调了在他们的发展模式中培训的重要性，下文会详细讨论。

该机构自 2010 年以来的主要举措之一是在马拉维发展听力保健服务，主要是以位于首都利隆圭的非洲圣经学院为中心，在全国各地设置外展诊所（Bartlett，2017）。据报道，马拉维是世界上人均国民总收入最低的国家。2016 年估计为 1169 美元（World Bank，2017）。该项目首先任命了两名澳大利亚专业志愿者，长期派驻马拉维。项目首要任务是在全国建立第一个临床听力学服务机构，这一目标在 2010 年实现。与此同时，该项目也优先考虑了能力建设，从 2012 年开始实施听力学助理培训计划。这个培训项目是"内部的"，学生毕业后没有正式的资格证书，但毕业生在完成培训课程后可从事重要的听力保健工作。通常情况下，新的职业道路需要时间才能得到正式的认可。针对马拉维的情况，项目采用了两项策略。第一项策略是寻求赞助（Hear the World Foundation，2017），使得 4 名马拉维大学毕业生能够在英国参加硕士生水平的听力学研究生课程。3 名学生毕业后返回马拉维，成为马拉维第一批听力学家。这提供了一个核心的国家专业团体，将有助于确保一个可持续的专业听力保健的长期未来。第二项策略是制订研究生水平的听力保健教学大纲，并争取马拉维医学委员会的承认。这一动议未能获得委员会批准。然而，经

修订的学士级教学大纲在 2016 年末获得委员会批准，现已在非洲圣经学院开始实施，第一届共有 10 名学生。该项目的长期目标是让马拉维本国的工作人员全权管理整个听力学的临床和教育过程，尽管中期仍然需要外国专业教学人员。

多媒体链接

• 马拉维——EARS 公司：

https://www.youtube.com/watch?watch?v=rhOPug3c6tA

• 马拉维——寻声者：

https://www.youtube.com/watch?v=EcSrInKfCEc

2. 柬埔寨

持续重视教育是发展中国家若干其他非常成功的举措中的一个核心要义。"全耳柬埔寨"（All Ears Cambodia）（AEC，2017）是一个慈善非政府组织，旨在满足柬埔寨耳疾和听力损失患者的听力保健需求。AEC 侧重于柬埔寨社区最弱势群体，并与 60 多个本土和国际援助机构合作。其主要服务对象包括感染 HIV 的儿童、患有颅面疾病的儿童、曾经流落街头的儿童和童工、地雷和麻风病的受害者、遭受贩卖或家暴的女童和弱势妇女、患有肺结核的老年人和靠最低收入生活的家庭。为提高听力保健服务的可及性，该团队还开设外展诊所，为有需要的人提供医疗服务。AEC 目前在 9 个省份和首都金边开展业务。

在 AEC 诊所，常规工作往往集中在耳部感染的处理，尤其是儿童。该团队使用适当的临床检查、评估和治疗程序治疗耳疾。AEC 每年的工作量约为 26 000 名患者。为了确保服务的可持续性，AEC 建立了一所听力学和初级耳部保健学校，以培训这一领域工作所需要的听力保健医师。本书出版时，有 11 名学生正在接受这个为期两年、四个学期的项目培训。课程设

计的目的是使学生掌握诊断和治疗患者的知识和技能，使之达到国际标准，同时兼顾柬埔寨耳病发病率高和资源紧张的现状。该课程包括一系列内容，包括课堂学习、城市和农村的临床实习，以及实地访问与 AEC 有联系的学校和诊所等。该课程强调儿童听力保健，因为 AEC 面对的患者超过 50% 是儿童。柬埔寨的这个教育方案是在仅具备基本听力保健基础设施的地区实施职业教育的典型案例。随着时间和额外资源的积累，这种类型的计划可能会发展成为正式的、国家认可的资格和更结构化的职业发展的可能性。这对从业者个人是有利的，但可能导致"人才外流"，因为从业者有时会迁移到较富裕的国家（Brouillette，2008）。

3. 菲律宾

2003 年，菲律宾卫生部启动了一项全国性的耳和听力保健计划。这个项目致力于全菲律宾听力损失和耳聋的预防、管理和康复。为了改善服务的输送，项目涉及的所有助听器通过一个名为"低成本助听器计划（Low-cost Hearing Aid Program）"提供。2007 年 1 月，"低成本助听器计划"寻求外部机构的资助。整个项目的目标是建立一个可持续的社区听力保健系统，其中包括为成年人和儿童验配负担得起的助听器。这项助听器提供计划的首要对象是不方便获得听力评估或康复治疗的听障弱势群体。

该项目成功地从狮子俱乐部基金会（Lions Club Foundation）获得了大量初始资金，由当地非政府组织——"改善听力菲律宾"公司（Better Hearing Philippines Inc., BHPI）管理该项目的实施。2008 年，项目与省卫生办公室、省社会福利和发展办公室联合在马尼拉以南的巴丹加斯省第一区开展了一个试点方案。优先考虑对本土初级保健工作者进行培训，以确保有一个能够维持和发展这一举措的长期骨干人

员。最初，来自 8 个参与市的 45 名市政卫生官员、护士、助产士和社区卫生工作者接受了培训。培训由巴丹加斯省政府组织，由 BHPI 主持，主要目的是增加聋病和听力损失的预防、处治和康复方面的知识和技能。除了知识和技能培训外，项目还指导参与者制订计划，在其社区内开展兼具科学性和文化性的活动，以支持低成本助听器方案的实施。此外还对所有参加者进行了培训前和培训后的能力评估。该项目于 2010 年底结束。

社区保健工作者对他们所接受的培训一致持积极态度（"获益非常大""提升了我们对本市耳聋流行情况的认识"等），培训后的能力水平也基本上达到了目标。在卫生工作者培训计划中强调了干预结果评估的重要性。卫生工作者常规使用两种结果衡量标准，即菲律宾改编版《助听器效果国际性调查问卷》（International Outcome Inventory-Hearing Aids）（IOI-HA；ICRA，2017；Smith 等，2009）和菲律宾翻译版《患者导向的听觉改善分级量表》（Client Oriented Scale of Improvement, COSI）（NAL，2017；Dillon 等，1997）。这两种评估方法在对接受低成本助听器的患者进行康复和结果评估都起到了重要作用。定量和定性结果表明，由训练有素的社区卫生保健工作人员配备的低成本助听器在菲律宾可以取得较好的效果。有意思的是，该项目发现，提供助听器还可以为个人带来重要的经济收益。助听器带来的经济收益通常并没有在结果报告中体现。例如，一位上了年纪的女客户在随访报告中说，助听器帮助了她的小生意（一个早餐摊位），因为她可以更准确地接受订单。就业使她能够安全地照顾孙子孙女，并提高了她的生活质量。通过对医护人员进行听力保健概念和技能的有效培训，可以跟踪这些结果，并进行标准化的测量。

虽然项目数据表明，经过训练的社区卫

生工作者在助听器验配效果方面基本达到与听力学家一致（Martinez，2010），但该项目的长期可持续性依旧存疑。参与听力保健的人员有很多其他工作要做，听力保健在其中的优先级并不能得到保证（Martinez，2010）。这是社区卫生保健工作中的一个常见问题（Shediac-Rizkallah 和 Bone，1998）。目前正在开展工作以提高巴丹加斯省这项服务的多样性，远程听力干预是一种候选方法。

4. 越南

全球听力损失儿童基金会（Global Foundation for Children with Hearing Loss，GFCHL，2017）是一个国际性的非营利儿童服务机构，旨在为世界各地的聋儿提供服务。2010 年，GFCHL 启动了"越南聋人教育项目"，以改善越南听力障碍儿童——特别是来自弱势背景的儿童——获得身份认同和康复服务的机会。越南正处于发展耳和听力保健服务的早期阶段。相关卫生工作者和教育工作者短缺，缺乏适当的技能来促进对幼儿进行适当干预（Lam 等，2016），这是许多发展中国家普遍存在的情况（Goulios 和 Patuzzi，2008）。该方案的一个关键优先事项是通过培训越南的教师、治疗师、医疗专业人员、听力学技术人员及听力损失儿童的父母掌握支持儿童和培训其他人所需的适当技能来进行能力建设（Stringer，2017b）。该项目已经启动了一个为期一年的教育和实践课程。该课程持续进行，很多已毕业的学员还会回来继续学习新技能。来自 38 所学校、早期干预中心、三家医院和几家听力诊所的 300 多名专业人员和家庭受益于这一雄心勃勃的国家培训项目（Stringer，2017b）。该项目的一个深思熟虑的创新是，它明确地旨在发展一个实践社区（Seibert，2014）——一个由越南教育和卫生工作者组成的网络，他们相互支持，并为听力损失儿童提供支持。迄今为止，越南还没

有听力学、言语病理学或聋人教育方面的教育项目，通过这种方式将稀缺的人力资源联系起来，有助于有效服务的发展。越南现在在河内和胡志明市之外有 3 个儿童听力学、早期教育和听觉语言治疗中心，由全球基金会项目的越南专业人员管理。对培训的重视与全球基金会对可持续性和培训等项目要素的强调是一致的（Stringer，2017a）。

多媒体链接

越南——全球听力损失儿童基金会：

https://www.youtube.com/watch?v=V-oLfz69zpg&t=79s

5. 危地马拉

令人惊讶的是，发展中国家的助听器项目很少严格评估其举措的成果（McPherson，2018）。但如果要创建循证的服务，这应该是任何卫生保健干预措施的一个重要方面（Pearson 和 Jordan，2010；Wong 和 Hickson，2012）。2017 年世界卫生大会关于听力损失的决议（WHO，2017c）高度重视循证策略和政策的制订。目前已有针对中低收入国家助听器和人工耳蜗成本效益的大量分析（Wilson 等，2017），这些分析有助于确定未来提供服务的方向。一个全面评估的例子是最近对危地马拉市 Sonrisas que Escuchan 基金会管理的成人听力康复服务项目进行的研究。这项由国际残障证据中心（International Centre for Evidence in Disability，ICED，2016）组织的研究随访了 206 名患有中度至重度听力损失的患者的干预结果，并与 146 名没有听力损失的对照组患者的结果进行了比较。由专业人员为参与研究的听力损失患者验配了他们能够负担得起的助听器（每台助听器价值 50 美元，电池和后续服务由患者自行支付）。这项研究发现，听力损失造成了严重的经济、社会和心理等方面的负面影响，并表明在危地马拉很难获得传统的听力

保健服务。本研究采用了纵向研究设计，其内容包括三项：①客观定量方法（数据记录助听器使用小时数）；②主观定量方法（沟通效能、助听器满意度、心理健康、生活质量、助听器使用自我报告和社会经济地位问卷调查）；③主观定性评估（个别小组访谈）很多重要因素影响的验配效果。以这种方式获得的丰富数据集非常清楚地概述了听力干预特别是助听器验配在中低收入国家取得的成果（总体上非常积极）。全球听力保健的其他举措也需要类似的深入研究进行支持。

五、协作在全球听力保健举措中的重要性

上文提到的危地马拉研究很好地展示了各机构之间如何建立有效的合作关系，以便在发展中国家发起和评估一项创新的听力保健服务项目。在危地马拉的案例中，地区性非营利机构 Sonrisas que Escuchan 基金会在国际慈善组织"世界听力"（World Wide Hearing，WWHearing，2017）的支持下建立起了助听器服务项目。伦敦卫生与热带医学院（ICED，2016）的一个 ICED 研究小组对这项服务的有效性进行了评估。研究小组测量了与提供助听器服务可能有关的各种个人和社会经济影响因素，并为支持进一步的服务提供了坚实的证据基础。中低收入国家的听力保健机构通常规模较小，财力和人力资源有限。为了实现其总体目标，合作往往变得必不可少。以马拉维的项目为例，通过教育培训进行能力建设还涉及一个复杂的协作网络，其中包括 EARS 公司、非洲圣经学院、寻声者（一个英国慈善机构，

2017）、Hear the World 基金会（2017）、曼彻斯特大学及马拉维各政府部门和准政府机构等。

世界卫生组织预防耳聋和听力损失方案通过与政府和非政府组织、大学和个人合作，充当促进中低收入国家耳和听力保健发展的关键国际网络。上文强调的基于国家的公共卫生项目的所有主要合作伙伴都通过利益相关各方会议、工作委员会和（或）信息共享网络与 WHO 联系起来。其他组织也支持各机构之间的联系。全球听力健康联盟（Coalition for Global Hearing Health，2017）就是一个例子。该联盟致力于"倡导全球专业人员之间的对话和共识"，为此定期举行会议，并通过指导委员会就中低收入国家的照护标准、听力损失预防和技术获取等问题制订政策。这些跨国机构增强了跨国界和跨学科的合作。

六、结论

有学者指出："更多地关注听力损失将是改善人类健康和幸福的最价廉和最有效的方法之一"（Wilson 等，2017）。2017 年，世界卫生大会通过了一项关于听力损失的新决议，随之而来的是各国政府和非政府组织的重点参与，为听力保健领域提供了一个独特的机会。世界各地的利益相关方已经走到一起，为更好的耳和听力保健制订一个共同的愿景。一系列中低收入国家的公共卫生项目已经展示了改善听力健康的有效途径。今后的合作将有助于实现 WHO 和其他组织的共识目标，改进有关听力损失的循证宣传和公共卫生数据的质量，并提高听力疾病预防、治疗和康复的能力建设水平。

参 考 文 献

[1] Access Economics. Listen Hear! The Economic Impact and Cost of Hearing Loss in Australia. 2006, https://audiology.asn.au/public/1/files/Publications/ListenHearFinal.pdf (accessed Oct 30, 2017).

[2] Action on Hearing Loss UK. Hearing Matters. 2015, https://www.actiononhearingloss.org. uk/how-we-help/information-and-resources/publications/research-reports/hearing-mattersreport/ (accessed Oct 30, 2017).

[3] All Ears Cambodia. http://www.allearscambodia.org/ (accessed Oct 30, 2017).

[4] Bartlett, P. In: *Audiology in the developing world: Using the EARS Inc. framework of S.T.O.R.E. to determine when an imperfect something is better than nothing. Presentation at British Society of Audiology*, eConference, 1-8 December 2017.

[5] Borg, J.; Larsson, S.; Ostergren, P-O.; Rahman, A. A.; Bari, N.; Khan, A. N. Assistive Technology Use and Human Rights Enjoyment: A Cross-Sectional Study in Bangladesh. *BMC Int. Health Hum. Rights* 2012, *12*, 18.

[6] Brouillette, R. Rehabilitation of Hearing Loss: Challenges and Opportunities in Developing Countries. In *Audiology in Developing Countries*; McPherson, B.; Brouillette, R., Eds.; Nova Science Publishers: New York, 2008; pp 141-153.

[7] Coalition for Global Hearing Health. http://coalitionforglobal-hearinghealth.org/ (accessed Oct 18, 2017).

[8] Dillon, H.; James, A.; Ginis, J. Client Oriented Scale of Improvement (COSI) and its Relationship to Several Other Measures of Benefit and Satisfaction Provided by Hearing Aids. *J. Am. Acad. Audiol.* 1997, *8*, 27-43.

[9] Dobie R. A.; Van Hemel, S., Eds. Hearing Loss: Determining Eligibility for Social Security Benefits. National Research Council Committee on Disability Determination for Individuals with Hearing Impairments; 6, Impact of Hearing Loss on Daily Life and the Workplace; National Academies Press, Washington DC, 2004. https://www.ncbi.nlm.nih.gov/books/ NBK207836/ (accessed Oct 30, 2017).

[10] EARS Inc. 2017. https://www.earsinc.org / (accessed Oct 18, 2017).

[11] Global Burden of Disease 2015. Global, Regional, and National Incidence, Prevalence, and Years Lived with Disability for 310 Diseases and Injuries, 1990-2015: A Systematic Analysis for the Global Burden of Disease Study 2015. *Lancet* 2016, *388* (10053), 1545-1602.

[12] Global Foundation for Children with Hearing Loss. 2017. http://www.childrenwithhearingloss. org/ (accessed Oct 18, 2017).

[13] Goulios, H.; Patuzzi, R. Education and Practice of Audiology Internationally: Affordable and Sustainable Education Models for Developing Countries. In *Audiology in Developing Countries;* McPherson, B.; Brouillette, R., Eds.; Nova Science Publishers: New York, 2008; pp 51-74.

[14] Harris, M. S.; Dodson, E. E. Hearing Health Access in Developing Countries. *Curr. Opin. Otolaryngol. Head Neck Surg.* 2017, *25*, 353-358.

[15] Hear the World Foundation. http://hear-the-world.com/en (accessed Oct 18, 2017).

[16] ICRA. IOI-HA list of questionnaires. https://icra-audiology. org/Repository/self-reportrepository/Survey (accessed Oct 18, 2017).

[17] Interacademy Medical Panel A call for action to strengthen healthcare for hearing loss. 2015. http://www.iamp-online. org/sites/iamp-online.org/files/HEALTHCARE%20FOR%20HEARING%20LOSS%20-%20ENGLISH.pdf (accessed Oct 18, 2017).

[18] International Centre for Evidence in Disability. *Do Hearing Aids Improve Lives? An Impact Study Among a Low-income Population in Guatemala. Research Summary Report;* International Centre for Evidence in Disability: London, 2016. http://disabilitycentre.lshtm.ac.uk/resources/guatemala-disability-study-2016/ (accessed Oct 30, 2017).

[19] Lam, A. M. K.; Stringer, P.; Toizumi, M.; Dang, D. A.; McPherson, B. An International Partnership Analysis of a Cohort of Vietnamese Children with Hearing Impairment. *Speech Lang. Hear.* 2016, *19*, 27-35.

[20] Lin, F. R.; Niparko, J. K.; Ferrucci, L. Hearing Loss Prevalence in the United States. *Arch. Intern. Med.* 2011, *171*, 1851-1852.

[21] Mackenzie, I; Smith, A. Deafness—The Neglected and Hidden Disability. *Ann. Trop. Med. Parasitol.* 2009, *103*, 565-571.

[22] Maki, J.; Qualls, M.; White, B.; Kleefield, S.; Crone, R. Health Impact Assessment and Short-Term Medical Missions: A Methods Study to Evaluate Quality of Care. *BMC Health Serv. Res.* 2008, *8*, 121.

[23] Martinez, N. In *Outcome of the Low Cost Hearing Aid Project for Developing Countries*. 11th Hearing International Annual Meeting, Shanghai, October 2010.

[24] Martiniuk, A. L. C.; Manouchehrian, M.; Negin, J. A.; Zwi, A. B. Brain Gains: A Literature Review of Medical Missions to Low and Middle-income Countries. *BMC Health Serv. Res.* 2012, *12*, 134.

[25] McPherson, B. Deafness and Hearing Aids in Low- and Middle-income Countries. *Paediatr. Int. Child Health*, 2018, *38*, 5-6.

[26] Mulwafu, W.; Ensink, R.; Kuper, H.; Fagan, J. Survey of ENT Services in Sub-Saharan Africa: Little Progress between 2009 and 2015. *Glob. Health Action* 2017, *10* (1), 1289736. DOI:10.1080/16549716.2017.1289736.

[27] National Acoustic Laboratories. Client Oriented Scale of Improvement. https://www.nal.gov. au/wp-content/uploads/sites/3/2016/11/COSI-Questionnaire.pdf (accessed Oct 18, 2017).

[28] National Foundation for the Deaf. Listen Hear! New Social and Economic Costs of Hearing Loss in New Zealand. 2017. https://www.nfd.org.nz/help-and-advice/listen-hear-new-zealandreport/(accessed Oct 30, 2017).

[29] Olusanya, B. O.; Neumann, K. J.; Saunders, J. E. The Global Burden of Disabling Hearing Impairment: A Call to Action. *Bull. World Health Organ.* 2014, *92*, 367-373.

[30] Olusanya, B.; Okolo, A.; Ijaduola, G. The Hearing Profile of Nigerian School Children. *Int. J. Pediatr. Otorhinolaryngol.* 2000, *55*, 173-179.

[31] Pearson, A.; Jordan, Z. Evidence-based Healthcare in Developing Countries. *Int. J. Evid. Based Healthc.* 2010, *8*, 97-100.

[32] Shediac-Rizkallah, M. C.; Bone, L. R. Planning for the Sustainability of Community-based Health Programs: Conceptual Frameworks and Future Directions for Research, Practice and Policy. *Health Educ. Res.* 1998, *13*, 87-108.

[33] Seibert, S. The Meaning of a Healthcare Community of Practice. *Nurs. Forum* 2014, *50*, 69-74.

[34] Smith, S. L.; Noe, C. M.; Alexander, G. C. Evaluation of the International Outcome Inventory for Hearing Aids in a Veteran Sample. *J. Am. Acad. Audiol.* 2009, *20*, 374-380.

[35] Sound Seekers UK. http://www.sound-seekers.org.uk/ (accessed Oct 18, 2017).

[36] Stringer, P. Issue of Sustainability in Global Humanitarian Programs. *Perspect. ASHA Spec. Interest Groups, SIG 17*, 2017a, *2* (1), 3-8.

[37] Stringer, P. Promoting Pediatric Audiology in Vietnam and Ecuador. *Hear. J.* 2017b, *70* (7), 42-43.

[38] United Nations. *World Population Aging Report;* United Nations: New York, 2015. http://www.un.org/en/development/desa/population/publications/pdf/ageing/WPA2015 Report. pdf (accessed Oct 30, 2017).

[39] Wilson, B. S.; Tucci, D. L.; Merson, M. H.; O'Donoghue, G. M. Global hearing health care: new findings and perspectives; The Lancet Commissions. July 10, 2017. www.thelancet.com (accessed Oct 18, 2017).

[40] Wong, L.; Hickson, L. Evidence-based Practice in Audiology. In *Evidence-based Practice in Audiology;* Wong, L.; Hickson, L., Eds.; Plural Publishing: San Diego, 2012, pp 3-21.

[41] World Bank. GDP per Capita, PPP (current international $); World Bank: New York, 2017. https://data.worldbank.org/indicator/NY.GDP.PCAP.PP.CD?view=chart (accessed Oct 18, 2017).

[42] World Health Organization. *World Report on Disability;* World Health Organization: Geneva, 2011. http://www.who.int/disabilities/world_report/2011/report.pdf (accessed Oct 30, 2017).

[43] World Health Organization. *Estimates;* World Health Organization: Geneva, 2012. http://www.who.int/pbd/deafness/estimates/en/ (accessed Oct, 30, 2017)

[44] World Health Organization. *Multi-Country Assessment of National Capacity to Provide Hearing Care;* World Health Organization: Geneva, 2013. http://www.who.int/pbd/publications/WHOReportHearingCare_Englishweb.pdf?ua=1 (accessed Oct 30, 2017).

[45] World Health Organization. *Hearing Loss due to Recreational Exposure to Loud Sounds. A Review;* World Health Organization: Geneva, 2015. http://apps.who.int/iris/bitst ream/10665/154589/1/9789241508513_eng.pdf?ua=1&ua=1/ (accessed Oct 30, 2017).

[46] World Health Organization. *Childhood Hearing Loss. Strategies for Prevention and Care;* World Health Organization: Geneva, 2016. http://apps.who.int/iris/bitstream/10665/204632/ 1/9789241510325_eng.pdf?ua=1/ (accessed Oct 30, 2017).

[47] World Health Organization. *Global Costs of Unaddressed Hearing Loss and Cost-effectiveness of Interventions. A WHO Report, 2017;* World Health Organization: Geneva, 2017a. http://apps.who.int/iris/bitstre am/10665/254659/1/9789241512046-eng.pdf?ua=1 (accessed Oct 30, 2017).

[48] World Health Organization. *Prevention of Deafness and Hearing Loss;* World Health Organization: Geneva, 2017b. http://apps.who.int/gb/ebwha/pdf_files/WHA70/A70_R13-en. pdf?ua=1 (accessed Oct 30, 2017).

[49] World Health Organization. *Seventieth World Health Assembly;* World Health Organization: Geneva, 2017c. http://www.who.int/mediacentre/events/2017/wha70/en/ (accessed Oct 30, 2017).

[50] World Health Organization. *Prevention of Deafness and Hearing Loss;* World Health Organization: Geneva, 2017d. http://www.who.int/pbd/deafness/en/ (accessed Oct 30, 2017).

[51] World Health Organization. *World Hearing Day;* World Health Organization: Geneva, 2017e. http://www.who.int/pbd/deafness/world-hearing-day/en/ (accessed Oct 30, 2017).

[52] World Wide Hearing. http://www.wwhearing.org/ (accessed Oct 18, 2017).

第13章 部分性耳聋的干预方案
Solutions for Partial Deafness

Henryk Skarzynski　Piotr Henryk Skarzynski　著

陈艾婷　译　　于　澜　校

摘　要

波兰耳鼻咽喉科学学院为世界医学科学做出了重大贡献。设在华沙的世界听力中心对听力障碍治疗和康复的医疗规程及方法的发展产生了重大影响。值得一提的是，在 1997 年开始的一系列临床研究后，Henryk Skarzynski 教授开发并于 2002 年提出部分性耳聋的治疗（partial deafness treatment，PDT）。本章将介绍如下内容：① 部分性耳聋的定义和分类，以及最新提出的临床解决方案；② 人工耳蜗植入的 Skarzynski 六步植入手术技术；③ 在世界听力中心实施的康复计划及其临床研究结果。

关键词

手术技术；远程医疗；部分性耳聋治疗；康复；人工耳蜗；人工耳蜗植入

一、概述

在过去的 15 年中，对部分性耳聋的治疗已成为华沙听觉生理病理研究所和世界听力中心常规使用的标准化规程。Henryk Skarzynski 等（2003）于 2002 年提出了这一创新的临床方法。这一方法是由耳外科医师、临床工程师、听力学家、言语治疗师、心理学家和其他在听力领域工作的专家共同开发的一种特殊的外科手术及各种治疗和康复方法。PDT 方案旨在确保全面的保护，以及在这类患者的治疗中尽可能取得好的结果（Skarzynski 等，2003；Skarzynski 等，2017）。部分性耳聋可能与各种听力障碍有关，这是 PDT 有趣且具有挑战性的方面之一。这些在听力上的并发症可通过耳蜗 / 中耳植入或助听器进行干预。

最初，PDT 用于术前有残余听力的患者。自 2020 以来，也开始用于低频正常的患者。这个概念的提出是基于通过人工耳蜗电极刺激听觉感受器受损部分而获得电刺激补偿（Rajan 等，2017）。这类患者术前言语识别率范围为 5%～16%。人工耳蜗植入后可以实现完全的语言理解。这些令人满意的结果为 2004 年第一例此类听力损失患儿的人工耳蜗植入提供了科学依据（Skarzynski 等，2007，2017）。对于这类患者来说，这是一个"能够回归完整世界"的机会（Helbig 等，2016）。

（一）部分性耳聋治疗的分类

基于大量的临床病例，开发了 Skarzynski PDT 分类系统，该系统允许比较术后结果，包括听力保留程度，更重要的是，还包括患者治疗后对语言的理解（Skarzynski 等，2012；von Ilberg 等，2011）。

2009 年在波兰举办的第九届欧洲小儿人工耳蜗植入研讨会（European Symposium On Pediatric Cochlear Implantation，ESPCI）上首次提出 PDT 分类。次年，这一理论更加完善（图 13-1）（Skarzynski，2012）。在 2014 年，这一分类得到更新，增加了"电 - 自然声联合刺激方式"。目前正在使用的是 2014 版的分类方法（图 13-2）（Skarzynski，2014）。

现在，部分性耳聋术前需要进行临床和听觉评估，以确认是否符合部分性耳聋耳蜗植入（partial deafness cochlear implantation，PDCI）的

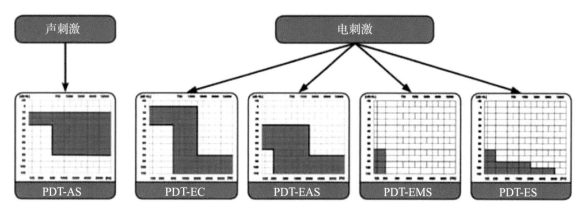

▲ 图 13-1　较早版本的部分性耳聋治疗分类系统（2010），提出了多种声刺激和电刺激的不同联合方式
经许可转载，引自 Skarzynski（2012）。©Journal of Hearing Science 版权所有
PDT-AS. 部分性耳聋治疗 - 声刺激；PDT-EC. 部分性耳聋治疗 - 电刺激补偿；PDT-EAS. 部分性耳聋治疗 - 电 - 声刺激；PDT-EMS. 部分性耳聋治疗 - 定制电极刺激；PDT-ES. 部分性耳聋治疗 - 电刺激

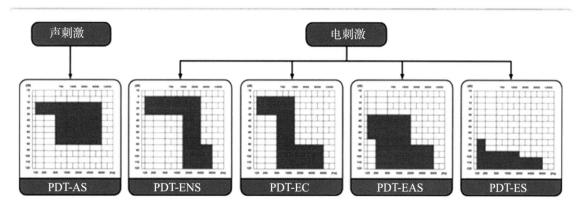

▲ 图 13-2　最新版本的部分性耳聋治疗分类系统（2014），提出了多种声刺激（acoustic stimulation，AS）和电极刺激（electric stimulation，ES）的不同方式
经 Institute of Physiology and Pathology of Hearing 许可转载，引自 Skarzynski 等（2017）。© 所有作者版权所有
PDT-AS. 部分性耳聋治疗 - 声刺激；PDT-ENS. 部分性耳聋治疗 - 电 - 自然声刺激；PDT-EC. 部分性耳聋治疗 - 电刺激补偿；PDT-EAS. 部分性耳聋治疗 - 电 - 声刺激；PDT-ES. 部分性耳聋治疗 - 电刺激

标准，即125Hz、250Hz和500Hz听阈值为55dB HL，其余高于500Hz的测听频率的听阈值≥70dB HL。并且患者在最佳助听条件下及安静环境中，刺激信号强度为60dB SPL时，单音节识别率得分≤55%，助听器的获益有限。PDT适应证的扩展为不同听力障碍的患者创造了机会，这些患者没有从助听器中获益，也不符合标准人工耳蜗植入适应证（van de Heyning等，2013）。

耳聋治疗（deafness treatment，DT）的分类方案提供了比较同质组患者结果的可能性，包括手术技术、术前结果和电极类型。

（二）治疗部分性耳聋的Skarz-ynski六步植入手术技术

自2003年以来，PDT方法已应用于1562例患者（儿童和成人），年龄从9个月至85岁（Skarzynski，2014）。

在PDT治疗中，人工耳蜗植入手术是根据Skarzynski教授及其团队2010年总结的"Skarzynski六步植入手术技术"（Skarzynski等，2010）进行的。

1. 可以使用不同的纤细直电极，也可以定制（Skarzynski等，2014；Prentiss等，2010）：①PDT-ENS：16～19mm；②PDT-EC：20～25mm；③PDT-EAS：25～28mm；④PDT-ES：28～31mm。

该手术的第一步是传统的上颌窦乳突切除术，充分钻孔，以便将电极阵列插入乳突腔

（图13-3）。第二步是后鼓室切开术，开放面隐窝（图13-4）。第三步是钩开圆窗膜（图13-5）。第四步是将电极插入或部分插入鼓阶（图13-6）。第五步是用纤维蛋白胶将电极固定在圆窗龛上（图13-7）。第六步是将体内部分的植入体固定在颞骨上（Skarzynski等，2010，2012；Skarzynski，2012）。

作为常规程序，类固醇给药剂量计算如下：地塞米松静脉注射，0.1/（kg·d），每天2次，持续3～4d（Skarzynski等，2017；表13-1至表13-3）。

二、PDT-EC组和PDT-EAS组的数据比较

PDT-EC和PDT-EAS的差异取决于所使用的设备。在PDT-EC治疗中，只使用言语处理器。但对于PDT-EAS的患者，首先是使用助听器，然后应用Duet或Hybrid声电联合刺激系统（Lorens等，2012；Skarzynski等，2006，2007）。本研究的目的是评估两组术前听阈和术后听力保留的效果。第一组（PDT-EC）包括31名患者，第二组包括2002—2012年的43名患者（Skarzynski，2012）。

结果（图13-8）表明，10年观察期间的阈值是稳定的。在第一次手术的PDT-EC组中的低频听力水平没有明显下降。从图13-9的数据可以看出，术后6个月后，低频阈值下

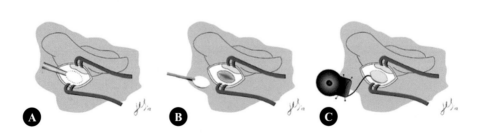

▲ 图13-3　手术的第一步：上颌窦乳突切除术

引自 Skarzynski（2012）

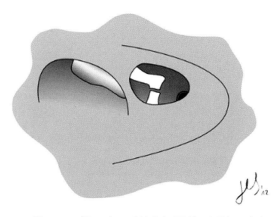

▲ 图 13-4 第二步：后鼓室切开术，开放面隐窝

经 Skarzynski 许可转载（2012），©Journal of Hearing Science
版权所有

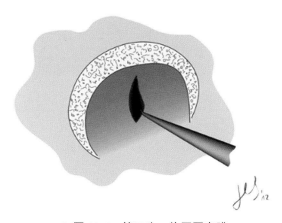

▲ 图 13-5 第三步：钩开圆窗膜

经 Skarzynski 许可转载（2012），©Journal of Hearing Science
版权所有

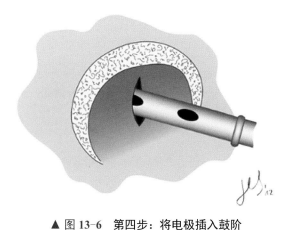

▲ 图 13-6 第四步：将电极插入鼓阶

经 Skarzynski 许可转载（2012），©Journal of Hearing Science
版权所有

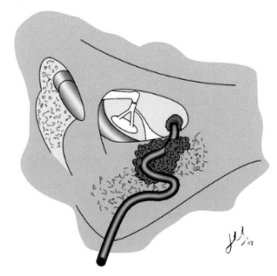

▲ 图 13-7 第五步：密封和固定电极阵列

经 Skarzynski 许可转载（2012），©Journal of Hearing Science
版权所有

降 10～25dB，1000Hz 以上的听力水平保持稳定。但难以解释术后 1～6 个月听力明显下降的原因。

我们的观察表明，32.5% 的患者报告有非植入耳的听力恶化。最重要的结果如图 13-10 和图 13-11 中显示，系统的康复过程可以对言语感知产生显著影响。PDT-EC 组在安静和噪声下的言语识别率较高（Skarzynski，2012）。

三、临床病例

听觉生理病理学研究所及世界听力中心对 PDT 进行治疗的基本思想是保留低于 1500Hz 的自然 / 残余听力。2014 年（病例 2）和 2015 年（病例 1）分别报道了以下临床病例（Skarzynski 等，2014，2015）。这是针对高龄 / 老年患者 PDT 治疗的新视角。约 70% 的老年人（＞70 岁）有不同程度的听力障碍，从而影响他们的日常活动和沟通。而文献资料显示，许多患者都会在高于 1500Hz 的频率出现听力损失（Skarzynski 等，2017）。

表 13–1　较早版本的部分性耳聋治疗分类系统

PDT-AS（A）	部分性耳聋治疗 – 声刺激	使用助听器和中耳植入的听觉声学放大
PDT-EC（B）	部分性耳聋治疗 – 电刺激补偿	对低频听力较好的类型进行电刺激补偿
PDT-EAS（C）	部分性耳聋治疗 – 电 – 声刺激	低频听力损失由助听器声放大补偿，同时在同侧对其他频率进行电刺激
PDT-EMS（D）	部分性耳聋治疗 – 定制电极刺激	定制电极刺激用于术前听力丧失且无法再次手术的情况
PDT-ES（E）	部分性耳聋治疗 – 电刺激	电极刺激仅用于各频率均无可用的残余听力的情况

引自 Skarzynski 等（2010）

表 13–2　最新版本的部分性耳聋治疗分类系统

PDT-AS（A）	部分性耳聋治疗 – 声刺激	使用助听器和中耳植入的听觉声学放大
PDT-ENS（B）	部分性耳聋治疗 – 电 – 自然声刺激	为有效的自然声 – 电刺激进行电刺激补偿
PDT-EC（C）	部分性耳聋治疗 – 电刺激补偿	对低于 500Hz 的低频听力较好的类型进行电刺激补偿
PDT-EAS（D）	部分性耳聋治疗 – 电 – 声刺激	使用助听器和人工耳蜗联合声刺激和电刺激
PDT-ES（E）	部分性耳聋治疗 – 电刺激	保留内耳结构和非功能性残余听力的电刺激

引自 Skarzynski 等（2014）

表 13–3　Skarzynski 六步植入手术技术（Skarzynski, 2012）

第一步	上颌窦乳突切除术
第二步	后鼓室切开术，开放面隐窝
第三步	钩开圆窗膜
第四步	将电极插入或部分插入鼓阶
第五步	用纤维蛋白胶将电极固定在圆窗龛上（膜必须部分显露，以保持其灵活性）
第六步	将植入体固定在颞骨上

经 Skarzynski 许可转载（2012），©Journal of Hearing Science 版权所有

这被描述为内耳的 ENS。

单音节测试结果（Pruszewicz 单音节测试）

可以观察到，在安静和嘈杂的环境中，患者的言语理解能力都有了很大的提高。术前在安静状态下的言语识别率为 65%（未助听），术后 6 个月为 80%，1 年后为 90%。此外，经过 7 年的观测，结果一直稳定（90% 以上）。

在噪声下的言语识别率也有变化。术前噪声下的言语识别得分为 30%（未助听），术后 6 个月是 55%，1 年后达到 60%。7 年后的 ENS 数据显示，在噪声下的言语识别率为 75%。

（二）病例 2

75 岁患者纯音测听的结果显示，在 125～1500Hz 的频率范围内听力良好，其他频率听力下降（图 13–13）。人工耳蜗植入术用于恢复高频听力，同时保留植入耳的低频和中频听力。这被称为内耳的 ENS。

（一）病例 1

16 岁的青少年患者。术前纯音测听在 125～1500Hz 范围内听力良好，其他频率听力下降（图 13–12）。为了恢复听力，在高频段行人工耳蜗植入，同时保留植入耳中低频的听力。

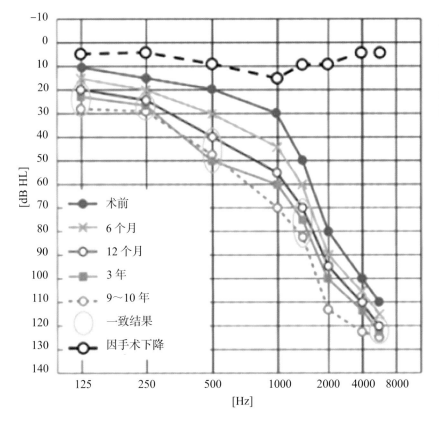

◀ 图 13-8　PDT-EC 组（*n=31*）术前、术后阈值比较——10 年观察

经 Skarzynski 许可转载（2012），©Journal of Hearing Science 版权所有

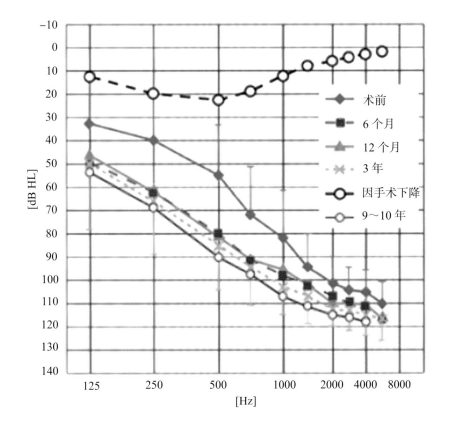

◀ 图 13-9　PDT-EAS 组（*n=43*）术前、术后阈值比较——10 年观察

经 Skarzynski 许可转载（2012），©Journal of Hearing Science 版权所有

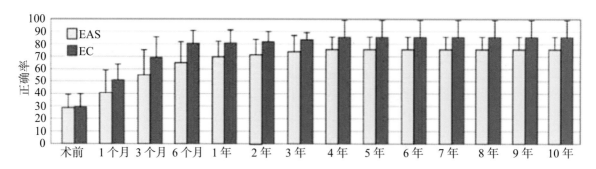

▲ 图 13-10 PDT-EC 组和 PDT-EAS 组患者在安静环境下 10 年言语识别观察结果

经 Skarzynski 许可转载（2012），© Journal of Hearing Science 版权所有

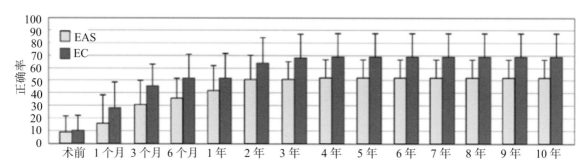

▲ 图 13-11 PDT-EC 组和 PDT-EAS 组患者噪声下 10 年言语识别观察结果（译者注：原著疑有误，已修改）

经 Skarzynski 许可转载（2012），© Journal of Hearing Science 版权所有

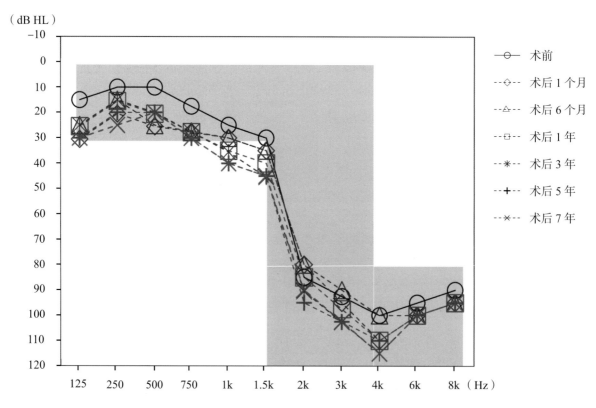

▲ 图 13-12 病例 1 的纯音测听结果（译者注：原著疑有误，已修改）

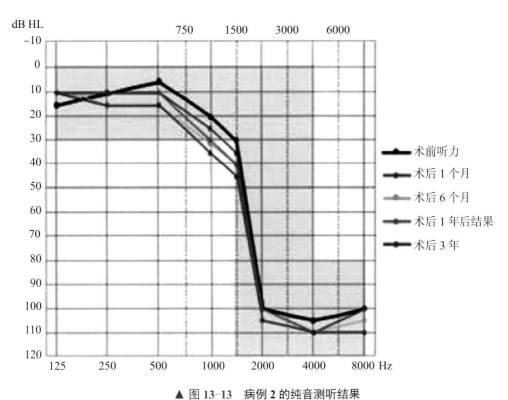

▲ 图 13-13 病例 2 的纯音测听结果

四、术后患者康复过程

手术植入只是治疗部分性耳聋的第一步。在言语治疗师的指导下继续进行康复是非常重要的。研究表明，选择正确的言语康复方案对言语理解有重要的影响，并且可以在相对较短的时间内获得最佳效果（图 13-14）。听觉生理病理研究所和世界听力中心制订了个性化的康复方案，以求更好地满足这些患者的需求（Pankowska 等，2012，2015）。

一般来说，大部分成人部分性耳聋患者都存在理解和言语感知问题。这些患者会遇到的困难包括辨别声音困难，在安静和噪声中言语识别差，对相似单词的错误识别，以及各种发音问题。很重要的一点是，在组织康复课程时，应将自然声音的感知和对电刺激声的感知相结合。听力康复是有计划的治疗过程，采用的语言材料包括短语、句子、单词、单音节和电话语音。康复过程应以两种方式进行：在自然环境中为患者服务，并与专家合作，后者根据适合患者需求的有序且适合的听觉培训来组织和创建特殊的康复课程。听觉训练包括察觉、辨别、识别和理解。困难和简单任务的关联性影响着患者的动机并能够显示康复进展。这对于言语治疗师来说是非常重要的提示（Pankowska 等，2012）。

康复过程分为三个层次（Geremek Samsonowicz，2012）。①第一级：声音的基本察觉与辨别；②第二级：简单会话——声音识别，特别是语音识别；③第三级：自然环境下的言语理解。

为了评估康复效果，应用测试任务包，并详细阐述了下一步患者听觉能力概况（Profile of Patient's Hearing Skills）（图 13-15）。该方法提供了信息，并可以在康复过程中设定新的目标（Pankowska 等，2012）。

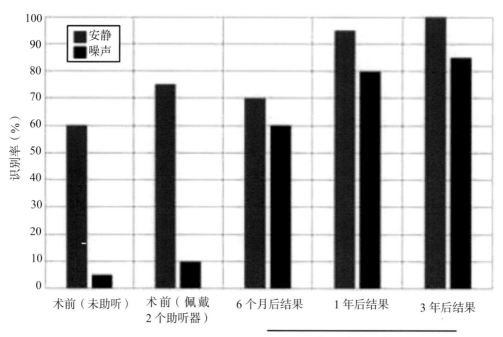

▲ 图 13-14　病例研究 2：单音节词测试结果

比较安静中和噪声中的言语识别情况。从这两个临床病例的数据来看，圆窗手术入路可以保留低频和中频听力（低于 1500Hz）。而这些患者需要在更高的频率上恢复听力。人工耳蜗植入术对于外科医师来说是一个巨大的挑战，因为它必须保持术前的低频和中频听力水平［经 Skarzynski、Lorens 和 Skarzynski 许可转载（2014），©Journal of Hearing Science 版权所有］

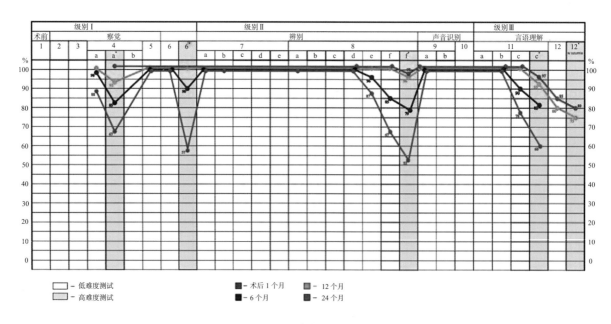

▲ 图 13-15　患者听觉能力概况

经 Pankowska 等许可转载（2012a），©Nowa Audiofonologia 版权所有

建议部分性耳聋患者的术后治疗应以听觉训练为基础，该训练以识别和感知中高频率的声音为指导（Solnica 等，2012）。

在数字化时代，建立和发展基于远程信息技术和远程医疗的患者治疗方法具有重要意义。这些服务应该是一流的、随时可用的、易于访问并且能够满足患者的需求。自 21 世纪初以来，世界听力中心的团队一直在生理与病理学研究所领导波兰的一项现代远程医疗计划（Wasowski 等，2012）。人工耳蜗植入后，患者可以使用国家远程听觉网络（National Network of Teleaudiology，NNT）轻松访问远程医疗应用程序。同样，远程康复是对部分性耳聋患者的一种新的治疗形式。该计划面向儿童和成人，也面向波兰的专家（Solnica 等，2012）。图 13-16 和图 13-17 描述了远程康复会议的实际情况。

远程康复项目的咨询类型（Pankowska 等人，2012）包括个人咨询、干预咨询、会诊（包括检查和远程调试）和团队咨询。

考察结果表明，该方法与研究所采用的标准模型一样有效。远程康复可以大大节省有经验专家的时间，从而降低成本。标准远程医疗模式的优点是：为患者节省时间、金钱和精力，更好地接触专家，同时为技术水平较低的团队提供了教育价值（Wasowski 等，2010；Kruszynska 等，2016）。

五、结论

波兰 PDT 学院在耳外科的发展中起着关键作用。多年的经验表明，扩大人工耳蜗植入的纳入标准是合适的，因为患有这种类型的听力损失的患者越来越多。这对于每个年龄段的不同类型听力恶化的患者来说都是一个机会（Obszanska，2014）。需要强调的是，这是

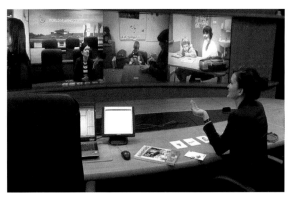

▲ 图 13-16　远程康复会议由来自听觉生理病理研究所世界听力中心的合格言语治疗师主持。在主中心（世界听力中心）与其他机构合作的基础上，参与国家远程医疗网络。康复计划是根据患者的需要单独制订的，特别是由言语治疗师来制订。人工耳蜗植入术后，患者可自行决定和选择康复方式

经 Institute of Physiology and Pathology of Hearing，World Hearing Center 许可转载

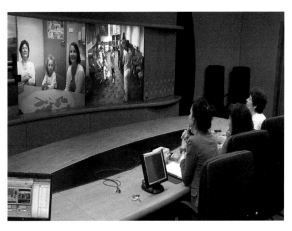

▲ 图 13-17　言语治疗师和心理学家考察由 NNT 成员机构的本地治疗师进行的康复治疗过程。这次考察的目的是提供建议和交流经验

经 Institute of Physiology and Pathology of Hearing，World Hearing Center 许可转载

由 Skarzynski 教授和来自听觉生理病理研究所的团队提出的想法。他们将整体医学的方法联系起来，不仅提出了手术方面的建议，还提出了个性化的康复方案（包括听觉训练和心理护理）。

首次使用 PTD-ENS 进行手术是世界科学的里程碑。对于 70 岁左右的在 1500Hz 以上听力损失的患者，这是一种新的治疗观点。言语

理解困难可能导致老年人感到孤独或发展为精神问题，如抑郁症状、高度焦虑、感到孤独。此外，Ciesla 等（2016）的研究结果表明，这类患者表现出更高程度的抑郁和焦虑。生活质量评估采用问卷调查方法，结果表明与健康相关的生活质量下降。Kobosko 等（2017）的研究表明，部分耳聋患者人工耳蜗植入术后的主观和客观获益评估可能不同。作者建议临床专业人员应准确分析主观和客观结果的差异。这些不一致可能是由心理因素决定。因此在康复过程中，评估患者的参与动机对治疗的影响是非常重要的。

PDT 计划是对所有患者，特别是老年患者，在日常活动和人际关系中获得更高满意度的机会。这种治疗方法使患者能够回到充满生活满足感的声音世界和体验中。此外，细化的 Skarzynski 六步植入手术技术和 PDT 的分类能够比较不同医疗中心之间的结果和经验。因此，鼓励世界范围内的知识标准化，以及制订耳鼻咽喉科的常规流程。这是通过技术的发展来实现的。听力和工程学知识的可持续发展有助于创造新的解决方案和设备。与其他领域的专家合作，有助于提供高质量的服务和最佳的干预方案。实现患者完全满意是患者自身和专业人员共同协作的结果。人工耳蜗植入是复杂过程的第一步，但是要想获得成功，就需要在康复过程中积极参与并激发患者的积极性。

参 考 文 献

[1] Ciesla, K.; Lewandowska, M.; Skarzynski, H. Health-related Quality of Life and Mental Distress in Patients with Partial Deafness: Preliminary Findings. *Eur. Arch.Oto-Rhino-Laryngol.* 2016, *273*, 767-776.

[2] Geremek-Samsonowicz, A. Rehabilitation of Patients after Cochlear Implantation over the Course of 20 Years of Experience. *Nowa Audiofonol.* 2012, *1* (3), 30-34 (article in Polish).

[3] Helbig, S.; Adel, Y.; Rader, T.; Stover, T.; Baumann, U. Long-term Hearing Preservation Outcomes after Cochlear Implantation for Electric-Acoustic-Stimulation. *Otol. Neurotol.* 2016, *37* (9), e353-e359.

[4] Kobosko, J.; Pankowska, A.; Olszewski, Ł.; Geremek-Samsonowicz, A.; Skarzynski, H. Subjective and Objective Assessment of Cochlear Implant Benefit in Adults with the Prelingual Onset Partial Deafness. *Nowa Audiofonol.* 2017, *6* (4), 31-42 (article in Polish).

[5] Lorens, A.; Zgoda, M.; Skarzynski, H. A New Audio Processor for Combined Electric and Acoustic Stimulation for the Treatment of Partial Deafness. *Acta Otolaryngol.* 2012, *132* (7):739-750.

[6] Obszanska, A. Life Experience of a Partial Before and After Partial Deafness Treatment (PDT)- Case Study. *Nowa Audiofonol.* 2014, *3* (3), 39-47 (article in Polish).

[7] Pankowska, A.; Geremek- Samsonowicz, A.; Skarzynski, H. Cochlear Implants in Partial Deafness. Tasks and Forms of Rehabilitation of Children. In *Speech-language Therapy for the Deaf, Theory and Praxis*; Ewa Muzyka-Furtak, Ed., Harmonia Universalis Gdańsk, 2015; pp. 329-342 (article in Polish).

[8] Pankowska, A.; Solnica, J.; Skarzynski, H. Application of Modified Auditory Skill Profile in Observation of Hearing Rehabilitation Effect of Adults Partially Deaf Patients Who Use Cochlear Implant Systems. *Nowa Audiofon.* 2012a, *1* (1), 38-45 (article in Polish).

[9] Pankowska, A.; Solnica, J.; Skarzynski, H. Telerehabilitation-A New Form of Help to Patients Who are Using the Cochlear Implant under the Postoperative Care. *Nowa Audiofon.* 2012b, *1* (3), 35-38 (article in Polish).

[10] Prentiss, S.; Sykes, K.; Staecker, H. Partial Deafness Cochlear Implantation at The University of Kansas: Technique and Outcomes. *J. Am. Acad. Audiol.* 2010, *21* (3), 197-203.

[11] Rajan, G.; Tavora-Vieira, D.; Baumgartner, W.-D.; Godey, B.; Muller, J. et al. Hearing Preservation Cochlear Implantation in Children: The HEARRING Group Consensus and Practice Guide. *Cochlear Implant. Int.* 2017, *19* (1), 1-13.

[12] Skarzynski, H. Long-Term Results of Partial Deafness Treatment. *Cochlear Implants Int.* 2014, *15* (S1), 21-23.

[13] Skarzynski, H. Ten Years Experience with a New Strategy of Partial Deafness Treatment. *J. Hear. Sci.* 2012, *2* (2), 11-18.

[14] Skarzynski, H.; Lorens, A.; Dziendziel, B.; Skarzynski, P. H. Expanding Pediatric Cochlear Implant Candidacy: A Case Study of Electro-Natural Stimulation (ENS) in Partial Deafness Treatment. *Int. J. Pediatr. Otorhinolaryngol.* 2015, *79* (11), 1896-900.

[15] Skarzynski, H.; Lorens, A.; Matusiak, M.; Porowski, M.; Skarzynski, P. H.; James, C. J. Cochlear Implantation with the Nucleus Slim Straight Electrode in Subjects with Residual

Low-frequency Hearing. *Ear Hear*. 2014, *35* (2), e33-e43.

[16] Skarzynski, H.; Lorens, A.; Piotrowska, A.; Anderson I. Partial Deafness Cochlear Implantation in Children. *J. Pediatr. Otorhinolaryngol.* 2007, *71* (9), 1407-1413.

[17] Skarzynski, H.; Lorens, A.; Piotrowska, A.; Anderson, I. Partial Deafness Coechlear Implantation Provides Benefit to a New Population of Individuals with Hearing Loss. *Acta Otolaryngol.* 2006, *126*, 934-940.

[18] Skarzynski, H.; Lorens, A.; Piotrowska, A.; Skarzynski, P. H. Hearing Preservation in Partial Deafness Treatment. *Med. Sci. Monit.* 2010, *16* (11), CR555-562.

[29] Skarzynski, H.; Lorens, A.; Piotrowska, A. A New Method of Partial Deafness Treatment. *Med. Sci. Monit.* 2003, *9* (4), CS 26-30.

[20] Skarzynski, H.; Lorens, A. Partial Deafness Treatment. *Cochlear Implant Int.* 2010, *11* (Suppl. 1), 29-41.

[21] Skarzynski, H.; Lorens, A.; Skarzynski, P. H. Electro-Natural Stimulation (ENS) in Partial Deafness Treatment: A Case Study. *J. Hear. Sci.* 2014, (4), CS67-71.

[22] Skarzynski, H.; Skarzynski, P. H. Treatment of Partial Deafness: The Polish School in World Science. In *Advances in Clinical Audiology*; INTECH, 2017. https://www.intechopen.com/books/advances-in-clinical-audiology/treatment-of-partialdeafness-the-polish-school-in-world-science

[23] Skarzynski H.; van de Heyning P.; Agrawal S.; Arauz S. L.; Atlas M.; et al. Towards A Consensus on a Hearing Preservation Classification System. *J. Hear. Sci.* 2012, *2* (2), SR95-SR96.

[24] Solnica, J.; Kobosko, J.; Pankowska, A.; Zgoda, M.; Skarzynski, H. Effectiveness Of The Auditory Training in Patients with the Partial Deafness after Cochlear Implantation in the Assessment Oof Patients and Speech Therapists. *Nowa Audiofonol.* 2012, *1* (1), 31-37 (article in Polish).

[25] Van de Heyning, P.; Adunka, O.; Arauz, S. L.; Atlas, M.; Baumgartner, W. D. et al. Standards of Practice in the Field of Hearing Implants. *Cochlear Implants Int.* 2013, *14* (suppl. 2), S1-S5.

[26] von Ilberg, C. A.; Baumann, U.; Kiefer, J.; Tillein, J.; Adunka, O. F. Electro-Acoustic Stimulation of the Auditory System: A Review of the First Decade. *Audiol. Nerootol.* 2011, *16* (suppl. 2), 1-30.

[27] Walkowski, A.; Skarzynski, H.; Lorens, A.; Obrycka, A.; Walkowiak, A. et al. The Telefitting Method Used in the National Network of Teleaudiology: Assessment of Quality and Cost Effectiveness. *J. Hear. Sci.* 2012, *2* (2), 81-85.

[28] Wasowski, A.; Skarzynski, P. H.; Lorens, A.; Obrycka, A.; Walkowiak, A. et al. Remote Fitting of Cochlear Implant System. *Cochlear Implants Int.* 2010, *11* (1), 489-492.

第 14 章 噪声暴露对人类听觉功能的影响

Effect of Noise Exposure on Human Auditory Function: Hidden Versus Not-So-Hidden Hearing Loss

Colleen G. Le Prell 著

徐延军 译 于 澜 校

摘 要

众所周知，引起暂时性阈移的噪声暴露可以导致永久的神经病理改变。目前对有听力障碍的大鼠进行噪声信号测试时，出现的听功能变化的数据了解的非常少。然而，这些功能改变都是发生在暂时性阈移非常明显的个体中（40～50dB，噪声暴露后 24h）。此外，这种下降只有在噪声导致的永久性 ABR 波 I 振幅下降的频率上才能观测到。在人类以外的灵长类动物所得到的新实验数据表明，在麻醉状态下暴露于急性噪声刺激可以导致类似的病理改变。虽然这些实验结果进一步证实了在非人类灵长类动物模型上的突触病变源性损伤，但引发病理变化的噪声暴露强度已经超出了美国等国家对于日常职业噪声暴露的限制。鉴于职业噪声暴露被限制在一个较低剂量范围，却要长久持续每周 5 天的噪声暴露，目前还没有进行这种条件下的动物研究，所以日常职业性噪声暴露中引起的突触病变、外毛细胞缺失或混合性病变的程度尚不清楚。最初的研究结果看起来提示娱乐性噪声暴露越多就伴随着 ABR 波 I 振幅的减少，这个结论并没有在其他实验室的大量的类似研究中得到重复。来自音乐学生的数据表明，在扩展高频听力检测（EHF test）和噪声下听力障碍检测（hearing-in-noise test）中，功能上差异的出现与 AP 波振幅差异有关，与 SP 波振幅差异无关。来自经常参加音乐会者的研究数据显示，这些人的 ABR 波 I/V 振幅比值较低，但并没有功能的差异。来自有使用枪械射击兴趣的平民和有高强度噪声暴露的军事成员（包括使用枪械者）的研究显示在这些噪声暴露者中 ABR 波 I 振幅较低，不过这个研究并不包含功能检测。在各个研究中，在不同的受试者（大学生、音乐会参加者、音乐学生、军事人员）中去区分研究结果的差异本身就是有初步风险的，而各个研究都采用不同的测量方法（EHF、ABR、AP、SP、波 I、波 V、WIN、QuickSin 和 NU6 等）使直接的比较很困难。

关键词

耳蜗；突触病；噪声暴露；听觉脑干反应；隐性听力损失

一、概述

关于噪声暴露可以导致内耳损伤的理论已得到广泛认可，这种噪声暴露导致的听力继发改变可以是暂时性的，也可以是永久性的（Hu，2012；Ryan 等，2016；Wang 等，2002）。目前比较适当的职业安全规范旨在预防永久性阈移的发展。美国职业安全与卫生条例管理局（Occupational Safety and Heath Administration，OSHA）颁布的联邦噪声条令（在 29 CFR 1910.95中编撰）规定听觉阈值改变标准（standard threshoud shift，STS）为 2kHz、3kHz、4kHz 频率上平均≥10dB 的变化（OSHA，1983）。为了给潜在的噪声性聋提供早期预警，美国国家职业安全与卫生研究院（US Occupational Safety and Health Administration，NIOSH）提倡一个显著性阈移（单位），其被定义为 0.5kHz、1kHz、2kHz、3kHz、4kHz、6kHz 的频率上 15dB 的阈值变化，还要立即重新检测以确定这个变化是否为持续的而不是为了检查测试的可靠性。依据 29 CFR 1904.10，当出现以下三种情况时，职业性噪声损伤需要上报：①当符合听觉阈值改变标准的听力损失在年度听力测试中检出；②在 2kHz、3kHz、4kHz 频率上听阈达到 25dB（听力级）或更差；③听力损失可以完全或部分归因于工作场所的噪声暴露。参照这些标准，暂时性阈移因为是暂时的就不符合需要报告的工作场所噪声性听力损失。然而过去 10 年来收集到的数据表明严重的暂时性阈移可以导致永久的神经损害，这种损害持续的时间要比观察到的阈移恢复时间要长（Fernandez 等，2015；Furman 等，2013；Kujawa 等，2006，2009；Lin 等，2011；Wang 等，2012）。由这些数据可以引出一个问题，即用于监测工人听力的策略和用来定义职业噪声伤害的标准是否具有适当的保护作用。对军事人员的危险和伤害

的识别也提出了相应的关注（Tepe 等，2017）。基于阈值的策略对神经损伤和伴随的阈上损伤的预测不敏感，这样的损伤将会没有机会使用当前 OSHA 规定的监控协议（Kujawa，2014；Kujawa 和 Liberman，2009；Kujawa 等，2015；Liberman 等，2017）。在文献和新闻媒体中，假设阈值偏移不存在时发生的超阈值缺陷，现在通常被称为"隐性听力损失"。

二、隐性听力损失

在 2009 年发表的有重大意义的文献中，Kujawa 和 Liberman 证实噪声可以导致小鼠突触损伤同时伴有耳蜗神经电位的振幅降低，他们推测这种内毛细胞和听神经树突之间突触连接显著减少（命名为突触病）会深刻地影响神经活动，并且"一定会对听力产生重要影响"。在 2011 年，Schaette 等学者把这类所观察到的听神经传出冲动减少命名为隐性听力损失，并用这一术语来描述所观察到的耳鸣患者 ABR 波 I 振幅减少现象（Schaette 等，2011）。2015年 Kujawa 和 Liberman 提出了一个结合了功能因素的扩展的隐性听力损失的解说，认为有理由相信他们在噪声暴露和老龄小鼠上用一些方法观察到的听功能下降有 50% 可归因为耳蜗突触病变，耳蜗突触病变还会对听功能的测量产生影响（Kujawa 和 Liberman，2015）。依据这些设想，并假定这些假设的功能障碍隐藏在正常的听力图之下，就像耳蜗组织病理改变隐藏在复杂的内毛细胞区神经纤维网络中一样，把这种现象定义为隐性听力损失。虽然把隐性听力损失定义为没有在传统的听阈测量中表现出来的各种听功能缺陷集合是很有意义的，但 Liberman 和 Kujawa 最近还是倾向于把其定义为耳蜗突触病变。他们明确地声明，耳蜗突触病变可能广泛地存在于有完整毛细胞

数量和正常听力图表现的隐性听力损失耳内。为了阐明这个术语所包含的意义，在 2014 年 Remenschneider 指出：阈值检测并不能敏感地检出广泛存在的突触和神经元缺失，对于隐性听力损失，临床上需要其他的检查方法，如噪声环境下的言语测听和阈上听觉脑干诱发电位，来检测这些引起症状的病变并客观地检测病变的进展。总之，隐性听力损失所涉及的病变有突触病（Liberman 和 Kujawa，2017；Remenschneider 等，2014）相应的 ABR 波 Ⅰ 振幅降低（Schaette 和 McAlpine，2011）；阈上功能缺陷（Kujawa 和 Liberman，2015）。为了避免混淆，在本章其余篇幅里，这个术语只要可能就会用更精确的语言来代替。

（一）突触病

在早期的噪声诱发突触病的实验中，使用了可以在噪声暴露后 24h 产生较大的暂时性阈移的噪声刺激。在这些研究中，在大多数受累频率上的暂时性阈移范围是 40～50dB，噪声暴露 1d 后，实验组的小鼠（Fernandez 等，2015；Kujawa 和 Liberman，2009；Wang 和 Ren，2012）或豚鼠（Furman 等，2013；Lin 等，2011）的内毛细胞与传入神经元之间的突触连接显著减少。一般来讲，小鼠模型实验噪声暴露模式是 100dB SPL 倍频带噪声 2h，豚鼠模型是 106dB SPL 倍频带噪声 2h。Maison 等曾经报道，经过持续一周 84dB SPL 的噪声暴露后，小鼠模型出现了突触病（Maison 等，2013）。然而，对于这些数据所得出的推论还存在很多质疑，比如对照组中突触数量保持完好的动物数量过少、本研究中对照组动物与该实验室同一品系用于其他实验的对照组动物之间存在差异（Le Prell 和 Brungart，2016；Spankovich 等，2014）。

组织学数据来自 2 例经过 50Hz 带宽、中心位于 2kHz 的 108dBSPL 噪声暴露 4h 的猕猴。麻醉处死后，发现（耳蜗内）存在分布广泛的突触缺失，从 2kHz 区域约 10% 的缺失到 32kHz 区域约 30% 的缺失，而外毛细胞缺失只在耳蜗一个很有限的区域出现，同时没有测量到永久性阈移（Valero 等，2017）。这些研究证实，噪声可以导致与人类有类似听觉系统的灵长类动物出现选择性突触损伤。麻醉具有通过麻醉方案、种类、功能测量方法等积累性因素的变化来改变耳蜗声音传导的潜在可能（Gungor 等，2015；Guven 等，2006；Harel 等，1997；Hatzopoulos 等，2002；Lonsbury-Martin 等，1987；Ropposch 等，2014）。在麻醉状态下噪声暴露的过程中，噪声暴露的作用效果是始终减少的（Chung 等，2007；Kim 等，2005；Rubinstein 等，1976）。虽然麻醉作用能够影响病理变化的范围和程度，同时还有潜在的种属差异存在，但还是有理由相信通常类似的噪声暴露可以在人耳内产生相似的作用。这一类的资料目前还很缺乏，一方面因为对人类尸体的颞骨标本很少去了解是否有噪声暴露史，另一方面因为 Valero 等（2017）使用的非常窄（几乎就是一个音调）的噪声暴露水平对于人类来说是非常不典型的。对于持续 4h 的噪声暴露，美国职业噪声表会将噪声暴露强度限制于不高于 95dB A 加权 SPL（OSHA，1983）。一些国家依据美国国家职业安全与卫生研究院（NIOSH）的指导方案对此有更强的限制，即对于持续 4h 的噪声暴露，将噪声暴露强度限制于不高于 88dB A 加权 SPL（NIOSH，1998）。对于 108dB A 加权 SPL 的噪声环境，美国职业安全与卫生条例管理局（OSHA）不允许无保护持续噪声暴露超过 39 分 36 秒，NIOSH 不允许无保护持续噪声暴露超过 2 分 22 秒。然而，诱导猕猴产生突触病的噪声刺激相对于典型的职业暴露的噪声刺激不具有代表性，尽管这种噪声暴露不允许应用于工人，但是职业噪声暴露是日复一日进行的。目前还不清楚职业噪声暴露到什么程度会导致突触病变、毛细胞缺失、混合病变，虽然职业噪声暴露被限制在每日一个较低的剂量水平，却会日复一日的每周重复5天，这种情况也是动物实验中无法重复的。虽然在极少数的实验中使用了重复噪声，但其中没有一个实验模拟职业噪声暴露（Gannouni 等，2015；Mannstrom 等，2015；Wang 和 Ren，2012）。

把考虑方向转移到人类，必须注意不是所有的噪声暴露都会导致突触病变损伤，在啮齿类动物的研究中，实验对象在最大 20～30dB 暂时性的阈移发生 24h 以后通常会被报道发生突触病变或 ABR 波 I 振幅降低。不能诱发突触病变的噪声暴露包括对于小鼠模型持续 2h 的 91～94dB SPL 倍频程噪声和对于大鼠模型持续 2h 的 106dB SPL 倍频程噪声（Fernandez 等，2015；Hickox 等，2014；Jensen 等，2015；Lobarinas 等，2017）。2015 年 Fernandez 等有重大发现，即最大暂时性阈移（22.6kHz 时 25dB）的切迹形曲线的听力下降并没有导致耳蜗特定区域内突触病变；但是当暂时性阈移曲线整体下降时，同样的暂时性阈移（22.6kHz 时 25dB）听力下降却导致了耳蜗特定区域内突触病变，并且 22.6kHz 以上频率上的暂时性阈移是逐渐增加的。换句话说，暂时性阈移的整体外形（切迹形还是下降形）对于是否损伤突触起重要作用（甚至是决定性作用）。最终证明与观察单一频率上的暂时性阈移比较，在某一频率的最大暂时性阈移是更好的病理预警因子。还需要进行更多的研究来更透彻地理解突触损失的原因，以及在什么条件下突触损伤会在啮齿类动物和其他哺乳类动物中发生。

目前，仅有的人类耳蜗组织中突触病变的证据来自 Viana 等（2015）的研究。突触连接的差异来自 5 例颞骨捐献者，随着颞骨捐献者死亡年龄的增加，突触连接的数量逐渐减少。2011 年，Makary 等的研究结果补充了突触存活率的数据，证实在 100 例有完整的感觉细胞数量的颞骨中存在着很缓慢的年龄相关性耳蜗螺旋神经元数量的减少。这些数据与在老年小鼠模型中得到的数据很相似，在老年小鼠的模型中原发的年龄相关性突触连接的损失得到了明确的证实（Sergeyenko 等，2013）。假设与年龄相关性螺旋神经元细胞损失类似，至少在这些初步研究中，有理由去推测噪声暴露后的突触损失与之有相似性（Liberman 和 Kujawa，2017）。

（二）诱发电位振幅

即便 ABR 的阈值保持不变，内毛细胞与听神经之间的突触的缺失导致 ABR 波 I 振幅永久性的减少（Kujawa 和 Liberman，2015；Liberman 和 Kujawa，2017）。研究数据提示突触损伤选择性地发生于低、中度自发放电率神经元，这些神经元负责编码高强度的声音，因此它的反应阈值比高自发放电率神经元高（Furman 等，2013）。高自发放电率神经元缺乏易损性，负责编码低水平的声音（阈值敏感性），这可以解释损害阈值敏感性的因素既不是内毛细胞的减少（Lobarinas 等，2013）也不是传入神经的树突减少（Kujawa 和 Liberman，2009）。为了将 ABR 波 I 振幅的改变归因于内毛细胞及传入神经元之间突触连接的减少，有必要去证实外毛细胞功能的完整性没有受到损伤。健康的外毛细胞像耳蜗放大器一样，可以提供大约 40dB 的增益，外毛细胞缺失后，传入内毛细胞的能量将会减少，相应的神经冲动传出将会减少。在评估突触缺失对诱发电位振幅影响的研究中，已获证实的完整的畸变产物耳声发射（distortion product otoacoustic emission，DPOAE）被用来将神经元损伤而不是外毛细胞健康状态的损伤归因于噪声诱导的改变。虽然畸变产物耳声发射检查因其可检测药物耳毒性的早期耳部症状而被提倡用于检测外毛细胞状态，但是职业检测规章里并没有要求必须包含耳声发射检测来评估外毛细胞的完整性（Konrad-Martin 等，2012）。

现在已经在很多研究中测量听力正常的年轻成人群体的畸变产物耳声发射和 ABR 的振幅，这些研究最开始是在有多种娱乐性噪声暴露史的大学生中进行的。Stamper 等（2015a）在早期的研究中收集的数据被解释为与噪声诱导的突触损伤一致。他们明确报道了 ABR 波 I 振幅与噪声暴露史之间的相关性，即当娱乐性噪声暴露史增加时 ABR 波 I 振幅减少。在对他们的数据进行了以性别为对照的新的分析后，发现原有的观察到的联系仅限于女性参与者（Stamper 等，2015b）。从那以后 Prendergast 等（2017）、Fulbright 等（2017）、Spankovich 等（2017）和 Grinn 等（2017）都没有在年轻人群的娱乐性噪声暴露史（过去一年或终身暴露）与 ABR 波 I 振幅的对比中得出有统计学显著差异的结果，这些受试人群与 Stamper 和 Johnson（2015a）的研究对象类似[119]。此外，Grinn 等（2017）发现在一个新的娱乐性噪声暴露之后，ABR 波 I 振幅并没有暂时或永久地改变，这提示普通的娱乐性噪声暴露并没有导致永久性噪声损伤的急性突触缺失。

像 Grinn 等（2017）所讨论的那样，典型的娱乐性噪声暴露与 ABR 波 I 振幅之间对比没有显著的统计学差异并不令人惊讶，能导致暴露 1d 后出现 20～30dB 暂时性阈移的噪声暴露并不会在啮齿类动物中形成突触病理损伤（Fernandez 等，2015；Hickox 和 Liberman，2014；Jensen 等，2015；Lobarinas 等，2017）。在 2017 年 Grinn 等的研究中，参加了比较喧闹的娱乐活动后，这些参与者中没有一个人的暂时性阈移超过 20～30dB，只有一个参与者在娱乐活动第二天暂时性阈移达到 20dB。与这些从

不同程度的娱乐性噪声暴露的人群中得到的阴性数据形成对比的是，当参与者是从另一个相反的极端情况下抽取时，即接受过武器噪声暴露的人群，噪声暴露组与 ABR 波 I 振幅之间显著的相关性就清晰地显现出来（Bramhall 等，2017）。虽然 Konrad-Martin 等（2012 年）对于退伍军人群体的研究中没有发现这方面的缺陷，但这个研究是用来评价年龄相关性改变而不是噪声诱导改变的，因此这个研究不足以检测到噪声的作用。

有些研究把在音乐训练和音乐演奏中受所到的噪声暴露的作用混合考虑。在 Samelli 等（2012）的研究中，没有在 16 名流行 / 摇滚乐手和 16 名非音乐行业对照者之间发现 ABR 波 I 振幅有差异。然而这个研究由于样本量较小而削弱了说服力。2017 年，Grose 等发表了关于较强噪声暴露史与较小的异常 ABR 波 I 与波 V 比值之间具有相关性的研究结果，受试者的畸变产物耳声发射、听力检测的阈值都是正常的，他们认为这种相关性与耳蜗突触病变的解释一致。然而进一步的阈上检测并没有发现心理病理学的缺陷，这导致他们得出一个结论：尽管耳蜗突触病是正确推论的人类病理生理状态，它的感知性后遗症不是太分散就是太无关紧要，以至于无法通过一个简单的差异诊断出隐形听力下降（Grose 等，2017）。这些研究的参加者中如果在过去的一年里参加过至少 25 场喧闹的音乐会或比赛、在过去两年内参加至少 40 场喧闹的音乐会或比赛就可以归为高噪声暴露组（n=31，约 68% 为男性）。对照组有 30 名参加者，他们有较低的音乐会参与程度（约 37% 为男性，在过去 2 年中平均参加 4 场音乐会，2 年中参加最多不超过 30 场音乐会）。2017 年，Yeend 等的研究中同样没有在终生的噪声暴露和 ABR 波 I 振幅之间发现统计学相关性，终身的噪声暴露包括音乐训练

和排练，研究的参与者只有一部分是音乐从业人员。这些结果与 2016 年 Liberman 等的研究结果形成对比，Liberman 等的研究中高风险组（ $n=22$ ，约 70% 为男性，排练中大量暴露于音乐中）相对于低风险组（ $n=12$ ，约 80% 为女性，暴露控制在使交流不方便的水平上）噪声下言语识别测试更差、扩展高频听阈更高、总和电位振幅更高。增加的 SP 振幅导致 SP/AP 增高，相对于对照组这个比值增高有显著的统计学差异（Liberman 等，2016），这个结论与 Nam 和 Won（2004）得出的研究结果一致。总而言之，这些研究给关于噪声对于人类在噪声环境下听力测试的影响方面提供的证据是非常有限的，有统计学意义的差异只出现于使用武器的受试者与对照组之间。

（三）噪声下言语测听

根据以上的介绍，有理由认为"隐形听力损失"可定义为传统听阈检查结果正常的一系列（阈上听觉）功能缺失性疾病。目前被广泛接受的对于噪声性神经病理损伤导致的功能缺陷的设想是在噪声环境下言语理解能力下降，尽管临床上常规听阈检查是正常的（Kujawa 和 Liberman，2009；Lin 等，2011；Makary 等，2011）。目前已经评价了很多种噪声下言语测听和噪声环境下信号测试法。有趣的是，即使没有足够的暂时性阈移，能够在急性噪声暴露剂量和参加喧闹的娱乐活动 1d 后的暂时性阈移之间得出可靠的统计学相关性，2017 年 Grinn 等发现了暂时性的噪声导致的噪声下言语测听（words-in-noise test，WIN）表现下降，在噪声暴露剂量与言语测听结果之间有很显著的统计学关联性。同时，Grinn 等（2017）应用噪声下言语测听（WIN）、Bramhall 等（2015）应用噪声下言语识别速测表（quick speech-in-noise，QuickSin）、Liberman（2016）应用 NU6 词表

于特制的噪声下听力检测中。这种特制的听力检测包括在 NU6 词表中加入时间压缩和混响来增加听力检测的难度。2017 年，Prendergast 等的报道中描述了应用一种三联阿拉伯数字检查和一种以言语为基础的共纵轴反应检测法（co-ordinate response measure，CRM），在 CRM 中受试者需要在噪声背景下分辨出颜色和数字来正确的选择目标。2017 年，Grinn 等提倡今后的研究中噪声下的言语测听检查（WIN）需要以下三点为基础：①得到广泛确认的数据（Wilson，2011；Wilson 等，2003；Wilson 等，2007；Wilson 和 McArdle，2007）；②这个检查应该是 NIH 工具包的一部分，以保证检查的实用性、有效性（Zecker 等，2013）；③对于受试者的噪声导致的急性变化的敏感性。很可能有其他的同时结合有高噪声水平和更有挑战性听力任务的检查有更强的敏感性，还需要额外的批准以及确认把该检查转化为标准的研究和临床应用设置的可行性（Liberman 等，2016）。

虽然，噪声下言语测听结果的缺陷与突触病的损伤和 ABR 波 I 振幅下降有功能上的关联性是很有意义的推测，但在最近的研究中并没有观察到在听力正常者中有可信的关联性（Fulbright 等，2017；Grinn 等，2017；Yeend 等，2017；Prendergast 等，2017；Grose 等，2017）。2015 年在 Bramhall 等研究中展示了在 ABR 波 I 振幅与噪声下言语识别速测表（QuickSin）成绩之间有显著的统计学相关性；然而，只有在有明显的听力损失的人中才得到上述有显著意义的发现。在听力正常的受试者中，在 ABR 波 I 振幅与噪声下言语识别速测表（QuickSin）成绩之间没有得出显著的统计学相关性。2016 年 Liberman 等的研究证实了在噪声暴露组中高风险组和低风险组之间的噪声下听力检测结果存在差异，但在这两组之间 ABR 波 I 振幅（耳蜗电图动作电位的组成部分）的比较没有得

出有显著的统计学意义的差异。唯一专门记录 ABR 波 I 振幅降低和噪声下信号探测能力下降之间关系的文件数据来自大鼠模型。2017 年，Lobarinas 等展示了暴露于导致较强的暂时性阈移的噪声之后，噪声下信号探测的较小功能缺陷与 ABR 波 I 振幅降低之间的关联性。噪声下探测能力下降只发生于 ABR 波 I 振幅降低的频率上，功能缺陷只发生在最差的（探测起来最难的）信噪比条件下。

最近，Le Prell 和 Clavier（2017）回顾了一系列文献，评估噪声下言语能力、噪声下信号探测能力、时间的处理能力作为噪声暴露史的作用。在这些研究中，实际上在噪声暴露下的工人中经常会发现功能缺陷，然而在大多数情况下，在噪声暴露组和对照组中可以发现小的但是有显著统计学意义的差异。这又提出了一个问题，即到什么程度时除了假想的神经的丢失还有外毛细胞损失。Hickox 等（2017）回顾了一些文献，证实在人类这些病理改变几乎确定是混合性的。Hoben 等（2017）报道了能够直接证明外毛细胞缺失是噪声下言语识别率下降的基础的发现。总之，这些数据主要是提示噪声导致的功能下降很可能包括噪声下言语能力的下降，但是还不清楚这种缺陷是由选择性地神经缺失、外毛细胞缺失还是外毛细胞和神经病变所导致。从聚焦于监测噪声对工人的作用这一远期规范性观点来看，精确识别外毛细胞或神经的损伤不是特别重要。然而，研发药物通过恢复突触的完整性而治疗隐形听力下降的努力（Suzuki 等，2016；Wan 等，2015；Wan 等，2014），实际上严重依靠为了确定临床治疗靶点而对病理改变的精确识别。如果噪声环境下言语能力和其他噪声导致的功能缺陷在根本上是由毛细胞的微小病理改变引起的，营养突触的药物对这种情况的治疗作用就很有限了。为了理解临床缺陷和导致缺陷的基础病变，还需要进行更多的研究。

三、非隐形听力损失

我们都知道，有这样一部分常规听力检测阈值正常的患者自述在嘈杂环境下言语识别能力受损。众所周知，有一些患者在同背景噪声的竞争中有不成比例的困难（Carhart，1951；Carhart 等，1970），而噪声下言语测听作为一种检测方法在捕获现实世界（有别于学术界）的患者时较纯音测听更有效，所以得到很多学者的提倡（Brungart 等，2014；Soli，2008；Vermiglio 等，2012；Wilson，2011）。Rappaport 在 1993 年把这种损伤命名为特发性识别性功能障碍（idiopathic discriminatory dysfunction，IDD），尽管这个名词没有被广泛地接受和使用。根据 2017 年 Grose 等的综述，用来命名这个症状的名字还包括 King-Kopetzky 综合征、模糊的听觉功能障碍和听力正常的听觉功能障碍。

人们为了找到一种潜在的、以阈值为基础的检测方法进行了很多努力，这种检测方法应该可以对已完成的噪声下言语测听得出的量化结果有强大的预测价值，包括对 500Hz、1000Hz、2000Hz 和或 3000Hz 混合频率下的纯音平均听阈（pure-tone-average，PTA）的评估。根据 Dobie 于 2015 年发表的综述，很多数据提示对于噪声下言语能力最有帮助的预测因素是 500Hz、1000Hz、2000Hz 和 3000Hz 混合频率下的纯音平均听阈（PTA5123）。然而，其他数据提示 1000Hz、2000Hz、3000Hz 和 4000Hz 混合频率下的纯音平均听阈（PTA1234）可能有最大的预测价值（Wilson 等，2007）。然而当在听力正常的人群中评估这些关系时，并没有在纯音平均听阈（PTA5123 或 PTA1234）与噪声下的言语测听表现之间发现有统计学意义的显著差异（Le Prel 和 Brungart，2016；Le Prell 等，2018）。

　　以阈值为基础的听力检测数据并不能完整解释或与应用调查工具评估的自述的困难相一致（John 等，2012）。最近 Fredriksson 等（2016）尝试应用阈值检测和噪声下听力检测（hearing-in-noise test，HINT）结果来证实自述听力差"言语感知困难"和其他性质的自述缺陷。他们推断用来评价言语感知困难的调查问题对于用噪声下听力检测所揭露的缺陷并不敏感，指出这种调查对于这些缺陷来说并不是一个合适的筛查工具（Fredriksson 等，2016）。这些所应用的检查中比较成功的是由 Gatehouse 等在 2004年发明的言语空间与听力质量量表（Speech，Spatial，and Qualities of Hearing Scale，SSQ）。言语空间与听力质量量表（SSQ）是一个很有趣的检查方法，在这个检查法中，所问的问题要求受试个体对其在各种声音背景下所感受到的听力困难在 Likert 量表中进行分级，这些声音背景变化多样，包含从理想的听觉条件（安静背景中的单句谈话）到困难听觉条件（嘈杂背景中的群体交流）。发现当用听力正常的年轻收听者组与（平均年龄 19 岁）与听力正常的老年收听者组（平均年龄 70 岁）的 SSQ 得分进行比较时有差异，以上受试者经过常规的听阈检测在 3000Hz 内都达到了临床听力正常的标准（Banh 等，2012）。不论是在年轻的收听者组还是在老年收听者组，SSQ 得分都不能与听阈的敏感性和噪声下言语测听检查（word-in-noise test，WIN）得分可靠关联（Banh 等，2012）。然而，在年轻参与者中发现言语分量表与噪声下言语测听检查（WIN）阈值之间有可靠的统计学相关性，既较高的 SSQ 得分与较低的 WIN 阈值相关联[3]，这给这个检测提供了一些有限的经验性证明。2012 年，Banh 等提出感知性因素（工作记忆、注意力）和听觉

处理因素（时间的处理）可能潜在地促成了年轻收听者组与听力正常的老年收听者组之间观察到的差异。有趣的是，假设年龄相关的突触病或神经病变可能是推测的时间处理的差异的基础并能解释其原因，时间处理差异被认为可能是观察到的老年成人组 SSQ 得分低的原因，但是 3000Hz 以上听力阈值的差异所起的作用也不能被排除（Sergeyenko 等，2013；Viana等，2015；Makary 等，2011）。与以上讨论的噪声所导致的缺陷更直接相关的是，2017 年 Prendergast 等发现在终生的噪声暴露与总体 SSQ 得分之间并没有明确的关系。有趣的是，与他们的猜想和预测相反，他们报道随着空间和质量次级量表的终生噪声暴露的增加自述的听力有轻微的改善，但是在终生的噪声暴露史与言语次级量表之间并没有发现有显著的统计学相关性。需要着重指出的是，虽然发现了显著的统计学相关性，即较好的自觉听力与较多的终生噪声暴露相关，因其平均差过小而不具有临床相关性（Prendergast 等，2017）。

　　SSQ 得分似乎是与时间精细结构提示的敏感性相关，那些有较好的时间精细结构提示敏感性的（受试者）也具有较好的 SSQ 得分（Perez等，2014）。2013 年，Anderson 等也报道了符合言语诱发听觉脑干诱发电位（complex speech-evoked ABR，cABR）与应用 SSQ 量表评估的自述性噪声下言语识别率之间的关系。很大一部分 SSQ 得分变异可以通过 cABR 数据而不是量化的噪声下言语识别速测表（QuickSin）得分来解释。并不清楚 SSQ 的结果能在多大程度上能与可用的噪声下言语测听检查法（HINT、QuickSin、Sprint 和 WIN）相关联，但去评估 SSQ 与噪声下言语测听检查之间的关系是很有价值的。广泛证明在听力正常人群中有不同程度的自述噪声环境下听力困难是很有必要的，还需要明确在听力正常的受试者中 SSQ 得分在

多大程度上会随着 ABR 波 I 振幅变化，以确定在没有明显听力损失的听觉处理困难的情况下 SSQ 检测法的敏感性和特异性的程度。目前，对于噪声下言语测听没有诊断的"金标准"，更不用说如果灵敏性和特异性还需被证实的 SSQ 应该与哪项检查进行对比（Le Prell 和 Brungart，2016；Le Prell 和 Clavier，2017；Le Prell 和 Lobarinas，2015）。

为了进一步的评估和潜在的证明工作，还应该考虑到另一个方面的调查，这就是听力障碍调查表（Hearing Handicap Inventory，HHI），有成年人听力障碍调查表（HHIA）和老年人听力障碍调查表（HHIE）可供使用（Newman 等，1990）。根据 2017 年 Eckert 等的回顾，成年人听力障碍调查表（HHIA）和老年人听力障碍调查表（HHIE）展示出与安静环境下言语识别率具有一定程度但不具有统计学显著意义的关联，与噪声环境下言语识别率具有稍微强一些的关联（Gates 等，2008；Golding 等，2005；Matthews 等，1990；Newman 等，1990；Saunders 等，2006；Weinstein 等，1983）。对于这些调查方法的潜在的挑战之一是它们通常是被设计用来评价和证明助听器使用者听功能的改善，对于人群中听力正常群体的灵敏度较小的变化可能不是特别敏感。

对于一些依赖调查评估来量化感知听力困难的研究来说，有些谨慎是必要的。正如 2017 年 Grinn 等所讨论的那样，即使他们实际的能力在功能上是相同的，每一个参与者（或患者）对于自身的噪声环境下言语理解困难都会有自身的看法。如果一些参与者在性质上认为他们的困难比其他人更显著，尽管在实际能力上是相似的，这些调查方法将会对所关心的功能缺陷不那么敏感。这个问题可以与经常被报道的耳鸣评估与缓解因素的挑战问题相媲美。很明确的是，即使当从音调匹配和分级匹配任务中收集的定量数据也提示通常在两个感知体验近似的患者中，耳鸣让人烦恼的程度也可以有很显著的差异。不过谈到噪声环境下的听力，也有这样一种可能，即使两个参与者在一个特定的检查中有相同的表现，一个参与者可能比另一个参与者倾听得更努力一些，如果是这样，那么对应于采集言语空间与听力质量量表（SSQ）、成年人听力障碍调查表（HHIA）或其他的用于评估自述噪声下听力困难的调查数据来说，评估倾听的努力程度也是很有用处的。总览这些研究，测量（或评估）倾听的努力程度依靠反应时间、瞳孔测量法、心电图、功能状况、对感知困难或努力程度的自我评价（Brennan 等，2017；Marsella 等，2017；Miles 等，2017；Peelle，2017；Perreau 等，2017；Picou 等，2017；Shehorn 等，2017；van den Tillaart-Haverkate 等，2017；Wendt 等，2017）。目前关于倾听努力程度的检测方法还没有公认的最精确的策略，然而这是一个需要进一步研究来提供新的见解的领域。

四、新出现的指标

根据 2019 年 Bramhall 等的综述，目前有许多电生理学和心理物理学手段正在被评估是否具有检测人类隐性听力损失的潜力；在这里我们用引用语来反映这个术语的非特异性这一本质，这些被建议使用的检查中每一个都是为了记录到或者是声音诱发神经反应的一个变化或者是在行为检测任务中对声学信号敏感性的变化。这些多样的被提议的诱发电位评估包括皮质跟随反应（envelope following response，EFR）（Paul 等，2017；Shaheen 等，2015），中耳肌反射（Valero 等，2016）、前向掩蔽下 ABR 波 V 潜伏期变化（Mehraei 等，2017），ABR 波 I 相对于 ABR 波 V 振幅的标准化（一个看起来不受突触病影响的中枢反应的测量方法），标准化后的动作电位的振幅与总和电位的振幅比值（SP/AP）（Verhulst 等，2016）。至于行为任务，有一些在探测任务中要考虑到心理物理学对振幅调节作用的建议，还要考虑到双耳探测的能力（Liberman 等，2016）。目前大家广泛认为缺乏公认的标准是理解噪声对人类听力作用这一进程中的问题（Hickox 等，2017；Kobel 等，2017；Le Prell 和 Lobarinas，2015；Liberman 和 Kujawa，2017）。

虽然并没有多少理由去争论以上大部分检测方法的潜在用途，一个主要的关于 SP/AP 差异的解释必须要考虑到。这个问题最早在 2017 年由 Le Prell 和 Clavier 提出，2017 年 Grinn 等对关于与 SP/AP 检测法的解释有关的潜在问题进行了进一步的详细讨论。2004 年 Nam 和 2016 年 Liberman 等的研究都明确地表明，噪声诱导的 SP/AP 变化是由 SP 振幅在统计学上有显著增加同时 AP 振幅在统计学上没有显著变化导致的。换句话说，反映内毛细胞和外毛细胞功能的 SP 是受噪声暴露影响更多一些的检测法。而 AP，一种在噪声暴露后并没有变化的神经反应并根据 SP 的变化进行了标准化，这在逻辑上并不能得出 SP/AP 的变化是因神经损伤导致的这一结论。相应的噪声导致的 SP 变化和 SP/AP 变化看起来可以更恰当地解释为与外毛细胞来源的功能障碍相一致。噪声诱导的外毛细胞功能障碍与 Hoben 等 2017 年的新的工作成果相一致，在这里他提出了重要建议，即外毛细胞缺失或功能障碍可以导致噪声环境下言语能力缺陷。

五、对于新数据的需求

在这个主题范围中一个主要的未知问题是，当噪声暴露增加到一个什么样的程度时，神经损伤的危险性将沿着分级连续体呈相对线性的增加，以及与之相对可能有一个临界的边界的可能性，达到了这一临界点损伤的风险会以一个"全或无"的方式突然增加。这是一个即关于急性噪声损伤又关于慢性噪声损伤的迫切问题。关于达到一个什么程度时，一个小的、但反复重复的暂时性阈移损伤会导致外毛细胞或神经病理改变，关于这点实际上目前还没有了解（Dobie 等，2017；Murphy 等，2017）。病理改变导致的结果包括降低的 DPOAE 振幅（Boger 等，2017；Korres 等，2009；Seixas 等，2004；Seixas 等，2012）、较差的扩展高频听力检查阈值敏感性（Hallmo 等，1995；Korres 等，2008；Mehrparvar 等，2014；Riga 等，2010）、一个达到美国国家职业安全与卫生研究院（NIOSH）早期警示标准或美国职业安全与卫生条例管理局（OSHA）的须报告听力损失标准的标准阈值改变（STS），或噪声下言语缺陷。并且，所观察到的功能缺陷和混合的缺陷形式很有可能是以混合的病理改变为基础的。例如，在许多的研究中都发现，有明显噪声性耳聋的工人在噪声下言语测听检测中的得分都很低。

更好地理解这些关系对于基于证据的风险标准的最终发展是极为重要的。应用啮齿类动物模型进行系统性操作下的噪声暴露为这些关系提供了一些了解，然而，刚刚开始从非人类灵长类动物模型中得出的数据肯定会证明其重要性。虽然人类的 ABR 振幅比典型的麻醉状态下啮齿类动物的变异程度要大，看起来 ABR 波 I 振幅可以可靠地纵向监测受试者随着时间变化的潜在改变（Valero 等，2017），现在迫切的需要纵向的数据。即便如此，即使如果发现了一个不是年龄因素就是新的或正在进行的噪声暴露导致的永久的人类 ABR 波 I 振幅降低，除非确定存在有意义的功能缺陷，否则这个数据的临床影响很低。只有当发现了显著的有临床意义的功能缺陷时，传统检查所发现的变化才有可能进行组合或计量并用来监测噪声影响。

六、康复

当患者的听力损失没有达到需佩戴助听器的标准但又有交流困难时，听力康复是非常困难的（Kraus 等，2016）。现在已经有几种编程目标和基本原理［包括国家听觉实验室（National Acoustic Laboratories，NAL），理想的感觉水平处方和制造商的专有拟合算法］，但是纵观这些策略，增益的选择都依赖测量到的听力损失（ASHA Ad Hoc Committee on Hearing Aid Selection and Fitting，1998；Ching 等，2017；Kodera 等，2016；Oh 等，2016；Valente 等，2006）。有很多种助听器能执行数字信号的处理来从放大的信号中提取背景噪声，所以可以考虑将其用于在噪声背景下提取信号有困难的患者。然而像上文所提到的，助听器是依靠测量到的阈值来编程的，助听器最初需要对于测量到的听力损失进行程序设定并应用于真耳上核实来按需修改程序，这样信号能够被适当地放大而不是将传递到外耳道的声音过度放大（Walker 等，2016）。然而，在为一个用听力计检测没有测出听阈下降的患者进行助听器编程是有挑战性的（让人回想起隐性听力损失的一个诊断标准是患者听阈检测正常）。助听器绝不是需要考虑的唯一选择，2017 年 Gallun 等就关于退伍军队的这一问题进行了重要的讨论；他指出低增益助听器、听力辅助装置和听觉康复都对有创伤性大脑损伤的退伍军人有帮助，但是目前还很缺乏证明这些方法有效性的证据。

关于为了那些自诉或者已证实噪声下言语测试有困难的患者而规划的听力训练，现在有很多种类的训练程序项目，对不同的受试人群进行了评估，在不同的项目和人群中结果各不相同（Barcroft 等，2016；Barlow 等，2016；Mishra 等，2017；Moradi 等，2017）；Rishiq 等，2016；Sommers 等，2015；Tye-Murray 等，2017；Zhang 等，2017）。总的来说，这些研究不是评估了听觉训练对于有听力损失而学习使用助听器或人工耳蜗的患者群体的潜在好处，就是评估了在诊断听觉处理障碍的儿童中潜在的与训练相关的改善。对于那些没有定量缺陷的患者，如果患者感觉到关于他们交流能力的问题是无法解决的，临床预约的结果可能令人绝望或沮丧。可以想象一些患者可能会为了提高言语识别率而去选择非处方方式销售的个人扩音产品（personal sound amplification product，PSAD）。当然，在寻求基于自我诊断的听力学照顾之前也可能做出这样的决定，而不只是出现在一个认为应用助听器不是临床需要的或适合的临床预约之后。

一个近期的研究证明在应用了非处方方式销售的个人扩音产品和助听器之后，患者的言语识别率得到了提高。由一些（不是全部）经检测的非处方方式销售的个人扩音产品得到的提高可以与由助听器得到的提高相媲美。然而，这个研究中所应用的非处方方式销售的个人扩音产品是由一位听力学家在一个临床环境下为适应参与者的听力下降而编程的（Reed 等，2017），所以这个装置不能让消费者以非处方方式购买，也不能应用于听力正常的个人。那些已经诊断出听力下降的参与者与临床听阈正常的个体有显著的不同，后者有隐形听力下降的风险，而前者更精确地说是非隐性听力下降的患者，是通过言语识别测试得出的缺陷。

解决关于临床评估和一些点上的功能预警的问题是非常必要的。如前所述，现在已经开始在动物模型上开发神经营养和突触营养药物，目标是恢复突触的完整性（Suzuki 等，2016；

Wan 和 Corfas，2015；Wan 等，2014）。虽然这个工作目前还是应用于动物模型上，如果（当）对于目前最好称为"隐形突触损失"的功能相关性得到确认的话，有一天这些药物可能会在年龄相关性突触损失这一背景下被评估，或者可能在噪声诱导的突触损失这一背景下。尽管确定可接受的临床试验指标和终点取决于监管机构，看起来任何评估治疗性突触生长的实验在某些点上还依赖在应用所调查的药物之后有明确的证明在功能上有一些提高。药物进行商标注册的程序是经过美国食品药品管理局或其他国际监管机构认可的，这些机构对于那些为了听觉适应证而开发的药物非常感兴趣（Hammill，2017；Le Prell，2016；Lynch 等，2016）。

七、对未来的思考

鉴于对工作场所噪声管制的潜在影响[18] 和噪声暴露下的军事人员的积极讨论（Tepe 等，2017），以及努力开展新兴药物研发工作（Suzuki 等，2016；Wan 和 Corfas，2015；Wan 等，2014），这仍然是一个积极的调查领域。因为迫切需要去理解谁处于危险之中、他们将面临什么样的危险这些问题，很有可能还有对于可能处于潜在危险之中的不同种群的研究出现，这样可以适当地设计预防策略及明确其所要针对的目标人群。音乐家确实是一个很有趣的群体，对于音乐是否像其他声音暴露一样有危害性和对于这个问题的非常有限的初步数据的可用性一直有长期存在的争论（Lindgren 等，1983；Strasser 等，2003）。2016年 Liberman 等得出的数据是一个需要对得出功能上差异的人群关注的号召，这一功能上的差异是他们用音乐系学生与其他非音乐系学生进行对比时发现的。除了对于特殊人群的研究之外，将来可能还需要在协议上达成更多的共识。大家都同意一定需要检测阈值和 DPOAE，但是在阈值检测协议中是否包含高频刺激还有不同的看法。对于是否需要检测噪声下言语测听也有不同看法，然而有些研究还检测了 SP 或波 V 的振幅，这样可以计算 SP/AP 或波 I / 波 V 的比值，其他人只是单纯地关注波 I。在早期的评估中应用不同的研究协议导致直接将各个研究进行对比很困难，但是不同的研究对数据进行了补充，这提供了不断向前发展的对潜在的重要指标的洞察力。

诊断和康复是重要的挑战，目前对最好实践还没有取得一致意见。当噪声下言语困难伴有轻到中度听力损失时可以考虑使用有数字式噪声处理算法的助听器。还不清楚怎样才能为听力学检查有正常灵敏度的患者提供支持；听力学训练项目可能是有帮助的，但是在听力正常、只有噪声环境下有困难的人群中这一策略还没有得到评估。

权益声明

对先前已完成的关于人类暂时性阈移的研究资助由美国国立卫生研究院——国家耳聋和其他交流障碍研究所（National Institutes of Health-National Institute on Deafness and Other Communication Disorders，NIH-NIDCD）U01 DC 008423 基金提供，以及依照合同由 Sound 制药股份有限公司、Edison 制药股份有限公司给予佛罗里达大学的资助。

致谢

感谢达拉斯得克萨斯大学 Emilie 和 Phil Schepps 听力学教授对本章准备工作的支持。

参 考 文 献

[1] Anderson, S.; Parbery-Clark, A.; White-Schwoch, T.; Kraus, N. Auditory Brainstem Response to Complex Sounds Predicts Self-Reported Speech-in-Noise Performance. *J. Speech. Lang. Hear. Res.* 2013, *56*, 31-43.

[2] ASHA Ad Hoc Committee on Hearing Aid Selection and Fitting. Guidelines for Hearing Aid Fitting for Adults. *Am. J. Audiol.* 1998, *7*, 5-13.

[3] Banh, J.; Singh, G.; Pichora-Fuller, M. K. Age Affects Responses on the Speech, Spatial, and Qualities of Hearing Scale (SSQ) by Adults With Minimal Audiometric Loss. *J. Am. Acad. Audiol.* 2012, *23*, 81-91; Quiz 139-140.

[4] Barcroft, J.; Spehar, B.; Tye-Murray, N.; Sommers, M. Task- and Talker-Specific Gains in Auditory Training. *J. Speech. Lang. Hear. Res.* 2016, *59*, 862-870.

[5] Barlow, N.; Purdy, S. C.; Sharma, M.; Giles, E.; Narne, V. The Effect of Short-Term Auditory Training on Speech in Noise Perception and Cortical Auditory Evoked Potentials in Adults With Cochlear Implants. *Semin. Hear.* 2016, *37*, 84-98.

[6] Bernstein, L. R.; Trahiotis, C. Behavioral Manifestations of Audiometrically-Defined "Slight" or "Hidden" Hearing Loss Revealed by Measures of Binaural Detection. *J. Acoust. Soc. Am.* 2016, *140*, 3540.

[7] Boger, M. E.; Sampaio, A. L. L.; Oliveira, C. Analysis of Hearing and Tinnitus in Workers Exposed to Occupational Noise. *Int. Tinnitus J.* 2017, *20*, 88-92.

[8] Bramhall, N.; Beach, E.; Epp, B.; Le Prell, C. G.; Lopez-Poveda, E. A.; Plack, C.; Schaette, R.; Verhulst, S.; Canlon, B. The search for noise-induced synaptopathy in humans: Mission impossible? *Hear. Res.*, 2019, *377*, 88-103.

[9] Bramhall, N.; Ong, B.; Ko, J.; Parker, M. Speech Perception Ability in Noise is Correlated With Auditory Brainstem Response Wave I Amplitude. *J. Am. Acad. Audiol.* 2015, *26*, 509-517.

[10] Bramhall, N. F.; Konrad-Martin, D.; Mcmillan, G. P.; Griest, S. E. Auditory Brainstem Response Altered in Humans With Noise Exposure Despite Normal Outer Hair Cell Function. *Ear Hear.* 2017, *38*, E1-E12.

[11] Brennan, M. A.; Lewis, D.; Mccreery, R.; Kopun, J.; Alexander, J. M. Listening Effort and Speech Recognition With Frequency Compression Amplification for Children and Adults With Hearing Loss. *J. Am. Acad. Audiol.* 2017, *28*, 823-837.

[12] Brungart, D. S.; Sheffield, B. M.; Kubli, L. R. Development of a Test Battery for Evaluating Speech Perception in Complex Listening Environments. *J. Acoust. Soc. Am.* 2014, *136*, 777-790.

[13] Carhart, R. Basic Principles of Speech Audiometry. *Acta Otolaryngol.* 1951, *40*, 62-71.

[14] Carhart, R.; Tillman, T. W. Interaction of Competing Speech Signals With Hearing Losses. *Arch. Otolaryngol.* 1970, *91*, 273-279.

[15] Ching, T. Y. C.; Zhang, V. W.; Johnson, E. E.; Van Buynder, P.; Hou, S.; Burns, L.; Button, L.; Flynn, C.; Mcghie, K. Hearing Aid Fitting and Developmental Outcomes of Children Fit According to Either the NAL or DSL Prescription: Fit-to-Target, Audibility, Speech and Language Abilities. *Int. J. Audiol.* 2017, 1-14. DOI: 10.1080/14992027.2017.1380851.

[16] Chung, J. W.; Ahn, J. H.; Kim, J. Y.; Lee, H. J.; Kang, H. H.; Lee, Y. K.; Kim, J. U.; Koo, S. W. The Effect of Isoflurane, Halothane and Pentobarbital on Noise-Induced Hearing Loss in Mice. *Anesth. Analg.* 2007, *104*, 1404-1408.

[17] Dobie, R. A. Impairment, Handicap, and Disability. In *Medical-Legal Evaluation of Hearing Loss*, 3rd Ed.; Dobie, R. A. Ed.; Plural Publishing, Inc.: San Diego, 2015; pp 83-139.

[18] Dobie, R. A.; Humes, L. E. Commentary on the Regulatory Implications of Noise-Induced Cochlear Neuropathy. *Int. J. Audiol.* 2017, *56* (Sup1), 74-78.

[19] Durrant, J. D.; Wang, J.; Ding, D. L.; Salvi, R. J. Are Inner or Outer Hair Cells the Source of Summating Potentials Recorded From the Round Window? *J. Acoust. Soc. Am.* 1998, *104*, 370-377.

[20] Eckert, M. A.; Matthews, L. J.; Dubno, J. R. Self-Assessed Hearing Handicap in Older Adults With Poorer-Than-Predicted Speech Recognition in Noise. *J. Speech. Lang. Hear. Res.* 2017, *60*, 251-262.

[21] Fernandez, K. A.; Jeffers, P. W.; Lall, K.; Liberman, M. C.; Kujawa, S. G. Aging After Noise Exposure: Acceleration of Cochlear Synaptopathy in "Recovered" Ears. *J. Neurosci.* 2015, *35*, 7509-7520.

[22] Fredriksson, S.; Hammar, O.; Magnusson, L.; Kahari, K.; Persson Waye, K. Validating Self-Reporting of Hearing-Related Symptoms Against Pure-Tone Audiometry, Otoacoustic Emission, and Speech Audiometry. *Int. J. Audiol.* 2016, *55*, 454-462.

[23] Fulbright, A. N. C.; Le Prell, C. G.; Griffiths, S. K.; Lobarinas, E. Effects of Recreational Noise on Threshold and Supra-Threshold Measures of Auditory Function. *Semin. Hear.* 2017, *38*, 298-318.

[24] Furman, A. C.; Kujawa, S. G.; Liberman, M. C. Noise-Induced Cochlear Neuropathy is Selective for Fibers with Low Spontaneous Rates. *J. Neurophysiol.* 2013, *110*, 577-586.

[25] Gallun, F. J.; Papesh, M. A.; Lewis, M. S. Hearing Complaints Among Veterans Following Traumatic Brain Injury. *Brain Inj.* 2017, *31*, 1183-1187.

[26] Gannouni, N.; Mhamdi, A.; Lenoir, M.; Puel, J. L.; Tebourbi, O.; El May, M.; Gharbi, R.; Sakly, M.; Ben Rhouma, K. Assessment of Cochlear Effects and Extra-Auditory Disorders in Male Rats Exposed Repetitively to Low Noise. *Tunis. Med.* 2015, *93*, 789-794.

[27] Gatehouse, S.; Noble, W. The Speech, Spatial and Qualities of Hearing Scale (SSQ). *Int. J. Audiol.* 2004, *43*, 85-99.

[28] Gates, G. A.; Feeney, M. P.; Mills, D. Cross-Sectional Age-Changes of Hearing in the Elderly. *Ear Hear.* 2008, *29*, 865-874.

[29] Golding, M.; Mitchell, P.; Cupples, L. Risk Markers for the Graded Severity of Auditory Processing Abnormality in an Older Australian Population: The Blue Mountains Hearing Study. *J. Am. Acad. Audiol.* 2005, *16*, 348-356.

[30] Grinn, S. K.; Wiseman, K. B.; Baker, J. A.; Le Prell, C. G.

Hidden Hearing Loss? No Effect of Common Recreational Noise Exposure on Cochlear Nerve Response Amplitude in Humans. *Front. Neurosci.* 2017, *11*, 1-24.

[31] Grose, J. H.; Buss, E.; Hall, J. W., 3rd. Loud Music Exposure and Cochlear Synaptopathy in Young Adults: Isolated Auditory Brainstem Response Effects but no Perceptual Consequences. *Trends Hear.* 2017, *21*, 2331216517737417.

[32] Gungor, G.; Bozkurt-Sutas, P.; Gedik, O.; Atas, A.; Babazade, R.; Yilmaz, M. Effects of Sevoflurane and Desflurane on Otoacoustic Emissions in Humans. *Eur. Arch. Otorhinolaryngol.* 2015, *272*, 2193-2199.

[33] Guven, S.; Tas, A.; Adali, M. K.; Yagiz, R.; Alagol, A.; Uzun, C.; Koten, M.; Karasalihoglu, A. R. Influence of Anaesthetic Agents on Transient Evoked Otoacoustic Emissions and Stapedius Reflex Thresholds. *J. Laryngol. Otol.* 2006, *120*, 10-15.

[34] Hallmo, P.; Borchgrevink, H. M.; Mair, I. W. Extended High-Frequency Thresholds in Noise- Induced Hearing Loss. *Scand. Audiol.* 1995, *24*, 47-52.

[35] Hammill, T. L. A Review of the Progress and Pitfalls of FDA Policy Process: Planning a Pathway for Pharmaceutical Interventions for Hearing Loss Development. *Hear. Res.* 2017, *349*, 172-176.

[36] Harel, N.; Kakigi, A.; Hirakawa, H.; Mount, R. J.; Harrison, R. V. The Effects of Anesthesia on Otoacoustic Emissions. *Hear. Res.* 1997, *110*, 25-33.

[37] Hatzopoulos, S.; Petruccelli, J.; Laurell, G.; Finesso, M.; Martini, A. Evaluation of Anesthesia Effects in a Rat Animal Model Using Otoacoustic Emission Protocols. *Hear. Res.* 2002, *170*, 12-21.

[38] Hickox, A. E.; Larsen, E.; Heinz, M. G.; Shinobu, L.; Whitton, J. P. Translational Issues in Cochlear Synaptopathy. *Hear. Res.* 2017, *349*, 164-171.

[39] Hickox, A. E.; Liberman, M. C. Is Noise-Induced Cochlear Neuropathy Key to the Generation of Hyperacusis or Tinnitus? *J. Neurophysiol.* 2014, *111*, 552-564.

[40] Hoben, R.; Easow, G.; Pevzner, S.; Parker, M. A. Outer Hair Cell and Auditory Nerve Function in Speech Recognition in Quiet and in Background Noise. *Front. Neurosci.* 2017, *11*, 157.

[41] Hu, B. Noise-Induced Structural Damage in the Cochlea. In *Noise-Induced Hearing Loss: Scientific Advances. Springer Handbook Of Auditory Research*; Le Prell, C. G., Henderson, D., Popper, A. N., Fay, R. R., Eds.; Springer: New York, 2012; pp 57-86.

[42] Jansen, S.; Luts, H.; Dejonckere, P.; Van Wieringen, A.; Wouters, J. Exploring the Sensitivity of Speech-in-Noise Tests for Noise-Induced Hearing Loss. *Int. J. Audiol.* 2014, *53*, 199-205.

[43] Jensen, J. B.; Lysaght, A. C.; Liberman, M. C.; Qvortrup, K.; Stankovic, K. M. Immediate and Delayed Cochlear Neuropathy After Noise Exposure in Pubescent Mice. *PLoS One* 2015, *10*, E0125160.

[44] John, A. B.; Kreisman, B. M.; Pallett, S. Validity of Hearing Impairment Calculation Methods for Prediction of Self-reported Hearing Handicap. *Noise Health* 2012, *14*, 13-20.

[45] Kim, J. U.; Lee, H. J.; Kang, H. H.; Shin, J. W.; Ku, S. W.; Ahn, J. H.; Kim, Y. J.; Chung, J. W. Protective Effect of Isoflurane Anesthesia on Noise-induced Hearing Loss in Mice. *Laryngoscope* 2005, *115*, 1996-1999.

[46] Kobel, M.; Le Prell, C. G.; Liu, J.; Hawks, J. W.; Bao, J. Noise-induced Cochlear Synaptopathy: Past Findings and Future Studies. *Hear. Res.* 2017, *349*, 148-154.

[47] Kodera, K.; Hosoi, H.; Okamoto, M.; Manabe, T.; Kanda, Y.; Shiraishi, K.; Sugiuchi, T.; Suzuki, K.; Tauchi, H.; Nishimura, T.; Matsuhira, T.; Ishikawa, K. Guidelines for the Evaluation of Hearing Aid Fitting (2010). *Auris. Nasus. Larynx* 2016, *43*, 217-228.

[48] Konrad-Martin, D.; Dille, M. F.; Mcmillan, G.; Griest, S.; Mcdermott, D.; Fausti, S. A.; Austin, D. F. Age-related Changes in the Auditory Brainstem Response. *J. Am. Acad. Audiol.* 2012, *23*, 18-35; Quiz 74-15.

[49] Konrad-Martin, D.; Reavis, K.; Mcmillan, G.; Dille, M. Multivariate DPOAE Metrics for Identifying Changes in Hearing: Perspectives From Ototoxicity Monitoring. *Int. J. Audiol.* 2012, *1* (Suppl 1), S51-S62.

[50] Korres, G. S.; Balatsouras, D. G.; Tzagaroulakis, A.; Kandiloros, D.; Ferekidis, E. Extended High-frequency Audiometry in Subjects Exposed to Occupational Noise. *B-ENT* 2008, *4*, 147-155.

[51] Korres, G. S.; Balatsouras, D. G.; Tzagaroulakis, A.; Kandiloros, D.; Ferekidou, E.; Korres, S. Distortion Product Otoacoustic Emissions in an Industrial Setting. *Noise Health* 2009, *11*, 103-110.

[52] Kraus, N.; White-Schwoch, T. Not-So-Hidden Hearing Loss. *Hear. J.* 2016, *69*, 38, 40.

[53] Kujawa, S. G. Putting the 'Neural' Back in Sensorineural: Primary Cochlear Neurodegeneration in Noise and Aging. *Hear. J.* 2014, *67*, 8.

[54] Kujawa, S. G.; Liberman, M. C. Acceleration of Age-Related Hearing Loss by Early Noise Exposure: Evidence of a Misspent Youth. *J. Neurosci.* 2006, *26*, 2115-2123.

[55] Kujawa, S. G.; Liberman, M. C. Adding Insult to Injury: Cochlear Nerve Degeneration After "Temporary" Noise-Induced Hearing Loss. *J. Neurosci.* 2009, *29*, 14077-14085.

[56] Kujawa, S. G.; Liberman, M. C. Synaptopathy in the Noise-Exposed and Aging Cochlea: Primary Neural Degeneration in Acquired Sensorineural Hearing Loss. *Hear. Res.* 2015, *330*, 191-199.

[57] Le Prell, C. G. Current Issues in Clinical and Translational Research in The Hearing Sciences, Audiology, and Otolaryngology. In *Translational Research in Audiology and the Hearing Sciences, Springer Handbook Of Auditory Research*; Le Prell, C. G., Lobarinas, E., Fay, R. R., Popper, A. N., Eds.; Springer: New York, 2016; pp. 19-50.

[58] Le Prell, C. G.; Brungart, D. S. Speech-in-Noise Tests and Supra-Threshold Auditory Evoked Potentials as Metrics for Noise Damage and Clinical Trial Outcome Measures. *Otol. Neurotol.* 2016, *37*, E295-302.

[59] Le Prell, C. G.; Clavier, O. H. Effects of Noise on Speech Recognition: Challenges for Communication by Service Members. *Hear. Res.* 2017, *349*, 76-89.

[60] Le Prell, C. G.; Lobarinas, E. Strategies for Assessing Antioxidant Efficacy in Clinical Trials. In *Oxidative Stress in Applied Basic Research and Clinical Practice: Free Radicals in ENT Pathology*; Miller, J. M., Le Prell, C. G., Rybak, L. P., Eds.; Humana Press: New York, 2015; pp 163-192.

[61] Le Prell, C. G.; Lobarinas, E. Clinical and Translational

Research: Challenges to the Field. In *Translational Research in Audiology and the Hearing Sciences, Springer Handbook of Auditory Research*; Le Prell, C. G., Lobarinas, E., Fay, R. R., Popper, A. N., Eds.; Springer: New York, 2016; pp 241-265.

[62] Le Prell, C. G.; Lobarinas, E. No Relationship Between Recreational Noise History and Performance on the Words-in-Noise (WIN) Test in Normal Hearing Young Adults. *Abs. Assoc. Res. Otolaryngol.* 2016, *39*, 68.

[63] Le Prell, C. G; Siburt, H.; Lobarinas, E.; Griffiths, S.; and Spankovich, C. No reliable association between recreational noise exposure and threshold sensitivity, distortion product otoacoustic emission amplitude, or word-in-noise performance in a college-student population. *Ear Hear.* 2019, *39* (6):1057-1074.

[64] Leensen, M. C.; De Laat, J. A.; Dreschler, W. A. Speech-in-Noise Screening Tests by Internet, Part 1: Test Evaluation for Noise-Induced Hearing Loss Identification. *Int. J. Audiol.* 2011, *50*, 823-834.

[65] Leensen, M. C.; De Laat, J. A.; Snik, A. F.; Dreschler, W. A. Speech-in-Noise Screening Tests By Internet, Part 2: Improving Test Sensitivity for Noise-Induced Hearing Loss. *Int. J. Audiol.* 2011, *50*, 835-848.

[66] Liberman, M. C.; Epstein, M. J.; Cleveland, S. S.; Wang, H.; Maison, S. F. Toward a Differential Diagnosis of Hidden Hearing Loss In Humans. *PLoS One* 2016, *11*, E0162726.

[67] Liberman, M. C.; Kujawa, S. G. Cochlear Synaptopathy in Acquired Sensorineural Hearing Loss: Manifestations and Mechanisms. *Hear. Res.* 2017. 10.1016/J.Heares.2017.01.003.

[68] Lin, H. W.; Furman, A.C.; Kujawa, S.G.; Liberman, M. C. Primary Neural Degeneration in the Guinea Pig Cochlea After Reversible Noise-Induced Threshold Shift. *J. Assoc. Res. Otolaryngol.* 2011, *12*, 605-616.

[69] Lindgren, F.; Axelsson, A. Temporary Threshold Shift After Exposure to Noise and Music of Equal Energy. *Ear Hear.* 1983, *4*, 197-201.

[70] Lobarinas, E.; Salvi, R.; Ding, D. Insensitivity of the Audiogram to Carboplatin Induced Inner Hair Cell Loss in Chinchillas. *Hear. Res.* 2013, *302*, 113-120.

[71] Lobarinas, E.; Spankovich, C.; Le Prell, C. G. Evidence of "Hidden Hearing Loss" Following Noise Exposures That Produce Robust TTS and ABR Wave-I Amplitude Reductions. *Hear. Res.* 2017, *349*, 155-163.

[72] Lonsbury-Martin, B. L.; Martin, G. K.; Probst, R.; Coats, A. C. Acoustic Distortion Products in Rabbit Ear Canal. I. Basic Features And Physiological Vulnerability. *Hear. Res.* 1987, *28*, 173-189.

[73] Lynch, E. D.; Kil, J.; Le Prell, C. G. Human Clinical Studies in Noise-Induced Hearing Loss. In *Translational Research in Audiology and the Hearing Sciences, Springer Handbook of Auditory Research*; Le Prell, C. G., Lobarinas, E., Fay, R. R., Popper, A. N., Eds.; Springer: New York, 2016; pp 105-139.

[74] Maison, S. F.; Usubuchi, H.; Liberman, M. C. Efferent Feedback Minimizes Cochlear Neuropathy From Moderate Noise Exposure. *J. Neurosci.* 2013, *33*, 5542-5552.

[75] Makary, C. A.; Shin, J.; Kujawa, S. G.; Liberman, M. C.; Merchant, S. N. Age-Related Primary Cochlear Neuronal Degeneration in Human Temporal Bones. *J. Assoc. Res. Otolaryngol.* 2011, *12*, 711-717.

[76] Mannstrom, P.; Kirkegaard, M.; Ulfendahl, M. Repeated Moderate Noise Exposure in the Rat-An Early Adulthood Noise Exposure Model. *J. Assoc. Res. Otolaryngol.* 2015, *16*, 763-772.

[77] Marsella, P.; Scorpecci, A.; Cartocci, G.; Giannantonio, S.; Maglione, A. G.; Venuti, I.; Brizi, A.; Babiloni, F. EEG Activity as an Objective Measure of Cognitive Load During Effortful Listening: A Study on Pediatric Subjects with Bilateral, Asymmetric Sensorineural Hearing Loss. *Int. J. Pediatr. Otorhinolaryngol.* 2017, *99*, 1-7.

[78] Matthews, L. J.; Lee, F. S.; Mills, J. H.; Schum, D. J. Audiometric and Subjective Assessment of Hearing Handicap. *Arch. Otolaryngol. Head Neck Surg.* 1990, *116*, 1325-1330.

[79] Mehraei, G.; Gallardo, A. P.; Shinn-Cunningham, B. G.; Dau, T. Auditory Brainstem Response Latency in Forward Masking, A Marker of Sensory Deficits in Listeners With Normal Hearing Thresholds. *Hear. Res.* 2017, *346*, 34-44.

[80] Mehrparvar, A. H.; Mirmohammadi, S. J.; Davari, M. H.; Mostaghaci, M.; Mollasadeghi, A.; Bahaloo, M.; Hashemi, S. H. Conventional Audiometry, Extended High-Frequency Audiometry, and DPOAE for Early Diagnosis of NIHL. *Iran. Red Crescent Med. J.* 2014, *16*, E9628.

[81] Miles, K.; Mcmahon, C.; Boisvert, I.; Ibrahim, R.; De Lissa, P.; Graham, P.; Lyxell, B. Objective Assessment of Listening Effort: Coregistration of Pupillometry and EEG. *Trends Hear.* 2017, *21*, 1-13.

[82] Mishra, S. K.; Boddupally, S. P. Auditory Cognitive Training for Pediatric Cochlear Implant Recipients. *Ear Hear.* 2017. 10.1097/Aud.0000000000000462.

[83] Moradi, S.; Wahlin, A.; Hallgren, M.; Ronnberg, J.; Lidestam, B. The Efficacy of Short-Term Gated Audiovisual Speech Training for Improving Auditory Sentence Identification in Noise in Elderly Hearing Aid Users. *Front. Psychol.* 2017, *8*, 368.

[84] Murphy, W. J.; Le Prell, C. G. Making Sound Waves: Selected Papers From the 2016 Annual Conference of the National Hearing Conservation Association. *Int. J. Audiol.* 2017, *56*, 1-3.

[85] Nam, E. C.; Won, J. Y. Extratympanic Electrocochleographic Changes on Noise-Induced Temporary Threshold Shift. *Otolaryngol. Head Neck Surg.* 2004, *130*, 437-442.

[86] Newman, C. W.; Weinstein, B. E.; Jacobson, G. P.; Hug, G. A. The Hearing Handicap Inventory for Adults: Psychometric Adequacy and Audiometric Correlates. *Ear Hear.* 1990, *11*, 430-433.

[87] NIOSH. *Criteria for a Recommended Standard, Occupational Noise Exposure*. DHHS (NIOSH) Publication No.98-126., 1998.

[88] Oh, S. H.; Lee, J. General Framework of Hearing Aid Fitting Management. *J. Audiol. Otol.* 2016, *20*, 1-7.

[89] OSHA. 29 CFR 1910.95. Occupational Noise Exposure; Hearing Conservation Amendment; Final Rule, Effective 8 March 1983. 1983.

[90] Paul, B. T.; Bruce, I. C.; Roberts, L. E. Evidence That Hidden Hearing Loss Underlies Amplitude Modulation Encoding Deficits in Individuals With and Without Tinnitus. *Hear. Res.* 2017, *344*, 170-182.

[91] Peelle, J. E. Listening Effort: How the Cognitive

Consequences of Acoustic Challenge are Reflected in Brain and Behavior. *Ear Hear.* 2017. 10.1097/Aud.0000000000000494.

[92] Perez, E.; Mccormack, A.; Edmonds, B. A. Sensitivity to Temporal Fine Structure and Hearing-Aid Outcomes in Older Adults. *Front. Neurosci.* 2014, *8*, 7.

[93] Perreau, A. E.; Wu, Y. H.; Tatge, B.; Irwin, D.; Corts, D. Listening Effort Measured in Adults With Normal Hearing and Cochlear Implants. *J. Am. Acad. Audiol.* 2017, *28*, 685-697.

[94] Picou, E. M.; Ricketts, T. A. How Directional Microphones Affect Speech Recognition, Listening Effort and Localisation for Listeners With Moderate-to-Severe Hearing Loss. *Int. J. Audiol.* 2017, 1-10. 10.1080/14992027.2017.1355074.

[95] Prendergast, G.; Guest, H.; Munro, K.; Hall, D.; Kluk, K.; Léger, A.; Hall, D. A.; Heinz, M. G.; Plack, C. J. Effects of Noise Exposure on Young Adults With Normal Audiograms I: Electrophysiology. *Hear. Res.* 2017, *344*, 68-81.

[96] Prendergast, G.; Millman, R. E.; Guest, H.; Munro, K. J.; Kluk, K.; Dewey, R. S.; Hall, D. A.; Heinz, M. G.; Plack, C. J. Effects of Noise Exposure on Young Adults With Normal Audiograms II: Behavioral Measures. *Hear. Res.* 2017. 10.1016/J.Heares.2017.10.007.

[97] Rappaport, J. M.; Phillips, D. P.; Gulliver, J. M. Disturbed Speech Intelligibility in Noise Despite a Normal Audiogram: A Defect in Temporal Resolution? *J. Otolaryngol.* 1993, *22*, 447-453.

[98] Reed, N. S.; Betz, J.; Kendig, N.; Korczak, M.; Lin, F. R. Personal Sound Amplification Products vs a Conventional Hearing Aid for Speech Understanding in Noise. *JAMA* 2017, *318*, 89-90.

[99] Remenschneider, A. K.; Lookabaugh, S.; Aliphas, A.; Brodsky, J. R.; Devaiah, A. K.; Dagher, W.; Grundfast, K. M.; Heman-Ackah, S. E.; Rubin, S.; Sillman, J.; Tsai, A. C.; Vecchiotti, M.; Kujawa, S. G.; Lee, D. J.; Quesnel, A. M. Otologic Outcomes After Blast Injury: The Boston Marathon Experience. *Otol. Neurotol.* 2014, *35*, 1825-1834.

[100] Riga, M.; Korres, G.; Balatsouras, D.; Korres, S. Screening Protocols for the Prevention of Occupational Noise-Induced Hearing Loss: The Role of Conventional and Extended High Frequency Audiometry May Vary According to the Years of Employment. *Med. Sci. Monit.* 2010, *16*, CR352-356.

[101] Rishiq, D.; Rao, A.; Koerner, T.; Abrams, H. Can a Commercially Available Auditory Training Program Improve Audiovisual Speech Performance? *Am. J. Audiol.* 2016, *25*, 308-312.

[102] Ropposch, T.; Walch, C.; Avian, A.; Mausser, G.; Spary, M. Effects of the Depth of Anesthesia on Distortion Product Otoacoustic Emissions. *Eur. Arch. Otorhinolaryngol.* 2014, *271*, 2897-2904.

[103] Rubinstein, M.; Pluznik, N. Effect of Anesthesia on Susceptibility to Acoustic Trauma. *Ann. Otol. Rhinol. Laryngol.* 1976, *85*, 276-280.

[104] Ryan, A. F.; Kujawa, S. G.; Hammill, T.; Le Prell, C.; Kil, J. Temporary and Permanent Noise-Induced Threshold Shifts: A Review of Basic and Clinical Observations. *Otol. Neurotol.* 2016, *37*, E271-275.

[105] Samelli, A. G.; Matas, C. G.; Carvallo, R. M.; Gomes, R. F.; De Beija, C. S.; Magliaro, F. C.; Rabelo, C. M. Audiological and Electrophysiological Assessment of Professional Pop/Rock Musicians. *Noise Health* 2012, *14*, 6-12.

[106] Saunders, G. H.; Forsline, A. The Performance-Perceptual Test (PPT) and its Relationship to Aided Reported Handicap and Hearing Aid Satisfaction. *Ear Hear.* 2006, *27*, 229-242.

[107] Schaette, R.; Mcalpine, D. Tinnitus With a Normal Audiogram: Physiological Evidence for Hidden Hearing Loss and Computational Model. *J. Neurosci.* 2011, *31*, 13452-13457.

[108] Scollie, S.; Levy, C.; Pourmand, N.; Abbasalipour, P.; Bagatto, M.; Richert, F.; Moodie, S.; Crukley, J.; Parsa, V. Fitting Noise Management Signal Processing Applying the American Academy of Audiology Pediatric Amplification Guideline: Verification Protocols. *J. Am. Acad. Audiol.* 2016, *27*, 237-251.

[109] Seixas, N. S.; Kujawa, S. G.; Norton, S.; Sheppard, L.; Neitzel, R.; Slee, A. Predictors of Hearing Threshold Levels and Distortion Product Otoacoustic Emissions Among Noise Exposed Young Adults. *Occup. Environ. Med.* 2004, *61*, 899-907.

[110] Seixas, N. S.; Neitzel, R.; Stover, B.; Sheppard, L.; Feeney, P.; Mills, D.; Kujawa, S. 10-Year Prospective Study of Noise Exposure and Hearing Damage Among Construction Workers. *Occup. Environ. Med.* 2012, *69*, 643-650.

[111] Sergeyenko, Y.; Lall, K.; Liberman, M. C.; Kujawa, S. Age-Related Cochlear Synaptopathy: An Early-Onset Contributor to Auditory Functional Decline. *J. Neurosci.* 2013, *33*, 13686-13694.

[112] Shaheen, L. A.; Valero, M. D.; Liberman, M. C. Towards a Diagnosis of Cochlear Neuropathy With Envelope Following Responses. *J. Assoc. Res. Otolaryngol.* 2015, *16*, 727-745.

[113] Shehorn, J.; Marrone, N.; Muller, T. Speech Perception in Noise and Listening Effort of Older Adults With Nonlinear Frequency Compression Hearing Aids. *Ear Hear.* 2017. 10.1097/ Aud.0000000000000481.

[114] Smoorenburg, G. F. Speech Reception in Quiet and in Noisy Conditions by Individuals With Noise-Induced Hearing Loss in Relation to Their Tone Audiogram. *J. Acoust. Soc. Am.* 1992, *91*, 421-437.

[115] Soli, S. D. Some Thoughts on Communication Handicap and Hearing Impairment. *Int. J. Audiol.* 2008, *47*, 285-286.

[116] Sommers, M. S.; Tye-Murray, N.; Barcroft, J.; Spehar, B. P. The Effects of Meaning-Based Auditory Training on Behavioral Measures of Perceptual Effort in Individuals With Impaired Hearing. *Semin. Hear.* 2015, *36*, 263-272.

[117] Spankovich, C.; Griffiths, S. K.; Lobarinas, E.; Morgenstein, K. E.; De La Calle, S.; Ledon, V.; Guercio, D.; Le Prell, C. G. Temporary Threshold Shift After Impulse-Noise During Video Game Play: Laboratory Data. *Int. J. Audiol.* 2014, *53* (Suppl 2), S53-65.

[118] Spankovich, C.; Le Prell, C. G.; Hood, L. J.; Lobarinas, E. Noise History and Auditory Function in Young Adults With and Without Type-1 Diabetes. *Ear Hear.* 2017. DOI: 10.1097/AUD.0000000000000457.

[119] Stamper, G. C.; Johnson, T. A. Auditory Function in Normal-Hearing, Noise-Exposed Human Ears. *Ear Hear.* 2015a, *36*, 172-184.

[120] Stamper, G. C.; Johnson, T. A. Letter to the Editor: Examination of Potential Sex Influences in Auditory Function in Normal-Hearing, Noise-Exposed Human Ears. *Ear Hear* 2015b, *36*, 172-184, 738-740.

[121] Strasser, H.; Irle, H.; Legler, R. Temporary Hearing Threshold Shifts and Restitution After Energy-Equivalent Exposures to Industrial Noise and Classical Music. *Noise Health* 2003, *5*, 75-84.

[122] Suter, A. H. Development of Standards and Regulations for Occupational Noise. In *Handbook of Noise and Vibration Control*; Crocker, M. Ed.; John Wiley And Sons, Inc.: Hoboken, 2007; pp 377-382.

[123] Suzuki, J.; Corfas, G.; Liberman, M. C. Round-Window Delivery of Neurotrophin 3 Regenerates Cochlear Synapses After Acoustic Overexposure. *Sci. Rep.* 2016, *6*, 24907.

[124] Tepe, V.; Smalt, C.; Nelson, J.; Quatieri, T.; Pitts, K. Hidden Hearing Injury: The Emerging Science and Military Relevance of Cochlear Synaptopathy. *Mil. Med.* 2017, *182*, E1785-E1795.

[125] Tye-Murray, N.; Spehar, B.; Barcroft, J.; Sommers, M. Auditory Training for Adults who Have Hearing Loss: A Comparison of Spaced Versus Massed Practice Schedules. *J. Speech. Lang. Hear. Res.* 2017, *60*, 2337-2345.

[126] Valente, M.; Abrams, H.; Benson, D.; Chisolm, T.; Citron, D.; Hampton, D.; Loavenbruck, A.; Ricketts, T.; Solodar, H.; Sweetow, R. American Academy of Audiology: Guideline for Audiologic Management of the Adult Patient. *Audiol. Online* 2006, *18*. https://www. audiologyonline.com/articles/guideline-for-audiologic-management-adult-966

[127] Valero, M. D.; Burton, J. A.; Hauser, S. N.; Hackett, T. A.; Ramachandran, R.; Liberman, M. C. Noise-Induced Cochlear Synaptopathy in Rhesus Monkeys (Macaca Mulatta). *Hear. Res.* 2017, *353*, 213-223.

[128] Valero, M. D.; Hancock, K. E.; Liberman, M. C. The Middle Ear Muscle Reflex in the Diagnosis of Cochlear Neuropathy. *Hear. Res.* 2016, *332*, 29-38.

[129] Van Den Tillaart-Haverkate, M.; De Ronde-Brons, I.; Dreschler, W. A.; Houben, R. The Influence of Noise Reduction on Speech Intelligibility, Response Times to Speech, and Perceived Listening Effort in Normal-Hearing Listeners. *Trends Hear.* 2017, *21*, 1-13.

[130] Ventry, I. M.; Weinstein, B. E. The Hearing Handicap Inventory for the Elderly: A New Tool. *Ear Hear.* 1982, *3*, 128-134.

[131] Verhulst, S.; Jagadeesh, A.; Mauermann, M.; Ernst, F. Individual Differences in Auditory Brainstem Response Wave Characteristics: Relations to Different Aspects of Peripheral Hearing Loss. *Trends Hear.* 2016, *20*, 1-20.

[132] Vermiglio, A. J.; Soli, S. D.; Freed, D. J.; Fisher, L. M. The Relationship Between High-Frequency Pure-Tone Hearing Loss, Hearing in Noise Test (HINT) Thresholds, and the Articulation Index. *J. Am. Acad. Audiol.* 2012, *23*, 779-788.

[133] Viana, L. M.; O'Malley, J. T.; Burgess, B. J.; Jones, D. D.; Oliveira, C. A.; Santos, F.; Merchant, S. N.; Liberman, L. D.; Liberman, M. C. Cochlear Neuropathy in Human Presbycusis: Confocal Analysis of Hidden Hearing Loss in Post-Mortem Tissue. *Hear. Res.* 2015, *327*, 78-88.

[134] Walker, E.; Mccreery, R.; Spratford, M.; Roush, P. Children With Auditory Neuropathy Spectrum Disorder Fitted With Hearing Aids Applying the American Academy of Audiology Pediatric Amplification Guideline: Current Practice and Outcomes. *J. Am. Acad. Audiol.* 2016, *27*, 204-218.

[135] Wan, G.; Corfas, G. No Longer Falling on Deaf Ears: Mechanisms of Degeneration and Regeneration of Cochlear Ribbon Synapses. *Hear. Res.* 2015, *329*, 1-10.

[136] Wan, G.; Gomez-Casati, M. E.; Gigliello, A. R.; Liberman, M. C.; Corfas, G. Neurotrophin-3 Regulates Ribbon Synapse Density in the Cochlea and Induces Synapse Regeneration After Acoustic Trauma. *Elife* 2014, *3*.

[137] Wang, Y.; Hirose, K.; Liberman, M. C. Dynamics of Noise-Induced Cellular Injury and Repair in the Mouse Cochlea. *J. Assoc. Res. Otolaryngol.* 2002, *3*, 248-268.

[138] Wang, Y.; Ren, C. Effects of Repeated "Benign" Noise Exposures in Young CBA Mice: Shedding Light on Age-Related Hearing Loss. *J. Assoc. Res. Otolaryngol.* 2012, *13*, 505-515.

[139] Weinstein, B. E.; Ventry, I. M. Audiometric Correlates of the Hearing Handicap Inventory for the Elderly. *J. Speech Hear. Disord.* 1983, *48*, 379-384.

[140] Wendt, D.; Hietkamp, R. K.; Lunner, T. Impact of Noise and Noise Reduction on Processing Effort: A Pupillometry Study. *Ear Hear.* 2017, *38*, 690-700.

[141] Wilson, R. H. Clinical Experience With the Words-in-Noise Test on 3430 Veterans: Comparisons With Pure-Tone Thresholds and Word Recognition in Quiet. *J. Am. Acad. Audiol.* 2011, *22*, 405-423.

[142] Wilson, R. H.; Abrams, H. B.; Pillion, A. L. A Word-Recognition Task in Multitalker Babble Using a Descending Presentation Mode From 24 Db to 0 Db Signal to Babble. *J. Rehabil. Res. Dev.* 2003, *40*, 321-327.

[143] Wilson, R. H.; Carnell, C. S.; Cleghorn, A. L. The Words-in-Noise (WIN) Test With Multitalker Babble and Speech-Spectrum Noise Maskers. *J. Am. Acad. Audiol.* 2007, *18*, 522-529.

[144] Wilson, R. H.; Mcardle, R. Intra- and Inter-Session Test, Retest Reliability of the Words-in-Noise (WIN) Test. *J. Am. Acad. Audiol.* 2007, *18*, 813-825.

[145] Wilson, R. H.; Mcardle, R. A.; Smith, S. L. An Evaluation of the BKB-SIN, HINT, Quicksin, and WIN Materials on Listeners With Normal Hearing and Listeners With Hearing Loss. *J. Speech. Lang. Hear. Res.* 2007, *50*, 844-856.

[146] Yeend, I.; Beach, E. F.; Sharma, M.; Dillon, H. The Effects of Noise Exposure and Musical Training on Suprathreshold Auditory Processing and Speech Perception in Noise. *Hear. Res.* 2017, *353*, 224-236.

[147] Zecker, S. G.; Hoffman, H. J.; Frisina, R.; Dubno, J. R.; Dhar, S.; Wallhagen, M.; Kraus, N.; Griffith, J. W.; Walton, J. P.; Eddins, D. A.; Newman, C.; Victorson, D.; Warrier, C. M.; Wilson, R. H. Audition Assessment Using the NIH Toolbox. *Neurology* 2013, *80*, S45-48.

[148] Zhang, Y. X.; Tang, D. L.; Moore, D. R.; Amitay, S. Supramodal Enhancement of Auditory Perceptual and Cognitive Learning by Video Game Playing. *Front. Psychol.* 2017, *8*, 1086.

第二篇 方案及近期更新
Protocol and Last Moment Updates

第15章 耳声发射测量中的校准问题
Calibration Issues in OAE Measurements

Diane Sabo 著

钟 波 译 于 澜 校

摘 要

本章讨论了耳声发射（OAE）测量中刺激校准的重要问题。除了标准或缺乏标准的问题外，新生儿相对较小的耳道中还存在刺激有效级的问题。即校准标准是基于成人耳朵，而新生儿的耳朵与成人的耳朵主要在尺寸上存在差异，从而导致耳道中的输入信号变成未知强度级。本章提供信息是让学生、专业人士和临床医师了解与耳声发射测量相关的各种问题。

关键词

听性脑干反应（ABR）；声学校准；畸变产物耳声发射（DPOAE）；新生儿听力筛查；瞬态诱发性耳声发射（TEOAE）；声压级（SPL）

概述

筛查的意义是将未通过筛查且需要进一步测试的受试者与通过筛查且不需要进一步测试的受试者区分开。对于听力筛查，确定听力损失程度取决于所使用的刺激和设备。假设所使用的刺激具有已知的特征，此特征可以准确地定义听力损失。完成此操作的精度依赖于所使用的刺激。虽然在新生儿筛查项目中可以识别轻度至中度范围内的听力损失，但目前，各种新生儿听力筛查设备无法确定听力损失的确切

水平或程度。造成此问题的原因有多种。

新生儿听力筛查，无论是瞬态诱发耳声发射（TEOAE）还是听性脑干反应（ABR），都利用短时程信号（如瞬态刺激：chirp声或click声），但目前尚无普遍统一的标准。美国国家标准研究所（ANSI）没有标准，并且有人认为国际标准化组织的标准（ISO 389-6）存在不足（Lightfoot，Sininger，Burkard，Lodwig，2007）。标准缺乏一致性不仅影响筛查，而且影响使用瞬态刺激的诊断性听力评估，如听性脑干反应（ABR）。

校准瞬态声信号建议使用峰－峰等效声压级（IEC 60645-3）。ISO 389-6 根据此建议为瞬态声信号提供了参考等效阈声压级（RETSPL）。其他建议是使用基线－峰值等效声压级或峰值声压级。这两种方法相差 3dB（Burkhard，1984）。基线－峰值与峰－峰值的相差量更大，最高可达 6dB，如果存在差异，则基线－峰值更大。这种差异是由于耳机在瞬态刺激的时间波形中缺乏一致性。因此，在声级计中测量并在示波器上查看时，零轴或基线周围没有对称性。此外，用于测量的耦合器之间也存在差异（Burkhard，2011）。

除了标准或缺乏标准的问题外，在新生儿较小的耳道中还存在刺激有效级的问题。校准标准基于成人的耳朵，而婴儿的耳朵尺寸与成人的耳朵不同，从而导致耳道中的输入信号变成未知强度级。使用 2cc 或 6cc 的标准耦合器进行校准，可最低限度使已知的信号水平传递到人耳。2cc 和 6cc 耦合器只是真实成年耳朵的简化表示，使制造商和临床医师对传递到人耳的信号有一定的了解并达成共识。然而，加载给定电压到耳机上，在成年人耳膜上产生的声压级不可能与新生儿耳膜上的声压级完全相同。对于听性脑干反应，基于成人耳朵校准之后的信号可能会在婴儿耳朵中产生更高的声压级。假设使用某种刺激级，校准的不准确可能会造成误诊。如果选择 35dB nHL 的刺激级（根据成人数据），但刺激强度（在新生儿的耳道中）实际上会更高，那么可检测到的损失程度的实际限值会提高，在这种情况下，将会从轻度变成轻中度。

在耳声发射筛查中使用瞬态声时，信号校准产生的影响可能并不完全确定。对于耳声发射，婴幼儿耳朵尺寸可能会在外耳（和中耳）产生双倍的声音增强效果，从而会对传入和传出内耳的声音产生影响。即使通过校准，减小了由于较小的婴儿耳朵尺寸引起的信号增强效果，从而降低正向传入耳朵信号的影响，但仍然存在影响从内耳传出的声音的风险。这样的后果是，响应增强达到筛查通过的范围，但实际上是不能通过，即假阴性。

对于耳声发射，尤其是畸变产物耳声发射，也有不同的方法校准耳道中的信号。但是，校准的主要问题是，校准是在探头平面上，而由于耳朵的声学特性和潜在的驻波影响，可能与传递至鼓膜的信号存在差别。此外，制造商试图制造低于理想环境条件下工作的设备（如新生婴儿病房），并可以修改参数（如噪声的计算），以有效的方式产生合理的结果，但是相对于其设备具有独特的参数。

制造商在其设备中使用缺乏统一标准的探头使问题变得复杂。有几家听性脑干反应筛查设备制造商尝试通过在筛查前进行原位校准来获取耳道尺寸，以适应婴儿较小的耳道体积。此外，对于听性脑干反应，有新的换能器和将这些换能器耦合到耳朵的方法（例如，耳罩式自粘耳耦合器）。制造商已经采用不同的方法来确定换能器的输出信号级，但针对这些耳机的校准没有标准，这可能会对筛查过程造成不利影响。

考虑到校准、换能器及设备差异等方面的复杂性，目前无法精确地量化婴儿耳朵的刺激信号级，也无法精确定义能够检测到的听力损失。虽然新生儿听力筛查程序在合理的精度下判别听力损失，但误差大小的判定仍是空白，需要更多的研究和标准化工作。

参 考 文 献

[1] Burkhard, R. Sound Pressure Level Measurement and Spectral Analysis of Brief Acoustic Transients. *Electroencephalogr. Clin. Neurophysiol.* 1984, *57*, 83-91.

[2] Burkard, R. University at Buffalo. Characterization of Acoustic Transients: Calibration and Standardization. https://www.asha.org/Events/convention/handouts/2011/Burkard/

(accessed Nov 18, 2011).

[3] Lightfoot, G.; Sininger, Y.; Burkard, R.; Lodwig, A. Stimulus Repetition Rate and the Reference Levels for Clicks and Short Tone Bursts: A Warning to Audiologists, Researchers, Calibration Laboratories, and Equipment Manufacturers. *Am. J. Audiol.* 2007, *16* (2), 94-95.

第 16 章　利用 Wigner-Ville 分布和时变滤波研究瞬态诱发性耳声发射成分的信号分解法

Decomposition Methods of OAE Signals: Investigation of TEOAE Components with WVD and Time-Varying Filtering

Antoni D. Grzanka　著

梁思超　译　　于　澜　校

摘　要

本章重点介绍了基于耳蜗模型与时频分析的耳声发射（OAE）成分分解的相关内容。由于耳声发射起源目前没有充分完善的解释，我们从众多概念中选取一个用于更深入研究、检验耳蜗的工作机制，该机制与插入外耳道探头的声音信号有关。本章将讨论耳蜗发生器的基本模型。此外，我们将听觉器官视为黑箱模型，在不同刺激模式下利用瞬态诱发性耳声发射进行观察研究。本章详细介绍了 Wigner-Ville 分布（WVD），作为信号处理的分析工具，它在时变滤波中非常高效，能够灵活地将信号转换为基本成分。本章我们阐述了该方法在耳声发射起源产生的影响。

关键词

瞬态诱发性耳声发射（TEOAE）；时间频率（TF）分析；Wigner-Ville 分布（WVD）；信号分解；时变滤波

一、耳蜗发生器的基本模型

现有研究证明，每个特定频率的声音都会在耳蜗内对应位置被接收到（频率响应理论）。这是因为每个位置都有其特征频率（characteristic frequency, CF）。换句话说，从卵圆窗开始沿着耳蜗存在一个频率与距离的映射（Greenwood，1990）。耳蜗的任意部位都有极佳的频率特异性。在实验中可以观察到清晰的调谐曲线。来自特征频率的微小失谐会导致特征频率区域灵敏度急剧下降，但该区域附近的响应反而会增强。这种现象在物理学中被称为共振。因此，第一个模型将耳蜗比作竖琴，因为它的每根琴弦都被敏锐地调节到对应的音调。

由于 Georg von Bekesy 观察到内耳受到声音刺激时基底膜的行波运动，人们对耳蜗功能的认知也随之转变。根据该观察，耳蜗是一种非均匀传输线，每个位置都有其临界频率。当声音频率高于临界值时，就会停止向耳蜗顶部传播。这个理论模型是 20 世纪中叶被发现的（Zwislocki，1946；Zwislocki，1965）。耳蜗沿行波的路线是不均匀的。通过标准计算机模型推测，耳蜗的横截面积为 $6.3 \times 10^{-6} m^2$（底转）至 $3.1 \times 10^{-7} m^2$（顶转）（Liu，2010）。通过面积转换计算得出，耳蜗底转的半径为 1.4mm，顶转处半径为 0.3mm。从进入耳蜗开始，基底膜逐渐变宽（从 0.3mm 到 0.5mm），面密度也逐渐增大（从 $3.8 \times 10^{-4} kg/m^2$ 到 $2 \times 10^{-2} kg/m^2$）。同样地，基底膜变得更加松弛，弹性从 $6 \times 10^6 kg/(s^2 \cdot m^2)$ 降低到 $1.5 \times 10^4 kg/(s^2 \cdot m^2)$。机械摩擦导致的能量损失从 $15 kg/(s \cdot m^2)$ 增加到 $85 kg/(s \cdot m^2)$。以上所有特性可以解释特定频率的声波在特定位置完全消失的现象。

现如今事情看起来更加复杂。非均匀传输线的概念已得到验证，属于额外的一种机制。现代模型将细胞共振与行波学说相结合。因此有必要解释两个重要现象：外毛细胞（OHC）的机械活动和被视为黑箱模型的耳蜗非线性特性。

耳声发射呈现非线性。当两个或多个成分在时间上重叠时，其非线性特性就会展现出来。由于各个成分之间相互干扰，我们观察到的并不是简单的成分之和。这导致记录到的结果非常复杂，并难以解析与识别来源。

耳声发射是由 Corti 器（Corti organ）末端传出神经所驱动的外毛细胞主动产生的。由于听觉器官是感受器，大部分神经细胞是通过传入的方式将信息向更高级中枢传导。传入和传出通路耦合并创建反馈环路，可以局部放大基底膜的振动。

Shera 等（2005）研究发现了耳蜗的扰动线性与非线性效应，称为耳蜗粗糙度。耳蜗粗糙度被建模为局部共振频率的一个微小随机波动。Moleti 等（2013）通过研究瞬态诱发性耳声发射的短潜伏期（SL）成分，证明了该成分是粗糙度的体现，来自耳蜗基底区而非共振区。

此外，我们还观察到左右耳之间的耦合程度比想象的更高。这在有关耳声发射对侧抑制的文献中存有记载（Smurzyński，2002）。

二、在瞬态诱发性耳声发射记录过程中将听觉器官视为黑箱模型

瞬态诱发性耳声发射的记录与解释工作是基于输入与输出系统的。信息有时以声音刺激的形式传递；最常见的是一种被称为 click 的短暂脉冲。这个电脉冲传递到耳机的标准时程为 80μs。耳塞内膜的位移会引起外耳道声压的短暂变化。压力的波形不仅取决于受试耳的个体特征，而且包括被耳机探头密闭的耳道。如果不考虑波形的细节，一个短时、宽频的压力刺激可以短暂地刺激耳蜗所有频率区域。

除此以外，还有研究发明了刺激的特殊序列来测试非线性。此方法假设外毛细胞的响应是饱和的。如果从细胞的角度思考问题受到限制，我们还可以从振动运动范围展开设想。这意味着如果刺激超过特定阈值，增加刺激强度并不会增加响应的振幅。

依据这个假设，传输一组包含四个刺激信号的刺激序列，振幅依次为 A、A、A、–3A。对所有响应取平均值。由于内耳的线性对象是按比例响应的，因此平均值为（R+R+R–3R）/4=0，这意味着什么也没有，简单的回声也减少了。但是，对于饱和的外毛细胞，如果振幅恰好等于阈值，则响应由 T、T、T、–T 组成，平均值为 2T/4，并不为零，这就证明存在非线性响应。需要承认的是，虽然以上描述看似简单地证明了耳蜗非线性的存在，但它仍是十分复杂的。（图 16-1）（Kemp，1990）。

以下平均算法可以评估响应的可重复性。建立两个响应库分别命名为库 A、库 B，通过在两个响应库间切换来计算它们的平均值。即当一个区块被平均到库 A，下一个区块就会被

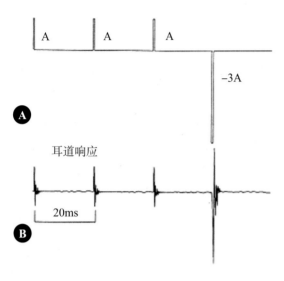

耳道响应

20ms

阈值下的理想化 OAE 响应

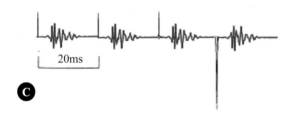

20ms

▲ 图 16-1 非线性刺激方式

A. 耳机激励；B. 声压刺激；C. 耳蜗响应：第 4 个波形以相同的振幅倒置

平均到库 B。两个库的平均值就是瞬态诱发性耳声发射的最终估计值。库 A 与库 B 的差值对于评估噪声水平至关重要。在完美的声学条件下，可以忽略不计。但是在没有诱发出耳声发射的情况下，不仅库 A 和库 B 的平均值是随机的，而且两者的差值也是随机的。我们把重复成分与随机变化成分的能量之商称为信噪比（SNR）。信噪比是衡量记录质量的重要指标。

如果可以记录到耳声发射，可以采用多重平均提高信噪比。但是如果耳蜗功能受损，即使记录很长时间，信噪比也不会提高。因此，我们可以建立一个常数，以及一个足够样本量的平均值，信噪比就可以帮助判断结果。足够大的信噪比证明内耳功能良好。

耳声发射的响应是非常微弱的，因此记录过程必须非常小心、谨慎地进行。尽管如此，检查依然可能受到受试者非自主运动或吞咽唾液等动作的干扰。这部分受到干扰的响应被剔除，这个任务由伪迹去除单元完成。当单个响应（区块）中的噪声水平超过了预先设定的阈值，就不对该响应进行平均计算。

通常认为响应是被控制在一定频率范围内的。频率范围被分为几个频带，中心频率分别为 1kHz、2kHz、3kHz、4kHz 和 5kHz。这些频带的信噪比可重复性较好，可以用于改进结果质量。除此以外，这些数据还有助于解决检查中的技术问题。

三、Wigner-Ville 分布（WVD）在瞬态诱发性耳声发射中的应用

如上所述，我们想探究瞬态诱发性耳声发射的频率成分分布。传统的记录方法利用频谱分析（傅立叶变换）将记录信号分为 5 个频带，并将信号认定为稳定信号，或者更准确地说，是在观测时间窗内对频谱取平均值。事实上，瞬态诱发性耳声发射由许多部分组成，这些组成部分随时间发生改变。耳声发射信号的不稳定性在相关研究的早期阶段已有学者报道（Tognola，1997；Özdomar，1997；Hatzopoulos，2000）。

换句话说，瞬态诱发性耳声发射的频率分布随时间变化，这种现象需要一种独特的时间频率分析方法。时间频率分析方法有众多不同的变体，但没有一种是完美的。该方法必须与应用相适应。在这里我们不做深入讨论，讨论仅限于本研究使用的 Wigner-Ville 分布时间频率分析方法。

Wigner-Ville 分布在时域和频域均具有极佳的分辨率。由于瞬态诱发性耳声发射持续

时间非常短暂，因此出色的分辨率是非常理想的特性。Wigner-Ville 分布的另一个优点是可以通过时变滤波实现唯一分解，这在后文有所阐述。

Wigner-Ville 分布也有一个主要缺陷，即在众多成分信号中，各成分互相作用导致交叉项伪迹的产生。对于单一频率或线性变化频率的单一成分信号，Wigner-Ville 分布可以提供清晰的图像。对于复杂信号，如瞬态诱发性耳声发射，时间频率分布图像就会受到干扰，只能由经验丰富的观察者来解释分析。

目前 Wigner-Ville 分布已经有了多种改进方法。其中有两种与此研究有关。第一种改进是伪 Wigner-Ville 分布，尽管它轻微地降低了频率分辨率，但是可以减少不同时间成分产生的交叉项。有研究报道了经过平滑处理后的伪

Wigner-Ville 分布（Cheng，1995）在时域和频域都可以减少交叉项的产生。第二种改进是对瞬态诱发性耳声发射进行区域平滑（Grzanka，2001），这样可以自动去除小块区域以保持能量平衡。

有一种假说认为瞬态诱发性耳声发射包含三种成分，并且可以在时间频率平面图上直观看到。图 16-2 对这些成分做出了标记。最常见的是一种被称为跳动成分的波形。它的频率恒定，振幅随时间变化。存在这种现象可能是因为自发性耳声发射具有恒定频率。

在一些瞬态诱发性耳声发射中，成分可能在 3～10ms 区间发生局部频率递减。这可能是外毛细胞从底部（较高频率）向顶部（较低频率）被连续激活的结果。最后，有时可以在时间频率平面上观察到垂直线。它们是输入 click

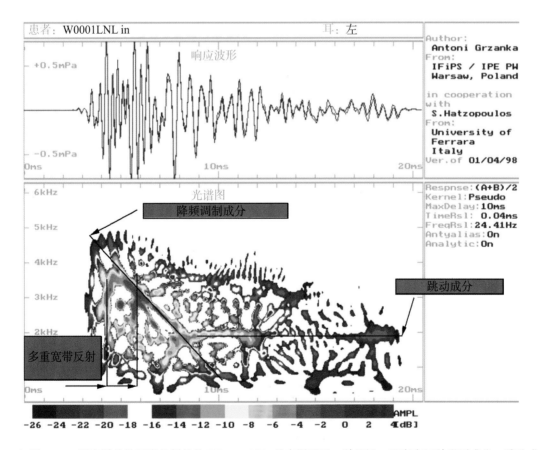

▲ 图 16-2　瞬态诱发性耳声发射的伪 Wigner-Ville 分布说明了一种假设，即存在三种类型成分：跳动成分、降频调制成分和多重宽带反射

声的多重宽带反射。

四、通过 Wigner-Ville 分布进行时变滤波

如果在所选频带中提取一个成分并去除另外一个，就需要使用设计合理的滤波器。如果耳声发射成分的频谱随时间改变，滤波器也必须满足当前需求。由于受试者的差异，瞬态诱发性耳声发射是非常个体化、特征化的，并且由多种成分组成。其中一些成分可能在很短时间内改变自身频率。为此，有研究发明了独特的成分提取方法，它就是 2005 年 IERASG 上首次发表的一款名为 TFAnalyser 的定制软件。

在设计传统滤波器时，我们设定了期望获得有用成分的频带范围。在时变滤波中，可以在时间频率平面上标记出不规则区域，帮助提

取该区域中的成分。除此以外，还可以选择区域的组合；尽管如此，我们还是更倾向于提取简单的成分。

即使在时间频率平面上非常复杂的区域，时变滤波仍然可以提取出其中隐藏成分，图 16-3 展示了这种强大潜能。

- 计算扩展离散时间 Wigner 变换（EDTWT）：OAE（t）→ W（t，f）。
- 在 W（t,f）上放置一个 t～f 掩码 Γ（t,f）：结果为 Γ（t，f）W（t，f），掩码 Γ（t，f）为 0 或 1。
- 对每个时间点 Wigner-Ville 分布掩码进行逆快速傅立叶变换：Γ（t，f）W（t，f）→ p（t，τ）。
- 构造 Q 矩阵：p（t，τ）→ Q=[q$_{mn}$]：[q$_{mn}$]=p（m+n/2，m−n）。
- 对矩阵 Q+Q^T 进行特征分解，得到最大特

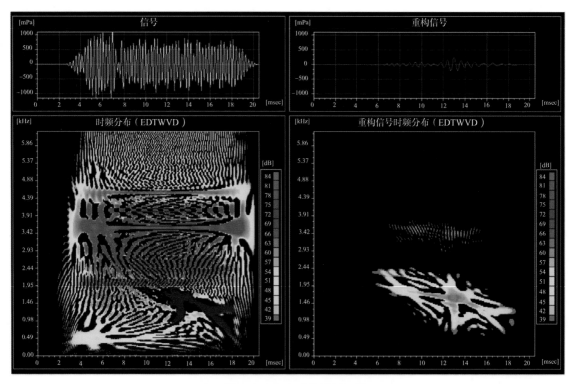

▲ 图 16-3　复杂成分提取示例

画面左上方为原始瞬态诱发性耳声发射，下方为其 Wigner-Ville 分布。被手动标记的棕色区域为待提的成分。画面右侧为提取成分及其 Wigner-Ville 分布。实现时变分量提取算法可以分为六个步骤。整个过程涉及高阶的数学计算，本文仅给出最终结果。详细技术见参考文献（Wiliams，1997；Jeong，1992；Cohen，1995）

征值 λ_{max} 和相关特征向量 u：期望信号表示为 $s=e^{i\Phi}cu$。再将振幅 c 与相位 Φ 拟合。

- 调整未知相位 Φ，使之与原始信号 OAE（t）的期望信号 s 相关性最大化。

五、将信号分解为基本成分

耳声发射信号并不能自动分解，前文介绍的工具是将耳声发射分解基本成分的关键。我们可以借助这种高度自由的工具，验证与耳声发射有关的各种设想。如今这是一个开放命题。

如果耳声发射大部分是由短声刺激引起的自发性发射，让我们来讨论一下恒定频率成分的分解情况。假定分解方法如下。

第一步，观察图 16-4 上部的边际功率谱，并选出主峰。距离最近的最小波谷限定了带宽范围。

第二步，按上文介绍的算法进行分离。继而利用随时间改变的振幅提取窄带成分。

第三步，从第一步的输入信号中减去分离成分。并对剩余波形进行分解递归并返回第一步。

探头所记录能量的绝大部分都可以用这种分解方法合理解释。举例来说，图 16-4 中瞬态诱发性耳声发射分解所得六个成分，可以合理解释的能量占比超过 95%，如表 16-1 所示。

上述内容介绍的是深入临床研究中最简单的模型。

六、总结与展望

将 Wigner-Ville 分布应用于瞬态诱发性耳声发射，是检查受试者耳响应时间频率特性的方法之一。在时间频率分析方法中，Wigner-Ville 分布独具一格，因为关于它的假设没有任何信号模型。对恒定频率成分及某些频率变化成分的分解过程中，它提供了近乎完美的帮助。但是，我们仍需识别正确成分间的错误交叉项。

如上所述，Wigner-Ville 分布展示了将耳声发射分解为简单成分（基本成分）的潜能。通过这种方式，我们对这些声音的产生有了更为深入的了解。

2017 年 S. Hatzopoulos 在 IERASG 会议中提出产生耳声发射的两种机制：非线性畸变过程与回弹机制（在耳蜗通道的异质环境中）（Shera 和 Guinan，1999）。这两种机制现已通过畸变产物耳声发射和瞬态诱发性耳声发射两种技术被证实。Kalluri 和 Shera（2001）的后续研究以畸变产物耳声发射为对象，成功将这两种机制相结合。相反，模仿行波运动的计算机模型（Nobili 等，2003）尚且无法解释这两种机制。

从小波变换、匹配追踪算法等其他时频技术来看，我们可以得出结论，耳声发射成分的潜伏期取决于频率的非线性特性（Notaro 等，2007），并且是符合指数定律的。因此，在双对数刻度下两者呈线性关系。文中介绍了下一步的研究任务是继续改进上述分解方法，使之可以用于评价受试耳的个体特征。

未来耳声发射的研究可聚焦在三个方向。第一，将耳声发射的两个产生机制结合并开发计算机模型。第二，使用时频分析推动瞬态诱发性耳声发射的分析方法持续向前发展，这将有助于本研究结果的临床解释发生范式转换。第三，开发新的耳声发射记录设备，使用与以往不同的刺激方法，这也许会有一定的商业意义。现在，前两个方向已有学者提出相关构想，第三个方向需要独自开发。综上所述，我们可以为耳声发射的研究设定如下三个目标。

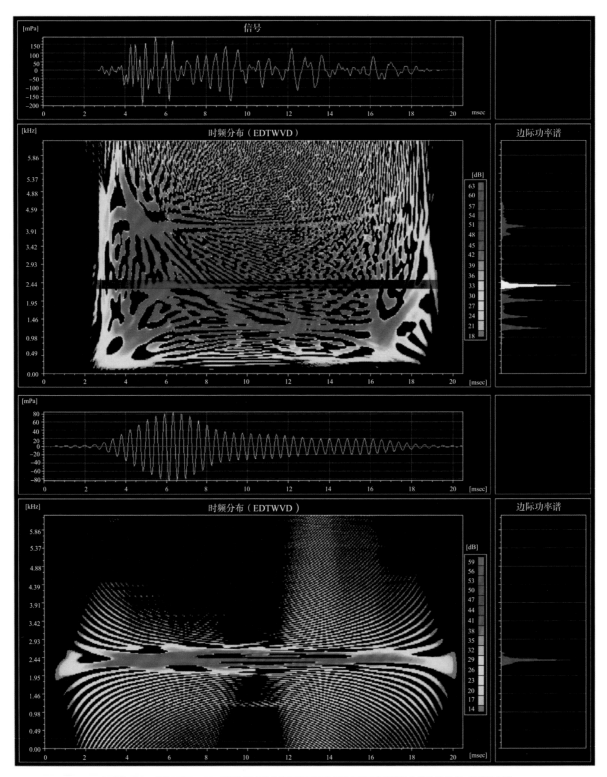

▲ 图 16-4　**TFAnalyzer** 程序的两个屏幕画面显示了恒定频率主要成分的分离结果

画面上部的蓝色水平带为选中的时间 - 频率区域。下部为分离成分。引自 Shreyank P. Swamy 提供的瞬态诱发性耳声发射

表 16-1　图 16-4 所示案例中恒定频率成分分解的示例

频率（kHz）	占　比	总能量
2.34	27.46 %	27.46 %
1.95	19.15 %	46.61 %
1.20	22.25 %	68.86 %
3.93	16.53 %	85.39 %
1.54	4.75 %	90.14 %
4.42	3.04 %	93.18%

- 基于流体动力学对耳蜗开发计算机模型，实现在瞬态诱发性耳声发射与畸变产物耳声发射检查时，在刺激的同时观察信号。

将现代的优化方法（即遗传算法）用于模型个性化。

- 开发更先进的瞬态诱发性耳声发射时间频率分析软件。通过旋转时间频率平面或可变滤波技术提取可变频率成分。实现分解成分自动化，为广泛、客观的研究创造更多可能。

- 研究开发更为先进的耳声发射设备，为临床工作提供更新、更多的参考信息。

致谢

感谢 Stavros Hatzopoulos 一直以来在耳声发射领域的指导与帮助。本章是与他讨论交流的结果。

参 考 文 献

[1] Cheng, J. Time-Frequency Analysis of Transient Evoked Otoacoustic Emissions Via Smoothed Pseudo Wigner Distribution. *Scand. Audiol.* 1995, *24* (2), 91-96.

[2] Cohen, L. *Time-Frequency Signal Analysis*. Prentice Hall: Englewood Cliffs, NJ, 1995.

[3] Greenwood, D. D. A Cochlear Frequency-Position Function for Several Species—29 Years Later. *J. Acoust. Soc. Am.* 1990, *87* (6), 2592-2605.

[4] Grzanka, A.; Hatzopoulos, S.; Śliwa, L.; Muliński, W. Reduction of Cross Terms in Wigner-Ville Distribution of Transiently Evoked Otoacoustic Emission. *Bull. Polish Acad. Sci.: Tech. Sci.* 2001, *49* (3), 493-503.

[5] Hatzopoulos, S.; Cheng, J.; Grzanka, A.; Martini, A. Time-Frequency Analyses of TEOAE Recordings from Normals and SNHL Patients. *Audiology* 2000, *39* (1), 1-12.

[6] Jeong, J.; Williams, W. J. "Time-Varying Filtering and Signal Synthesis." In *Time-Frequency Signal Analysis;* Boashash, B., Ed.; Longman and Cheshire: Melbourne, 1992.

[7] Kalluri, R.; Shera, C. A. Distortion-Product Source Unmixing: A Test of the Two-Mechanism Model for DPOAE Generation. *J. Acoust. Soc. Am.* 2001, *109* (2), 622-637.

[8] Kemp, D. T.; Ryan, S.; Bray, P. A Guide to the Effective Use of Otoacoustic Emissions. *Ear Hear.* 1990, *11* (2), 93-105.

[9] Liu, Y.-W.; Neely, S. T. Distortion Product Emissions from a Cochlear Model with Nonlinear Mechanoelectrical Transduction in Outer Hair Cells. *J. Acoust. Soc. Am.* 2010, *127* (4), 2420-2432.

[10] Moleti, A.; Al-Maamury, A.M.; Bertaccini, D.; Botti, T.; Sisto, R. Generation Place of the Long- and Short-Latency Components of Transient-Evoked Otoacoustic Emissions in a Nonlinear Cochlear Model. *J. Acoust. Soc. Am.* 2013, *133*, 4098-4108.

[11] Nobili, R.; Vetešnik, A.; Turicchia, L.; Mammano, F. Otoacoustic Emissions from Residual Oscillations of the Cochlear Basilar Membrane in a Human Ear Model. *J. Assoc. Res. Otolaryngol.* 2003, *4* (4), 478-494.

[12] Notaro, G.; Al-Maamury, A. M.; Moleti, A.; and Sisto, R. Wavelet and Matching Pursuit Estimates of the Transient-Evoked Otoacoustic Emission Latency. *J. Acoust. Soc. Am.* 2007, *122*, 3576-3585.

[13] Özdomar, Ö.; Zhang, J.; Kalayci, T.; Ülgen, Y. Time-Frequency Distribution of Evoked Otoacoustic Emissions. *Br. J. Audiol.* 1997, *31*, 461-471.

[14] Shera, C. A.; Guinan Jr, J. J. Evoked Otoacoustic Emissions Arise by Two Fundamentally Different Mechanisms: A Taxonomy For Mammalian OAEs. *J. Acoust. Soc. Am.* 1999, *105* (2), 782-798.

[15] Shera, C. A.; Tubis, A.; Talmadge, C. L. Coherent Reflection in a Two-Dimensional Cochlea: Short-Wave Versus Long-Wave Scattering in the Generation of Reflection-Source Otoacoustic Emissions. *J. Acoust. Soc. Am.* 2005, *118*, 287-313.

[16] Smurzyński, J.; Lisowska, G.; Grzanka, A.; Namysłwski, G.; Probst, R. In *Dynamic Changes in Spontaneous Otoacoustic*

Emissions Produced by Contralateral Broadband Noise, Proceedings of the Conference Biophysics of the Cochlea: From Molecules to Models, Titisee, Germany, 2002.

[17] Tognola, G.; Grandori, F.; Ravazzani, P. Time-Frequency Distributions of Click-Evoked Otoacoustic Emissions. Hear. Res. 1997, *106* (1-2), 112-122.

[18] Williams, W. J. "Recent Advances in Time-Frequency Representation: Some Theoretical Foundations." In *Time-Frequency and Wavelets in Biomedical Signal Processing*, Akay, M., Ed., IEEE Press.

[19] Zwislocki, J. Über die Mechanische Klanganalyse des Ohrs. *Experientia* 1946, *2*, 415. doi:10.1007/BF02154224.

[20] Zwislocki, J. J. Analysis of Some Auditory Characteristics. In *Handbook of Mathematical Psychology,* Vol. III, Luce, R. D.; Bush, R. R.; Galanter, E., Eds, John Wiley and Sons: New York, 1965, pp. 1-97.

第 17 章　采用匹配追踪算法进行时频分析的信号分解法

Decomposition Methods of OAE Signals: Time-Frequency Analysis by the Matching Pursuit Algorithm

W. Wiktor Jedrzejczak　著

刘 阳 译　　于 澜 校

摘　要

本章主要介绍耳声发射（OAE）——一种能够在外耳道中被测量的低强度声音，可以通过其来客观地评价听力状态。本章重点介绍 OAE 的分析方法，特别是这些信号的时频（TF）表示。首先，我们研究了使用不同时频方法进行耳声发射分析的最新进展。其次，引入匹配追踪（MP）算法进行分析，并对其进行了详细的描述。最后，列举一些匹配追踪算法在临床和基础研究中的应用实例。

关键词

耳声发射；耳蜗；匹配追踪；时频；潜伏期；伪迹；听觉脑干反应

一、耳声发射（OAE）的概述

耳声发射（OAE）是源自内耳耳蜗的低强度声音（Kemp，1978）。它们是耳蜗活动的副产品。通过在外耳道中放置一个敏感的麦克风可以进行耳声发射的测量。它们几乎存在于所有听力正常的受试者中，并可作为内耳功能的客观指标。因此，耳声发射可用于测试不合作或没有能力完成测试（如纯音测听）的受试者的听力。其主要应用之一就是新生儿听力筛查项目。

有几种方法可以用来测量耳声发射。最常用的耳声发射测试类型是瞬态诱发性耳声发射（TEOAE）和失真产物耳声发射（DPOAE）（Lonsbury-Martin 和 Martin，1990；Kemp 等，1990）。TEOAE 可在给予一个刺激后测量到，刺激信号通常是一系列的短声或短纯音。短声诱发的 TEOAE 是宽频带信号，通常带宽为 0.5~4.5kHz。DPOAE 由给定频率的两个连续纯音诱发，响应与刺激在不同的频率（即所谓的畸变频率）同时测量。自发性耳声发射（SOAE）是指不需要任何刺激就可以测量到的耳声发射（Kemp，1979）。这种耳声发射是频率相对固定的窄带信号，在很大一部分人群中存在（Penner 等，1993）。本章主要介绍瞬态诱发性耳声发射。

二、瞬态诱发性耳声发射时频分析简介

尽管许多商用设备在时域中显示 TEOAE 信号，但是在分析该信号时，比较常见的方法是像 DPOAE 一样，在频域中通过快速傅立叶变换（FFT）进行分析。在 DPOAE 中，记录到的信号包含相当长的正弦曲线，因此使用要求平稳信号的 FFT 方法似乎是合理的。与 DPOAE 不同，TEOAE 非常短，并且具有快速变化的特点（图 17-2A）。TEOAE 反应实际上是包含不同频率的脉冲的叠加，该信号是非平稳的。因此，一个合适的解决方案是使用所谓的时频（TF）法来分析 TEOAE，这种方法可以处理非平稳的信号。

尽管时频法实现方式很多，但是最基本的方法是短时傅立叶变换（STFT）（图 17-4B）。该方法将信号划分为多个时间段，然后在每个时间段上进行 FFT。有一点需要权衡的是：每个时间段越短，时间分辨率越好，但频率分辨率越差，反之亦然。研究人员很早就发现 STFT 的分辨率很差，并且容易产生伪迹，即所谓的"交叉项"（cross-terms）现象，会导致信号的不同频率分量之间产生虚假的能量轨迹。

为了实现最高分辨率，研究人员使用了一系列方法对 TEOAE 的视频特性进行研究，如小波分析法（Pasanen 等，1994；Wit 等，1994）、Wigner 分布（Cheng，1995）、Choi-Williams 分布（Ozdamar 等，1997）、Gabor 谱图法（Hatzopoulos 等，2000a）和匹配追踪法（matching pursuit，MP）（Jedrzejczak 等，2004）。

三、耳声发射时频分析的最新进展

时频法已被用于识别 TEOAE 的一般特性，并用于测试耳蜗力学的理论模型（Moleti 等，2013）。这其中非常关键的一个因素就是通过幂定律确定潜伏期和频率的关系（Tognola 等，1997）。

研究人员已经尝试将时频分析的优点纳入临床应用。例如，Marozas 等（2006）提出使用小波分析可比使用再现性指数（两个信号缓冲器的子平均值之间的相关系数）等标准检测方法更可靠地检测 TEAOE。Zhang 等（2011）应用时频滤波来改善低频段耳声发射的特性，这种方法将新生儿听力筛查的转诊率降低了 2.5%。Jedrzejczak 等（2009a）的时频分析证明，500Hz 短纯音与短声相比，其诱发的信号提供了更多的低频听力信息。由于在 1kHz 条件下 TEOAE 的信噪比（SNR）很低，因此使用 0.5kHz 的短纯音诱发耳声发射可以作为解决该问题的一种方法。这样，就可以客观地测量该频率范围内的听觉灵敏度。

最近的研究还表明，患有听神经谱系障碍的受试者的 TEOAE 的振幅增加，潜伏期缩短（Narne 等，2014）；而 Mishra 和 Biswal（2016）的研究表明，5—10 岁儿童 TEOAE 的时频特征与成人相似。

四、时频域的匹配追踪

匹配追踪（MP）是由 Mallat 和 Zhang（1993）提出的，是最先进的时频分析方法之一，其提供了目前最高的分辨率。该方法依赖于将多频信号分解为单频分量，这些单频分量可使用如下参数进行描述：振幅、频率、潜伏期、时程（与持续时间相关）和相位（图 17-1）。本方法计算复杂（Jedrzejczak 等，2004，2009），但总体思路很简单。它假设要分析的信号由被称为原子的基本波形组成，这些波形来自被称为字典的有限集合。算法的第一步是在字典中找到与信号最匹配的波形，然后从信号中减去该波

形。接下来重复这个过程，直到信号中几乎所有能量都被计算过。MP 算法提供了一种通过给定的参数将 TEOAE 分离成不同频率分量的方法。在图 17-2 中，举例说明了该算法的前六个步骤，显示了 6 个最大的能量波形或原子。该图突出显示了 TEOAE 的主要特性，即其高频分量首先出现（最大振幅和最短潜伏期），然后是一系列较小的低频分量（图 17-2C）。

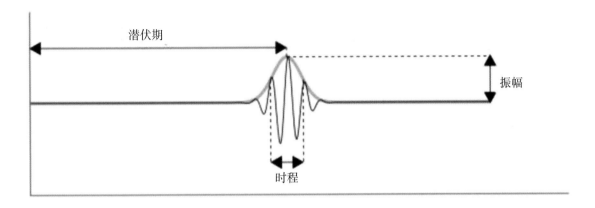

▲ 图 17-1　典型波形（原子）的 MP 参数（振幅、潜伏期、时间跨度）；波形的包络线用灰色表示

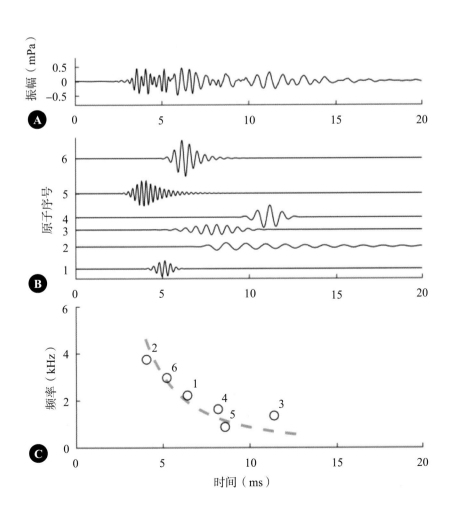

◀ 图 17-2　MP 分解 TEOAE 示例

A. TEOAE；B. 显示前 6 个原子（波形）通过 MP 程序与 TEOAE 信号相匹配；C. 时频空间中标明其编号的原子，显示了一条幂律曲线 t=9.2 $f^{-0.54}$ 用于比较（虚线）（引自 Jedrzejczak 等，2009）

另一个例子如图 17-3 所示，该图显示了不同年龄组的潜伏期 – 频率关系。尽管存在一些细微的差异，但总的来说，新生儿、学龄儿童和成人的潜伏期都非常相似。潜伏期 – 频率关系最接近于幂律（Tognola 等，1997），在对数尺度上，该关系表现为一条直线（Jedrzejczak 等，2009）。从图中可以看出，在 4kHz 时 TEOAE 的潜伏期约为 5ms，而在 1kHz 时约为 10ms。

匹配追踪法（MP）还可用于提取具有特定包络线的信号分量，例如具有高斯包络线的脉冲或呈指数衰减的分量（Jedrzejczak 等，2009b）。匹配追踪法的结果可以通过 Wigner 变换，以能量或振幅的时频分布（通常称为时频映射）形式可视化（Jedrzejczak 等，2004）。STFT 和 MP 两种方法得到的能量 / 振幅的时频分布比较如图 17-4B 和 C 所示。这里的关键在于，MP 法并没有计算整个信号的能量分布，而是计算了通过匹配追踪法分解得到的每个波形的能量分布。由此产生的能量时频分布没有前面提到的"交叉项"（图 17-4B）。因此，MP 法提供了一个"更清晰"的图片（图 17-4C）。

五、匹配追踪法用于临床相关信息

时频分析提供了一个在标准 FFT 分析中不可用的额外参数——潜伏期。潜伏期测量的是从给予刺激到波形包络最大点的时间（Probst 等，1991）。研究表明，潜伏期是听敏度下降的敏感指标。与正常耳朵相比，轻度听力损失耳朵的 TEOAE 通常具有更长的潜伏期（Sisto 等，2002）。匹配追踪法能够将潜伏期作为波形的参数之一，与波形的频率一起进行分析。

某些听力障碍会导致 TEOAE 振幅的损失，有时则会导致潜伏期延长。例如，与听力正常的受试者相比，有显著噪声暴露史的受试者的 TEOAE 潜伏期的值更高（Jedrzejczak 等，2005）。研究还发现，早产儿的 TEOAE 潜伏期往往比足月新生儿长（Tognola 等，2005）。MP 分析为这一现象提供了部分解释，那就是早产儿中有更多的 SOAE（Jedrzejczak 等，2007）。SOAE 给 TEOAE 增加了更多的能量，并且倾向于扭曲信号，使其潜伏期看起来更长。如果用 MP 分析信号，不将 SOAE 算入其中，则潜伏期不会改变。

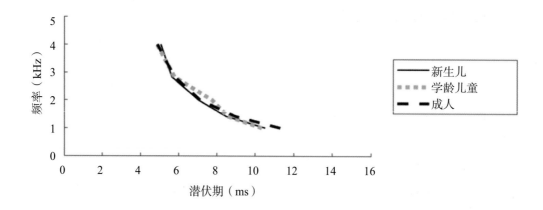

▲ 图 17-3 不同年龄组 TEOAE 潜伏期示例：新生儿、学龄儿童（7—10 岁）和成人（20—25 岁）；显示了每组 5 只耳的平均潜伏期。使用 80dB SPL 的短声诱发 TEOAE

六、匹配追踪法去除伪迹

MP 可将 TEOAE 分解为单频波形，这为从信号中去除伪迹提供了机会。也因此无须仅仅因为被污染的信号中包含伪迹就丢弃该信号或信号的大部分。例如，来自中耳的反射在最初的几毫秒内污染了信号时，用线性模式（其中的短声串具有恒定的极性）测量的 TEOAE 中可能会出现伪迹（Kemp 等，1990）。为了解决这个问题，采用了非线性模式（由三个极性一致的短声和一个极性相反、振幅为 3 倍大的短声构成的短声串），该模式是大多数设备和屏蔽协议中的默认标准。但是，线性模式仍然在使用，因为其可提供具有更大幅度和信噪比的信号（Hatzopoulos 等，2000b）。匹配追踪法可以从线性模式测量的 TEOAE 中去除伪迹，从而使整个响应可用（Jedrzejczak 等，2012）。这样，信号就可以具有更高的信噪比且没有伪迹。

七、匹配追踪法用于 SOAE 分析

自发性耳声发射（SOAE）通常在 TEOAE 信号谱中以窄峰的形式出现（Probst 等，1986）。通过时频分布可以更清楚地观察这些信号。在时频分布中，诱发出的耳声发射构成了跨越整个信号长度的连续能量轨迹（Konrad-Martin 和 Keefe，2003）。时频分布表明，TEOAE 由短时分量组成，这些分量遵循潜伏期 – 频率幂律，有时 TEOAE 中存在带宽很窄的长时分量，这些长时分量即 SOAE（图 17–4C）。已有研究表明，MP 等时频方法可以有效地从 TEOAE 信号中检测 SOAE 成分（Jedrzejczak 等，2008a）。这种方法在新生儿检测中可能非常有用，因为他们的耳朵比成人更有可能产生更多和更强的 SOAE（Probst 等，1991）。MP 还使自动检测 SOAE 成为可

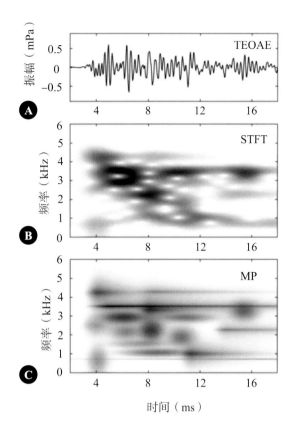

▲ 图 17-4 短时傅立叶变换（STFT）和 MP 分解两种方法计算的能量时频分布的比较。A 至 C 分别显示时域 TEOAE 信号、STFT 计算能量的时频分布和 MP 分解后的时频振幅图。注意 3.5kHz 左右的长而暗的痕迹，这是与 SOAE 有关的能量

能，因为其在分析大型数据集时可能很有价值（Jedrzejczak 等，2016）。

八、匹配追踪法和耳蜗力学

如前所述，匹配追踪法是确定 TEOAE 潜伏期的完美工具。这在基础研究中非常有用，例如在测试耳蜗不同数学模型的性能时。有几种耳蜗力学理论表明，内耳中的能量传递会导致声音在耳道中产生，即耳声发射。例如，一方面，一些研究人员假设，当声音刺激基底膜时，耳蜗中的波动从基底向顶端传导的同时，也存在互补的反向波（Shera 等，2005）。而另一方面，一些模型表示基底膜上只有正向前进的波，向后运动的能量几乎是瞬间通过耳蜗内

流体的振动传递的（Vetesnik 等，2006）。通过比较短纯音诱发的 TEOAE 与听觉脑干诱发反应（ABR）的潜伏期，可以评估哪个模型更接近现实情况（Jewett 和 Williston，1971；Rasetshwane 等，2013）。在 TEOAE 中，存在双向的声音传导路径：刺激声先进入耳蜗，然后 TEOAE 再反向穿过相同的路径。在 ABR 中，只有单向的声音传导路径：首先是声刺激，然后是神经通路的电活动（ABR 波 I 起源于远端耳蜗神经，在耳蜗受到刺激后几乎可立即测量到）。因此，如果耳蜗中存在前后向传导波，那么 TEOAE 的潜伏期应至少是 ABR 潜伏期的 2 倍。如果没有后向波，TEOAE 的潜伏期应小于 ABR 的 2 倍。图 17-5 显示了 0.5kHz、1kHz、2kHz 和 4kHz 短纯音诱发的 TEOAE 和 ABR 波 I 潜伏期的比较（Kochanek 等，1996，2003；Jedrzejczak 等，2009a）。显然，TEOAE 潜伏期大约是 ABR 潜伏期的 2 倍，这表明诱发产物在耳蜗中以逆波的形式传播。当然，这只是一个简单的例子，除了这里提到的两种机制之外，还有其他机制可以观察到这种潜伏期模式（Bell 和 Fletcher，2004）。

将波形分解为单频分量对于研究某些局部

耳蜗效应也很重要，例如双音抑制对 TEOAE 的影响（Jedrzejczak 等，2008b）。匹配追踪法的应用使确定 TEOAE 的"共振模式"成为可能，也就是说，频率分量是每只耳朵的特征，并且在多次测量间相当稳定。应用 MP 分析双音抑制有助于理解在刺激过程中哪些机制在耳蜗中起作用。有一种解释是，当两个相近的刺激刺激耳蜗时，总的响应会趋于饱和，前提是每个音调引起的共振模式发生重叠。

九、现状和期望

近年来，为用户提供信号的时频特性的商用设备已经上市，如 Mimosa Acoustics 的 HearID 和 Intelligent Hearing Systems 的 SmartTrOAE。在测量过程中，HearID 显示了一条潜伏期 - 频率曲线，以帮助区分 OAE 响应和伪迹。SmartTrOAE 则有一个显示高分辨率时频图的选项。实际上，Otodynamic 的 ILO 的早期版本（如 ILO 96）具有进行 STFT 分析的功能，但是在较新的版本中，它已与其他许多有用的选项一起被取消。

最近，作为诱发 ABR 和 OAE 的有效刺激，

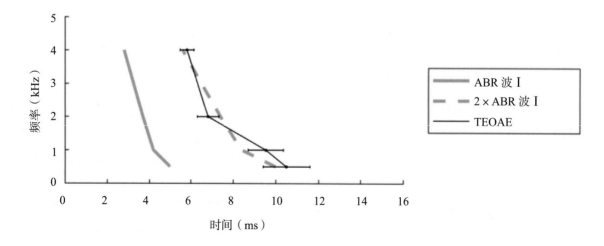

▲ 图 17-5　TEOAE（实线）和 ABR 波 I（灰线）潜伏期的比较。还显示了来自 5 只耳的 2 倍潜伏期 ABR 曲线（灰虚线）。用 0.5kHz、1kHz、2kHz、4kHz 的 70dB SPL 短纯音诱发 TEOAE 和 ABR。短线表示标准差

类似 chirp 的扫频音引起了人们的兴趣（Cobb 和 Stewart，2016；Jedrzejczak 等，2013）。时频方法似乎是分析这些刺激引起的复杂信号的理想选择（Benne 和 Ozdamar，2010；Bennet 等，2017）。

早期为了进行 MP 处理需要从记录设备导出信号后，在外部程序中进行分析。然而，随着处理器能力的不断增强，实时信号分解已经成为可能。在 MP 分析方面，最新的进展是扩展了可用于 TEOAE 的波形字典。基本字典是基于高斯包络正弦信号（Gabor 函数）的，扩展字典则包含了非对称波形，如具有较快上升时间和较慢衰减的波形（Jedrzejczak 等，

2009b；Spustek 等，2015）。这种方法更适合于 TEOAE 的某些部分，特别是持续时间较长的分量。

本章重点介绍了匹配追踪法，但正如开头提到的，除此之外还有其他几种时频分析方法。这里给出的大多数结果也可以使用这些不同的分析方法获得，只不过它们显然没有这么容易进行。

致谢

作者感谢 Stavros Hatzopoulos 和 Andrew Bell 对本章的评论，以及 Edyta Pilka 在数据收集方面的帮助。

参 考 文 献

[1] Bell, A.; Fletcher, N. H. The Cochlear Amplifier as a Standing Wave: "Squirting" Waves Between Rows of Outer Hair Cells? *J. Acoust. Soc. Am.* 2004, *116* (2), 1016-1024.

[2] Bennett, C. L.; Mihajloski, T.; Özdamar, Ö. Signal-to-Noise Ratio Improvement of Swept-Tone-Generated Transient Otoacoustic Emissions. *Med. Biol. Eng. Comput.* 2017, *55* (1), 69-78. doi: 10.1007/s11517-016-1507-8.

[3] Bennett, C. L.; Özdamar, Ö. Swept-Tone Transient-Evoked Otoacoustic Emissions. *J. Acoust. Soc. Am.* 2010, *128* (4), 1833-1844. doi: 10.1121/1.3467769.

[4] Cheng, J. Time-Frequency Analysis of Transient Evoked Otoacoustic Emissions Via Smoothed Pseudo Wigner Distribution. *Scand. Audiol.* 1995, *24* (2), 91-96.

[5] Cobb, K. M.; Stuart, A. Neonate Auditory Brainstem Responses to ce-chirp and ce-chirp Octave Band Stimuli I: Versus Click and Tone Burst Stimuli. *Ear Hear.* 2016, *37* (6), 710-723.

[6] Hatzopoulos, S.; Cheng, J.; Grzanka, A.; Martini, A. Time-Frequency Analyses of TEOAE Recordings from Normals and SNHL Patients. *Audiology* 2000a, *39* (1), 1-12.

[7] Hatzopoulos, S.; Cheng, J.; Grzanka, A.; Morlet, T.; Martini, A. Optimization of TEOAE Recording Protocols: A Linear Protocol Derived from Parameters of a Time-Frequency Analysis: A Pilot Study on Neonatal Subjects. *Scand. Audiol.* 2000b, *29* (1), 21-27.

[8] Jedrzejczak, W. W.; Bell, A.; Skarzynski, P. H.; Kochanek, K.; Skarzynski, H. Time-Frequency Analysis of Linear and Nonlinear Otoacoustic Emissions and Removal of a Short-Latency Stimulus Artifact. *J. Acoust. Soc. Am.* 2012, *131* (3), 2200-2208.

[9] Jedrzejczak, W. W.; Blinowska, K. J.; Konopka, W.; Grzanka, A.; Durka, P. J. Identification of Otoacoustic Emissions Components by Means of Adaptive Approximations. *J. Acoust. Soc. Am.* 2004, *115* (5 Pt 1), 2148-2158.

[10] Jedrzejczak, W. W.; Blinowska, K. J.; Konopka, W. Time-Frequency Analysis of Transiently Evoked Otoacoustic Emissions of Subjects Exposed to Noise. *Hear Res.* 2005, *205* (1-2), 249-255.

[11] Jedrzejczak, W. W.; Blinowska, K. J.; Kochanek, K.; Skarzynski, H. Synchronized Spontaneous Otoacoustic Emissions Analyzed in a Time-Frequency Domain. *J. Acoust. Soc. Am.* 2008a, *124* (6), 3720-3729.

[12] Jedrzejczak, W. W.; Hatzopoulos, S.; Martini, A.; Blinowska, K. J. Otoacoustic Emissions Latency Difference Between Full-Term and Preterm Neonates. *Hear Res.* 2007, *231* (1-2), 54-62.

[13] Jedrzejczak, W. W.; Kochanek, K.; Pilka, E.; Skarzynski, H. Spontaneous Otoacoustic Emissions in Schoolchildren. *Int. J. Pediatr. Otorhinolaryngol.* 2016, *89*, 67-71. doi: 10.1016/j.ijporl.2016.07.034.

[14] Jedrzejczak, W. W.; Kochanek, K.; Sliwa, L.; Pilka, E.; Piotrowska, A.; Skarzynski, H. Chirp-Evoked Otoacoustic Emissions in Children. *Int. J. Pediatr. Otorhinolaryngol.* 2013, *77* (1), 101-106. doi: 10.1016/j.ijporl.2012.10.005.

[15] Jedrzejczak, W. W.; Kwaskiewicz, K.; Blinowska, K. J.; Kochanek, K.; Skarzynski, H. Use of the Matching Pursuit Algorithm with a Dictionary of Symmetric Waveforms in the Analysis of Transient Evoked Otoacoustic Emissions. *J. Acoust. Soc. Am.* 2009b, *126* (6), 3137-3146.

[16] Jedrzejczak, W. W.; Lorens, A.; Piotrowska, A.; Kochanek, K.; Skarzynski, H. Otoacoustic Emissions Evoked by 0.5 kHz Tone Bursts. *J. Acoust. Soc. Am.* 2009a, *125* (5), 3158-3165.

[17] Jedrzejczak, W. W.; Smurzynski, J.; Blinowska, K. J. Origin of Suppression of Otoacoustic Emissions Evoked by Two-Tone Bursts. *Hear Res.* 2008b, *235* (1-2), 80-89.

[18] Jewett, D. L.; Williston, J. S. Auditory-Evoked Far Fields Averaged from the Scalp of Humans. *Brain* 1971, *94* (4), 681-696.

[19] Kemp, D. T. Stimulated Acoustic Emissions from Within the Human Auditory System. *J. Acoust. Soc. Am.* 1978, *64* (5), 1386-1391.

[20] Kemp, D. T. Evidence of Mechanical Nonlinearity and Frequency Selective Wave Amplification in the Cochlea. *Arch. Otorhinolaryngol.* 1979, *224* (1-2), 37-45.

[21] Kemp, D. T.; Ryan, S.; Bray, P. A Guide to the Effective Use of Otoacoustic Emissions. *Ear Hear.* 1990, *11* (2), 93-105.

[21] Kochanek, K.; Skarzynski, H.; Janczewski, G.; Jedrusik, A.; Piłka, A.; Olczak, J. Evaluation of Hearing Threshold Using ABR Evoked by 500 Hz Tone Pip and Click. *Audiofonologia* 1996, *8*, 51-57.

[22] Kochanek, K.; Orkan-Lecka, E.; Pilka, A. Comparison of Auditory Brainstem Responses Elicited by 1000, 2000, and 4000 Hz Tone Pips and Click in Normal Hearing Subjects. Audiofonologia. 2003;24:53-60.

[24] Konrad-Martin, D.; Keefe, D. H. Time-Frequency Analyses of Transient-Evoked Stimulus-Frequency and Distortion-Product Otoacoustic Emissions: Testing Cochlear Model Predictions. *J. Acoust. Soc. Am.* 2003, *114* (4 Pt 1), 2021-2043.

[25] Lonsbury-Martin, B. L.; Martin, G. K. The Clinical Utility of Distortion-Product Otoacoustic Emissions. *Ear Hear.* 1990, *11* (2), 144-154.

[26] Mallat, S. G.; Zhang, Z. Matching Pursuit with Time-Frequency Dictionaries. *IEEE Trans. Sign. Process.* 1993, *41*, 3397-3415.

[27] Marozas, V.; Janusauskas, A.; Lukosevicius, A.; Sörnmo, L. Multiscale Detection of Transient Evoked Otoacoustic Emissions. *IEEE Trans. Biomed. Eng.* 2006, *53* (8), 1586-1593.

[28] Mishra, S. K.; Biswal, M. Time-Frequency Decomposition of Click Evoked Otoacoustic Emissions in Children. *Hear Res.* 2016, *335*, 161-178. doi: 10.1016/j.heares.2016.03.003.

[29] Moleti, A.; Al-Maamury, A. M.; Bertaccini, D.; Botti, T.; Sisto, R. Generation Place of the Long- and Short-Latency Components of Transient-Evoked Otoacoustic Emissions in a Nonlinear Cochlear Model. *J. Acoust. Soc. Am.* 2013, *133* (6), 4098-4108.

[30] Narne, V. K.; Prabhu, P. P.; Chatni, S. Time-Frequency Analysis of Transient Evoked-Otoacoustic Emissions in Individuals with Auditory Neuropathy Spectrum Disorder. *Hear Res.* 2014, *313*, 1-8. doi: 10.1016/j.heares.2014.04.005.

[31] Ozdamar, O.; Zhang, J.; Kalayci, T.; Ulgen Y. Time-Frequency Distribution of Evoked Otoacoustic Emissions. *Br. J. Audiol.* 1997, *31* (6), 461-471.

[32] Pasanen, E. G.; Travis, J. D.; Thornhill, R. J. Wavelet-Type Analysis of Transient-Evoked Otoacoustic Emissions. *Biomed. Sci. Instrum.* 1994, *30*, 75-80.

[33] Penner, M. J.; Glotzbach, L.; Huang, T. Spontaneous Otoacoustic Emissions: Measurement and Data. *Hear Res.* 1993, *68* (2), 229-237.

[34] Probst, R.; Lonsbury-Martin, B. L.; Martin, G. K. A Review of Otoacoustic Emissions. *J. Acoust. Soc. Am.* 1991, *89* (5), 2027-2067.

[35] Probst, R.; Coats, A. C.; Martin, G. K.; Lonsbury-Martin, B. L. Spontaneous, Click-, and Toneburst-Evoked Otoacoustic Emissions from Normal Ears. *Hear Res.* 1986, *21* (3), 261-275.

[36] Rasetshwane, D. M.; Argenyi, M.; Neely, S. T.; Kopun, J. G.; Gorga, M. P. Latency of Tone-Burst-Evoked Auditory Brain Stem Responses and Otoacoustic Emissions: Level, Frequency, and Rise-Time Effects. *J. Acoust. Soc. Am.* 2013, *133* (5), 2803-2817. doi: 10.1121/1.4798666.

[37] Shera, C. A.; Tubis, A.; Talmadge, C. L. Coherent Reflection in a Two-Dimensional Cochlea: Short-Wave Versus Long-Wave Scattering in the Generation of Reflection-Source Otoacoustic Emissions. *J. Acoust. Soc. Am.* 2005, *118* (1), 287-313.

[38] Sisto, R.; Moleti, A. On the Frequency Dependence of the Otoacoustic Emission Latency in Hypoacoustic and Normal Ears. *J. Acoust. Soc. Am.* 2002, *111* (1 Pt 1), 297-308.

[39] Spustek, T.; Jedrzejczak, W. W.; Blinowska, K. J. Matching Pursuit with Asymmetric Functions for Signal Decomposition and Parameterization. *PLoS One* 2015, *10* (6), e0131007. doi: 10.1371/journal.pone.0131007.

[40] Tognola, G.; Grandori, F.; Ravazzani, P. Time-Frequency Distributions of Click-Evoked Otoacoustic Emissions. *Hear Res.* 1997, *106* (1-2), 112-122.

[41] Tognola, G.; Parazzini, M.; de Jager, P.; Brienesse, P.; Ravazzani, P.; Grandori, F. Cochlear Maturation and Otoacoustic Emissions in Preterm Infants: A Time-Frequency Approach. *Hear Res.* 2005, *199* (1-2), 71-80.

[42] Vetesnik, A.; Nobili, R.; Gummer, A. How Does the Inner Ear Generate Distortion Product Otoacoustic Emissions? Results from a Realistic Model of the Human Cochlea. *ORL J. Otorhinolaryngol. Relat. Spec.* 2006, *68* (6), 347-352.

[43] Wit, H. P.; van Dijk, P.; Avan, P. Wavelet Analysis of Real Ear and Synthesized Click Evoked Otoacoustic Emissions. *Hear Res.* 1994, *73* (2), 141-147.

[44] Zhang, V. W.; Zhang, Z. G.; McPherson, B.; Hu, Y.; Hung, Y. S. Detection Improvement for Neonatal Click Evoked Otoacoustic Emissions by Time-Frequency Filtering. *Comput. Biol. Med.* 2011, *41* (8), 675-686.

第 18 章　听力筛查：远程听力学及其在非洲和欧洲儿童中的应用

Hearing Screening: Teleaudiology and Its Application with Children in Africa and Europe

Piotr H. Skarzynski　Mark Krumm　Weronika Swierniak　Stavros Hatzopoulos　著

谢林怡　译　　熊　芬　校

摘　要

波兰的世界听力中心在远程听力学、人工耳蜗植入及最近的听力、视力和言语测试方面有着悠久的历史。欧洲多国工作组的努力促成了一些协商一致的声明，为所有年龄段儿童的听力筛查提供了催化剂。这些声明还强调使用现代技术，包括远程听力学，为有听力缺陷的儿童提供最佳的听力保健途径。位于华沙的世界听力中心开发了综合通信操作远程保健平台系统（用于听力、言语和视力测试），并使用该平台对 100 多万名儿童进行了筛查。

关键词

听力损失；听力筛查；纯音测听；学龄儿童；新生儿筛查；患病率；公共卫生；学校卫生服务

一、概述

当代听力学和耳鼻喉学实践通常包括早期识别和预防措施，以帮助有听力障碍的患者。这些实践的理想结果是听力障碍能在早期被发现和治疗。远程听力学技术提供了一种手段，在许多不容易获得听力保健的群体（包括儿童）中识别和监测听力损失。即使只有极少的互联网连接，远程听力服务也可以用于提供大规模的儿科筛查和检查。因此，远程听力学（与其他远程医疗战略一起使用）可与国家卫生政策结合使用，在降低听力保健费用的同时提高可行性。位于波兰卡加坦尼的世界听力中心的听觉生理与病理研究所（Institute of Physiology and Hearing Pathology, IPHP），曾有利用远程医疗和远程听力学的创新项目。该研究所的创新活动之一是与欧洲许多国家中心合作，为所有年龄段的儿童提供筛查。

为应对解决全世界儿童听力损失的明显需求，国际远程医疗和电子保健协会（www.isfteh.org/）成立了一个工作组，并开发了用于管理不同国家儿童听力保健项目的方法、程序和设备。这个工作组的成员隶属于世界听力中心研究所团队，与许多其他国家中心合作。随着远程听力学指南的发展，远程听力学工作组委员会成员和主席在许多国家/地区直接提供了听力筛查，以验证指南。

二、感官筛查平台的开发

2008 年，听觉生理与病理研究所和感官研究所（Institute of Sensory Organs，ISO）坐落于波兰卡加坦尼的世界听力中心。IPHP 和 ISO 为远程听力学在听力筛查中的应用设计了一种新的电脑系统原型。这个系统后来被称为感官筛查平台（Platform for Sense Organs Screening，PSOS），至今仍在使用（图 18-1）。

PSOS 平台建立在互联网网络解决方案上，连接一个中央计算机系统和一系列配备了听力耳机及响应按钮接口的便携式计算机。便携式计算机配备了远程健康服务，能够执行下列协议。

① 听力测试：该功能允许用户分别对每只耳朵进行气导听力测试，音频范围为 250～8000Hz，听阈不超过 80dB HL。

② 双耳分听数字测试（dichotic digits test，DDT）：利用双耳分听数字来评估中枢听觉处理功能。在此过程中，在患者的双耳同时给出数字对，并要求患者重复单耳或双耳听到的数字。这提供了中枢听觉功能的整体轮廓，并可对个人进一步的中枢听觉处理评估提供参考。

③ 频率模式测试（frequency patterns test，

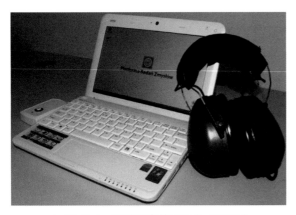

▲ 图 18-1 听觉感官筛查平台（PSOS）

FPT）：频率模式测试是由三个短纯音组成的序列，可以单耳或者双耳给声。在每一个序列中，其中两个短纯音为相同频率，另一个为不同频率。这个测试只用了两个不同频率：以不同顺序播放的高频声和低频声。这个过程并不困难，因此 FPT 有问题的话需要进一步的听觉评估。

④ 持续时间模式测试（duration patterns test，DPT）：由三个音调的序列组成，其中一个在时程上与其他两个不同，要么更长，要么更短。无法区分持续时间提示了听觉处理障碍，需要进一步评估。

⑤ 噪声下间隔觉察阈测试（gaps in noise test，GINT）：这个测试可以评估噪声下感知间隔的能力。在测试过程中，噪声呈现出不同长度的间隔，正常耳可以分辨出这些间隔。间隔觉察异常提示存在外周或听觉处理问题，应进一步评估受试者。

三、综合通信运营系统："SZOK"®

每一个涉及儿童或成人的大型项目都早期发现先天或后天疾病。为了响应与早期发现疾病相关的社会需求，IPHP 实施了一个名为综合通信运营系统 "SZOK"® 的项目（图 18-2）。IPHP 选择这个项目，是因为这个项目在过去的远程健康项目中有很成功的记录。

首先，该项目利用远程计算技术对患者进行评估，然后把这些结果转交给卡加坦尼世界听力中心的 IPHP 的医师进行判读。项目负责人预计，在远程健康范式中使用 SZOK 系统评估患者数据将缩短患者到 IPHP（或其他专门的合作机构）就诊的等待时间。此外，它将为患者提供更多的途径，因为这会减少或安全避免与距离有关的障碍。该项目的独特之处是将远程测试和电子健康解决方案结合在一起的远程听力学。

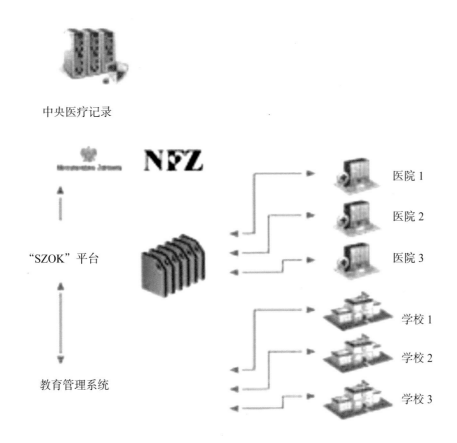

中央医疗记录

NFZ

医院 1

医院 2

医院 3

"SZOK"平台

学校 1

学校 2

学校 3

教育管理系统

▲ 图 18-2　综合通信运营远程医疗系统及其组成部分

四、IPHP 在世界各地开展的学龄儿童听力筛查

2007—2016 年，听觉生理与病理研究所筛查了 100 多万一年级到六年级的小学生，其中包括波兰小学（Skaryżyński 等，2011）和世界各地（Skarżyński 等，2015）的近 50 万名儿童。这一经验可以利用大量学龄儿童来验证 SZOK 的有效性。此外，SZOK 项目的成果创建了远程听力筛查的国际基础设施，为更偏远的农村地区提供了有效的解决方案。

最终 SZOK 听力筛查项目的结果被用于欧洲科学共识协议，该协议是在 2016 年欧洲听力学协会联盟（European Federation of Audiology Societies，EFAS）会议期间制订的。之后许多国家启动了试点听力筛查项目（Skarżyński 等，2016）。表 18-1 显示了卡加坦尼听觉生理与病理研究所的小组正在进行听力筛查项目的国家。

其中一些国家已经与国家远程听力学网络（National Network of Teleaudiology，NNT）合作，这是一个相互合作的国际医疗中心系统。合作伙伴之间共享信息技术（information technology，IT）过程和存储解决方案。位于卡加坦尼的 NNT 的主中心与波兰以外的四个中心相协调：敖德萨（乌克兰）、布列斯特（白俄罗斯）、比什凯克（吉尔吉斯斯坦）和卢茨克（乌克兰）。这些中心都有能力远程调整患者的人工耳蜗系统的言语处理器还能远程进行客观听力测试（脑干反应和耳声发射），并为听力和其他沟通障碍患者进行康复治疗。

表 18-1 听觉生理与病理研究所在世界各地进行的听力筛查概况

IFPS 进行听力筛查的国家	儿童年龄（岁）	受试儿童人数	新生儿听力筛查
亚美尼亚	6—9	200	无信息
阿塞拜疆	6—8	200	没有筛查项目
喀麦隆	5—15	220	没有筛查项目
哥伦比亚	6—8	150	在部分地区
刚果	6—8	200	没有筛查项目
加纳	6—12	170	没有筛查项目
科特迪瓦	6—8	130	没有筛查项目
哈萨克斯坦	7—8	250	没有筛查项目
吉尔吉斯斯坦	6—7	300	没有筛查项目
摩尔多瓦	6—7	179	无信息
尼日利亚	4—12	350	试点项目
罗马尼亚	6—7	130	没有筛查项目
俄罗斯	6—12	166	没有筛查项目
卢旺达	6—15	195	没有筛查项目
塞内加尔	6—10	400	没有筛查项目
塔吉克斯坦	7—8	143	没有筛查项目
坦桑尼亚	6—11	200	没有筛查项目
土库曼斯坦	6—8	200	没有筛查项目
乌克兰	6—11	384	没有筛查项目
乌兹别克斯坦	6—8	200	没有筛查项目

五、听力损失对儿童发展的影响

听力筛查项目的主要目的是在可有效减少各种长期并发症的治疗阶段发现这种障碍（Herman 等，2002）。根据世界卫生组织（World Health Organization，WHO）的数据，近 750 万出现听力并发症的儿童生活在中低收入国家（Ravi 等，2016）。

学校筛查项目可能是中低收入国家儿童确诊听力损失的主要途径。在这些国家，学校听力筛查项目通常是针对幼儿园或小学的幼儿。因此，当没有新生儿听力筛查项目时，学校筛查项目会第一个发现幼儿听力损失。

学校筛查项目是很有必要的。教室是一个听觉口语环境，有效学习需要准确的言语传递和接收（Davis 等，1986）。换句话说，能够听到所有的声音是学习阅读的基础。听力障碍对行为的影响通常不易觉察，看起来与患有注意力缺陷障碍、学习障碍、语言和认知延迟的儿童相似（Skarżyńki 等，2013）。听力损失的常见行为包括难以注意到说话或其他听觉信息；经常要求重复；聆听时感到疲劳；回答问题不对题；避免与同伴接触；阅读技巧和书面语言有困难；对挫折的忍耐力较低（Johnson 和 Seaton，2011）。轻度单侧听力损失（unilateral hearing loss，UHL）儿童表现出声源定位困难和言语理解问题，这些因素可以显著影响长期教育的结果（Lewis 等，2015）。这些负面结果可以通过早期发现听力损失和通过助听器、人工耳蜗植入、各种辅助助听设备和听力康复来改善。这些干预促进了学生的语言能力、认知能力和社会能力的发展，因此，学业成绩更有可能保持在目标水平上。

当然，许多因素会影响孩子说话和语言习得及随后的学业成绩，包括听力损失的形态、程度和类型。有趣的是，纯音听阈并不总是预示学校遇到的阻碍或成功。例如，轻度听力损失的儿童可能表现出相当大的学业失败（National Academies of Sciences，2016）。这样的结果通常不是预期的，但反映出纯音阈值不足以预测儿童的沟通能力。这可能因为沟通能力的开发是一个复杂的过程，需要对几个不同的领域进行检测才能理解清楚。因此，任何听力障碍，无论多么轻微，都需要进行适当的评估，以持续关注任何学习障碍（Sangen 等，2017）。

单侧听力损失的儿童表现出不及格和重复某一年级水平的比率增加。因此，这些人需要额外的教育支持，以解决课堂上的教育、社会心理和行为问题。这些儿童可能的风险因素包括认知能力低下、患耳听力损失、社会孤立和教育失败（Anne 等，2017）。一些 UHL 患儿的言语和语言发育可能会延迟，但不清楚随着年龄的增长，患儿是否会"迎头赶上"（Anderson，2011）。

六、学龄儿童听力筛查方案

下文介绍听觉生理与病理研究所 2007—2017 年的初步工作，详见图 18-3。在测试前，告知孩子的父母测试程序并提供知情同意书。听力测试结果辅以家长填写的问卷结果。问卷内容包括儿童听力问题的潜在原因、病史、可能存在的耳鸣，以及对学习困难的关注。听力评估协议如下。

- 电耳镜检查：该检查由听力学家或耳鼻喉科医师实施，为测试者提供检查外耳和鼓膜的可视方法。此检查可用于病理诊断，如耵聍、急性或慢性中耳炎（积液）、真菌感染和影响鼓膜的病状。因此，电耳镜是儿童远程听力学评估的重要工具。在学校

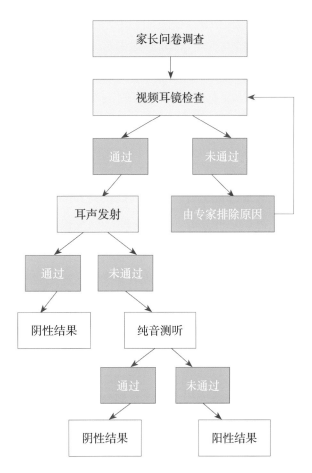

▲ 图 18-3　听觉生理与病理研究所学龄儿童听力筛查方案示意图

对儿童进行测试时，记录数字静态图像和视频，并将其传送给听觉生理和病理研究所，由专家进行评估。远程健康服务提供了实况视频咨询，而且减少了等待专家诊疗的时间。在听觉生理和病理研究所的执业医师进行诊断后，由就诊地点的初级保健临床医师（为此目的而受训的）执行治疗建议。

- 耳声发射（otoacoustic emission，OAE）：OAE提供了一种评估外周听觉系统的方法。虽然从技术上讲，OAE不是一种听力测试，但它可以提供客观的内耳功能检测。因此，OAE的一个显著优势是，该程序可以在语言不同的地区跨文化使用，因为不需要行为反应。这是与OAE相关的一个重要方面，因为听觉生理与病理研究所为其他国家提供了听力筛查，在这些情况下OAE结果没有受到语言和文化差异的显著影响。

- 纯音测听（pure tone audiometry，PTA）：听力筛查通常是听力筛查项目的支柱。PSOS被用于这个项目，为大量使用远程听力学程序的儿童提供一个廉价和普遍的筛查程序。在这个项目中，OAE筛查没有通过的患者，会为其提供纯音测试。会测试这些患者500～8000Hz频率范围内的气导阈值。任何频率的阈值大于20dB都表明儿童可能有听力损失，这些患者会被转到他们所在的社区接受进一步的检测和管理。

听觉生理与病理研究所使用的听力筛查程序不仅可以检测听力损失的儿童，还可以检测有其他听力障碍的儿童，包括耳鸣。根据Raj-Koziak等的数据，耳鸣在儿童中不是一个无关紧要的问题。他们的数据显示，学龄儿童耳鸣的发生率为13%～37.7%（Raj-Koziak等，2011）。由于耳鸣会造成严重的心理影响，对儿童耳鸣的诊断应该作为筛查的一个方面，以便在必要时提供咨询服务或耳鸣治疗。

七、移动听力中心

听觉生理与病理研究所也有一个移动设备，为农村听力健康研究提供听力学服务。该车被称为"移动听力中心"，如图18-4所示。在内部移动设备的功能就像一个普通的听力学诊所，只是规模小得多。这辆车有两个展台，两个展台中较大的一个有典型的带视频耳镜的听力学设备。大的展台被设计用来评估中耳疾病。较小的展台严格用于测试成人。它可能看起来是一个小空间，然而，对于患者来说它的内部相对宽敞。目前，这种移动设备仅用于听力筛查。然而，在未来，移动听力中心将配置互联网，这样当出现疑难病例时可以进行远程评估，以进行远程听力学检查，需要听力学家或耳鼻喉科医师远程进行更高级的处置（如视频耳镜或听力检查）。远程医疗对于大多数移动设备来说都是理想的选择，它们可以提供几乎所有客户需要的专业技术水平。虽然移动听力中心目前没有配备远程医疗功能，但它仍然是一个完全独立的移动听力诊所，提供与标准诊所预期的服务水平相同的服务。这种服务方式是一种实用的方法，可以为农村社区提供必要和及时的

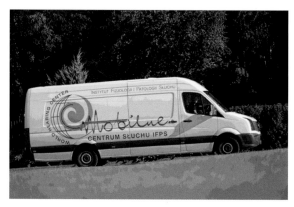

▲ 图18-4 移动听力中心

听力保健服务，而这正是传统医疗模式的服务无法满足的。

八、总结

听觉生理与病理研究所的代表试图动员欧洲听力学家、嗓声学家、耳鼻喉科医师、言语治疗师和眼科医师（包括国内和国际专家），以通过规划和确定公共卫生优先事项。这项工作是为了给有沟通障碍的儿童提供最先进的干预形式（Skarżyński 等，2011）。2011 年 6 月 22 日，在华沙第十届欧洲视听协会联盟联合大会上，由世界听力中心的 Henryk Skarżyński 教授领导的国际专家小组通过了两份欧洲科学共识声明。第一个是由 27 个国家代表签署的《关于学龄前儿童和学龄儿童筛查欧洲共识》，其中大多数国家是欧洲视听协会联盟的成员。签署国包括奥地利、白俄罗斯、比利时、克罗地亚、塞浦路斯、丹麦、芬兰、法国、德国、匈牙利、爱尔兰、以色列、意大利、荷兰、挪威、波兰、葡萄牙、罗马尼亚、俄罗斯、斯洛伐克、西班牙、瑞典、瑞士、土耳其、乌克兰和英国。同日，卫生部长 Ewa Kopacz 博士收到并签署了《学龄前儿童听力、视力和言语筛查欧洲共识》。签名者包括 Linda Luxon 教授（欧洲听力学学会联盟主席）；Antoinette am Zehnhoff-Dinnesen 教授（欧洲语音小组主席）；Michèle Kaufmann-Meyer（欧盟言语 / 言语治疗师委员会副主席）；国家眼科顾问 Jerzy Szaflik 教授（欧洲眼科医师代表）；还有 Henryk Skarżyński 教授，他的主要领导促成了《学龄前儿童听力、视力和言语筛查欧洲共识》的形成。这份共识声明（见附录）为欧洲的听力学家、嗓音学家、言语治疗师和眼科医师识别和治疗儿童沟通障碍提供了理论依据。这份声明也描述了正常的听力、视力、言语和语言技能对儿童发展适龄智力和情感的必要性。这一共识声明已成为波兰加强执行主席优先事项的最重要工具之一，并确认波兰在这一领域的成就、企业家精神和效力。

附加链接

华沙听力筛查计划：http://skrining.ifps.org.pl/
马佐维亚听力筛查方案：https://przesiewy-mazowsze.ifps.org.pl/

附录：欧盟沟通障碍的早期发现和电子健康的应用

考虑到电子保健（e-health）工具的使用和创新解决办法，波兰总统府公共卫生工作组的主要目标之一是编写和通过欧盟理事会关于早期发现和治疗儿童沟通障碍的结论。关于结论的讨论是在布鲁塞尔举行的公共卫生工作组会议上进行的。该小组由来自 27 个欧盟成员国的卫生专员、理事会和欧洲委员会的代表出席，由波兰总统府的一名代表担任主席，并得到该问题协调员——听觉生理与病理研究所的代表的支持。在对结论草案和协商一致意见进行了详细讨论之后，该文件得到所有 27 个卫生机构的批准，并按照程序提交正式通过。2011 年 12 月 2 日，欧盟就业、社会政策、卫生和消费者事务理事会（Employment，Social Policy，Health and Consumer Affairs，EPSCO）在布鲁塞尔举行会议。参加会议的有成员国的卫生部长和欧盟国家的高级代表。当时，会议上制订了一项共识声明，将远程健康作为解决儿童听力损失问题的一种手段。该声明题为"欧盟理事会关于早期发现和治疗儿童沟通障碍的结论，包括使用电子健康工具和创新解决办法"（Council of the European Union，2011）。

这一声明是为了让社会关注儿童沟通障碍

问题，以及这些障碍如何影响他们的发展、社会和经济结果，甚至到成年。该文件旨在鼓励欧盟成员国和相关机构的政府代表通过包括现代电子健康技术和工具在内的有效和经济合理的筛查项目，识别和治疗听力、视力和言语障碍儿童。这项计划包括预防和监测，以及需要家长、同伴和教师的积极参与，因为他们也是儿童健康不可或缺的一部分。

参 考 文 献

[1] Anderson, K. L. The Developing Child with Unilateral Hearing Loss. A Guide to Early Intervention, 2011. Retrieved from https://successforkidswithhearingloss.com/wp-content/uploads/2011/08/The-Developing-Child-with-Unilateral-Hearing-Loss.pdf.

[2] Anne, S.; Lieu, J. C.; Cohen, M. S. Speech and Language Consequences of Unilateral Hearing Loss: A Systematic Review. *Otolaryngol.-Head Neck Surg.* 2017, 157 (4), 572-579.

[3] Davis, J. M.; Elfenbein, J.; Schum, R.; Bentler, R. A. Effects of Mild and Moderate Hearing Impairments on Language, Educational, and Psychosocial Behavior of Children. *J. Speech Hear Disord.* 1986, 51 (1), 53-62.

[4] Herman, C. R.; Gill, H. K.; Eng, J.; Fajardo, L. L. Screening for Preclinical Disease: Test and Disease Characteristics. *Am. J. Roentgenol.* 2002, 179 (4), 825-831.

[5] Johnson, C. D.; Seaton, J. B. *Educational Audiology Handbook with CD 2nd Edition.*Cengage Learning: Clifton Park, New York, 2011.

[6] Lewis, D. E.; Valente, D. L.; Spalding, J. L. Effect of Minimal/Mild Hearing Loss on Children's Speech. *Ear Hear* 2015, 36 (1), 136-144.

[7] National Academies of Sciences, E. a. *Speech and Language Disorders in Children: Implications for the Social Security Administration's Supplemental Security Income Program*; Rosenbaum, S.; Simon, P., Eds., The National Academies Press: Washington, DC, 2016.

[8] Olusanya, B. O.; Neumann, K.; Saunders, J. E. The Global Burden of Disabling Hearing Impairment: A Call To Action. Bull. *World Health Org.* 2014, 92, 367-373.

[9] Raj-Koziak, D.; Piłka, A.; Bartnik, G.; Fabijańska, A.; Kochanek, K.; Skarżńki, H. The Prevalance of Tinnitus in 7-Year-Old Children on Eastern of Poland. *Otolaryngol.* Pol.

2011, 65 (2), 106-109.

[10] Ravi, R.; Gunjawate, D. R.; Yerraguntla, K.; Lewis, L. E.; Driscoll, C.; Rajashekhar, B. Follow-up in Newborn Hearing Screening—A Systematic Review. *Int. J. Pediatr. Otorhinolaryngol.* 2016, 90, 29-36.

[11] Sangen, A.; Royackers, L.; Desloovere, C.; Wouters, J.; van Wieringen, A. Single-Sided Deafness Affects Language and Auditory Development—A Case-Control Study. *Clin. Otolaryngol.* 2017, 42 (5), 979-987.

[12] Skaryżyński, P. H.; Kochanek, K.; Skarżyński, H.; Senderski, A.; Wysocki, J.; Szkiełkowska, A.; et al. Hearing Screening Program in School-Age Children in Western Poland. *J. Int. Adv. Otol.* 2011, 7 (2), 194-200.

[13] Skarżyńki, P. H.; Świerniak, W.; Piłka, A.; Dajos-Krawczyńska, K.; Bruski, Ł; Kralczyński, Ł Pilotażwy Program Badań Przesiewowych Słuchu u Dzieci w Wieku Szkolnym w Tadżkistanie. *Nowa Audiofonologia* 2013, 2 (5), 42-47.

[14] Skarżyński, H.; Piotrowska, A.; Szaflik, J.; Luxon, L.; am Zehnhoff-Dinnesen, A.; Kaufmann-Meyer, M.; et al. European Consensus Statement on Hearing, Vision, and Speech Screening in Pre-School and School-Age Children. J. Hear. Sci. 2011, 1 (2), 89-90.

[15] Skarżyński, P. H.; Piłka, A.; Ludwikowski, M.; Skarżyńska, M. B. Comparison of the Frequency of Positive Hearing Screening Outcomes in Schoolchildren from Poland and Other Countries of Europe, Central Asia, and Africa. *J. Hear. Sci.* 2015, 51-58.

[16] Skarżyński, P. H.; Świerniak, W.; Piłka, A.; Skarżyńska, M. B.; Włodarczyk, A. W.; Kholmatov, D.; et al. A Hearing Screening Program for Children in Primary Schools in Tajikistan: A Telemedicine Model. *Med. Sci. Monitor* 2016, 22, 2424-2430.

第 19 章　听觉和音乐家关于听觉健康及听觉优化的最新发现

Hearing and Musicians' Recent Findings on Hearing Health and Auditory Enhancement

Sávia Leticia Menuzzo Quental　Maria Isabel Ramos Do Amaral　Christiane Marques Do Couto　著

叶　辉　译　　熊　芬　校

摘　要

本章的目的是在现有研究的基础上，探讨音乐练习对音乐家听力健康和听觉可塑性的影响。我们的目标是告诉读者关于音乐家和非音乐家之间差异的一些主要设想，以及音乐家面临的听力健康风险和针对音乐专业人士的听觉保护计划原则。

关键词

听力；音乐练习；听觉可塑性；听力损失；听觉保护

一、概述

我们几乎无法否认音乐对我们生活的影响。我们都能理解（对于耳聋者来说，通过听觉或触觉）、伴奏、创作、释义音乐。用神经学家 Oliver Sacks 的话来说，"我们人类不仅是语言物种，也是音乐物种"（Sacks，2007）。由于其概念的不确定性，音乐比语言更神秘——每个人都知道音乐是什么，但定义它是一项困难甚至是不可能的任务（Peretz，2006）。

我们将身体的动作、节奏或感觉与我们所听的音乐相协调，即使是无意识的。然而，众所周知，音乐不仅会对身体和情绪产生影响，而且还会影响人体的其他系统，无论是外周的还是中枢的。对于听力学而言，研究音乐练习声信息感知和处理对机体生理和功能的影响是十分重要的。

众所周知，音乐界的职业环境及专业人士的一些常见习惯会损害他们的听力健康。最初，研究人员在研究音乐练习对听力的影响时主要关注的是与听觉有关的症状（或抱怨）的发生，以及音乐家听力损失的发生率（Flach 和 Aschoff，1967；Speaks 等，1970；Johnson 等，1985）。

音乐家们经常暴露在强声环境中，不仅是电子扩音，还有个人练习（特别是对于发出响亮声音的乐器，如打击乐器和铜管乐器），常常还有不良习惯，比如在表演中为增加听觉反馈而使用耳机。此外，在乐团和大乐队这样的团体中创作音乐也会给这些专业人士带来风险，因为声音强度的峰值可能会超过安全水平。如果我们考虑到练习（个人和集体）和正式表演的频率，最终的结果是，如果不采取适当的预防措施，音乐可能对听力健康有害。

相反，音乐练习在声信息处理方面也有积极的作用。学习音乐需要频繁的练习，重复相同的动作和反复聆听，逐渐增加难度，从乐器学习直到参加越来越复杂的音乐表演。

在神经可塑性原理的推动下，评估音乐练习是否对听力的发展与提高有积极影响一直是一个目标。这可以通过比较音乐家和非音乐家在行为任务中的表现，或通过声音刺激时大脑皮质活动（使用诱发电位）来研究（Altenmüller和Furaya，2016）。诸如他们开始练习的年龄、学习的方法、演奏乐器的类型等因素，通常都与研究的结果相关。

近年来，研究人员试图寻找并检验音乐家可能存在的"大脑优势"对日常听力的影响。在安静和噪声环境下的言语获取、听力丧失和衰老过程中的听觉反应、音乐练习对认知的可能影响是当前研究的课题。然而，学习音乐和提高技能之间是否存在因果关系受到质疑，因为同样的现象似乎可以用先天素质来解释。这些技能是音乐学习的结果还是对音乐学习的一种促进仍有待研究。

二、听力健康

由于音乐通常由令人愉快和愉悦的声音组成，所以它不被认为是"噪声"。因此，当人们接触到高强度和固定频率的音乐时，并不总是能意识到它会导致感音神经性听力损失。

另外，我们知道感音神经性听力损失不仅会导致听阈的下降，还会影响频率、音色和时间分辨率的辨别能力（John等，2012；Moore，2016）。听觉是音乐家进行专业活动的主要感官。除了其他功能外，"良好的听力"对他们的表演也是至关重要的，因此听力障碍的发生对他们的工作是极其有害的。

听力学家或临床医师应该了解音乐专业人士（音乐家、音响技术人员、乐队管理员等）的工作环境，建立听力保健机制，以减少听力损害的风险。另外，音乐家应该使用听力保护策略，以避免听力损害，或至少可以延迟和减少听力损害。

（一）不良习惯、抱怨与听力改变

随着扩音乐器的流行，音乐家暴露在高强度声音下的概率大大增加。然而，即使是不使用电子扩音器（如管弦乐队）的古典音乐演奏者或歌手，也会经常暴露在有害的声音强度下。

世界卫生组织根据美国国家职业安全与健康研究所（National Institute for Occupational Safety and Health，NIOSH）的研究，建议每天在噪声环境下工作8h（或每周40h），噪声强度不应超过85dB（A），以避免噪声性听力损失（NIHL）发生。此外，每增加3dB，推荐暴露时间减半；也就是说，暴露于91dB（A）强度下的工作时间不应超过2h（Concha-Barrientos等，2004）。大多数涉及声音强度测量的研究发现，音乐家经常暴露在高于85dB（A）的水平。

最近的一项研究发现，在乐器附近，管弦乐队演奏时的平均声压级为78.9～89.7dB（A），木管乐器附近为84.9～96.8dB（A）；铜管乐器附近为87.0～97.4dB（A）；打击乐器和定音鼓附近为85.9～95.4dB（A）；指挥附近为77.2～86.3dB（A）（Rodrigues等，2014）。声压级可能依音乐家在合奏中所处的位置而有所不同，那些位于外围的音乐家可能会感受到较低的声音强度（Rodrigues等，2014）。因此，声压的等级也随着演奏乐器的不同而不同，铜管乐器和打击乐器的声音最大（O'Brien等，

2013a；Rodrigues 等，2014），一些乐器会导致两耳暴露的差异，因为靠近乐器侧耳更容易受损，如小提琴（O'Brien 等，2013a）。

在听力健康领域，另一种被深入研究的音乐类型是器乐乐队（如军乐队）。这种类型的音乐群体主要由管乐器和打击乐器组成，音乐家在演奏时接触到的声压级平均在 91～96.3dB（Gonçalves 等，2013）。

在扩音音乐中，如摇滚、爵士和流行音乐，即使在演出过程中大多数扩音器都面对观众，声压的等级也会达到更高峰。根据美国国家职业安全与卫生研究院的规范，研究人员发现，在 2h 的演奏中时间加权平均强度为 90.3～96.4dB（A），而在 5 人摇滚乐队（主音吉他、吉他、贝斯、鼓手和歌手）的 4h 音乐会中，平均强度为 100.2～102.8dB（A）。在这些音乐家中，歌手暴露在最高强度的环境中（McIlvaine 等，2012）。

在扩音音乐表演中，专业人士通常会使用声音反馈设备。这是因为在使用电子乐器的演出中，扩音器通常面向听众被安置在舞台的前面，这对音乐家区分自己乐器的声音和其他乐器的声音是一个不利的声学位置。这可以通过面向音乐家的扩音器反馈，也可以通过无线耳机反馈，即所谓的"入耳"式监视器。这些设备的声音反馈效果应该由音效工程师和为音乐家进行定期评估的听力学家共同完成。

入耳式监视器除了能改善声音反馈质量，还能减少外部噪声，被推荐使用的为双耳模式（Chasin，2010）。使用单耳监视器会造成双侧听力损害：一方面，可能需要增加监视器的声级，以补偿外部噪声对反馈声音的影响；另一方面，没有放置监视器侧耳可能无法控制噪声

的强度。

需要注意的是，其他一些音乐类型也可以产生高强度的声音，如 steelpan drums[1]、frevo 和 maracatu[2]，在表演中声压级分别达到 110.7dB（A）（Juman 等，2004）、117dB（A）和 119dB（A）（Andrade 等，2002）。

在个人演奏或练习中，声压也可能是有害的（Phillips 和 Mace，2008；McIlwaine 等，2012；Washnik 等，2016）。特别是古典乐器，估计每天演奏的平均暴露量为 68～92dB（A）（O'Brien 等，2013a）。大多数音乐家每天都练习，有时练习 4h 以上，要么单独练习，要么集体练习，这使得这些研究结果更有意义。此外，大多数音乐家在童年或青少年时期就开始学习。因此，他们的职业演出甚至在进入成年之前就开始了，这是很常见的。

除了这个职业不可避免的需求之外，音乐家和音乐专业人士在研究或编辑音轨录音时通常有使用耳机的习惯（Russo 等，2013）。由于耳道的解剖学特征和耳机接近鼓膜，耳机产生的声强可能是有害的。声压级不仅与选择的强度（"音量"）有关，还与耳机类型有关，因为插入耳机与耳道解剖结构相符可以产生更高的声压级（Santos 等，2014）。

在实践中评估音乐家接受的声压等级的想法并不新鲜；然而，这个职业特有的环境多变性一直是影响研究结果的障碍。目前，正在努力建立声学测量的标准，包括曲目和位置的变化（在分组的情况下），每周表演的平均时长，以及在测量期间捕获声音强度的麦克风的位置（Reid 和 Holland，2008；Hansford，2012）。在分析音乐家暴露在高声压下的情况时，也有必要考虑这些专业人士遇到的与他们职业相关的

---

[1] 印度特立尼达岛的传统节奏，由音钢鼓组成。
[2] 巴西东北部的传统节奏，是狂欢节庆祝活动的特色。Frevo 主要使用管乐器 / 铜管乐器，而 maracatu 使用打击乐器（尤其是皮革鼓）。

各种情况。音乐家的演出时间和频率是不确定的（这取决于演出的要求），有私人课程、独奏或团体表演，或做声学和工作室技术工作。此外，他们演出时所处的声学环境也是多变的。

撇开各种各样的环境和习惯不说，音乐家们面临着听力健康受损的风险，这是一个事实。而且听觉和听觉外的症状，如头痛、疲劳和多年来的易怒可能与此有关。专业音乐家的其他症状和抱怨包括暂时性或永久性的耳鸣（Størmer 等，2015；Lüders 等，2016），听力阈值下降，特别是 8kHz 以上的频率（Gonçalves 等，2013；Russo 等，2013；Størmer 等，2015），单耳或双耳存在测听切迹（Størmer 等，2015；Pouryaghoub 等，2017），耳声发射振幅降低（Samelli 等，2012；Høydal 等，2017），听觉过敏或对强声不耐受（Lüders 等，2016）等。在德国，Schink 等（2014）在一项大规模队列研究中发现，音乐家患噪声性聋的风险是非音乐家的 4 倍，患耳鸣的风险比非音乐家高 57%。

在音乐家职业生涯开始时，偶尔接触高分贝的声音会导致暂时性的听觉变化。随着时间的推移，这种接触越来越频繁，这些经历相叠加将会导致更严重的听力改变。因此，抱怨和听力改变的出现与练习的时间有关，更明确地说，与暴露的时间有关（Gonçalves 等，2013；Halevi-Katz 等，2015；Lüders 等，2016）。听力的改变也与所使用的主要乐器有关；也就是说，乐器产生的声压越高，抱怨和听力改变的出现率就越高（Russo 等，2013）。

（二）听力保护策略

根据以上总结的事实，明显可以看出，在音乐家的职业中日常接触高强度的声音是不可避免的。到目前为止，还没有国际准则规定他们工作期间的安全暴露标准。听力学专业人员在制订噪声暴露监管规则方面的作用也因国家而异。

作为一种预防听力损伤的策略，正如其他在高声压级环境中工作的职业一样，应使用听力防护措施。这些措施可以是定制的或使用常规的。听力防护措施不仅可以防止听力阈值进一步下降，也可以使其他听力抱怨减少（Størmer 等，2015）。

音乐家在演出过程中非常依赖他们的听觉敏锐度，无论是让自己的乐器或声音达到特定的音符，还是监视其他的乐器或声音。因此，工业型防护设备并不是最合适的解决方案，因为它除了修改声道使原来的声音放大（峰值约为 2.7kHz）之外，它们还会将音量降低到不必要的程度（30～40dB，尤其是高频），这会导致遮挡效应。为了避免这种遮挡效应，带有平面滤波的"高保真通用防护设备"已经诞生。这种防护设备保持扩音峰值，并在整个频率范围内提供平滑的、统一的衰减（Chasin，2012；Johnson，2014）。它们被称为"高保真"，因为它们提供的音质更接近原版（Johnson，2014）。

除了高保真的通用型防护设备（可提供 20dB 的衰减），市场上还有定制的防护设备，它们是根据用户的声道特性制造的。它们使用不同的材料（硅胶、丙烯酸酯）制成，在通道上有一个衰减器，与模型深度吻合，并在 2.7kHz 左右产生共振。由此产生的衰减相当于 9dB、15dB 或 25dB，这可以根据音乐家暴露的程度选择（Johnson，2014）。

对于有扩音的演出，专业人士需要得到他们乐器声音的反馈，耳内监视器可以起到保护听力的作用；这些设备可以是通用型的，也可以是定制的（Chasin，2010）。

除了使用个人的耳防护设备（如插入式或耳外的）外，还可以使用一些减少暴露于大的声音下或减弱声音强度的策略（O'Brien 等，2013a；O'Brien 等，2013b；NIOSH，2015）。

- 在最高声压乐器，如铜管乐器（喇叭等），前面放置声学屏障，以降低位于这些乐器前面的音乐家直接面对高强度的声音——这是为管弦乐队和其他乐团准备的。为不增加高声压乐器演奏者听力损失的风险，使用有效的声学屏障是必要的。
- 减少排练时的力度或强度，减少对非扩音乐器的高强度声音的接触时间。同样地，在这些时刻减小电子乐器的放大。
- 用于集体或个人练习的房间的声学处理，以改善声音质量和减少混响。应咨询建筑师、声学技术人员和音响工程师。
- 至少在乐器测试期间，尽可能地增加乐器或扩音源之间的距离。
- 允许排练间期在安静的地方休息。
- 要更加关注那些演奏大声音乐器的人，如小提琴、短笛和大号。如果音乐家不适应双耳防护，至少在暴露侧耳使用防护设备。
- 使用带有声级计的智能手机应用程序，可以定期评估练习期间声音强度的平均值。

在人数众多的管弦乐队中，我们可以鼓励使用替补，在持续一周的演出中更换音乐家，避免每天演出同一个曲目，保证在活动期间身体和听觉的定期休息。乐团的其他策略可以在特定的手册中找到（Reid 和 Holland，2008；Hansford，2012）。

尽管大量的研究将音乐练习和高强度的声音暴露与听敏度的下降相关联，但音乐家们的这种风险意识似乎仍然很低，因为只有当他们开始出现听觉症状时，才会寻求听觉服务和采取防护（或姑息）策略（Santucci，2010）。

音乐家对防护策略的抵制源于文化上形成的习惯和观念。他们在听觉生理和噪声性聋上接受指导是十分必要的。即使这样，也需要让他们意识到经常面临的风险，以及减少风险的可能性。认识到听力健康对他们职业的重要性，

他们可能会更多地使用保护听力的策略，并减少有害的习惯。

除了对音乐家的教育工作，以下是听力保护计划的重要组成部分（Fligor 和 Wartinger，2011；O'Brien 等，2015）。

- 在排练和演出期间由专家在参考地点定期进行声压级测量。
- 定期的听力评估，包括常规的听力检查（0.25～8kHz）、声导抗、高频测听（频率高于 8kHz）、耳声发射，以及合适的耳鸣匹配。每年应进行听力学评估以监测听觉阈值，并早期发现听力变化。
- 分发和指导听力防护设备的使用和维护（个性化或非个性化）。无论选择何种类型，对听力防护设备的功能和使用有足够的了解才是基础。此外，还应告知用户必要的注意事项，特别是需要更换设备的时间。
- 减少暴露在大声音中的物理和人体工程学策略——声处理、音乐家（乐团）的组合方式、声屏障的使用等（如上所述）。

值得强调的是，由 O'Brien 等（2015）提出的一项听觉保护建议，在澳大利亚的一个交响乐团中实施。为此，由工作健康与安全协调员、乐团管理总监、制片人、两名音乐家和乐团的艺术协调员组成的听觉保护管理委员会定期举行会议。由乐团和委员会的成员（包括名单、排班和轮换座位）制订物理和人体工程学策略，由乐团管理者监督实施。听力保护装置的使用、维护和供应由项目协调员管理。

三、音乐家与非音乐家：听觉感知和皮质活动的差异

人们常说音乐家有"训练有素的耳朵"。这也就是说，比起非音乐家，许多音乐家对声音特征表现出更多不同的感知。在某种程度上，

这一事实可以根据音乐家所进行的所有与音乐作品诠释和创作有关的活动来推断。

这种联系一直是探索音乐对听觉技能发展的神经机制及其对大脑可塑性影响的研究对象。

需要考虑的是，听觉感知的发展涉及许多变量，包括个体的经验和练习，而音乐练习作为一个孤立的变量，确定其直接导致声音感知的改善和特定听觉能力更准确的发展是不可能。

一些研究指出，先天特点似乎与音乐中的听觉表现有关。Zatorre 在他的评论中提出了基于神经成像研究中接受过和没有接受过音乐训练的人之间结构和功能差异等问题（2013 年）。这些差异的来源尚不清楚，但作者指出了这些研究的重要意义。

- 可能存在遗传因素和后天环境因素的相互作用，如音乐经验。
- 成长过程中各种相互作用的关系。
- 可能与偏爱某特定类型的学习和技能之间存在相关性。
- 这一倾向性的表征在神经系统作为一种稳定的特征或短暂动态变化的结果。

作者认为，这些问题在今后的研究中应加以探索。从这个角度来看，一些音乐家在听觉任务中表现出的优势可能是由于先天因素导致听觉和认知觉的突出发展，而这些反过来可能吸引他们从事音乐活动。因此，音乐练习与听觉感知改善之间的因果关系尚未得到充分的界定。

（一）声音感知和言语感知

不管音乐家的风格和乐器类型，对声学方面的感知是基本：节奏特点、音乐的时间和速度，以及音符的持续时间和停顿、有关时间方面的感知。音符和音调的识别，以及音色的识别，都与频率的感知有关。此外，强度的辨别

与触觉感知有关。因此，除了运动技能和视觉技能外，音乐理论学习和练习、乐器技巧的掌握都与听力直接相关。

总的来说，评估音乐家与非音乐家听觉性能倾向的调查显示，音乐家通常在涉及频率感知的任务中表现出更好的结果，如在安静和噪声中频率变化的感知（Liang 等，2016）；音色和音调的辨别（Hutka 等，2015；Brown 等，2017）；波谱的识别（Brown 等，2017）；精细结构的时间编码，这与评估波段中心频率附近的快速振荡比率有关（Mishra 等，2015）。

与非音乐家相比，音乐家对时间方面的辨别也表现出优势，如噪声下间隔的觉察能力（Mishra，2014）。此外，音乐家可能显示出更好的与听觉节奏同步的节奏感（Bailey 等，2014）和清晰的脉冲——这被认为是一种高水平的音乐维度，反映了听者可以轻松感知音乐节拍的程度（Burunat 等，2017）。

除了行为评估外，客观评价方法也已被使用，不仅检测声音刺激引起的感知力，而且还检测生理反应。在被动听力检查刺激频率耳声发射抑制的评估中，Bidelman 等（2016）观察到音乐家和非音乐家之间耳蜗的生理差异。音乐家的耳蜗调谐也更敏锐，这可能与更好的频率选择性有关。作者的结论是，音乐经历可以通过提高频谱分辨率来提高外周神经的频率选择性。

前面讨论的频率相关特性也通过聚焦于听觉变化复合体（N1-P1-N2 复合体的变化）的事件相关电位进行了评估。在音乐家和非音乐家观察到的差异是，音乐家表现出更高振幅的神经反应（Liang 等，2016；Brown 等，2017）。

区分和识别两个音符，或者能够追踪一首歌曲的正确节拍，是音乐家很容易完成的任务，而且涉及言语理解所需的听觉能力（Kraus 和 White-Schwoch，2017）。考虑到音乐和言语在

信息处理方面具有相似的特征（Zatorre，2013；Jantzen 等，2014），研究人员发现了音乐训练和言语识别改善的联系。

除了其他因素外，语音清晰度取决于对对话者声音的感知。因此，与非音乐家相比，较好的音高识别能力可能反映了音乐家更好的声音感知能力，提高了言语理解能力（Xie 和 Myers，2015）。除了音调特征外，时间特征也很重要。Slater 和 Kraus（2016）观察到，专注于节奏方面的器乐演奏（对于打击乐演奏者而言）与在四人语噪声的语言背景下相比能更好地理解句意。

音乐家对声音细节的准确感知可以使他们对语音编码任务的反应更加稳定。在噪声存在时，Varnet 等（2015）观察到音乐家比非音乐家更依赖音素共振峰的声学特征来区分它们。此外，与非音乐家相比，他们学习任务更快，处理信噪比更低。

音乐家对言语刺激的脑干神经反应也有所不同，这取决于刺激的方式（单耳或双耳）。与非音乐家相比，他们对双耳刺激表现出更好的性能，特别是在噪声下的言语理解方面（Parberry-Clark 等，2013b）。

研究人员发现，童年生活中的音乐刺激对安静和噪声环境下的言语技能（Moreno 等，2011）和神经言语编码（Burunat 等，2017）的发展有积极的影响。从这个意义上说，早期的音乐启蒙被证明是交际能力发展的一个重要因素，而交际能力对学业表现至关重要。

在过去的十年里，研究人员也一直关注音乐练习是否会在损害听觉的情况下产生影响。众所周知，感音神经性听力损失影响声音的频谱分辨率，特别是对复杂声音的识别，如语音的干扰。对中度感音神经性听力损失的中老年人进行评估，观察在安静和噪声环境下音乐练习对言语感知的影响，结果显示音乐家具有更

快的神经反应和更精确的基频编码，尽管这不是观察泛音（Parbery-Clark 等，2013）。

年龄的增长也会导致声音处理能力的受损，尤其是在特定的环境下，音乐家们可能会较小程度受到这种影响。Zendel 和 Alain（2012）观察到，与非音乐家相比，成年音乐家和老年音乐家在间隔觉察、噪声下的言语理解和失谐检测方面有较少下降。与大脑功能相反，如果我们考虑到与更多的经验相关，实际上年龄的增长可能会导致在某些任务中更好的表现，如在给定的音乐轨道上识别"正确"或"错误"的音符（Halpern 等，2017）。

值得强调的是，这里提出的研究是在参与者数量有限的情况下进行的，因此，结论不能推广到所有的音乐家。同样，包括言语感知在内的听觉技能的评估方式也有很大的不同，如类型、内容、频率，而听觉感受器可同时处理噪声和言语信号。言语可以通过音节、词、有意义或没有意义的句子来评价。干扰声音可以是有意义的（如多人交谈嘈杂噪声），也可以是白噪声。

尽管有几项研究表明音乐家和非音乐家之间存在差异，但一些研究人员发现，在噪声存在的情况下，在言语识别任务中，组间结果相似（Quental 等，2014；Ruggles 等，2014；Boebinger 等，2015）。任何结果的分析不仅要考虑评价的类型，而且要考虑评价的难度，特别是对于言语、噪声的来源和类型都会影响句子的理解。音乐家和非音乐家在简单或极端困难的情况下表现相似，但在平均难度水平的情况下表现不同（Swaminathan 等，2015）。此外，言语理解是一项极其复杂的任务，还涉及其他必须考虑的认知功能。

（二）音乐家特殊的中枢神经系统

许多研究使用客观的方法来检测音乐家

对声音刺激引起的皮质活动。音乐家的大脑作为神经可塑性模型的概念就是基于这些研究（Wan 和 Schlaug，2010；Herholz 和 Zatorre，2012）。

皮质运动区（如中央前回、胼胝体和颞下回）（Hyde 等，2009）及皮质 – 脊髓系统的白质（Imfeld 等，2009）的结构变化与音乐练习有关。最近，Steele 等（2013）发现，更早开始学习音乐的音乐家在视觉运动同步任务中表现得更好，胼胝体白质（连接前运动皮质和运动皮质）的完整性更好。在此基础上，作者提出早期音乐练习可能与已存在的皮质组织特征和成熟过程相互作用，从而产生白质结构的改变。

音乐练习的早期开始似乎也与腹侧前运动皮质的灰质差异有关。在听觉节奏同步测试中，7 岁前开始学习的音乐家比 7 岁后开始学习的音乐家或非音乐家的右脑腹侧前运动皮质活动区域更大（Bailey 等，2014）。Bailey 等（2014）将这些发现与之前的研究成果（Steele 等，2013）相结合，认为前运动皮质灰质的可塑性与连接两个大脑半球的纤维之间可能存在某种关系。据了解，在音乐序列的感知和产生过程中，前运动皮质与听觉关联区相互作用，似乎幼儿时期的音乐刺激激活了该区域的神经可塑性。

通过弥散张量成像，Elmer 等（2016）观察到音乐家的径向扩散率降低，表明连接左、右颞平面的胼胝体神经纤维束中髓鞘的完整性增加。髓鞘的完整性与语音分类的表现和左颞平面的血液氧合反应相关。基于这些结果，作者提出音乐家可能表现出左颞平面的功能专用化，这一区域与快速变化的声学特征的处理相关。

在被动和主动听复杂声音时，对青年和中年人、音乐家和非音乐家进行神经反应（事件相关电位）评估，包括外源性和内源性反应。尽管音乐家和非音乐家之间存在差异，但两组在衰老过程中对外源性反应均出现下降。与其他各组相比，年长音乐家的右大脑半球对复杂声音有更强的内源性反应，这表明长时间的音乐练习可以改善听觉信息的处理。中老年音乐家之间的差异显示，在衰老过程中自然发生的声音信息的末梢神经编码和自动处理能力的衰退可能会得到补偿。右脑半球对声音刺激的频谱的处理更为敏感，这是主动倾听任务所必需的。因此，作者得出结论，听觉可塑性区域的确存在，这对音乐的学习和练习是最重要的（Zendel 和 Alain，2014）。

众所周知，大脑皮质区域的发育和表现，以及它们之间通过胼胝体传递信息的相互作用，对于充分理解语言信息至关重要。此外，记忆和注意的认知功能对言语理解也是必不可少的，也可以通过音乐练习来提高，几项研究都证明了这一点。

音乐家在听觉工作记忆方面表现得更好（Slater 和 Kraus，2016），甚至随着年龄的增长依然如此（Parberry-Clark 等，2011）。在嘈杂的背景下，良好的言语表现不仅与听觉工作记忆有关，还与瞬时听敏度有关，在青年时期音乐练习后，瞬时听敏度随着年龄的增长下降较少（Parberry-Clark 等，2011）。音乐练习对工作记忆的影响在听力下降的个体中也被注意到（Parbery-Clark 等，2013a），即使很少的音乐练习，多年来也没有减弱（White-Schwock 等，2013）。

音乐家在选择性听觉注意力任务中也表现出不同的大脑皮质活动。Strait 和 Kraus（2011）观察到音乐家前额叶皮质的反应可变性较低，而前额叶皮质是在干扰噪声环境下维持注意力的重要区域，与噪声环境下更好的言语理解能力相关。

除了听觉之外，音乐练习还与其他技能的提高有关，如与视觉信息处理相关的技能（Aizenman 等，2017；Kim 等，2017）和一般认知能力（Benz 等，2016）。由于发现音乐家和非音乐家之间的差异，一些作者甚至认为音乐练习可以减缓听觉（White-Schwock 等，2013）和认知（Amer 等，2013）两类重要能力的自然衰退，这与双语学习的影响效应类似。

事实上，大脑皮质的处理能力和音乐练习之间似乎存在着某种联系。Moreno 和 Bidelman（2014）创建了一个金字塔图，旨在描绘音乐练习作为一个多维连续介质的影响，其中基点的组成，一方面是后天获得利益的传输距离，另一方面是受影响技能的处理水平（2014）。因此，金字塔塔尖由工作记忆等执行功能组成，其底部的点代表听觉场景分析、复杂声音的神经编码、韵律分析和音韵觉识。

特别是在语言方面，Patel（2011）在所谓的 OPEAR 假说中提出，音乐训练能够修正言语处理径路。这个首字母缩略词（OPEAR）指的是音乐训练诱导神经可塑性、与言语相关的影响机制的五个基本方面：重叠（overlap）、准确性（precision）、情感（emotion）、重复（repetition）和注意力（attention）。

术语"重叠"指的是神经网络在编码音乐和言语的声学特征时的重叠，如频率。在音乐任务的执行中，以及在言语的理解和产生时，受试者需要精确地编码声学特征（如音节的语调和击中正确音符的能力）。而音乐练习对神经言语编码的影响，最基本的是前者对神经系统的要求大于后者。最终，积极情绪的激发，通过重复练习提高技能的机会及注意力的集中，为促进编码声学特征的神经网络的可塑性创造了有利条件（Patel，2011）。基于这一假设，音乐练习只有在涉及情感的情况下才会引起大脑皮质性能的改变，包括学习动机和注意力，而

这些与对活动的兴趣有很强的关系。作者本人表示，这种假设是有争议的，因为它不能解释这样一个事实，即被迫上音乐课但不感兴趣的人有时会表现出大脑皮质的处理能力与那些没有上音乐课的人不同。无论如何，最终这些重要因素（情感、重复和注意力）在促进神经可塑性方面是突出的。

不能否认音乐具有引起神经可塑性的潜力。然而，也不清楚这是否是区分音乐家和没有音乐经验的人的唯一因素。其他因素如动机（Patel，2011）、个性（Corrigall 等，2013）、先天潜质（Zatorre，2013）、家庭音乐史、易学性和学习意愿等也必须考虑在内。

四、最后的思考

鉴于所提供的信息，很明显，音乐练习可以提高特定的听觉能力，但也可能是一个听觉疾病发生的风险因素，甚至听力损失的出现。

专业护耳的发展提供了更好的音质设备，这有利于音乐家们使用。然而，适应这些设备的使用，克制其他有害习惯，往往需要文化的改变，这对于听力健康专业人士来说是一项极其微妙的任务。

在音乐练习中按照国际标准对声压级的测量已经成为必要。但由于音乐职业的特殊性，这需要制订适当的规定，允许专业人士采取听觉保护行动。

也许在过去几年中，关于提高音乐家听力的研究，最主要的焦点是不利情境下的言语识别。考虑到这项任务在日常生活中非常重要，同时也非常复杂，因为除了纯粹的听觉（记忆、注意力和认知）之外，它还涉及一系列因素，它的改善可以被认为是音乐经验可能提供的最大好处之一。

音乐家在不同的言语感知情境下的表现不

同于非音乐家，这一事实使人相信学习音乐或练习音乐可以改善这一状况，即使是在衰老和听力损失发生的过程中。合理的解释是，音乐训练可以提高对言语识别必不可少的声学特征的感知，也可以提高与言语编码有关的认知能力，如记忆力和注意力。

最重要的是，应该考虑到言语技能的先天倾向。应该强调的是，音乐练习以多种方式开始（自学的、正式的和非正式的），有不同的方法、频率和学习时间，学习音乐的动机也因人而异。每个音乐家都可能有与其他人完全不同的经历，尽管研究者努力控制变量，如学习的初始年龄、练习时间和正式学习时间，但仍有太多的相关因素需要评估和控制。

参 考 文 献

[1] Altenmüller, E.; Furuya, S. Brain Plasticity and the Concept of Metaplasticity in Skilled Musicians. *Adv. Exp. Med. Biol.* 2016, *957*, 197-208.

[2] Amer, T.; Kalender, B.; Hasher, L.; Trehub, S. E.; Wong, Y. Do Older Professional Musicians Have Cognitive Advantages? *PLoS One* 2013, *8* (8), 1-8.

[3] Andrade, A. I. A.; Russo, I. C. P.; Lima, M. L. L. T.; Oliveira, L. C. S. Avaliação Auditiva Em Músicos De Frevo E Maracatu. *Rev. Bras. Otorrinolaringol.* 2002, *68* (5), 714-720.

[4] Aizenman, A. M.; Gold, J. M.; Sekuler, R. Multisensory Integration in Short-Term Memory: Musicians Do Rock. *Neuroscience* 2017, 1-11.

[5] Benz, S.; Sellaro, R.; Hommel, B.; Colzato, L. S. Music Makes the World Go Round: The Impact of Musical Training on Non-Musical Cognitive Functions—A Review. *Front Psychol.* 2016, *6*, 1-5.

[6] Brown, C. J.; Jeon, E. -K.; Driscoll, V.; Mussoi, B.; Deshpande, S. B.; Gfeller, K.; et al. Effects of Long-Term Musical Training on Cortical Auditory Evoked Potentials. *Ear Hear.* 2017, *38* (2), e74-84.

[7] Bailey, J. A.; Zatorre, R. J.; Penhune, V. B. Early Musical Training Is Linked to Gray Matter Structure in the Ventral Premotor Cortex and Auditory-Motor Rhythm Synchronization Performance. *J. Cogn. Neurosci.* 2014, *26* (4), 755-767.

[8] Burunat, I.; Tsatsishvili, V.; Brattico, E.; Toiviainen, P. Coupling of Action-Perception Brain Networks During Musical Pulse Processing: Evidence From Region-of-Interest-Based Independent Component Analysis. *Front Hum. Neurosci.* 2017, *11* (230), 1-26.

[9] Bidelman, G. M.; Nelms, C.; Bhagat, S. P. Musical Experience Sharpens Human Cochlear Tuning. *Hear Res.* 2016, *335*, 40-46.

[10] Boebinger, D.; Evans, S.; Rosen, S.; Lima, C. F.; Manly, T.; Scott, S. K. Musicians and Non-Musicians are Equally Adept at Perceiving Masked Speech. *J. Acoust. Soc. Am.* 2015, *137* (1), 378-387.

[11] Chasin, M. *Hear the Music—Hearing Loss Prevention For Musicians*, 4th ed., 2010. Available from: http://www.marshallchasinassociates.ca/pdf/Hear_the_Music_2010.pdf. (accessed Oct 8, 2018)

[12] Chasin, M. Do ER-15 Musician Earplugs Really Work? *Hear. Health Technol. Matters* 2012. http://hearinghealthmatters.org/hearthemusic/2012/do-er-15-musician-earplugs-reallywork/(accessed Oct 13, 2017)

[13] Concha-Barrientos, M.; Campbell-Lendrum, D.; Steenland, K. Occupational Noise: Assessing the Burden of Disease from Work-Related Hearing Impairment at National and Local Levels. Vol. 9, World Health Organization—Environmental Burden of Disease Series. 2004, pp. 1-33.

[14] Corrigall, K. A.; Schellenberg, E. G.; Misura, N. M. Music Training, Cognition, and Personality. *Front Psychol.* 2013, *4* (222), 1-12.

[15] Elmer, S.; Hänggi, J.; Jäncke, L. Interhemispheric Transcallosal Connectivity Between the Left and Right Planum Temporale Predicts Musicianship, Performance in Temporal Speech Processing, and Functional Specialization. *Brain Struct. Funct.* 2016, *221* (1), 331-344.

[16] Flach, M.; Aschoff, E. The Risk of Occupational Deafness in Musicians. *Ger. Med. Mon.* 1967, *12* (2), 49-54.

[17] Fligor, B. J.; Wartinger, F. Musicians' Hearing Program. *Audiol. Today* 2011, *23* (3), 30-41.

[18] Gonçalves, C. G. de O.; Lacerda, A. B. M.; Zeigelboim, B. S.; Marques, J. M.; Luders, D. Auditory Thresholds Among Military Musicians: Conventional and High Frequency. *CoDAS* 2013, *25* (2), 181-187.

[19] Halevi-Katz, D.; Yaakobi, E.; Putter-Katz, H. Exposure to Music and Noise-Induced Hearing Loss Among Professional Pop/Rock/Jazz Musicians. *Noise Heal.* 2015, *17* (76), 158-164.

[20] Halpern, A.; Zioga, I.; Shankleman, M.; Lindsen, J.; Pearce, M. T.; Bhattacharya, J. That Note Sounds Wrong! Age-Related Effects in Processing of Musical Expectation. *Brain Cogn.* 2017, *113*, 1-9.

[21] Hansford, R. Musician's Guide to Noise and Hearing—Part II: Toolkit for Managers. *BBC Safety* 2012.

[22] Herholz, S. C.; Zatorre, R. J. Musical Training as a Framework for Brain Plasticity: Behavior, Function, and Structure. *Neuron* 2012, *76* (3), 486-502.

[23] Høydal, E. H.; Christian, C.; Størmer, L.; Laukli, E.; Stenklev, N. C. Transient Evoked Otoacoustic Emissions in

Rock Musicians. *Int. J.Audiol.* 2017, 1499-2027.

[24] Hutka, S.; Bidelman, G. M.; Moreno, S. Pitch Expertise is Not Created Equal: Cross-Domain Effects of Musicianship and Tone Language Experience on Neural and Behavioural Discrimination of Speech and Music. *Neuropsychologia* 2015, *71*, 52-63.

[25] Hyde, K. L.; Lerch, J.; Norton, A.; Forgeard, M.; Winner, E.; Evans, A. C, et al. The Effects of Musical Training on Structural Brain Development: A Longitudinal Study. *Ann. N. Y. Acad. Sci.* 2009, 1169, 182-186.

[26] Imfeld, A.; Oechslin, M.; Meyer, M.; Loenneker, T.; Jäncke, L. White Matter Plasticity in the Corticospinal Tract of Musicians: A Diffusion Tensor Imaging Study. *Neuroimage* 2009, *46*, 600-607.

[27] Jantzen, M. G.; Howe, B. M.; Jantzen, K. J. Neurophysiological Evidence That Musical Training Influences the Recruitment of Right Hemispheric Homologues for Speech Perception. *Front Psychol.* 2014, *5*, 1-8.

[28] Johnson, P. A. The High Notes of Musicians Earplugs. *Hear Rev.* 2014, *21* (8), 22-24. http://www.hearingreview. com/2014/07/high-notes-musicians-earplugs/ (accessed Oct 13, 2017)

[29] Johnson, D.; Sherman, R.; Aldridge, J.; Lorraine, A. Effects of Instrument Type and Orchestral Position on Hearing Sensitivity for 0.25 to 20kHz in the Orchestral Musician. *Scand. Audiol.* 1985, *14* (4), 215-221.

[30] John, A. B.; Hall, J. W.; Kreisman, B. M. Effects of Advancing Age and Hearing Loss on Gaps-in-Noise Test performance. *Am. J. Audiol.* 2012, *21*, 242-250.

[31] Juman, S.; Karmody, C. S.; Simeon, D. Hearing Loss in Steelband Musicians. *Otolaryngol. Head Neck Surg.* 2004, *131* (4), 461-465.

[32] Kim, S.; Blake, R.; Lee, M.; Kim, C. Y. Audio-Visual Interactions Uniquely Contribute to Resolution of Visual Conflict in People Possessing Absolute Pitch. *PLoS One* 2017, *12* (4), 1-19.

[33] Kraus, N.; White-Schwoch, T. Neurobiology of Everyday Communication: What Have We Learned From Music? *Neuroscience* 2017, *23* (3), 287-298.

[34] Lüders, D.; De Oliveira Gonçalves, C. G.; De Lacerda, A. B. M.; Da Silva, L. S. G.; Marques, J. M.; Sperotto, V. N. Occurrence of Tinnitus and Other Auditory Symptoms Among Musicians Playing Different Instruments. *Int. Tinnitus J.* 2016, *20* (1), 48-53.

[35] Liang, C.; Earl, B.; Thompson, I.; Whitaker, K.; Cahn, S.; Xiang, J.; et al. Musicians are Better Than Non-Musicians in Frequency Change Detection: Behavioral and Electrophysiological Evidence. *Front Neurosci.* 2016, *10*, 1-14.

[36] McIlwaine, D.; Stewart, M.; Anderson, R. Noise Exposure Levels for Musicians During Rehearsal and Performance Times. *Med. Probl. Perform. Art.* 2012, *27* (1), 31-36.

[37] Mishra, S. K.; Panda, M. R.; Raj, S. Influence of Musical Training on Sensitivity to Temporal Fine Structure. *Int. J. Audiol.* 2015, *54*, 220-226.

[38] Mishra, S. K.; Panda, M. R.; Herbert, C. Enhanced Auditory Temporal Gap Detection in Listeners with Musical Training. *J. Acoust. Soc. Am.* 2014, *136* (2), EL173.

[39] Moore, B. C. J. Effects of Age and Hearing Loss on the Processing of Auditory Temporal Fine Structure. In: *Physiology, Psychoacoustics and Cognition in Normal and Impaired Hearing Advances in Experimental Medicine and Biology*; Dijk, P. van, Başkent, D., Gaudrain, E., Kleine, E. de, Wagner, A., Lanting C, Eds; Vol. 894. Springer, 2016, pp. 1-8. Available from: https://link-springer-com.ez88. periodicos.capes.gov.br/chapter/10.10 07%2F978-3-319-25474-6_1

[40] Moreno, S.; Bialystok, E.; Barac, R.; Schellenberg, E. G.; Cepeda, N. J.; Chau, T. Short-Term Music Training Enhances Verbal Intelligence and Executive Function. *Psychol Sci.* 2011, *22* (11), 1425-1433.

[41] Moreno, S.; Bidelman, G. M. Examining Neural Plasticity and Cognitive Benefit Through the Unique Lens of Musical Training. *Hear Res.* 2014, *308*, 84-97.

[42] NIOSH. Reducing the Risk of Hearing Disorders Among Musicians. By Kardous, C.; Themann, C.; Morata, T.; Reynolds, J.; Afanuh, S. Cincinatti, OH, 2015.

[43] O'Brien, I.; Driscoll, T.; Ackermann, B. Sound Exposure of Professional Orchestral Musicians During Solitary Practice. *J. Acoust. Soc. Am.* 2013a, *134* (4), 2748-2754.

[44] O'Brien, I.; Wood, J.; Ackermann, B. Assessment of an Acoustic Screen Used for Sound Exposure Management in a Professional Orchestra. *Acoust. Aust.* 2013b, *41* (2), 146-150.

[45] O'Brien, I.; Driscoll, T.; Ackermann, B. Description and Evaluation of a Hearing Conservation Program in Use in a Professional Symphony Orchestra. *Ann. Occup. Hyg.* 2015, *59* (3), 265-276.

[46] Parbery-Clark, A.; Strait, D. L.; Anderson, S.; Hittner, E.; Kraus, N. Musical Experience and the Aging Auditory System: Implications for Cognitive Abilities and Hearing Speech in Noise. *PLoS One* 2011, *6* (5), e18082.

[47] Parbery-Clark, A.; Anderson, S.; Kraus, N. Musicians Change Their Tune: How Hearing Loss Alters the Neural Code. *Hear Res.* 2013a, *302*, 121-131.

[48] Parbery-Clark, A.; Strait, D. L.; Hittner, E.; Kraus, N. Musical Training Enhances Neural Processing of Binaural Sounds. *J. Neurosci.* 2013b, *33* (42), 16741-16747.Patel, A. Why Would Musical Training Benefit the Neural Encoding of Speech? The OPERA Hypothesis. *Front Psychol.* 2011, *2*, 1-14.

[49] Peretz, I. The Nature of Music from a Biological Perspective. *Cognition* 2006, *100* (1), 1-32.

[50] Phillips, S. L.; Mace, S. Sound Level Measurements in Music Practice Rooms. *Music Perform Res.* 2008, *2* (1993), 36-47.

[51] Pouryaghoub, G.; Mehrdad, R.; Pourhosein, S. Noise-Induced Hearing Loss Among Professional Musicians. *J. Occup. Health.* 2017, *59* (1), 33-37.

[52] Quental, S. L. M.; Colella-Santos, M.; Couto, C. M. Hearing Perception of Musicians in Noisy Conditions. *Audiol. Comun. Res.* 2014, *19* (2), 130-137.

[53] Reid, A.; Holland, M. A Sound Ear II—The Control of Noise at Work Regulations 2005 and Their Impact on Orchestras. Association of British Orchestras, 2008.

[54] Rodrigues, M.; Freitas, M.; Neves, M.; Silva, M. Evaluation of the Noise Exposure of Symphonic Orchestra Musicians. *Noise Heal.* 2014, *16* (68), 40-46.

[55] Russo, F.; Behar, A.; Chasin, M.; Mosher, S. Noise Exposure

and Hearing Loss in Classical Orchestra Musicians. *Int. J. Ind. Ergon.* 2013, *43* (6), 474-478.

[56] Ruggles, D. R.; Freyman, R. L.; Oxenham, A. J. Influence of Musical Training on Understanding Voiced and Whispered Speech in Noise. *PLoS One* 2014, *9* (1), e86980.

[57] Sacks, O. *Musicophilia: Tales of Music and the Brain*. New York: Knopfe, 2007.

[58] Samelli, A. G.; Matas, C. G.; Carvallo, R. M. M.; Gomes, R. F.; Beija, C. S. de; Magliaro, F. C. L.; et al. Audiological and Electrophysiological Assessment of Professional Pop/Rock Musicians. *Noise Health*. 2012, *14* (56), 6-12.

[59] Santos, I.; Colella-Santos, M.; Couto, C. Sound Pressure Level Generated by Individual Portable Sound Equipment. *Braz. J. Otorhinolaryngol.* 2014, *80* (1), 41-47.

[60] Santucci, M. Saving the Music Industry. *Hear J.* 2010, *63* (6), 10-14.

[61] Schink, T.; Kreutz, G.; Busch, V.; Pigeot, I.; Ahrens, W. Incidence and Relative Risk of Hearing Disorders in Professional Musicians. *Occup. Environ. Med.* 2014, *71* (7), 472-476.

[62] Speaks, C.; Nelson, D.; Ward, W. Hearing Loss in Rock-and-Roll Musicians. *J. Occup. Med.* 1970, *12* (6), 216-219.

[63] Slater, J.; Kraus, N. The Role of Rhythm in Perceiving Speech in Noise: A Comparison of Percussionists, Vocalists and Non-Musicians. *Cogn. Process.* 2016, *17* (1), 79-87.

[64] Steele, C. J.; Bailey, J. A.; Zatorre, R. J.; Penhune, V. B. Early Musical Training and White-Matter Plasticity in the Corpus Callosum: Evidence for a Sensitive Period. *J. Neurosci.* 2013, *33* (3), 1282-1290.

[65] Størmer, C.; Laukli, E.; Høydal, E.; Stenklev, N. Hearing Loss and Tinnitus in Rock Musicians: A Norwegian Survey. *Hear Heal.* 2015, *15* (79), 411-421.

[66] Strait, D. L.; Kraus, N. Can You Hear Me Now? Musical Training Shapes Functional Brain Networks For Selective Auditory Attention and Hearing Speech in Noise. *Front Psychol.* 2011, *2* (113), 1-10.

[67] Strait, D. L.; Parbery-Clark, A.; O'Connell, S.; Kraus, N. Biological Impact of Preschool Music Classes on Processing Speech in Noise. *Dev. Cogn. Neurosci.* 2013, *6*, 51-60.

[68] Swaminathan, J.; Mason, C. R.; Streeter, T. M.; Best, V.; Kidd, G.; Patel, A. D. Musical Training, Individual Differences and the Cocktail Party Problem. *Sci. Rep.* 2015, *5* (11628), 1-10.

[69] Varnet, L.; Wang, T.; Peter, C.; Meunier, F.; Hoen, M. How Musical Expertise Shapes Speech Perception: Evidence From Auditory Classification Images. *Sci. Rep.* 2015, *5*, 14489.

[70] Wan, C. Y.; Schlaug, G. Music Making as a Tool for Promoting Brain Plasticity across the Life Span. *Neuroscience* 2010, *16* (5), 566-577.

[71] Washnik, N.; Phillips, S.; Teglas, S. Student's Music Exposure: Full-Day Personal Dose Measurements. *Noise Heal.* 2016, *18*, 98-103.

[72] White-Schwock, T.; Carr, K.; Anderson, S.; Strait, D.; Kraus, N. Older Adults Benefit From Music Training Early in Life: Biological Evidence for Long-Term Training-Driven Plasticity. *J. Neurosci.* 2013, *33* (45), 17667-17674.

[73] Xie, X.; Myers, E. The Impact of Musical Training and Tone Language Experience on Talker Identification. *J. Acoust. Soc. Am.* 2015, *137* (1), 419-432.

[74] Zatorre, R. J. Predispositions and Plasticity in Music and Speech Learning: Neural Correlates and Implications. *Science* 2013, *342* (6158), 585-589.

[75] Zendel, B. R.; Alain, C. Musicians Experience Less Age-Related Decline in Central Auditory Processing. *Psychol. Aging* 2012, *27* (2), 410-417.

[76] Zendel, B. R.; Alain, C. Enhanced Attention-Dependent Activity in the Auditory Cortex of Older Musicians. *Neurobiol. Aging* 2014, *35* (1), 55-63.

下卷：听觉保护、再生与远程医疗
Otoprotection, Regeneration, and Telemedicine

第三篇 听力设备
Hearing Devices

第 20 章 儿童人工耳蜗植入术后早期听觉发育的评估
Assessment of Early Auditory Development in Children After Cochlear Implantation

Artur Lorens Anita Obrycka Henryk Skarzynski 著

李佳楠 李思阳 康烁烁 译 何雅琪 校

摘 要

本章介绍了关于人工耳蜗（cochlear implant，CI）及其在儿童听力损失治疗中应用的信息。具体来说，讨论了儿童的正常听觉发展，这对临床医师的理解是至关重要的。同时也为人工耳蜗作为一种促进重度听力损失儿童听觉发育的手段提供了理论依据。此外，本章还提供了问卷调查形式的听觉发展评估方法的理论基础及其临床应用。问卷的作用对于确保合理、有效的人工耳蜗植入和早期干预项目是很重要的。最后，人工耳蜗植入数据表明，对于 12 月龄的幼儿早期植入是有效的。因此，如果延误了这个过程，即使是很短的一段时间，都有可能导致不好和不必要的结果。

关键词

婴幼儿；人工耳蜗；早期植入；听觉发展；调查问卷；验证

一、概述

听力在孩子的成长中扮演着重要的角色。内耳的毛细胞将声能转化为神经元脉冲，这是产生听觉的关键。这些细胞的损伤会破坏内耳功能，从而导致感音神经性听力丧失。根据损伤的程度和类型，一个人的听力损失（及由此

造成的损害）可能会不同。在大多数情况下，毛细胞的损伤是不可逆转的。因此，对听力损伤没有有效的医学"治疗"。唯一可用的医疗干预是使用助听器（hearing aid，HA）或人工耳蜗（CI）等助听设备进行恢复。助听器通常用于轻度到重度听力损失的患者；人工耳蜗则通常用于重度、极重度耳聋及全聋的患者。

二、听觉发育

（一）听觉发育的神经生理学基础

要理解用人工耳蜗进行听觉恢复，我们需要了解听觉系统是如何发育的，以及当它们受到刺激时，它的神经结构发生了什么。神经结构的快速生长首先见于胚胎发育阶段。这一过程受到基因表达的调控，但发育的最后阶段发生在它们已经开始执行其基本功能——感知声音之后（Werner 等，2012）。这些结构和邻近传入系统中神经元的同步活动促进了进一步的发育。与此同时，缺乏适当的活动会导致突触连接减弱甚至丧失。这些过程同时发生，最终发育成为最有效的联系。

发育过程中神经结构的密集重组过程被称为发育性神经可塑性，对变化特别敏感的时期被称为关键时期（Cramer 等，2017）。在关键时期，即使刺激作用的时间很短，也可能对神经单元的最终组织产生重大影响。知觉敏感性的改变，比如由于听力损失引起的感知敏感性的改变可导致中枢听觉通路的组成部分及其组织方式的永久性损害。但是，如果提供听觉训练（例如，听力障碍儿童的早期干预项目），有时可以或者至少部分地恢复功能性知觉。

通过集中于皮质听觉诱发电位（cortical auditory evoked potential，CAEP）潜伏期的电生理学研究，我们已经了解了皮质听觉中枢的神经可塑性。CAEP 波形中第一个阳性峰（postive peak，P1）的潜伏期被认为是听觉皮质成熟度的生物标志物（Sharma 和 Dorman，2006；Sharma 等，2007）。P1 的潜伏期是外周所有突触延迟的总和和听觉通路的中央部分，由于它取决于年龄，因此可以作为一个测量听觉通路成熟度的指标（Katz，1994；Eggermont 等，1997）。对正常听力的人进行的皮质听觉诱发电位研究可以确定每个年龄组的 P1 潜伏期的

范围。例如，新生儿的 P1 潜伏期约为 300ms，但随着快速发育，到 2—3 岁时 P1 潜伏期约为 125ms。成年后，P1 潜伏期缩短至 60ms 左右（Sharma 等，2002）。

（二）听觉发展模型

Aslin 和 Smith（1988）的知觉一般模型描述了听觉发展的三个连续的阶段：①感觉原语（第一阶段），它表征了基本的感觉知觉；②感知表征（第二阶段），代表更高神经层次的复杂编码；③涉及认知加工的高阶表征（第三阶段）。Carney（1996）利用 Aslin 和 Smith 模型将听觉感知发展划分为三个相应的级别，即产生声音感知的声音检测级别（第一级），可以区分声音的辨别级别（第二级），以及识别和解释声音的识别级别（第三级）（Eisenberg 等，2007）。

（三）正常发育且听力正常的儿童的听觉发展

从孩子出生的那一刻起，听觉系统就已经准备好对声音刺激做出反应和处理（Eisenberg，1976；Aslin 等，1983）。然而，即使听觉系统的表现令人满意，它仍然在改进它的能力，这一过程将持续十几年或更久。如前文所述，三个主要阶段听觉感知是检测、辨别和识别（Carney，1996；Aslin 和 Smith，1988）。在发育的每个阶段，这些听觉都在不断完善，通过识别某些听觉反应，我们可以监测儿童的听觉发展。在胚胎期和新生儿时期，就已经有了对声音的一般性和非特异性反应。一种声音可能引起轻微的行为变化（当闭上眼睛时，心率就会增快）。Northern 和 Downs（1991）发表了一篇关于婴儿行为反应的综述，其中最重要的描述如下。

- 反射性行为：恐惧、一般的身体运动（大运动）、瞳孔扩张、眨眼、自发的面部运

动、闭眼（听觉反射，在妊娠期24—25周可重复唤起）。

- 定向行为：转头、睁大眼睛、扬起眉毛、表示惊讶、突然停止发声。
- 注意行为：停止一项活动、行动能力增强、屏住呼吸或改变呼吸节奏、突然哭泣、突然停止哭泣或发声、睁大眼睛、微笑或其他面部表情的变化。

在孩子2岁前，他们的听觉反应会发生变化。他们可能对声音的反应强度逐渐降低，表现出更广泛的反应，或者可能对特定的声音刺激表现出更多的针对性和重复性反应。在生命的最初几个月（最多到4个月），婴儿可能会受到惊吓（莫罗反射）或对突然很大的声音作出反应而醒来。4—7月龄的孩子会把头转向他们视野之外的声源；9月龄时，他们可以定位来自侧面的声音，13月龄时，他们可以定位来自后面的声音。在13~24月龄时，孩子对来自另一个空间的语言做出反应，当被呼叫时会做出回应（Northern和Downs，1991）。

三、人工耳蜗

人工耳蜗通过电刺激幸存的听觉神经纤维，代替了将声音转化为神经冲动的过程，实际上绕过了有缺陷的毛细胞（Wilson等，1991）。人工耳蜗系统由内外两部分组成。植入部分由信号接收器和刺激电极阵列组成。体外部分是一个数字多通道语音处理器（Hochmair等，2006）。医学上，接受人工耳蜗植入包括两个基本步骤。首先是手术方面，刺激接收器固定于颅骨上磨除的骨床内，并盖上皮瓣，然后将电极阵列小心地穿入内耳（cochlea）。其次是术后康复，目的是帮助新人工耳蜗使用者更好地学习通过人工耳蜗听声音（Niparko，2009）。

人工耳蜗适用于无法借助助听器有效理解语言的儿童，助听器对于重度以上听障儿童存在实际局限性（尽管助听器"有限好处"的定义在过去20年里已经改变了很多次）。最初，只有那些几乎没有残余听力且在使用助听器时没有明显声音意识的儿童才会被考虑植入人工耳蜗。当时，候选资格的依据是残余听力的程度和使用助听器所带来的好处之间的关系。具体来说，根据他们听力的纯音听阈均值（pure tone average，PTA），将感音神经性听力丧失的儿童从"好"到"差"进行分类，以此来预测助听器的好处。范围从铜级（PTA＞110dB）到银级（110dB＞PTA＞100dB）和金级（100dB＞PTA＞90dB）（Miyamoto等，1995）。逐渐地，植入的标准已经扩大到包括残余听力更好的儿童，现在包括银级和金级助听器使用者。这一标准的改变被一项研究证明是正确的。研究发现，三个级别的人蜗植入儿童都比听力损失相当且使用助听器的同龄人表现更好。最近，白金级助听器用户组被定义为PTA为60~90dB（Eisenberg等，1998）。研究还表明，白金级接受植入的儿童的听力比接受助听器的儿童更好。

如上所述，人工耳蜗植入在临床上已被证明对儿童的听觉发育有显著的改善。此外，从人工耳蜗植入中受益最大的语前聋失聪儿童是那些在2岁之前接受人工耳蜗植入的儿童（Kral和O'Donoghue，2010）。人工耳蜗植入最令人满意的结果之一是恢复了儿童的语言理解能力。技术的进步、早期诊断和植入、听力学标准的放宽、允许残余听力儿童植入人工耳蜗，这些都改善了植入人工耳蜗儿童的口语效果（Skarzynski等，2007；Niparko等，2010）。

在非常小的年龄接受耳蜗植入的儿童比那些后来接受耳蜗植入的儿童发展出与年龄相适应的语言的速度更快（Kral和O'donoghue，2010；Niparko等，2010；Waltzman等，1997；

Holt 和 Svirsky，2008；Dettman 等，2007）。有充分的证据表明，语言技能的发展和社会能力之间存在着相互关系（Gallagher，1993；Windsor，1995；Redmond 和 Rice，1998 年；McCabe 和 Meller，2004）。由于听觉发展的短期获益转化为社会独立性和生活质量的中期获益（大概是通过人工耳蜗实现的沟通能力），因此需要适当的评估工具，如问卷、测试和量表，以监测接受人工耳蜗植入的儿童的早期听觉发育（Fink 等，2007）。这些工具通常分为三类：问卷、封闭式听觉评估测试和开放式听觉评估测试。在下文中，将特别关注听觉发展问卷的最新进展。

四、听觉发展问卷

为了确保评估工具能够提供高质量的数据，并且分数能够做出高质量决定和推断，必须根据教育、心理学和健康领域的测量工具［美国教育研究协会（American Educational Research Association，AERA）等，2014；国际测试委员会（International Test Comission，ITC），2000］的准则和标准来准备评估工具。在构建评估工具时，关键阶段包括定义研究问题；准备与预期构造相关的一组测试项目（基于相关的理论背景），指定响应格式，并对测试进行标准化和常态化验证（Osterlind，2001；Foddy，1993）。在开发和评估测试中，最基本的考虑因素是测试的有效性。

（一）验证

自 20 世纪 40 年代，一直存在关于如何建立有效性的理论和实践的争论。当前关于有效性的广泛共识包括四个方面：①它体现了对测试使用的推论和解释；②它不是测试或问卷本身的特征；③它是一个统一的概念；④它是一

种评价性的判断。《教育和心理测试标准》［由 AERA、美国心理协会（American Psychological Association，APA）和国家教育测量委员会（National Council of Measurement in Education，NCME）于 2014 年发布］指出："有效性是指证据和理论在何种程度上支持对测试得分的解释以达测试目的"（第 11 页）。当前对有效性的理解是指教育、心理和健康领域的所有概念和实践，可以为测验、量表或问卷分数的预期解释提供依据或反对（American Educational Research Association 等，2014）。

评估早期听觉发育的高质量工具的另一项要求是在全球范围内记录早期植入的好处并提供卫生政策决策所需的信息（National Institute for Health and Clinical Excellence 等，2004）。这种国际视野要求测试可以适应不同的语言和文化，这不仅仅是简单的翻译问题。幸运的是，对跨语言和文化研究感兴趣的专业人士就改编测试和问卷的方法、程序和统计技术达成了广泛共识（Van de Vijver 等，2003；Hambleton 等，2005）。例如，ITC 提出的适应性测试指南（International Test Commission，2010） 是该领域最佳实践的通用参考。《ITC 指南》规定了应在其中调整问卷的一般框架。在这里，"改编"是一个广义的科学术语，包括两个主要阶段：翻译和对改编的测试或问卷的评估。根据最新的实践，翻译应考虑到要针对测试或仪器进行改版的人群之间的语言和文化差异，并提供证明项目内容是预期人群所熟悉的证据，以及这两个版本等效的证据（International Test Commission，2010）。为了满足这些准则，通常根据文献中可用的一些语言设计来执行翻译（Harkness，2003）。"评估"本质上是指收集有关测试或问卷翻译版本有效性的证据。在这里，需要注意为确保有效性而收集的证据质量，同时考虑问卷或量表的预期目的及特定的目标

人群。

除了具有核心特征、在理论背景下发展、有足够的有效性证据和多种语言可供使用之外，高质量的结果指标还应易于管理、评分和解释（Andresen，2000）。在评估早期听觉的情况下在发展过程中，将人工耳蜗植入后获得的结果与标准值进行比较以确认干预的有效性非常重要。

（二）听觉发展问卷

到目前为止，已经有几种工具被用于评估非常年幼的人工耳蜗儿童的听觉发育：婴幼儿有意义听觉整合量表（Infant-Toddler Meaningful Auditory Integration Scale，IT-MAIS）（Zimmerman-Phillips 等，1997）、听力功能清单（Auditory Skills Checklist，ASC）（Meinzen-Derr 等，2007）、儿童听觉和言语表现的家长评估量表（Parent's Evaluation of Aural/Oral Performance of Children，PEACH）（Ching 和 Hill，2007）、听觉功能的性能指标（Functional Auditory Performance Indicators，FAPI）（Stredler-Brown 和 Johnson，2001）和低龄儿童听觉发展问卷（LittlEARS Auditory Questionnaire，LEAQ）（Weichbold 等，2005）。然而，已经发表的证据不足以支持对 CI 儿童听觉发展的推断，也不足以建立一个基于多个来源的有效性论证。

IT-MAIS 包含 10 个问题，旨在与父母进行面谈，询问孩子在日常情况下表现出目标听觉行为的频率（Zimmerman-Phillips 等，1997）。父母不会自己填写问卷，而是接受问答，并由访谈者对其回答进行解读，最终算出总分。Weichbold 等（2004）报道了他们的验证研究中的一些局限性。研究发现，针对最年幼的孩子设计的问题的可靠性较差，并且测试的执行方式研究也有影响。尽管如此，IT-MAIS 经常被

用于研究中，作为幼小 CI 儿童的效果指标。

ASC 的目的是追踪感音神经性听力损失的幼儿的功能性听觉技能进展。它的目标是在 36 个月前接受 CI 的儿童（Meinzen-Derr 等，2007）。该测试结合了来自家长的信息和测试者自己的观察，以评估听力障碍儿童听觉技能的演变。ASC 只能监测康复的相对进展，无法与正常听力儿童的听觉发育进行比较。然而，作者报道了良好的可靠性，并将 ASC 结果与 IT-MAIS 的结果相关联。然而，所提供的证据不足以确认 ASC 的有效性。

PEACH 的目的是通过系统地利用父母的观察来评估、扩增对婴幼儿和听力障碍儿童的效果（Ching 和 Hill，2007）。此研究要求家长根据工具中包含的问题对孩子进行观察。他们被要求尽可能多地写下孩子的特定行为的例子，然后由听力学家用分级量表对这些例子进行评分。问卷的使用需要专门的培训，以便正确地解释父母的观察和给予适当的分数。PEACH 的结果可与年龄相关标准值进行比较。PEACH 也可用评级量表格式。Bagatto 和 Scollie（2013）的研究结果表明，PEACH 评分表的标准曲线与 PEACH Diary 收集的现有标准数据非常一致。Ching 和 Hill 对 PEACH 量表的评估研究表明，基于校正后的项目相关性及那些项目的高度一致性（克朗巴哈系数为 0.88），14 项中有 11 个表现出很高的临床应用性能。根据作者的观点，量表的可靠性应该是初步的，并且需要更多的研究，特别是更长时间间隔的研究。我们还需要进一步的研究来检验 PEACH 量表提供的功能表现评分的有效性，以及它对不同扩增策略的敏感性（Ching 和 Hill，2007）。

FAPI 评估听力丧失儿童的功能性听觉技能，分为七个类别：声音的意识和意义、听觉反馈和整合、声源定位、听觉辨别、听觉理解、短期听觉记忆和语言听觉加工（Streler-Brown

和 Johnson，2001）。作者没有提供关于问卷效度的信息。然而，Ferreira 等（2011）试图将该问卷用于巴西听力受损儿童，并指出了该工具的一些局限性。根据作者的说法，由于问卷的长度和复杂性，不可能一次就完成。此外，对于规定的测试条件，应用模式也没有标准化（Ferreira 等，2011）。

LEAQ 评估了 2 岁以下婴儿的听觉发育（Weichbold 等，2005）。它很容易完成、计算和解释结果，家长只需要大约 10min 就可以完成这个问卷。将结果与年龄相关的规范值进行比较是可能的，这是在听觉发育的关键时期评估儿童人工耳蜗植入有效性的关键步骤。LEAQ 已被证实可用于听力正常的儿童，包括最初的德语（Weichbold 等，2005）和许多其他语言。它在评估 24 个月以下正常听力儿童的听觉发育方面表现出敏感性和可靠性，得分与年龄有很高的相关性（Obrycka 等，2009；Coninx 等，2009；Bagatto 等，2011；Geal-Dor 等，2011；Wanga 等，2013；García Negro 等，2016）。此外，它已经在一组人工耳蜗植入儿童中得到了特别的验证。Obrycka 等（2017）的一项研究为 LEAQ 监测接受 CI 的婴幼儿早期听觉发育的有效性提供了支持。

在上述所有工具中，LEAQ 拥有最多的有效性证据及最多的已验证语言版本，并拥有高质量诊断工具所需的所有特性（表 20-1）。

LEAQ 由 35 个问题组成，并附有可以回答"是"或"否"的例子。LEAQ 想要捕获和量化的理论结构是"听觉发展"。这些问题基于早期听觉发展的经验和理论知识，反映了语前听觉发展中最重要的时间表。问题按照难度进行评分，以反映听觉发展的四个类别：发现、辨别、识别和理解。问题 1～16 主要与听觉发现和辨别相关，主要涉及儿童对人类声音、音乐、环境声音或玩具发出声音的反应。问题 10、12、17～21 和 25～30 反映了儿童识别声音的能力，例如，他们自己的名字，把名字和物体联系起来，以及识别陈述的情感内容。问题 22～24 和 31～35 主要与理解有关，这是通过理解口语命令反映的。

将总分（所有回答为"是"的问题的总和）与年龄相关的听力正常儿童的预期值和最小值进行比较。迄今为止进行的验证研究表明，超过 80% 的 LEAQ 分数的变化可以用正常听力儿童的年龄来解释，这表明听觉发育与年龄有关（Coninx 等，2009；Obrycka 等，2009）。

LEAQ 有 20 多种语言版本，可以在世界各地的诊所进行多中心研究，并对结果进行汇总和比较用于 Meta 分析。Coninx 等的

表 20-1　评估婴幼儿听觉发展的问卷特点

	IT-MAIS	ASC	PEACH 等级量表	PEACH diary	ELF	FAPI	LEAQ
语言	英语	英语	英语	英语	英语	英语	德语
有效性证据	±	±	±	±	−	−	+
改编数量	4	无数据	无数据	14	无数据	2	＞20
正常参考值	+	−	+	+	−	−	+
被测试者	临床医师	家长和临床医师	家长	家长和临床医师	家长	家长	家长
被测试者负荷	需要培训	易	易	需要培训	需要培训	无标准	易且快
测试者负荷	易	易	易	难	难	难	易

一项研究用 15 种语言验证了该问卷，证明了 LEAQ 的心理测量属性的充分性。德语期望值与其他语言期望值之间的皮尔逊相关系数非常高（0.988～1.000），说明 LEAQ 具有语言独立性，可用于多中心研究。后来的研究证实了 Coninx 等的发现（Obrycka 等，2009；Bagatto 等，2011；Geal-Dor 等，2011；Wanga 等，2013；García Negro 等，2016）。正常听力儿童 20 种语言的年龄相关期望值如图 20-1 所示。

如上所述，LEAQ 总分的解释是基于年龄在 24 个月以下的正常听觉儿童所获得的与听觉发育年龄相关的曲线。图 20-1 中的曲线反映了 LEAQ 的平均总分。最小值被认为是 95%CI 的

下限，因此在听力正常的儿童中，结果发生在这条曲线以下的概率小于 5%。LEAQ 总分高于最小值线表示听觉发育正常。

（三）低龄儿童听觉发展问卷（LEAQ）的临床应用

最近已经发表了几篇关于使用 LEAQ 作为评估儿童人工耳蜗听觉发育工具的论文。总的来说，这些研究将人工耳蜗儿童的表现与相关年龄段的正常听力儿童的听觉发育进行比较，结果显示随着人工耳蜗使用时间的延长，LEAQ 总分增加（May-Mederake 等，2010；Geal-Dor 等，2011；Kosaner 等，2013）。一项由 Obrycka

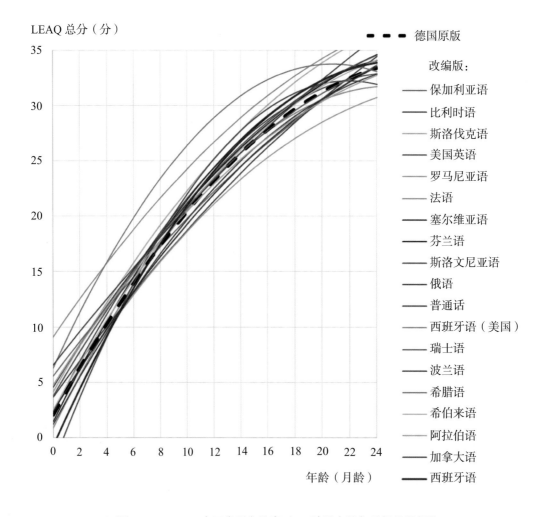

▲ 图 20-1　LEAQ 中正常听力儿童对 20 种语言的年龄相关期望值

等（2014）进行的研究显示，122 名被诊断为双侧感觉神经性听力损失并在 24 月龄之前（范围为 7.9～23.5 月龄）植入的儿童中，86% 的儿童在人工耳蜗植入前表现出不良的听觉发育，而在使用人工耳蜗 5 个月后，72% 的患者获得了符合其年龄的听觉发育（图 20-2）。

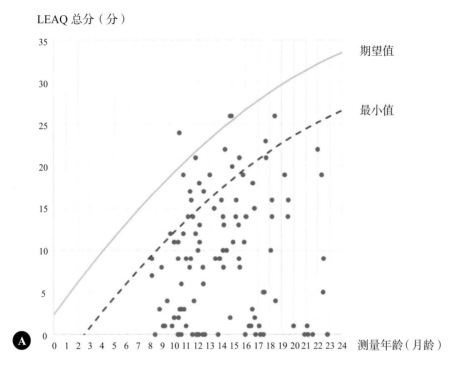

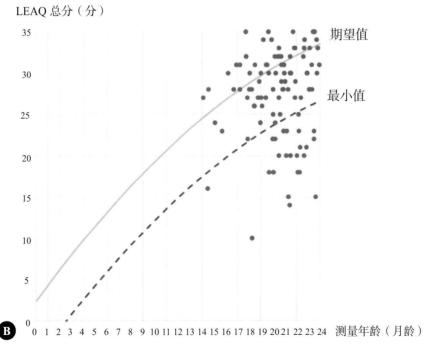

▲ 图 20-2　A. 儿童人工耳蜗植入术前个人 LEAQ 总分；B. 儿童使用人工耳蜗 5 个月后的个人 LEAQ 总分。实线表示期望值；虚线表示最小值

改编自 Obrycka 等（2014a）

LEAQ 还被用于 44 名不到 12 月龄（范围为 7.9～11.9 月龄）的植入儿童的长期观察研究。在使用人工耳蜗 10 个月后，这组患者的听觉发育达到了正常水平（Obrycka 等，2014）。图 20-3 显示，人工耳蜗儿童的听觉发育速度（数据点）实际上高于正常听力儿童（实线）。

听力正常儿童的期望值也可以用来计算听觉发育的延迟。人工耳蜗早期干预的目的是让植入儿童尽可能快地达到与正常听力儿童相同的听觉发展水平。监测听觉发育的延迟对于评估幼童人工耳蜗植入的有效性非常重要。使用 LEAQ 问卷计算听觉发育延迟的原理如图 20-4。

另一种评估人工耳蜗植入效果的方法是使用患者、干预、比较、结果（patient, intervention, comparator, outcome, PICO）方法（Obrycka 等，2014）。为了评估人工耳蜗的有效性，这些研究人员将一组在激活他们人工耳蜗植入系统（I）

时不超过 12 月龄的 32 名儿童（P）与另一组 19 名助听器使用者（C）进行了比较。为了进行公平的比较，在大致相同的年龄为儿童提供了助听器或人工耳蜗。两组的测试年龄和听力损失水平也进行了匹配。首次安装该装置 10 个月后，对两组儿童进行 LEAQ 评估。LEAQ 总分用于计算听觉发育的延迟（O）。如图 20-5 所示，与使用人工耳蜗的儿童组相比，助听器使用儿童组的平均听觉发育延迟时间多 14.3 个月。其中超过 80% 的人工耳蜗儿童的听觉发育延迟少于 4 个月。相比之下，几乎 70% 装有助听器的儿童的听觉发育延迟超过 12 个月（Obrycka 等，2014）。

上述 LEAQ 的临床应用表明，人工耳蜗植入儿童的听觉表现有很大的差异。一些儿童在人工耳蜗植入后表现得非常好，而另一些儿童的效果却很差（图 20-2B）。了解结果变化的原因是当今该领域最重要和最具挑战性的研究

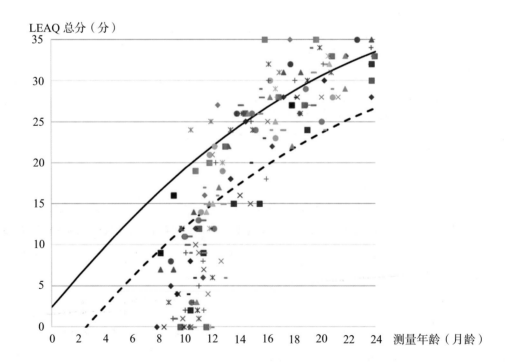

▲ 图 20-3　经过 1 年多的观察，44 例 1 岁以下植入儿童的个人 LEAQ 总分。每个孩子的结果用不同的符号表示。实线表示听力正常儿童的期望值；虚线表示听力正常儿童的最小值

改编自 Obrycka 等（2014a）

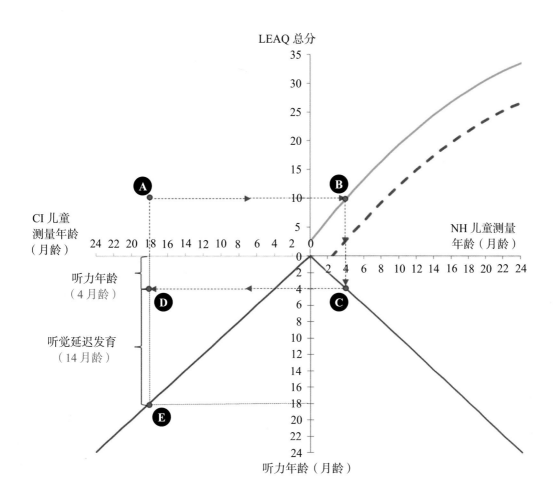

▲ 图 20-4 基于 LEAQ 假设结果计算听觉发育延迟的方法。这里假设有听力损失的孩子年龄为 18 月龄，他们的 LEAQ 分数是 10 分（在图表上标记为 A）。4 月龄的正常听力儿童（B）LEAQ 总分的平均值为 10 分。对于听力正常的儿童，听力年龄等于测量年龄（C）；然而，对于听力障碍儿童来说，听力年龄不同于测量年龄。这个例子表明，听力受损儿童的听力年龄只有 4 个月（D），对应的是听力正常但 LEAQ 总分相同的儿童的听力年龄。人工耳蜗植入的目的是为了弥补这种损害，即为听力丧失的儿童提供相同的听力年龄和测量年龄（如图所示）。听力受损儿童的完全补偿水平（E）和听觉发育的当前阶段（D）之间的差异是该儿童的听觉发育延迟。延迟是人工耳蜗植入效果的一个定量指标

改编自 Obrycka 等（2014b）

问题之一。现有证据表明，在前语言失聪儿童中，植入的年龄与预后指标密切相关（Fryauf-Bertschy 等，1997；Osberger 等，1991；Staller 等，1991 年；Waltzman 等，1994；Waltzman 等，1997）。在很小的时候接受植入的儿童在一系列的结果测量上比在较大的年龄接受植入的儿童的结果更好。此外，人工耳蜗植入前对助听器的早期感觉体验也有助于提高人工耳蜗的性能。也就是说，人工耳蜗植入前的残余听力在可变

能力中占相当大的比例。结合起来，年轻的年龄和残余听力为人工耳蜗植入提供了明显更好的结果，这已经在耳蜗植入部分讨论过了。

然而，以往所有关于植入的年龄、残余听力水平和结果的研究，大多都是在长时间的观察后进行的，通常是在 5 岁以上的儿童中进行的。最近，Obrycka 等（2017）证实了 LEAQ 监测幼龄儿童人工耳蜗听觉发育的有效性和可靠性。通过在 2 岁以下儿童中应用 LEAQ，作

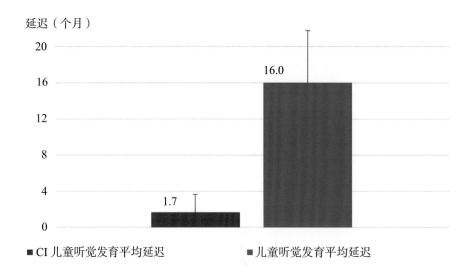

▲ 图 20-5　一组人工耳蜗植入儿童和一组可比较的助听器使用者的听觉发育平均延迟（标准差）
改编自 Obrycka 等（2014b）

者证明了不同组的儿童在人工耳蜗植入时的年龄、植入前使用助听器的时间和植入前助听器提供的听力有显著差异。这些结果再次表明，较早植入（12 月龄前）的儿童比较晚植入（12月龄后）的儿童发育得更好，而且在植入前有使用助听器听觉经验的儿童比没有这种经验的儿童发育得更好。

五、结论

人工耳蜗可以提供有效的听觉刺激，并使患有严重听力损失的儿童获得听觉发育。与（年龄为 12～24 月龄）儿童相比，更早期（最多12月龄）植入的儿童的成长速度更快。同样，在植入前有残余听力的儿童比残余听力差且无助听器使用史的儿童表现更好。

问卷是评估早期听觉发育的有效工具。问卷可以对儿童听觉发育的各个方面进行全面评估：检测、辨别和识别声音的能力。在听力康复的头几年，可以重复进行此评估。

LEAQ 已在 20 多种语言中表现出良好的规范性，并且已针对人工耳蜗植入儿童群体进行了验证。LEAQ 允许参考正常听力儿童评估听觉发育。LEAQ 被认为是评估早期听觉发育的最先进工具。

多媒体资料

读者可以访问一个演示文稿文件，该文件展示了一种计算听觉发育延迟的方法。使用箭头键或鼠标查看演示文稿的发展情况。这些资料可以通过以下链接访问：http://www.otoemissions.org/index.php/en/?option=com_content&view=article&id=289.

参 考 文 献

[1] American Educational Research Association; American Psychological Assocation; National Council on Measurement in Education. *Standards for Educational and Psychological Testing.* American Educational Research Association, 2014.

[2] Andresen, E. Criteria for Assessing the Tools of Disability Outcomes Research. *Arch. Phys. Med. Rehab.* 2000, *81* (Suppl. 2), S15-S20.

[3] Aslin, R.; Smith, L. Perceptual development. *Ann Rev Psychol.* 1988, *39*, 435-473.

[4] Aslin, R.; Pisoni, D.; Jusczyk, P. Auditory Development and Speach Perception in Infancy. In *Handbook of Child Psychology vol. II*; 1983; pp 573-687.

[5] Bagatto, M.; Scollie, S. Validation of the Parents' Evaluation of Aural/Oral Performance of Children (PEACH) Rating Scale. *J. Am. Acad. Audiol.* 2013, *24* (2), 121-125.

[6] Bagatto, M.; Brown, C.; Moodie, S.; Scollie, S. External Validation of the LittlEARS® Auditory Questionnaire with English-speaking families of Canadian Children with Normal Hearing. *Int. J. Pediatr. Otorhinolaryngol.* 2011, *75*, 815-817.

[7] Carney, A. Audition and the Development of Oral Communication Competency. In *Amplification for Children with Auditory Deficits*; Bess, F., Gravel, J., Tharpe, A., Eds.; Bill Wilkerson Center Press: Nashville, 1996, pp 29-54.

[8] Ching, T.; Hill, M. The Parents' Evaluation of Aural/Oral Performance of Children (PEACH) Scale: Normative Data. *J. Am. Acad. Audiol.* 2007, *18* (3), 220-235.

[9] Coninx, F.; Weichbold, V.; Tsiakpini, L.; Autrique, E.; Bescond, G.; Tamas, L., Compernol, A., Georgescu, M.; Koroleva, I.; Le Maner-Idrissi, G.; Liang, W.; Madell, J.; Mikić, B.; Obrycka, A.; Pankowska, A.; Pascu, A.; Popescu, R.; Radulescu, L.; Rauhamäki, T.; Rouev, P.; Kabatova, Z.; Spitzer, J.; Thodi, Ch.; Varzic, F.; Vischer, M.; Wang, L.; Zavala, J. S.; Brachmaier, J. Validation of the LittlEARS® Auditory Questionnaire in children with normal hearing. *Int. J. Pediatr. Otorhinolaryngol.* 2009, *73* (12), 1761-1768.

[10] Cramer, K.; Coffin, A.; Fay, R.; Popper, A. *Auditory Development and Plasticity*; Springer International Publishing: Cham, Switzerland, 2017.

[11] Dettman, S.; D'Costa, W.; Dowell, R.; Winton, E.; Hill, K.; Williams, S. Cochlear Implants for Children with Significant Residual Hearing. *Arch. Otolaryngol. Head Neck Surg.* 2004, *130* (5), 612-618.

[12] Dettman, S.; Pinder, D.; Briggs, R.; Dowell, R.; Leigh, J. Communication Development in Children Who Receive the Cochlear Implant Younger than 12 months: Risks Versus Benefits. *Ear Hear.* 2007, *28*, 11-18.

[13] Eggermont, J.; Ponton, C.; Don, M.; Waring, M.; Kwong, B. Maturational Delays in cortical Evoked Potentials in Cochlear Implant Users. *Acta Oto-Laryngol.* 1997, *117* (2), 161-163.

[14] Eisenberg, R. *Auditory Competence in Early Life: The roots of Communicative Behavior;* University Park Press: Baltimore, 1976.

[15] Eisenberg, L.; Schaefer-Martinez, A.; Sennarouglu, G. Establishing New Criteria in Selecting Children for a Cochlear Implant: Performance of Platinum Hearing Aid Users. *7th Symp Cochlear Implants Children.* Iowa City, 1998.

[16] Eisenberg, L.; Martinez, A.; Boothroyd, A. Assessing Auditory Capabilities in Young Children. *Int. J. Pediatr. Otorhinolaryngol.* 2007, *7* (9), 1339-1350.

[17] Ferreira, K.; Moret, A.; Bevilacqua, M.; Jacob Rde, S. Translation and Adaptation of Functional Auditory Performance Indicators (FAPI). *J. Appl. Oral. Sci.* 2011, *19* (6), 586-598.

[18] Fink, N. E.; Wang, N. Y.; Visaya, J.; Niparko, J. K.; Quittner, A.; Eisenberg, L. S.; Tobey, E. A. CDACI Investigative Team. (2007). Childhood Development After Cochlear Implantation (CDaCI) Study: Design and Baseline Characteristics. *Cochlear Implants Int.* 2007, *8*, 92-116.

[19] Fitzpatrick, E.; McCrae, R.; Schramm, D. A Retrospective Study of Cochlear Implant Outcomes in Children with Residual Hearing. *BMC Ear Nose Throat Disord.* 2006, *6*, 7.

[20] Foddy, W. *Constructing Questions for Interviews and Questionnaires. Theory and Practice in Social Research*; Cambridge: Cambridge University Press, 1993.

[21] Fryauf-Bertschy, H.; Tyler, R. D. M.; K.; Gantz, B.; Woodworth, G. Cochlear Implant Use by Prelingually Deafened Children: The Influences of Age at Implant and Length of Device Use. *J. Speech Lang. Hear. Res.* 1997, *40* (1), 183-199.

[22] Gallagher, T. (1993). Language Skill and the Development of Social Competence in School-age Children. *Lang. Speech Hear. Serv. Sch.* 1993, *24*, 199-205.

[23] García Negro, A.; Padilla García, J.; Sainz Quevedo, M. Production and Evaluation of a Spanish version of the LittlEARS(®) Auditory Questionnaire for the Assessment of Auditory Development in Children. *Int. J. Pediatr. Otorhinolaryngol.* 2016, *83*, 99-103.

[24] Geal-Dor, M.; Jbarah, R.; Meilijson, S.; Adelman, C.; Levi, H. The Hebrew and the Arabic Version of the LittlEARS® Auditory Questionnaire for the Assessment of Auditory Development: Results in Normal Hearing Children and Children with Cochlear Implants. *Int. J. Pediatr. Otorhinolaryngol.* 2011, 1327-1332.

[25] Hambleton, R.; Merenda, P.; Spielberger, C. *Adapting Educational and Psychological Tests for Cross-Cultural Assessment*; Lawrence Erlbaum Associates, 2005.

[26] Harkness, J. Questionnaire Translation. In *Cross-cultural Survey Methods*; Harkness, J., van de Vijver, F., Mohler, P., Eds.; Wiley Series in Survey Methodology. New Jersey: John Wiley and Sons Inc., 2003; pp 35-57.

[27] Hochmair, I.; Nopp, P.; Jolly, C.; Schmidt, M.; Schösser, H.; Garnham, C.; Anderson, I. MED-EL Cochlear Implants: State of the Art and a Glimpse into the Future. *Trends Amplif.* 2006, *10* (4), 201-219.

[28] Holt, R.; Svirsky, M. An Exploratory Look at Pediatric Cochlear Implantation: Is Earliest Always Best? *Ear Hear.* 2006, 492-511.

[29] International Test Commission. *International Guidelines for Test Use*, 2000. Retrieved from http://www.intestcom.org.

[30] International Test Commission. *International Test Commission Guidelines for Translating and Adapting Tests.* 2010. Retrieved from http://www.intestcom.org.

[31] Katz, J. *Handbook of Clinical Audiology*; Williams & Wilkins, 1994.

[32] Kosaner, J.; Sonuguler, S.; Olgun, L.; Amann, E. Young Cochlear Implant Users' Auditory Development as Measured and Monitored by the LittlEARS® Auditory Questionnaire: A Turkish experience. *Int. J. Pediatr. Otorhinolaryngol.* 2013, *77*, 1359-1363.

[33] Kral, A.; O'Donoghue, G. Profound Deafness in Childhood. *N. Engl. J. Med.* 2010, *363* (15), 1438-1450.

[34] May-Mederake, B.; Kuehn, H.; Vogel, A.; Keilmann, A.; Bohnert, A.; Mueller, S.; Witt, G.; Neumann, K.; Hey, C.; Stroele, A.; Streitberger, C.; Carnio, S.; Zorowka, P.; Nekahm-Heis, D.; Esser-Leyding, B.; Brachmaier, J.; Coninx, F. Evaluation of Auditory Development in Infants and Toddlers who Received Cochlear Implants Under the Age of 24 months with the LittlEARS Auditory Questionnaire. *Int. J. Pediatr. Otorhinolaryngol.* 2010, *74*, 1149-1155.

[35] McCabe, P.; Meller, P. The Relationship Between Language and Social Competence: How Language Impairment Affects Social Growth. *Psychol. Sch.* 2004, *41*, 313-321.

[36] Meinzen-Derr, J.; Wiley, S.; Creighton, J.; Choo, D. Auditory Skills Checklist: Clinical Tool for Monitoring Functional Auditory Skill Development in Young Children with Cochlear Implants. *Ann. Otol. Rhinol. Laryngol.* 2007, *116* (11), 812-818.

[37] Miyamoto, R.; Kirk, K.; Todd, S.; Robbins, A.; Osberger, M. Speech Perception Skills of Children with Multichannel Cochlear Implants or Hearing Aids. *Ann. Otol. Rhinol. Laryngol. Suppl.* 1995, *166*, 334-33.

[38] Mondain, M.; Sillon, M.; Vieu, A.; Levi, A.; Reuillard-Artieres, F.; Deguine, O.; Fraysse, B.; Cochard, N.; Truy, E.; Uziel, A. Cochlear Implantation in Prelingually Deafened Children with Residual Hearing. *Int. J. Pediatr. Otorhinolaryngol.* 2002, *63*, 91-97.

[39] National Institute for Health and Clinical Excellence. *Guide to the Methods of Technology Appraisal*; NICE: London, 2004.

[40] Niparko, J. *Cochlear Implants: Principles & Practices*; Lippincott Williams & Wilkins, 2009.

[41] Niparko, J.; Tobey, E.; Thal, D.; Eisenberg, L.; Wang, N.; Quittner, A.; Fink, N. Spoken Language Development in Children Following Cochlear Implantation. *JAMA* 2010, 1498-1506.

[42] Northern, J.; Downs, M. *Hearing in Children.* Williams and Wilkins: Baltimore, 1991.

[43] Obrycka, A.; Lorens, A.; Piotrowska, A.; Skarżyński, H. Ocena rozwoju słuchowego dzieci z głębokim niedosłuchem, którym wszczepiono implant ślimakowy we wczesnym dzieciństwie. *Nowa Audiofonol.* 2014a, *3* (5), 59-65.

[44] Obrycka, A.; Lorens, A.; Piotrowska, A.; Skarżyński, H. Wykorzystanie kwestionariusza LittlEARS do oceny skuteczności interwencji związanej ze stosowaniem implantu ślimakowego u małych dzieci z głębokim niedosłuchem. *Nowa Audiofonol.* 2014b, *3* (5), 52-58.

[45] Obrycka, A.; Padilla, J.; Pankowska, A.; Lorens, A.; Skarzyński, H. Production and Evaluation of a Polish Version of the LittlEars Questionnaire for the Assessment of Auditory Development in Infants. *Int. J. Pediatr. Otorhinolaryngol.* 2009, 1035-1042.

[46] Obrycka, A.; Lorens, A.; Padilla García, J. L., Piotrowska, A; Skarzynski, H. Validation of the LittlEARS Auditory Questionnaire in Cochlear Implanted Infants and Toddlers. *Int. J. Pediatr. Otorhinolaryngol.* 2017, *93*, 107-116.

[47] Osberger, M.; Miyamoto, R.; Zimmerman-Phillips, S.; Kemink, J.; Stroer, B.; Firszt, J.; Novak, M. Independent Evaluation of the Speech Perception Abilities of Children with the Nucleus 22-Channel Cochlear Implant System. *Ear Hear.* 1991, *12* (4 Suppl), 66-80.

[48] Osterlind, S. *Constructing Test Items: Multiple-Choice, Constructed-Response, Performance, and Other Format*; Massachusetts: Kluwer Academic Publishers, 2001.

[49] Redmond, S.; Rice, M. The Socioemotional Behaviors of Children with SLI: Social Adaptation or Social Deviance? *J. Speech Lang. Hear. Res.* 1998, *41*, 688-700.

[50] Sharma, A.; Dorman, M. Central Auditory Development in Children with Cochlear implants: Clinical Implications. *Adv. Oto-Rhino-Laryngol.* 2006, *64*, 66-88.

[51] Sharma, A.; Dorman, M.; Spahr, A. A Sensitive Period for the Development of the Central Auditory System in Children with Cochlear Implants. *Ear Hear.* 2002, *24*, 532-539.

[52] Sharma, A.; Gilley, P.; Dorman, M.; Baldwin, R. Deprivation-Induced Cortical Reorganization in Children with Cochlear Implants. *Int. J. Audiol.* 2007, *46*, 494-499.

[53] Skarzynski, H.; Lorens, A.; Piotrowska, A.; Anderson, I. Partial deafness Cochlear Implantation in Children. *Int. J. Ped. Otorhinolaryngol.* 2007, *71*, 1407-1413.

[54] Staller, S.; Beiter, A.; Brimacombe, J.; Mecklenburg, D.; Arndt, P. Pediatric Performance with the Nucleus 22-channel Cochlear Implant System. *Am. J. Otol.* 1991, *12* (Suppl), 126-136.

[55] Stredler-Brown, A.; Johnson, D. *Functional Auditory Performance Indicators: An Integrated Approach to Auditory Development.* Retrieved from http://www.tsbvi.edu/attachments/FunctionalAuditoryPerformanceIndicators.pdf.

[56] Van de Vijver, F.; Harkness, J.; Mohler, P. *Cross-cultural Survey Sur. Methods*; Hoboken: N. J., 2003.

[57] Waltzman, S.; Cohen, N.; Gomolin, R.; Shapiro, W.; Ozdamar, S.; Hoffman, R. Longterm Results of Early Cochlear Implantation in Congenitally and Prelingually Deafened Children. *Am. J. Otol.* 1994, *15* (Suppl 2), 9-13.

[58] Waltzman, S.; Cohen, N.; Gomolin, R.; Green, J.; Shapiro, W.; Hoffman, R.; Roland, J. Open-set Speech Perception in Congenitally Deaf Children Using Cochlear Implants. *Am. J. Otol.* 1997, *18* (3), 342-349.

[59] Wanga, L.; Sun, X.; Liang, W.; Chen, J.; Zheng, W. Validation of the Mandarin Version of the LittlEARS Auditory Questionnaire. *Int. J. Ped. Otorhinolaryngol.* 2013, *77*, 1350-1354.

[60] Weichbold, V.; Anderson, I.; D'Haese, P. Validation of Three Adaptations of the Meaningful Auditory Integration Scale (MAIS) to German, English and Polish. *Int. J. Audiol.* 2004,

43 (3), 156-161.

[61] Weichbold, V.; Tsiakpini, L.; Coninx, F.; D'Haese, P. Development of a Parent Questionnaire for Assessment of Auditory Behaviour of Infants up to Two Years of Age. *Laryngorhinootologie* 2005, 328-334.

[62] Werner, L.; Fay, R.; Popper, A. *Human Auditory Development*; Springer: New York, United States, 2012.

[63] Wilson, B.; Finley, C.; Lawson, D.; Wolford, R.; Eddington, D.; Rabinowitz, W. Better Speech Recognition with Cochlear Implants. *Nature* 1991, *352* (6332), 236-238.

[64] Windsor, J. Language Impairment and Social Competence. In *Language Intervention: Preschool Through the Elementary Years*; Fey, M., Windsor, J., Warren, S., Eds., Paul H. Brookes Publishing Co: Baltimore: MD, 1995, Vol. 5, pp 213-238.

[65] Zimmerman-Phillips, S.; Osberger, M.; Robbins, A. *Infant-Toddler Meaningful Auditory Integration Scale*; Advanced Bionics Corp: Sylmar, CA, 1997.

第21章 儿童助听器验配
Hearing Aids for the Pediatric Population

Katia de Almeida　Maria Cecília Martinelli　著

史文迪　译　　何雅琪　校

摘　要

使用助听器首要及最重要的目的是减少听力损失对听力障碍儿童语言发展和学习成绩的巨大负面影响。验配儿童助听器过程中不可或缺的基本步骤包括听力检测、助听器选择、验证助听器性能、评估助听效果和随访。检测儿童听力并非易事，应根据被检测儿童的年龄和发育水平采用不同的听力检测方法和技术。为儿童验配助听器过程是指对要选择的助听器给儿童佩戴后进行助听效果评估。验配助听器应基于现有听力学理论、技术标准及助听器的物理和电声特性。验证环节首要目的是为婴幼儿所选择的助听器通过真耳分析仪的验配调试来满足个体的放大需求并达到标准。评估包括从多个角度使用循证医学方法，采用适合不同年龄段和发育水平儿童的临床可操作的主观和客观技术对助听效果进行检测。其目的是评估言语信号是否可听到、清晰和舒适，无论何时孩子都能耐受在正式社交或日常学习时存在噪声的干扰。可以正常使用的助听器对于听力损失儿童的康复至关重要。随访的目的首先是听力师能够确保助听器的电声性能符合标准，并确保耳模与外耳完美耦合。

关键词

儿童助听器；助听器验配；电声性能验证；早期干预；验证与评估

一、概述

随着听力损失检测方法的进步（及新生儿听力筛查检测项目的不断完善），越来越多的听力损失儿童被发现和诊断。尽管各国实施的情况可能有所不同，但共同的目标是在 1 个月内完成听力筛查，在 3 个月内对永久性听力损失的婴幼儿进行确诊，并在 6 个月内提供支持言语发展的必要措施（AAA，2013；JCIH，2007；Lewis 等，2010）。

因此，一旦确诊听力损失，通过尽快使用助听设备进行干预，使儿童能接受一切必要的刺激来发展言语和语言。尽早开始干预意味着有更接近正常发育的机会，而不是补救措施。

听力损失被认为相当于把听到的声音做滤波处理，主要对口语发展造成负面影响。如果听觉输入不达标，则儿童将听不清、不连贯且难以理解，从而无法正确发展其言语和语言技能。此外，未来要发展的阅读和写作技能也会有负面影响。具体来讲，如果言语发育不佳，阅读和写作技能发展就会受到影响，因为这些技能主要基于由言语建立的语言功能。

另一个重要方面的事实，基于耳蜗接收的信号使处理言语信号的神经纤维的连接形成。尽管这些连接可以在生命的任何时刻建立甚至会消失，但它们在生命的早期阶段会更有效地形成。因此，在出生后两年，尤其是出生后 6 个月内（Yoshinaga-Itano 等，1998），儿童应接受最佳的听力刺激，让听觉感知达到最佳。没有助听器的一年是听力损失儿童没有机会体验所有依靠听觉相关互动的一年。不幸的是，这种听觉剥夺会导致儿童及其家庭的生活质量发生改变（Dillon，2001）。

给儿童验配助听器不是一件容易的事，对于专业人员而言，验配的过程充满不断的挑战。儿童不是成年人，因此，对于成年人来说有效的助听器可能并不适合儿童。如果一个助听器可以使成年人更好地理解言语信号，但并不意味着同样的助听器用于先天性听力损失儿童也可以发展出和成年人一样的听觉言语能力。

听力师有渊博的专业知识且有能力处理助听设备的方方面面。成功的助听干预只能基于对听敏度的完整和准确的检测。听力学诊断必须依据最佳循证实践，采用最适合发育阶段的测试，方能得出可靠和有效的结果（AAA，2007）。

本章将讨论儿童助听器的选配过程，分析该领域的技术进步，以及针对儿童患者群体所采取的策略。

二、适应证

任何有听力损失的儿童都是助听干预的对象（Bentler，2000）。众所周知，成人的听力损失标准不应适用于儿童。听力正常的儿童听力阈值好于或等于 15dB HL，对于儿童来说，当听阈差于 15dB HL 时，则被视为听力异常，从而会导致儿童学习落后。

任何类型或原因的听力损失都可能导致语言障碍、学习成绩差、社交技能下降和（或）行为问题（Crandell，1993）。因此，应尽早确诊听力损失并进行干预。使用助听器是首要策略，用于尽量减少听力损失对语言发展和学习成绩下降的负面影响（AAA，2013；Bagatto 等，2010；King，2010）。因此，任何类型、任何程度的听力损失（包括极轻度听力损失、轻度听力损失、单侧听力损失或听神经谱系障碍），只要影响儿童正常的发育过程都需要使用助听器干预（AAA，2013）。

（一）极轻度听力损失

即使是轻度听力损失也不应被忽视，因为对于儿童来说极轻度听力损失也可能产生负面影响（Davis 等，1986；Northern，Downs，2014）。相关研究显示，极轻度听力损失儿童在学业上也可能面临风险，部分原因是他们在课堂上的言语觉察能力较差（Crandell，1993）。

极轻度听力损失通常被定义为包括轻度、单侧和高频听力阈值变化（Tharpe 和 Bess，1999）。此定义中，单侧听力损失（unilateral hearing loss，UHL）指气导纯音听阈平均值（500、1000 和 2000Hz）为受损耳≥20dB HL、较好耳≤15dB HL；双侧轻度听力损失（mild bilateral hearing loss，MBHL）为双耳纯音听阈平均值（500、1000 和 2000Hz）范围为 20～40dB HL；高频听力损失（high frequency hearing loss，HFHL）为双耳两个或两个以上的频率超过 2000Hz 的气导纯音听阈≥25dB HL（Bess 等，1998；Tharpe 和 Bess，1999）。在美国 6—16 岁的儿童中，听力损失≥16dB HL 的儿童比例为 11%～15%，其中单侧或双侧的极轻度和轻度听力损失的儿童总数占到 33% 以上

（Bess 等，1998；Niskar 等，1998）。

如果儿童的听阈≥25dB HL，就会阻碍儿童正确感知到发展言语所必需的声学语音特征。这样的阈值会导致儿童在聆听中损失25%～40% 的言语信号，还取决于环境中的噪声水平、发音者和聆听者之间的距离和听力损失曲线。此外，由于这些儿童会付出更大的努力去聆听，因此他们可能会看起来很幼稚或很疲惫（Anderson，1991）。

许多极轻度听力损失的儿童学业成绩比正常听力儿童差（Bess 和 Tharpe，1986；Bess等，1998），他们可能有细微的语言问题、阅读困难和行为问题（Ross，1991）。此外，儿童聆听条件较差的环境里时可能会出现言语感知困难，在言语 / 语言和社交 / 情感发展方面出现延迟（Bess 和 Tharpe，1986；Bess 等，1998；Crandell，1993；Johnson 等，1997）。Crandell（1993）发现，当环境发生变化（信噪比从0～6dB）时，极轻度听力损失儿童的语句识别率下降了 58%，在相同条件下，正常儿童仅下降了 28%。

在轻度听力损失儿童的管理中，最大的挑战之一是是否建议进行助听干预（Porter 等，2016）。研究表明，当建议进行助听干预时，轻度听力损失的儿童往往比听力损失较重的儿童助听器持续使用率低（Fitzpatrick 等，2010；Walker 等，2013）。

加拿大一项研究表明，通过对在 20 年内的 331 名诊断为单侧或双侧轻度听力损失的儿童进行调查，87.2% 的儿童最终接受了助听干预的建议。但是，在初次听力损失诊断和使用助听器之间存在相当长的时间间隔，超过50% 的人在首次诊断后 3 个月以上接受助听器（Fitzpatrick 等，2014），这表明临床上听力损失患者犹豫不决且个体差异很大。

最近一项对单侧或双侧轻度听力损失儿童

父母的访谈研究表明，即使在听力学家建议下，父母对使用助听器的必要性和重要性仍感到困惑。在某些情况下，父母会遇到不同卫生专业人员的不同意见，对孩子使用听力技术的潜在益处感到困惑（Fitzpatrick 等，2016）。

尽管单侧听力损失的影响可能不如双侧听力损失那样严重，但应强调的是，单侧听力损失可能会导致许多困难，尤其是在儿童中。单侧听力损失的儿童在有噪声或混响的环境中，即使将好耳对准言语信号，言语识别也有困难（Downs，1988）。

具体来说，双耳听力的所有优点和功能都会受到一定的影响，如声源定位、双耳总和效应、消除头影效应。20% 以上的永久性听力损失儿童最初被诊断为单侧听力损失。其中约40% 的人，有听力损失的耳朵和正常听力的耳朵都有听力下降的风险（Fitzpatrick 等，2017）。

这些儿童应每 6 个月接受一次听力学评估，以确保听力损失不是进行性的，并评估是否存在传导性问题，即使是暂时的。他们还应接受关于其言语、语言和社会心理技能的随访。

总之，极轻度听力损失和轻度听力损失的儿童有较高的学习困难风险，可被视为助听器干预的适应人群。具有单侧听力损失的儿童也是助听器干预的适应人群，因为与正常听力的儿童相比，他们的语言障碍及遇到学习困难的风险更高。

（二）听神经谱系障碍

听神经谱系障碍（auditory neuropathy spectrum disorder，ANSD）儿童应尽快进行助听效果评估，以确定听敏度足够差和会话言语水平音量有明显反应。由于存在改善言语识别的潜力，以及因其特殊听觉特征难以预估助听器受益程度，建议在对人工耳蜗进行适应证评估之前，对 ANSD 儿童进行适当的助听器验配评估，以及在能够可靠地确定听阈之前，必须仔细观察儿童佩戴助听器时对声音的反应能力，并根据需要调整放大增益（AAA，2013）。

（三）传导性听力损失

永久性传导性听力损失儿童应在解剖学上可能的情况下验配气导性助听器（有足够的外耳道解剖结构来支持耳模的耦合和设备固定），如果解剖结构导致不能耦合（外耳道闭锁、慢性中耳炎或其他解剖畸形）气导助听器，则验配骨导助听器。

（四）重度和极重度听力损失

人工耳蜗所有潜在适应证者都应在植入前接受助听器验配评估，以确定合适的助听器能否带来足够的获益。即使听性脑干反应（auditory brainstem response，ABR）使用交替波刺激最大声无反应，也可以先使用助听器放大，因为儿童的残余听力（90～100dB HL）可能高于标准听性脑干反应所能产生的最大声刺激强度。

三、声放大处方特性

一旦确定了听力损失，必须转诊进行病因诊断。如有医师共同参与了康复计划，与传导性和中枢性改变有关的听力损失更容易被诊断。同时，应强调的是，部分中耳问题可能与感音神经性听力损失有关，在这种情况下，不当助听器验配可能会使佩戴者感到不适，甚至会改变听阈。

患有双侧听力损失的儿童应双耳选配助听器，使用双耳选配可获得 3～6dB 的整合增益，有利于提高信噪比、声源定位能力并防止发生听觉剥夺。听觉剥夺的定义为随着时间的延长，与声音信号可用性降低相关的听神经系统性功能下降（Palmer，1999）。中枢听觉系统的成熟或萎缩依赖于听觉刺激。在减少刺激（剥夺）一段时间后或在引入听觉刺激（如放大）之后，听觉系统会发生重组现象（Grimault 等，1998）。已证明，听觉剥夺现象在成年人（Silman 等，1984）和儿童（Gelfand 和 Silman，1993）中都能发生。Gelfand 和 Silman（1993）发现双侧中度听力损失的儿童仅单侧耳佩戴助听器干预，未干预一侧耳在 4 年后的言语识别率显著降低。初次测试和重新测试的儿童平均年龄分别约为 6 岁和 13 岁，作者推测，虽然中度听力损失儿童的未干预耳可以获得一部分听觉输入，但缺乏足够的言语刺激仍可能导致听觉剥夺。Grimault 等（1998）发现在儿童验配助听器的时间长短与他们在言语识别测试中的表现好坏呈正相关。也就是说，轻度至重度听力损失的青少年，如果长期进行双耳助听，其言语识别率比双耳助听时间较短的青少年要高。他们推测，这些发现可能是由于助听干预之前听觉剥夺的时间有限和（或）儿童通过助听器获得言语声刺激使中枢听觉系统成熟的能力所致。Hattori（1993）比较了三组中度至极重度双侧听力损失的儿童，与进行双耳助听的儿童相比，单耳助听的儿童言语测试结果更差。

即使在非对称听力损失的情况下，建议遵循双耳干预，直到有理由支持双耳干预没有产生预期效果。Dillon（2001）认为，有一些证据表明，双耳干预效果不佳：①即在听力学家已尽力调整助听器和耳模之后，仍然持续不断地排斥其中一台助听器；②父母关于儿童表现的报告显示使用一台助听器效果更好；③双耳使用助听器时言语测试的结果更差。只有在差耳助听效果影响好耳功能时，或在单侧听力损失、单侧闭锁、听力极度不对称、中枢重组或慢性中耳炎的情况下，才应考虑单侧助听干预。

验配儿童助听器过程中不可或缺的基本步骤：①听力检测；②助听器选择；③验证助听器性能；④评估助听效果；⑤随访。

（一）听力检测

讨论用于听力检测的方法不是本章的目的，但助听器验配是基于正确评估和数据解读才能进行，因此，有必要尽可能精准评估听力损失，评估的精确度取决于儿童的年龄。

为了给儿童成功验配助听器，不仅需要对每个患者的听力损失有足够了解，还需要对在适应助听器期间的预期表现和可能的意外反应有足够的了解。从日常生活、社会互动和学校活动中的表现，可以发现儿童助听后的情况提升和整体行为的改善。

测试儿童听力并非易事，应根据待检测儿童的年龄和发育水平，采用不同的测试方法和技术。儿童容易注意力不集中且无法长时间配合，需要不断的强化练习，儿童也很少能忍受长时间或很累的训练，且临床听力师通常无法获得儿童完整的听力数据。

然而，即使在诊断和评估听力的过程中，听力损失儿童的听力康复也应该开始（JCIH，2007；AAA，2013）。在没有完整的听力图的情况下，应检查各种听力学检测结果间的一致性，包括行为测听（当儿童足够大，可以接受此类检测）、听觉诱发电位（使用频率特异性刺激声）、声阻抗测量（鼓室图和声反射）和耳声发射（确认耳蜗机械运动功能异常）（AAA，2013；ASHA，2004；JCIH，2007；King，2010）。

儿童听力学检测受被评估儿童的年龄、发展水平和成熟度等因素的影响，前两个因素决定选择何种行为测听，以及电生理检测结果解读。因此，儿童的听力评估由行为测听和电生理检测相结合，儿童年龄越小，必须从电生理测试中获得的信息量越多，反之亦然。

开始验配助听器的最低要求是，对每只耳朵的气导、骨导听阈进行测试，获取至少一个低频区（最好是500Hz）听阈，和至少获取一个高频区（2000Hz或4000Hz）听阈。这些阈值可通过行为测听或电生理检测获得，最好主观和客观测试结果均可得到。婴儿听力联合委员会（2007）建议，对所有3岁以下被诊断有听力损失的儿童进行至少一次的ABR评估。

理想情况下，应该获得大多数频率的听阈，但由于儿童的年龄和行为，通常不可能做到。随着儿童的成长，他们的反应变得更加可靠和准确，听力师可以修正之前的听力图并对儿童助听器进行适当调整。

行为测试是一种量化听敏度的方法，即按频率确定阈值，并可以根据行为测试结果分析孩子的听觉行为。研究人员（Seewald等，1985；Dillon，2001）建议在儿童听力学检测中用插入式耳机替代耳罩式耳机，因为它们更轻、更舒适，儿童更容易接受。此外，这些耳机可以针对儿童的耳朵进行适当校准，并连接到儿童的耳模上，通过基于对外耳道中的声压级的了解，将 dB SPL 阈值转换为 dB HL。

如果按照建议在6个月之前进行干预，主要的听力损失信息从以下听力学报告中获取：听觉稳态反应（auditory steady-state response，ASSR）、听性脑干反应（ABR）、耳声发射（otoacoustic emissions，OAE）和对应年龄段的声阻抗及行为观察结果。从这个年龄开始，可以进行视觉强化，其结果将与电生理测试结果一起分析，因为听力损失的儿童，特别是那些重度、极重度的儿童，可能不会出现预期的发育模式，因此很难获得有效的行为测听结果。

ABR、OAE 和声阻抗等测试有助于确定听觉系统的传导和神经完整性。另外，ABR 不是一个听力测试，而是测量神经同步性，它是声音刺激后由大量神经元产生同步放电反应的结果（ASHA，2004）。尽管如此，可使用复测的频率特异性的 ABR 阈值来预估行为听力阈值（如使用校正值）。

同样，听觉稳态反应是一种电生理测试，已被用在儿童听力损失诊断中（Cone-Wesson 等，2002）。其优点包括可以同时测试双耳的多个频率，与 ABR 相比，可以减少检查时间；该测试刺激水平可高达 120dB HL，可用于测试重度和极重度听力损失、ABR 测试没有反应的儿童的残余听力。另外，该测试听阈由电脑数据统计分析后自动确定。

耳声发射（OAE）是一种评估神经前听觉生理功能的方法（Gorga 等，1993；Kemp 等，1990）。当给定频率区域的听力正常或接近正常时，就能够引出 OAE。尽管在已经通过电生理测试诊断为听力损失的儿童中进行 OAE 似乎是多余的，但确定病变位置很重要。OAE 与 ABR 结合使用时，不仅可用于感音性听力损失的鉴别诊断，还可用于听神经功能障碍儿童的鉴别（ASHA，2004）。

声导抗测试是儿童听力评估不可或缺的一部分，可提供有关中耳系统功能（鼓室图）和至脑干水平的听觉系统功能（声反射）的测试结果。临床决策应基于鼓室图的测量，包括外耳道等效容积、峰值补偿静态声导纳、鼓室图宽度或梯度，以及鼓室峰压（ASHA，2004）。声导抗测试无论单独使用还是组合使用，都早已用于评估中耳功能并筛查中耳积液。

必须记住，对学龄前儿童的听力评估是一个持续的过程，随着获取听力损失更多信息，所有建议都可能会发生变化。

（二）助听器选择

助听器的验配是指选择助听器的过程，验证调试后儿童再佩戴助听器进行效果评估。助听器的验配应基于现有的听力学理论、技术规范，以及助听器的物理和电声性能。助听器的放大处方包括针对儿童的验配处方公式在内的重要方面，在这个阶段，除了需要使用其他的辅助技术外，还应考虑耳模的影响、助听器特性和信号处理能力（Bagatto 等，2010）。

（三）耳模

初诊时，应制取耳印模。必须注意对外耳道进行检查，判断能否制取耳印模，并评估外耳道大小和适用的耳模类型。制取耳模时，棉障应放置在距离鼓膜 5mm 的位置（Beauchaine，2001）。

在儿童的耳模上，最常见的问题是，由于儿童外耳道小，很难在耳模上打至少 2mm 的出声孔，孔径小于标准会导致助听器高频区增益和最大输出减少。

根据解剖特征，耳道（尤其是儿童外耳道）在耳模上进行声学效果改进可能存在局限性，如会限制通气孔和喇叭孔的制作。

软耳模最适合儿童使用，更容易黏附在外耳皮肤上，提供更好的密封性，防止啸叫的发生；软耳模更舒适，可以长时间使用，并且在儿童时期很常见的跌倒和外伤情况下，也能使儿童耳部受伤的风险更低。对于超过 75dB HL 的听力损失，也建议使用软耳模，因为听力损失越严重，保证放大所需的声学密封性就越强。儿童耳模可以用不同的颜色制作，与助听器的颜色相结合。然而，软耳模比硬耳模老化更快，但这个影响不大，因为儿童的耳模应该随着耳朵长大而经常更换。

儿童由于外耳生长快，耳模更容易"松动"引起声反馈，所以需要比成人更频繁地重做耳模。在儿童快速成长时期（约 1.5 岁），耳模必须每 3 个月更换 1 次；4—5 岁前，必须至少每 6 个月更换 1 次；7 岁以后，可每年更换 1 次，类似于成年人。考虑儿童通常活动量大，要制作带耳轮锁式耳膜，以更好地将助听器固定在耳朵上。

在选择耳模材料时，应考虑的因素包括耳廓软骨硬度、听力损失的程度、所选助听器的类型和功率、患者的年龄、皮肤过敏反应史、对耳模声学效果的改进，以及材料的耐用性和强度（Levy 等，2015）。

（四）助听器类型

适合儿童的理想的助听器应具备以下特点：电声参数全面、电感线圈和直接音频输入。应考虑使用儿童耳钩和电池仓门锁。

即使在今天，儿童最常用的助听器依然是耳背机（behind the ear，BTE）。助听器体积适合儿童的小耳朵使用，具有所需的电声参数全面、电感线圈和直接音频输入。除了提供多通道增益选项、系统和附件外，它们还具有更耐物理因素影响的耐用性和便于辅助系统（如FM）的耦合。

因此，在选择助听器类型上，首要标准应是目前的听力损失程度：轻度至中度听力损失的儿童可以使用耳内式（in the ear，ITE）或耳背式（BTE）助听器；重度或极重度听力损失儿童，应使用 BTE 助听器。对于耳内式助听器来说，耳朵的物理尺寸使内部电路元器件组装变得复杂；耳内式助听器可能会不适应硬度较低的耳廓软骨，以及随着耳朵的生长需要不断更换助听器外壳。这些因素使耳内式助听器的适应证变得复杂，因而大多数儿童无论听力损失的程度如何都安装了耳背式助听器。

在 8—10 岁，当外耳生长稳定后（Pediatric Working Group，1996），可以使用耳内式助听器，并可根据耳道大小考虑使用深耳道式助听器（completely in the canal，CIC）。耳内式助听器往往也比耳背式助听器更脆弱，有时活动量

很大的儿童使用耳内式助听器时，可能需要经常维修（Beauchaine 和 Donaghy，1996）。还应指出，由于助听器外壳由硬丙烯酸制成，因此，若外壳在使用时破裂，则耳道皮肤存在受伤或被割裂的风险。这些情况不是很常见，但在外耳遭受外力的任何时候都可能发生。

对于一耳重度或极重度听力损失，另一耳听力正常的儿童，可根据儿童的年龄和他们受限于听力的环境考虑信号对传式（contralateral routing of signal，CROS）或骨传导装置。

（五）信号处理特点

对于听力损失的儿童，听力学家通常会选择适合的助听器来开始康复干预。此过程包括将适当的信号处理功能与孩子的听力需求相匹配，确定任何儿童的听力需求基于听力损失的程度、听力图构型和性质，以及环境、家庭和经济因素的影响，为每个儿童选择验证适合的特点和信号处理方案至关重要。

助听器信号处理的基本要求包括 4 项：①系统应避免不必要的声音失真；②系统应有足够的可调节频段，以满足听力损失补偿的规范性要求；③系统应采用振幅压缩，在保持大声输入舒适度的同时增加小声输入的可听性；④最大声输出控制必须足以限制巨大的声音，同时最大限度地减小电声失真（AAA，2013）。

通常，5 岁以下儿童佩戴的助听器的功能应该尽可能多，还有足够的灵活性，以适应儿童的成长、任何的听阈好转或波动，以及频率响应的任何变化（如较大的耳道、增大的通气孔直径或可能需要增加规定的增益）。一个原因是中耳炎引起的传导性听力损失的发生，儿童更容易受到听力波动的影响（Brookhauser 等，1994）。另一个原因是，21% 感音神经性听力损失儿童的听力具有波动性或进行性改变，助听器的一些功能，如声学增益、频率响应和最

大输出要随听力的改变而改变。

助听器必须具有振幅压缩功能，根据输入信号的强度自动调整增益。在各种压缩功能中，应选择宽动态范围压缩（wide dynamic range compression，WDRC）。这种压缩对于中等输入水平（正常语音）可提供与线性设备相同的增益，对于小声音可提供更大的增益，并对大声音的增益逐渐减少。这种信号处理方案可以确保语音的可听度及高声强时的舒适度。

对于数字助听器，应至少选择 4～7 个可调通道，这会有足够的频率响应调节范围，以满足大多数听力损失患者的需求。应选择多通道压缩来控制特定频率的可听度。将通道数增加 1 个以上可能会提高可听度（如可听度的预测模型所示），尤其是对于高频下降的听力图而言，但也会降低基于对信号频谱特性识别的能力。这种多通道处理的缺点会随着使用不同压缩比的通道数量的增加而增加（AAA，2013）。

输出控制是限制助听器的最大声输出，这样有助于避免不适及大声引起的听力下降。与削峰处理的助听器相比，压缩处理输出控制将提供更好的音质。输出控制不精确的参数设置（不必要的低或高）已被证明会降低成人的言语识别率。

具有扩展高频频宽（高达 9000Hz）的助听器将提高声音的可听度，如 /s/，这是识别多种语言中的辅音形式的基本提示（Pitman，2008）。

有证据表明，移频功能可能会改善中度至重度高频听力损失儿童的高频辅音聆听和识别能力（McCreery 等，2012）。移频应视为故意引入放大通路的一种失真形式。通过验证和效果评估再进行微调，尽可能降低影响（失真），以便获得高频信号可听度。在电声性能验证表明无法通过传统放大方式恢复高频语音的可听度之前，不应使用移频技术（AAA，2013 年）。

平均而言，数字降噪预计不会对儿童的语音识别能力产生负面影响。数字降噪的处方已考虑到该技术的不同应用方式在电声响应方面影响会有所不同，并且优先考虑到舒适度或背景噪声的耐受度可能会对语音可听性产生负面影响。

儿童验配的另一个重要步骤是关闭反馈控制功能（可能的话），或在可能的情况下，通过算法使其在不降低增益时起作用。减少反馈将允许更大的通气孔，并延长两次耳模制作之间的时间间隔。所有助听器验证测试都应在反馈控制算法激活的状态下进行，因为助听器厂家在反馈抑制算法的初始化激活中会设置一定的增益限制。

一个关键问题是助听器全向性和方向性麦克风的使用。全向性麦克风使助听器佩戴者能够获得各个角度来源的声音。相反，方向性麦克风助听器强调来自某些入射角（通常是助听器佩戴者的正前方）的声音，同时减少来自其他角度（通常为佩戴者后方）的声音的放大。对于孩子来说，必须放大所有声音，以增强孩子觉察、学习和识别声音的能力。

方向性麦克风可以显著提高信噪比和可听度。但是，对于儿童来说使用方向性麦克风似乎不像在成年人中那样有利，因为方向性麦克风会减弱从后面和侧面传来的声音。限制听觉方向和在无意识聆听时可能会影响某些方向的声音可听度（AAA，2013）。这可能是不建议儿童使用助听器方向性麦克风模式的原因之一，尽管已广泛记录了这种模式在成人中提高信噪比方面的优势（Kuk，1999）。可以考虑使用全向模式和方向模式间自动切换的助听器。自适应方向性麦克风技术可能会带来微小但显著的方向性益处，而成人患者的自适应方向性处理不会带来显著的负面影响。然而，听力学专家有责任了解自动切换的参数及教育环境的声学条件，为助听器自动切换参数建立适当的标准。在某些情况下，模拟耳廓效应的全向性模式可被称为自动定向模式。

所有听力损失的儿童都应考虑使用 FM。采用 FM 系统将提供与方向性麦克风类似或更高的信噪比改善。因此，调频系统已被成功地用于学龄前和学龄期听障儿童（Madell，1988）。调频系统在频率和输出响应方面很灵活，针对每个特定的孩子应该进行适当的调整。

为了安全，强烈建议将助听器音量控制在规定的水平，关闭音量调节按钮，考虑使用安全的电池门，以免儿童意外吞入电池。

四、考虑外耳声学特性的改变

随着儿童的成长，外耳的物理体积和共鸣特征逐渐变化。外耳道的长度决定了这两个特性，例如，真耳未助听增益（real ear unaided gain，REUG）的共振峰频率。外耳道容积（及中耳阻抗）和产生的共振与在 2cc 耦合腔中测得的不同。外耳道和耦合器的声学测量差异可以通过真耳耦合器差值（real ear coupler difference，RECD）的变量来应用于临床中。

RECD 通常由随频率增加的正值组成。此外，RECD 在婴幼儿早期最为明显（即具有较高值）。RECD 是通过探管麦克风测量外耳道共振和 2cc 耦合腔的共振来获得的差值。然后，使用这个检测来创建个性化的校正值，以确保所有频率的增益都处于合适的水平。

儿童的 RECD 值大于成人的 RECD 值（由于耳道的大小和体积不同），直到儿童 5 岁左右才接近于成人的 RECD 值（Dillon，2001）。可以使用标准数据及 RECD 值进行放大验证，代替实际测量的儿童 REUR 值。

然而，由于在婴儿和幼儿的 RECD 测量中存在明显的个体差异，因此单独测量的 RECD 值在助听器验证调试方面比使用预测值更适合（Bagatto 等，2002）。随着儿童的成长，进行定期验证时应重新测试 RECD，以及对先前调试的增益是否充分应重新评估。必要时应进行新的放大参数调整。

（一）处方公式特性

每个儿童所需的电声放大处方是根据听力学检查结果计算。这些规定的方法是基于听觉阈值的，因此，必须得到儿童的电生理测试结果和行为观察结果，相互验证并得出一张估算听力图。

推荐的儿童处方公式应仅依赖于听力阈值和部分测听数据。听力阈值（dB HL）是计算声学增益和最大输出目标的主要依据。尽管儿童之间存在个体差异，但可以基于听阈值预测不适阈（discomfort level，LDL）。建议使用两种处方公式中的一种：DSL（desired sensation level multistage input/output method）公式或澳大利亚国家声学实验室（National Acoustic Laboratories nonlinear algorithm，NAL）非线性算法。

DSL 由 Seewald 于 1985 年开发。它是一个完整的协议，包含一个系统和循证程序，包括听力测试数据的管理、声电性能处方和助听器性能的验证。从最早的版本开始，DSL 的目标是通过处方放大特性使患者能够以最舒适的水平聆听正常会话。这是通过将正常动态区域（或范围）调整为听力损失儿童的残留动态区域来确保最大限度地恢复可听度（Seewald 等，1987）。

对成人和听力损失儿童的独立研究进行回顾性分析，结果表明应将语音放大到特定的响度水平，以最大限度地提高舒适度和语音清晰度（Macrae，1986；Pascoe，1978，1986）。增益、输出和频率响应的计算是通过将听力阈值校正为 dB SPL 值进行的。其包括 RECD 差异，并在计算机屏幕上以目标图形的形式显示处方规定的目标值。

DSL v.5（DSL-IO）版本经过改进，可以保持言语可听度，同时提供舒适的响度级。同样，它能满足先天性听力损失或获得性听力损失患者不同的聆听需求，以及适合不同的聆听环境。DSL-IO 规定了非线性压缩，压缩阈值非常低，并为小声提供显著增益。DSL-IO 现在通过双耳选配降低增益，根据声学传导组件提供更高的增益，并提高压缩阈值以弥补更多的听力损失。

与 DSL-IO 类似，NAL 开发了 NAL-NL 作为儿童应用的处方公式（Dillon，1999；Keidser 等，2011）。该公式提供了非线性放大和输出的选择，并结合了 RECD 个体值以达到规定的听力补偿效果。根据 RECD 值，针对 50、65 和 80dB 输入水平计算 REAG 目标。NAL-NL 的听力阈值可以通过行为测听获得，也可以根据电生理测试进行预估。可直接在耳朵中测量真耳耦合腔差值（RECD），也可以根据年龄使用平均值。最后使用 2cc 耦合腔对助听器进行处方验证编程。

一些研究表明，学龄期儿童使用的助听器验配达到 NAL 或 DSL-IO 规定的目标值，可在各输入强度上实现较高的辅音理解、可听度和响度舒适度。Ching 等（2010）通过对 48 名 6—19 岁经历和持续使用助听器的儿童进行 DSL 公式和规范性方法的对比，平均而言，两种处方在安静环境中的辅音识别分数均为 85%，而在噪声方面的言语识别阈相当。但是，参与者之间的言语识别表现出巨大个体差异。Bagatto 等（2011）报道了使用 DSL-IO v. 5 公式的 68 名婴幼儿的听觉发育数据。结果表明，使用 DSL-IO 进行放大的听力损失儿童成功达到同

年龄的正常听觉发育的目标。在另一项调查中，随机把 200 多名听力损失的儿童分配给 DSL 4.1 或 NAL-NL1 处方（Ching 等，2013），结果表明在 3 岁时语言、言语发育和听觉功能的平均值，两个处方公式之间没有明显效果差异。这些研究表明，婴幼儿用推荐的验配处方进行放大干预，听觉发育往往是积极的。

（二）单侧听力损失干预设备

单侧听力损失（UHL）儿童可选择的设备包括传统助听器，信号对传式（CROS）助听器，骨导助听器和调频（FM）系统。

CROS 助听器被认为是特别适合 UHL 且差耳为极重度听力损失的患者。CROS 助听器在听力损失严重的一侧耳上通过麦克风拾取信号并将声音传输给另一只好耳的接收器（正常听力）。对于固定问题，接收器 BTE 通常与开放式耳模耦合，或者也可采用 ITE 式的接收器。当考虑对 UHL 儿童使用 CROS 助听器时，临床听力师应权衡部分封闭正常听力耳的影响。

CROS 的好处提高了言语信号可听度提升信噪比，即使声音来自差耳一侧（Punch，1988）。尽管 CROS 助听器是单侧听力损失成人的一种干预选择（Hartford 和 Barry，1965；Hartford 和 Musket，1964），但在儿童中效果有限。具体地说，儿童可能缺乏使用这种助听器所需的技能。CROS 系统在某些情况下可能很有用，尤其是在言语信号源来自受损耳一侧的情况下。然而，由于儿童的聆听是动态变化的，声音源可能来自任何位置（MacKay 等，2008）。此外，CROS 助听器会给孩子的好耳带来更多的噪声水平（McKay 等，2008），让孩子坐在教室里，很少甚至没有噪声传至差耳上的麦克风几乎是不可能的。

此外，成功使用 CROS 助听器要求儿童意

识到潜在的有害情况，并有能力操纵其位置或环境以确保获得最佳效果（AAA，2013）。如果 UHL 青少年的需求和生活方式符合 CROS 所能提供的有限获益，那么他们也可以适用 CROS。但是，对于无法调整助听器位置以适应其聆听环境的幼儿，CROS 助听器不是合适的选择，否则会降低他们的整体言语识别能力（Punch，1988）。

骨导助听器常用于有传导性或混合性听力损失患者，但也有重度或极重度单侧听力损失［也称为单侧聋（single-sided deafness，SSD）］的患者使用。尽管现在有许多可用的骨导装置（bone conduction device，BCD），但目前最常见的骨传导放大类型是经皮 BCD。BCD 包含一个声音处理器，该声音处理器通过桥基连接到患者颅骨乳突区域的外科植入钛钉上（Hodgetts，Scollie，2017）。

SSD 患者使用 BCD 的原理与 CROS 相似，把受损耳处收集到的声音信号传递到正常听力耳。但 BCD 是通过骨传导将信号传输到正常听力耳的耳蜗。该方法已被建议作为 SSD 患儿的一种潜在选择，但目前较少的文献支持在儿童中使用 BCD（McKay 等，2008）。当前儿童植入骨导式助听器的标准是年龄大于 5 岁且单侧耳聋（或单侧传导性或混合性听力损失）的传统助听器不能提供帮助。尽管 BCD 的最低植入年龄为 5 岁，但对于年幼的儿童，仍可以选择使用带有软带的骨导助听器。

尽管缺乏儿童证据，但已有多项研究表明 BCD 对于患有 SSD 的成人是一种有益的选择。已有在安静和噪声环境中言语理解的改善以及患者满意度的主观报告的报道。然而，尽管从 BCD 获得了其他好处，但方向感并未得到改善（Bosman 等，2003；Hol 等，2004，2010；Lin 等，2006；Niparko 等，2003）。与传统的 CROS 助听器相比，BCD 已被证明优于单独辅助的性能，并且具有更好的言语识别率和主观评分（Bosman 等，2003；Lin 等，2006；Niparko 等，2003）。同样，用于患有传导性听力损失的儿童（McDermott 等，2009）和先天性单侧外耳道闭锁的儿童（Danhauer 等，2010）时，BCD 可以改善患者的自我评估生活质量和满意度。

总体而言，所有研究表明，骨导助听器在 UHL 中表现出改善或显著改善的目标和（或）功能的结果。但应当注意的是，传统气导助听器使轻度至中重度单侧听力损失的儿童更受益，因此应考虑在这些情况下进行干预（Appachi，2017 年）。

五、验证

验配过程中验证的主要目的是确定真耳助听响应在多大程度符合给婴幼儿选择的助听器的目标值。验证儿童助听器放大参数是否达标具有挑战性，但是当使用目标选配（根据年龄和预期行为）时，听力学家可以有效地确定适合儿童的特定助听器的适用性。

在助听器处方目标验配过程中，作为第一步，临床听力师必须选择一个验配处方公式，该公式已被证明可以提供言语清晰度、响度感知、舒适度和真实感有足够优势的益处。第二步，使用选定的验配公式来生成助听增益的目标值。第三步，临床听力师使用特定频率的测试信号来测试助听器的参数。如果参数不合适，则临床听力师可通过参数调试使助听器输出尽可能接近处方公式目标值。通过此过程，已表明诸如 DSL-IO 和 NAL NL-1 等处方公式可为佩戴助听器的婴幼儿提供系统性获益，使人们有理由期望通过放大促进听觉发育（Seewald 和 Scollie，2003）。

对于儿童，有两个方法可用于验证放大参

数：在真实的耳朵上测量（real ear measurement, REM）或耦合器中模拟的真实耳朵辅助测量。两种测量均需使用探管麦克风设备进行。

探管麦克风进行验证具有以下优点：可靠性高、速度快、分析频率多、可单独测量增益和输出，以及不需要儿童配合等优点。通过记录外耳道中的声压级来完成。此过程需要在有和没有助听器的情况下在耳道中插入一根小的硅胶管，同时通过扬声器给予不同强度的声学信号。通过此过程获得的记录是"真实的耳朵反应"，因为它们直接从助听器用户的外耳道中获得。REM 依赖于儿童的依从性，有时对不合作的孩子进行 REM 可能很困难。但对于使用有通气孔耳模的大龄儿童（5 岁以上）和长于35mm 的耳模管是最佳选择。

模拟真耳助听响应测试使用 RECD 值，在2cc 耦合腔中测量助听器的输出。RECD 利用耦合器测量和外耳道校正值，可用于估计儿童耳中助听器的输出。对于无法坐着配合进行真耳测试的婴幼儿、无法在耳朵上进行反馈测试和没有通气孔的调试，这是一个更好的选择（AAA，2013）。

RECD 的助听器验证在 2cc 耦合腔中完成。探管麦克风设备的软件根据 ANSI S3.5（1997），以 65dB SPL（中声）和 50dB SPL（小声）发出言语信号来计算助听和无助听下的言语清晰度指数（speech intelligibility index, SII），另外提供 90dB SPL 的扫频纯音，以测量最大输出。对于儿童来说，使用适合的验证方法将助听器输出调试到目标值的 5dB 以内为标准。来自Moodie 等（2017）的数据表明，无论何种用于验证目标的言语输入水平（小声、中声、大声和最大声输出），在大多数频率下，典型的验配放大值均在 DSL v5.0 目标的 ±5dB 以内。在极限频率和听力损失的严重程度增加时，可以观察到更大的目标偏差。

六、其他评估工具

（一）言语清晰度指数

助听后言语可听度是评估儿童助听器是否适合的一个重要参数（McCreery 等，2013）。放大后的言语可听度是典型的助听后言语清晰度指数［美国国家标准协会（American National Standard Institutes，ANSI）S3.5，1997］。

SII（ANSI S3.5，1997）是言语频率范围内可听度的估计值。它的计算方式是通过估算平均言语信号的可听度与患者听阈或背景噪声水平（以较大者为准）相比来计算的。对独立的频段，根据该频段对整体言语清晰度的贡献重要程度的分配权重来完成计算，即每个频段的可听度乘以该频段的权重。将所有频段的加权可听度相加，以创建一个介于 0～1 的数字，该数字描述了长时平均言语频谱的加权可听度，其中值为 0 表示没有一个频谱可听见，而 1 表示完全可听度。SII 计算分为无助听或助听后。无助听 SII 为语音和语言的声学信息提供可听度估计，在不放大的情况下为单个频段提供特定权重。同样，使用助听器放大的输出信号在近鼓膜处的测量值，以 65dB SPL 输入声计算助听后 SII 值。

SII 是一种电声学测试，不是言语识别的行为测听。临床听力师、护理师和教师可以用 SII 提供的值来量化儿童可用的言语比例。SII 值由助听器验证系统提供（如 Audioscan Verifit®、Interacoustics Calisto® 和 Otometrics Aurical®）。如果临床听力师对婴幼儿的助听器进行基于言语声的真耳验证，则会对每个测试级别的输入声计算 SII。

已有适用于 DSL 5.0a 处方目标的助听后 SII 规范数据可用（Moodie，2009，2010）。这些数据是计算 161 只耳达到儿童处方目标的数据得出的。验配的平均范围是在 250～4000Hz

内低于目标值 1dB 到高于目标值 4dB。从这些数据中提取出 SII 值，分析 SII 与单一阈值之间的关系，以确定给予的增益是否适合纯音平均听力损失。结果表明，随着听力阈值从 20dB HL 增加到 90dB HL，助听后 SII 值将从 100% 降低到 40%。在此范围内，超过 95% 的助听器中的数据相差约 30%。由于缺少高于 90dB HL PTA 区域的数据，所以未提供该区域中 SII 值的目标值。因此，SII 的优势在于，当助听器增益达到增益目标范围后（例如，PTA≤70dB HL 的听力损失，助听增益在目标增益 5dB 以内），工作表上的 SII 常模可用于临床可听度的量化（Bagatto 等，2011）。

（二）听觉皮质诱发电位

评估儿童助听器助听有效性的方法有限（Bagatto 等，2011），因此人们致力于开发一种客观的电生理方法，以补充父母以对婴儿助听器进行临床评估的主观报告。有希望评估助听器有效性的一种方法是听觉皮质诱发电位（Ching 等，2016）。

听觉诱发电位是一种波形，代表了中枢听觉神经系统对声刺激的反应而产生的多个层次的活动。它们是根据潜伏期来分类的，潜伏期是声音刺激出现和波形产生之间的时间间隔。诱发电位基本上可分为三类：前 10～12ms 内出现的短潜伏期中枢电位；在 12～50ms 内产生中潜伏期电位；长潜伏期电位，也称为听觉皮质诱发电位（cortical auditory evoked potential，CAEP），发生在 50～600ms（Hall，2007 年）。最常见的外源性 CAEP 是 P1、N1、P2，这些成分是声音信息到达听觉皮质的反应（Näätänen 和 Picton，1987）。对于成年人来说，P1 波的特征是一个小的正峰值，潜伏期约为 50ms，然后在 100ms 处出现一个显著的负峰（N1），最后在约 200ms 处出现第二个大的正峰（P2）。

在婴幼儿中，诱发的反应主要是在 100～250ms 时呈较大的正峰（P1），然后在 250～400ms 时呈负峰（Guilley 等，2005）。可以使用持续时间相对较长的听觉刺激来诱发 CAEP，在婴幼儿中，这些听觉刺激可以可靠地记录。

使用 CAEP 进行听觉评估具有一些优势，因为它可以评估整个听觉系统（从脑干到皮质），并且可以在受试者清醒时进行，并通过各种声刺激进行测试（耳机和声场），这对测试个人尤其有利（Goldin 等，2009）。CAEP 可以通过频率特异性刺激声和言语声刺激来诱发。对于助听器评估，言语声刺激具有较高的有效性，在临床系统中可用于听觉诱发电位的测量。

Van Dun 等（2013）表明，感音神经性听力损失（sensory/neural hearing loss，SNHL）的婴幼儿在裸耳或助听后的可听度和 CAPE 峰值确定性呈正相关，尽管两者的决定系数为 0.09。因此，对大脑皮质反应的评估是对关于声音放大感知（或感知缺失）的重要补充信息。这些发现为使用 CAEP 评估助听后的可听度提供支持，特别是对于那些无法提供可靠行为反应的患者，或者阈值存在不确定性的情况下，如患有 ANSD 的患者（Ching 等，2016；Van Dun 等，2012）。

由于多种原因，皮质电位的使用足以评估助听器的助听效果。这些原因如下。

- 可能使用言语声。
- 言语刺激声频谱的持续时间长，这使得助听后反应与其在现实生活中的反应有相似性。
- CAEP 的刺激声经过整个听觉通路，它可能会受到听觉系统中任意部分及助听器增益和频响曲线的影响（Purdy 等，2007；Van Dun 等，2012）。

这种方法在选择对婴幼儿可能有益的信号

处理特性的助听器时很有价值，因为对于婴幼儿来说，评估这些助听器特征对语音可听度的影响至关重要（AAA，2013）。

（三）行为评估

声场助听听阈的测量不应用作助听器的验证方法（AAA，2013）。任何声场测试都意味着需要儿童配合。

常用的测量是助听听力图或功能增益。"助听听力图"是指当孩子佩戴助听器时在声场中的听阈。并且可能分别在每只耳朵中获得（必要时将对侧耳朵密封）或通过双耳获得。"功能增益"意味着在可比条件下将裸耳听阈（声场，双侧或每只耳朵分别用合适的掩蔽）与助听听阈进行比较。评估应在声源的一米范围内进行，并采用啭音以最大限度地减少驻波，方位角为 0°。

应考虑到这种评估方式的一些障碍，即儿童的反应往往不如成年人可靠，这意味着反应的微小变化并不一定意味着听力阈值的提高或变差。这些度量的变异性大于 REM。特别是，重测信度在成人人群中通常为 ±5dB（Hawkins 等，1987），在儿童中可能明显更高。此外，该测试仅有有限数量的频率，并且无法评估助听器的最大输出。

此类评估的目标人群也有局限性。由于环境噪声导致裸耳听阈和助听听阈之间的差值低于真实值，因此无法对轻度损失的患者进行检查，且因无法获得重度听力损失患者的裸耳听阈而无法评估。然而，当我们考虑评估放大的类型时，就会出现障碍。输入刺激取决于其强度，可能以某种方式与助听器信号处理相互作用，如高估或低估了助听响应。因此，对于气导助听器，评估增益的最佳方法是通过探管麦克风测试。

如果是骨导助听器，则不能进行探管麦克风测试（当耳道中没有声音信号时），助听听

力图可能是最容易获得的评估项目。尽管有局限性，助听听力图仍可以提供一定信息，对骨导和移频/频率压缩助听器，也许是现有评估技术中最有效的量化助听效果的方法（AAA，2013）。

（四）测试结果

为了验证放大效果，在助听后，每个孩子都应该接受效果评估。验证应采用基于证据的临床上可行的检测工具来测量主观和客观数据。测试方法应适合各年龄和发育水平的儿童。目的是评估言语信号可听度、清晰度和舒适度，以及评估当在学校和生活环境中出现噪声时儿童是否感到聆听困难。通过干预过程中获得的信息，随着时间推移进行反复验证，评估测试使用助听器后儿童的听觉表现。

验证是为了确定提供了目标增益放大，而效果评估则检查是否满足每个儿童孩子的助听需求（AAA，2013）。儿童使用助听器后进步的范例，有助于为听力损失儿童制订一个系统的监测计划，由父母共同参与这一过程，并允许对计划的效果进行评估。

效果评估工具可以设计为要求儿童直接参与或通过家属观察被干预儿童的报告。例如，在经过声音处理的房间中儿童佩戴助听器时对小声言语信号的反应。这种策略可为临床听力师和家人提供立即验证孩子听觉功能的信息，也称为客观标准。客观评估结果的成功取决于孩子的发育水平、情绪，以及在一段时间内可靠的执行力。相比之下，照料者报告以问卷的形式描述了孩子的真实听觉功能，儿童的发育水平并不限制报告的完成。因此，对具有复杂需求的儿童有机会获得听觉功能描述。

针对这些人群开发的标准化评估问卷具有不同的发育水平及不同程度和构型的听力损失。问卷包括有意义的听觉整合量表（meaningful auditory integration scale，MAIS）（Robbins 等，1991）和婴幼儿有意义的听觉整合量表（infant-toddler meaningful auditory integration scale，IT-MAIS）（Zimmerman-Phillips 等，1997）。它们定义了儿童（MAIS）和婴儿（IT-MAIS）在听觉和言语的发育目标，但对极重度听力损失的患儿应用效果有限。

父母对孩子的听觉 / 口语表现评估(parents' evaluation of aural/oral performance of children，PEACH）问卷（Ching 和 Hill，2007）旨在用于轻度至重度听力损失的婴儿和学龄期儿童。父母就孩子在日常生活中的听觉表现进行评分并记录。

日常生活中的听觉行为（auditory behavior in everyday life，ABEL）（Purdy 等，2002）是一种适合父母对轻度到重度听力损失儿童评估的问卷。该问卷是针对 4—14 岁的儿童编制的，由 24 个问题组成，分为三个因素：听觉口语、听觉察知、社交和会话技巧，再加上总分。该问卷旨在评估日常活动中的听觉行为。

另一个行为评估方法是言语识别测试。为了测量助听和助听后的变化，必须使用至少 3 个月的助听器，这是适应期。我们还必须考虑到这种评估方式在儿童中的局限性，也要考虑检测项目本身内容的言语和语言的困难程度。

七、随访

助听器的正常工作对于听力损失儿童的康复至关重要。因此，应定期进行完善的评估。后续检查的目的首先是使听力学家能够控制设备的电声性能，确保其功能正常且耳模适合。

其次，随着孩子的成长，能够提高他或她的听觉反应方式，从而可提供更准确的听觉数据，因此必须修改先前选择的助听器电声特性。定期评估孩子的另一个重要原因是监测和检测他们的听敏度的任何变化，这些变化是由于选配助听器后引起的阈移（临时或非临时）。这些变化也决定助听器参数的改变。最后，评估父母和孩子对使用助听器的态度和接受程度，因为在孩子完全适应全天佩戴助听器之前，可能需要进行几次培训。

因此，每次随访都应包括听力学评估，助听器的电声验证，探管麦克风的检测（包括测量 RECD 值），以及考虑随着孩子的成长 RECD 也发生变化，因此需要调试助听器。根据孩子的年龄也可以进行功能性测试，并记录听觉技能的发展情况。

对于婴幼儿，应在使用助听器的前两年每 3 个月进行一次随访。对学龄期儿童可以每 6 个月进行一次评估。建议对那些患有波动性或进行性听力损失的儿童进行更严格的听能管理。

参 考 文 献

[1] American Academy of Audiology. Guidelines for the Audiologic Management of Adult Hearing Impairment, 2007. Retrieved September 17, 2017 from https://www.audiology.org/sites/default/files/PractGuidelineAdultsPatientsWithSNHL.pdf

[2] American Academy of Audiology. Clinical practice guidelines: Pediatric amplification, 2013. Retrieved September 7, 2017 from http://galster.net/wp-content/uploads/2013/07/AAA-

2013-Pediatric-AmpGuidelines.pdf.

[3] American National Standards Institute. Methods for the Calculation of the Speech Intelligibility Index (ANSI S3.5-1997); Acoustical Society of America: New York, NY, 1997.

[4] American Speech-Language-Hearing Association. Guidelines for the Audiologic Assessment of Children from Birth to 5 Years of Age [Guidelines], 2004. Available from www.asha.org/policy

[5] Anderson, K. L. Hearing Conservation in the Public Schools Revisited. *Sem. Hear.* 1991, *12* (4), 340-358.

[6] Appachi, S.; Specht, J. L.; Raol, N.; Lieu, J. E. C.; Cohen, M. S.; Dedhia, K.; Anne, S. Auditory Outcomes with Hearing Rehabilitation in Children with Unilateral Hearing Loss: A Systematic Review. *Otolaryngol. Head Neck Surg.* 2017, *157* (4), 565-571.

[7] Bosman, A. J.; Hol, M. K.; Snik, A. F.; Mylanus, E. A.; Cremers, C. W. Bone-Anchored Hearing Aids in Unilateral Inner Ear Deafness, *Acta Oto-Laryngologica* 2003, *123* (2), 258-260.

[8] Bagatto, M. P.; Scollie, S. D.; Seewald, R. C.; Moodie, K. S. Hoover, B. M. Real-ear-to-Coupler Difference Predictions as a Function of Age for Two Coupling Procedures. *J. Am. Acad. Audiol.* 2002, *13* (8):407-415.

[9] Bagatto, M.; Scollie, S. D.; Hyde, M.; Seewald, R. Protocol for the Provision of Amplification Within the Ontario Infant Hearing Program. *Int. J. Audiol.* 2010, *49*, S70-S79.

[10] Bagatto, M. P.; Moodie, S. T.; Malandrino, A. C.; Richert, F. M.; Clench, D. A.; Scollie, S. D. The University of Western Ontario Pediatric Audiological Monitoring Protocol (UWO pedamp). *Trends Amplif.* 2011, *15* (1), 57-76.

[11] Bagatto, M. P.; Moodie, S. T.; Seewald, R. C.; Bartlett, D. J.; Scollie, S. D. A Critical Review of Audiological Outcome Measures for Infants and Children. *Trends Amplif.* 2011, *15*, 1-2.

[12] Bagatto, M. P.; Scollie, S. D.; Seewald, R. C.; Moodie, K. S.; Hoover, B. M.; Real-ear-to-Coupler Difference Predictions as a Function of Age for Two Coupling Procedures. *J. Am. Acad. Audiol.* 2012, *13*, 407-415.

[13] Beauchaine, K.L. An Amplification Protocol for Infants. In *A Sound Foundation Through Early Amplification*; Seewald, R. C., Gravel, J. S., Eds.; Warrenville, IL: Phonak Hearing Systems, 2001, pp 105-112.

[14] Beauchaine, K. L.; Donaghy, K. F. Amplification Selection Considerations in the Pediatric Population. In *Amplification for Children with Auditory Deficits*; Bess, F., Gravel, Tharpe, A. M., Eds.; Bill Wilkerson Center Press: Nashville, 1996; pp 145-116.

[15] Bentler, R. Amplification for the Hearing-Impaired Child. In *Rehabilitative Audiology-Children and Adults*; Alpiner, J. G., McArthy, P. A., Eds.; Lippincott Williams and Wilkins Baltimore, 2000; pp106-139.

[16] Bess, F. H.; Tharpe, A. M. Case History Data on Unilaterally Hearing-impaired Children. *Ear Hear.* 1986, *7*, 14-17.

[17] Bess, F. H.; Dodd-Murphy, J.; Parker, R. A. Children with Minimal Sensorineural Hearing Loss: Prevalence, Educational Performance and Functional Status. *Ear Hear.* 1998, *19*, 339-354.

[18] Brookhouser, P. E.; Worthington, D. W.; Kelly, W. J. Unilateral Hearing Loss in Children. *Laryngoscope* 1991, *101*, 1264-1272.

[19] Ching, T.; Hill, M. The Parents' Evaluation of Aural/Oral Performance of Children (PEACH) Scale: Normative Data. *J. Am. Acad. Audiol.* 2007, *18* (3), 220-235.

[20] Ching, T. Y. C.; Scollie, S. D.; Dillon, H.; Seewald, R. A Cross-Over, Double-Blind Comparison of the NAL-NL1 and the DSL v4.1 Prescriptions for Children with Mild-to-Moderately Severe Hearing Loss. *Int. J. Audiol.* 2010, *49*, S4-S15.

[21] Ching, T. Y. C.; Johnson, E. E.; Sanna Hou, S.; Dillon, H.; Zhang, V.; Burns, L.; Buynder, P.; Wong, A.; Flynn, C. A Comparison of NAL and DSL Prescriptive Methods for Paediatric Hearing-aid Fitting: Predicted Speech Intelligibility and Loudness. *Int. J. Audiol.* 2013, *52* (0 2), S65-S68.

[22] Ching, T. Y. C.; Zhang, V.; Hou, S.; Van Buynder, P. Cortical Auditory Evoked Potentials Reveal Changes in Audibility with Nonlinear Frequency Compression in Hearing Aids for Children: Clinical Implications. *Sem. Hear.* 2016, *37* (01), 25-35.

[23] College of Audiologists and Speech-Language Pathologists of Ontario. Practice Standards for the provision of Hearing Aids Services by audiologists, 2016. Retrieved August 18, 2017 from http://www.caslpo.com/sites/default/uploads/files/PS_EN_Practice_Standards_for_the_Provision_of_Hearing_Aid_Services_By_Audiologists.pdf

[24] Cone-Wesson, B.; Dowell, R. C.; Tomlin, D.; Rance, G.; Ming, W. J. The Auditory Steady-state response: Comparison with the Auditory Brainstem Response. *J. Am. Acad. Audiol.* 2002, 13, 173-187.

[25] Crandell, C. C. Speech Recognition in Noise by Children with Minimal Degrees of Sensorineural Hearing Loss. *Ear Hear.* 1993, *14*, 210-216

[26] Danhauer, J. L.; Johnson, C. E.; Mixon, M. Does the Evidence Support the Use of the Baha Implant System (Baha) in Patients with Congenital Unilateral Aural Atresia? *J. Am. Acad. Audiol.* 2010, *21*, 274-86.

[27] Davis, J. M.; Elfenbein, J.; Schum, R.; Bentler, R. A. Effects of Mild and Moderate Hearing Impairment on Language, Educational, and Psychological Behavior of Children. *J. Speech. Hear. Disord.* 1986, *51*: 53-62.

[28] Dillon, H. NAL-NL1: A New Procedure for Fitting Non-linear Hearing Aids. *Hear. J.* 1999, *52*, (4) 10-16.

[29] Dillon, H. Special Hearing Aid Issues for Children In *Hearing Aids*; Dillon, H., Ed.; Thieme: New York, 2001; pp 404-433.

[30] Downs, M. Contribution of Mild Loss to Auditory Language Learning Problems. In *Auditory Disorders in School Children*; Roeser, R. J.; Downs, M. P., Eds.; Thieme Medical Publishers: New York, 1988; pp 186-199.

[31] Durante, A. S.; Wieselberg, M. B.; Carvalho, S.; Costa, N.; Pucci, B.; Gudayol, N.; Almeida, K. Cortical Auditory Evoked Potential: Evaluation of Speech Detection in Adult Hearing Aid Users. *CoDAS* 2014, *26*, 367-373.

[32] Feigin, J. A.; Kopun, J. G.; Stelmachowicz, P. G.; Gorga, M. P. Probe-tube Microphone Measures of Ear-canal Sound Pressure Levels in Infants and Children. *Ear Hear.* 1989, *10* (4), 254-28.

[33] Fitzpatrick, E. M.; Durieux-Smith, A.; Whittingham, J. Clinical Practice for Children with Mild Bilateral and Unilateral Hearing Loss. *Ear Hear.* 2010, *31*, 392-400.

[34] Fitzpatrick, E. M.; Whittingham, J.; Durieux-Smith, A. Mild Bilateral and Unilateral Hearing Loss in Childhood: A 20-Year View of Hearing Characteristics, and Audiologic Practices Before and After Newborn Hearing Screening. *Ear Hear.* 2014, *35*, 10-18.

[35] Fitzpatrick, E. M.; Grandpierre, V.; Durieux-Smith, A.; Gaboury, I.; Coyle, D.; et al. Children with Mild Bilateral and

Unilateral Hearing Loss: Parents' Reflections on Experiences and Outcomes. *J. Deaf. Stud. Deaf. Educ.* 2016, *21*, 34-43.

[36] Fitzpatrick, E. M.; Al-Essa, R. S.; Whittingham, J.; Fitzpatrick, J. Characteristics of Children with Unilateral Hearing Loss. *Int. J. Audiol.* 2017, *6* (11), 819-828.

[37] Gelfand, S. A.; Silman, S. Apparent Auditory Deprivation in Children: Implications of Monaural vs Binaural Amplification. *J. Am. Acad. Audiol.* 1993, *4*, 313-318.

[38] Gilley, P. M.; Sharma, A.; Dorman, M.; Martin. K. Developmental Changes in Refractoriness of the Cortical Auditory Evoked Potential. *Clin. Neurophysiol.* 2005, *116* (3), 648-657.

[39] Golding, M.; Dillon, H.; Seymour, J.; Carter, L. The Detection of Adult Cortical Auditory Evoked Potentials (CAEPs) Using an Automated Statistic and Visual Detection. *Int. J. Audiol.* 2009, *48* (12), 833- 842.

[40] Gorga, M. P.; Neely, S. T.; Bergman, B.; Beauchaine, K.; Kaminski, J.; Peters, J.; Jesteadt, W. Otoacoustic Emissions from Normal-Hearing and Hearing-Impaired Subjects: Distortion Product Responses. *J. Acoust. Soc. Am.* 1993, *93*, 2050-2060.

[41] Grimault, N.; Garnier, S.; Collet, L. Relationship Between Amplification Fitting Age and Speech Perception Performance in School Age Children. In *A Sound Foundation Through Early Amplification*; Seewald, R., Ed.; Phonak AG, 1998; pp 191-198.

[42] Hall, J. W. New Handbook of Auditory Evoked Responses. Allyn and Bacon: Boston, 2007.

[43] Harford, E.; Musket, C. Y. Binaural Hearing with One Hearing Aid. *Speech Hear. Disord.* 1964, *29*, 133-146.

[44] Harford, E.; Barry, J. A Rehabilitative Approach to the Problem of Unilateral Hearing Impairment: Contralateral Routing of Signals (CROS). *J. Speech Hear. Disord.* 1965, *30,* 121-113.

[45] Hattori, H Ear Dominance for Nonsense-Syllable Recognition Ability in Sensorineural Hearing-Impaired Children: Monaural Versus Binaural Amplification. *J. Am. Acad. Audiol.* 1993, *4*, 319-330.

[46] Hawkins, D.; Montgomery, A.; Prosek, R.; Walden, B. Examination of Two Issues Concerning Functional Gain Measurements. *J. Speech Hear. Disord.* 1987, *52,* 56-63.

[47] Hol, M. K. S.; Bosman, A. J.; Snik, A. F. M.; Mylanus, E. A. M.; Cremers, C. W. R. J. Bone Anchored Hearing Aid in Unilateral Inner Ear Deafness: A Study of 20 Patients. *Audiol. Neurootol.* 2004, *9*, 274-281.

[48] Hol, M. K.; Kunst, S. J.; Snik, A. F.; Bosman, A. J.; Mylanus, E. A.; Cremers, C. W. Boneanchored Hearing Aid in Patients with Acquired and Congenital Unilateral Inner Ear Deafness (BAHA CROS): Clinical Evaluation of 56 Cases. *Ann. Otol. Rhinol. Laryngol.* 2010, *119*, 447-54.

[49] Joint Committee on Infant Hearing. Detection and Intervention Programs Year 2007 Position Statement: Principles and Guidelines for Early Hearing. *Pediatrics* 2007, *120*, 898-921.

[50] Joint Committee on Infant Hearing (JCIH). Supplement to the JCIH 2007 Position Statement: Principles and Guidelines for Early Intervention after Confirmation that a Child is Deaf or Hard of Hearing. *Pediatrics* 2013, *131* (4), e1324-e1349.

[51] Johnson, C. E.; Stein, R. L.; Broadway, L. A.; Tamatha, S.; Markwalter, T. S. Minimal High-Frequency Hearing Loss and School-Age Children. *Lang. Speech Hear. Serv. Schools* 1997, *28*, 77-85.

[52] Keidser, G.; Dillon, H. R.; Flax, M.; Ching, T.; Brewer, S. The NAL-NL2 Prescription Procedure. *Audiol. Res.* 2011, *1* (1S), e24.

[53] Kemp, D. T.; Ryan, S.; Bray, P. A Guide to the Effective Use of Otoacoustic Emissions. *Ear Hear.* 1990, *11*, 93-105.

[54] King, A. M. The National Protocol for Pediatric Amplification in Australia. *Int. J. Audiol.* 2010, *49*, S64-69.

[55] Kuk, F. K. Hearing Aid Design Considerations for Optimally Fitting the Youngest Patients. *Hear. J.* 1999, *52* (4), 48-55.

[56] Levy, C. C. C; Almeida, K.; Rodrigues-Sato, L. C. B; Jorge, B. M. Cuidados na seleção e na adaptação de aparelhos de amplificação sonora em bebês e crianças. In: Levy, CCAC (Org.). Manual de Audiologia Pediátrica. 1ed.Barueri: Manole, 2015; pp 83-116.

[57] Lewis, D. R.; Marone, S. A. M.; Mendes, B. C. A.; Mendonça Cruz, O. L.; de Nóbrega, M. Multiprofessional Committee on Auditory Health: COMUSA. *Brazilian J. Otorhinolaryngol.* 2010, *76* (1), 121-128.

[58] Lin, L. M.; Bowditch, S.; Anderson, M. J.; May, B.; Cox, K. M.; Niparko, J. K. Amplification in the Rehabilitation of Unilateral Deafness: Speech in Noise and Directional Hearing Effects with Bone-anchored Hearing and Contralateral Routing of Signal Amplification. *Otol. Neurootol.* 2006, *27*, 172-182.

[59] Macrae, J. H. Relationships Between the Hearing Threshold Levels, Aided Threshold Levels and Aided Speech Discrimination of Severely and Profound Deaf Children, NAL report 107.

[60] Madell, J. Identification and Treatment of Very Young Children with Hearing Loss. *Infants Young Child.* 1988, 20-30.

[61] McCreery, R. W.; Venediktov, R. A.; Coleman, J. J.; Leech, H. M. An Evidence-Based Systematic Review of Frequency Lowering in Hearing Aids for School-Age Children with Hearing Loss. *Am J Audiol.* 2012, *21,* 313-328.

[62] Mccreery, R. W.; Bentler, R. A.; Roush, P. A. Characteristics of Hearing Aid Fittings in Infants and Young Children. *Ear Hear.* 2013, *34*, 701-710.

[63] McDermott, A. L.; Williams, J.; Kuo, M.; Reid, A.; Proops, D. The Birmingham Pediatric Bone-Anchored Hearing Aid Program: A 15-Year Experience. *Otol. Neurotol.* 2009, *30* (2), 178-183.

[64] McKay, S.; Gravel, J. S.; Tharpe, A. M. Amplification Considerations for Children with Minimal or Mild Bilateral Hearing Loss and Unilateral Hearing Loss. *Trends Amplif.* 2008, *12*, 43-54.

[65] Modernising Children's Hearing Aid Services. Guidelines for the Fitting, Verification, and Evaluation of Digital Signal Processing Hearing Aids within a Children's Hearing Aid Service, 2005. Retrieved October 22, 2017. http://www.psych-sci.manchester.ac.uk/mchas/guidelines/fittingguidelines.doc.

[66] Moodie, S. T. F.; Network of Pediatric Audiologists of Canada, Scollie, S. D.; Bagatto, M. P.; Keene, K.; Bagatto, M. P.; Scollie, S. D.; Seewald, R. C.; Moodie, K. S.; Hoover,

B. M. Real-ear-to-coupler Difference Predictions as a Function of Age for Two Coupling Procedures. *J. Am. Acad. Audiol.* 2002, *13* (8), 407-415.

[67] Modernising Children's Hearing Aid Services. Guidelines for the Fitting, Verification, and Evaluation of Digital Signal Processing Hearing Aids within a Children's Hearing Aid Service, 2005. Retrieved October 22, 2017. http://www.psych-sci.manchester.ac.uk/mchas/ guidelines/ fittingguidelines.doc.

[68] Moore, B. Speech Mapping is a Valuable Tool for Fitting and Counseling Patients. *Hear. J.* 2006, *59* (8), 26-30.

[69] Näätänen, R.; Picton, T. The N1 Wave of the Human Electric and Magnetic Response to Sound: A Review and an Analysis of the Component Structure. *Psychophysiology* 1987, *24* (4), 375-425.

[70] Niparko, J.; Cox, K.; Lustig, L. Comparison of the Bone Anchored Hearing Aid Implantable Hearing Device with Contralateral Routing of Offside Signal Amplification in the Rehabilitation of Unilateral Deafness. *Otol. Neurootol.* 2003, *24*, 73-78.

[71] Niskar, A. M.; Kieszac, S. M.; Holmes, A.; Esteban, E.; Rubin, C.; Brody, D. J. Prevalence of Hearing Loss Among Children 6 to 19 Years of Age: the Third National Health and Nutrition Examination Survey. *J. Am. Med. Assoc.* 1998, *279* (14), 1071-1075.

[72] Northen, J.; Downs, M. Hearing in Children San Diego Plural Publishing 720 p.

[73] Palmer C. Deprivation and Acclimatization in the Human Auditory System: Do They Happen? Do they matter? *Hear J.* 1999, *52*, 23-24.

[74] Pascoe, D. An Approach to Hearing Aid Selection. *Hear. Instr.* 1978, *29*, 12-16 and 36.

[75] Pascoe, D. Hearing Aid Selection Procedure Used at Central Institute for the Deaf in Saint Louis. *Audiol. Acoust.* 1986, *25* (3), 90-106.

[76] Pediatric Working Group. Amplification for Infants and Children with Hearing Loss. *Am. J. Audiol.* 1996, *5* (1), 53-68.

[77] Pitman, A. L. Short-Term Word-Learning Rate in Children with Normal Hearing and Children with Hearing Loss in Limited and Extended High-Frequency Bandwidths. *J. Speech, Lang. Hear. Res.* 2008, *51*, 785-797.

[78] Porter, H.; Bess, F. H.; Tharpe, A. M. Minimal Hearing Loss in Children. In *Comprehensive Handbook of Pediatric Audiology*; Tharpe, A. M., Seewald, R., Eds.; 2nd ed.; Plural Publishing: San Diego, 2016; pp 887-914.

[79] Punch, J. F. CROS Revisited. *ASHA* 1988, *30*, 35-37.

[80] Purdy, S. C.; Farrington, D. R.; Chard, L. L.; Hodgson, S. A. A Parental Questionnaire to evaluate Children's Auditory Behavior in Everyday Life (ABEL). *Am. J. Audiol.* 2002, *11*, 72-82.

[81] Purdy, S. C.; Katsch, R.; Dillon, H.; Storey, L.; Sharma, M. Aided Cortical Auditory Evoked Potentials for Hearing Instrument Evaluation in Infants. In *A Sound Foundation through Early Amplification. Proceedings of the Third International Conference*; Seewald, R. C., Bamford, J. M., Eds.; Phonak AG: Stafa, Switzerland, 2005; pp 115-127.

[82] Ross, M. Implications of Audiologic Success. *J. Am. Acad. Audiol.* 1992, *3*, 1-4.

[83] Scollie, S. D. Children's Speech Recognition Scores: The Speech Intelligibility Index and Proficiency Factors for Age and Hearing Level. *Ear Hear.* 2008, *29* (4), 543-556.

[84] Scollie, S. D.; Seewald, R. C.; Cornelisse, L. C.; Moodie, S.; Bagatto, M.; Laurnagaray, D.; Pumford, J. The Desired Sensation Level Multistage Input/Output Algorithm. *Trends Amplif.* 2005, *9*, 159-197.

[85] Seewald, R.; Scollie, S. D. An Approach for Ensuring Accuracy in Pediatric Hearing Instrument Fitting. *Trends Amplif.* 2003, 7, 29-40.

[86] Seewald, R. C.; Ross, M.; Spiro, M. K. Selecting Amplification Characteristics for Young Hearing-impaired Children. *Ear Hear* 1985, *6*, 49-53.

[87] Seewald, R. C.; Ross, M.; Stelmachovicz, P. G. Selecting and Verifying Hearing Aid Performance Characteristics for Young Children. *J. Acad. Rehabil. Audiol.* 1987, *20*, 25-37.

[88] Seewald, R.; Moodie, S.; Scollie, S.; Bagatto, M. The DSL Method for Pediatric Hearing Instrument Fitting: Historical Perspective and Current Issues. *Trends Amplif.* 2005, *9* (4), 145-157.

[89] Silman, S.; Gelfand, S. A.; Silverman, C. A. Late Onset Auditory Deprivation: Effects of Monaural vs Binaural Hearing Aids. *J. Acoust. Soc. Am.* 1984, *76*, 1357-1362.

[90] Silverman, C. A.; Silman, S.; Emmer, M. B.; Schoepflin, J. R.; Lutolf, J. J. Auditory Deprivation in Adults with Asymmetric, Sensorineural Hearing Impairment. *J Am. Acad. Audiol.* 2006, *17*, 747-762.

[91] Tharpe, A. M.; Bess, F. H. Minimal, Progressive, and Fluctuating Hearing Losses in Children. Characteristics, Identification, and Management. *Pediatr. Clin. North Am.* 1999, *46*, 65-78.

[92] Tharpe, A. M. Unilateral and Mild Bilateral Hearing Loss in Children: Past and Current Perspectives. *Trends Amplif.* 2008, *12* (1), 7-15.

[93] Van Dun, B.; Carter, L.; Dillon, H. Sensitivity of Cortical Auditory Evoked Potential Detection for Hearing-impaired Infants in Response to Short Speech Sounds. *Audiol. Res.* 2012, *2* (e13), 65-76.

[94] Walker, E. A.; Spratford, M.; Moeller, M. P.; Oleson, J.; Ou, H.; Roush, P.; Jacobs, S. Predictors of Hearing Aid Use Time in Children with Mild-to-Severe Hearing Loss. *Lang. Speech Hear. Serv. Sch.* 2013, *44* (1), 73-88.

[95] Winiger, A. M.; Alexander, J. M.; Diefendor, A. O. Minimal Hearing Loss: From a Failure-Based Approach to Evidence-Based Practice. *Am. J. Audiol.* 2016, *25*, 232—245.

[96] Yoshinaga-Itano, C.; Sedey, A. L.; Coulter, D. K.; Mehl, A. L. Language of Early and Later Identified Children with Hearing Loss. *Pediatrics* 1998, *102* (5), 1161-1171.

[97] Yoshinaga-Itano, C.; Deconde Johnson, C.; Carpenter, K.; Stredler Brown, A. Outcomes of Children with Mild Bilateral Hearing Loss and Unilateral Hearing Loss. *Sem. Hear.* 2008, *29*, 196-211.

[98] Zimmerman-Phillips, S.; Osberger, M. J.; Robbins, A. M. Infant-Toddler Meaningful Auditory Integration Scale (IT-MAIS). Advanced Bionics Corporation: Sylmar, 1997.

第 22 章　音乐治疗作为成人人工耳蜗植入者早期康复的特殊和辅助训练

Music Therapy as Specific and Complementary Training in the Early Rehabilitation of Adult Cochlear Implant Users: Insights from the "Heidelberg Model"

Heike Argstratter　Elisabeth Hutter　著

刘　晶　王　倩　译　　何雅琪　校

摘　要

听力损失是临床常见的疾病之一，人工耳蜗植入（cochlear implant，CI）是治疗重度、极重度听力损失的一种重要手段。

音乐在世界各地的各种文化中都有发展。音乐不像语言交流的形式，也不包含语义，但是在表达情感方面比言语更细腻。音乐造福人类，有助于调节情绪并促进社会凝聚。

成年语后聋人工耳蜗植入者通常在安静的环境中能够获得良好的言语聆听效果，但他们不像正常听力者那样能欣赏音乐的优美。CI 使用者更多依赖响度提示而不是音调。CI 的处理策略很适合提取语言的信息特征，但在处理基于精细结构而变化的音乐声时有明显的局限性。因此，音乐感知能力被认为是人工耳蜗植入后能实现的最高成就。本章将说明言语和音乐在频率和时间分辨上的差异，并了解 CI 处理策略中的技术限制和心理生理挑战。

改善康复服务途径、增强康复策略将有助于 CI 用户最大限度地利用他们的助听设备。目前，对于成人人工耳蜗植入术后的听力康复课设置程尚未统一规范化，且针对成人早期康复阶段的音乐训练也很少。大多数课程使用录制的音乐（musical instrument digital interface，MIDI）文件，但它们通常关注的音乐训练内容比较单一，如音色、音高或轮廓。以音乐为基础的康复互动项目是一项很有前途的康复模式。这种模式可以刺激 CI 患者的听觉感知，增强患者对音乐的聆听能力，从而进一步提高聆听语音的清晰度。

我们将介绍成人语后聋 CI 患者进行海德堡（Heidelberg）音乐疗法的情况。此外，准确评估对海德堡音乐治疗的效果也是重要的。CI 患者在第一年康复期间参加 5～10 个个性化时长为 50min 的疗程。考虑到 CI 患者的个人需求和可能面临的问题，治疗过程将细分为五个模块，每个模块都有一个特定的治疗目标。学者对海德堡音乐疗法的效果进行了研究，CI 患者治疗后在听觉质量、音乐听力表现，以及韵律感知方面有显著的提高，并且随着治疗进行，他们的听觉能力提升也日趋明显。

人工耳蜗植入术后，患者的言语识别得分并不是评判音乐感知能力的预测指标，但 CI 患者对音乐元素的听觉能力提高有助于语言功能的改善。以音乐为基础的训练方式对言语理解和声音表达有深远的影响，并且对提高生活质量及促进患者社会参与也有重要的意义。目前对人工耳蜗康复训练，多维的、以人为本的音乐培训课程似乎成果丰硕、影响深远。我们主张音乐训练应该成为 CI 患者康复的基石。

关键词

音乐治疗；音乐；韵律；听觉知觉训练；人工耳蜗康复

一、听力损失的背景：听力损失的流行病学介绍

听力损失是最常见的疾病之一，如果一个人双耳的听阈为 25dB HL 或更高，就被认为患有听力损失（SCENIHR，2008）。听力损失可以根据受损部分进行分类，其可以是外耳、中耳或内耳的一个或多个部分受损的结果。听力损失有两种基本类型：最常见的是传导性听力损失和感音神经性听力损失（sensorineural hearing loss，SNHL）。混合性听力损失是指同时合并有感音神经性和传导性听力损失的类型（Zahnert，2010）。

不同程度听力损失的分级是不同的。残疾性听力损失是指年龄在 15 岁以上、听力较好耳的听力损失＞40dB HL（ASHA，2015）（图 22-1，表 22-1）的疾患情况。

根据世界卫生组织（2012 年）提供的数据，全球约有 3.6 亿人（占世界人口的 5.3%）患有残疾性听力损失。听力损失与年龄有关，3.6 亿听损人群中 90% 以上是成年人。重度听力损失患者的工作能力表现下降，有失业或致残的风险。

轻度到重度的 SNHL 可以通过助听器干预。人工耳蜗是重度和极重度听力损失患者治疗的一种选择［CI，详见关于"人工耳蜗：系统设计、整合和评估"的概述（Fan-Gang Zeng 等，2008）］（图 22-2）。

目前，CI 的全球销量每年超过 45 000 个。2015 年，Cochlear 公司和 MED-EL 公司以 70% 的市场份额占据主导地位。尽管只有一小部分（约 10%）的重度听力损失患者被建议进行人工耳蜗植入，但人工耳蜗植入者的数量一直在增加（Jacob 和 Stelzig，2013）。

提高康复服务质量将促进 CI 患者社会参与，并为听力受损人士提供就业机会。人工耳蜗植入的主要目的是改善聆听能力，特别是言语和语言能力。根据植入者的反馈，除了言语感知能力的提升外，他们的社交面、独立性、自信心也得到了提升，与家人和朋友的关系更好。同时，他们的个人收入也有所增加，整体精神面貌得到了改善，也减少了社会孤立感（Kochkin 和 Rogin，2000）。

随着 CI 言语处理器技术的进一步发展和康复的进步，听力损失患者的听觉能力和语言技能将得到不断提高。

（一）音乐是文化基石还是文化象征——CI 用户为什么要感知音乐

音乐对于人类具有怎样的意义，这是一个持久话题。人们的观念分成了"基石（cornerstone）"和"拱肩（spandrel）"两派，有些人认为音乐是我们生活中必不可少的一部分，如同人类发展的基石；有些人觉得音乐更像是一

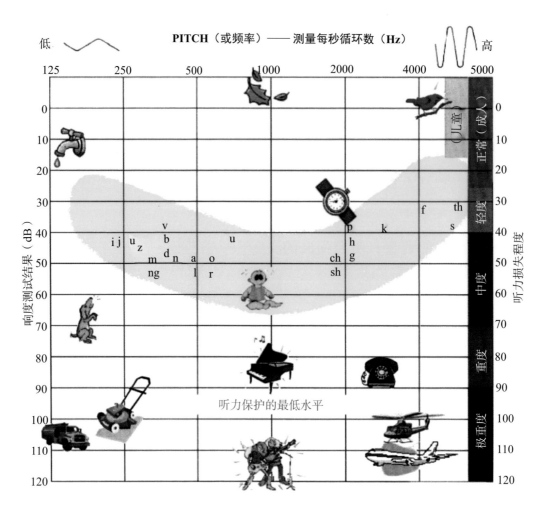

▲ 图 22-1　典型的"言语香蕉图"

表 22-1　听力损失等级（ASHA，2015）的类型、程度和表现

等级*	ISO**值（好耳）	表　现	推荐规范
0：正常	≤25dB	没有或非常轻微的听力损失，能听到私语	
1：轻度	26～40dB	噪声环境下很难听到轻声细语和对话，但安静环境下可以理解	咨询，可能需要助听器
2：中度	41～61dB	言语理解困难，特别是有背景噪声的情况下；听电视或收音机需要更大的音量	推荐使用助听器
3：中重度	61～70dB	讲话的清晰度受到影响；在小组对话中出现聆听困难，需要讲者讲话声音更大	需要助听器，也可以选择人工耳蜗
4：重度	71～90dB	正常说话听不见，大声说话聆听有困难；对言语的理解往往只能通过喊叫或提高音量	助听器可以帮助理解言语，但效果一般，需要康复训练；最好选择人工耳蜗
5：极重度（包括耳聋）	≥91dB	即使是言语音量有意提高也很难理解，甚至听不清	最好选择人工耳蜗

*. 2、3、4级被归类于听力损失

**. 听力 ISO 值是 500Hz、1000Hz、2000Hz 和 4000Hz 的平均值

第 22 章　音乐治疗作为成人人工耳蜗植入者早期康复的特殊和辅助训练

Music Therapy as Specific and Complementary Training in the Early Rehabilitation of Adult Cochlear Implant Users: Insights from the "Heidelberg Model"

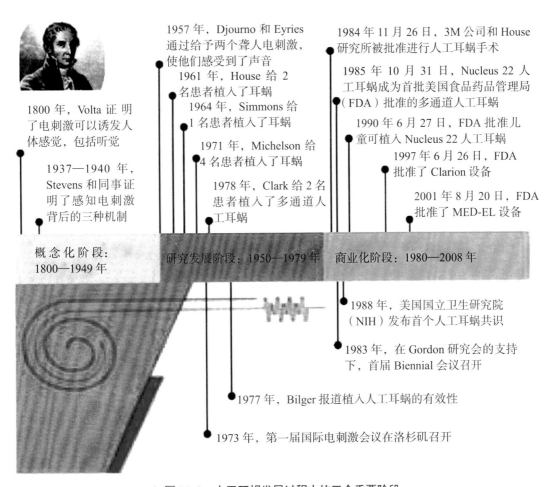

1957 年，Djourno 和 Eyries 通过给予两个聋人电刺激，使他们感受到了声音

1984 年 11 月 26 日，3M 公司和 House 研究所被批准进行人工耳蜗手术

1961 年，House 给 2 名患者植入了耳蜗

1964 年，Simmons 给 1 名患者植入了耳蜗

1985 年 10 月 31 日，Nucleus 22 人工耳蜗成为首批美国食品药品管理局（FDA）批准的多通道人工耳蜗

1971 年，Michelson 给 4 名患者植入了耳蜗

1990 年 6 月 27 日，FDA 批准儿童可植入 Nucleus 22 人工耳蜗

1800 年，Volta 证明了电刺激可以诱发人体感觉，包括听觉

1978 年，Clark 给 2 名患者植入了多通道人工耳蜗

1997 年 6 月 26 日，FDA 批准了 Clarion 设备

1937—1940 年，Stevens 和同事证明了感知电刺激背后的三种机制

2001 年 8 月 20 日，FDA 批准了 MED-EL 设备

概念化阶段：1800—1949 年

研究发展阶段：1950—1979 年

商业化阶段：1980—2008 年

1988 年，美国国立卫生研究院（NIH）发布首个人工耳蜗共识

1983 年，在 Gordon 研究会的支持下，首届 Biennial 会议召开

1977 年，Bilger 报道植入人工耳蜗的有效性

1973 年，第一届国际电刺激会议在洛杉矶召开

▲ 图 22-2　人工耳蜗发展过程中的三个重要阶段

引自 https://www.ncbi.nlm.nih.gov/pmc/articles/PMC2782849/figure/F1/

种象征性的、但本质上是多余的装饰，如"拱肩"。

Steven Pinker 是"拱肩"假说的著名倡导者，他的"奶酪蛋糕比喻（cheesecake analogy）"被广为流传："音乐是听觉的奶酪蛋糕，一份精心制作的精致甜点，它能至少刺激我们智力的六种敏感点"（Pinker，2009，p534）。然而，就像一块美味的奶酪蛋糕却不能滋养我们一样，音乐被视为一种美好但与生物学无关的副产品。支持"基石"理论的人对此表示反对，他们认为音乐在人类认知的进化过程中扮演了重要的角色（Carroll，1998；Levitin 和 Tirovolas，2009）。

音乐在世界各地的各种文化中都有发展。与言语不同，它不是一种预先定义语义的话语形式。但是，在表达情感时，音乐比言语要细腻得多。

从人类学的角度来看，音乐似乎是一种"原始语言"，出现在语言之前，以歌曲为基础的交流先于语言交流（Fitch，2006）。发展心理学家发现，婴儿具有充分的能力进行指代交流（Bieber，2014）：一些产前声学启动的指标提示——比起其他女性，新生儿更喜欢他们母亲的声音；非常小的婴儿更注意熟悉的语调（母语），对于不熟悉的语调（外语）或没有任何调整的自动声音相对不那么关注（Schröder 和 Höhle，2011）。显然，这些早期的韵律感知为句法和语法语义的习得提供了基础。

音乐是"功能性的（functional）"，因此具有生物学意义，它可以使人类产生幸福感（Schulkin 和 Raglan，2014），也可以促进情感的交融（Tarr 等，2014）。音乐是我们社会生活中的一部分，在很多场合如生日、婚礼和葬礼都离不开音乐，它伴随着我们"从出生到死亡"（Koelsch，2013，S.208ff.）。

听力障碍限制了耳聋患者对音乐的聆听，特别是 CI 患者，往往无法欣赏音乐。这些缺陷会影响患者的心理、社会和职业生活，降低患者的生活质量。听力损失也会损害个体辨别言语韵律的能力，会影响情感层面的交流，特别是涉及语言微妙的细微的差别，如讽刺、反讽或带有不同情感说话的情况。失去这些能力级别的交流会对患者日常生活产生重大影响，使人产生孤独感、孤立感和挫折感。

（二）基于 CI 的音乐感知——限制与挑战

如今，植入 CI 的成年语后聋患者通常在安静环境中能获得良好的言语理解能力（Drennan 和 Rubinstein，2008）。但是在噪声和音乐背景下让他们理解言语，仍然是一项具有挑战性的任务。即使在手术后很长一段时间，CI 患者在欣赏音乐时依然感觉不到其优美性，而是感到令人不快的噪声（如 Brockmeier 等，2011；Drennan 和 Rubinstein，2008；Gfeller 等，2008；Kim 等，2012；McDermott，2004）。因此，音乐感知能力被认为是人工耳蜗植入实现优质聆听的最高挑战。

音乐所表达的内容一般比语言丰富，其元素包括各种音高、强度、节奏、旋律和音质。在一个非常基础的水平上，声学元素可以在频谱或时间上进行分类。时间的变化导致节奏处理和节奏感知。频率的变化可造成不同音调/音高的连续变化，从而形成旋律轮廓。频率变化在不同音调/音高的同时组合能够创造和弦和解释"声学颜色（acoustic color）"= 音色（timbre）[关于声乐和器乐的基本介绍，见 Constantin（2015）]。所有这些参数都可以在音乐中找到，但是它们也有相应的语言，特别是旋律和音色识别（Kalathottukaren 等，2015）。

对于 CI 患者来说，音色识别似乎特别具有挑战性。简单来说，音色是使特定的音乐声或人声不同于另一种声音的原因，即使它们有相同的音调和响度。决定音色感知的声音物理特性包括频率（主频和谐波的组合）和包络。如果把声音映射到时域，那么包络就是声音的整体振幅结构。包络可以分解为几个维度：激发、衰减、维持和释放（图 22-3 和图 22-4）。对于正常听力者来说，察知和弦和包络的组合，特别是激发时间，是掌握乐器特性信息的关键。在 CI 患者中，虽然整体振幅结构通常几乎没有受损，但实验数据表明声音的起始特征（= 激发）发生了改变（Macherey 和 Delpierre，2013）。局部精细频谱细节的额外退化（Timm 等，2012；Pham 等，2015）也解释了在感知音色方面的巨大困难（参见多媒体部分对不同乐器的模拟）。

人工耳蜗对音乐处理水平较差的一个原因在于其对声音的技术处理策略。"CI 编码策略能很好地提供声音的时间包络信息，但提供的频谱信息有限。频谱信息的缺失造成患者在噪声环境下言语理解、言语识别和旋律识别的困难"（Peterson and Bergeson，2015）。有关声学和感知觉在旋律、信号分离的详细内容，请参见 Marozeau 等（2013）。

CI 电极的时间分辨率可以分辨小于 20Hz 的脉冲（0.05s）。学者普遍认为，CI 在 0.2～20Hz 范围内对声音时间和幅度的变化被感知为"节奏（rhythm）"。频率较高的电极频段提供高频信息。大多数乐器及人声（男性和女性）的频率范围都可以被钢琴琴键频率所覆盖，即在 100～2000Hz 范围内（图 22-5）。

第22章 音乐治疗作为成人人工耳蜗植入者早期康复的特殊和辅助训练

Music Therapy as Specific and Complementary Training in the Early Rehabilitation of Adult Cochlear Implant Users: Insights from the "Heidelberg Model"

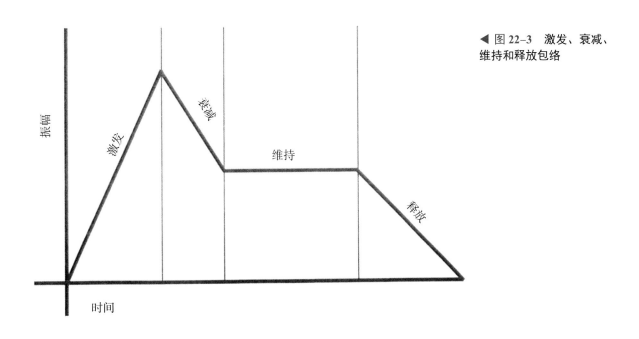

◀ 图 22-3 激发、衰减、维持和释放包络

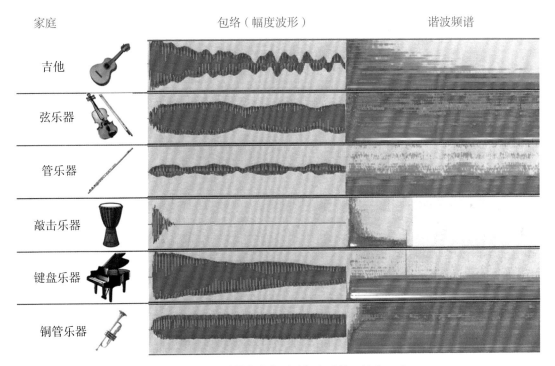

▲ 图 22-4 乐器的音色（除打击乐外，均为 A4）

言语识别对于人工耳蜗患者而言是一项高阶模式的识别任务，人工耳蜗会从几个频谱区域影响时间包络信息。即使频谱信息大大减少，人工耳蜗患者仍然可以实现近乎完美的语音识别（Shannon 等，1995）。然而，音乐识别需要聆听者对旋律具有进行精细辨别和整合的能力。

人工耳蜗使用者不仅难以单独感知频谱成分（导致对音高、旋律和和弦的基本感知中断），而且对音乐感知的高级整合功能也出现了缺陷，如听觉流分离（auditory stream segregation）（Limb 和 Roy，2014）。在旋律听觉分离中，CI 患者依赖于响度提示而不是音高来识别旋律

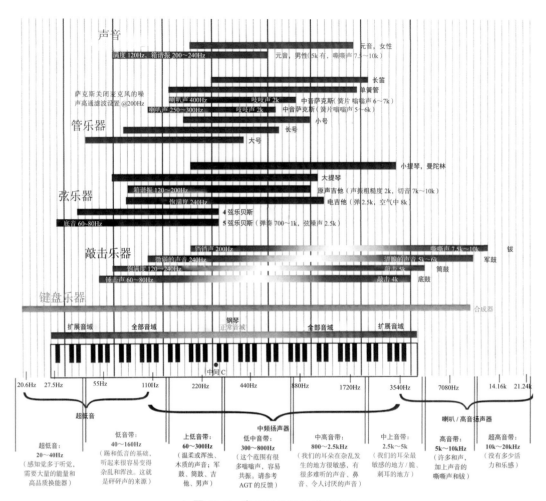

▲ 图 22-5 常用乐器的频谱和音域

（Marozeau 等，2013）。

人工耳蜗的这些工作原理对 CI 患者识别音乐的一些表现提供了解释，如为什么许多 CI 植入者在辨别音乐的节拍和节奏模式方面表现得与正常听力的成年人相似（Gfeller 等，1997）。因此，许多患者更喜欢节奏感强的音乐类型（如乡村音乐而不是古典音乐）和乐器（架子鼓而不是教堂管风琴）。

为了说明正常听力者和 CI 植入者在频谱和时间分辨上的差异，我们用图片表现了言语和音乐的录音。每段录音都要经过一个 24 通道的噪声声码器，用来模拟真实 CI 所执行的信号处理［更多细节请参见 Qin 和 Oxenham（2003）］。

• 语谱图是声音频谱随时间变化的直观表示，将时间和频率特点在一个图中联系起来。

横轴表示时间，纵轴表示频率，第三维表示在特定时间特定频率的强度，用图像中每个点的灰度或颜色表示。

• 波形图中的波形表现了声音振幅（即音量）的变化。图片的纵轴表示信号的振幅，而横轴表示信号所用的时间。

• 信号的频谱图突出基频的轮廓，表示声音的主要频率信息。

第一个例子（图 22-6）指的是 CI 对安静时言语的信息处理。在一个仿真人工耳蜗处理器中，经过 CI 处理后的频谱信息和时间精细结构信息都有所减少，这对于患者安静环境下的言语可懂度影响效果甚微。语谱图和波形图都表现出相似的模式。但在频谱图中，CI 表现为信号处理后略有减少，但仍显示出鲜明的言语信号特点。

　　然而，在更复杂的一个例子中（图 22-7），患者将在噪声环境中进行言语识别。人工耳蜗必须将语音从背景噪声中分离出来，人工耳蜗处理后对言语清晰度产生很大不利影响。此时的语谱图变得相当模糊，频谱图展现的言语信息也不清晰。

　　最后一个例子是关于人工耳蜗对音乐的信息提取的，研究者选取 Vivaldi 的《春天》音乐片段作为研究材料（图 22-8）。语谱图表现了音乐更复杂的频率分布（https://www.kfs.oeaw.ac.at/images/isf_image_directory/stories/HearingCI/music_04_mono.mp3）。CI 处理后的语谱图和波形图的时间分辨率与正常听觉（nromal hearing，NH）者相当。然而，CI 处理的频率分辨率相当有限，在语谱图中显

得不够精细（https://www.kfs.oeaw.ac.at/images/isf_image_directory/stories/HearingCI/music_04_CI.mp3）。

（三）成人 CI 植入者音乐训练及听觉康复

　　近年来，康复机构针对儿童 CI 植入者的音乐培训越来越普及（Di Nardo 等，2015；Gfeller，2016）。

　　但针对成人人工耳蜗患者早期的个人全面音乐训练却很少（Philips 等，2012；Looi 和 Driscoll，2012）。大多数的培训方法使用预先录制的或电子制作的音乐（MIDI）文件，它们通常侧重于单个音乐元素的训练，如音色、音高或旋律轮廓。

　　一种基于计算机播放的旋律轮廓识别训练（Fu 和 Galvin，2008），让 CI 患者每天练习 1

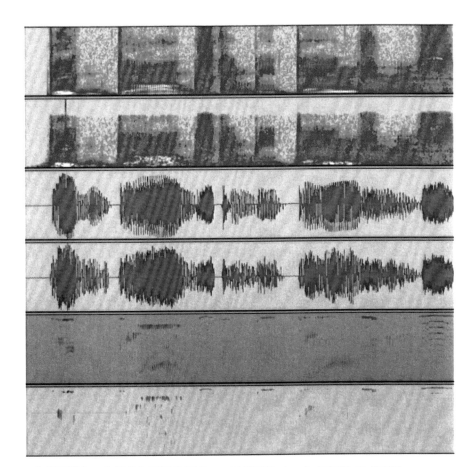

正常人语谱图

模拟 CI 语谱图

正常人波形图

模拟 CI 波形图

正常人音调

模拟 CI 音调

▲ 图 22-6　安静环境中一个简单句子图像呈现——正常听觉（NH）与模拟 CI 处理后

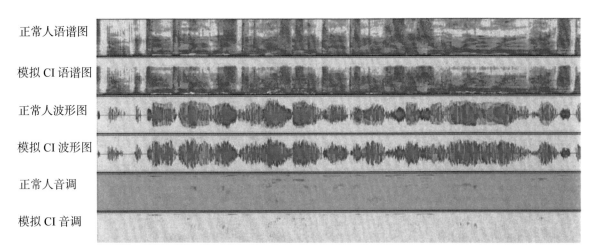

正常人语谱图

模拟 CI 语谱图

正常人波形图

模拟 CI 波形图

正常人音调

模拟 CI 音调

▲ 图 22-7　言语背景噪声下语句的识别——正常听觉（NH）者与模拟 CI 处理后

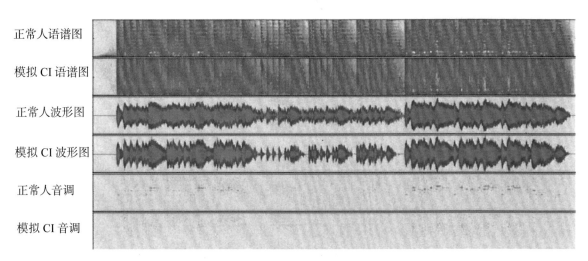

正常人语谱图

模拟 CI 语谱图

正常人波形图

模拟 CI 波形图

正常人音调

模拟 CI 音调

▲ 图 22-8　Vivaldi 的《春天》的图像呈现——正常听觉（NH）与模拟 CI 处理后

小时，每周 5 天，为期 1 个月或更长。结果表明患者的聆听效果有所改进，并且康复师建议患者开展更进一步的音乐识别训练（如更好地区别歌手的声音与背景音乐）。

另一种旋律轮廓训练计划（Lo 等，2015）也验证了其对言语感知的一些好处。经过 6 周的训练，患者在安静和问题 / 陈述韵律的辅音感知上都有了明显的提高。

人工耳蜗患者的音色识别和音色评估都可以通过为期 12 周的音乐训练来提高，音乐材料采用笔记本电脑播放。这些训练包含了代表三个频率范围和四个乐器家族的乐器片段（Gfeller

等，2002）。

音乐音高感知训练是通过一个基于持续 4 个月（每天 30 分钟）的特定培训计划来实现的，该训练材料同样采用电脑软件播放。培训要求 CI 患者将所听到的音高和音色与电脑屏幕所呈现的选项相关联。虽然结果表明该训练可以提高患者音调辨别能力，但提高水平仍旧是有限的（Vandali 等，2015）。

"互动音乐意识计划"（Interactive Music Awareness Program，IMAP）是为成年 CI 植入者专门开发的音乐培训计划。作为"以客户为中心、结构化、交互式、创造性、开放性、教

第22章　音乐治疗作为成人人工耳蜗植入者早期康复的特殊和辅助训练

Music Therapy as Specific and Complementary Training in the Early Rehabilitation of Adult Cochlear Implant Users: Insights from the "Heidelberg Model"

育性和挑战性的音乐（再）康复资源"（van Besouw 等，2015），患者可在互联网上免费获得培训资源（http://morefrommusic.org；van Besouw 等，2013）。该培训应用程序涵盖音色、节奏等训练项目，并包含乐器音色分辨训练项目，允许患者控制乐器/混声、音高和歌曲速度。患者在使用应用程序后非常积极得定期反馈感受。初步研究表明，该训练对患者音乐感知，特别是提高患者乐器识别能力是有益的（van Besouw 等，2016）。

基于计算机播放的音乐训练应用程序有一个共同的问题，即患者通常听不到现场真实演奏的音乐，更不用说有机会自己演奏乐器或听自己的声音唱歌了。然而，推广特定的歌唱技巧和积极的声乐练习似乎对患者音高的准确性有积极的影响（Yuba 等，2008）。

研究者及康复师推荐成人 CI 植入者的音乐培训以工作坊和团体疗法的形式开展，鼓励患者在放松状态的条件下聆听音乐（van Besouw 等，2014）。

目前，一个基于音乐的互动培训方案正在开展，其被命名为"音乐听觉训练计划"（Petersen 等，2012）。参与项目的人工耳蜗患者承诺进行为期 6 个月（每周 1 小时）的个人音乐训练和家庭练习。音乐培训课程由一名专业音乐教师带领；而患者需要在家庭练习时，使用计算机应用程序播放音乐。训练的主要内容是通过歌唱、演奏和听力练习，对患者音高、节奏和音色的感知和辨别能力进行锻炼。结果证实了人工耳蜗患者音乐感知的改善和其对音乐韵律情感识别的提升。

这些结果总体表现出"基于计算机播放音乐的自我管理和交互式音乐康复计划都可以增强音乐模式感知"。这一训练刺激 CI 使用者的听力发展，并进一步提升言语清晰度。

二、听觉感知训练的基本原则

由于音乐聆听培训的广泛性，人工耳蜗患者从听觉感知（更具体地说是音乐）培训获得的提升似乎是富有成效的（有关详细概述，见 Looi 等，2012；Hsiao 和 Gfeller，2012）。

大体上，有两种训练听觉感知的方法：分析法和综合法（图 22-9）。分析法和综合法为听觉学习提供了不同的益处（Moore 和 Amitay，2007）。

任何听觉训练的难度都应该有一个从简单到更复杂的过程。训练步骤及内容应根据患者的能力来设置。基本上，听力发展分为四个层次。

- 对声音的察知→是否有声音。
- 对声音的分辨→声音是相似的还是不同的？
- 对声音识别→是什么声音？它是从哪里来的？
- 声音理解→理解所听到声音的内容或意义。

对 CI 患者偏好的调查表明，"CI 用户寻求教学经验的实际益处，培训材料应有趣，可获得明显的收益，并且需要合理的时间安排，以促进患者参与音乐感知训练的持久性和注意力"（Gfeller，2001）。成功的听觉训练应具备如下特征（Gfeller 等，2015）。

- 提供对治疗效果的反馈。
- 通过使用可变化的听觉刺激声（不同的频率、不同的频谱特征）来加强训练。
- 听觉系统对听觉辅助设备不断适应，积累聆听经验，进一步对复杂的刺激声进行更精细的辨别。
- 培训应利用知觉衰退（从最极端到最现实）。
- 在训练过程中，刺激应该从孤立的主要线索（仅音高/仅节奏/仅音色）发展到更复杂的刺激。

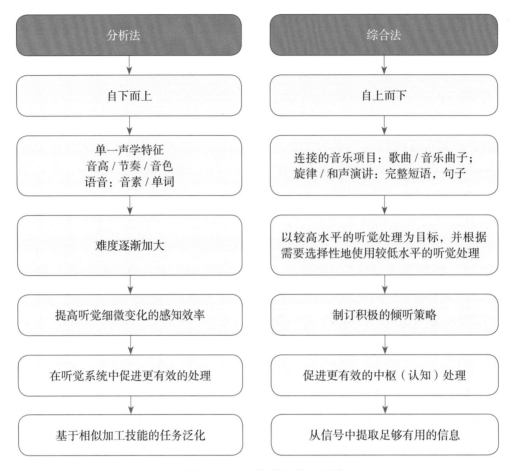

▲ 图 22-9　音乐训练的基本原则

- 最好是给予患者时频信息丰富 / 复杂的刺激（不是纯音，而是丰富的声音，如乐器、旋律轮廓）。
- 反复练习和反复积累聆听经验对听觉皮质可塑性和训练至关重要。

三、海德堡音乐治疗计划概述

目前，成人人工耳蜗植入术后的听力康复尚未做到临床规范和标准化。通常，临床对于成人人工耳蜗患者言语处理器的映射调试（mapping）、言语治疗、沟通培训以及技术补充的使用都是结合在一起的，以便通过 CI 获得持久成功的听力表现（Diller，2009）。

在海德堡大学医院的耳鼻喉科诊所，所有的成年人工耳蜗患者都定期参加一个有针对性的术后康复计划（Hoth 和 Landwehr）。海德堡康复项目计划至少持续 2 年，康复训练时间总计 20 天。该课程包括对人工耳蜗言语处理器的调试、医疗护理、听力学评估、听力学治疗、听力康复训练、小组讨论和音乐康复训练。这是一个为成人人工耳蜗植入者进行的个人音乐治疗项目，作为早期康复计划的一部分，这个康复的训练内容成为在德国成为一个特色的项目。

大多数音乐培训课程都由计算机训练软件辅助播放进行。因此，这些培训计划缺乏对患者情况的深入了解，不能以适应化和个性化的方式满足患者的需求。海德堡音乐治疗模式就是要解决这些问题：这种方法关注患者的个人音乐体验和期望，因此可以照顾到受训者的个人听力康复进度。音乐治疗训练的目的是在言语处理器被激活后的早期促进患者的音乐欣赏和对语音情感韵律的感知。它受启发于幼儿语言习得的步骤，这种训练方法的重点是对超段音位学（suprasegmental phonology）（即节奏、语调和重音计时）的应用（Otten 和 Walther，2009）。音乐疗法利用所谓的"语前对话（prelingual dialogue）"，以一种轻松的氛围和好玩的方式，传达儿童时期基本的言语交流和互动。学习内容是，CI 患者在聆听音乐的过程中将新奇的听觉体验与"语前对话"联系起来，"语前对话"通常是激发动机因素的感性体验。患者的训练动机需要得到激发，动机促进正在训练和将训练好的技能转移到新的环境中（Jaeggi 等，2014），而康复师以熟练的方式使用音乐刺激可以从本质上起到激发作用（Herholz 和 Zatorre，2012；Patel，2011，2014）。成年 CI 患者大多为语后聋，他们在成长过程中（做人工耳蜗之前）接触到音乐。患者的依从性和个体坚持性在经历治疗时会有差异，康复师在通过生态相关的音乐鼓励治疗后，不同患者个体治疗的效果可能有很大差异。对人工耳蜗植入者的建议总结为首字母缩略词 FAVORS：熟悉的音乐（familiar music）、视听通道（auditory-visual access）、开放的思想（open-mindedness）和简单易懂的安排（simple arrangements）（Plant，2015）。

CI 患者对于音乐的感知准确度很弱，这使得他们对于音乐的享受体验较差。对于 CI 患者来说，能够辨别音乐中的元素并不意味他们对于人工耳蜗效果的评价就会很高（Drennan 和 Rubinstein，2008）。从患者的角度来看，最佳的音乐享受似乎比"完美"的辨别更有价值。因此，除了准确性之外，音乐评价对于海德堡音乐治疗来说至关重要。

此项目中关于音乐康复时间的安排迄今没有可靠的建议。在海德堡，成年 CI 使用者在康复的第一年参加 5～10 次，每次 50 分钟的个体化训练。通常情况下，音乐治疗从言语处理器最初激活后的前 3 个月开始，让患者尽早获得基础的听力体验。

海德堡音乐治疗包含不同的模块以及标准化的干预措施，同时考虑到 CI 患者的个人需求和问题。它共分为 5 个模块，每个模块都追求一个特定的治疗目标（图 22-10 和表 22-2）。

对于声音的察知是任何音乐或语言训练最基本的要求。因此，音乐训练最初的重点是基本的音乐元素，如节奏和音高。接下来上升到一个更复杂的层面上：训练 CI 患者聆听和声和旋律。培训的重点是离散的音乐成分（分析方法）和更复杂的音乐刺激（合成方法）。最后，这些音乐参数被转化为情感言语理解和产生策略。

一项大规模研究[3]（2014—2016 年；Argstatter 和 Plinkert，2016）（研究包括一个对照组）为早期人工耳蜗康复使用音乐治疗的有效性提供了进一步的证据。研究结果表明，在听力质量问卷（hearing implant sound quality index，HISQUI）和音乐听力表现（即音高识别、旋律识别、音色识别以及语音中的韵律元素）方面有显著提高。有关音乐治疗研究背景的更多细节，请参见附录"海德堡模型的证据"。

四、总结和未来方向

目前来看，音乐本身对于 CI 使用者来说往往没有吸引力，换而言之，并不是每个 CI 患者都对音乐抱有很大兴趣。然而，音乐是最普遍的文化之一，我们几乎可能会在生活中的任何环境遇到它。许多 CI 使用者希望参与文化生活，尤其是与音乐相关的活动，如教堂服务、（生日）聚会或乡村庆典，或者希望从电影的配乐中获得乐趣。

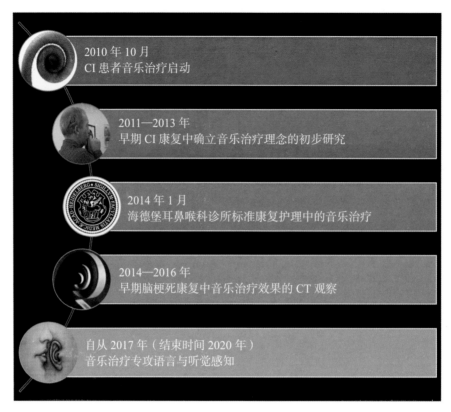

▲ 图 22-10　早期 CI 康复中的音乐治疗

表 22-2　海德堡音乐治疗模式的模块

模　块	治疗目标	练习（示例）
声音和言语的可变性	提高言语理解和生成能力，特别是在情感言语韵律方面	• 重复简单的单词 / 短语（"哈罗""我很好""谢谢"，用不同的情感表达和不同的姿势（如面对面、背对背） • 用简单的词即兴演唱（"哈罗""萨克斯管"） • 用不同的音调背诵童话故事 • Kazoo Ⅰ：模仿简单的声音和旋律轮廓语言技能培训通过自发和毫不费力地操纵语言内容来提高语言理解能力
语言技能训练	通过自发和毫不费力地操纵言语内容来提高言语理解能力	• 简单句子的重复 • 重复无意义音节 / 无意义单词 / 扭曲单词（如"xasophone"代替"saxophone"） • 诗歌 / 绕口令
不同听觉环境中的言语	训练对语言内容和信息的选择性听力，如结合音乐和语言特征时	• 用背景音乐重复句子 / 诗歌 •（电视）新闻（有或没有视觉线索）
音乐的基本成分	训练对离散的、基本的音乐成分如音高、节奏和音色的感知	• 节奏模仿 • 钢琴音高识别 • 识别乐器（音色） • 和弦辨别（钢琴上弹奏的两个和弦→相同 / 不同？） • Kazoo Ⅱ /metallophone：模仿钢琴上演奏的音调
复杂听觉	改善复杂听觉环境中重要刺激的选择性过滤	• 不同乐器同时演奏时的音色差异 • 声音定位（不同位置的不同仪器） • 和声辨别（和弦听起来是不和谐的还是辅音的？） • 辨别自然声音（"声音记忆"） • 结合语言和音乐刺激 / 歌词和音乐 •（重新）捕捉喜爱的音乐或尴尬的音乐风格

第 22 章　音乐治疗作为成人人工耳蜗植入者早期康复的特殊和辅助训练

Music Therapy as Specific and Complementary Training in the Early Rehabilitation of Adult Cochlear Implant Users: Insights from the "Heidelberg Model"

人工耳蜗的言语处理器被设计用来处理语言特征信号，而不是音乐。从技术角度来看，未来通过设计新的言语处理器，可以更有效、更精确地利用电刺激的时间和空间模式，克服现有植入系统中信号编码的固有局限性，从而进一步改善 CI 患者的音乐感知（McDermott，2004；Boeckmann-Barthel 等，2013；Falcon Gonzalez 等，2014）。

音乐的教育背景与语后聋人工耳蜗使用者的自我感知听力表现或言语感知无关（Fuller 等，2012），言语识别表现不是音乐感知的预测因素，也就是说，专注于言语理解的训练不能推广到音乐领域（Gfeller 等，2008）。然而，人工耳蜗患者在术后音乐聆听能力的提高也有助于改善对语言特征的识别："那些对音高和音色有更准确感知的 CI 使用者，更有可能对言语的频谱复杂元素有更好的感知结果，如语言或情感韵律和噪声下言语识别"（Gfeller 等，2015）。

提供高强度的音乐训练的同时注重音乐感知，而且注重音乐和语音的韵律和衔接等语言特征，似乎可以提高听力表现（Kraus 等，2009）的准确性和评价。以音乐为基础的培训不仅是"有效果"，而且更像是一个"桥梁"，因为音乐培训也对语言理解和声音表达产生更深远的影响，提供更广泛的好处，如提高患者的生活质量和社会参与。为了实现这些目标，多层面的、以人为中心的音乐训练似乎是一个富有成效和深远的目标，这个任务的建设应该成为人工耳蜗康复的基石。

附录 22-1

海德堡模型的证据

（一）两项研究证实了音乐治疗方案的有效性

在 2010 年的初始启动研讨会之后，海德堡音乐疗法在 2011—2013 年的试点研究中启动和评估。研究记录了所有接受音乐治疗［治疗组（therapy group，TG）］的 12 名语后聋、单侧植入的成年 CI 患者的完整数据（Hutter 等；Plinkert，2015）。2014—2016 年，研究进行了一项对照试验，包括 30 名（N=30）单侧植入语后聋成人 CI 患者和 55 名（N=55）听力正常对照者（Argstatter 和 Plinkert，2016）。在这项试验中，15 名 CI 患者（10 名男性和 5 名女性）被分配到音乐治疗组（TG），其余 N=15 名患者被分配到等待组（waiting list group，WG）。

在人工耳蜗开机最初的 3 个月后，为了评估患者的主观听力水平和音乐准确性，所有 CI 患者都接受了初步的音乐和心理调查（T0）。在这两项研究中，所有患者都接受了海德堡耳鼻喉科诊所提供的常规康复治疗（如医疗和技术支持、测听、听觉治疗、言语治疗）。TG 组的患者每周额外参加 10 次 50 分钟的个人音乐治疗。整个音乐治疗计划的持续时间约为 3 个月。WG 组的患者仅在日常生活中偶然接触音乐，但在 3 个月的时间内未接受任何特定的音乐康复训练。接下来研究项目对所有患者再次进行评估（最终调查 T1）。在第二次评估后，WG 组的患者有机会参与音乐治疗。

为了深入了解音乐治疗，研究人员录制了 CI 患者在音乐治疗前后对音乐的主观感受。CI 患者在植入第二个 CI 后接受了双侧 CI 的音乐治疗，并在其第一次（录像 1）和最后一次（第 10 次）音乐治疗（录像 6）期间接受了采访。

笔者将这些录像的链接置于 OAE Portal 网站 的 以 下 页 面：http://www.otoemi-ssions.org/

index.php/en/?option=com_content & view= article&id=290。

- 观看录像 1：音乐感知——患者的视角。
- 观看录像 2：从患者的角度看结果。

（二）诊断程序包括心理问卷和音乐测试

1. 音乐测试

为了研究音乐参数方面的听力表现，研究者对音乐康复进行了基于音乐感知测试的开发，如人工耳蜗者的音乐鉴赏（Appreciation of Music In Cochlear Implantees，AMICI）（Spitzer 等，2008）、蒙特利尔听觉评价量表（Montreal Battery for Evaluation of Amusia，MBEA）（Cooper 等，2008）、旋律轮廓识别（测试 MCI）（Galvin 等，2007），人工耳蜗音乐感知的临床评估（Clinical Assessment of Music Perception for Cochlear Implants，CAMP）（Nimmons 等，2008）或人工耳蜗感知的音乐声音（Musical Sounds in Cochlear Implants，MuSIC）（Brockmeier 等，2011）。

这些音乐康复训练只针对 CI 植入侧。由于测试环境设置在近似于开放的区域，因此无法通过耳机进行测试。为减弱人工耳蜗对侧耳听力的影响，研究人员通过关闭 CI 患者对侧耳的助听器（如果患者使用助听器）、插入密集耳塞或通过单侧耳机播放宽带噪声来掩盖对侧耳。

为了对患者音乐测试结果进行分类，研究人员对对照组的 55 名听力正常者同样进行了音乐测试。

2. 音调辨别

音调辨别测试的目的是识别自然音调（钢琴音）的差异阈值。我们选择钢琴声而不是人工合成的短纯音，因为我们想有效地贴近人体生物特性。

在一个已开发的音高测试中，总共有 24 个测试项目［8 个样本在一个中等（C4 到 F5）、较高（G5 到 B6）和较低（C2 到 B3）的音高范围内）］。对于每个测试项目，不同音高的两个音调在钢琴上依次呈现。测试使用的音程为第九大调（13 个半音差）、第六大调（9 个半音）、第五大调（7 个半音）、第四大调（5 个半音）、第三大调（4 个半音）、第三小调（3 个半音）、第二大调（2 个半音）和第二小调（1 个半音）。CI 患者的任务是说出给出第二个音调比第一个音调高还是低，以此来评估他们感知音调差异的能力。如果 CI 患者没有察觉到音调上的任何差异，他们就可以把音调评为相等。最后研究者计算患者回答正确的总分。

在适应性测试中，我们想评估患者的最小半音听阈，于是两个不同音高的音调在钢琴上依次呈现。测试包括以下音程：第九大调（13 个半音差）、第七大调（11 个半音）、第六大调（9 个半音）、第五大调（7 个半音）、第四大调（5 个半音）、第三大调（4 个半音）、第三小调（3 个半音）、第二大调（2 个半音）和第二小调（1 个半音）。对于这些音程中的任何一个，提出了一组六个项目，包括中等音程（C4 至 F5）、较高音程（G5 至 B6）和较低音程（C2 至 B3）中的两个示例。测试从第九大调开始，这是音高区别最大的一项。CI 患者的任务是判断第二个音调比第一个音调高还是低，研究者以此来评估他们在音调上的感知差异。如果他们没有察觉到音调上的任何差异，他们就可以把音调评为相等。如果至少有三组音高被正确识别，则会出现下一个间隔更小的音高测试项目。如果一组的所有六个音程在机会水平上被评定为不同或被认为是"相等"，则之前的音高间隔大小（半音）被记录为最小阈值。

3. 旋律识别

旋律识别的内容为 6 首在钢琴上演奏的德国民歌旋律，没有伴奏，也没有歌词。开始旋律是以没有节奏提示的歌曲形式呈现的；如果

第 22 章　音乐治疗作为成人人工耳蜗植入者早期康复的特殊和辅助训练

Music Therapy as Specific and Complementary Training in the Early Rehabilitation of Adult Cochlear Implant Users: Insights from the "Heidelberg Model"

患者不认识旋律，就用有节奏的旋律测试。如果人工耳蜗患者能够说出歌曲的名称、背诵歌曲的歌词或自发地唱/哼歌曲的旋律，就可以记录为对歌曲识别正确。

(1) 音色识别

测试项目包括 8 首预先录制的乐曲，由一种独奏乐器、同一乐器家族的几种乐器或一种伴奏乐器单独演奏。每项测试持续约 20 秒，通过扬声器播放。在听过乐器演奏后，人工耳蜗患者需要说出乐器的名称。如果他们不知道乐器的名称，则必须对乐器的音色进行描述，将乐器归属于一系列乐器（即弦乐器、铜管乐器、木管乐器、键盘乐器、打击乐器或拨弦乐器）。如果人工耳蜗患者能够正确的将乐器归类或用同类代替（例如，双簧管代替大管或长号代替小号），即使他们未能正确的说出乐器名称，仍然被认为是正确的回答。

(2) 韵律分类

短句（例如，"汽车有四个轮子"（"the car has four wheels"）以问题（3×）或陈述（3×）的形式呈现。无论参与测试的患者是否察觉出问题或陈述，他们都被要求给出一个自发的回答。

(3) 音乐评价

音乐感知的评估是基于慕尼黑音乐问卷（Munich Music Questionnaire）（MuMu，Brockmeier，n.d.）的项目。患者必须用 0~10 分的评分表来评价植入人工耳蜗后听到的音乐情绪感受。对音乐的评价分为：自然的/不自然的；愉快的/不愉快的；清晰的/模糊的；嘹亮的/不嘹亮的；混响的/不混响的；分数更高的类似于更"传统"的音质。

(4) 心理测试

采用问卷调查方法评估人工耳蜗患者的主观听力表现（Hearing Implant Sound Quality Index，HISQUI）（MED-EL，n.d.）和生活质量（Nijmegen Cochlear Implantation Questionnaire，NCIQ）（Hinderink 等，2000）。

(5) 反馈问卷

音乐治疗结束后，人工耳蜗患者完成音乐治疗主观评价反馈问卷。CI 患者被要求对音乐治疗效果的满意度进行 5 分等级的评分（1= 非常不满意；5= 非常满意）和听力表现的变化（1= 差得多；5= 好得多）。此外，CI 患者被鼓励说明与治疗相关的任何其他效果。

4. 结果

(1) 音乐测试

总体而言，音乐治疗组的 CI 患者在音调辨别、音色识别和韵律识别方面的技能有了很大的提高（图 22-11）。

在研究 2 中，音调辨别的最低检测水平（图 22-12）显著提高。并且在 T1 时，音乐治疗组的患者至少在钢琴的中间音域，表现达到了与正常听力对照组相似的准确度水平，这对于日常生活交流是最重要的（图 22-1）。

(2) 音乐主观评估

在研究 2 中，除了客观的准确性外，患者对音乐的主观评价也使研究者感兴趣。音乐治疗组的患者在治疗后对音乐主观的评价有所提高，但等待组的评价没有提高：音乐治疗组的患者对音乐的主观评价显示"自然""愉悦""精确/清晰"更多，而对"耳鸣"和"回响"的评价更少（图 22-13）。

(3) 准确度和评估之间的关系

从之前的研究中可以看出，"患者感知音乐的准确度和音乐享受之间的关系很弱，这表明对于 CI 患者来说，感知和评价是相对独立的"（Drennan 等，2015）。相关分析未发现听觉水平客观准确度（或音乐准确度）与音乐主观评价之间有明显联系。

(4) 听力质量和生活质量

听力质量问卷 HISQUI 的数据表明，研究

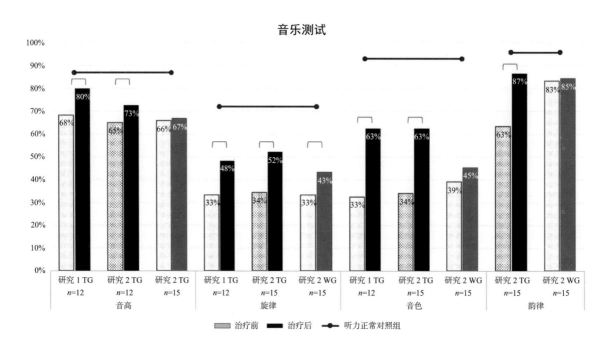

▲ 图 22-11　初步研究（研究 1）和对照组试验（研究 2）中两项评估之间的音乐测试结果。治疗组（**TG**）中患者在治疗前和治疗后参加了 10 个疗程的个别音乐治疗，等待组（**WG**）中的患者没有接受任何音乐特异性训练

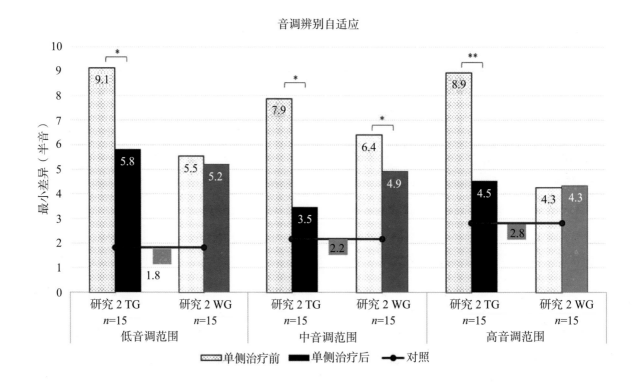

▲ 图 22-12　治疗组（**TG**）中的患者在治疗前和治疗后两次评估之间的适应性音调辨别任务（仅研究 2 提供的数据）参加了 10 个疗程的个体音乐治疗，等待组（**WG**）中的患者没有接受任何特定的音乐训练

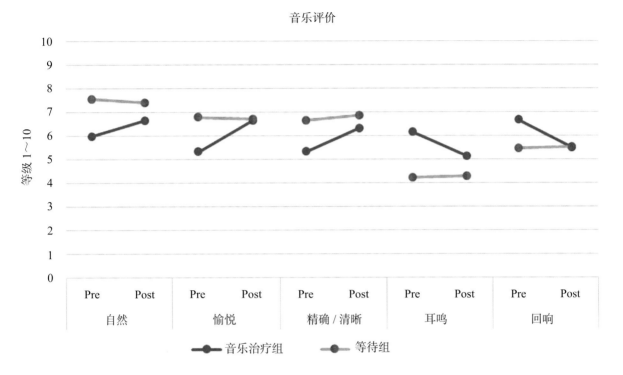

▲ 图 22-13 在两次评估之间音乐治疗对音乐评价的影响（仅研究 **2** 提供的数据），治疗组（**TG**）中治疗前（**Pre**）和治疗后（**Post**）患者参加了 **10** 次单独的音乐治疗，等待组（**WG**）中的患者没有接受任何特定的音乐训练

1 音乐治疗患者的得分提高了 35%，研究 2 音乐治疗患者的得分提高了 33%，而研究 2 对照组患者的得分仅提高了 4%。

在研究 2 中，通过 NCIQ 问卷评估患者的生活质量。虽然音乐治疗组的 NCIQ 评分有所改善，但等待组的 NCIQ 评分无明显变化。在音乐治疗组中，对生活质量影响最大的是听音乐的经历和习惯。

（5）治疗满意度

音乐治疗后的人工耳蜗患者个人反馈对治疗及其效果表现出较高的满意度。

- 治疗效果：治疗后，66%（研究 1）和 57%（研究 2）的 CI 患者对音乐效果"非常满意"（5 分）。其余均"相当满意"（4 分）。
- 听力表现：83%（研究 1）和 81%（研究 2）的 CI 患者表示"听力更好"（5 分），16%（研究 1）/13%（研究 2）显示听力"稍微"好一些（4 分），6%（研究 2）报告没有变化。
- 进一步的改善包括提高注意力和专注力，以及幸福感的改善。

（6）音乐治疗的讨论

结构化音乐治疗在最初激活言语处理器时期，似乎是一种对人工耳蜗患者有效的辅助治疗选择。我们的研究结果表明其优势在于为患者听力方面带来更多的益处，特别是在具有挑战性的方面（如音调辨别和音色分辨）。

已有研究显示，不考虑植入后经过的时间，CI 患者的音乐识别结果表现为他们佩戴人工耳蜗设备时间越长听觉效果越好。与已有研究相比，一般在最初激活言语处理器的几个星期后，音乐感知的准确度就提高了。造成这种差异的一个原因可能是音乐刺激的方式选择，因为自然声音提供了比短纯音或 MIDI 声音更多的听觉适应。

(7) 音调辨别

测量音调辨别的研究显示，人工耳蜗患者与听力正常的人相比，其音调识别能力有较大的局限性。同时，研究记录了 CI 使用者之间表现的高度差异性（Brockmeier 等，2011；Cooper 等，2008）。Ping 等（2012）调查了 8 例语后聋 CI 患者的音高辨别能力，研究结果发现他们的音高分辨能力表现差异很大，分辨能力差距从 2.1 个半音到 13.6 个半音（超过 1 个倍频程）。在音乐测试中（Brockmeier 等，2011），CI 用户能够在钢琴上平均区分 20.6 个 1/4 音调，相当于 10.3 个半色调或一个小 1/7。在 Cooper 等（2008）的一项研究中，人工耳蜗患者完成音高辨别测试的比率仅略高于随机猜测水平。

在我们的研究中使用的大多数时间间隔都小于 1/7，正确反应的水平在治疗前和治疗后都超过了随机猜测水平。音乐治疗组的最小检测阈值为治疗前中位数 7 个半音（大五），训练后降至中位数 3 个半音（小三）。

(8) 旋律识别

与正常听力对照组相比，或与有音乐歌词提示的情况相比，CI 患者在没有歌词语言提示的情况下识别音乐片段的能力相当有限（Gfeller 等，2002）。在 MuSIC 音乐测试（Brockmeier 等，2011）中，CI 患者识别旋律轮廓的平均水平相当低，这表明 CI 患者提高旋律识别能力的需求很高。我们的研究结果与已有研究的结果一致：人工耳蜗患者旋律识别的正确率较低。我们没有使用指定的答案列表，这最大限度地减少了随机猜测水平。患者被要求根据旋律轮廓来识别歌曲，而识别没有文本和节奏线索的歌曲尤其增加了任务的难度。另一个复杂的问题是，在测试中不仅需要识别旋律，还需要对歌曲有一定的背景了解和熟悉程度。因此，旋律识别测试结果的好坏，很大程度上取决于人

工耳蜗患者的音乐教育背景。在本研究中，患者无论是受过训练的还是未受过训练的，他们的旋律识别成绩都有所提高。这种效果可能是由于患者在植入后的对人工耳蜗设备的适应，以及日常生活中聆听音乐的经验。

(9) 音色识别

感知音色中精细的声学频率特征似乎受益于音乐治疗。在我们的音色识别测试中，没有要求患者有音乐教育背景、知道乐器的确切名称。如果他们能描述声音是如何发出的（如"吹""拨"）或乐器家族的名称（如打击乐器、铜管乐器、键盘），就足够了。患者对于同一个乐器家族（如小号和长号）的名称混淆不被视为错误，CI 患者在音色识别中的混淆主要出现在乐器类别之间（如吉他听起来像鼓），而正常听力对照组显示的混淆主要出现在乐器类别之中，以及同种乐器家族中（Drennan 和 Rubinstein，2008）。与 Brockmeier 等（2011）的 MuSIC 音乐测试不同，他们额外使用了视觉线索（因此提供了有限的乐器），没有提供乐器图片和指定的答案列表。尽管如此，在音乐治疗组中，乐器的正确识别率显著提高，并且在治疗后达到了相当高的水平，超过了其他研究中的康复水平（Brockmeier 等，2011；Gfeller 等，2002；Nimmons 等，2008）。

(10) 主观听觉水平

我们的结果显示，在评价音乐的声音质量和音乐测试中，CI 患者从治疗前到治疗后表现出听力的明显改善。患者在感知乐器的音色和体验良好的音质所必需的精细的声学频率特征时，都能从特定的音乐训练中受益。这些结果与研究结果一致，研究表明对单个音乐参数（如音高或音色）的训练可以改善 CI 患者的听力表现（Driscoll 等，2009；Gfeller 等，2002；Peterson 等，2009）。德国音乐治疗中心开发的音乐治疗远远不止是单一音乐参数的训练，还

包括韵律、语言和综合干预。因此，我们假设通过整体生活质量分数的增加表明音乐治疗的影响范围更广。同时，反馈问卷显示，主观幸福感和集中能力改善的 CI 患者要进一步的调查和评估。

五、海德堡音乐治疗研究的未来方向

此音乐治疗研究的未来方向是针对患者的个体需求制定治疗方案，即注重言语感知、心理接受或提高音乐理解。为了衡量音乐治疗的潜在效果，用于评估在韵律感知和表达、注意力和专注力，以及在复杂听觉环境中的听觉表现等方面的精确评价工具是必不可少的。

目前，在德国音乐治疗研究中心（German Center of Music Therapy Research，DZM e.V.）和海德堡（Heidelberg）耳鼻喉科诊所进行了大规模的临床试验。这项研究追踪了 60 名语后聋 CI 使用者在第一年的康复情况，并进行了三组比较：两组接受音乐治疗，其中一组侧重于听觉康复（音乐感知和评价），一组侧重于韵律特征；第三组是等待组的患者，他们没有接受任何特定的音乐训练。这个时间表允许纵向和横向比较听觉康复的效果。治疗效果将通过听力测试（纯音、噪声测试中的语音），以及韵律和音乐准确性测试进行评估。

其他的多媒体资源

声刺激的频谱与时间组织：动态图形评分 Stephen Malinowski，维瓦尔第 E 大调协奏曲（RV 269）的第一乐章，由美国巴洛克演奏的《春天》（来自《四季》）。

1. 基本音乐元素

(1) 音高

- B7 Music Studio，音调和频率。

- 北卡罗来纳科学与数学学院（North Carolina School of Science and Mathematics，NCSSM），音乐与科学相遇的地方第 1 部分：音高和频率。

(2) 节拍和节奏

- Wright C，节拍和节奏解释。
- Varney Y，一种不同的节奏视觉化方法。

(3) 音色

- Wright C，什么是音色？
- Constantinsen B，音色：为什么不同的乐器演奏相同的音色听起来不同。
- 北卡罗来纳科学与数学学院（NCSSM），音乐与科学相遇的地方第 2 部分：音色和复杂的波。

2. 语音样本——正常听力与人工耳蜗模拟

- 未处理的语句。
- 用 24 通道激发噪声声码器处理。
- 有背景言语声的未处理语句。
- 用 24 通道声码器处理 24 通道激发噪声。

3. 音乐声音样本——正常听力与人工耳蜗模拟

夏尔福尔松研究所（ISF），声学 CI 模拟：音乐 11。检索自 https://www.kfs.oeaw.ac.at/index.php?option=com_content&view=article&id=496&Itemid=765&lang=de。

胶片文件，请在以下 OAE Portal 网址查看以下影片的链接：http://www.otoemissions.org/index.php/en/?option=com_content&view=article&id=290。可能会遇到轻微的延迟。

- 电影 1：音乐感知——从患者的视角叙述。双侧 CI 患者在音乐治疗前音乐感知的感受（德语，带英语字幕）。
- 电影 2：声音和言语的变化 I ——Kazoo- 模仿女性患者的旋律轮廓（仅德语说明）。
- 电影 3：声音和言语的变异性 II ——使用简单单词（"哈罗""萨克斯管"），即兴发声男性患者（仅德语说明）。

- 电影 4：音乐的基本成分 I——Kazoo 模仿钢琴弹奏的音调。男性患者，分两部分：治疗开始时和 5 次音乐治疗后（仅德语说明）。

- 电影 5：音乐的基本组成部分 II——音色识别。女性患者（德语，带英语字幕）。

- 电影 6：从患者的角度讲述结果。电影 1 中的双侧 CI 患者讲述音乐治疗后的音乐感知（德语，带英语字幕）。

参 考 文 献

[1] ASHA. Type, Degree, and Configuration of Hearing Loss, 2015. http://www.asha.org/uploadedFiles/AIS-Hearing-Loss-Types-Degree-Configuration.pdf.

[2] Bieber, M. Die Vorsprachliche Kommunikation im Ersten Lebensjahr, 2014. https://www. kita-fachtexte.de/uploads/media/KiTaFT_bieber_II_2014.pdf.

[3] Boeckmann-Barthel, M.; Ziese, M.; Rostalski, D.; Arens, C.; Verhey, J. L. Melody and Chord Discrimination of Cochlear Implant Users in Different Pitch Ranges. *Cochlear Implants Int.* 2013, *14*, 5, 246-251. 10.1179/1754762812Y.0000000024.

[4] Brockmeier, S. J. Munich Music Questionnaire. n.d. http://s3.medel.com/downloadmanager/downloads/bridge_us/Resources/en-US/Munich_Music_Questionnaire.pdf.

[5] Brockmeier, S. J.; Grasmeder, M.; Passow, S.; Mawmann, D.; Vischer, M.; Jappel, A.; Baumgartner, W.; Stark, T.; Muller, J.; Brill, S.; Steffens, T.; Strutz, J.; Kiefer, J.; Baumann, U.; Arnold, W. Comparison of Musical Activities of Cochlear Implant Users with Different Speech-coding Strategies. *Ear Hear.* 2007, *28* (2 Suppl), 49S-51S. 10.1097/AUD.0b013e3180315468.

[6] Brockmeier, S. J.; Fitzgerald, D.; Searle, O.; Fitzgerald, H.; Grasmeder, M.; Hilbig, S.; Vermiere, K.; Peterreins, M.; Heydner, S.; Arnold, W. The MuSIC Perception Test: A Novel Battery for Testing Music Perception of Cochlear Implant Users. *Cochlear Implants Int.* 2011, *12* (1), 10-20. 10.1179/146701010X12677899497236.

[7] Carroll, J. Steven Pinker's Cheesecake for the Mind. *Phil. Lit.* 1998, *22* (2), 478-485. 10.1353/phl.1998.0036.

[8] Constantinsen, B. Timbre: The Difference Between Instrument Voices. 2015. http://whatmusicreallyis.com/research/physics/#timbre.

[9] Cooper, W. B.; Tobey, E.; Loizou, P. C. Music Perception by Cochlear Implant and Normal Hearing Listeners as Measured by the Montreal Battery for Evaluation of Amusia. *Ear Hear.* 2008, *29* (4), 618-626. 10.1097/AUD.0b013e318174e787.

[10] Di Nardo, W.; Schinaia, L.; Anzivino, R.; de Corso, E.; Ciacciarelli, A.; Paludetti, G. Musical Training Software for Children with Cochlear Implants. *Acta Otorhinolaryngol. Ital.* 2015, *35* (4), 249-257.

[11] Diller, G. (Re)habilitation nach Versorgung mit einem Kochleaimplantat. *HNO.* 2009, *57* (7), 649-656. 10.1007/s00106-009-1922-3.

[12] Drennan, W. R.; Rubinstein, J. T. Music Perception in Cochlear Implant Users and its Relationship with Psychophysical Capabilities. *J. Rehabil. Res. Dev.* 2008, *45* (5), 779-789.

[13] Drennan, W. R.; Oleson, J. J.; Gfeller, K.; Crosson, J.; Driscoll, V. D.; Won, J. H.; Anderson, E. S.; Rubinstein, J. T. Clinical Evaluation of Music Perception, Appraisal and Experience in Cochlear Implant Users. *Int. J. Audiol.* 2015, *54* (2), 114-123. 10.3109/14992027.2014.948219.

[14] Driscoll, V. D.; Oleson, J.; Jiang, D.; Gfeller, K. Effects of Training on Recognition of Musical Instruments Presented Through Cochlear Implant Simulations. *J. Am. Acad. Audiol.* 2009, *20* (1), 71-82.

[15] Falcon-Gonzalez, J. C.; Borkoski-Barreiro, S.; Liminana-Canal, J. M.; Ramos-Macias, A. Recognition of Music and Melody in Patients with Cochlear Implants, Using a New Programming Approach for Frequency Assignment. *Acta Otorrinolaringol. Esp.* 2014, *65* (5), 289-296. 10.1016/j.otorri.2014.02.005.

[16] Fan-Gang Zeng; Rebscher, S.; Harrison, W.; Xiaoan Sun; Haihong Feng. Cochlear Implants. *IEEE Rev. Biomed. Eng.* 2008, *1*, 115-142. 10.1109/RBME.2008.2008250.

[17] Fitch, W. T. The Biology and Evolution of Music: A Comparative Perspective. *Cognition* 2006, *100* (1), 173-215. 10.1016/j.cognition.2005.11.009.

[18] Fu, Q.-J.; Galvin, J. J. Maximizing Cochlear Implant Patients' Performance with Advanced Speech Training Procedures. *Hear Res.* 2008, *242* (1-2), 198-208. 10.1016/j.heares.2007.11.010.

[19] Fuller, C.; Free, R.; Maat, B.; Baskent, D. Musical Background not Associated with Selfperceived Hearing Performance or Speech Perception in Postlingual Cochlear-implant Users. *J. Acoust Soc. Am.* 2012, *132* (2), 1009-1016. 10.1121/1.4730910.

[20] Galvin, J. J.; Fu, Q.-J.; Nogaki, G. Melodic Contour Identification by Cochlear Implant Listeners. *Ear Hear.* 2007, *28* (3), 302-319. 10.1097/01.aud.0000261689.35445.20.

[21] Gfeller, K. Aural Rehabilitation of Music Listening for Adult Cochlear Implant Recipients. *Music Ther. Perspect.* 2001, *19* (2), 88-95. 10.1093/mtp/19.2.88.

[22] Gfeller, K. Music-Based Training for Pediatric CI Recipients: A Systematic Analysis of Published Studies. *Eur. Ann. Otorhinolaryngol. Head Neck Dis.* 2016, *133* (Suppl 1), S50-S56. 10.1016/j.anorl.2016.01.010.

[23] Gfeller, K.; Woodworth, G.; Robin, D. A.; Witt, S.; Knutson, J. F. Perception of Rhythmic and Sequential Pitch Patterns by Normally Hearing Adults and Adult Cochlear Implant Users. *Ear Hear.* 1997, *18* (3), 252-260.

[24] Gfeller, K.; Witt, S.; Adamek, M.; Mehr, M.; Rogers, J.; Stordahl, J.; Ringgenberg, S. Effects of Training on Timbre Recognition and Appraisal by Postlingually Deafened Cochlear Implant Recipients. *J. Am. Acad. Audiol.* 2002, *13* (3), 132-145.

[25] Gfeller, K.; Oleson, J.; Knutson, J. F.; Breheny, P.; Driscoll, V.; Olszewski, C. Multivariate Predictors of Music Perception and Appraisal by Adult Cochlear Implant Users. *J. Am. Acad. Audiol.* 2008, *19* (2), 120-134. 10.3766/jaaa.19.2.3.

[26] Gfeller, K.; Guthe, E.; Driscoll, V.; Brown, C. J. A Preliminary Report of Music-based Training for Adult Cochlear Implant Users: Rationales and Development. *Cochlear Implants Int.* 2015, *16* (Suppl 3), S22-S31. 10.1179 /1467010015Z.000000000269.

[27] Herholz, S. C.; Zatorre, R. J. Musical Training as a Framework for Brain Plasticity: Behavior, Function, and Structure. *Neuron* 2012, *76* (3), 486-502. 10.1016/ j.neuron.2012.10.011.

[28] Hinderink, J. B.; Krabbe, P. F.; van den Broek, P. Development and Application of a Healthrelated Quality-of-life Instrument for Adults with Cochlear Implants: The Nijmegen Cochlear Implant Questionnaire. *Otolaryngol. Head Neck Surg.* 2000, *123* (6), 756-765. 10.1067/ mhn.2000.108203.

[29] Hoth, S.; Landwehr, M. Das Cochlea-Implantat-Information für unsere Patienten.

[30] Hsiao, F.; Gfeller, K. Music Perception of Cochlear Implant Recipients with Implications for Music Instruction: A Review of Literature. *Update Univ. S C Dep. Music.* 2012, *30* (2), 5-10. 10.1177/8755123312437050.

[31] Jacob, R.; Stelzig, Y. Cochleaimplantatversorgung in Deutschland. *HNO.* 2013, *61* (1), 5-11. 10.1007/s00106-012-2559-1.

[32] Jaeggi, S. M.; Buschkuehl, M.; Shah, P.; Jonides, J. The Role of Individual Differences in Cognitive Training and Transfer. *Mem. Cognit.* 2014, *42* (3), 464-480. 10.3758/s13421-013-0364-z.

[33] Kalathottukaren, R. T.; Purdy, S. C.; Ballard, E. Prosody Perception and Musical Pitch Discrimination in Adults Using Cochlear Implants. *Int. J. Audiol.* 2015, *54* (7), 444-452. 10.3109/14992027.2014.997314.

[34] Kim, E.; Lee, H.-J.; Kim, H.-J. Music Perception Ability of Korean Adult Cochlear Implant Listeners. *Clin. Exp. Otorhinolaryngol.* 2012, *5* (Suppl 1), S53-S58. 10.3342/ ceo.2012.5. S1.S53.

[35] Kochkin, S.; Rogin, C. Quantifying the Obvious: The Impact of Hearing Aids on Quality of Life. *Hear. Rev.* 2000, *7* (1), 8-34.

[36] Koelsch, S. *Brain and Music*; Wiley-Blackwell: Chichester, West Sussex, 2013.

[37] Kraus, N.; Skoe, E.; Parbery-Clark, A.; Ashley, R. Experience-Induced Malleability in neural Encoding of pitch, timbre, and Timing. *Ann. N. Y. Acad. Sci.* 2009, *1169*, 543-557. 10.1111/j.1749-6632.2009.04549.x.

[38] Levitin, D. J.; Tirovolas, A. K. Current Advances in the Cognitive Neuroscience of Music. *Ann N Y Acad Sci.* 2009, *1156*, 211-231. 10.1111/j.1749-6632.2009.04417.x.

[39] Limb, C. J.; Roy, A. T. Technological, Biological, and Acoustical Constraints to Music Perception in Cochlear Implant Users. *Hear Res.* 2014, *308*, 13-26. 10.1016/ j.heares.2013.04.009.

[40] Lo, C. Y.; McMahon, C. M.; Looi, V.; Thompson, W. F. Melodic Contour Training and Its Effect on Speech in Noise, Consonant Discrimination, and Prosody Perception for Cochlear Implant Recipients. *Behav. Neurol.* 2015, *2015*, 352869. 10.1155/2015/352869.

[41] Loebach, J. L.; Pisoni, D. B. Perceptual Learning of Spectrally Degraded Speech and Environmental Sounds. *J. Acoust. Soc. Am.* 2008, *123* (2), 1126-1139. 10.1121/1.2823453.

[42] Looi, V.; Gfeller, K.; Driscoll, V. Music Appreciation and Training for Cochlear Implant Recipients: A Review. *Semin. Hear.* 2012, *33* (4), 307-334. 10.1055/s-0032-1329222.

[43] Macherey, O.; Delpierre, A. Perception of musical timbre by cochlear implant listeners: a multidimensional scaling study. *Ear Hear.* 2013, *34* (4), 426-436. 10.1097/ AUD.0b013e31827535f8.

[44] Marozeau, J.; Innes-Brown, H.; Blamey, P. J. The Acoustic and Perceptual Cues Affecting Melody Segregation for Listeners with a Cochlear Implant. *Front. Psychol.* 2013, *4*, 790. 10.3389/fpsyg.2013.00790.

[45] McDermott, H. J. Music Perception with Cochlear Implants: A Review. *Trends Amplif.* 2004, *8* (2), 49-82.

[46] MED-EL. Hearing Implant Sound Quality Index (HISQUI) Hearing Implant Sound Quality Index (HISQUI). n.d. http:// s3.medel.com/downloadmanager/downloads/bridge_2013/ hisqui/id-ID/23015_2.0_HISQUI_EN.pdf.

[47] Moore, D.; Amitay, S. Auditory Training. *Semin Hear.* 2007, *28* (2), 99-109. 10.1055/s-2007-973436.

[48] Otten, M.; Walther, M. Prosodie - Bedeutung, Funktionen, Diagnostik. Forum Logopädie. 2009, *23* (1), 18-25.

[49] Patel, A. D. Why would Musical Training Benefit the Neural Encoding of Speech? The OPERA Hypothesis. *Front. Psychol.* 2011, *2*, 142. 10.3389/fpsyg.2011.00142.

[50] Patel, A. D. Can Nonlinguistic Musical Training Change the Way the Brain Processes Speech? The Expanded OPERA Hypothesis. *Hear Res.* 2014, *308*, 98-108. 10.1016/j. heares. 2013.08.011.

[51] Petersen, B.; Mortensen, M. V.; Gjedde, A.; Vuust, P. Reestablishing Speech Understanding Through Musical Ear Training after Cochlear Implantation: A Study of the Potential Cortical Plasticity in the Brain. *Ann. N. Y. Acad. Sci.* 2009, *1169*, 437-440. 10.1111/j.1749-6632.2009.04796.x.

[52] Peterson, N.; Bergeson, T. R. Contribution of Hearing Aids to Music Perception by Cochlear Implant Users. *Cochlear Implants Int.* 2015, *16* (Suppl 3), S71-S78. 10.1179/1467010015 Z.000000000268.

[53] Petersen, B.; Mortensen, M. V.; Hansen, M.; Vuust, P. Singing in the Key of Life. *Psychomusicol. Music Mind Brain* 2012, *22* (2), 134-151. 10.1037/a0031140.

[54] Pham, C. Q.; Bremen, P.; Shen, W.; Yang, S.-M.; Middlebrooks, J. C.; Zeng, F.-G.; Mc Laughlin, M. Central

Auditory Processing of Temporal and Spectral-Variance Cues in Cochlear Implant Listeners. *PLoS ONE*. 2015, *10*, (7), e0132423. 10.1371/journal.pone. 0132423.

[55] Philips, B.; Vinck, B.; Vel, E. de; Maes, L.; D'Haenens, W.; Keppler, H.; Dhooge, I. Characteristics and Determinants of Music Appreciation in Adult CI users. *Eur. Arch. Otorhinolaryngol.* 2012, *269* (3), 813-821. 10.1007/s00405-011-1718-4.

[56] Ping, L.; Yuan, M.; Feng, H. Musical Pitch Discrimination by Cochlear Implant Users. *Ann. Otol. Rhinol. Laryngol.* 2012, *121* (5), 328-336. 10.1177/000348941212100508.

[57] Pinker, *S. How the Mind Works;* Norton: New York, 2009

[58] Plant, G. Musical FAVORS: Reintroducing Music to Adult Cochlear Implant Users. *Cochlear Implants Int.* 2015, 16 (Suppl 3), S5-S12. 10.1179/1467010015Z.000000000271.

[59] Qin, M. K.; Oxenham, A. J. Effects of Simulated Cochlear-implant Processing on Speech Reception in Fluctuating Maskers. *J. Acoust. Soc. Am.* 2003, *114* (1), 446-454. 10.1121/1.1579009.

[60] Schröder, C.; Höhle, B. Prosodische Wahrnehmung im frühen Spracherwerb. Sprache Stimme Gehör. 2011, *35,* (03), e91-e98. 10.1055/s-0031-1284404.

[61] Schulkin, J.; Raglan, G. B. The Evolution of Music and Human Social Capability. *Front Neurosci.* 2014, *8*, 292. 10.3389/fnins.2014.00292.

[62] Scientific Committee on Emerging and Newly Identified Health Risks (SCENIHR). Potential Health Risks of Exposure to Noise from Personal Music Players and Mobile Phones Including a Music Playing Function. 2008. http://ec.europa.eu/health/ph_risk/committees/04_scenihr/docs/scenihr_o_018.pdf.

[63] Shannon, R. V.; Zeng, F. G.; Kamath, V.; Wygonski, J.; Ekelid, M. Speech Recognition with Primarily Temporal Cues. *Science* 1995, *270* (5234), 303-304.

[64] Tarr, B.; Launay, J.; Dunbar, R. I. M. and Social Bonding: "Self-Other" Merging and Neurohormonal Mechanisms. *Front. Psychol.* 2014, *5*, 1096. 10.3389/fpsyg.2014.01096.

[65] Timm, L.; Agrawal, D.; C Viola, F.; Sandmann, P.; Debener, S.; Büchner, A.; Dengler, R.; Wittfoth, M. Temporal Feature Perception in Cochlear Implant Users. *PLoS ONE*. 2012, *7* (9), e45375. 10.1371/journal.pone.0045375.

[66] van Besouw, R. M.; Nicholls, D. R.; Oliver, B. R.; Hodkinson, S. M.; Grasmeder, M. L. Aural Rehabilitation Through Music Workshops for Cochlear Implant Users. *J. Am. Acad. Audiol.* 2014, *25* (4), 311-323. 10.3766/jaaa.25.4.3.

[67] van Besouw, R. M.; Oliver, B. R.; Hodkinson, S. M.; Polfreman, R.; Grasmeder, M. L. Participatory Design of a Music Aural Rehabilitation Programme. *Cochlear Implants Int.* 2015, 16 (Suppl 3), S39-S50. 10.1179/1467010015Z.000000000264.

[68] van Besouw, R. M.; Oliver, B. R.; Grasmeder, M. L.; Hodkinson, S. M.; Solheim, H. Evaluation of An Interactive Music Awareness Program for Cochlear Implant Recipients. *Music Percep. Interdisciplinary J.* 2016, *33,* 4, 493-508. 10.1525/mp.2016.33.4.493.

[69] Vandali, A.; Sly, D.; Cowan, R.; van Hoesel, R. Training of Cochlear Implant Users to Improve Pitch Perception in the Presence of Competing Place Cues. *Ear Hear.* 2015, *36* (2), e1-e13. 10.1097/AUD.0000000000000109.

[70] Yuba, T.; Itoh, T.; Yamasoba, T.; Kaga, K. Advancement in Singing Ability Using the YUBA Method in Patients with Cochlear Implants. *Acta Otolaryngol.* 2008, *128* (4), 465-472. 10.1080/00016480701765683.

[71] Zahnert, T. The Differential Diagnosis of Hearing Loss. *Dtsch Arztebl Int.* 2011, *108* (25), 433-443; quiz 444. 10.3238/arztebl.2011.0433.

第 23 章　中耳植入振动声桥相关安全性、有效性、效果与个人收益分析

The Active Middle Ear Implant Vibrant Soundbridge: Outcomes on Safety, Efficacy, Effectiveness, and Subjective Benefit 1996—2017

Michael Urban　Francesca Scandurra　Anna Truntschnig　Severin Fürhapter　Geoffrey Ball　著

洪梦迪　焦青山　王宇晴　韩　硕　译　　何雅琪　校

摘　要

自 2001 年以来，世界卫生组织（World Health Organization，WHO）在《世界卫生报告》（*World Health Report*）中发布关于经济负担数据时就报道了成人听力损失。听力损失已成为一个重大的全球健康问题，影响到全球约 15% 的成年人。在 2015 年，约有 5 亿人（约占世界人口的 6.8%）患有中度至重度听力损失（定义见表 23-1）。如果不及时治疗，这种未干预的听力损失（听力较好耳的听力<35dB）每年在全球造成的损失为 7500 亿～7900 亿美元。必须指出，这些估计数字不包括医院门诊、手语翻译和家庭自付等费用。因此，全球范围内听力损失的实际经济负担可能会超过 7500 亿～7900 亿美元。

针对听力损失的干预装置包括助听器、人工耳蜗、中耳植入、骨传导植入和其他辅助设备。哪种治疗方法最适合患者取决于个体解剖结构及听力损失的严重程度（轻度、中度、重度、极重度）和听力损失的性质（传导性、感音神经性和混合性）。助听器和植入装置已经成为治疗听力损失最为经济常用的方法。根据全球需求和估算约有 7200 万（未经治疗的）听力损失患者可能从听力设备的使用中受益，不过目前的助听器产量还不到此需求的 10%。有一种设备很有希望能解决这 10% 的问题，那就是"振动声桥"。下文将重点讨论振动声桥（vibrant soundbridge，VSB）的安全性、有效性和个人收益方面的成果。我们将讨论中耳植入体"VSB"和成形术耦合器。VSB 为各种中耳病变患者提供了一种安全有效的选择，并已成为一种意义深远的听力康复策略，提高了患者的听力质量和生活质量。在给声强度为 65dB 的"弗莱堡言语识别测试"（Freiburger Sprachtest）中，VSB 可分别提高感音神经性听力损失（sensorineural hearing loss，SNHL）的语言理解达到 41%、混合性听力损失（mixed hearing loss，MHL）达到 55.5%、传导性听力损失（conductive hearing loss，CHL）达到 78.1%。在噪声环境下言语分辨能力测试数据反映了更多方法的异质性。只能说，VSB 可以提高一般的测试成绩。在各个中心、国家和大洲，患者对 VSB 都是高度满意且一致的，许多出版物和报告中的数据都证明了这一点。一般来说，整天佩戴该设备（长达 16h，一些患者甚至带着它睡觉）的患者反馈，声音质量自然，设备满意度高，尤其是在嘈杂的环境中理解能力更好。同样，可

用测试工具的数量超过了结果；最常见的是助听器效果评估简表（Abbreviated Profile of Hearing Aid Benefit，APHAB）和格拉斯哥评分量表（Glasgow Benefit Inventory，GBI）。在所有报告的主观结果研究中，但在各分量表（背景噪声、混响、沟通、对声音的厌恶）中，患者受益于 VSB（与助听器，除了助听器或与助听器比较）存在重大差异。一般来说，VSB 被认为更舒适，更清晰的声音感知和发生较少的不舒服。

总之，VSB 在手术经验丰富的情况下中是一种安全的工具。由于没有标准的操作程序来比较功能结果或衡量设备性能的主观质量，所测量的数据很难具有可比性。尽管如此，VSB 还是被证明是一种高度可靠的设备，它可以显著改善在嘈杂环境下的语言分辨能力，并具有很好的音质。VSB 在混合性和传导性听力损失中的应用拓宽了治疗范围，改善了那些还不能进行有效治疗的患者的听力。不良事件发生率低于传统手术和骨传导植入术；听力改善效果被证明是长期有效的。Kosaner Kliess 及其同事在 2017 年指出，就成本（按增量成本效用比衡量）而言，这也是一个非常具有成本效益的解决方案，每质量调整生命年为 9913.72 澳元，低于澳大利亚医疗保健环境中 34 500 澳元的自愿支付门槛。

关键词

听力损失；主动中耳植入手术

一、概述

人类失去一种感觉比如失去听力，会对自己及其家人有着深远的影响，这种听力损失可能是先天的，也可能是由于多种原因在任何年龄发生。未解决的听力损失和缺少必要的耳部和听力保护服务的影响远不止听力本身：易怒、感到压力、抑郁（Cooper，1976；Gloag，1980；Hétu 等，1988；Monzani 等，2008），减少学业和工作导致收入能力下降（Crandell，1993；Khairi 等，2010；Yoshinaga-Itano 等，1998），社会排斥和孤独（Dawes 等，2015 年；Stephens 等，1995 年；Thomas 等，1983），心理和整体健康下降（Ciorba 等，2012；Cooper，1976；Hindley，1997；Knutson 和 Lansing，1990；Tambs，2004；Thomas 等，1983）。听力损失除了对个人及其家庭造成影响外，还会对卫生保健系统和整个社会经济造成重大损失（WHO，2017b）。因此，WHO（2017b）提高了"听力损失必须作为一个公共卫生问题加以处理"的认识（WHO，2017b）。建议各国通过实施定期筛查程序、支持早期干预以阻止听力损失程度的恶化（WHO，2017b）在其公共卫生战略中解决听力损失问题。根据 WHO（2012），听力损失可根据较好的耳国际标准听力值分为轻度、中度、重度和极重度听力损失（包括全聋），以 dB 衡量（表 23-1）。WHO（2004）定义的致残性听力损失为："较好的耳朵永久性的非助听听力阈值在 0.5kHz、1kHz、2kHz 和 4kHz 的听力平均值达到 41dB 或以上；15 岁以下儿童的致残性听力损失阈值应定义为较好耳朵的永久性的非助听听力为 31dB 或以上"（WHO，2004，第 10 页）。

考虑到这一分类，世界卫生组织（2012）将中度、重度和极重度听力损失定义为致残性听力损失。

第 23 章　中耳植入振动声桥相关安全性、有效性、效果与个人收益分析

The Active Middle Ear Implant Vibrant Soundbridge: Outcomes on Safety, Efficacy, Effectiveness, and Subjective Benefit 1996—2017

表 23-1　世界卫生组织听力损失程度分级（2012）

分　级	听力损失程度	较好耳听力 ISO 值（dB HL）[*]	日常表现
0	无听力损失	≤25	没有或很小的听力问题，能听到耳语
1	轻度听力损失	26～40	能够在 1m 远的地方听到并复述正常言语声
2	中度听力损失	41～60	能够在 1m 远的地方听到并复述提高音量后的言语声
3	重度听力损失	61～80	对着相对好耳喊话时，能够听到一些单词
4	极重度听力损失，包括全聋	≥81	即使是喊话也听不到，听不懂

[*]. 分贝（dB）是用于以对数表示声音强度的单位；dB HL 是指听力图所确定的听力水平（引自 WHO，2012，第 8 页）

自 2001 年以来，世界卫生组织（WHO）在《世界卫生报告》中发表关于全球疾病负担的数据时报告了成人听力损失问题。听力损失已成为一个重大的全球健康问题，影响到全球约 15% 的成年人。2015 年，约有 5 亿人（约占世界人口的 6.8%）遭受致残性听力损失（中度、重度和极重度听力损失，定义见表 23-1）（Wilson 等，2017）。据估计，致残性听力损失的患病率逐渐上升，从 2005 年的约 5.73% 上升到 2015 年的 6.8%（Wilson 等，2017）。然而，不仅是致残性听力损失，轻度听力损失也会给相关人群带来一种负担（Wilson 等，2017）。残疾生命年（years lived with disability，YLD）是指一个人不得不与严重影响其健康状况的疾病抗争的时间，听力损失在全球 YLD 排名第四。在我们的社会中，患有残疾多年的一个最普遍的原因是任何程度的听力损失（Wilson 等，2017）。35—64 岁，YLD 急剧增加，最大的 YLD 损失为 20～64dB（Wilson 等，2017）。图 23-1 显示了成年人听力损失的患病率占该区域总人口的百分比。听力损失在世界各地分布不均，轻度（26～40dB）至中度（41～60dB）听力损失的患病率最高，特别是在亚洲地区（WHO，2012）。

图 23-2 显示了世界卫生组织（WHO）关于全球听力损失成本的最新报告（2017b）中

健康指标与卫生研究所（Institute of Health Metrics and Eval-uation，IHME）的估计。世界卫生组织（2017b）报告称，总体而言，约 422 223 000 名 15 岁及以上的人患有至少中度的听力损失（先天性或后天原因；GBD，WHO，2015，2017b）。

未干预的听力损失（听力较好的耳朵大于 35dB）每年在全球造成 7500 亿～7900 亿美元的损失（WHO，2017b）。这些年度全球成本由世界卫生组织（2017c）计算，具体如下。

- 保健费用在 670 亿～1070 亿美元（不包括提供助听器和人工耳蜗等助听设备的费用）。
- 抚养未干预的听力损失的儿童（5—14 岁）的教育费用总计约 39 亿美元。
- 由于生产力损失（失业、过早退休）造成的成本估计为 1050 亿美元。
- 据估计，社会成本（社会孤立、交流困难和污名给有关个人造成心理负担）还将增加 5730 亿美元。在这些成本中，计算了因听力损失而避免一年残疾生活和残疾调整生命年（disability-adjusted life year，DALY）的货币价值（WHO，2017b）。

对于有听力损失的成年人来说失业率更高。在就业人群中，与听力正常的工作者相比，有听力损失的工作者薪资水平较低。必须指出，

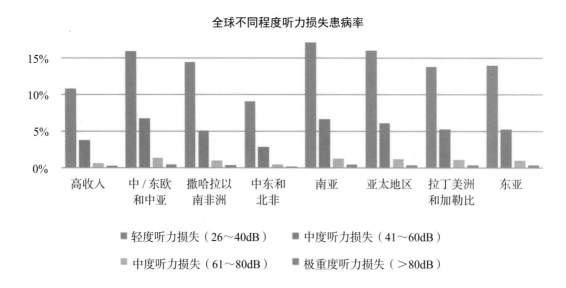

▲ 图 23-1 世界不同区域听力损失的患病率及程度

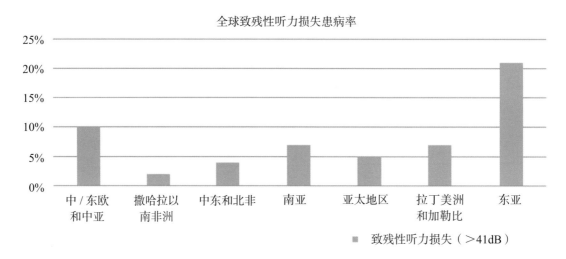

▲ 图 23-2 世界卫生组织（2012）估计的全球致残性听力损失患病率

这些估计数不包括其他费用，如医院门诊诊费、手语翻译和家庭自费费用。

分析人士预计，未来听力损失的发生率将会增加，特别是关于老年性听力损失：我们的社会正面临着人口老龄化的趋势，婴儿潮（因此被称为"黄金潮"）作为社会中很大一部分正在逐年发展（Li-Korotky，2012）。根据世界卫生组织（2017）的估计，未得到干预的听力损失每年导致全球损失约 7500 亿～7900 亿国际美元❶（包括卫生保健成本、教育支持成本、生产力损失和社会成本）（WHO，2017a）。

听力损失有不同的类型，包括混合性、传导性和感音神经性听力损失（SNHL）。听力损失的人可以从助听器、人工耳蜗植入、中耳植入、骨传导植入和其他辅助设备中受益。这些设备在治疗听力损失方面具有成本效益（Wilson

❶ 国际美元是世界银行的一个术语，指"1 美元可以在这个国家买到等价于 1 美元在美国买到的相当数量的商品和服务"（The World Bank，2017）。

等，2017）。然而，目前助听器的产量不足全球需求的 10%，估计约有 7200 万（未经治疗）听力损失患者可能从使用助听器中受益（WHO，2017a）。因此，提供听力设备代表了一种干预措施，有可能减少因听力损失而导致的全球 YLD（健康寿命损失年），从而最大限度地减少全球疾病负担，降低长期医疗保健成本（WHO，2017b），并改善许多人的生活质量（Li-Korotky，2012）。

当传统的助听器不能提供足够的收益时，听觉植入装置可能是一种解决方案。对于那些对传统助听器不满意的人来说，植入装置系统也是一种选择。植入装置是为不同类型的听力损失设计的，通过外科手术植入电子装置，可以让人感觉到声音。

二、中耳植入装置——振动声桥

组件准备

1. 声桥

声桥是一种半植入式中耳植入装置系统，利用直接驱动技术，在不堵塞耳道的情况下，提供更清晰、更自然的音质。声桥的一个独特的特点是单点连接的浮动质量传感器（floating mass transducer，FMT）。FMT 只与它所刺激的中耳结构相连。它是世界上最小的高保真振动微驱动器，大小只有一粒米的一半，重量仅为 25mg。尽管电磁 FMT 非常小，但它是声桥植入体的核心（图 23-3）。这个小小的金色圆柱体负责振动中耳结构，将来自音频处理器的声音信号传递给中耳，并将其转化为机械能。这种对中耳结构的机械刺激提供了出色的高频声音感知。由于 FMT 很小，机械能所产生的振动也相应地很小。声桥的发明者 Geoffrey Ball 曾经打趣道："刺激听觉所需的振动量就像蚂蚁的心跳。"采用的设计限制如下：

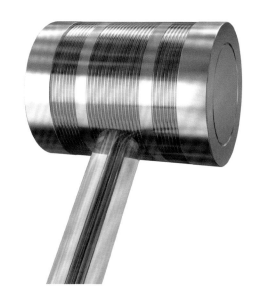

▲ 图 23-3　VSB 的微型浮动质量传感器

转载自https://www.medel.com/technology-the-key-to-the-versatile-vibrant-soundbridge/

- 换能器和安装结构的重量应≤50mg（Goode 等，1993）
- 换能器的长度不大于 2mm，直径不大于 1.5mm。
- 换能器应"调谐"到 1500Hz 左右的谐振频率。
- 换能器应模拟天然听骨链的振动反应。
- 换能器应该具有治疗中度至重度听力损失所需的输出水平驱动听骨链的能力，而不会引起不必要的失真。
- 换能器应以一种无须支撑电枢且不影响残余听力的方法连接到听骨链上。

声桥的 FMT 是专门为避免听骨链的大量载荷而设计的（Kartush 和 Tos，1995）。

FMT 是一个由五个部件组成的微型传感器。这种简单性使它成为一种可靠的设备，可以用来补偿各种不同类型的听力损失。当 FMT 附着在中耳的振动结构上时，它能够振动该结构，从而刺激听觉系统。例如，FMT 可以附着于砧骨、圆窗（图 23-4）或椭圆窗。FMT 的多功能性可成功治疗各种复杂的中耳疾病。所

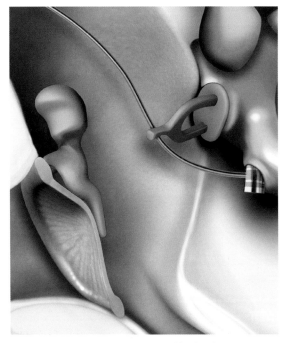

▲ 图 23-4　FMT 连接到圆窗

转载自 https://www.medel.com/technology-the-key-to-the-versatile-vibrant-soundbridge/

有这些治疗方法都被证明是安全、有效、可靠的。这种单点附着使 FMT 的放置与颅骨生长无关，因此，该装置适合于生长中的儿童植入。

VSB 旨在为因医学原因不能使用、不满意或不能受益于传统听觉助听装置的感音神经性聋和传导性聋患者提供治疗。与助听器的单纯放大声音不同，VSB 能将来自环境的信号转换成机械振动。VSB 是一种可以部分植入的直接驱动中耳植入体，它可以放大中耳听骨链的机械振动，从而为耳蜗提供放大后的信号。利用机械能而不是声波，可以向内耳传递更准确、更高质量的信号。受益于这项技术，声音的自然传播途径得以保留。FMT 的工作频率范围很宽，高频可达 8000Hz，这样就可以呈现出更自然的语音和音质。直接驱动装置可以提供该信号而无须外耳道的声反馈或闭塞，并且可以为用户提供可有助于提高生活质量的实质性好处。许多研发团队和专业人员一直在寻求为感音神经性听力损失患者开发替代治疗方案的方

法，并且多年来听力受损的患者也希望获得这种方法。

下面是一个视频链接，解释了振动声桥的工作原理。

链接 1
http://www.oae.it/index.php/en/book-advances-in-audiology/291-volume-2-chapter-4

目前，VSB 适用于有轻中度至重度感音神经性（SNHL）、传导性（CHL）或混合性（MHL）听力损失和（或）耳道问题且不能从传统治疗中获得成功或充分获益的患者。此外，医师利用 VSB FMT 技术结合重建和修复手术技术来治疗听力损失，从而扩大了振动成形术的领域。被称为振动成形术的外科应用已经被证明是非常成功的。振动成形术是通过中耳振动刺激治疗听力丧失的一种方法。FMT 的多功能性导致了不同类型的振动成形术，从而成功治疗了各种复杂的中耳疾病。经证实，使用 VSB 的振动成形术是安全、有效和可靠的，从而可以扩大年龄和适应证范围。砧骨振动成形术治疗感音神经性聋（SNHL），圆窗振动成形术治疗传导性聋和混合性聋（CHL 和 MHL）。

VSB 由外部和内部单元组成，见证了 VORP 503 植入体的演变，即新一代振动成形术耦合器和独特的 SAMBA 音频处理器。VSB 的内部部分（图 23-5），即 VORP 503，是由外科植入的，由接收器和磁铁组成，磁铁被一个内部线圈，一个导体链接，电子设备(解调器)，固定翼和 FMT 包围。在感音神经性聋（SNHL）中，导线连接将信号从接收器传递到附着在中耳三个小骨头之一的砧骨上的 FMT。在混合型或传导性耳聋的情况下，FMT 可能附着在圆窗、残留的镫骨或镫骨底板上。FMT 将信号转

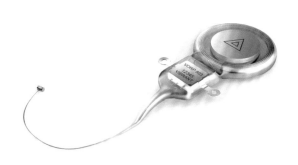

▲ 图 23-5　VSB——VORP 503
转载自 https://www.medel. com/products-vibrant-soundbridge/

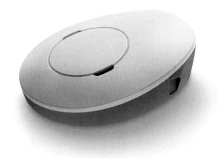

▲ 图 23-6　VSB——SAMBA 音频处理器
转载自 https://www.medel.com/products-vibrant-soundbridge/

化为振动，直接驱动和移动中耳的振动结构，并放大它们的自然运动。这些振动被传导到内耳并导致对内耳毛细胞的正常刺激。外部组件由音频处理器（audio processor，AP）和被称为振动听骨假体（vibrating ossicular prosthesis，VORP）的植入单元构成。这是唯一仅附在中耳振动结构上的刺激内耳听力的中耳植入体。

新一代的 VORP 现在在 1.5T 的条件下可进行磁共振，如果将来需要，用户可以进行 MRI 扫描。VORP 的改进设计带来了更薄的机身，优化的几何形状以及可调整的导体连接长度。植入物现在可以使用自钻螺钉，通过在解调器两侧的固定翼安全固定。由于采用了这种新型的固定方法，植入体的钻孔更少并且可以快速有效地固定植入体。

2. 音频处理器

外部部分被称为音频处理器（最新的型号是 SAMBA；图 23-6），它由磁铁固定在头部，并由标准的助听器电池供电。音频处理器包含一个麦克风，它可以从环境中采集声音和语音，并将其转换成信号，通过皮肤传输给植入 VSB 的内部接收器。以锌 - 空气电池为电源的处理单元可提供单独的可调程序。锌 - 空气电池的平均寿命取决于调幅传播、设置和用户行为。平均寿命约为 5d，直到电池需要更换。

3. 振动成形术耦合体

由于 FMT 到内耳之间最佳能量传输的需要，振动成形术耦合体经过进一步开发和设计，使手术操作更简便，并优化了与中耳结构的耦合。其设计、生产专为与 FMT 配套使用。由于钛具有生物相容性、机械性能和耐腐蚀性，因此几乎所有振动成形术耦合体（7/8）均由钛制成。唯一的例外是圆窗振动成形术耦合体，其由硅胶制成。应用类型的选择依据是通过手术清除中耳的所有原发性疾病后的听小骨残留物状态和所呈现出的解剖结构（Mlynski 等，2014）。该系列耦合体提供了更大的灵活性和手术效率（图 23-7）。

• 有关感音神经性聋。
 – 砧骨短突振动成形术耦合体——在无须行后鼓室切开术，远离面神经和鼓索神经时，用于砧骨短突的一种新耦合体。无须夹持固定。
 – 砧骨长突振动成形术耦合体无须夹持固定 FMT，用于砧骨长突。
• 有关传导性和混合性聋。
 – 圆窗振动成形术耦合体——用于钻孔操作较少、标准化圆窗耦合操作较多的圆窗振动成形术。
 – 镫骨振动成形术耦合体——用于标准化镫骨头耦合，但前提是镫骨活动较好，

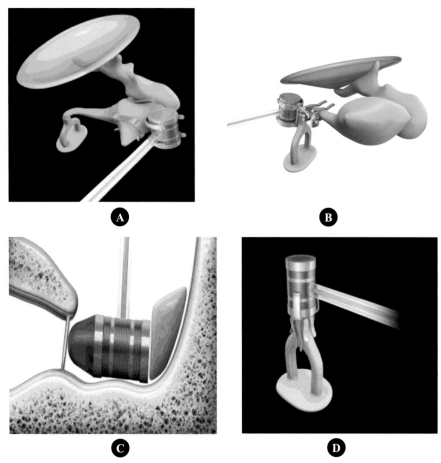

▲ 图 23-7　新振动成形术耦合体

A. 砧骨短突振动成形术耦合体，连接砧骨短突；B. 砧骨长突振动成形术耦合体，连接砧骨长突；C. 圆窗振动成形术耦合体，连接圆窗；D. 镫骨振动成形术耦合体（镫骨头）
（转载自 https://www.medel.com/）

并足以承受耦合体和 FMT 的重量。

通过使用耦合体，可为患有上述适应证的每位患者，提供完美的方案。

4. 植入

这种植入手术是经验丰富的耳鼻喉外科医师的标准操作，已经在全世界几百家诊所实施。术中，VORP 503 被植入耳后的皮肤下方。手术在全麻或局麻下进行，约花费 2h。VORP 新设计中的翼形结构，允许使用植入套件中提供的自钻螺钉和一次性使用螺丝刀，将植入体牢牢固定在乳突中。这减少了创建调解器骨床所需的钻孔操作，并消除了用缝线固定的需求。新的耦合体系列配有托架和固位器，确保以巧妙且精确的方式创建 FMT 和耦合体组装件。由于只需将新组装件推到选定中耳结构上方，因此术中无须用成形钳夹持 FMT。根据个体情况，可将 VORP 503 与任何振动成形术耦合体配用。

以下网址提供了视频播放列表的访问路径，可通过该路径看到使用砧骨短突振动成形术耦合体治疗感音神经性聋的 VSB 植入视频。

链接 2
http://www.oae.it/index.php/en/book-advances-in-audiology/291-volume-2-chapter-4

约 8 周后，手术切口消肿后可戴上 SAMBA

声音处理器，激活植入体。听力学家或耳鼻喉专家将调整声音处理器，以优化 FMT 放大的信号，从而满足佩戴者的特定需求。VSB 的关键特征总结于以下视频中，可直接将视频链接复制到浏览器访问视频。

链接 3
http://www.oae.it/index.php/en/book-advances-in-audiology/291-volume-2-chapter-4

三、VSB 适应证

（一）感觉神经性聋

对于无法通过常规助听器治疗的单侧或双侧感音神经性聋患者（例如，由于佩戴助听器引起的外耳道慢性炎症、皮癣或伴有疼痛和发炎的严重过敏），可选择植入 VSB。这些患者植入 VSB 时，可将 FMT 连接至完整听骨链的砧骨上，从而创建中耳振动结构的有源桥。气导阈值在突出显示区域内的患者（表 23-2 和图 23-8）通常可通过 VSB 获得良好的治疗效果。

表 23-2　适应证——感音神经性聋：气导纯音听阈补偿范围

频率（kHz）	气导纯音听阈补偿范围					
	0.5	1	1.5	2	3	4
下限（dB HL）	10	10	10	15	25	40
上限（dB HL）	65	75	80	80	85	85

植入患者应满足以下条件：①5 岁或 5 岁以上患者；②耳部解剖结构方便定位 FMT，以使其接触中耳内的合适振动解剖结构；③患者的情绪和心理稳定，对于声桥的受益有合乎实际的期望；④气导纯音阈值必须处于下表 23-2 所列水平或在该水平范围内，并且稳定气导阈值落入图 23-8 中的阴影区域内；⑤听力阈值和阻抗测量值证明其中耳功能正常；⑥患者应为助听器使用者。评价前，助听器的平均使用时间至少达到每天 4h，并持续使用至少 3 个月。

（二）传导性聋和混合性聋

传导性聋通常是先天性的，主要出现在以下患者中：患有相对严重的小耳畸形和外耳道闭锁，并且出生时就表现为传导性耳聋的情况。这些病例除了有耳廓再造的问题外，专家通常还会面临听力重建的问题。该问题的解决方案应视为长期选项，并在儿童期尽早实施。在传导性聋合并部分感音神经性聋时，即出现混合性聋。由于解剖、病理或生理条件的限制，中耳手术并不总能获得令人满意的听力效果。长期的传导性聋往往会限制助听装置的术后效果。因为大多数情况下，连接鼓膜和内耳的听骨链会受损或必须切除其中一部分（如存在胆脂瘤、慢性中耳炎症时）。但在这些情况下，内耳大体完整或仅表现出轻度至中度损伤。因此直接刺激内耳是有效的。

VSB 是治疗不同严重程度单侧和双侧小耳畸形 / 外耳道闭锁的有效方案。其绕过外耳和中耳的畸形结构，直接刺激内耳。此外，在植入 VSB 后仍可使皮肤保持完整。该系统可在儿童时期植入，可以同耳廓再造同期进行，或者在其之前植入都可以进行。为先天性传导性耳聋（闭锁、小耳畸形等）的婴儿提供早期听力干预，这对其大脑的可塑性发展至关重要。

在混合性聋病例中，VSB 利用中耳的自然残余结构将声音信息传递至内耳：FMT 直接耦合至圆窗或残余镫骨结构上。这对慢性中耳炎患者特别有效。这些患者通常要经过几次

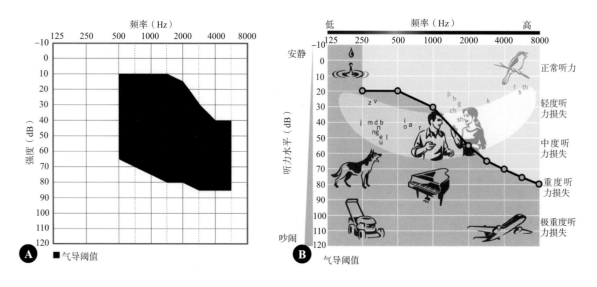

▲ 图 23-8　适应证——感音神经性聋

A. 气导纯音阈值范围处于阴影区域内；B. 典型听力图（转载自 https://www.medel.com/）

外科手术来提高听力，但随着时间的推移，中耳的炎症反应会导致感音神经性聋。耳部手术通常需要改变外耳道的形状和皮肤状况（皮肤损伤、瘢痕形成），导致助听器并不总是适用。骨导阈值（表 23-3）在图 23-9 中突出显示区域范围内的患者，可通过振动成形术获得良好的治疗结果。传导性聋或混合性聋患者的要求如下所示：① 5 岁或 5 岁以上患者；②未处于中耳炎急性期；③一种允许 FMT 固定在合适的振动结构上的耳解剖结构；④能够从中受益；⑤有足够的手术意愿和期望。VSB 为改善这类患者的听力和沟通技巧的提供了另一种选择。

表 23-3　适应证——传导性聋和混合性聋：骨导阈值适用范围

	骨导阈值适用范围					
频率（kHz）	0.5	1	1.5	2	3	4
骨导阈值上限（dB HL）	45	50	55	65	65	—

图 23-10 显示传导性聋和混合性聋患者的

典型听力图。

由于其他因素会影响听力植入体的最佳治疗效果，应考虑以下因素：已知患者不耐受植入体中使用的材料（医用级硅胶弹性体、医用级环氧树脂和钛）；耳蜗后或中枢性听觉障碍；活动性耳部感染和（或）耳部内部或周围慢性积液；2 年内，听力损失在 15dB 范围内上下波动；皮肤或头皮状态影响包含磁铁的声音处理器的连接。最后，患者的生理、心理或情感障碍会影响手术、测试和康复的效果。

四、专家和患者的心声

20 多年前首次植入 VSB 时，没有人会预料到中耳植入系统会成为市场上同类产品中最为成功的产品之一。事实上，自 1996 年引入后，VSB 成为维持住市场地位的唯一一款有源性中耳植入系统，成功帮助人们克服听力损失，提高生活质量。以下链接提供了视频播放列表的访问路径，可查看"20 年 VSB"的代表性视频。

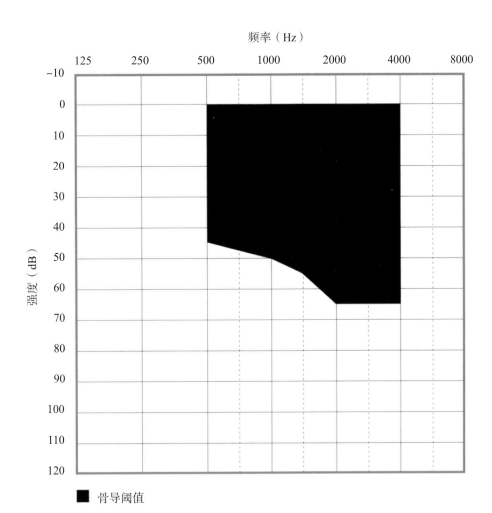

▲ 图 23-9　适应证——传导性聋 / 混合性聋

骨导阈值范围处于阴影区域内（转载自 https://www.medel.com/ ）

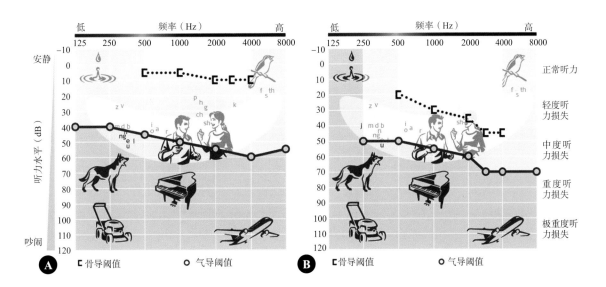

▲ 图 23-10　传导性聋（A）和混合性聋患者（B）的典型听力图

链接 4

http://www.oae.it/index.php/en/book-advances-in-audiology/291-volume-2-chapter-4

下面的视频将直接带你访问专家，包括声桥的发明者 Geoffrey Ball。

链接 5

http://www.oae.it/index.php/en/book-advances-in-audiology/291-volume-2-chapter-4

将下面链接直接复制到浏览器即可查看 VSB 患者和相应专家的病例报告。

链接 6

http://www.oae.it/index.php/en/book-advances-in-audiology/291-volume-2-chapter-4

下文是可以通过植入 VSB 治疗感音神经性聋和混合性聋的典型病例。第一例为 53 岁的女性患者（图 23-11），双侧感音神经性聋，有慢性外耳道炎病史。此处仅以右耳为例。

第二例为典型混合性聋病例：41 岁女性患者，双侧混合性聋，有多年慢性中耳炎病史。另外，她的双耳接受了多次手术。左耳的听力如图 23-12 所示。

对于真正的传导性聋，听觉方面的考虑基本上与混合性聋相同。然而，在大多数病例中，人们认为该听力损失仅仅是外耳和中耳传导受损，而内耳正常。除前面列出的选择标准外，在闭锁和小耳畸形的病例中，异常的解剖结构同样也是选择听力系统时需要考虑的关键因素。

但在任何植入前，必须使用影像技术来分析解剖结构并对植入 VSB 做出评估。

通过如下链接获取患者的评价。

链接 7

http://www.oae.it/index.php/en/book-advances-in-audiology/291-volume-2-chapter-4

五、证据证明——20 年来有关 VSB 方面的出版物

1997 年至 2017 年 8 月，约有 300 项研究（涵盖超过 2000 名个体）评价了 VSB 在所有适应证中的有效性（仅包括同行评审期刊中的出版物），系统地筛选了这些研究的安全性、有效性和（或）疗效以及患者反馈的结果。没有进一步的质量评估用于评价研究设计的合理性或本章报告结果的质量。每年的出版物数量如图 23-13 所示，每个主题的出版物数量如图 23-14 所示。大多数的科技论文涵盖多个方面。但其意图是强调结果的主要类型并对这些论文进行相应分组。

迄今为止，出版物列表以传导性或混合性聋相关的临床结果为主（N=59）。有关"感音神经性聋中的临床结果"的出版物较少（N=34）。手术主题［如"振动成形术"（N=39）、"振动成形术耦合体"（N=23）、"解剖学和生理学"（N=17）］看起来仍高度相关（图 23-14）。遗憾的是，只有几篇出版物侧重于生活质量或患者报告的结果（N=4），且只有 4 篇论文报道了 VSB 的成本效益。

在 2006 年，通过振动成形术 Bell 耦合器将 VSB 植入圆窗治疗主要由慢性中耳感染引起的混合性聋的可行性进行了探讨（Huber 等，

第 23 章　中耳植入振动声桥相关安全性、有效性、效果与个人收益分析

The Active Middle Ear Implant Vibrant Soundbridge: Outcomes on Safety, Efficacy, Effectiveness, and Subjective Benefit 1996—2017

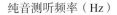

纯音测听频率（Hz）

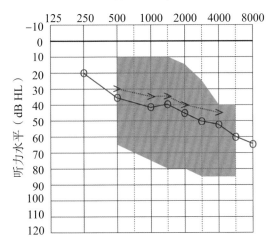

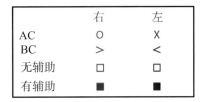

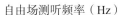

自由场测听频率（Hz）

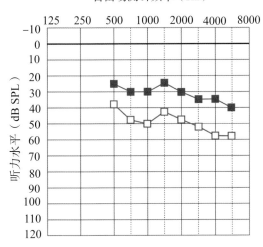

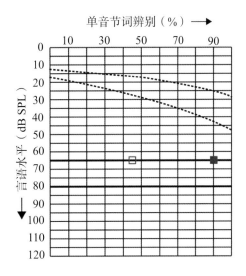

▲ 图 23-11　病例研究：感音神经性聋和 VSB

2006）。第一例患者在意大利成功植入（Colletti 等，2006），另一例患者因双侧小耳畸形在德国植入传导性聋（Kiefer 等，2006）。在 2009 年，这些适应证获得 CE 认证（Cremers 等，2010）。近期研究也表明 VSB 能够有效降低耳鸣的感知水平（Marino 等，2012；Seo 等，2015）。

（一）VSB 的安全性

研究器械安全性时的一个重要标准是对比干预前后骨导阈值的变化，并用作证明手术是否导致内耳受损的测试。测量骨导阈值是听

力学所用的传统方法的一部分。这种测量对于评估感觉神经系统的敏感性是至关重要的，并且可以将外耳和中耳（功能）与内耳病变作出区分。

残余听力报告为助听听阈的变化；但并非所有研究在同一频率范围内均有相关报道数据。大多数研究使用 0.5kHz、1kHz、2kHz 和 4kHz 计算了平均听阈（pure tone average，PTA）；一项研究使用 0.5kHz、1kHz 和 2kHz 计算了 PTA；一项研究在所有频率条件下计算了 PTA，一项研究在 1～6k Hz 的频率范围

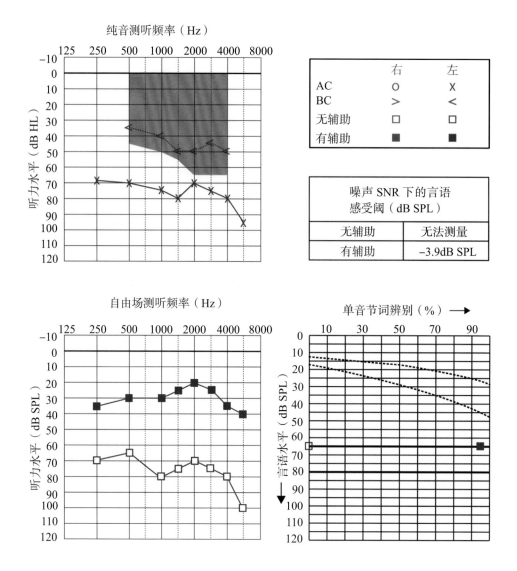

▲ 图 23-12 病例研究：混合性聋和 VSB

内计算了 PTA。截至 2017 年 8 月可用文献的汇总如图 23-15 所示。无论使用哪种 PTA 计算，大多数研究均报告了 1~3dB 的变化，无临床意义。Schmuziger（2006）报道 15 例患者中有 4 例出现了 8dB 的变化，术后有显著变化。这可能与听阈测量的时间有关，因为他们在植入后至少 2 年才会对患者进行测试。其余 11 例患者的骨导阈值无显著的变化。有关 VSB 长期受益的其他研究报告了，在 12 个月时有 2.75dB 的 PTA 变化（Saliba 等，2005），在 18 个月时有 1dB 的 PTA 变化（Todt 等，

2002）。可能导致阈值变化更大的另一个因素与手术有关。尽管 Todt 等（2002）报道称无手术并发症，但 Schmuziger（2006）描述了多项并发症和不良反应，可能会影响听力结果。有趣的是，Maier（2015）研究了不同长期用户组（长达近 14 年）的骨导阈值变化，并与对侧耳的自然听力退化进行了比较。所得出的结论是 VSB 植入后保留了听力，没有迹象表明随着时间的推移植入会导致气骨导差增加。

在所有适应证中，67 项研究（包括 1351

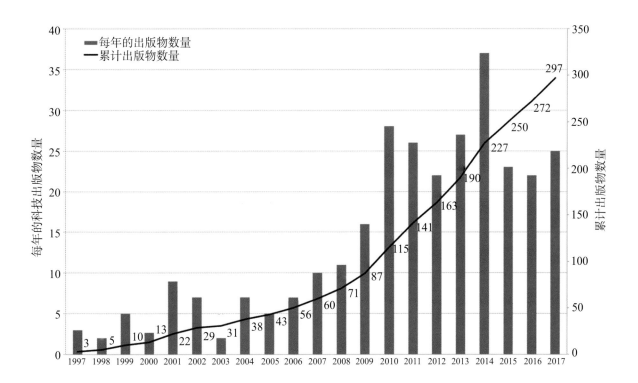

▲ 图 23-13　每年 VSB 出版物数量与不同时间的累计出版物数量组合的条形图

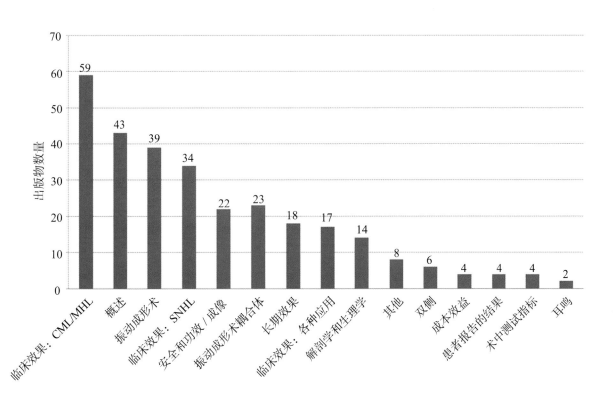

▲ 图 23-14　VSB（按主要关注点分组）相关出版物的数量

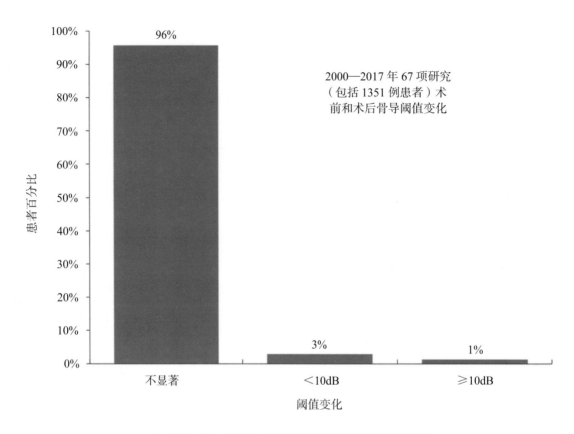

▲ 图 23-15　术前和术后测得的纯音测听骨导阈值变化

例患者）显示植入 VSB 不会导致阈值显著变化，6 项研究(包括 39 例患者)显示阈值变化<10dB，而 7 项研究（包括 19 例患者）显示阈值变化≥10dB。由此可得出结论：植入 VSB 不会影响患者的残余听力。

（二）感音神经性聋 VSB 效果

旨在评价患者体内中耳植入体的疗效和（或）有效性。常用的测试指标包括功能性增益、安静和噪声环境下的言语识别率。

1. 功能性增益

功能性增益（functional gain，FG）是验证指定助听器（hearing aid）参数时最常用的指标之一，并报告了振动植入体的功能性增益（FG）。功能性增益的测量是为在每个具体频率条件下通过自由场（free field，FF）测试所获得的有助听和无助听阈值之间的差值，并

定义为助听下和裸耳阈值之间的相对分贝差值。在 30 项临床研究中，21 项研究报道了在声场下，通过 VSB 所获得的听力改善的功能性增益。遗憾的是，并非所有作者均陈述了裸耳和（或）助听下的效果状况；某些作者仅报道了功能性增益。其中，两篇文章在不同频率范围内测量了的平均听阈：Luetje 等（2002）报道了开机时 38 例患者（FG_{VSB}=28.1dB HL）和随访 18 例患者时（FG_{VSB}=31.4dB HL）1～6kHz 频率范围内的 PTA。Sziklai 和 Szivlassy（2011）报道了 1～3kHz［FG_{VSB}=（48.2±11.6）dB HL；FG_{HA}=（41.7±0.2）dB HL］或 4～8kHz［FG_{VSB}=（26.4±7）dB HL；FG_{HA}=（13.2±5.1）dB HL］范围内 7 例患者 VSB 和开放式助听器的功能性增益。其余 13 篇出版物报道了总共 370 例患者的结果（作为 0.5～4kHz 频率范围内所测量的 PTA_4）。通常，VSB 的功能性增益范围为

9.5～37dB HL，总平均值为 22dB（图 23-16）。在两篇出版物（Fraysse 等，2001；Luetje 等，2002）中，一同报道了模拟声音处理器（A）和数字声音处理器（D）的结果。后者效果明显更好。在 Saliba（2005）、Sterkers（2003）和 Mosnier（2008）的案例中，未指定声音处理器类型，纳入研究的患者可能佩戴了任一种声音处理器，因为数字声音处理器 AP404 于 2000 年发布。在 Ihler 等（2014）所发表的出版物中，报道的功能性增益同样相当低。然而，在所有患者（N=9 例感音神经性聋患者；N=28 例混合性聋患者），气骨导差可以非常小。混合性聋患者的平均 FG 为 39.9dB HL。

7 项独立研究对比了 VSB 和助听器在 0.5～4kHz 频率范围内的听力效果。在所有研究（其中 1 项研究除外）中总共有 108 例患者参与研究，VSB 外加数字声音处理器所获得的功能性增益明显更优。VSB 的增益范围为 12.9～33.4dB HL，助听器的增益范围为 7.5～27dB HL。在 Saliba（2005）的报道中，VSB 增益改善比耳背式助听器更差，但文中

未明确声音处理器型号且研究仅包括 8 例患者（FG$_{VSB}$=18dB HL vs. FG$_{HA}$=27dB HL）。Lee 等（2017b）最近发表的论文报告了有 3 个助听器佩戴史的 60 例感音神经性聋患者。患者按其听力图的形状分为 2 组：陡降型和平坦型。作为一个主要的结果，两组在助听器助听下和 VSB 助听下的功能性增益均有所改善。然而，在更高的频率条件下，VSB 在高斜坡组中获得的增益明显高于助听器组。

2. 言语识别率

言语识别率（以往称为语音识别率）是一种开放式的言语分辨能力测试，通常测试材料的给声强度高于受试者的听力阈值，计算受试者正确复述或识别一组测试单音节单词的能力的正确率。测试用的词表是音位平衡（phonetically balanced，PB）的，这意味着所使用的测试材料中构词的音位出现频率与整个语言中出现的频率相同。百分数代表言语识别率测试中复述正确目标词的百分比。在安静的环境中进行言语识别率测试的目的是评估一个人在安静的环境中对言语识别或理解的程度。

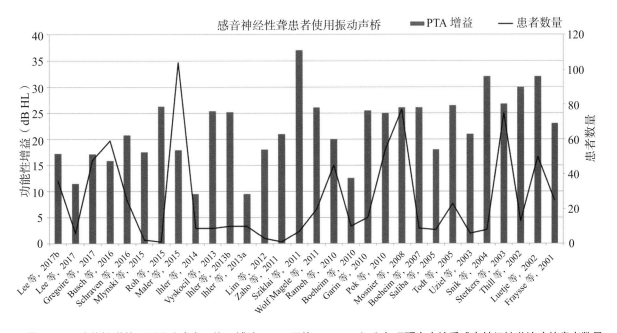

▲ 图 23-16　功能性增益（测量公式为平均无辅助 PTA- 平均 VSB PTA）和每项研究中接受感音神经性聋治疗的患者数量

不同的听力损失患者要达到最大化的言语识别率所需要的（刺激）水平是不同的。另外，几种类型的测试材料都可以用于评估受试者安静环境下的言语识别能力，如句子、无意义的音节和常用的刺激音、单音节词等。有几项研究测试目的在于获得因感音神经性聋的患者佩戴VSB后的言语识别能力测试。但是，使用的测试条件有很大的差异，包括参数设置/条件和报告的数据量的差异。独立于测试方法、显示测试水平、刺激参数因素、测试语言和所使用的测试材料，图23-17给出了近20年来研究文献中所报道的言语识别率得分概况。基于这些研究，可以直接比较这14项研究中341例患者的结果。在测试声为65dB SPL时，言语识别率平均提高了38%，裸耳下测试言语识别率平均值为34.1%，助听下言语识别率的平均值为72.1%。

当进行安静环境下言语识别率测试时，研究者采取了各种方法：Snik等（2001）使用

的是音位识别能力，而大多数人使用的是单音节词词表的言语识别率（Sziklai等使用匈牙利语单音节词（2011）；Freiburger在7个研究中使用不同的单音节词词表，AP列在表23-4中），或使用双音节词言语识别率测试［法语Fournier的词表见Mosnier（2008），Garin（2002，2005），Sterkers（2003）；表23-5］。Boeheim（2010）还使用了一个Freiburger多音节词言语识别词表与数字识别测试并结合单音节词词表。2项研究的测试条件不同，不具有全部的可比性。例如，测试语音信号给声为40～80dB SPL。此外，报告所得出结果并不一致。在Lee的研究中（Lee等，2017a），对每个患者的在最大舒适阈（most comfortable hearing level，MCL）和初始舒适阈听力级下测量了言语识别率，比较助听器（HA）和振动声桥（VSB）的言语识别得分差别。

可以比较测试声为65dB SPL、安静环境下使用Freiburger单音节词词表测试的7项研

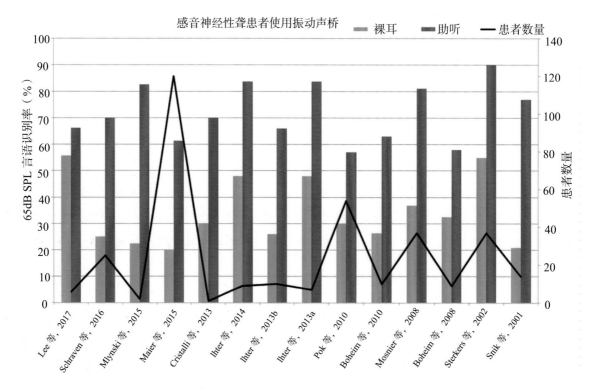

▲ 图 23-17　65dB SPL 测试强度下的裸耳与助听言语识别评分的比较及每项研究纳入的感音神经性聋患者数量

第23章 中耳植入振动声桥相关安全性、有效性、效果与个人收益分析

The Active Middle Ear Implant Vibrant Soundbridge: Outcomes on Safety, Efficacy, Effectiveness, and Subjective Benefit 1996—2017

表 23-4 感音神经性聋患者植入振动声桥 [#]

作者（年份）	患者数量	无助听下（%）		振动声桥助听下(%)		患者数量	助听器助听下	
	n	平均分	标准差	平均分	标准差	n	平均分	标准差
Boeheim（2010）	10	26.3	27.4	63	17.2	10	53.8	19.9
Boeheim（2007）	9	32.5	26.5	58	20	–	–	–
Lenarz（2001）	7	28	–	63	–	–	–	–
Pok（2010）	54	30		57		36	44	–
Todt（2005）D₁	7	–	–	75	10.4	–	–	–
Todt（2005）D₂	16	–	–	73	8	–	–	–
Todt（2002）A	5	56	7.8	86	4	5	63	8
Todt（2002）D	5	56	7.8	89	2.9	–	–	–
Wiedmann（2010）	15	–	–	73	26.06	–	–	–

#. 安静环境下使用 Freiburger 单音节词词表评估给声强度 65dB SPL 时的语音感知结果。A＝模拟 AP；D＝数字 AP

表 23-5 感音神经性聋患者植入振动声桥：安静环境下使用 **Fournier French** 词表的言语分辨率测试

作者（年份）	患者数量	无助听裸耳		振动声桥		助听器		方 法
Mosnier（2008）	27	37	37	81	6.3	–	–	65dB SPL 言语识别率（%）
Uziel（2003）	6	–		–		–	–	在 35-40-45-50dB SPL 言语识别得分
Sterkers（2003）	37	–		35		–	–	65dB SPL 言语识别率改善
Saliba（2005）	8	58	6.8	44	8.2	–	–	dB，50% 识别率信噪比
Fraysse（2001）	25	62	–	50	–	49	–	dB，50% 识别率信噪比

究的结果。有 3 项研究也提供了 VSB 和助听器 HA 的测试结果的比较（Boeheim 等，2010；Pok 等，2010；Todt 等，2002）。结果证明 VSB 的结果更好。在 Boeheim（2010）研究中，使用 VSB 的平均言语理解水平的效果更好，但个体差异很大。与裸耳和助听条件下的 VSB 相比，无辅助条件下的语音感知能力提高了约 30%，而辅助条件下的语音感知能力提高了 60%~70%。即使在 Todt（2002）的研究中，在没有辅助的情况下，语音感知能力达到 56%，在有辅助的情况下，语音感知能力在原基础上也提高了 30% 左右。

安静环境下法语测试材料的双音节词言语识别率测试也在一些发表的论文中被报道。

（Mosnier 等，2008；Sterkers 等，2003；Uziel 等，2003；Saliba 等，2005），采用不同方法收集的结果如表 23-5 所示。

收集到的关于噪声环境下言语识别测试结果数据反映了更多方法的异质性：10 项研究报道了对总共 177 名患者的 8 种不同的噪声环境下测试。（结果见表 23-6）。只能说，大部分的测试数据提示佩戴 VSB 后的言语识别能力有所提高。

（三）混合性听力障碍的预后

多年来，对于传导性听力损失和（或）混合性听力损失的治疗方法一般包括中耳手术和人工听骨置换，也包括可能使用助听器。VSB 针对中耳不同的病理生理情况，采用多种耦合

表 23-6　感音神经性聋患者植入振动声桥：噪声环境下言语识别率统计

作者（年份）	患者数量	噪声环境下言语测试词表	助听器平均分	振动声桥平均分	裸耳平均分	对照组	测试材料
Boeheim（2010）	10	Olsa sentence	-0.5	-1.5	4.8	–	dB 信噪比
Böeheim（2007）	9	Döring	–	63.3	35.6	–	60dB 理解率（%）
Garin（2002）	9	Fournier French	–	98	66	100	理解率信噪比＞+5dB
		Fournier French	–	94	34	100	理解率信噪比＞0dB
		Fournier French		34	8	95	信噪比＞－5dB
Lenarz（2001）	34	Göttinger	–	89	–	–	（Göttinger）词表裸耳非助听下理解率（%）
		Freiburger in Noise	–	63	–	–	（Freiburger）词表助听器助听下理解率（%）
Luetje（2002）	53	R-SPIN	78	75			言语识别率（%）
Saliba（2005）	8	Fournier French	60	54	61	–	dB，信噪比50%
Schmuziger（2006）	20	Basler Satz	4.9	5	7.5～6		70dB 时信噪比
Todt（2005）	5	Freiburger in Noise	–	59.3±11；65.73±10.1			理解率（%）信噪比＞+5dB
Todt（2002）	23	Freiburger in Noise	63±8.2	74.9±10			理解率（%）信噪比＞+6dB
Uziel（2003）	6	Fournier French+cocktail Noise	-4.9	-8.7	–	–	信噪比＞15/10dB

技术，可以更好地改善患者的听力表现。这对慢性中耳炎患者疗效明显。这些患者通常要经过几次外科手术来改善听力，然而，随着时间的推移，中耳的炎症反应导致了感音神经性听力障碍。耳部手术通常会改变外耳道的形状和皮肤状况（皮肤病变、瘢痕疙瘩形成），导致助听器并不总是合适的。VSB 为改善这类患者的听力和沟通能力提供了另一种选择。

1. 听力改善

如图 23-18 所示，47 项研究中共 731 例患者报道了覆盖了 0.5kHz、1kHz、2kHz 和 4kHz 频率或超过 0.5～3kHz 的功能增益。结果显示植入术后不同的时间节点，研究常用的时间间隔为 9～40 个月。总体显示，VSB 的功能增益范围为 13.8～58.3dB HL，平均为 37.3dB HL。一项评估时间增长的研究显示，在 3～40 个月

这些增益并没有变化（Boeheim 等，2012）。

2. 单词言语识别率得分

研究人员通过各个语种的语音测试来测试安静环境下的言语分辨能力，其中使用频率最高的是意大利语双音节词表和 Freiburger 单音节词表。总共有 29 项研究，包括 482 名患者报告了安静环境下的语言感知结果。并不是所有的研究都测试裸耳和助听下改善；在某些情况下裸耳言语识别率＞50%，这类患者并不一定需要装置的辅助放大。他们在给声 65dB SPL 下裸耳言语识别率为 0%～67%，平均为 22.4%，而助听下的言语识别的分数范围为 55%～99%，平均为 78%。无论使用何种语言语种测试，在使用至少 3 个月（意大利语双音节词表）到 6 个月（Freiburger 单音节词表）后，言语识别能力都提高了 12%～90%（图 23-19）。

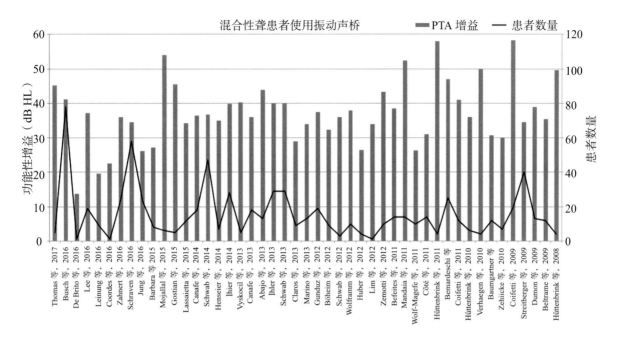

▲ 图 23-18 功能性增益（测量公式为平均裸耳 PTA- 平均 VSB PTA）和每项研究中纳入的混合性聋患者数量

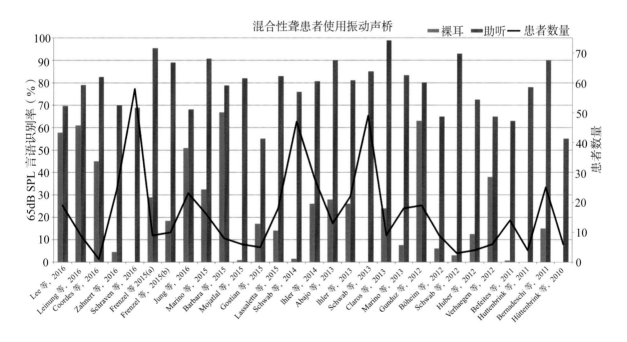

▲ 图 23-19 比较在 65dB SPL 下测量的助听和裸耳言语识别率及每项研究纳入的混合性聋患者数量

3. 言语识别阈

言语识别阈是指受试者的言语识别率至少能达到 50% 以上言语测试的给声强度。受试者需要复述测试中两个音节的双音节词。在某些情况下（如言语识别能力差的患者），可以使用一组设计好相对简单的单词。在过去的 20 年里，VSB 患者在噪声中言语识别阈测试的方法也多种多样。有 2 项研究采用了 OLSA 句子，建立了噪声环境下 50% 正确识别率的信噪比。

13 项研究报道了 2006—2015 年 197 名患者的言语识别率在 50% 的言语识别阈的值（speech reception threshold, SRT_{50} 值）（图 23-20）。非助听裸耳测试结果在 30~94dB HL（平均约 68.9dB HL），助听下测试结果在 24~61dB HL（平均约 45.4dB HL）。与图 23-20 中报道的研究结果相比，SRT_{50} 的平均改善值为 24.5dB HL（最小 / 最大，4.6/41dB HL）。

在计算信噪比时，由于言语测试音和噪声信号（给声方向、角度水平和测试材料）存在高度变异性，因此无法将数据汇总。此外，发表研究数量特别是患者入组数量有限。然而，在一组 12 名患者中，有 5 篇文章报道了言语识别信噪比的改善情况（Baumgartner 等，2010；Boeheim 等，2012；Zahnert 等，2016；De Brito 等，2016；Thomas 等，2017）。总的来说，信噪比（噪声级 65dB）由 11dB 提高到 3.5dB。使用 3 个月后（Baumgartner 等，2010），信噪比从 12dB 提高到 3dB。使用 40 个月后，信噪比为 5dB 的言语识别阈测试，较基线提高了 7dB 信噪比，且随时间变化不明显（Boeheim 等，2012）。

（四）关于传导性听力损失测试结果

1. 听力改善

总共有 29 项评估不同随访期听力改善的研究，提供了 234 例患者的数据（图 23-21）。报道的听力改善平均改善范围为 16.3~61dB，平均改善为 37.8dB。在 Yu 等（2014）的案例报告中，单发单侧小耳畸形伴先天性完全骨性外耳道闭锁患者，改善幅度较低（16.3dB）。由于补偿不够，所以调整到更高的音量设置。

2. 言语识别率

16 个研究小组公布了使用 VSB 治疗传导性聋言语识别率（图 23-22）。同样，混合性聋的例子所示，使用了各种语音测试材料，最频繁的是意大利双音节词表和 Freiburger 单音节词表。这 16 篇文章共包括 149 名患者。值

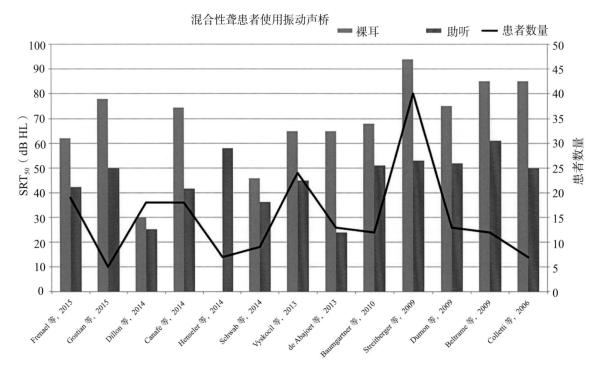

▲ 图 23-20　13 项混合性聋患者植入振动声桥研究报道的言语识别阈

得注意的是，并非所有的研究都报道了裸耳助听下的数值，在某些情况下，裸耳的语音识别是 0%。在 65dB 的裸耳言语识别率范围为 0%～61%，平均 16.1%；助听下言语识别分数范围为 70%～100%，平均 90.8%。

单纯传导性听力损失的言语识别阈（SRT$_{50}$）研究数据发表的有限。2009—2016 年，3 项研究共发布了 36 个 VSB 用使用者的言语识别阈（Frenzel 等，2009；McKinnon 等，2013；Brito 等，2016）。遗憾的是，1 项

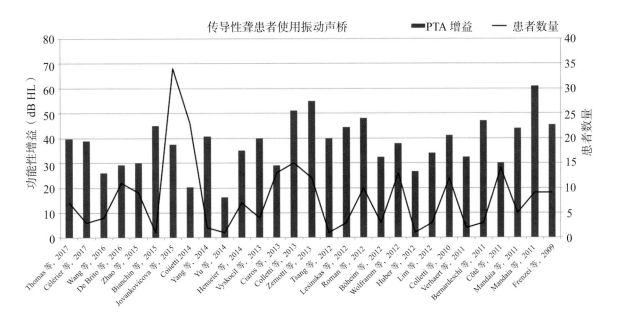

▲ 图 23-21 功能性增益（测量公式为平均裸耳 PTA- 平均 VSB PTA）和每项研究中纳入的传导性聋患者数量

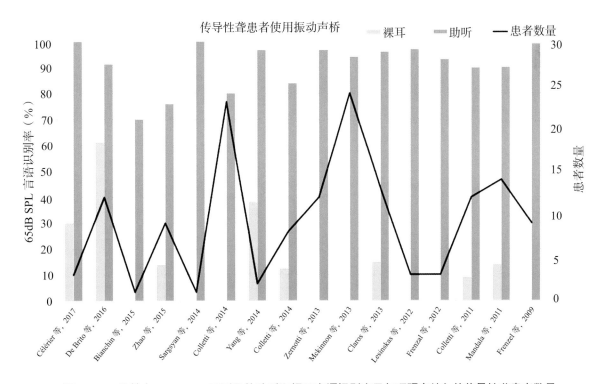

▲ 图 23-22 比较在 65dB SPL 下测量的助听和裸耳言语识别率及每项研究纳入的传导性聋患者数量

研究（McKinno 等，2013）仅公布了助听后阈值改善（39dB），无法直接比较干预前后的阈值变化。其他 2 项研究的总体阈值改善分别为21dB（Brito 等，2016） 和 38dB（Frenzel 等，2009）。

（五）VSB 所有主观评估结果

听力障碍评估问卷或生活质量问卷是评估听力干预方案对患者改善收益的重要工具。生活质量问卷不太关注听力问题，但可以在听力干预前和干预后评估是否影响患者的生活质量。在所有被评估的研究中，总结所有可能适用 VSB 的适应证的主观结果数据很困难，因为这些评估工具种类繁多。同样，现有测试工具的数量多于测试结果，其中最常见的是助听效益简表（Abbreviated Profile of Hearing Aid Benefit，APHAB）和格拉斯哥效益量表（Glasgow Benefit Inventory，GBI），有 12 项研究报道了使用 APHAB 对植入 VSB 的主观评价结果，7 项研究报道了使用 GBI 对植入 VSB 的主观评价结果。由于评估测试工具的数据在环境、适应证、随访时间节点、报告时间节点等方面存在差异性，报告数据的质量较低，无法进行汇总。虽然 APHAB 问卷评估方法是为确定听力干预装置使用时所遇到的困难而制定的，但 GBI 指出了健康质量状况的变化。两者均表现出改善，且随着时间的推移也保持稳定。

在使用 APHAB 问卷评估的 129 例患者的12 项研究中（详见表 23-7），有 1 项研究将单独使用 VSB 后获得的效果与一侧使用 VSB、对侧佩戴助听器后效果进行比较。对于 2 项研究（Rajan 等，2011；Yu 等，2012），数据必须从图表中读取，因为结果并不具体。4 项研究将使用 VSB 与术前佩戴助听器的结果进行比较。因此，并非所有的研究都表明在所有的环境下使用 VSB 或助听器的分辨都会出现困

难。当处于噪声环境下时，患者似乎分辨的难度最大，交流难度最大。比较 VSB 与助听器的平均反应曲线（由 4 项研究计算）发现，VSB 使用患者在所有环境下难度较小。总而言之，利用 APHAB 问卷评估 VSB 的显著优势，评估结果的得分一般在使用 3 个月和以后的使用中体现出来。

VSB 使用者在 GBI 问卷评估的结果上的表现见表 23-8。大多数研究报道了同样的获益量，共计 145 例患者。GBI 问卷评估评分表明，VSB 改善了总体健康状况，对社会支持和身体健康影响不大。有意思的是，随着时间的推移，社会支持略有改善，体质健康略有下降，作者认为这与老龄化有关。Snik 等（2006）的另一份研究论文对接受 VSB 或耳科中耳换能器（middle ear transducer，MET）的慢性外耳炎和感音神经性聋患者进行评估，与其他研究相比，使用 GBI 问卷评估的结果并没有单独报道，这可能是因为收效稍低的原因（个体差异可信区间分别为：33.9%～95% 和27.3%～41.4%）。

六、前景展望

多年来，对于感音神经性、传导性和混合性听力损失的治疗方法主要有：感音神经性聋经常使用助听器、鼓膜修补中耳手术，有时传导性聋和混合性聋也使用助听器等。技术的进步导致了电磁有源植入装置的引进，如 VSB。如今在 60 多个国家，医师、听力保健专家和专家每天都在使用 VSB 来治疗患者的听力损失，而这在 20 年前是不可能的。中耳植入和振动装置替代成形术领域的新发展仍在继续，其他制造商也提供了新的设备和应用。基于最新研究的进一步进展无疑将增加振动听力植入治疗听力损失的潜在应用，并为未来的研究提供更广阔的视野。

表 23-7　用 APHAB 主观问卷量表评估振动声桥的结果

作者，年份	条　件	类　型	APHAB				
			得　分	交流难易度	对声音的厌恶程度	背景噪声	回声
Lenarz 等，2001	裸耳	感音神经性聋	–	52	45	70	60
	助听		–	26	28	45	43
Fraysse 等，2001	以往助听器使用	感音神经性聋	–	50	42.5	67.5	51
	植入振动声桥		–	22	20	38	34
Todt，2002	裸耳	感音神经性聋	–	–	–	–	–
	助听		–	11	26	25	25
Thill 等，2002	以往助听器使用	感音神经性聋	–	42	28.5	60	59
	植入振动声桥		–	28.5	20	39	38
Uziel 等，2003	佩戴助听器的	感音神经性聋	–	36.8	55.8	63	50.4
	植入振动声桥		–	18	32.4	38.4	21.4
Saliba 等，2005	裸耳		–	–	–	–	–
	助听		–	33	33	48	47
Baumgartner，2010 和 Boeheim，2012	裸耳	传导性聋	70.3	66	30	73	72
	3 个月		37	28	35	40	43
	40 个月		33.7	25	42	33	43
Rajan 等，2011	裸耳	传导性聋	48	48	33	54	56
	12 个月		23	13	26	27	27
Yu 等，2012	佩戴助听器	混合性聋	34	42	−41	30	31
	3 个月		45	47	−41	50	41
	6 个月		36	38	−43	36	33
Marino 等，2012	裸耳	传导性聋	49	42	31	52	53
	助听		26.3	14	26	34	31
Iwasaki 等，2017	佩戴助听器	混合性聋	36.1	35.5	44.9	33.5	39.3
	助听		26.6	24.2	45.5	29.8	25.7

表 23-8　**GBI 主观问卷评估振动声桥结果**

作者，年份	条件	类型	GBI			
			全部	总体	社会支持	身体健康
Schmuziger，2006	裸耳	感音神经性聋	-	-	-	-
	助听 26—55 个月	感音神经性聋	14.7	22.1	5	-5
Monsnier，2008	裸耳	感音神经性聋	-	-	-	-
	18 个月	感音神经性聋	15.4	20	11.5	0
	5～8 年	感音神经性聋	17.8	22.8	14.1	1.7
Baumgartner，2010 and Boeheim，2012	裸耳	传导性聋	-	-	-	-
	3 个月	传导性聋	17	24	-6	11
	40 个月	传导性聋	19.5	30.2	9.7	-2.8
Ihler，2013	以前佩戴过助听器	感音神经性聋	24.8	23.6	11.5	-1.3
	植入振动声桥	感音神经性聋	38.8	37.7	11.7	38.8
Lassaletta，2015	裸耳	传导性聋	-	-	-	-
	助听		35			
Thomas，2017	裸耳	传导性聋	-	-	-	-
	CAA 助听	传导性聋	40.5	56.5	16.5	-4.2
	PIMF 助听	混合性聋	26.2	41.6	0	0

参 考 文 献

[1] For a full list of VSB publications as of September 2017, please refer to: Scandurra, F, Literature on the Vibrant Soundbridge, 2017. http://s3.medel.com/pdf/elibrary/VSB%20 09_2017_Publ-list.pdf (accessed Oct 12, 2017)

[2] Ball, G. R. The Vibrant Soundbridge: Design and Development. *Adv. Otorhinolaryngol.* 2010, *69*, 1-13.

[3] Ball, G. R.; Huber, A.; Goode, R. L. Scanning Laser Doppler Vibrometry of the Middle Ear Ossicles. *Ear Nose Throat J.* 1997, *76* (4), 213-218.

[4] Baumgartner, W. D.; Boheim, K.; Hagen, R.; Muller, J.; Lenarz, T.; Reiss, S.; Schlogel, M.; Mlynski, R.; Mojallal, H.; Colletti, V.; Opie, J. The Vibrant Soundbridge for Conductive and Mixed Hearing Losses: European Multicenter Study Results. *Adv. Otorhinolaryngol.* 2010, 69, 38-50.

[5] Boeheim, K.; Pok, S. M.; Schloegel, M.; Filzmoser, P. Active Middle Ear Implant Compared With Open-Fit Hearing Aid in Sloping High-Frequency Sensorineural Hearing Loss. *Otol. Neurotol.* 2010, *31* (3), 424-429.

[6] Boeheim, K.; Mlynski, R.; Lenarz, T.; Schlogel, M.; Hagen, R. Round Window Vibroplasty: Long-Term Results. *Acta Otolaryngol.* 2012, *132* (10), 1042-1048.

[7] Brito, R.; Pozzobom Ventura, L. M.; Jorge, J. C.; Oliveira, E. B.; Manzoni Lourencone, L. F. An Implantable Hearing System as Rehabilitation for Hearing Loss Due to Bilateral Aural Atresia: Surgical Technique and Audiological Results. *J. Int. Adv. Otol.* 2016, *12* (3), 241-246.

[8] Ciorba, A.; Bianchini, C.; Pelucchi, S.; Pastore, A. The Impact of Hearing Loss on the Quality of Life of Elderly Adults. *Clin. Interven. Aging* 2012, *7*, 159-163.

[9] Colletti, V.; Soli, S. D.; Carner, M.; Colletti, L. Treatment of Mixed Hearing Losses Via Implantation of a Vibratory Transducer on the Round Window. *Int. J. Audiol.* 2006, *45* (10), 600-608.

[10] Cooper, A. Deafness and Psychiatric Illness. *Br. J. Psychiatry* 1976, *129* (3), 216-226.

[11] Crandell, C. Speech Recognition in Noise by Children with Minimal Degrees of Sensorineural Hearing loss. *Ear Hear.* 1993, *14* (3), 210-216.

[12] Cremers, C. W.; O'Connor, A. F.; Helms, J.; Roberson, J.; Claros, P.; Frenzel, H.; Profant, M.; Schmerber, S.; Streitberger, C.; Baumgartner, W. D.; Orfila, D.; Pringle, M.; Cenjor, C.; Giarbini, N.; Jiang, D.; Snik, A. F. International Consensus on Vibrant Soundbridge(R) Implantation in Children and Adolescents. *Int. J. Pediatr. Otorhinolaryngol.*

2010, *74* (11), 1267-1269.

[13] Dawes, P.; Emsley, R.; Cruickshanks, K.; Moore, D.; Fortnum, H.; Edmondson-Jones, M.; McCormack, A.; Munro, K. Hearing Loss and Cognition: The Role of Hearing Aids, Social Isolation and Depression. *PLoS ONE*. 2015, *10* (3), e0119616.

[14] Fraysse, B.; Lavieille, J. P.; Schmerber, S.; Enee, V.; Truy, E.; Vincent, C.; Vaneecloo, F. M.; Sterkers, O. A Multicenter Study of the Vibrant Soundbridge Middle Ear Implant: Early Clinical Results and Experience. *Otol. Neurotol.* 2001, *22* (6), 952-961.

[15] Frenzel, H.; Hanke, F.; Beltrame, M.; Steffen, A.; Schonweiler, R.; Wollenberg, B. Application of the Vibrant Soundbridge to Unilateral Osseous Atresia Cases. *Laryngoscope* 2009, *119* (1), 67-74.

[16] Garin, P.; Thill, M.; Gerard, J.; Galle, C.; Gersdorff, M. Speech Discrimination in Background Noise With the Vibrant Soundbridge Middle Ear Implant. *Otorhinolaryngol. Nova* 2002, *3* (12), 119-123.

[17] Gloag, D. Noise: Hearing Loss and Psychological Effects. *Br. Med. J.* 1980, *281* (6251), 1325-1327.

[18] Goode, R. L.; Ball, G.; Nishihara, S. Measurement of Umbo Vibration in Human Subjects--Method and Possible Clinical Applications. *Am. J. Otol.* 1993, *14* (3), 247-251.

[19] Henseler, M. A.; Polanski, J. F.; Schlegel, C.; Linder, T. Active Middle Ear Implants in Patients Undergoing Subtotal Petrosectomy: Long-Term Follow-Up. *Otol. Neurotol.* 2014, *35* (3), 437-441.

[20] Hétu, R.; Riverin, L.; Lalande, N.; Getty, L.; St-cyr, C. Qualitative Analysis of the Handicap Associated With Occupational Hearing Loss. *Br. J. Audiol.* 1988, *22* (4), 251-264.

[21] Hindley, P. Psychiatric Aspects of Hearing Impairments. *J. Child Psychol. Psychiatry* 1997, *38* (1), 101-117.

[22] Huber, A. M.; Ball, G. R.; Veraguth, D.; Dillier, N.; Bodmer, D.; Sequeira, D. A New Implantable Middle Ear Hearing Device for Mixed Hearing Loss: A Feasibility Study in Human Temporal Bones. *Otol. Neurotol.* 2006, *27* (8), 1104-1109.

[23] Ihler, F.; Kohler, S.; Meyer, A. C.; Blum, J.; Strenzke, N.; Matthias, C.; Canis, M. Mastoid Cavity Obliteration and Vibrant Soundbridge Implantation for Patients With Mixed Hearing Loss. *Laryngoscope* 2014, *124* (2), 531-537.

[24] Kartush, J. M.; Tos, M. Electromagnetic Ossicular Augmentation Device. *Otolaryngol. Clin. N. Am.* 1995, *28* (1), 155-172.

[25] Khairi Md Daud, M.; Noor, R.; Rahman, N.; Sidek, D.; Mohamad, A. The Effect of Mild Hearing Loss on Academic Performance in Primary School Children. *Int. J. Pediatric Otorhinolaryngol.* 2010, *74* (1), 67-70.

[26] Kiefer, J.; Arnold, W.; Staudenmaier, R., Round Window Stimulation With an Implantable Hearing Aid (Soundbridge) Combined With Autogenous Reconstruction of the Auricle - A New Approach. *ORL J. Otorhinolaryngol. Relat. Spec.* 2006, *68* (6), 378-385.

[27] Knutson, J.; Lansing, C. The Relationship Between Communication Problems and Psychological Difficulties in Persons with Profound Acquired Hearing Loss. *J. Speech Hear. Disord.* 1990, *55* (4), 656-664.

[28] Kosaner Kliess, M.; Kluibenschaedl, M.; Zoehrer, R.; Schlick, B.; Scandurra, F.; Urban, M. Cost-Utility of Partially Implantable Active Middle Ear Implants for Sensorineural Hearing Loss: A Decision Analysis. *Value Health J. Int. Soci. Pharmacoecon. Outcomes Res.* 2017, *20* (8), 1092-1099.

[29] Lee, H. J.; Lee, J. M.; Choi, J. Y.; Jung, J. Evaluation of Maximal Speech Intelligibility With Vibrant Soundbridge in Patients With Sensorineural Hearing Loss. *Otol. Neurotol.* 2017.

[30] Lee, J. M.; Lee, Y. H.; Jung, J.; Kim, S. H.; Moon, I. S.; Choi, J. Y. Audiologic Gain of Incus Short Process Vibroplasty With Conventional Incus Long Process Vibroplasty: A Retrospective Analysis of 36 Patients. *Otol. Neurotol.* 2017, *38* (8), 1063-1070. doi: 10.1097/MAO.0000000000001496.

[31] Li-Korotky, H. Age-Related Hearing Loss: Quality of Care for Quality of Life. *Gerontologist* 2012, *52* (2), 265-271.

[32] Luetje, C. M.; Brackman, D.; Balkany, T. J.; Maw, J.; Baker, R. S.; Kelsall, D.; Backous, D.; Miyamoto, R.; Parisier, S.; Arts, A. Phase III Clinical Trial Results With the Vibrant Soundbridge Implantable Middle Ear Hearing Device: A Prospective Controlled Multicenter Study. *Otolaryngol. Head Neck Surg.* 2002, *126* (2), 97-107.

[33] Maier, H.; Hinze, A. L.; Gerdes, T.; Busch, S.; Salcher, R.; Schwab, B.; Lenarz, T. Long-term Results of Incus Vibroplasty in Patients With Moderate-to-Severe Sensorineural Hearing Loss. *Audiol. Neurootol.* 2015, *20* (2), 136-146.

[34] Marino, R.; Vieira, D. T.; Rajan, G. P. Tinnitus and Quality of Life After Round Window Vibroplasty. *Int. Tinnitus J.* 2012, *17* (2), 134-139.

[35] McKinnon, B. J.; Watts, T. Subcutaneous Emphysema and Pneumolabyrinth Plus Pneumocephalus As Complications of Middle Ear Implant and Cochlear Implant Surgery. *Ear Nose Throat J.* 2013, *92* (7), 298-300.

[36] Mlynski, R.; Nguyen, T. D.; Plontke, S. K.; Kosling, S. Presentation of Floating Mass Transducer and Vibroplasty Couplers on CT and Cone Beam CT. *Eur. Arch. Otorhinolaryngol.* 2014, *271* (4), 665-672.

[37] Monzani, D.; Galeazzi, G.; Genovese, E.; Marrara, A.; Martini, A. Psychological Profile and Social Behaviour of Working Adults With Mild or Moderate Hearing Loss. *Acta Otorhinolaryngol. Ital.* 2008, *28* (2), 61-66.

[38] Mosnier, I.; Sterkers, O.; Bouccara, D.; Labassi, S.; Bebear, J. P.; Bordure, P.; Dubreuil, C.; Dumon, T.; Frachet, B.; Fraysse, B.; Lavieille, J. P.; Magnan, J.; Martin, C.; Meyer, B.; Mondain, M.; Portmann, D.; Robier, A.; Schmerber, S.; Thomassin, J. M.; Truy, E.; Uziel, A.; Vanecloo, F. M.; Vincent, C.; Ferrary, E. Benefit of the Vibrant Soundbridge Device in Patients Implanted for 5 to 8 Years. *Ear Hear.* 2008, *29* (2), 281-284.

[39] Pok, S. M.; Schlogel, M.; Boheim, K. Clinical Experience with the Active Middle Ear Implant Vibrant Soundbridge in Sensorineural Hearing Loss. *Adv. Otorhinolaryngol.* 2010, *69*, 51-58.

[40] Rajan, G. P.; Lampacher, P.; Ambett, R.; Dittrich, G.; Kuthubutheen, J.; Wood, B.; McArthur, A.; Marino, R. Impact of Floating Mass Transducer Coupling and Positioning in Round Window Vibroplasty. *Otol. Neurotol.* 2011, *32* (2), 271-277.

[41] Saliba, I.; Calmels, M. N.; Wanna, G.; Iversenc, G.; James, C.; Deguine, O.; Fraysse, B. Binaurality in Middle Ear Implant Recipients Using Contralateral Digital Hearing AIDS. *Otol. Neurotol.* 2005, *26* (4), 680-685.

[42] Schmuziger, N.; Schimmann, F.; Wengen, D.; Patscheke, J.; Probst, R. Long-term Assessment After Implantation of the Vibrant Soundbridge Device. *Otol. Neurotol.* 2006, *27* (2), 183-188.

[43] Seo, Y. J.; Kim, H. J.; Moon, I. S.; Choi, J. Y. Changes in Tinnitus After Middle Ear Implant Surgery: Comparisons With the Cochlear Implant. *Ear Hear.* 2015, *36* (6), 705-709.

[44] Snik, A. F.; Cremers, C. W. Vibrant Semi-implantable Hearing Device With Digital Sound Processing: Effective Gain and Speech Perception. *Arch. Otolaryngol. Head Neck Surg.* 2001, *127* (12), 1433-1437.

[45] Snik, A. F.; van Duijnhoven, N. T.; Mylanus, E. A.; Cremers, C. W. Estimated Cost-Effectiveness of Active Middle-Ear Implantation in Hearing-Impaired Patients With Severe External Otitis. *Arch. Otolaryngol. Head Neck Surg.* 2006, *132* (11), 1210-1215.

[46] Sterkers, O.; Boucarra, D.; Labassi, S.; Bebear, J. P.; Dubreuil, C.; Frachet, B.; Fraysse, B.; Lavieille, J. P.; Magnan, J.; Martin, C.; Truy, E.; Uziel, A.; Vaneecloo, F. M. A Middle Ear Implant, the Symphonix Vibrant Soundbridge: Retrospective Study of the First 125 Patients Implanted in France. *Otol. Neurotol.* 2003, *24* (3), 427-436.

[47] Sziklai, I.; Szilvassy, J. Functional Gain and Speech Understanding Obtained by Vibrant Soundbridge or by Open-Fit Hearing Aid. *Acta Otolaryngol.* 2011, *131* (4), 428-433.

[48] Tambs, K. Moderate Effects of Hearing Loss on Mental Health and Subjective Well-Being: Results From the Nord-Trøndelag Hearing Loss Study. *Psychosomat. Med.* 2004, *66* (5), 776-782.

[49] Thomas, J. P.; Voelter, C.; Neumann, K.; Dazert, S. Vibroplasty in Severe Congenital or Acquired Meatal Stenosis by Coupling an Active Middle Ear Implant to the Short Process of the Incus. *Otol. Neurotol.* 2017, *38* (7), 996-1004. doi: 10.1097/MAO.000000000000145938(7):996-1004. doi: 10.1097/MAO.0000000000001459.

[50] Thomas, P.; Hunt, W.; Garry, P.; Hood, R.; Goodwin, J.; Goodwin, J. Hearing Acuity in a Healthy Elderly Population: Effects on Emotional, Cognitive, and Social Status. *J. Gerontol.* 1983, *38* (3), 321-325.

[51] Todt, I.; Seidl, R. O.; Gross, M.; Ernst, A. Comparison of Different Vibrant Soundbridge Audioprocessors with Conventional Hearing AIDS. *Otol. Neurotol.* 2002, *23* (5), 669-673.

[52] Uziel, A.; Mondain, M.; Hagen, P.; Dejean, F.; Doucet, G. Rehabilitation for High-frequency Sensorineural Hearing Impairment in Adults With the Symphonix Vibrant Soundbridge: A Comparative Study. *Otol. Neurotol.* 2003, *24* (5), 775-783.

[53] WHO. *World Health Organisation: Global Estimates on Prevalence of Hearing Loss-Mortality and Burden of Diseases and Prevention of Blindness and Deafness*, 2012.

[54] WHO. *WHO Report: Global Costs of Unaddressed Hearing Loss and Cost-Effectiveness of Interventions.* 2017.

[55] WHO. *Metrics: Disability-Adjusted Life Year (DALY).* 2017.

[56] WHO Media Centre. *Deafness and Hearing Loss, Fact Sheet.* Updated February 2017. http://www.who.int/mediacentre/factsheets/fs300/en/ (accessed Oct 12, 2017).

[57] Wilson, B.; Tucci, D.; Merson, M.; O'Donoghue, G., Global Hearing Health Care: New Findings and Perspectives. *Lancet* 2017, *390* (10111), 2503-2515. doi: 10.1016/S0140-6736(17)31073-5 (accessed Jul 10, 2017).

[58] Yoshinaga-Itano, C.; Sedey, A.; Coulter, D.; Mehl, A. Language of Early- and Later-identified Children With Hearing Loss. *Pediatrics* 1998, *102* (5), 1161-1171.

[59] Yu, J. K.; Tsang, W. S.; Wong, T. K.; Tong, M. C. Outcome of Vibrant Soundbridge Middle Ear Implant in Cantonese-Speaking Mixed Hearing Loss Adults. *Clin. Exp. Otorhinolaryngol.* 2012, *5* (Suppl 1), S82-S88.

[60] Yu, J. K.; Wong, L. L.; Tsang, W. S.; Tong, M. C. A Tutorial on Implantable Hearing Amplification Options for Adults With Unilateral Microtia and Atresia. *Biomed. Res. Int.* 2014, *2014*, 703256.

[61] Zahnert, T.; Lowenheim, H.; Beutner, D.; Hagen, R.; Ernst, A.; Pau, H. W.; Zehlicke, T.; Kuhne, H.; Friese, N.; Tropitzsch, A.; Luers, J. C.; Mlynski, R.; Todt, I.; Huttenbrink, K. B. Multicenter Clinical Trial of Vibroplasty Couplers to Treat Mixed/Conductive Hearing Loss: First Results. *Audiol. Neurootol.* 2016, *21* (4), 212-222.

第四篇 老年人的听力
Hearing in the Elderly

第 24 章 老年人人工耳蜗植入与生活质量
Cochlear Implants with Elderly Individuals and Quality of Life

Virginia Corazzi　Andrea Ciorba　Claudia Aimoni　著

冀 飞　周其友　译　　何雅琪　校

摘 要

人工耳蜗（cochlear implant，CI）作为一种安全有效的极重度听力损失康复手段，已逐渐推广到老年人。考虑到 70 岁以上人群中听力损失的患病率日益增加，在不久的将来，使用 CI 对老年听力损失患者进行康复可能会广泛应用。

影响老年人植入后听觉效果的因素很多，其中包括与年龄相关的中枢听觉处理障碍、长时间听觉剥夺，以及与使用技术设备有关的困难。不过有报道指出，通过改善沟通技巧、社交互动及在日常生活中提供更多个人独立的机会，CI 可为老年人提供听觉及生活质量方面的益处。

本章旨在通过对文献的回顾来评估 CI 对重度、极重度感音神经性听力损失的老年患者的有效性，并且主要关注患者植入后对生活质量的感受。

关键词

人工耳蜗植入；极重度感音神经性听力损失；老年人；言语感知；生活质量

一、概述

听力损失是老年人最常见的感觉疾病之一。据估计，65—75 岁老年人中听力损失的患病率为 25%，在 75 岁及以上人群中，这个比例还要高很多（Sprinzl 和 Riechelmann，2010）。据估计，在 65 岁以上人口中，近 1% 的人患有重度至极重度听力损失，而且传统的助听放大装置对此无法有效干预。因此，这些没有适当干预的老年人在交流技能方面会遇到重大问题，影响日常生活体验和独立性。此外，这类患者会对他们的健康状况和生活质量产生负面认知（Castiglione 等，2015）。

2004 年，英国人工耳蜗研究小组（UK Cochlear Implant Study Group）指出，人工耳蜗已被证明对老年人是一种高成本效益的康复设备。他们认为，当植入耳为重度至极重度听力损失并且听觉剥夺时间较短时，70 岁以上的患者接受 CI 植入获益显著（UK Cochlear Implant Study Group，2004）。根据意大利耳鼻咽喉科协会人工耳蜗应用指南（Società Italiana Otorinolaringoiatria，SIO）也建议无法从传统助听器获益的重度至极重度听力损失成年人最好接受人工耳蜗康复（Quaranta 等，2009）。

人工耳蜗植入的听力学标准为：0.5～2kHz 纯音听阈平均值（pure tone average，PTA）> 75dB HL 且单独使用助听器时单词识别得分≤50%（Quaranta 等，2009）。这个适应证适用于所有成年患者，没有年龄限制；当老年人的总体健康状况和预期寿命良好时，可以对他们实施人工耳蜗手术（Quaranta 等，2009）。

2011 年，Berrettini 等通过 WHO 的卫生技术评估（health technology assessment，HTA）来评价 CI 的效果、成本和影响。这次评估引用了相关的系统综述和国际指南。他们发现 65 岁以上的 CI 患者术后获得了良好的感知能力和生活质量的全面改善。此外作者还发现，无论同期手术还是序贯植入，双侧 CI 患者在噪声环境、安静环境和声源定位测试中都比单侧 CI 患者有更好的听觉能力。但即便是单侧植入，也有文献中的不同报道支持老年人通过 CI 获得了良好功能结果，特别是改善听觉表现（有更好的感知能力）和抑制耳鸣等（Bovo 等，2011；Castiglione 等，2015）。

许多因素会影响老年人植入后的听觉表现，如与年龄相关的中枢听觉处理障碍、长期的听觉剥夺和技术设备操作方面的困难等（Buden 等，2011；Lenarz 等，2012）。然而，如果延长对老年人的言语治疗干预（相对于年轻患者而言），两组都报道了相同的良好的功能性结果（Castiglione 等，2015）。

此外，老年人的听力损失、衰老和认知障碍之间的关系已经被确认（Gurgel 等，2014）。特别是 Lin 发现听力损失的严重程度与认知测试中涉及执行功能、注意力和记忆的较低得分相关（Lin，2011）。据推测，老年性耳聋和认知能力下降存在一个共同的多因素致病机制。这种机制可能涉及外周和中枢听觉系统的神经退行性病变过程、血管危险因素、社会隔离和认知负荷等（Lin，2011；Peelle 等，2011；Gallacher 等，2012）。言语分辨能力减退是老年性耳聋患者报告的最严重的失能表现。这种情况通常意味着社会隔离、焦虑和抑郁，随之而来的听觉输入信息的剥夺可能会由此导致认知能力的下降（Gates 等，2011；Lin 等，2012；Pronk 等，2013）。

认知功能参与听觉信息的中枢处理，甚至轻微认知障碍都可能对言语辨别产生负面影响。因此，衰老、听力损失和认知障碍的共同作用可显著影响老年人的生活质量体验（Mener 等，2013）。Lin 等 2011 年报道，与正常听力个体相比，伴有进行性可归类为轻度至重度听力损失的患者，阿尔茨海默综合征的发展风险增加（比正常听力个体的罹患风险高 2～5 倍）。作者还通过前瞻性观察性研究证实，听力损失是一个与老年人认知加速退化和认知障碍独立相关的危险因素（Lin 等，2013）。

在这种情况下，听力康复已被提出作为一种可能对认知障碍产生积极影响的干预手段。尽管在文献中还存在一些争议性结果（Mosnier 等，2015），已经有学者提出，在适当的时候使用助听器是有可能延缓老年人认知能力下降的。例如，Acar 等（2011）使用老年抑郁量表（geriatric depression scale，GDS）问卷和简易精神状态检查表（mini mental state examination，MMSE）测试评估了 34 名 65 岁以上患者，发现使用助听器可使老年患者的心理和认知功能得到改善（及减少抑郁症状的发生）。

Mosnier 等于 2015 年发表了第一个多中心前瞻性纵向研究报告，评估了老年患者人工耳蜗植入术后听力与认知能力之间的关系。该项研究共纳入 94 名年龄在 65—85 岁的人工耳蜗植入患者，分别在术前和术后进行检查，主要测试了患者在安静和噪声条件下的听力表现。研究人员发现术后 6 个月，患者在安静条件下和噪声条件下的言语感知均有显著改善，植入 12 个月后有进一步的改善（但仅在安静条件下）。此外研究还发现，患者在各认知层面的能力都得到了改善。据此作者得出结论，认为 CI 不仅可以改善听觉表现，而且可以减少老年人的认知负荷。因此，CI 可能对执行功能、注意力、记忆力和专注度有积极的影响。

二、人工耳蜗植入与生活质量

基于改良问卷的调查结果表明，患者的主观改善程度在人工耳蜗植入术后有所增长（Vermeire 等，2005）。最重要的改善与减少抑郁、焦虑和孤独感有关（Orabi 等，2006；Poissant 等，2008）。具体的表现为老年患者的自信心得到恢复，这使他们能够更多地参与家庭和社会生活。老年患者在社交交往中的沟通技巧得到改善，日常生活的独立性得到提高，总体健康感受提高（Orabi 等，2006；Poissant 等，2008）。

Mosnier 等（2015）使用 Nijmegen 人工耳蜗问卷（Nijmegen Cochlear Implant Questionnaire，NCIQ）（Hinderink 等，2000）调查了 65 岁以上植入受试者的生活质量感知，还通过 GDS-4 问卷（Clement 等，1999）调查了抑郁感受情况。抑郁症被认为是痴呆症发展的一个主要危险因素（James 等，2011）。考虑到积极的社交生活可能会延缓认知能力的下降，通过 CI 恢复听力功能来加强社交活动是减少抑郁症状的一个重要目标。如果有效，CI 的积极作用或可保证实现稳定的认知功能、自信心和生活质量。

Aimoni 等（2016）使用改良的耳鼻喉科专用格拉斯哥获益量表（Glasgow Benefit Inventory，GBI）（Robinson，1996）对接受 CI 植入术 12 个月后的老年患者进行生活质量和听觉技能评估，调查了 CI 对患者三个方面的影响，即一般问题、社会维度和身体健康。GBI 调查结果表明，老年患者的生活质量和听觉技能的改善（用 Geers 和 Moog 量表的感知类别表示）与年轻植入患者的记录相当。

类似地，Manrique-Huarte 等（2016）调查了一组重度至极重度听力损失老年 CI 患者的听觉技能、抑郁、焦虑症状及生活质量的改善情况。使用的工具是老年听力障碍量表（Hearing Handicap Inventory for the Elderly，HHIE）（Ventry 等，1984）和健康效用指数标志Ⅲ量表（Health Utility Index mark Ⅲ）。该研究的特点是将一组年龄大于 65 岁且听力损失程度相当，但未接受 CI 或助听器干预治疗的老年患者作为对照组，把作为研究对象的老年 CI 患者与对照组进行比较。结果表明上述指标在人工耳蜗植入后一段时间内是稳定的。

Sonnet 等于 2017 年报道了一项在法国南希进行的前瞻性研究，调查了 16 名重度至极重度听力损失的语后聋老年 CI 植入患者的生活质量、认知能力、情绪更替和自主性的改变。该研究使用了老年版世界卫生组织生活质量问卷（针对老年人的经过验证的问卷），这加强了该研究的结论力度。此外还使用了工具性日常生活活动量表（Instrumental Activities of Daily Living，IADL）评估日常生活的自主性。Sonnet 发现植入 CI 的老年患者生活质量和自主性得到了改善，因为一些 CI 植入老年患者能够重新使用电话。

三、结论

对于重度至极重度听力损失的老年人，人工耳蜗已被充分证明是一种安全、临床有效且成本效益很高的康复装置（UK Cochlear Implant Study Group，2014；Aimoni 等，2016）。

SIO 指南（2009）中关于 18 岁以上成年患者（无年龄限制）植入人工耳蜗的推荐原则是只要 500～2000Hz 范围的听阈低于 75dB HL，且佩戴助听器言语识别得分≤50%，即推荐植入人工耳蜗（Quaranta 等，2009）。虽然年龄不是影响人工耳蜗适应证的因素（Labadie 等，2000），但植入前还是有必要评估可能的全身健康状况和患者对 CI 的期望值（Quaranta 等，2009）。

在过去的 10 年中，由于预期寿命的延长，以及与年龄有关的听力损失患病率的相应增加，全球范围内的人工耳蜗植入计划越来越多地纳入了老年患者。人工耳蜗提供的听力康复不仅可以使老年患者改善言语感知和产生，而且可以增加社交活动和自尊感。

最后，一些作者研究了老年人植入人工

耳蜗的成本和临床效果（Vermeire 等，2005；Orabi 等，2006；Poissant 等，2008；Budenz 等，2011；Castiglione 等，2015；Aimoni 等，2016；Lenarz 等，2016）。迄今为止，对于年龄大于 65 岁的患者，CI 可作为可行的干预手段（UK Cochlear Implant Study Group，2004）。尤其这些特征不仅与听力学获益有关，而且与认知表现有关（Acar，2011；Lin 等，2013；Mosnier 等，2015）。

总之，老年患者人工耳蜗植入的有效结果不仅应与听力和言语感知结果相关，还应考虑生活质量、社会融合和心理状态的改善。此外，必须进行纵向和多中心研究，以提高我们对老年患者 CI 植入后的认知功能、生活质量感知和日常生活长期影响等方面的认识。

附录

用于评估植入老年患者生活质量的问卷可在链接中找到：①格拉斯哥获益量表：https://www.ncbi.nlm.nih.gov/pmc/articles/PMC5013978/pdf/medscimonit-22-3035.pdf（28；29）；②老年听力障碍量表：http://www.earaudiology.com/hhie.pdf（30；31）。

参 考 文 献

[1] Acar, B.; Yurekli, M. F.; Babademez, M. A.; Karabulut, H.; Karasen, R. M. Effects of Hearing Aids on Cognitive Functions and Depressive Signs in Elderly People. *Arch. Gerontol. Geriatr.* 2011, *52* (3), 250-252.

[2] Aimoni, C.; Ciorba, A.; Hatzopoulos, S.; Ramacciotti, G.; Mazzoli, M.; Bianchini, C.; Rosignoli, M.; Skarżyński, H.; Skarżyński, P. H. Cochlear Implants in Subjects Over Age 65: Quality of Life and Audiological Outcomes. *Med. Sci. Monit.* 2016, *22*, 3035-3042.

[3] Berrettini, S.; Arslan, E.; Baggiani, A.; Burdo, S.; Cassandro, E.; Cuda, D.; Filipo, R.; Giorgi Rossi, P.; Mancini, P.; Martini, A.; Quaranta, A.; Quaranta, N.; Turchetti, G.; Forli, F. Analysis of the Impact of Professional Involvement in Evidence Generation for the HTA Process Subproject "Cochlear Implants": Methodology, Results and Recommendations. *Acta Otorhinolaryngol. Ital.* 2011, *31*, 273-280.

[4] Bovo, R.; Ciorba, A.; Martini, A. Tinnitus and Cochlear Implants. *Auris Nasus Larynx* 2011, *38*, 14-20.

[5] Budenz, C. L.; Cosetti, M. K.; Coelho, D. H.; Birenbaum, B.; Babb, J.; Waltzman, S. B.; Roehm, P. C. The Effects of Cochlear Implantation on Speech Perception in Older Adults. *J. Am. Geriatr. Soc.* 2011, *59* (3), 446-453.

[6] Castiglione, A.; Benatti, A.; Girasoli, L.; Caserta, E.; Montino, S.; Pagliaro, M.; Bovo, R.; Martini, A. Cochlear Implantation Outcomes in Older Adults. *Hear. Balance Commun.* 2015, *13*, 86-88.

[7] Clement, J. P.; Fray, E.; Paycin, S.; Leger, J. M.; Therme, J. F.; Dumont, D. Detection of Depression in Elderly Hospitalized Patients in Emergency Wards in France Using the CES-D and the Mini-GDS: Preliminary Experiences. *Int. J. Geriatr. Psychiatry* 1999, *14* (5), 373-378.

[8] Gallacher, J.; Ilubaera, V.; Ben-Shlomo, Y.; Bayer, A.; Fish,

M.; Babisch, W.; Elwood, P. Auditory Threshold, Phonologic Demand, and Incident Dementia. *Neurology* 2012, *79* (15), 1583-1590.

[9] Gates, G. A.; Anderson, M. L.; McCurry, S. M.; Feeney, M. P.; Larson, E. B. Central Auditory Dysfunction as a Harbinger of Alzheimer Dementia. *Arch. Otolaryngol. Head. Neck Surg.* 2011, *137* (4), 390-395.

[10] Gurgel, R. K.; Ward, P. D.; Schwartz, S.; Norton, M. C.; Foster, N. L.; Tschanz, J. T. Relationship of Hearing Loss and Dementia: A Prospective, Population-Based Study. *Otol. Neurotol.* 2014, *35* (5), 775-781.

[11] Hinderink, J. B.; Krabbe, P. F.; Van Den Broek, P. Development and Application of a Health-Related Quality-of-Life Instrument for Adults With Cochlear Implants: The Nijmegen Cochlear Implant Questionnaire. *Otolaryngol. Head. Neck Surg.* 2000, *123* (6), 756-765.

[12] James, B. D.; Wilson, R. S.; Barnes, L. L.; Bennett, D. A. Late-Life Social Activity and Cognitive Decline in Old Age. *J. Int. Neuropsychol. Soc.* 2011, *17* (6), 998-1005.

[13] Labadie, R. F.; Carrasco, V. N.; Gilmer, C. H.; Pillsbury, H. C. 3rd. Cochlear Implant Performance in Senior Citizens. Otolaryngol. *Head. Neck Surg.* 2000, *123* (4), 419-424.

[14] Lenarz, M.; Sönmez, H.; Joseph, G.; Büchner, A.; Lenarz, T. Cochlear Implant Performance in Geriatric Patients. *Laryngoscope* 2012, *122* (6), 1361-1365.

[15] Lin, F. R. Hearing Loss and Cognition Among Older Adults in the United States. *J. Gerontol. A: Biol. Sci. Med. Sci.* 2011, *66* (10), 1131-1136.

[16] Lin, F. R.; Metter, E. J.; O'Brien, R. J.; Resnick, S. M.; Zonderman, A. B.; Ferrucci, L. Hearing Loss and Incident Dementia. *Arch. Neurol.* 2011, *68* (2), 214-220.

[17] Lin, F. R.; Chien, W. W.; Li, L.; Clarrett, D. M.; Niparko, J. K.; Francis, H. W. Cochlear Implantation in Older Adults. *Medicine (Baltimore)* 2012, *91* (5), 229-241.

[18] Lin, F. R.; Yaffe, K.; Xia, J.; Xue, Q. L.; Harris, T. B.; Purchase-Helzner, E.; Satterfield, S.; Ayonayon, H. N.; Ferrucci, L.; Simonsick, E. M.; Health ABC Study Group. Hearing Loss and Cognitive Decline in Older Adults. *JAMA Int. Med.* 2013, *173* (4), 293-299.

[19] Manrique-Huarte, R.; Calavia, D.; Huarte Irujo, A.; Girón, L.; Manrique-Rodríguez, M. Treatment for Hearing Loss Among the Elderly: Auditory Outcomes and Impact on Quality of Life. *Audiol. Neurootol.* 2016, *21* (Suppl1), 29-35.

[20] Mener, D. J.; Betz, J.; Genther, D. J.; Chen, D.; Lin, F. R. Hearing Loss and Depression in Older Adults. *J. Am. Geriatr. Soc.* 2013, *61* (9), 1627-1629.

[21] Mosnier, I.; Bebear, J. P.; Marx, M.; Fraysse, B.; Truy, E.; Lina-Granade, G.; Mondain, M.; Sterkers-Artières, F.; Bordure, P.; Robier, A.; Godey, B.; Meyer, B.; Frachet, B.; Poncet-Wallet, C.; Bouccara, D.; Sterkers, O. Improvement of Cognitive Function After Cochlear Implantation in Elderly

Patients. *JAMA Otolaryngol. Head Neck. Surg.* 2015, *141* (5), 442-450.

[22] Orabi, A. A.; Mawman, D.; Al-Zoubi, F.; Saeed, S. R.; Ramsden, R. T. Cochlear Implant Outcomes and Quality of Life in the Elderly: Manchester Experience Over 13 Years. *Clin. Otolaryngol.* 2006, *31* (2), 116-122.

[23] Peelle, J. E.; Troiani, V.; Grossman, M.; Wingfield, A. Hearing Loss in Older Adults Affects Neural Systems Supporting Speech Comprehension. *J. Neurosci.* 2011, *31* (35), 12638-12643.

[24] Poissant, S. F.; Beaudoin, F.; Huang, J.; Brodsky, J.; Lee, D. J. Impact of Cochlear Implantation on Speech Understanding, Depression, and Loneliness in the Elderly. *J. Otolaryngol. Head. Neck Surg.* 2008, *37* (4), 488-494.

[25] Pronk, M.; Deeg, D. J.; Festen, J. M.; Twisk, J. W.; Smits, C.; Comijs, H. C.; Kramer, S. E. Decline in Older Persons' Ability to Recognize Speech in Noise: The Influence of Demographic, Health-Related, Environmental, and Cognitive Factors. *Ear Hear.* 2013, *34* (6), 722-732.

[26] Quaranta, A.; Arslan, E.; Burdo, S.; Cuda, D.; Filipo, R.; Quaranta, N. Documento del Gruppo S.I.O. Impianti Cocleari: Linee Guida per l'applicazione dell'Impianto Cocleare e la gestione del centro Impianti Cocleari. *Acta Otolaryngol. Ital.* 2009, *1* (3), 1-5.

[27] Robinson, K.; Gatehouse, S.; Browning, G. G. Measuring Patient Benefit From Otorhinolaryngological Surgery and Therapy. *Ann. Otol. Rhinol. Laryngol.* 1996, *105* (6), 415-422.

[28] Sonnet, M. H.; Montaut-Verient, B.; Niemier, J. Y.; Hoen, M.; Ribeyre, L.; Parietti-Winkler, C. Cognitive Abilities and Quality of Life After Cochlear Implantation in the Elderly. *Otol. Neurotol.* 2017, *38* (8), e296-e301.

[29] Sprinzl, G. M.; Riechelmann, H. Current Trends in Treating Hearing Loss in Elderly People: A Review of the Technology and Treatment Options—A Mini-Review. *Gerontology* 2010, *56* (3), 51-58.

[30] UK Cochlear Implant Study Group. Criteria of Candidacy for Unilateral Cochlear Implantation in Postlingually Deafened Adults II: Cost-Effectiveness Analysis. *Ear. Hear.* 2004, *25* (4), 336-360.

[31] UK Cochlear Implant Study Group. Criteria of Candidacy for Unilateral Cochlear Implantation in Postlingually Deafened Adults I: Theory and Measures of Effectiveness. *Ear. Hear.* 2004, *25* (4), 310-335.

[32] Ventry, I. M.; Weinstein, B. E. The Hearing Handicap Inventory for the Elderly: A New Tool. *Ear. Hear.* 1984, *3*, 128-134.

[33] Vermeire, K.; Brokx, J. P.; Wuyts, F. L.; Cochet, E.; Hofkens, A.; Van de Heyning, P. H. Quality-of-Life Benefit From Cochlear Implantation in the Elderly. *Otol. Neurotol.* 2005, *26* (2), 188-195.

第 25 章　老年听觉功能减退的筛查工具

Screening Tools for Otological Function in Older Adults

Federica Di Berardino　Diego Zanetti　Barbara Weinstein　著

刘新颖　韩　莹　译　　何雅琪　校

摘　要

文献中有许多关于老年耳科 / 听觉功能筛查工具的论文。成人听力筛查的目的是筛查出需要接受助听器或其他治疗的听力损失患者。对于这个年龄段的受试者，这种评估特别困难，因为它会比较耗时和低效。本章回顾了有关文献，汇总了关于这一主题的主要国际指南。

关键词

成人及老年人的听力筛查；耳科功能损伤筛查量表（SOFI）；听力保健干预意愿量表（HHCIR）；参与限制；助听器效果国际性调查问卷（IOI-HA）

一、概述

在美国，年龄相关性听力损失（age-related hearing loss，ARHL）是导致听力损失最常见的原因之一，有 1600 万或近 2/3 的 70 岁成年人患有此病（Lin，2011）。在一项全球疾病负担、伤害和风险因素（Burden of Diseases，Injuries，and Risk Factors）的健康调查中，年龄相关性听力损失患者是世界上第二大受损人群，有 13.3 亿人患有 ARHL（Vos 等，2016）。此外，在一项基于大规模人口的调查中，46% 的 48—87 岁成年人报告患有听力损失（Cruickshanks 等，1998）。在这项研究中，50% 自述听力受损的受试者也提到由于语言理解能力降低而导致参与社会活动受到了限制（Ries，1994）。由于 ARHL 的特征是显著高频听力损失和在噪声中言语可懂度降低，对老年人的交流和社会生活质量的消极影响极为显著，所有这些神经心理学方面的影响都需要进行调查以便进行适当的评估。此外，对 ARHL 患者及其家属进行咨询具有重要意义。语言理解能力的下降和对交流和社会生活质量的消极影响是众所周知的，所有这些特征都需要加以研究，以便对患者进行恰当的评估和咨询。

听力损失筛查和听力残疾筛查使用的工具是不同的，因此两者需要分开测量。然而，中度或中重度听力损失的老年人通常不会自述任何听力残疾，而轻度或没有听力损失的人反而可能会抱怨有一定程度的听力残疾。基于这个原因，评估抑郁、认知能力下降、功能状态下降、由 ARHL 引起的情绪和社会限制的筛查工具已被纳入听力损失评估中，并且这些工具在筛查水平上对发现需要听力支持的人非常重要（Weinstein，2004）。其中一些筛查工具具有足够的敏感度和便捷性，可由全科医师实施。全科医师参与老年人的听力筛查非常重要，因为他们是老年人最易接近的医师，而这类人群往往会低估他们自己的听力损伤程度（因为症状往往是缓慢进展的）。此外，许多认为自己患有听力损失的老年人通常不会寻求听力评估，他们也很少抱怨自己遇到的困难，甚至很少向亲戚提及。这主要是由于年龄相关性听力损失也会影响性格、行为和生活态度，并且在许多日常听觉情境中困扰老人的交流活动。

美国言语听力协会（American Speech-Language-Hearing Association，ASHA）发布的成人听力筛查指南中，相关测试必须包括病史、耳镜检查、纯音听力筛查和通过问卷进行的听力残疾自我评估（ASHA，2018）。筛查的目的是找出那些有严重听力损失、应使用助听器进行干预的人。

随着近年来听能监测的重要性越来越受到重视，关注听力损失的意识逐渐提升，以及增加患者参与度从而促进行为的改变，成人听力筛查目前在世界范围内应用越来越广泛（Davis，2007；Smith，2011）。

适用于评估老年人 ARHL 的筛查工具的金标准仍然是纯音听阈测定和通过调查问卷确认残疾和相关障碍。噪声下言语识别在确定助听器使用前的基本条件和检测康复方案方面的重要意义逐渐增加。然而，一些作者对使用正式的听力测试来筛查听力损失提出了一些担忧，因为测听设备相对昂贵、测试费时，且需要经过专门训练的听力师进行测试（Bagai，2006）。

因此，ARHL 的听力筛查通常是相对简单且易于操作的听力测试，主要目的是筛出需要进一步测试的患者（Chou，2011；Weinstein，2011）。然而，尽管几乎所有的全科医师（92%~

98%）都认同听力损失会对老年人的生活质量产生消极影响（Chou，2011），但是他们并没有对老年人进行听力筛查，原因包括没时间、没有回报，或者临床上其他事情太多（Danhauer 等，2008；Cohen 等，2005；Johnson 等，2008）。此外，没有明显的迹象表明协会提出了程序建议（Chou，2011）。

二、应提供给家庭医师的工具

如前所述，听力损失的发生率被低估。在一项长达 10 年的研究中，患有 ARHL 的老年人被问及他们的初级保健提供者是否曾经询问或开始进行听力损失筛查。85% 的人表示医师并未询问过。其他相关数据进一步表明，是否询问与客观或主观听力损失程度无关（Wallhagen，2008）。

将筛查技术纳入初级保健提供者的常规评估可能会避免对听力损失的漏诊，进而避免对患者个人及其亲属造成进一步损害。很多文献报道了未予干预的 ARHL 导致的负面后果，包括导致认知衰退、心理情绪恶化和生活质量下降等（Arlinger，2003；Edwards，2016；Golding，2005；Lin，2014；Mener，2013）。

其他值得强调的关键点是同时发生的感觉损伤，即"双重感觉障碍（dual sensory impairment）"。研究已证实，至少 6% 的成年人同时患有视力和听力受损（Schneider，2012）。听力（33%）和视力（18%）缺陷共患比例在老年人（≥70 岁）中尤其高（Crews，2004；Kern，2014）。双重感觉障碍与认知减退（OR=2.19，95%CI=1.26~3.81）和功能性减退（OR=1.87，95%CI=1.01~3.47）相关性非常高（Kempen，1998）。在后一项研究中，视力缺陷定义为矫正视力低于 20/40，听力损失定义为在 2kHz 纯音听阈不低于 40dB HL。最近，一项以 57—85 岁成年人为对象的纵向人口调查，通过入户调查和填写问卷的方式深入收集了关于五种感官功能的情况和相应的健康和社会措施。这五种感官功能包括身体和心理健康、药物使用、认知和健康行为（Schumm，2009）。这项来自美国国家社会生活、健康和老龄化项目的研究深入探究了多感官损伤引起的多重老龄化问题，这样的损伤在老年人中相当常见。调查中没有使用诸如纯音测听之类的常规心理物理测试方法，而是使用五个等级的量表评估受试者的交谈听力：1= 实聋，2= 差，3= 一般，4 和 5= 良好或正常听力（Schumm，2009）。但也有其他作者（Nondahl 等，1998）认为，老年人的多重感觉障碍非常重要，不能仅仅基于访谈问卷进行筛查，而是必须包括作为一线的听力测试，尤其是在患有并发症的情况下。另一个简单的听力测试方法是韦伯测试（Weber test）。这种方法通过置于前额的振动音叉所产生的侧别感觉，帮助鉴别传导性听力损失和感音神经性听力损失，特别是在听力损失突然发作的情况下。

全科医师可以使用筛查工具来确定哪些人应该接受进一步的听力检查，包括很多快捷有效的问卷，如耳科功能损伤筛查量表（Screening for Otologic Functional Impairments，SOFI）（Weinstein，2011）、老年听力障碍量表（Hearing Handicap Inventory for the Elderly，HHIE）（Ventry 和 Weinstein，1982；Newman，1988）和听力保健干预意愿量表（Hearing Health Care Intervention Readiness，HHCIR）（Weinstein，2012）。

医师应认识到，心血管疾病的危险因素，如高血压、吸烟、糖尿病、卒中或心脏病、贫血、高胆固醇血症、低体重和抑郁等，在单变量分析中均显示与听力损失相关。减少吸烟和噪声暴露，以及意识到与卒中、贫血和

抑郁症的联系，已被证实有助于减轻听力损失带来的负担（Park，2017）。因此，所有这些变量都需要包含在筛查时向患者提出的问题中。

2011 年，Weinstein 编制了一份简短的问卷用于成人听力筛查。该工具旨在筛检出并发症和（或）诱发因素，如吸烟、糖尿病、心血管疾病、关节炎、视力减退或失明及抑郁等。此外，作者提醒需要询问受试者的重要关系人，如果他们认为患者听力或言语理解有困难，需要确认患者是否曾使用过氨基糖苷类抗生素、顺铂、消炎药或襻利尿药，或者患者在过去的一年里有过跌倒的经历。

与全科诊所合作不仅是识别高危人群和提高 ARHL 检出率的有效方法，而且还可以将听力损失的诊断提前 10 年或更长时间。此外，家庭医师在熟悉的环境中进行筛查和咨询可能有助于减少 25%～40% 的助听器弃用率（Weinstein，2011）。

（一）耳科功能损伤筛查量表（SOFI）

该问卷是由 Weinstein、Newman 和 Sandridge 编制的，用于确定任何可能与耳朵有关的问题，包括听力障碍（hearing difficulties，H）、眩晕（dizziness，D）或耳鸣（tinnitus，T）（Weinstein，2013）。SOFI 具体内容如图 25-1。如果 D≥4，则 SOFI 为眩晕阳性；如果 T+H＞8，则筛查结果为耳鸣或听力障碍阳性。

（二）老年听力障碍量表（HHIE）

HHIE 问卷由 Ventry 和 Weinstein（1982）创建，目前仍然是听力学领域中使用最广泛的自我评估工具。它基于听力障碍和功能障碍之间的差异，旨在评估和量化听力障碍对老年人情绪和社交的影响。它由 25 个问题组成，得分为 0～100 分（情绪题 52 分，社交题 48 分；

说明：本问卷旨在识别出可能与您的耳朵有关的任何问题，包括听力障碍、头晕或耳鸣（耳朵或头部的响声／嗡哨声）。请在每个问题后围选"是、有时或否"。如果您使用助听器，请回答佩戴助听器时的情况。如果您没有遇到任何困难，请圈选"否"

D-1	头晕是否会导致您在黑暗的房子里走动困难？	是	有时	否
D-2	头晕是否会干扰您的工作或家庭责任？	是	有时	否
D-3	弯腰是否会加重您头晕的感觉？	是	有时	否
H-1	听力问题是否会让您在听电视或广播时遇到困难？	是	有时	否
H-2	听力问题是否会让您与家人谈话时感到沮丧？	是	有时	否
H-3	听力问题是否会导致您在拜访朋友、亲戚或邻居时遇到困难？	是	有时	否
T-1	您是否觉得您再也无法忍受耳鸣了？	是	有时	否
T-2	耳鸣是否让您入睡困难？	是	有时	否
T-3′	您是否觉得自己无法摆脱耳鸣？	是	有时	否
G-1	您是否觉得听力问题、头晕或耳鸣严重影响了您的社交活动？（如去餐馆、跳舞、看电影或其他活动）	是	有时	否

总分：

请在下面圈出与问题严重程度相对应的数字

	一点也不严重						非常严重			
头晕	0	1	2	3	4	5	6	7	8	9	10
听力障碍	0	1	2	3	4	5	6	7	8	9	10
耳鸣	0	1	2	3	4	5	6	7	8	9	10

▲ 图 25-1　耳科功能障碍筛查（SOFI）问卷

17～42 分为轻中度残障，43 分以上为重度障碍）。HHIE 后来简化为包含 10 个问题的筛查版本，即老年听力障碍量表筛查版（Hearing Handicap Inventory for the Elderly——Screening version，HHIE-S）。HHIE-S 包括社交场景 5 题和情绪 5 题（Ventry 和 Weinstein，1983）。筛查版题目的选择确保了筛查版与完整版的信度具有可比性。受试者回答"是"得 4 分，回答"有时"得 2 分，回答"没有"得 0 分。HHIE-S 的得分范围为 0～40 分。Lichtenstein 等总结了根据 HHIE-S 原始评分范围推算出的实际听力障碍事后概率，HHIE-S 结果为无障碍（0～8 分）的人群为 13%，轻中度障碍（10～24 分）为 50%，重度障碍（26～40 分）为 84%（Lichtenstein 等，1988）。分数等于或高于 8 分表示至少有轻度听力障碍，需听力学转诊，并且在老年人年度筛查工作中较为常见（Miller 等，2000）。

（三）听力保健干预意愿量表（HHCIR）

2013 年，Weinstein 提出了一个由 10 个项目组成的新综合工具：自我听力测试——听力保健干预意愿量表（图 25-2）。该筛查工具总结了成人听力筛查中要询问的最重要的问题，其制订目的是筛检出可以从听力保健服务中获益的适应证患者。它由不同领域的问题组成：4 个问题用于评估听力损失和参与限制（hearing and participation restriction，H），3 个问题用于评估采取措施的意愿（readiness to take action，R），1 个问题用于评估自我效能感（self-efficacy，SE），2 个问题用于评估社会隔离感（social isolation，SI）。其中 H 问题基于 HHIE。意愿和自我效能旨在评估适应证和获益。社会隔离感问题旨在提醒医师排除听力损失是社会隔离的原因。自我效能感问题不计入 HHCIR 总分中。根据初步数据，如果问题得分

	题目	4	2	0	NA
H-1	听力问题是否会让您在听电视或广播时遇到困难？	是	有时	否	
R-1	减少听电视或广播的困难对于您来说有多重要？	非常重要	有点重要	不太重要	
H-2	听力问题是否会导致您在拜访朋友、亲戚或邻居时遇到困难？	是	有时	否	
R-2	减少拜访朋友、亲戚或邻居的困难对于您来说有多重要？	非常重要	有点重要	不太重要	
H-3	听力问题会干扰您听环境声音（如电话铃声或汽车喇叭声）吗？	是	有时	否	
H-4	听力问题是否会让您与朋友、同事或家人交流时感到沮丧？	是	有时	否	
R-3	减少与朋友、同事或家人进行交流时的沮丧感，对于您来说有多重要？	非常重要	有点重要	不太重要	
SI-1	您是否因听力障碍而感到孤独或没有归属感？	是	有时	否	
SI-2	您是否认为自己因听力障碍而与朋友和(或)家人疏远？	是	有时	否	
SE-1	您是否有信心自己会遵循听力保健专业人员的建议？（例如，进行听力评估、使用助听器、使用助听技术、参与交流计划）	非常有	有一点	不太有	

▲ 图 25-2　听力保健干预意愿量表（HHCIR）

初步决策树：根据结果推荐措施。SI≥2：听力学评估和转诊给医师；R≥2，SE≥2，H≥4：听力学评估、助听器及交流策略指导；耳镜检查阳性：转诊耳科医师进行进一步评估；R<2，SE<2，H≤4：交流策略指导、集体康复或交流计划，重新评估

总和（H+R+SE）高于 8 分，则应建议患者进行全面的听力学评估（Weinstein，2011）。

三、听力损失的量化评估

ASHA 建立了适用于任何机构和非机构人口的老年人或高龄老年人的听力筛查指南。此后，在 2011 年，美国预防服务工作组发布了一篇文献系统综述，回顾了关于 50 岁或以上成年人初级保健中关于听力损失筛查的内容。这篇综述纳入了 20 项针对老年人听力损失诊断准确性的研究（Chou 等，2011）。研究人员考虑了可用于听力筛查的不同工具，其中包括受试者是否能听到轻声耳语声、响指、6 英寸（15～16cm）距离的手持式耳镜和听力计（AudioScope®）等。

AudioScope®（Welch Allyn, Inc., Skaneateles Falls, NY）是一种手持式筛查仪，也是一个内置测听功能的耳镜。它以自动方法在 1～2min 内评估患者在 500、1000、2000 和 4000Hz 频率点上能否听到 20、25、40dB HL 的信号（McBride 等，1994）。1987 年发表的一项研究结果显示，使用 AudioScope 得到的结果与使用传统听力计得到的结果相当，敏感

度分别为 90% 和 92%，特异度分别为 93% 和 94%（Frank 和 Petersen，1987）。据报道，单独使用 AudioScope 筛查听力损失的阳性率为 19%，单独使用 HHIE-S 筛查的阳性率为 59%，而联合使用 HHIE-S 和 AudioScope 筛查的阳性率则为 64%（Yueh 等，2010）。同一作者指出，助听器的 1 年使用率在联合筛查组（7.4%）略高于单独 AudioScope 筛查组（6.3%）、单独 HHIE-S 筛查组（4.1%）和对照组（3.3%），结果具有显著统计学意义。此外，65 岁及以上的老年人中，听力损伤与其主观感知到听力损失具有相关性的人数很有限（AudioScope 筛查组 54%，HHIE-S 筛查组 34%，联合筛查组 40%，对照组 34%）。这些数据支持 ASHA 指南中提到的建议：在测试老年人时，为了得到更可靠的结果，必须同时使用听力测试和自我感知问卷筛查。此外，为了保持良好的阳性预测值（positive predictive value，PPV），将 4kHz 听阈纳入分析是非常重要的。

然而，不同的研究使用不同的阈值和判别标准，以不同的方法诊断 ARHL。ASHA 指南采用了更严格的规则：所有 1kHz、2kHz、4kHz 三个频率平均听阈大于 25dB HL 的患者均应筛选出来进行进一步的听力评估。美国预防服务工作组汇总分析了 20 项评估不同筛查测试的研究，其中 4 项来自初级保健或社区，16 项来自疗养院的住院医师或专家。结果报道显示，使用单个问题进行筛查的测试结果阳性预测值（42%）很低，而阴性预测值（negative predictive value，NPV）则达到 92%。类似地，手持式测听装置和 HHIE-S 作为单独使用的测量工具检测大于 40dB 的听力损失时，PPV 分别为 53% 和 51%，NPV 则分别为 98% 和 87%。被定义为"无法从两组 3 个单词的组合中重复超过两个单词"（Boatman 等，2007）的 2 英尺（1 英尺 ≈30.48cm）距离低声耳语测试，在检测大于 25dB HL 的听力损失方面显示了良好的质量评分（优势比 OR=3.1）。但这个测试是主观的，结果可能会受到说话者个体差异的影响。事实上，虽然这种方法的特异度达到了 0.82，但敏感性却很较低（0.40）。如果听力损失被定义为 30dB HL 及以上，那么这种耳语测试可达到与手持式听力计相当的敏感度（Eekhof 等，1996）。无论如何，美国预防服务工作组认为这项研究结果是比较公正的。

在床旁临床神经评估中还提出了"手表滴答声试验"和"响指试验"来检测大于 25dB HL 的听力损失。患者被要求在 6 英寸的距离听，如果患者对 6 个测试信号中的 2 个或更多信号没有反应，则测试结果为阴性（Boatman，2007）。与耳语试验相比，"手表滴答声试验"和"响指试验"的特异度分别为 98% 和 100%，但敏感度较低（分别为 44% 和 27%）。

根据上述综述分析，美国预防服务工作组得出结论，尚没有哪一种单一的听力筛查测试工具同时具有足够信度的 PPV 和 NPV（Chou 等，2011）。很多学者还提倡使用筛查型的噪声下言语测听，如数字三联音测试（Potgieter 等，2015；Warzybok 等，2015；Jansen 等，2013，2010；Smits 等，2013；Smits 和 Houtgast，2006）。这种测试的优点主要在于其测试条件，也就是更倾向对言语信号和噪声的理解和分辨。因此，它提供的信息不是听阈，而是言语识别阈，后者是判断患者是否需要进行全面听力检查的一个更准确的指标。这一假设还需要进一步的研究证实。除了这些工具，还有最近开发的言语任务和运动反应言语测试（verbal tasks and motor responses，VTMR）（Di Berardino 等，2007）。VTMR 可同时筛查听力损失和可感知的听力障碍。在鉴别成年致残性听力损失时，VTMR 被证明具有较高的敏感度（90%）。VTMR 测试也被证明评估伴有轻度认知障碍的听力损失老年人佩戴助听器的效果也是一个有效的工具（Boboshko 等，2016）。

如果调查对象无法完成测试，还有许多专门的问卷可用。这些问卷并不是筛查工具，但可以帮助专家量化听力损失的程度。典型的问卷如言语、空间和音质听觉量表（Speech, Spatial, Qualities Questionnaire, SSQ），有很多不同语言的版本可用（Gatehouse 和 Noble，2004）。

四、佩戴助听器时的耳科功能评估

据调查，只有约 20% 的老年听力损失患者决定使用助听器（Popelka，1998；Gussekloo，2003；GBD，2015）。世界卫生组织也提到老年人的助听器使用率和满意率都比较低（WHO，2017）。因此，旨在量化老年人使用助听器的筛查结果也可能存在争议。正如 Weinstein 在1997 年报道的那样，干预治疗的效果应该用其在多大程度上减少或消除了患者的一个或多个功能性困难来界定（Gagne 等，1995）。因此，为了筛查患者佩戴助听器的效果，我们必须同时评估在其残疾、沟通策略、参与限制和活动限制方面的改善程度，而不是将调查局限于损伤程度本身（Weinstein，1997；UK Health National Screening Committee，2014）。此前已经有很多问卷和神经心理学测试应用于这个领域。近期很多文献已经集中在评估听觉康复对中枢听觉和非听觉过程的影响（Weinstein，2016）。根据临床经验，助听器的满意率低，主要是由于老年人操作助听器有困难，以及获得的助听器专业服务不足或不当。助听器涉及的是一个全面的身体、情绪和心理康复程序，而不仅仅只是个单独的工具。这个假设已经被许多论文所支持（McCarthy，1996；Hickson 等，2010；Meijerink 等，2017）。特别是 Sweetow

等（2010）强调，尽管助听器被认为是有效的，但还是在更多情况下被患者弃用，老年人的听觉康复训练问题都很少被提及。

我们注意到，在佩戴助听器后 6 个月、12个月、18 个月重新进行 HHIE-S 测试（Weinstein，1990）是非常容易应用的，因为通常在验配助听器之前已经有一个 HHIE-S 得分作为基线。另一份调查对助听器满意度的问卷是助听器效果国际性调查问卷（IOI-HA）。IOI-HA 目前有21 种不同语言的版本，是最快捷的工具（Cox，2002）。

2016 年发表的一篇 Cochrane 系统评价总结了在成人听力康复中改善助听器使用效果的方法，并报道了助听器获益评估中应纳入的有效措施（Barker 等，2016）。在该综述中纳入了对生活质量的评估（如 SF-36、SF-12 量表），关于听力损失的一个具体问题（IOI-HA 的问题 7："综合考虑，您目前的助听器对您享受生活有多大改变？"），以及一个测量沟通能力的调查问卷，如听力障碍者沟通概况（Communication Profile for the Hearing Impaired）（Demorest 和 Erdman，1988）。测量残余障碍或活动限制的其他有效工具包括 HHIE-S、听力应对评估测量表（Hearing Coping Assessment Measurement Scale）（Noble 和 Atherle，1970）、听力表现量表（Hearing Performance Inventory）（Giolas 等，1979）、丹佛调查问卷（Denver questionnaire, Alpiner，1978）等，也有建议包括 IOI-HA 的问题 3（"回想您最希望改善听力的场景，您使用现在的助听器时，在这种场景下还有多少困难？"）。关于量化助听器获益的专门工具，Cochrane 系统评价明确纳入了助听器效果评估简表（Abbreviated Profile of Hearing Aid Benefit，APHAB）（Cox 和 Alexander，1995）、格拉斯哥助听器效益评估表（Glasgow Hearing Aid Benefit Profile）（Gatehouse，1999）和 IOI-

HA 的问题 2（"回想您使用现有助听器之前最希望改善听力的场景。在过去的 2 周里，助听器在这些场景下起到了多大的作用？"）。此处列出的这些量表都是大家所熟知的，并且效度也经过了验证，但对于它们的使用还缺乏共识。

毫无疑问，需要进一步的报道来解释一些方法问题，以改进助听器在成人听力康复中的应用和支持促进成人听力筛查的健康运动。例如，与其简单地通过计算每天的佩戴时间来衡量助听器的使用情况，更好的方法是在国际上就一系列核心测试达成一致以定义和标准化未来比较研究的结果（Barker 等，2016）。

总之，最新的老年听力筛查最佳做法要求在由医师确定的人群或风险因素分析阳性的人群中使用纯音测听。测听频率需包含 4000Hz，其结果与 HHIE-S 问卷高度相关（Yueh 等，2010）。

一个仍然存在争议的关键问题是在成人听力筛查程序中界定听力损失的最适当听阈级。临床上常把 25～30dB HL 的听阈作为听力损失界定值，这在助听器验配使用中受到质疑（Davis 等，2007）。有研究（ASHA，2018）提出使用更差一些的听阈（40dB HL）作为临界值。很显然，这样进入二级听力学检查的人群样本将会小得多。如果照此操作，一方面听力中心的负担将大大减少，但另一方面，对渐进性听力损失的识别将被延迟，相应的康复措施也会延迟，并且一部分会错过早期干预的机会。严格控制筛查条件设置是影响筛查结果可靠性和可比性的另一个关键因素（ASHA，2018）。

参 考 文 献

[1] Alpiner, J. G.; Chevrette, W.; Glascoe, G.; Metz, M.; Olsen, B. The Denver Scale of Communication Function. In *Adult Rehabilitative Audiology;* Alpiner, J., Ed.; Williams & Wilkins: Baltimore MD, 1978; pp. 53-56.

[2] American Speech-Language-Hearing Association. Guidelines for Audiologic Screening. http://www.asha.org/policy (accessed 2018).

[3] American Speech-Language-Hearing Association. Screening Environment. https://www. asha.org/PRPSpecificTopic.aspx?folderid=8589942721&section=Key_Issues (accessed 2018).

[4] Andersson, G.; Green, M.; Melin, L. Behavioural Hearing Tactics: A Controlled Trial of a Short Treatment Programme. *Behav. Res. Ther.* 1997, *35*, 523-530.

[5] Arlinger, S. Negative Consequences of Uncorrected Hearing Loss-A Review. *Int. J. Audiol.* 2003, *42*, 2S17-2S20.

[6] Bagai, A.; Thavendiranathan, P.; Detsky, A. Does This Patient Have Hearing Impairment? *JAMA* 2006, *295*, 416-428.

[7] Barker, F.; Mackenzie, E.; Elliott, L.; Jones, S.; de Lusignan S. Interventions to Improve Hearing Aid Use in Adult Auditory Rehabilitation. *Cochrane Database Syst. Rev.* 2016, *8*, CD010342. DOI: 10.1002/14651858.CD010342.pub3. https://www.cochranelibrary.com (accessed by 2016).

[8] Boatman, D. F.; Miglioretti, D. L.; Eberwein, C.; Alidoost, M.; Reich, S. G. How Accurate are Bedside Hearing Tests? *Neurology* 2007, *68* (16), 1311-1314.

[9] Boboshko, M. Y.; Zhilinskaya, E. V.; Golovanova, L. E.; Legostaeva, T. V.; Di Berardino, F.; Cesarani, A. The Use of Speech Audiometry in the Practice of the Geriatric Center. *Adv. Gerontol.* 2016, *29* (5), 795-799.

[10] Chou, R.; Dana, T.; Bougatsos, C.; Fleming, C.; Beil, T. Screening for Hearing Loss in Adults Ages 50 Years and Older: A Review of the Evidence for the U.S. Preventive Services Task Force. Evidence Synthesis No. 83. AHRQ Publication No. 11-05153-EF-1. Rockville, MD: Agency for Healthcare Research and Quality; March 2011. *Ann. Intern. Med.* 2011, *154*, 347-355. http://annals.org/aim/fullarticle/746857/screeningadults-aged-50-years-older-hearing-loss-review-evidence#

[11] Cohen, S. M.; Labadie, R. F.; Haynes, D. S. Primary Care Approach to Hearing Loss: The Hidden Disability. *Ear Nose Throat J.* 2005, *84* (1), 26-31.

[12] Cox, R. M.; Alexander, G. C. The Abbreviated Profile of Hearing Aid Benefit. *Ear Hear.* 1995, *16* (2), 176-186.

[13] Cox, R. M.; Alexander, C. G. The International Outcome Inventory for Hearing Aids (IOIHA): Psychometric Properties of the English Version. *Int. J. Audiol.* 2002, *41* (1), 30-35.

[14] Crews, J. E.; Campbell, V.A. Vision Impairment and Hearing Loss Among Community-Dwelling Older Americans: Implications for Health and Functioning. *Am. J. Public Health* 2004, *94*, 823-829.

[15] Cruickshanks, K. J.; Wiley, T. L.; Tweed, T. S.; Klein, B. E.; Klein, R.; Mares-Perlman, J. A.; Nondahl, D. M. Prevalence of Hearing Loss in Older Adults in Beaver Dam, Wisconsin. The Epidemiology of Hearing Loss Study. *Am. J. Epidemiol.* 1998, *148* (9), 879-886.

[16] Danhauer, J. L.; Celani, K. E.; Johnson, C. E. Use of a Hearing and Balance Screening Survey with Local Primary Care Physicians. *Am. J. Audiol.* 2008, *17*, 3-13.

[17] Davis, A.; Smith, P.; Ferguson, M.; Stephens, D; Gianopoulos, I. Acceptability, Benefit and Costs of Early Screening for Hearing Disability: A Study of Potential Screening Tests and Models. *Health Technol. Assess.* 2007, *11*, 442.

[18] Davis, A.; Smith, P.; Ferguson, M.; Stephens, D.; Gianopoulos, I. Acceptability, Benefit and Costs of Early Screening for Hearing Disability: A Study of Potential Screening Tests and Models. *Health Technol. Assess.* 2007, *11*, 145-147.

[19] Demorest, M. E.; Erdman, S. A. Retest Stability of the Communication Profile for the Hearing Impaired. *Ear Hear.* 1988, *9* (5), 237-242.

[20] Di Berardino, F.; Forti, S.; Cesarani A. VTMR, A New Speech Audiometry Test with Verbal Tasks and Motor Responses. *Ann. Otol. Rhinol. Laryngol.* 2012, *121* (4), 253-260.

[21] Edwards, B. A Model of Auditory-Cognitive Processing and Relevance to Clinical Applicability. *Ear Hear.* 2016, *37* (Suppl 1), 85S-91S.

[22] Frank, T.; Petersen, D. R. Accuracy of a 40 dB HL Audioscope™ and Audiometer Screening for Adults. *Ear Hear.* 1987, *8*, 180-183.

[23] Gagne, J.; Hetu, R.; Getty, L.; McDuff, S. Towards the Development of Paradigms to Conduct Research in Audiological Rehabilitation. *J. Am. Acad. Rehab. Audiol.* 1995, *28*, 7-26.

[24] Gatehouse, S. A Self-report Outcome Measure for the Evaluation of Hearing Aid Fittings and Services. *Health Bull.* 1999, *57* (6), 424-436.

[25] Gatehouse, S.; Noble, W. The Speech, Spatial and Qualities of Hearing Scale (SSQ). *Int. J. Audiol.* 2004, *43* (2), 85-99.

[26] GBD 2015. Disease and Injury Incidence and Prevalence Collaborators. Global Regional, and National Incidence, Prevalence, and Years Lived with Disability for 310 Diseases and Injuries, 1990-2015: A Systematic Analysis for the Global Burden of Disease Study 2015. *Lancet* 2016, *388* (10053), 1545-1602.

[27] Giolas, T. G.; Owens, E.; Lamb, S. H.; Schubert, E. D. Hearing Performance Inventory. *J. Speech Hear. Disord.* 1979, *44* (2), 169-195.

[28] Golding, M.; Mitchell, P.; Cupples, L. Risk Markers for the Graded Severity of Auditory Processing Abnormality in an Older Australian Population: The Blue Mountains Hearing Study. *J. Am. Acad. Audiol.* 2005, *16* (6), 348-356.

[29] Gussekloo, J; de Bont, L. E.; von Faber, M; Eekhof, J. A.; de Laat, J. A; Hulshof, J. H.; von Dongen, E.; Westendorp, R. G. Auditory Rehabilitation of Older People from the General Population - The Leiden 85 - Plus Study. *Br. J. Gen. Pract.* 2003, *53*, 536-540.

[30] Hickson, L.; Clutterbuck, S.; Khan, A. Factors Associated with Hearing Aid Fitting Outcomes on the IOI-HA. *Int. J. Audiol.* 2010, *49*, 586-595.

[31] Jansen, S.; Luts, H.; Wagener, K. C.; Frachet, B.; Wouters, J. The French Digit Triplet Test: A Hearing Screening Tool for Speech Intelligibility in Noise. *Int. J. Audiol.* 2010, *49* (5), 378-387.

[32] Jansen, S.; Luts, H.; Dejonckere, P.; van Wieringen, A.; Wouters, J. Efficient Hearing Screening in Noise-exposed Listeners Using the Digit Triplet Test. *Ear Hear.* 2013, *34* (6), 773-778.

[33] Johnson, C. E.; Danhauer, J. L.; Koch, L. L.; Celani, K. E.; Lopez, I. P.; Williams, V. A. Hearing and Balance Screening and Referrals for Medicare Patients: A National Survey of Primary Care Physicians. *J. Am. Acad. Audiol.* 2008, *19* (2), 171-190.

[34] Kempen, G. I.; Verbrugge, L. M.; Merrill, S. S.; Ormel, J. The Impact of Multiple Impairments on Disability in Community-Dwelling Older People. *Age Ageing* 1998, *27* (5), 595-604.

[35] Kern, D. W.; Wroblewski, K. E.; Schumm, L. P.; Pinto, J. M.; McClintock, M. K. Field Survey Measures of Olfaction: The Olfactory Function Field Exam (OFFE). *Field Methods* 2014, *26* (4), 421-434.

[36] Lichtenstein, M. J.; Bess, F. H.; Logan, S. A. Diagnostic Performance of the Hearing Handicap Inventory for the Elderly (Screening Version) Against Differing Definitions of Hearing Loss. *Ear Hear.* 1988, *9*, 209-211.

[37] Lin, F. R; Thorpe, R.; Gordon-Salant, S.; Ferrucci, L. Hearing Loss Prevalence and Risk Factors Among Older Adults in the United States. *J. Gerontol. A Biol. Sci. Med. Sci.* 2011, *66*, 582-90.

[38] Lin, F. R.; Albert, M. Hearing Loss and Dementia—Who Is Listening? *Aging Ment. Health* 2014, *18* (6), 671-673.

[39] McBride, W. S.; Mulrow, C. D.; Aguilar, C.; Tuley, M. R. Methods for Screening for Hearing Loss in Older Adults. *Am. J. Med. Sci.* 1994, *307* (1), 40-42.

[40] McCarthy, P. Hearing Aid Fitting and Audiologic Rehabilitation: A Complementary Relationship. *Am. J. Audiol.* 1996, *5*, 24-28.

[41] Meijerink, J. F.; Pronk, M.; Paulissen, B.; Witte, B. I.; Wouden, B. V.; Jansen, V.; Kramer, S. E. Effectiveness of an Online SUpport PRogramme (SUPR) for Older Hearing Aid Users: Study Protocol for a Cluster Randomised Controlled Trial. *BMJ Open* 2017, *7* (5), E015012. Mener, D. J.; Betz, J.; Genther, D. J.; Chen, D.; Lin, F. R. Hearing Loss and Depression in Older Adults. *J. Am. Geriatr. Soc.* 2013, *61* (9), 1627-1629.

[42] Miller, K. E.; Zylstra, R. G.; Standridge, J. B. The Geriatric Patient: A Systematic Approach to Maintaining Health. *Am. Fam. Phfys.* 2000, *61* (4), 1089-1104. Review. Erratum in: *Am. Fam. Phys.* 2000 Oct 1, *62* (7), 1519-1520.

[43] Newman, C. W.; Weinstein, B. E. The Hearing Handicap Inventory for the Elderly as a Measure of Hearing Aid Benefit. *Ear Hear.* 1988, *9* (2), 81-85.

[44] Noble, W. G.; Atherley, G. R. C. The Hearing Measurement Scale: A Questionnaire for the Assessment of Auditory Disability. *J. Audit. Res.* 1970, *10*, 229-250.

[45] Nondahl, D. M.; Cruickshanks, K. J.; Wiley, T. L.; Tweed, T. S.; Klein, R.; Klein, B. E. K. Accuracy of Self-Reported Hearing Loss. *Audiology* 1998, *37*, 295-301.

[46] Park, H. J.; Yoo, M. H.; Woo, S. Y.; Kim, S. W.; Cho, Y. S. Prevalence of Hearing Loss and Associated Factors in Subjects With Normal Otoscopy: A National Cross-Sectional Study. *Int. J. Audiol.* 2017, *56* (12), 951-957.

[47] Popelka, M. M.; Cruickshanks, K. J.; Wiley, T. L.; Tweed, T. S.; Klein, B. E.; Klein R. Low Prevalence of Hearing Aid Use Among Older Adults With Hearing Loss: The Epidemiology of Hearing Loss Study. *J. Am. Geriatr. Soc.* 1998, *46*, 1075-1078.

[48] Potgieter, J. M.; Swanepoel, De W.; Myburgh, H. C., Hopper, T. C.; Smits C. Development and Validation of a Smartphone-Based Digits-in-Noise Hearing Test in South African English. *Int. J. Audiol.* 2015, *55* (7), 405-411.

[49] Ries, P. W. Prevalence and Characteristics of Persons With Hearing Trouble: United States, 1990-91. *Vital Health Stat. Ser.* 1994, *10*, 188.

[50] Schneider, J.; Gopinath, B.; Mcmahon, C.; Teber, E.; Leeder, S. R.; Wang, J. J.; Mitchell P. Prevalence and 5-Year Incidence of Dual Sensory Impairment in an Older Australian Population. *Ann. Epidemiol.* 2012, *22* (4), 295-301.

[51] Schumm, L. P.; Mcclintock, M.; Williams, S.; Leitsch, S.; Lundstrom, J.; Hummel, T.; Lindau, S. T. Assessment of Sensory Function in the National Social Life, Health, and Aging Project. *J. Gerontol. B Psychol. Sci. Soc. Sci.* 2009, *64* (Suppl. 1), I76-I85.

[52] Smith, P. A.; Davis, A. C.; Pronk, M.; Stephens, D.; Kramer, S. E.; Thodi, C.; Anteunis, L. J.; Parazzini, M.; Grandori F. Adult Hearing Screening: What Comes Next? *Int. J. Audiol.* 2011, *50* (9), 610-612.

[53] Smits, C.; Houtgast, T. Measurements and Calculations on the Simple Up-Down Adaptive Procedure for Speech-in-Noise Tests. *J. Acoust. Soc. Am.* 2006, *120* (3), 1608-1621.

[54] Smits, C.; Theo Goverts, S.; Festen, J. M. The Digits-in-Noise Test: Assessing Auditory Speech Recognition Abilities in Noise. *J. Acoust. Soc. Am.* 2013, *133* (3), 1693-1706.

[55] Spiby, J. External Review Against Programme Appraisal Criteria for the UK National Screening Committee (UK NSC). http://www.thebsa.org.uk/wpcontent/uploads/2015/09/hearing_screening_in_adults_review-nsc.pdf (accessed by 2014).

[56] Ventry, I. M.; Weinstein, B. E. The Hearing Handicap Inventory for the Elderly: A New Tool. *Ear Hear.* 1982, *3*, 128-134.

[57] Ventry, I. M.; Weinstein, B. E. Identification of Elderly People With Hearing Problems. *ASHA* 1983, *25* (7), 37-42.

[58] Wallhagen, M. I.; Pettengill, E. Hearing Impairment: Significant but Underassessed in Primary Care Settings. *J. Gerontol. Nurs.* 2008, *34* (2), 36-42.

[59] Warzybok, A.; Brand, T.; Wagener, K. C.; Kollmeier, B. How Much Does Language Proficiency by Non-Native Listeners Influence Speech Audiometric Tests in Noise? *Int. J. Audiol.* 2015, *54* (Suppl 2), 88-99.

[60] Weinstein, B. E. The Quantification of Hearing Aid Benefit in the Elderly: The Role of Self-Assessment Measures. *Acta Otolaryngol. Suppl.* 1990, *476*, 257-261.

[61] Weinstein, B. E. Age-Related Hearing Loss: How to Screen for it, and When to Intervene. *Geriatrics.* 1994, *49* (8), 40-45.

[62] Weinstein, B. E. Outcome Measures in the Hearing Aid Fitting/Selection Process. *Trends Amplific.* 1997, *2* (4), 117-137.

[63] Weinstein, B. Screening for Otological Functional Impairments in the Elderly: Whose Job is it Anyway? *Audiol. Res.* 2011, *1* (E12), 42-48.

[64] Weinstein, B. Tool Kit for Screening Otologic Function of Older Adults. *Am. J. Audiol.* 2013, *22*, 179-182.

[65] Weinstein, B. E.; Sirow, L. W.; Moser, S. Relating Hearing Aid Use to Social and Emotional Loneliness in Older Adults. *Am. J. Audiol.* 2016, *25* (1), 54-61.

[66] World Health Organization. February 2017. http://www.who.int/mediacentre/factsheets/fs300/en/ (accessed by 2016).

[67] Yueh, B.; Collins, M. P.; Souza, P. E.; Boyko, E. J.; Loovis, C. F.; Heagerty, P. J.; Liu, C. F.; Hedrick, S. C. Long-Term Effectiveness of Screening for Hearing Loss: The Screening for Auditory Impairment—Which Hearing Assessment Test (SAI-WHAT). Randomized Trial. *J. Am. Geriatr. Soc.* 2010, *58*, 427-434.

第五篇　听觉保护与再生
Otoprotection and Regeneration

第26章　走向临床药理阶段的听觉保护药物
Toward Clinical Pharmacologic Otoprotection

Colleen G. Le Prell　Kelly Roth　Kathleen C. M. Campbell　著

胡洪义　籍灵超　周雅琪　译　　何雅琪　校

摘　要

目前对听觉保护药物的需求是显而易见的。尽管使用了听觉保护装置，噪声性听力损失（noise-induced hearing loss，NIHL）仍然是军事人员和各行业工作人员常见的问题。由顺铂或是氨基糖苷类药物引起的听力损失也是一个重大的问题，临床上有许多患者的听力损失是因使用一些医疗必需药物而出现的不良反应。顺铂继发的药物性听力损失（drug-induced hearing loss，DIHL）是医学领域的一个突出问题，它会使肿瘤幸存者伴有终身残疾，是影响化疗患者生活质量的主要问题之一。尽管还没有任何听觉保护药物被美国食品药品管理局（Food and Drug Administration，FDA）批准，但大量的临床前期和临床试验正迅速增加，一大批药物对噪声性听力损失和（或）药物性听力损失表现出了安全性和潜在听觉保护性。

关键词

噪声性听力损失；药物性听力损失；顺铂；氨基糖苷类抗生素；听觉保护

一、概述

在这一章，我们首先会介绍预防噪声性听力损失的药物，之后是预防药物性听力损失的药物。这些药物已经做过临床试验或即将进行临床试验。针对每个药物，首先会概述药代动力学机制，其次再简要总结迄今为止的临床前及临床数据，最后以药物目前的状态或可用性结尾。读者需要注意，文中提到的一些治疗药物能够通过非处方或者处方得到仅因为它们被批准用于治疗其他的疾病，目前没有任何一种药物被 FDA 批准用于预防获得性听力损失。希望未来更多的药物，甚至联合用药能够被批准用于临床。若需更多有关目前药物研发过程中使用的标准和指标信息，读者可以去阅读相关临床试验和问题。

二、在研的预防噪声性听力损失的听觉保护药物

（一）D-甲硫氨酸（D-methionine，D-Met）[1][2]

1. 概述

甲硫氨酸是一种非常重要的氨基酸，可从蛋白质中获得，如肉类、奶制品、豆类、坚果和种子。甲硫氨酸能促进谷胱甘肽（glutathione，GSH）的再合成以应对 GSH 耗竭（Morris 等，2014），也可作为抗氧化剂（Kim 等，2014；Morris 等，2014）。跟大多有营养价值的氨基酸一样，D-Met 和 L-Met（L-methionine）是镜像，称为对映异构体，它们的结构因存在一个不对称的碳原子而不同（Friedman，1999）。跟其他蛋白质相关的 D- 氨基酸一样，人体对 D-Met 较 L-Met 异构体吸收差（Friedman 和 Levin，2012；Zhan 等，2015）。因此，D- 异构体可能更适合用来运送营养富集的食物（Friedman 和 Levin，2012）。

2. 临床前数据

在听觉保护的研究中发现，D-Met 是有益的 [参见综述，Campbell 等（2007）；Campbell 和 Le Prell（2012）]。于噪声前（Kopke 等，2002）或者噪声后（Campbell 等，2007；Campbell 等，2011）给予 D-Met，均能够预防噪声造成的永久性阈移（permanent threshold shift，PTS）。据报道，低剂量 D-Met 与低剂量 N- 乙酰半胱氨酸（N-acetylcystein，NAC）联合使用可显著降低 NIHL，而单独使用 D-Met 而非单独使用 NAC 也能达到联合用药的效果（Clifford 等，2011）。早期的研究并未显示 D-Met 能降低暂时性阈移（temporary threshold shift，TTS）（Kopke 等，2002；Samson 等，2008），但是更多近期的研究提示其对 TTS 有降低作用（Cheng 等，2008；Alagic 等，2011）。Samson 等（2008）发现 D-Met 减弱了噪声引起的脂质过氧化作用。Fox 等（2016a）的初期数据表明，酶活性不仅跟随 D-Met 的剂量及不同的组织类别（耳蜗、肝脏、血清）而改变，其与噪声暴露的类型也有关（稳定给声或脉冲式给声）。

3. 临床试验数据

一项使用专有 D-Met 配方（MRX-1204，Molecular Therapeutics Inc. 开发）的临床试验评估了健康志愿者和需要放疗联合或不联合顺铂化疗的患者。尽管有 5/25 患者因为使用 MRX-1204 出现恶心呕吐而退出研究，在正常志愿者中并未出现明显的不良反应（Hamstra 等，2010）。在一项近期开展的有关辐射诱发口腔黏膜炎的 2 期临床试验中，D-Met 有效地减轻了口腔疼痛和黏膜炎症，而除了患者中出现恶心的比例增加以外，未出现其他不良反应（Hamstra 等，2018）。在最近的一项临床试验中（NCT01345474），对来自 Drill Sergeant 队列的受试者进行了预防 PTS 的评估。尽管疗效仍在分析中，但无严重的不良反应发生。

4. 状态和可用性

一些含有甲硫氨酸、DL- 甲硫氨酸和（或）L-Met 的食物补充剂可以通过非处方（over the counter，OTC）买到，但这些药物还未经过听觉保护作用的评估。D-Met 目前还不能在 FDA 批准的临床试验以外供人体使用。D-Met 较 L-Met 更安全（Stekol 和 Szaran，1962；Blom 等，1989）。长期使用 L-Met 对使用者的寿命会有负

---

[1] 详见 Campbell, K.C.M. 2001.Therapeutic use of D-methionine to reduce the toxicity of ototoxic drugs, noise, and radiation. Assigned to: Southern Illinois University School of Medicine. United States Patent Trademark Office, Number 6,265,386, US. pp. 1-23.

[2] 详见 Campbell, K.C.M. 2008. Therapeutic use of methionine-derivatives to reduce the toxicity of noise. Assigned to: Southern Illinois University School of Medicine. United States Patent Trademark Office, Number 7,423,065, US. pp. 1-23.

面影响（Lopez-Torres 和 Barja，2008），因此不提倡使用其他以甲硫氨酸为基础的药物来进行听觉保护。

（二）依布硒（Ebselen）[1]

1. 概述

谷胱甘肽过氧化物酶（Glutathione peroxidase，GPx）能加速 GSH 中和过氧化氢的速度。依布硒是一种合成的含硒化合物，能作为 GPx 的模拟物和诱导剂［请参见综述 Azad 和 Tomar（2014）］并在耳内作用（Kil 等，2007）。依布硒比 GPx 能更有效地催化 GSH 的氧化还原反应（Wendel 等，1984）和抑制线粒体膜通透性转变（membrane permeability transition，MPT）孔的开放和关闭（Tak 和 Park，2009）。当开放的时候，MPT 孔允许 GSH 逃离线粒体，从而减少活性氧的清除。依布硒是一种过氧亚硝酸盐清除剂，它清除一氧化氮和有机氢过氧化物。依布硒具有抗炎症的作用，主要通过下调 TNF-α ［参见 Tewari 等（2009）；综述，参见 Mlochowski 和 Wojtowicz-Mlochowska（2015）］和抑制第二信使肌醇单磷酸酯（inositol monophosphate，IMPase）的作用［参见 Masaki 等，2016；Singh 等，2016］。

2. 临床前数据

依布硒在啮齿动物模型中能够减少 PTS（Pourbakht 和 Yamasoba，2003；Lynch 等，2004；Lynch 和 Kil，2005；Kil 等，2007）和 TTS（Yamasoba 等，2005）。大多数这类研究使用的是口服依布硒。在大鼠的研究中，目前有

限的剂量反应数据显示低剂量给药比高剂量更有效（Pourbakht 和 Yamasoba，2003；Lynch 等，2004）。

3. 临床试验数据

一项在健康志愿者中进行的有关不良反应的 1 期临床安全性试验评估已经完成，使用的是依布硒（SPI-1005）（Lynch 和 Kil，2009）。在一项控制试验条件的 1～2 期临床试验中，使用的是来自 Le Prell 等（2012）设计的演奏家人群模型，结果能显著改善 TTS 的程度，TTS 能降低 10dB 以上，且以剂量依赖的形式降低（Kil 等，2017）[2]。在评估非听觉功能预后的临床试验中，依布硒在调节情绪和情绪处理上显示出一些初步的疗效（Masaki 等，2016；Singh 等，2016），但是结果显示患者会出现血管功能障碍（Saito 等，1998；Yamaguchi 等，1998；Ogawa 等，1999；Beckman 等，2016）。

4. 状态和可用性

依布硒目前还不能在 FDA 批准的临床试验以外供人体使用。高剂量时会出现细胞毒性（Azad 和 Tomar，2014），但因其在大鼠中的致死剂量非常高，有些研究者认为它并无毒性（Mlochowski 和 Wojtowicz-Mlochowska，2015）。

（三）N- 乙酰半胱氨酸 [3][4]

1. 概述

尽管尚未完全了解 N- 乙酰半胱氨酸（N-acetylcysteine，NAC）的作用，但 NAC 显然是半胱氨酸的前药和 GSH 的前体，它可以

---

[1] 详见 Kil, J., Lynch, E. 2010. Methods for treating hearing loss. Assigned to: Sound Pharmaceuticals. United States Patent Trademark Office, Number 7,820,640, US. pp. 1-14.

[2] 临床试验在佛罗里达大学完成，由 C. Le Prell 监督，由 Sound 制药公司提供资金。

[3] 详见 Kopke, R.D., Henderson, D., Hoffer, M.E. 2003. Prevention or reversal of sensorineural hearing loss (SNHL) through biologic mechanisms. Assigned to: The United States of America as represented by the Secretary of the Navy. United States Patent Trademark Office, Number 6,649,621, US. pp. 1-25.

[4] 详见 Kopke, R.D., and R.A. Floyd. 2013. Methods for treating acute acoustic trauma. Assigned to: Oklahoma Medical Research Foundation. United States Patent Trademark Office, Number 8,420,595, US. pp. 1-8.

被多种自由基氧化，也可以作为电子供体，它还可以与金属离子结合（Samuni 等，2013；Dhouib 等，2016）。

2. 临床前数据

NAC 是迄今为止所有公认的听力保护剂中研究的最多的一种。许多临床前研究表明，使用一系列不同的噪声前和噪声后的治疗方法给予 NAC 时，PTS 会减轻。总体来说，噪声前干预较噪声后干预更有效，高剂量较低剂量有效，注射较口服更有效。研究结果的变化范围从 PTS 降低＞30dB 到增强 NIHL［有关详细评论，请参见 Le Prell 和 Bao（2012）］。

临床前的研究还评估了包括 NAC 和其他药物在内的药物组合的保护作用。但是药物组合的研究通常缺乏单药的对照。因此，很难确定组合试剂相对于其中任一单一试剂的优势（Kopke 等，2000；Coleman 等，2010），如 NAC 和水杨酸的组合，NAC 和 Src-PTC 抑制剂 KX1-004（Bielefeld 等，2011），NAC 和 4-OHBPN（Choi 等，2008；Choi 等，2014a），以及 NAC、4-OHBPN 和乙酰基 -L- 肉碱（ALCAR）［参见 Choi 等（2008）；Choi 等（2011）］。尽管联合用药的文献显示了显著的听力保护作用，但尚不清楚每种药物对整体联合用药效果的作用机制和相对作用。

3. 临床试验数据

Toppila 等报道用 400mg NAC，以及 Kramer 等增加到 900mg 的剂量，均不能使人类 TTS 降低。在一个 TTS 的模型中，使用 1200mg 的 NAC 补充剂会有一定的益处（Doosti 等，2014），在暴露于脉冲噪声中的美国新兵的次要分析子集中，使用给予 3 次 / 天的 900mg NAC 补充剂能产生积极的结果。未能在对照组中检测到 NIHL 使得难以评估其在其他研究中的保护作用（Lin 等，2010；Lindblad 等，2011）。

4. 状态和可用性

NAC 产品可以非处方购得，但是市售产品的听觉保护作用还未被检测，也没在对照研究中显示益处并且也没有被 FDA 批准用于听觉保护相关的适应证。在对乙酰氨基酚用药过量的情况下，应在医师的监督下使用更高剂量的 NAC。

三、食品补充剂（维生素、矿物质和草药治疗）

（一）维生素 A/β- 胡萝卜素

1. 概述

维生素 A 是从动物来源中获得。视黄醇酯在小肠中转化为视黄醇，视黄醇会一直储存在肝脏中直至人体需要时再使用。维生素 A 的另一种来源是类胡萝卜素，它们是从植物来源获得的。六种主要的类胡萝卜素包括 α- 胡萝卜素、β- 胡萝卜素、番茄红素、β- 隐黄质、叶黄素和玉米黄质。其中，尽管类胡萝卜素向视黄醇的转化取决于视黄醇是否不足，但 α- 胡萝卜素、β- 胡萝卜素和 β- 隐黄质是可以被吸收并代谢为视黄醇的"前体维生素 A"来源。有关胡萝卜素在各种食品中的生物利用度的新数据不断涌现（Schweiggert 和 Carle，2017），而且膳食脂肪似乎促进了维生素 A 的吸收（Nair 和 Augustine 2018）。维生素 A 是一种较低水平的抗氧化剂［大鼠中超氧化物歧化酶（SOD），过氧化氢酶和 GSH 含量增加］，但随着摄入量的增加而变成一种促氧化剂（Cha 等，2016）。β- 胡萝卜素补充剂可增加 β- 胡萝卜素的血浆水平［请参见综述，Maiani 等（2009）］。人体对类胡萝卜素的代谢还未完全理解有多种原因，包括技术和方法上的挑战，饮食抗氧化剂之间的相互作用，类胡萝卜素、脂肪和纤维之间的相互作用，以及缺乏类似于人类吸收代谢的动物模型（Maiani 等，2009；Kim 和 Kim，2011）。

2. 临床前数据

维 A 酸补充剂可降低小鼠的 NIHL，噪声前（Ahn 等，2005）和噪声后（Shim 等，2009）的治疗均可带来益处。目前暂无已发表的关于 β- 胡萝卜素保护内耳的研究。

3. 临床试验数据

在人体的研究很大程度上是回顾性和横断面的研究，因为临床营养研究的开展面临许多挑战［有关讨论，请参见 Weaver 和 Miller（2017）］。结果喜忧参半，数据也难以解释。尽管来自日本社区的受试者的血清视黄醇和类胡萝卜素水平升高与听力障碍患病率降低相关（Michikawa 等，2009），但因未测量其他营养素，使得结果与维生素 A 特异性相关的可信度降低。富含维生素 A 的饮食中其他营养含量也可能很高。Wong 等（2017）最近使用了类似的研究设计，他们报道了叶黄素和玉米黄质在听觉功能保护中的潜在作用。与这些阳性结果相反的是，在控制多种其他营养素影响的多元回归分析中，澳大利亚受试者听力障碍患病率增加与血清视黄醇增加相关（Gopinath 等，2011；Spankovich 等，2011）。

使用食物频率调查表收集的数据也有类似的差异性结果。在 2001—2004 年的 NHANES 队列中，根据饮食记录和测得的听力阈值，较高的 β- 胡萝卜素 + 维生素 C、β- 胡萝卜素 + 维生素 C 和 E，或 β- 胡萝卜素 + 维生素 C 和镁的摄入与降低 NIHL 的风险确实相关（Choi 等，2014b）。Curhan 等（2015）进行了相似的报道，在参加"护士健康研究 II"的女性中，基于饮食记录和自述听力损失，β- 胡萝卜素、β- 隐黄质和叶酸的摄入量较高的受试者听力下降的风险较低。相反的，Shargorodsky 等（2010年）报道说，在参与"医师健康研究"的男性中，使用敏感性较低的指标进行专业的听力损失诊断，听力损失的风险并未因摄入 β- 胡

萝卜素（维生素 C、E、B$_{12}$ 或叶酸）而降低（Shargorodsky 等，2010 年）。

4. 状态和可用性

维生素 A 和各种类胡萝卜素可从食物中获取，并且补充剂很容易通过 OTC 获得。但是，有一些重要的安全问题需要考虑。当摄入高水平的维生素 A（＞10 000U/d）时，出生缺陷的风险增加（Rothman 等，1995），因此，建议妊娠期间的摄入为 5000U/d。此外，据报道，吸烟者和其他服用高剂量 β- 胡萝卜素的高危人群中，患肺癌的风险可能增加（Albanes 等，1995；Omenn，1996）。

（二）维生素 C

1. 概述

许多哺乳动物合成自己的维生素 C。果蝠、豚鼠、猴子和人是唯一不合成内源维生素 C 的哺乳动物（Chatterjee，1973，1975）。其必须从水果（哈密瓜、柑橘、猕猴桃、草莓等）和蔬菜（红椒、黄椒、青椒、西兰花等）或从添加到实验室食物的补充剂（对于实验动物而言）中获取维生素 C。维生素 C 与其他营养物质相互作用，如它促进铁吸收（Nair 和 Augustine，2018）。维生素 C 通过增加细胞内及线粒体的 GSH、GPx、SOD 和过氧化氢酶来增强内源性防御。维生素 C 还可以直接还原多种自由基，包括超氧化物，单线态氧和羟基自由基（Bendich 等，1986；Evans 和 Halliwell，1999）。影响其在血浆和组织中生理浓度的因素（消耗、生物利用度、肾脏排泄、利用）尚不完全清楚，但在组织和体液中存在差异积累［有关综述，请参见 Padayatty 和 Levine（2016）］。

2. 临床前数据

长期（35d）补充维生素 C 的豚鼠在持续饮食增强的情况下，PTS 降低（McFadden 等，2005）。维生素 C 在大鼠中也显示出剂量依赖

性保护作用，其剂量增加与内耳抵御噪声损伤的保护作用增强有关（Loukzadeh 等，2015）。

3. 临床试验数据

有关维生素 C 保护人类听力的潜在作用的流行病学数据与结果测量的功能优势混杂。对 Blue Mountain 研究的分析表明，随着维生素 C 摄入量的增加，低频纯音测听（PTA）平均听阈会变好（Spankovich 等，2011），而第二项研究分析则表明，低频纯音听阈大于 25dB HL 的听力损失，与饮食密切相关（Gopinath 等，2011）。Lasisi 和 Fehintola（2011）进行了一项研究，其中测量了老年患者的血浆维生素 C 水平和褪黑激素水平。血浆褪黑激素越高，听力结果越好，但维生素 C 水平与听力没有关系。如上述提到的，根据 NHANES 2001—2004 年队列的饮食和听力阈值检测记录，高剂量维生素 C+β- 胡萝卜素、维生素 C+β- 胡萝卜素、维生素 E 或维生素 C+β- 胡萝卜素 + 镁的摄入量增加与降低 NIHL 的风险密切相关（Choi 等，2014b）。Curhan 等（2015）在基于饮食回顾和自述听力损失的研究中，报道了在参加"护士健康研究 Ⅱ"的女性中，维生素 C 摄入量增加与听力下降的风险增加相关；与每天摄入少于 75mg 的女性相比，每天摄入 1000mg 或更多维生素 C 的女性听力下降的风险增加。

4. 状态和可用性

维生素 C 可以从食物中获得，补充剂很容易非处方获得。医学研究机构的指南适用于健康个体；维生素 C 补充剂可增加血色素沉着病的铁负载，并可能与癌症治疗药物或某些胆甾醇药物相互作用。因此，应就与既往健康状况或与处方药的潜在相互作用咨询医师。

（三）维生素 E

1. 概述

饮食中的维生素 E 来自多种食物，包括坚果种子和植物油，以及绿叶蔬菜和强化谷物。八种不同的生育酚和生育三烯酚属于"维生素 E"最常见的形式。其中，α- 生育酚和 γ- 生育酚是两种最常见的饮食形式。由于 α- 生育酚是最具生物活性的抗氧化剂［见综述 Kappus 和 Diplock（1992）］，因此它在人体健康方面比 γ- 生育酚受到了更多关注［参见详细评论 Woodside 等（2005），Goodman 等（2011），Traber 和 Stevens（2011）］。维生素 E 具有亲脂性，可防止脂质过氧化［通过清除脂质过氧自由基，参见 Burton 等（1983）；综述，请参见 Schafer 等（2002）］。当维生素 E 将电子转给脂质过氧自由基时，会形成毒性较小的脂质氢过氧化物。供给电子后，维生素 E 本身以自由基形式存在，然后通过维生素 C 或 GSH 再循环回维生素 E［有关综述，请参见 Burton 等（1985）和 Rezk 等（2004）］。人们对 γ- 生育酚的关注度不断提高（Devaraj 等，2008；Dodge 等，2010），而 α- 生育酚和 γ- 生育酚的组合在减少多种氧化应激生物标志物方面最有效（Devaraj 等，2008）。然而，γ- 生育酚在内耳中的作用还未被评估过。

2. 临床前数据

在内耳的研究中，使用了维生素 E 的合成形式，α- 生育酚或 Trolox。这些药物可降低 PTS，且高剂量比低剂量更有效（Rabinowitz 等，2002；Hou 等，2003；Yamashita 等，2005）。维生素 E 也已与水杨酸盐联合使用，而噪声前给药要比噪声后给药更有效，尽管只要在噪声暴露的第三天开始治疗就可以实现保护作用（Yamashita 等，2005）。Miller 等（2006）发表了一个数据集，其中 Trolox 和水杨酸酯都可以降低 NIHL，但 Trolox 加水杨酸酯的组合并不比 Trolox 单药治疗有任何优势，后者在单独测试的剂量下比单独的水杨酸酯更有效地降低了 NIHL。尽管 Yu 等（1999）报道水杨酸酯在豚鼠中可预防 NIHL，但 Spongr 等的报道却是未检测到任何保护作用（Spongr 等，1992）。

3. 临床试验数据

流行病学的数据表明，维生素 E 在保护人的听力中具有潜在作用（Gopinath 等，2011；Spankovich 等，2011），但仅当维生素 E 与 β– 胡萝卜素和维生素 C 组合使用时，维生素 E 才有益（Choi 等，2014b），否则无益（Shargorodsky 等，2010）。在一项随机，安慰剂对照的干预研究中，维生素 E 降低了顺铂在人类患者中的耳毒性（Villani 等，2016），尽管该研究仅招募了 23 名患者。在评估心脏健康的试验中，维生素 E 的影响喜忧参半，一种可能是，健康益处仅限于基线摄入量不足的人和（或）具有其他易感性因素的人，因为他们患氧化应激相关疾病状态的风险较高［有关综述，请参见 Traber 和 Stevens（2011）］。

4. 状态和可用性

维生素 E 可以从食物中获取，补充剂可以很容易地以非处方药形式获得。补充 α– 生育酚可能会增加出血的风险和（或）与影响血液凝固的其他药物（如阿司匹林）相互作用。考虑到潜在的不良反应，应就与既往健康状况或与处方药的潜在相互作用咨询医师。

（四）镁

1. 概述

绿色蔬菜是镁的良好来源。一些豆荚类（豆子和豌豆）、坚果和种子，以及完整的未精制谷物也是饮食中镁的良好来源。镁能直接介导氧化应激和 DNA 修复（Wolf 等，2007；Wolf 和 Trapani，2008；Wolf 等，2008，2009）。然而，内耳的保护作用主要归因于防止噪声引起的耳蜗血流减少［一种由 Haupt 和 Scheibe（2002）描述的作用］，因为耳蜗血流减少会破坏代谢稳态（Miller 等，1996）。镁还

调节钙通道的通透性、钙向毛细胞中的流入，以及谷氨酸的释放（Gunther 等，1989；Cevette 等，2003），所有这些影响均与噪声暴露后传入神经树突的肿胀显著相关［有关综述，请参见 Le Prell 等（2001）］。最后，镁是一种 NMDA 受体拮抗药（NMDA-receptor antagonist），其他 NMDA 受体拮抗药（如 MK-801）已被证明能减弱噪声的有害影响（Duan 等，2000；Ohinata 等，2003）。耳蜗周围淋巴中的镁含量随饮食中镁的添加而增加（Joachims 等，1983；Scheibe 等，1999；Attias 等，2003）。但关于保护机制，镁的作用尚未完全阐释清晰。

2. 临床前数据

给予镁剂的豚鼠和大鼠的 TTS（Scheibe 等，2000）和 PTS（Ising 等，1982；Joachims 等，1983；Scheibe 等，2000，2002；Haupt 等，2003；Abaamrane 等，2009）都有所减少。这个保护作用是剂量依赖性的，并且在噪声损害后不久即开始的治疗比在噪声暴露后较长时间才开始的治疗更有效（Scheibe 等，2002）。至少在脉冲噪声暴露后，噪声暴露后的较长时期（长于噪声暴露后 7d）的治疗可能比持续时间较短的治疗更有效果（Sendowski 等，2006；Abaamrane 等，2009）。但并非所有的治疗均有益处，在两项研究中，无论暴露于噪声之前或之后不久开始进行治疗，均未观察到 NIHL 的减轻（Sendowski 等，2006；Le Prell 等，2007）。

3. 临床试验数据

镁补充剂可降低人类受试者的 TTS（Attias 等，2004）和 PTS（Joachims 等，1993；Attias 等，1994）。然而，在暴露于高强度武器噪声不同时间长度（8～18 年）的美国陆军士兵中，血清镁的变化与听力结果并没有可靠的相关性（Walden 等，2000）。

4. 状态和可用性

镁是从食物中获取的，并且补充剂很容易

通过非处方获得。较高剂量的镁剂具有通便作用。与此相一致的是，高镁饮食在小鼠中具有促进胃肠道功能的作用（Le Prell 等，2011b）。

（五）β- 胡萝卜素、维生素 C、维生素 E 和镁 ❶❷

1. 概述

为了减少每种单独药物的剂量，活性剂的组合十分重要，这将减少不良反应的可能性，并可能提高长期剂量的安全性。许多研究已经评估了饮食抗氧化剂的各种组合。

2. 临床前数据

维 A 酸、维生素 C、维生素 E 和镁的组合（ACEMg）可降低小鼠的 PTS（Tamir 等，2010），其他研究使用 ACEMg 以降低噪声对豚鼠和小鼠的影响（Le Prell 等，2007，2011a，2011b），所有这些研究均未包含任何单一药物对照组，除 Le Prell 等［Le Prell 等（2007）］的研究设置了单用镁剂对照组，而相对于生理盐水的对照组，单用镁剂并没有明显的噪声保护作用。在最近的研究中发现，ACEMg 组合减轻了小鼠的遗传性听力损失（Green 等，2016）。在一项以大鼠为受试者的研究中，使用了不同的一组活性剂（Acuval400® 多种维生素，包括维生素 A、E、B₁、B₂、B₆ 和 B₁₂、L- 精氨酸、银杏叶、镁、硒、锌和辅酶 Q10）同样地降低了 NIHL（Cascella 等，2011）。

3. 临床试验数据

早期的案例研究数据显示，在开始使用基于补充剂的 ACEMg 治疗后，儿童连接蛋白 26 异常所致的听力下降的进展似乎减慢

（Thatcher 等，2014）。最有证据强度的临床试验设计是前瞻性安慰剂对照的随机、双盲临床试验设计，在符合该金标准的两项临床试验中评估 ACEMg 组合的作用。一项评估在完成武器训练的士兵中预防 TTS 的研究，安慰剂组或实验药物胶囊给药组均未发生 TTS(Le Prell 等，2011c）。第二项调查使用受控的实验室暴露量来诱导产生轻微的 TTS。基于音乐前给予 4d 片剂的给药量并没有减轻或预防 TTS 或耳鸣（Le Prell 等，2016）。

有研究评估了其他单一药物或其他组合的效果。在实验室环境中评估使用维生素 B₁₂（Quaranta 等，2004）和 α- 硫辛酸(Quaranta 等，2012）来预防 TTS 的小型研究中研究者得到了较好的结果。在一项针对突发性感音神经性听力损失的患者的联合药物研究中，同时接受类固醇、维生素 C 和维生素 E 治疗的患者的听力功能似乎有所恢复（Hatano 等，2008）。然而，对照组（仅类固醇）的结果是通过回顾性的数据收集，而治疗组则是进行了前瞻性的研究。一项评估了包括 β- 胡萝卜素、维生素 C 和维生素 E，以及硒(ACESe)组合疗效的研究显示，使用 ACESe 加上右旋糖酐 ® 和曲美他嗪 ®，以及高压氧的标准疗法治疗的突发性听力损失患者比仅接受标准疗法的患者疗效更好(Kaya 等，2015）.

4. 状态和可用性

如上所述，这些活性剂可以从食物中获得，它们是日常多种维生素中的常见成分。几个不同的公司目前正在销售多种专有配方。正如一些在线产品警告中指出的那样，鉴于产品

---

❶ 详见 Miller, J.M., Le Prell, C.G., Schacht, J., Prieskorn, D. 2011. Composition and method of treating temporary and permanent hearing loss. Assigned to: The Regents of the University of Michigan. United States Patent Trademark Office, Number 7,951,845 US. pp. 1–13.

❷ 详见 Miller, J.M., Green, G.E., and Le Prell, C.G. 2017. Method for treating hearing loss. Assigned to: The Regents of the University of Michigan. United States Patent Trademark Office, Number US RE46,372 E, Re-issue of US 9,144,565, Method for treating hearing loss, Issued 2015.

中所含成分含量较高，因此不应再服用包含这些活性剂的其他补充剂。由于产品和制造商在不断变化，我们尚不能提供详尽的补充剂的清单。目前，尚无足够的证据来推断哪种药物组合对人的听觉功能有好处（如果有的话），或者什么剂量既安全又有效，因此我们不认可这些产品。

四、药物性听力损失：顺铂诱发性听力损失

顺铂是铂类化疗药，于 1978 年获得 FDA 批准。顺铂的主要治疗用途是治疗实体瘤，包括膀胱癌、睾丸癌、卵巢癌、宫颈癌、头颈癌和非小细胞肺癌。顺铂的作用机制是通过交联嘌呤碱基诱导 DNA 损伤和细胞凋亡。不幸的是，耳毒性、肾毒性、神经毒性和骨髓抑制是顺铂的潜在不良反应。顺铂的耳毒性作用通常是几乎永久性的从高频开始下降的双侧感音神经性听力损失（Knight 等，2005，2007）。

顺铂产生的自由基会损害耳蜗 OHC（outer hair cells）。自由基，包括活性氧（如超氧化物）和羟基自由基，会破坏细胞的结构和功能（Halliwell 和 Gutteridge，1985）。活性氧与 DNA 的相互作用导致 DNA 链断裂、蛋白质氧化、脂肪酸过氧化，以及膜结合酶和碳水合物的破坏。活性氧引起的内耳损伤的三个主要区域是螺旋神经元细胞、OHC 和侧壁组织（螺旋韧带和血管纹）（Rybak 等，2009）。有关顺铂耳毒性的报道通常与高频听力损失有关，与耳蜗底圈部分的损伤相一致。顺铂引起的听力损失的确切机制尚不明确，但是持续的顺铂暴露可能会逐渐损害耳蜗，听力损失可能会发展到较低的频率（Rybak 等，2009）。随着较低频率的受累，对患者言语交流的影响也会增加。应建议患者在顺铂治疗期间和之后都避免噪声暴露，因为应用顺铂治疗似乎会导致长期易受噪声影响（Gratton 等，1990；DeBacker 等，2017）。

药物性听力损失：氨基糖苷类药物诱发性听力损失

氨基糖苷类抗生素包括以下药物：阿米卡星、庆大霉素、卡那霉素、新霉素、链霉素和妥布霉素。这些抗生素药物具有有效的杀菌作用，使其成为对抗革兰阴性菌的首选药物（Edson 和 Terrell，1999；Mulheran 等，2001；Xie 等，2011；Hanberger 等，2013）。但是，它们会影响耳蜗（导致听力丧失）或前庭系统（导致平衡问题），或同时影响两者（Christensen 等，1977；Clark，1977；Xie 等，2011；Ahmed 等，2012）。在动物模型的耳蜗中记录到了 OHC 的死亡，并始于对高频声音有反应的底圈区域。基于在人类颞骨标本病理学观察，氨基糖苷类抗生素也优先损害人类耳蜗底圈 OHC（Johnsson 等，1981；Hinojosa 等，2001；Kusunoki 等，2004）。有关氨基糖苷耳毒性机理的综述可参考（Rybak 和 Brenner，2015；Jiang 等，2017）。

由于底圈耳蜗首先受到损害，因此高频听力损失通常是在监测过程中可以检测到的最早的耳毒性表现（Fausti 等，1984，1992）。评估听力保护的临床试验面临的一个挑战是，鉴于存在现有听力丧失的可能性，保护程度可能被高估（或低估），这在接受双氢链霉素的非人类的灵长类动物（Stebbins 等，1979）和接受阿米卡星治疗耐多药结核病（multidrug-resistant tuberculosis，MDR-TB）患者中（Melchionda 等，2013）已经观察到。应建议任何使用氨基糖苷类抗生素治疗的患者避免接触嘈杂的噪声，因为在用耳毒性氨基糖苷类药物治疗期间和治疗后，可能会增加噪声诱导性听力损失的风险（Li 和 Steyger，2009）。

五、预防药物性听力损失的药物研发

目前尚无 FDA 批准的治疗药物性听力损失（DIHL）的药物。但是，有许多治疗药物正处于临床前和临床试验阶段。根据 Clinicaltrials.gov 上的数据（2017/08），表 26-1 总结了目前正在进行药物性听力损失治疗药物的干预性临

表 26-1 研究化疗中潜在的听力保护剂的临床干预试验列表（检索于 2017 年 8 月）

药　物	临床试验名称	阶　段	状　态	NCT 编号	赞助商
α-硫辛酸	α-硫辛酸对顺铂治疗癌症患者的听力损失的预防作用	2 期、3 期	完成	NCT00477607	VA 研究与发展办公室
氨磷汀	氨磷汀联合大剂量化疗治疗血液或实体肿瘤患者	2 期	完成	NCT00003269	Scripps 健康
阿司匹林	阿司匹林对化疗耳毒性保护作用的研究	未知	未知	NCT00578760	多伦多大学健康网
地塞米松	地塞米松预防患者因顺铂所致的听力损失		患者招募前撤回	NCT02382068	Aaron Moberly
地塞米松	鼓室内地塞米松给药预防顺铂引起的听力损失	4 期	完成	NCT01372904	Meir 医疗中心
地塞米松	OTO-104 在有顺铂致听力损失风险的受试者中的研究	2 期	招募中	NCT02997189	Otonomy 公司
依布硒	SPI-1005 预防和治疗化疗引起的听力损失	2 期	尚未招募	NCT01451853	Sound 制药公司
银杏叶提取物	在人体中银杏叶提取物对顺铂诱导耳毒性的保护作用	2 期	完成	NCT01139281	Brasilia 大学
乳酸林格氏液	乳酸林格氏液对顺铂耳毒性的保护	1 期	患者招募前撤回	NCT00584155	俄克拉荷马大学
乳酸林格氏液	鼓室内乳酸林格氏液预防顺铂耳毒性	2 期、3 期	未知	NCT01108601	麦吉尔大学健康中心
N-乙酰半胱氨酸	卵巢癌患者静脉注射 N-乙酰半胱氨酸联合顺铂和紫杉醇	1 期	患者招募前撤回	NCT01138137	OHSU 骑士癌症研究所
硫代硫酸钠	顺铂单独或联合硫代硫酸钠治疗 I 期、II 期或 III 期儿童肝癌患者	3 期	未知	NCT00652132	儿童癌症和白血病组
硫代硫酸钠	鼓室注射硫代硫酸钠凝胶预防顺铂引起耳毒性的疗效（STS001）	2 期	已终止（预后差）	NCT02281006	魁北克-拉瓦尔大学
硫代硫酸钠	硫代硫酸钠预防因新生殖细胞肿瘤、肝母细胞瘤、髓母细胞瘤、神经母细胞瘤、骨肉瘤或其他恶性肿瘤而接受顺铂治疗的年轻患者的听力损失	3 期	完成	NCT00716976	儿童肿瘤学组
硫代硫酸钠	美法仑、卡铂、甘露醇和硫代硫酸钠治疗复发或进行性中枢神经系统胚胎或生殖细胞肿瘤患者	1 期、2 期	招募中	NCT00983398	OHSU 骑士癌症研究所
硫代硫酸钠	硫代硫酸钠滴耳液对接受顺铂治疗患者的听力损失的影响	未知	已终止（预后差）	NCT01369641	托马斯·杰斐逊大学的悉尼·金梅尔癌症中心
硫代硫酸钠	卡铂 / BBBD 联合利妥昔单抗治疗复发性 PCNSL 患者	2 期	已终止（预后差）	NCT00074165	OHSU 骑士癌症研究所

床试验。抗氧化剂在听力损失治疗领域受到很大关注。目前正在研究的用于预防顺铂耳毒性的抗氧化剂包括 D-Met、NAC、依布硒仑、氨磷汀、硫代硫酸钠（sodium thiosulfate，STS）和 α- 硫辛酸。对于氨基糖苷类药物性听力损失的治疗药物研究则较少。

（一）D- 甲硫氨酸（D-Met）

1. 概述

D-Met 可用于治疗噪声性听力损失（见上文），还有望用于治疗氨基糖苷和顺铂引起的药物性听力损失。D-Met 可通过清除自由基（Vogt，1995）来预防内耳损伤。顺铂的耳毒性是自由基对细胞造成的继发性损害，D-Met 可预防活性氧介导的损伤，因此可以预防耳毒性损害。D-Met 可以直接氧化以清除自由基，也可以通过增加天然抗氧化剂如谷胱甘肽的含量而间接清除自由基（Lu，1998）。D-Met 可治疗顺铂耳毒性还与它的巯基（thiol group，SH）有关。顺铂中的铂对硫具有亲和力，顺铂可与含硫的酶靶向结合，导致细胞损伤。D-Met 中的巯基可竞争性与铂结合，使细胞中含硫的蛋白和酶不受顺铂损害（Melvik 和 Petersen，1987；Jones 和 Basinger，1989；Miller 和 House，1990；Campbell，2003）。许多其他可能治疗听力损失的药物也含有巯基，这些试剂包括 NAC、氨磷汀、硫代硫酸钠（STS）、甲基硫代苯甲酸、硫辛酸、硫普罗宁和谷胱甘肽酯（Rybak 和 Whitworth，2005）。

2. 临床前研究数据

D-Met 可防止外毛细胞损失、血管纹损伤；防止 SOD、过氧化氢酶、GPx 和谷胱甘肽还原酶（glutathione reductase，GR）的减少，以及预防顺铂导致的听力损失（Campbell 等，1996；Campbell 等，1999，2003）。不管是直接经圆窗膜给药、腹膜内注射、口服混悬液或雾化吸

入剂给药（Campbell 等，1996；Campbell 等，1999），D-Met 均显示具有抗顺铂耳毒性的作用。局部给药可避免全身不良反应，并减少了对顺铂抗肿瘤作用的干扰。直接给药的缺点是经圆窗膜注射的可行性，尤其是对于中耳炎患者。全身性给药还可预防顺铂的肾毒性（Jones 和 Basinger，1989；Jones 等，1991）和体重减轻（Campbell 等，1996），但可能会干扰顺铂的化疗效果。在氨基糖苷类药物性听力损失模型中，D-Met 可以预防阿米卡星、卡那霉素和妥布霉素导致的听力损失（Campbell 等，2007；Campbell 等，2016；Fox 等，2016b）。

3. 临床试验数据

Campbell 等研究报道了高频听力阈移的降低（2009 年），未见严重的不良事件。

4. 状态和可用性

如前所述。

（二）N- 乙酰半胱氨酸（NAC）

1. 概述

如本章前面各节中所述，NAC 是 GSH 的前体，它对听力损失的保护作用已经被广泛研究，但其对药物性听力损失和噪声性听力损失的功效仍然不清楚。

2. 临床前研究数据

NAC 可以口服（Feldman 等，2007）、经鼓膜给药（Riga 等，2013；Yoo 等，2014）或鼓室给药，从而避免干扰顺铂治疗肿瘤的功效。多个学者应用大鼠模型，对口服 NAC 对顺铂疗效的干扰进行了研究（Dickey 等，2004；Dickey 等，2008；Muldoon 等，2015）。NAC 预先给药会降低顺铂的抗肿瘤作用；但是，在顺铂治疗 4 小时后使用 NAC 时，可以实现对肾毒性（Dickey 等，2008）和耳毒性（Dickey 等，2004）的显著保护，而不降低顺铂的抗肿瘤作用（Muldoon 等，2015）。在大鼠模型中

研究还证明，NAC 可以预防庆大霉素的耳毒性（Aladag 等，2016）并降低苯乙烯的耳毒性（Yang 等，2009）。相较于噪声性听力损失，NAC 对药物性听力损失保护作用的临床前研究数据非常有限。

3. 临床试验数据

在 Riga 等的研究中（2013），20 例接受顺铂治疗的患者，给予单侧耳经鼓膜 NAC（10%）注射，使用纯音测听仪对双耳听力进行评估。在未注射的对照耳中，顺铂引起的 8kHz 处听力损失，NAC 注射耳较未注射的对照耳程度轻（Riga 等，2013）。在 Yildirim 等的研究中（2010），54 例接受顺铂治疗的患者分为 3 组（每组 18 人），分别接受口服 NAC（600mg/d）、水杨酸盐或无保护剂。在接受 NAC 治疗的患者中，在 10kHz 和 12kHz 处，顺铂引起的听力损失有所降低（Yildirim 等，2010）。然而，Yoo 等（2014）的研究结果却与上述不同。Yoo 等（2014）发现，虽然 11 名受试者中有 2 名在 NAC 治疗（单侧鼓室给药）后听力损失减少，但是该结果无统计学上的显著差异。该研究中，NAC 给药剂量为 2%，给药途径为单侧鼓室给药，听力评估采用 2kHz、4kHz 和 8kHz 的纯音阈值（Yoo 等，2014）。需要进一步的研究来确定 NAC 治疗顺铂耳毒性的最佳给药剂量和给药途径。

TC Erciyes 大学的合作研究目前已经完成了 NAC 治疗氨基糖苷类听力损失的 2 期和 3 期临床试验（表 26-2），最近有文献对试验结果进行了报道（Tokgoz 等，2011；Kocyigit 等，2015；Vural 等，2017）。在 Vural 等的研究中（2017），40 位接受氨基糖苷类药物治疗的患者，随机分为两组，接受或不接受 NAC 治疗。患者在 NAC 治疗 1 个月后听力改善，但是在治疗 12 个月后却未发现显著提高，这表明 NAC 有早期保护作用，但是无法提供长期疗效。Kocyigit 等（2015）的研究纳入 46 例氨基糖苷治疗患者，随机给予或不给予 NAC 治疗，然后对耳声发射结果进行评估。第 1 周和第 4 周的耳声发射结果显示了 NAC 的保护作用，但是没有提供长期治疗效果的数据，因此尚不清楚这种治疗作用是否可以长期维持。最后，Tokgoz 等（2011）的研究纳入 60 位接受氨基糖苷类药物的患者，随机给予 NAC 或不给予 NAC 治疗。尽管在氨基糖苷类药治疗 1 周后的听力测试没有统计学上的显著差异，在其治疗 1 个月后，NAC 在常规听阈和高频听阈显著降低了氨基糖苷类诱发的听力损失。在对文献进行系统回顾和对可用数据进行 Meta 分析的基础上，Kranzer 等（2015）报道了在接受 NAC 治疗的患者受试者中，氨基糖苷诱导的耳毒性相对风险降低（OR=0.14，95%CI 0.05～0.45）（Feldman，2012）。

4. 状态和可用性

如前所述。

表 26-2　氨基糖苷治疗中潜在的听力保护剂临床干预试验列表（检索于 2017 年 8 月）

药　物	临床试验名称	阶　段	状　态	NCT 编号	赞助商
N- 乙酰半胱氨酸	N- 乙酰半胱氨酸对腹膜透析患者药物性耳毒性的预防	2 期、3 期	完成	NCT01131468	TC Erciyes 大学
N- 乙酰半胱氨酸	N- 乙酰半胱氨酸对耳毒性的保护作用	2 期、3 期	完成	NCT0271088	TC Erciyes 大学
依布硒	SPI-1005 预防和治疗氨基糖苷类引起的耳毒性	1 期、2 期	邀请注册	NCT02819856	Sound 制药公司

更多信息详见 clinicaltrials.gow

（三）阿司匹林（Aspirin）

1. 概述

水杨酸酯是阿司匹林中的活性成分，因其在听觉保护和听力损失中的作用被广泛研究。高剂量的阿司匹林可能会引起长期或短暂的耳鸣和听力损失（Boettcher 和 Salvi，1991；Brien，1993；Curhan 等，2010）。大剂量阿司匹林会导致短暂性听力损失（Boettcher 和 Salvi，1991；Cazals，2000），而大剂量或长期使用水杨酸盐治疗可能会导致永久性听力损失和耳蜗损害(Chen 等，2010；Deng 等，2013）。水杨酸酯会损害螺旋神经节神经元，但不损伤外毛细胞（Gao，1999；Wei 等，2010）。水杨酸酯还具有神经保护和抗炎特性，因为水杨酸酯可以清除自由基（Li 等，2002；Minami 等，2004；Dinis-Oliveira 等，2007）。水杨酸盐的一些可逆作用包括对耳蜗机电转换器（MET）通道和运动蛋白 Prestin 的阻滞（Alvan 等，2017）。

2. 临床前研究数据

水杨酸酯在防止顺铂引起的听力损失中的作用尚不清楚。在大鼠（Li 等，2002；Minami 等，2004）和豚鼠（Hyppolito 等，2006）中的早期研究工作表明，使用水杨酸酯可部分保护顺铂诱导的耳毒性。体外数据表明，水杨酸酯的保护作用在氨基糖苷类中有所不同（Mazurek 等，2012）。在体内，在豚鼠中已经显示出针对庆大霉素诱导的耳毒性的保护作用（Sha 和 Schacht，1999）。

3. 临床试验数据

Yildirim 等（2010）对 54 例接受顺铂治疗的患者，随机给予 NAC、水杨酸盐或无保护剂（每组 18 例）。在接受 NAC 治疗的患者中，顺铂引起的听力损失在 10kHz 和 12kHz 时有所降低；在接受水杨酸盐治疗的患者中，顺铂引起的听力阈移并无变化（Yildirim 等，2010）。

然而，在一些临床研究中，水杨酸酯已被证明可预防氨基糖苷类引起的听力损失（Chen 等，2007；Behnoud 等，2009）。Chen 等的研究结果（2007）首先在 2006 年报道如下，在接受庆大霉素加安慰剂治疗的 106 位患者中，有 14 位（13%）在 6kHz 和 8kHz 时显示 15dB 或更大的听力阈移。相比之下，在接受庆大霉素加阿司匹林（1g，每天 3 次）的 89 位患者中，只有 3 位（3%）出现了这一听力损失，听力阈移显著降低（P=0.013）。Behnoud 等使用相似的设计，但样本量较小（60 位患者分为两组）。他们报道，与接受庆大霉素加安慰剂治疗的患者相比，接受庆大霉素加阿司匹林治疗的患者（1.5g/d）听力阈值变化出现在更少频率。即在庆大霉素加安慰剂治疗组，0.25kHz、0.5kHz、1kHz、2kHz、4kHz 和 8kHz 阈值显著升高；而在庆大霉素加阿司匹林治疗组，只有 4kHz 和 8kHz 阈值显著升高。此外，在 4kHz（n=1 vs. n=11）和 8kHz（n=1 vs. n=6）处听力阈值也更低。需要进行更多的研究来确定最有效的操作规范，同时减少胃肠道不适等不良反应的可能性。

4. 状态和可用性

阿司匹林是一种非甾体抗炎药，为非处方药，可用于减轻发烧和缓解轻中度疼痛。水杨酸盐是阿司匹林中的活性成分。患者可以在医师的指导下服用低剂量的阿司匹林，以防止血液凝块并降低卒中和心脏病发作的风险。该药物应按照医师的处方服用，或咨询医师或药剂师后服用。

（四）依布硒

1. 概述

依布硒是一种模拟 GPx 的硒有机化合物。依布硒并不是活性氧的强效清除剂，但是它确实抑制了促进脂质过氧化的酶（氢过氧化物）（Pourbakht 和 Yamasoba，2003 年）。氢过氧化物的消除与活性氧清除的作用相当，均可以防止活性氧的形成，因此药物诱导的自由基损伤减少。在细胞培养中，依布硒减少顺铂诱导的活性氧和活性氮的形成，以及顺铂诱导的脂质过氧化，从而提高细胞存活率（Kim 等，2009）。

2. 临床前研究数据

一些临床前研究表明，当依布硒单独使用（Rybak 等，2000）或与别嘌呤醇组合使用时（Lynch 等，2005b，2005a），对依铂的听觉损伤具有保护作用。与这些正面结果不同，Lorito 等（2011 年）没有发现使用依布硒对顺铂耳毒性有明显的保护作用。在小鼠的一项研究中，依布硒不会干扰顺铂对肿瘤的杀伤作用（Baldew 等，1990）。因此，如果证明依布硒可有效预防人类患者的顺铂引起的听力损失，那么全身给药可减少顺铂不良反应，而不影响顺铂杀伤肿瘤疗效。

3. 临床试验数据

如上所述，依布硒已在健康志愿者中完成了 1 期安全性试验（Lynch 和 Kil，2009）和 2 期临床试验，以明确依布硒预防一过性听力阈移的安全性和有效性（Kil 等，2017）。一项临床试验的入组已经完成，其次级结局指标包括感觉神经性听力损失、噪声中言语识别、耳鸣和梅尼埃病相关的眩晕（NCT02603081），但目前尚无结果。还有一项计划，进行顺铂引起的听力损失预防的试验，但尚未招募志愿者（表 26-1）。而评估预防和治疗氨基糖苷诱导的耳毒性的研究目前正在招募受试者（表 26-2）。

4. 状态和可用性

如前所述。

（五）氨磷汀（Amifostine）

1. 概述

氨磷汀在治疗和预防顺铂引起的听力损失方面未显示出明显的效果［参见 Duval 和 Daniel（2012）对临床试验的 Meta 分析］。氨磷汀已完成 2 期临床试验（表 26-1），但美国临床肿瘤学会 2008 年临床实践指南中，不推荐将氨磷汀用于预防和治疗化疗和放疗引起的听力损失（Hensley 等，2009）。

2. 状态和可用性

氨磷汀通常由医疗专业人员在顺铂输注前 15～30min 通过静脉内注射给药，以降低发生肾损伤的风险并防止口干不良反应。有许多用药禁忌证，包括可能存在的药物相互作用。开具处方药之前需进行审查。

（六）硫代硫酸钠

1. 概述

硫代硫酸钠（STS）已被广泛研究，其听觉保护作用主要是预防顺铂耳毒性。STS 在耳中的主要作用机制可能是中和顺铂（Jones 等，1991；Church 等，1995）。研究者一直在寻找合适的顺铂和 STS 剂量，以保证顺铂对肿瘤细胞的杀伤性和 STS 的听觉保护作用的平衡（Ishikawa 等，2015）。

2. 临床前研究数据

STS 可有效保护毛细胞，维持听力阈值（Church 等，1995；Kaltenbach 等，1997），但它也可中和顺铂，因此必须谨慎定时给药，以免对顺铂治疗肿瘤产生拮抗作用。Muldoon 等（2000）建议在顺铂治疗后数小时给予 STS，以防止拮抗肿瘤治疗，同时优化听觉保护作用。除静脉内、动脉内和口服给药外，在肠胃外注射 STS 也有听力保护作用。STS 已显示出对顺铂引起的听力损失的保护作用，但是在少数情况下，它不能可靠地预防由庆大霉素引起的听力损失（Hochman 等，2006）或由噪声引起的听力损失（Pouyatos 等，2007）。STS 已显示出对顺铂引起的听力损失的保护作用，但是早期研究显示，它有时候不能预防由庆大霉素（Hochman 等，2006）或噪声引起的听力损失（Pouyatos 等，2007）。

3. 临床试验数据

表 26-1 列出了 STS 的多个临床试验。STS 已完成两项 3 期临床试验，研究了 STS 对顺铂耳毒性的保护作用。在一项 3 期临床试验中，有 125 位诊断为癌症且听力正常的受试者，年龄为 1—18 岁，随机分为对照组或实验组。在实验组中，受试者在顺铂治疗 6h 后静脉滴注 STS（$16g/m^2$）（Freyer 等，2017）。在实验组，49 位受试者中有 14 位出现了听力损失；而在对照组，55 位受试者中有 31 位出现听力损失（Freyer 等，2017）。总体而言，Freyer 等的研究确定 STS 可以预防顺铂耳毒性，并且与严重的不良事件无关（Freyer 等，2017）。但是，对于患有转移性肿瘤的患者，无事件生存率和总体生存率均显著降低，这可能不利于该患者群体未来对 STS 的临床使用（Freyer 等，2017）。

4. 状态和可用性

STS 主要用于治疗氰化物中毒。它可以作为硫供体，将氰化物转化为硫氰酸盐，可以安全地从尿液中排出。需由医师处方开具。

（七）地塞米松

1. 概述

地塞米松是一种糖皮质激素，已被广泛用于治疗炎症，如哮喘、类风湿性关节炎和皮炎（Warr，1997）。地塞米松的抗炎特性归因于其对细胞凋亡的调节作用（Herrlich，2001）。人们对地塞米松治疗突发性耳聋进行了大量研究，有多个系统回顾性和 Meta 分析［最近的一些评价包括 Barreto 等（2016），Montgomery 等（2016），以及 El Sabbagh 等（2017）］。地塞米松还可能在人工耳蜗植入时用于促进愈合和

听力保护（Dinh 和 Van De Water，2009；Jolly 等，2010；van de Water 等，2010；Plontke 等，2017）。地塞米松全身给药可通过下调凋亡基因来抵消顺铂的耳毒性，但同时也降低了顺铂的肿瘤杀伤性（Herr 等，2003）。

2. 临床前研究数据

成年豚鼠的实验研究表明，在顺铂治疗前 1h 进行鼓室内（intra-tympanic，IT）地塞米松给药可最大限度地减少顺铂诱导的听力阈移（Shafik 等，2013）。Marshak 等的进一步研究（Marshak 等，2014）建议，地塞米松和顺铂应同步给药，以确保耳蜗外淋巴液中地塞米松的峰值浓度与顺铂的峰值浓度同时出现。与顺铂急性注射模型中的这些阳性结果不同，当在小鼠模型中多次施用顺铂时，鼓室内注射地塞米松无法预防其耳毒性（Hughes 等，2014）。在这项研究中，参照目前对恶性肿瘤的治疗，小鼠在 5d 内接受了 5 剂顺铂，同时也连续 5d 接受了地塞米松，但未观察到明显的听力保护作用（Hughes 等，2014）。

地塞米松预防氨基糖苷类引起的听力损失，在啮齿动物模型中进行了研究。在大鼠中，使用凝胶泡沫浸泡的地塞米松或长期输注地塞米松已显示出对庆大霉素诱导的听力损失有显著保护作用（Bas 等，2009）。在另一项最新的研究中，大鼠同时接受鼓室内地塞米松注射和庆大霉素，其听力无明显损失（Guneri 等，2017）。

3. 临床试验数据

一项开放性临床试验中，评估了地塞米松鼓室内注射对顺铂诱导听力损失的预防（NCT01372904，表 26-1）。地塞米松已经完成了 2 期的临床试验，评估 Otonomy 公司的制剂对顺铂引起的听力损失的预防作用（NCT02997189，表 26-1）。另外，Marshak 等（2014）研究了将地塞米松应用到单侧鼓室内

对听力的临床保护作用，对侧耳作为对照；对受试者双耳进行了一系列听觉测试，观察双耳的听力变化。结果显示，对照组 6000Hz 的纯音阈值显著增加，4000～8000Hz 的 DPOAE 平均信噪比降低；而实验组未观察到纯音阈值和 DPOAE 信噪比的变化（Marshak 等，2014）。还需要进一步的研究，来确定地塞米松在保护顺铂耳毒性中的最佳给药时机和浓度。最近的一项系统回顾认为，地塞米松保护顺铂耳毒性，极有可能应用于临床患者（Chirtes 和 Albu，2014）。

4. 状态和可用性

地塞米松是一种皮质类固醇激素（糖皮质激素），用于治疗各种疾病，如关节炎、血液 / 内分泌 / 免疫系统疾病、过敏反应、某些皮肤和眼睛疾病、呼吸系统疾病、某些肠道疾病和癌症。地塞米松降低生理反应，减轻肿胀和过敏反应等症状。该药为处方药，需由医师开具。

（八）乳酸林格氏液

1. 概述

乳酸林格氏液（Lactated Ringer's solution，LR）包含电解质、葡萄糖和 28mEq/L 的乳酸；它是一种无菌、无热原的溶液，通常用于静脉注射补充液体和电解质（accessdata.fda.gov）。以下几个原因可以解释 LR 的听力保护作用。乳酸脱氢酶（lactate dehydrogenase enzyme，LDH）存在于外毛细胞线粒体的内膜和皱褶间（Spector 和 Carr，1974），可将乳酸转化为丙酮酸并生成内源性抗氧化剂，如烟酰胺腺嘌呤二核苷酸（nicotinamide adenine dinucleotide，NADH）（Zhang 和 Lindup，1996）。外淋巴液中的乳酸和 LDH 浓度约是血液或脑脊液中浓度的 3 倍（Scheibe 等，1981；Haupt 等，1983）。顺铂会耗竭烟酰胺腺嘌呤二核苷酸（NADH）（Zhang 和 Lindup，1996），因此 LR 可能通过

促进 NADH 再生，保护其免受氧化损伤而发挥听力保护作用。

2. 临床前研究数据

最初，Choe 等（2004）评估 NAC 对顺铂引起的听力损失预防作用时，使用 LR 作为对照药物。对照组给予顺铂和 LR 治疗，听力损失很小。Choe 等（2004）将豚鼠随机分为四组：对照组、生理盐水、LR 和 NAC。对照组无鼓膜注射，其余各组分别注射生理盐水、LR 或生理盐水稀释的 2%NAC。实验对象在第 1 天和第 2 天共接受了 2 次鼓室内注射药物和 2 次腹腔内注射顺铂（累计剂量为 20mg/kg）。间隔 1d 后，测量畸变产物耳声发射（DPOAE）。生理盐水组与对照组无显著差异，但是 NAC 在 4.757～16kHz 范围内具有显著的保护作用，而 LR 在 2.378～16kHz 范围内具有显著的保护作用（Choe 等，2004）。

3. 临床试验数据

如表 26-1 所示，LR 的临床试验目前处于 2 期和 3 期（信息于 2017 年 8 月从 Clinical-trials.gov 检索）。

4. 状态和可用性

乳酸林格氏液是一种无菌、无热原的溶液，用于液体和电解质的替代。它不能与含钙的溶液（如头孢曲松钠）同时输注。许多患者不宜使用 LR，有些人群可能需要临床评估和定期实验室评估，以监测体液平衡、电解质浓度或酸碱平衡的变化。LR 需要在医师的监督下进行使用。

六、膳食补充剂（维生素、矿物质和草药疗法）

（一）银杏叶提取物

1. 概述

中药中已使用银杏叶提取物（ginkgo biloba

extract，GBE）多年，并且最近已开始进行听力保护作用的临床试验（表 26-1）。GBE 通过充当氢供体直接清除自由基（Shi 和 Niki，1998），抑制脂质过氧化（Seif-El-Nasr 和 El-Fattah，1995；Boveris 等，2007），并通过抑制活性氧和一氧化氮生成而发挥抗炎作用（Rong 等，1996；Kobuchi 等，1997）。总之，GBE 主要起抗炎自由基清除剂的作用。基于上面所讨论的顺铂耳毒性的机制，自由基清除可以解释 GBE 的听力保护作用。

2. 临床前研究数据

大鼠中的初步研究表明，GBE 可预防顺铂的耳毒性和肾毒性，而对皮下接种 SCC-158 鳞状癌细胞的大鼠的肿瘤生长率没有显著影响（Fukaya 和 Kanno，1999）。银杏提取物可以改善大鼠 DPOAE 和保护毛细胞存活（Cakil 等，2012）。

3. 临床试验数据

Dias 等在一项临床双盲试验中，研究了 GBE 对顺铂诱导的听力损失的保护作用（Dias 等，2015）。受试者每天摄入 2 次 GBE（120mg）（n=8）或安慰剂（n=7）；在第一次顺铂治疗之前先给予第一剂 GBE，并使用 DPOAE 测试（0.25kHz、0.5kHz、1kHz、2kHz、3kHz、4kHz、6kHz 和 8kHz）评估听力保护作用。对受试者随访约 90d（Dias 等，2015）。实验组在 8kHz 处听力明显改善，且 GBE 并未干扰顺铂的抗肿瘤作用（Dias 等，2015）。Dias 的研究结果证明抗氧化剂 GBE 可以预防顺铂引起的听力损失。但由于研究时长仅为 90d，其对听力的长期保护作用无法评估。

4. 状态和可用性

银杏叶提取物是非处方药。根据 WebMD，银杏种子含有可杀死细菌和真菌的物质，从而预防机体感染，但种子也含有毒素，这种毒素可能引起癫痫发作和意识丧失等不良反应。其他可能的不良反应包括胃部不适、头痛、头晕、便秘、心悸和皮肤过敏反应。由于银杏叶提取物可延缓血液凝固，因此不应与布洛芬或任何延缓血液凝固的药物（抗凝药、抗血小板药）一起服用。另外，还与其他类别的药物制剂有相互作用，服用该 OTC 药物之前，应该咨询医师或药师建议。

（二）维生素补充剂

1. 概述

人们对饮食中的维生素和（或）维生素补充剂预防药物性听力损失进行了一些系统研究。现有的临床前和临床试验数据在下面进行了综述。现将临床前研究数据和临床试验数据回顾如下。

2. 临床试验数据

基于体外细胞培养实验，Prasad 等（1994）提出，维生素 C 单独或与 β- 胡萝卜素、13- 顺式视黄酸和维生素 E（d-α- 生育酚）结合使用，可增强顺铂对人黑色素瘤细胞的杀伤作用。在疾病模型中的临床前研究表明，施用膳食补充剂时需要谨慎。因为有证据表明，在全反式视黄酸联合顺铂治疗的大鼠中，顺铂引起的肾毒性增加（Elsayed 等，2016）。与这些不良相互作用不同，在番茄的茄红素复合物与顺铂联合治疗的大鼠中，顺铂诱导的肾毒性降低了（Dogukan 等，2011）；类胡萝卜素中玉米蛋白同样对小鼠听力有保护作用（Firdous 和 Kuttan，2012）。

听觉研究的结果也表明，维生素对顺铂耳毒性有保护作用。如鼓室内给予维生素 C 治疗减少了顺铂对外毛细胞 DPOAE 的影响（Celebi 等，2013）。Soyaliç 等（2016）报道，维生素 E 可预防顺铂诱导的 DPOAE 振幅降低，但除非它与姜黄素联合给药，否则不能可靠地减少细胞凋亡。以听性脑干反应（auditory brainstem response，ABR）阈值和 DPOAE 振幅作为评估标准，在大鼠中，维生素 B、C、E 和 ALCAR 等药物可以降低耳毒性（Tokgöz 等，2012）。在氨基糖苷类模型中，Aladag 等（2016）报道维生素 A 减轻了庆大霉素的耳毒性作用，表现为 3kHz、6kHz 和 8kHz 处的 DPOAE 振幅变化；但是，NAC 相对更有效，可以在更大的频率范围（1.5kHz、2kHz、3kHz、4kHz、6kHz 和 8kHz）内提供听力保护作用。在家兔中，维生素 C 减轻了庆大霉素的脂质过氧化作用，但该结论基于血液中 MDA，HNE，GSH 和 NO 的含量，未分析耳蜗组织的变化（Devbhuti 等，2009）。多项研究证明，维生素 E 有助于减少庆大霉素引起的听力损失（Fetoni 等，2003，2004；Sergi 等，2004）。Le Prell 等（2014）也对联合疗法进行了评估，他们报道对豚鼠给予庆大霉素和 ACEMg 联合治疗时，其阈值变化和毛细胞死亡显著降低。初步数据表明，它对丁胺卡那霉素的耳毒性也有保护作用（Le Prell 等，2013）。

3. 临床试验数据

尽管临床前研究数据不足，这些 OTC 营养补剂仍广泛用于临床试验。在早期研究中，Weijl 等（2004）对顺铂化疗的患者随机给予维生素 C、E 和硒或安慰剂治疗。尽管高浓度维生素治疗患者比低浓度维生素治疗患者的高频听力损失降低，但在统计学上没有显著的组间差异，他们认为对治疗方案的依从性可能会混淆研究结果。与这些早期结果相反，Villani 等（2016）评估了维生素 E（400mg/d）是否能降低顺铂的耳毒性。在 1 个月后，安慰剂对照组在 2kHz 和 8kHz 处出现明显的听力阈移，但在维生素 E 治疗组中没有。研究还评估了维生素 E 对庆大霉素诱导的听力损失的预防作用，每天 2800mg 的剂量未显示有保护作用（Kharkheli 等，2007）。

七、总结与展望

针对噪声或药物（顺铂、氨基糖苷类抗生素）引起的听力损失，大量动物模型的研究均显示有不同程度的保护作用。研究者已经在各种啮齿动物模型中对许多药物（包括本章中未介绍的许多药物）听觉损伤的保护作用进行了试验。研究评估中使用了多种动物模型，使得难以直接比较不同药物的听觉保护水平（Le Prell 和 Miller，2016）。在多种药物研究中的阳性结果引起了极大的关注和研究热情，人们开始致力于将潜在的治疗剂从动物模型转化为临床试验应用。这样，将来患者才可能使用这个药物或药剂，来保护听觉功能。

目前尚没有 FDA 批准可用于人类的听觉保护药物，但是如上所述，临床前和临床研究的深度和广度正在迅速扩大。针对噪声性听力损失和药物性听力损失，多种药剂显示兼具安全性和疗效性，很有希望应用于临床。将来一种或多种试剂的组合可能会用于临床。本章中对噪声性听力损失的听力保护的综述主要集中于 NAC、D-Met、依布硒和 ACEMg 等药物，因为这些试剂已经开展临床试验。对预防药物性听力损失的药物进行了评估，其中多数集中于预防由顺铂引起的听力损失。包括 D- 甲硫氨酸、N- 乙酰半胱氨酸、水杨酸、依布硒、氨磷汀、硫代硫酸钠、银杏叶提取物和乳酸林格氏液在内的抗氧化剂。多种途径给药时，D-Met 均显示出对顺铂引起听力损失的预防作用。但是，局部给药可能更有利，因为可以减少潜在的全身不良反应。STS 可以预防顺铂引起的听力损失，但无法预防氨基糖苷或噪声引起的听力损失。GBE 和 LR 也证明可以预防顺铂耳毒性，但需要对 GBE 进行进一步研究，以评估 GBE 的长期治疗作用。依布硒可能可以预防噪声性听力损失，但还需要 3 期的研究结果确认。

阿司匹林的疗效一直存在争议。在持续高剂量下，水杨酸盐可能会导致听力下降和（或）耳鸣，但一些临床前研究表明，与 NAC、维生素 E 联合或单独使用时，水杨酸可预防 NIHL。NAC 对顺铂引起听力损失预防作用的研究结果不一致，目前不建议使用氨磷汀来保护听力。地塞米松通过下调促凋亡基因起作用。在一项由 Marshak 等（2014）进行的临床研究中，地塞米松在预防顺铂引起的听力损失方面取得了显著的结果，但可能需要局部给药，以确保它不会降低顺铂的肿瘤杀伤性。对于所有这些药物，都需要进行进一步的研究和临床试验。

尽管本章提供了评价和总结，但并未推荐任何单一的治疗方法。任何单一药物或药物组合目前均无充分的数据证明其临床可用。而且这些药物均未获得 FDA 批准应用于预防患者的听力损失。迄今为止，只有少数研究是在美国 FDA 的监督下通过新药研究和审查程序进行的。尽管烦琐，但这是用于审查和批准针对特定适应证药物的途径（Hammill，2017）。药物研发过程确实是耗时又耗费资金（Lynch 等，2016），但希望这些研究的数据能开发一种或多种获批准的治疗方法。

听力专家提供全面的听力和平衡功能评估，包括用于监测噪声性听力损失和药物性听力损失发展的测试（Campbell 和 Le Prell，2018）。如果有任何新的处方药可供选择，听力学家需要将对此类新药物感兴趣的工人、患者或其他有兴趣的人转介给医师，以提供建议和可能的处方药。OTC（非处方药）膳食补充剂或其他药物的界限可能不太清楚。尽管 OTC 补剂不需要医师处方，但仍建议听力学家将患者转介给医师，以获悉此补充剂的专业医疗建议。有些情况，高剂量的特殊补剂可能是禁忌。有关治疗的任何建议均应在经过医学培训的主管医师的监督下进行。在饮食营养方面，为了全身健康，建议健康的成年人每天摄入各种维生素和矿物质，但不应超过医学研究（2004a，2004b，2004c，2004d）推荐的最高摄入量（UL）。值得强调的是，尽管可以使用 OTC 补充剂和提倡健康的饮食摄入，但是就生物利用度或健康益处而言，补充剂不一定等同于饮食中的营养素。

最后，噪声性听力损失预防策略的研发将充满各种机遇。如果随机双盲对照试验获得了可靠的临床结果，患者可以向医师寻求指导使用潜在的治疗方法。

参 考 文 献

[1] Abaamrane, L.; Raffin, F.; Gal, M.; Avan, P.; Sendowski, I. Long-term Administration of Magnesium After Acoustic Trauma Caused by Gunshot Noise in Guinea Pigs. *Hear. Res.* 2009, *247*, 137-145.

[2] Ahmed, R. M.; Hannigan, I. P.; MacDougall, H. G.; Chan, R. C.; Halmagyi, G. M. Gentamicin Ototoxicity: A 23-year Selected Case Series of 103 Patients. *Med. J. Aust.* 2012, *196*, 701-704.

[3] Ahn, J. H.; Kang, H. H.; Kim, Y. J.; Chung, J. W. Anti-apoptotic Role of Retinoic Acid in the Inner Ear of Noise-exposed Mice. *Biochem. Biophys. Res. Commun.* 2005, *335*, 485-490.

[4] Aladag, I.; Guven, M.; Songu, M. Prevention of Gentamicin Ototoxicity with N-Acetylcysteine and Vitamin A. J. *Laryngol.*

Otol. 2016, *130*, 440-446.

[5] Alagic, Z.; Goiny, M.; Canlon, B. Protection Against Acoustic Trauma by Direct Application of D-methionine to the Inner Ear. *Acta Otolaryngol. (Stockh.)* 2011, *131*, 802-808.

[6] Albanes, D.; Heinonen, O. P.; Huttunen, J. K.; Taylor, P. R.; Virtamo, J.; Edwards, B. K.; Haapakoski, J.; Rautalahti, M.; Hartman, A. M.; Palmgren, J.; et al. Effects of Alphatocopherol and Beta-carotene Supplements on Cancer Incidence in the Alpha-Tocopherol Beta-Carotene Cancer Prevention Study. *Am. J. Clin. Nutr.* 1995, *62*, 1427S-1430S.

[7] Alvan, G.; Berninger, E.; Gustafsson, L. L.; Karlsson, K. K.; Paintaud, G.; Wakelkamp, M. Concentration-response Relationship of Hearing Impairment Caused by Quinine and Salicylate: Pharmacological Similarities but Different

Molecular Mechanisms. *Basic Clin. Pharmacol. Toxicol.* 2017, *120,* 5-13.

[8] Attias, J.; Weisz, G.; Almog, S.; Shahar, A.; Wiener, M.; Joachims, Z.; Netzer, A.; Ising, H.; Rebentisch, E.; Guenther, T. Oral Magnesium Intake Reduces Permanent Hearing Loss Induced by Noise Exposure. *Am. J. Otolaryngol.* 1994, *15,* 26-32.

[9] Attias, J.; Bresloff, I.; Haupt, H.; Scheibe, F.; Ising, H. Preventing Noise Induced Otoacoustic Emission Loss by Increasing Magnesium (Mg2+) Intake in Guinea-Pigs. *J. Basic Clin. Physiol. Pharmacol.* 2003, *14,* 119-136.

[10] Attias, J.; Sapir, S.; Bresloff, I.; Reshef-Haran, I.; Ising, H. Reduction in Noise-induced Temporary Threshold Shift in Humans Following Oral Magnesium Intake. *Clin. Otolaryngol.* 2004, *29,* 635-641.

[11] Azad, G. K.; Tomar, R. S. Ebselen, a Promising Antioxidant Drug: Mechanisms of Action and Targets of Biological Pathways. *Mol. Biol. Rep.* 2014, *41,* 4865-4879.

[12] Baldew, G. S.; McVie, J. G.; van der Valk, M. A.; Los, G.; de Goeij, J. J.; Vermeulen, N. P. Selective Reduction of Cis-diamminedichloroplatinum(II) Nephrotoxicity by Ebselen. *Cancer Res.* 1990, *50,* 7031-7036.

[13] Barreto, M. A.; Ledesma, A. L.; de Oliveira, C. A.; Bahmad, F., Jr. Intratympanic Corticosteroid for Sudden Hearing Loss: Does it Really Work? *Braz. J. Otorhinolaryngol.* 2016, *82,* 353-364.

[14] Bas, E.; Martinez-Soriano, F.; Lainez, J. M.; Marco, J. An Experimental Comparative Study of Dexamethasone, Melatonin and Tacrolimus in Noise-induced Hearing Loss. *Acta Otolaryngol. (Stockh.)* 2009, *129,* 385-389.

[15] Beckman, J. A.; Goldfine, A. B.; Leopold, J. A.; Creager, M. A. Ebselen Does Not Improve Oxidative Stress and Vascular Function in Patients with Diabetes: A Randomized, Crossover trial. *Am. J. Physiol. Heart Circ. Physiol.* 2016, *311,* H1431-H1436.

[16] Behnoud, F.; Davoudpur, K.; Goodarzi, M. T. Can Aspirin Protect or at Least Attenuate Gentamicin Ototoxicity in Humans? *Saudi Med. J.* 2009, *30,* 1165-1169.

[17] Bendich, A.; Machlin, L. J.; Scandurra, O.; Burton, G. W.; Wayner, D. D. M. The Antioxidant Role of Vitamin C. *Adv. Free Radic. Biol. Med.* 1986, *2,* 419-444.

[18] Bielefeld, E. C.; Wantuck, R.; Henderson, D. Postexposure Treatment with a Src-PTK Inhibitor in Combination with N-L-acetyl Cysteine to Reduce Noise-induced Hearing Loss. *Noise Health* 2011, *13,* 292-298.

[19] Blom, H. J.; Boers, G. H.; van den Elzen, J. P.; Gahl, W. A.; Tangerman, A. Transamination of Methionine in Humans. *Clin. Sci.* 1989, *76,* 43-49.

[20] Boettcher, F. A.; Salvi, R. J. Salicylate Ototoxicity: Review and Synthesis. *Am. J. Otolaryngol.* 1991, *12,* 33-47.

[21] Boveris, A. D.; Galleano, M.; Puntarulo, S. In Vivo Supplementation with Ginkgo Biloba Protects Membranes Against Lipid Peroxidation. *Phytother. Res.* 2007, *21,* 735-740.

[22] Brien, J. A. Ototoxicity Associated with Salicylates. A Brief Review. *Drug Saf.* 1993, *9,* 143-148.

[23] Burton, G. W.; Joyce, A.; Ingold, K. U. Is Vitamin E the Only Lipid-soluble, Chain-Breaking Antioxidant in Human Blood Plasma and Erythrocyte Membranes? *Arch. Biochem.* *Biophys.* 1983, *221,* 281-290.

[24] Burton, G. W.; Foster, D. O.; Perly, B.; Slater, T. F.; Smith, I. C.; Ingold, K. U. Biological Antioxidants. *Philos. Trans. R. Soc. Lond. B. Biol. Sci.* 1985, *311,* 565-578.

[25] Cakil, B.; Basar, F. S.; Atmaca, S.; Cengel, S. K.; Tekat, A.; Tanyeri, Y. The Protective Effect of Ginkgo Biloba Extract Against Experimental Cisplatin Ototoxicity: Animal Research Using Distortion Product Otoacoustic Emissions. *J. Laryngol. Otol.* 2012, *126,* 1097-1101.

[26] Campbell, K. C. Ototoxicity: Understanding Oxidative Mechansims. *J. Am. Acad. Audiol.* 2003, *14,* 121-123.

[27] Campbell, K. C. M. The Role of Pharmacological Agents in Hearing Loss Management and Prevention, Presented at 2014 Academy of Doctors of Audiology Convention. Last accessed Dec 21, 2017 from http://www.audiologist.org/_resources/2014_convention__presentations/Campbell.pdf.

[28] Campbell, K. C. M.; Le Prell, C. G. Potential Therapeutic Agents. *Semin. Hear.* 2012, *33,* 97-113.

[29] Campbell, K. C. M.; Le Prell, C. G. Drug-Induced Ototoxicity: Diagnosis and Monitoring. *Drug Safety.* 2018, *41* (5), 451-464.

[30] Campbell, K. C.; Rybak, L. P.; Meech, R. P.; Hughes, L. D-methionine Provides Excellent Protection from Cisplatin Ototoxicity in the Rat. *Hear. Res.* 1996, *102,* 90-98.

[31] Campbell, K. C.; Meech, R. P.; Rybak, L. P.; Hughes, L. F. D-Methionine Protects Against Cisplatin Damage to the Stria Vascularis. *Hear. Res.* 1999, *138,* 13-28.

[32] Campbell, K. C. M.; Meech, R. P.; Rybak, L. P.; Hughes, L. F. The Effect of D-Methionine on Cochlear Oxidative State with and Without Cisplatin Administration: Mechanisms of Otoprotection. *J. Am. Acad. Audiol.* 2003, *14,* 144-156.

[33] Campbell, K. C. M.; Meech, R. P.; Klemens, J. J.; Gerberi, M. T.; Dyrstad, S. S. W.; Larsen, D. L.; Mitchell, D. L.; El-Azizi, M.; Verhulst, S. J.; Hughes, L. F. Prevention of Noise- and Drug-induced Hearing Loss with D-methionine. *Hear. Res.* 2007, *226,* 92-103.

[34] Campbell, K. C. M.; Nayar, R.; Borgonha, S.; Hughes, L.; Rehemtulla, A.; Ross, B. D.; Sunkara, P. Oral D-methionine (MRX-1024) Significantly Protects Against Cisplatininduced Hearing Loss: A phase II Study in Humans. Presented at IX European Federation of Audiology Societies (EFAS) Congress in Tenerife, Spain, 2009.

[35] Campbell, K.; Claussen, A.; Meech, R.; Verhulst, S.; Fox, D.; Hughes, L. d-Methionine (d-met) Significantly Rescues Noise-induced Hearing Loss: Timing Studies. *Hear. Res.* 2011, *282,* 138-144.

[36] Campbell, K. C.; Martin, S. M.; Meech, R. P.; Hargrove, T. L.; Verhulst, S. J.; Fox, D. J. D-methionine (D-met) Significantly Reduces Kanamycin-induced Ototoxicity in Pigmented Guinea Pigs. *Int. J. Audiol.* 2016, *55,* 273-278.

[37] Cascella, V.; Giordano, P.; Hatzopoulos, S.; Petruccelli, J.; Prosser, S.; Simoni, E.; Astolfi, L.; Fetoni, A. R.; Skarzynski, H.; Martini, A. A New Oral Otoprotective Agent. Part 1: Electrophysiology Data from Protection Against Noise-induced Hearing Loss. *Med Sci Monit* 2011, *18,* BR1-8.

[38] Cazals, Y. Auditory Sensori-neural Alterations Induced by Salicylate. *Prog. Neurobiol.* 2000, *62,* 583-631.

[39] Celebi, S.; Gurdal, M. M.; Ozkul, M. H.; Yasar, H.;

Balikci, H. H. The Effect of Intratympanic Vitamin C Administration on Cisplatin-induced Ototoxicity. *Eur. Arch. Otorhinolaryngol.* 2013, *270*, 1293-1297.

[40] Cevette, M. J.; Vormann, J.; Franz, K. Magnesium and Hearing. *J. Am. Acad. Audiol.* 2003, *14*, 202-212.

[41] Cha, J. H.; Yu, Q. M.; Seo, J. S. Vitamin A Supplementation Modifies the Antioxidant System in Rats. *Nutr. Res. Pract.* 2016, *10*, 26-32.

[42] Chatterjee, I. B. Evolution and the Biosynthesis of Ascorbic Acid. *Science* 1973, *182*, 1271-1272.

[43] Chatterjee, I. B.; Majumder, A. K.; Nandi, B. K.; Subramanian, N. Synthesis and Some Major Functions of Vitamin C in Animals. *Ann. N. Y. Acad. Sci.* 1975, *258*, 24-47.

[44] Chen, Y.; Huang, W. G.; Zha, D. J.; Qiu, J. H.; Wang, J. L.; Sha, S. H.; Schacht, J. Aspirin Attenuates Gentamicin Ototoxicity: From the Laboratory to the Clinic. *Hear. Res.* 2007, *226,* 178-182.

[45] Chen, G. D.; Kermany, M. H.; D'Elia, A.; Ralli, M.; Tanaka, C.; Bielefeld, E. C.; Ding, D.; Henderson, D.; Salvi, R. Too Much of a Good Thing: Long-Term Treatment with Salicylate Strengthens Outer Hair Cell Function But Impairs Auditory Neural Activity. *Hear. Res.* 2010, *265*, 63-69.

[46] Cheng, P. W.; Liu, S. H.; Young, Y. H.; Hsu, C. J.; Lin-Shiau, S. Y. Protection from Noise-Induced Temporary Threshold Shift by D-methionine is Associated with Preservation of ATPase Activities. *Ear Hear.* 2008, *29*, 65-75.

[47] Chirtes, F.; Albu, S. Prevention and Restoration of Hearing Loss Associated with the Use of Cisplatin. *BioMed Res. Int.* 2014, *2014*, 925485.

[48] Choe, W. T.; Chinosornvatana, N.; Chang, K. W. Prevention of Cisplatin Ototoxicity Using Transtympanic N-acetylcysteine and Lactate. *Otol. Neurotol.* 2004, *25*, 910-915.

[49] Choi, C. H.; Chen, K.; Du, X.; Floyd, R. A.; Kopke, R. D. Effects of Delayed and Extended Antioxidant Treatment on Acute Acoustic Trauma. *Free Radic. Res.* 2011, *45*, 1162-1172.

[50] Choi, C. H.; Chen, K.; Vasquez-Weldon, A.; Jackson, R. L.; Floyd, R. A.; Kopke, R. D. Effectiveness of 4-hydroxy Phenyl N-tert-butylnitrone (4-OHPBN) Alone and in Combination with Other Antioxidant Drugs in the Treatment of Acute Acoustic Trauma in Chinchilla. *Free Radic. Biol. Med.* 2008, *44*, 1772-1784.

[51] Choi, C. H.; Du, X.; Floyd, R. A.; Kopke, R. D. Therapeutic Effects of Orally Administered Antioxidant Drugs on Acute Noise-induced Hearing Loss. *Free Radic. Res.* 2014a, *48*, 264-272.

[52] Choi, Y.-H.; Miller, J. M.; Tucker, K. L.; Hu, H.; Park, S. K. Antioxidant Vitamins and Magnesium and the Risk of Hearing Loss in the US General Population. *Am. J. Clin. Nutr.* 2014b, *99*, 148-155.

[53] Christensen, E. F.; Reiffenstein, J. C.; Madissoo, H. Comparative Ototoxicity of Amikacin and Gentamicin in Cats. *Antimicrob. Agents Chemother.* 1977, *12*, 178-184.

[54] Church, M. W.; Kaltenbach, J. A.; Blakley, B. W.; Burgio, D. L. The Comparative Effects of Sodium Thiosulfate, Diethyldithiocarbamate, Fosfomycin and WR-2721 on Ameliorating Cisplatin-induced Ototoxicity. *Hear. Res.* 1995, *86*, 195-203.

[55] Clark, C. H. Toxicity of Aminoglycoside Antibiotics. *Mod. Vet. Pract.* 1977, *58*, 594-598.

[56] Clifford, R. E.; Coleman, J. K.; Balough, B. J.; Liu, J.; Kopke, R. D.; Jackson, R. L. Low-dose D-methionine and N-acetyl-L-cysteine for Protection from Permanent Noise-induced Hearing Loss in Chinchillas. *Otolaryngol. Head Neck Surg.* 2011, *145*, 999-1006.

[57] Coleman, J.; Huang, X.; Liu, J.; Kopke, R.; Jackson, R. Dosing Study on the Effectiveness of Salicylate/N-acetylcysteine for Prevention of Noise-induced Hearing Loss. *Noise Health* 2010, *12*, 159-165.

[58] Curhan, S. G.; Eavey, R.; Shargorodsky, J.; Curhan, G. C. Analgesic Use and the Risk of Hearing Loss in Men. *Am. J. Med.* 2010, *123*, 231-237.

[59] Curhan, S. G.; Stankovic, K. M.; Eavey, R. D.; Wang, M.; Stampfer, M. J.; Curhan, G. C. Carotenoids, Vitamin A, Vitamin C, Vitamin E, and Folate and Risk of Self-reported Hearing Loss in Women. *Am. J. Clin. Nutr.* 2015, *102*, 1167-1175.

[60] DeBacker, J. R.; Harrison, R. T.; Bielefeld, E. C. Long-term Synergistic Interaction of Cisplatin- and Noise-induced Hearing Losses. *Ear Hear.* 2017, *38*, 282-291.

[61] Deng, L.; Ding, D.; Su, J.; Manohar, S.; Salvi, R. Salicylate Selectively Kills Cochlear Spiral Ganglion Neurons by Paradoxically Up-regulating Superoxide. *Neurotox. Res.* 2013, *24*, 307-319.

[62] Derekoy, F. S.; Koken, T.; Yilmaz, D.; Kahraman, A.; Altuntas, A. Effects of Ascorbic Acid on Oxidative System and Transient Evoked Otoacoustic Emissions in Rabbits Exposed to Noise. *Laryngoscope* 2004, *114*, 1775-1779.

[63] Devaraj, S.; Leonard, S.; Traber, M. G.; Jialal, I. Gamma-tocopherol Supplementation Alone and in Combination with Alpha-tocopherol Alters Biomarkers of Oxidative Stress and Inflammation in Subjects with Metabolic Syndrome. *Free Radic. Biol. Med.* 2008, *44*, 1203-1208.

[64] Devbhuti, P.; Saha, A.; Sengupta, C. Gentamicin Induced Lipid Peroxidation and its Control with Ascorbic Acid. *Acta Pol. Pharm.* 2009, *66*, 363-369.

[65] Dhouib, I. E.; Annabi, A.; Jallouli, M.; Elfazaa, S.; Lasram, M. M. A Minireview on N-acetylcysteine: An Old Drug with New Approaches. *Life Sci.* 2016.

[66] Dias, M. A.; Sampaio, A. L.; Venosa, A. R.; Meneses Ede, A.; Oliveira, C. A. The Chemopreventive Effect of Ginkgo Biloba Extract 761 Against Cisplatin Ototoxicity: A Pilot Study. *Int. Tinnitus J.* 2015, *19*, 12-19.

[67] Dickey, D. T.; Muldoon, L. L.; Kraemer, D. F.; Neuwelt, E. A. Protection Against Cisplatininduced Ototoxicity by N-acetylcysteine in a Rat Model. *Hear. Res.* 2004, *193*, 25-30.

[68] Dickey, D. T.; Muldoon, L. L.; Doolittle, N. D.; Peterson, D. R.; Kraemer, D. F.; Neuwelt, E. A. Effect of N-acetylcysteine Route of Administration on Chemoprotection against Cisplatininduced Toxicity in Rat Models. *Cancer Chemother. Pharmacol.* 2008, *62*, 235-241.

[69] Dinh, C. T.; Van De Water, T. R. Blocking Pro-cell-death Signal Pathways to Conserve Hearing. *Audiol. Neurootol.*

2009, *14*, 383-392.

[70] Dinis-Oliveira, R. J.; Sousa, C.; Remiao, F.; Duarte, J. A.; Navarro, A. S.; Bastos, M. L.; Carvalho, F. Full Survival of Paraquat-exposed Rats After Treatment with Sodium Salicylate. *Free Radic. Biol. Med.* 2007, *42*, 1017-1028.

[71] Dodge, H. H.; Katsumata, Y.; Todoriki, H.; Yasura, S.; Willcox, D. C.; Bowman, G. L.; Willcox, B.; Leonard, S.; Clemons, A.; Oken, B. S.; Kaye, J. A.; Traber, M. G. Comparisons of Plasma/serum Micronutrients Between Okinawan and Oregonian Elders: A Pilot Study. *J. Gerontol. A Biol. Sci. Med. Sci.* 2010, *65*, 1060-1067.

[72] Dogukan, A.; Tuzcu, M.; Agca, C. A.; Gencoglu, H.; Sahin, N.; Onderci, M.; Ozercan, I. H.; Ilhan, N.; Kucuk, O.; Sahin, K. A Tomato Lycopene Complex Protects the Kidney from Cisplatin-induced Injury via Affecting Oxidative Stress as well as Bax, Bcl-2, and HSPs Expression. *Nutr. Cancer* 2011, *63*, 427-434.

[73] Doosti, A.; Lotfi, Y.; Moossavi, A.; Bakhshi, E.; Talasaz, A. H.; Hoorzad, A. Comparison of the Effects of N-acetyl-cysteine and Ginseng in Prevention of Noise Induced Hearing Loss in Male Textile Workers. *Noise Health* 2014, *16*, 223-227.

[74] Duan, M.; Agerman, K.; Ernfors, P.; Canlon, B. Complementary Roles of Neurotrophin 3 and a N-methyl-D-aspartate Antagonist in the Protection of Noise and Aminoglycosideinduced Ototoxicity. *Proc. Natl. Acad. Sci. U. S. A.* 2000, *97*, 7597-7602.

[75] Duval, M.; Daniel, S. J. Meta-analysis of the Efficacy of Amifostine in the Prevention of Cisplatin Ototoxicity. *J. Otolaryngol. Head Neck Surg.* 2012, *41*, 309-315.

[76] Edson, R. S.; Terrell, C. L. The Aminoglycosides. *Mayo Clin. Proc.* 1999, *74*, 519-528.

[77] El Sabbagh, N. G.; Sewitch, M. J.; Bezdjian, A.; Daniel, S. J. Intratympanic Dexamethasone in Sudden Sensorineural Hearing Loss: A Systematic Review and Meta-analysis. *Laryngoscope* 2017, *127*, 1897-1908.

[78] Elsayed, A. M.; Abdelghany, T. M.; Akool el, S.; Abdel-Aziz, A. A.; Abdel-Bakky, M. S. All-trans Retinoic Acid Potentiates Cisplatin-induced Kidney Injury in Rats: Impact of Retinoic Acid Signaling Pathway. *Naunyn Schmiedebergs Arch. Pharmacol.* 2016, *389*, 327-337.

[79] Evans, P.; Halliwell, B. Free Radicals and Hearing. Cause, Consequence, and Criteria. *Ann. N. Y. Acad. Sci.* 1999, *884*, 19-40.

[80] Fausti, S. A.; Rappaport, B. Z.; Schechter, M. A.; Frey, R. H.; Ward, T. T.; Brummett, R. E. Detection of Aminoglycoside Ototoxicity by High-frequency Auditory Evaluation: Selected Case Studies. *Am. J. Otolaryngol.* 1984, 5, 177-182.

[81] Fausti, S. A.; Henry, J. A.; Schaffer, H. I.; Olson, D. J.; Frey, R. H.; McDonald, W. J. Highfrequency Audiometric Monitoring for Early Detection of Aminoglycoside Ototoxicity. *J. Infect. Dis.* 1992, *165*, 1026-1032.

[82] Feldman, L.; Efrati, S.; Eviatar, E.; Abramsohn, R.; Yarovoy, I.; Gersch, E.; Averbukh, Z.; Weissgarten, J. Gentamicin-induced Ototoxicity in Hemodialysis Patients is Ameliorated by N-acetylcysteine. *Kidney Int.* 2007, *72*, 359-363.

[83] Feldman, L.; Sherman, R. A.; Weissgarten, J. N-acetylcysteine Use for Amelioration of Aminoglycoside-induced Ototoxicity in Dialysis Patients. *Semin. Dial.* 2012, *25*, 491-494.

[84] Fetoni, A. R.; Sergi, B.; Scarano, E.; Paludetti, G.; Ferraresi, A.; Troiani, D. Protective Effects of Alpha-tocopherol Against Gentamicin-induced Oto-Vestibulo Toxicity: An Experimental Study. *Acta Otolaryngol. (Stockh.)* 2003, *123,* 192-197.

[85] Fetoni, A. R.; Sergi, B., Ferraresi, A.; Paludetti, G.; Troiani, D. Alpha-Tocopherol Protective Effects on Gentamicin Ototoxicity: An Experimental Study. *Int. J. Audiol.* 2004, *43,* 166-171.

[86] Firdous, A. P.; Kuttan, R. Amelioration of Cisplatin-induced Toxicity in Mice by Carotenoid Meso-zeaxanthin. *Hum. Exp. Toxicol.* 2012, *31*, 710-717.

[87] Fox, D.; Harpring, G.; Meech, R.; Hargrove, T. L.; Verhulst, S.; Tischkau, S.; Campbell, K. C. D-methionine (D-met) Influences Endogenous Antioxidant Activity and Lipid Peroxidation by Dose-and Tissue-specific Mechanisms. *Abs. Assoc. Res. Otolaryngol.* 2016a, *39*, 381-382.

[88] Fox, D. J.; Cooper, M. D.; Speil, C. A.; Roberts, M. H.; Yanik, S. C.; Meech, R. P.; Hargrove, T. L.; Verhulst, S. J.; Rybak, L. P.; Campbell, K. C. d-Methionine Reduces Tobramycininduced Ototoxicity without Antimicrobial Interference in Animal Models. *J. Cyst. Fibros.* 2016b, *15*, 518-530.

[89] Freyer, D. R.; Chen, L.; Krailo, M. D.; Knight, K.; Villaluna, D.; Bliss, B.; Pollock, B. H.; Ramdas, J.; Lange, B.; Van Hoff, D.; VanSoelen, M. L.; Wiernikowski, J.; Neuwelt, E. A.; Sung, L. Effects of Sodium Thiosulfate Versus Observation on Development of Cisplatininduced Hearing Loss in Children with Cancer (ACCL0431): A Multicentre, Randomised, Controlled, Open-label, Phase 3 trial. *Lancet Oncol.* 2017, *18*, 63-74.

[90] Friedman, M. Chemistry, Nutrition, and Microbiology of D-amino Acids. *J. Agric. Food Chem.* 1999, *47*, 3457-3479.

[91] Friedman, M.; Levin, C. E. Nutritional and Medicinal Aspects of D-amino Acids. *Amino Acids* 2012, *42*, 1553-1582.

[92] Fukaya, H.; Kanno, H. Experimental Studies of the Protective Effect of Ginkgo Biloba Extract (GBE) on Cisplatin-induced Toxicity in Rats. *Nihon Jibiinkoka Gakkai kaiho* 1999, *102*, 907-917.

[93] Gao, W. Q. Role of Neurotrophins and Lectins in Prevention of Ototoxicity. *Ann. N.Y. Acad. Sci.* 1999, *884*, 312-327.

[94] Goodman, M.; Bostick, R. M.; Kucuk, O.; Jones, D. P. Clinical Trials of Antioxidants as Cancer Prevention Agents: Past, Present, and Future. *Free Radic. Biol. Med.* 2011, *51*, 1068-1084.

[95] Gopinath, B.; Flood, V. M.; McMahon, C. M.; Burlutsky, G.; Spankovich, C.; Hood, L. J.; Mitchell, P. Dietary Antioxidant Intake is Associated with the Prevalence but not Incidence of Age-related Hearing Loss. *J. Nutr. Health Aging* 2011, *15*, 896-900.

[96] Gratton, M. A.; Salvi, R. J.; Kamen, B. A.; Saunders, S. S. Interaction of Cisplatin and Noise on the Peripheral Auditory System. *Hear. Res.* 1990, *50*, 211-223.

[97] Green, K. L.; Swiderski, D. L.; Prieskorn, D. M.; DeRemer, S. J.; Beyer, L. A.; Miller, J. M.; Green, G. E.; Raphael, Y. ACEMg Diet Supplement Modifies Progression of Hereditary

Deafness. *Sci. Rep.* 2016, *6*, 22690.

[98] Groenewold, M. R.; Masterson, E. A.; Themann, C. L.; Davis, R. R. Do Hearing Protectors Protect Hearing? *Am. J. Ind. Med.* 2014, *57*, 1001-1010.

[99] Grondin, Y.; Cotanche, D. A.; Manneberg, O.; Molina, R.; Trevino-Villarreal, J. H.; Sepulveda, R.; Clifford, R.; Bortoni, M. E.; Forsberg, S.; Labrecque, B.; Altshul, L.; Brain, J. D.; Jackson, R. L.; Rogers, R. A. Pulmonary Delivery of d-methionine is Associated with an Increase in ALCAR and Glutathione in Cochlear Fluids. *Hear. Res.* 2013, *298*, 93-103.

[100] Guneri, E. A.; Olgun, Y.; Aslier, M.; Nuti, D.; Kirkim, G.; Mungan, S.; Kolatan, E.; Aktas, S.; Trabalzini, F.; Ellidokuz, H.; Yilmaz, O.; Mandala, M. Cochlear and Vestibular Effects of Combined Intratympanic Gentamicin and Dexamethasone. *J. Int. Adv. Otol.* 2017, *13*, 47-52.

[101] Gunther, T.; Ising, H.; Joachims, Z. Biochemical Mechanisms Affecting Susceptibility to Noise-induced Hearing Loss. *Am. J. Otol.* 1989, *10*, 36-41.

[102] Halliwell, B.; Gutteridge, J. M. C. *Free Radicals in Biology and Medicine,* 3rd ed.; Clarendon Press: Oxford, 1985.

[103] Hammill, T. L. A Review of the Progress and Pitfalls of FDA Policy Process: Planning a Pathway for Pharmaceutical Interventions for Hearing Loss Development. *Hear. Res.* 2017, *349*, 172-176.

[104] Hamstra, D. A.; Eisbruch, A.; Naidu, M. U.; Ramana, G. V.; Sunkara, P.; Campbell, K. C.; Ross, B. D.; Rehemtulla, A. Pharmacokinetic Analysis and Phase 1 Study of MRX-1024 in Patients Treated with Radiation Therapy with or Without Cisplatinum for Head and Neck Cancer. *Clin. Cancer Res.* 2010, *16*, 2666-2676.

[105] Hamstra, D. A.; Lee, K. C.; Eisbruch, A.; Sunkara, P.; Borgonha, S.; Phillip, B.; Campbell, K. C. M.; Ross, B. D.; Rehemtulla, A. Double-Blind Placebo-Controlled Multicenter Phase II Trial to Evaluate D-Methionine in Preventing/Reducing Oral Mucositis Induced by Radiation and Chemotherapy for Head and Neck Cancer. *Head Neck.* 2018, *40* (7), 1375-1388.

[106] Hanberger, H.; Edlund, C.; Furebring, M.; C, G. G.; Melhus, A.; Nilsson, L. E.; Petersson, J.; Sjolin, J.; Ternhag, A.; Werner, M.; Eliasson, E.; Swedish Reference Group for, A. Rational use of Aminoglycosides—Review and Recommendations by the Swedish Reference Group for Antibiotics (SRGA). *Scand. J. Infect. Dis.* 2013, *45*, 161-175.

[107] Hatano, M.; Uramoto, N.; Okabe, Y.; Furukawa, M.; Ito, M. Vitamin E and Vitamin C in the Treatment of Idiopathic Sudden Sensorineural Hearing Loss. *Acta Otolaryngol. (Stockh.)* 2008, *128*, 116-121.

[108] Haupt, H.; Scheibe, F. Preventive Magnesium Supplement Protects the Inner Ear Against Noise-induced Impairment of Blood Flow and Oxygenation in the Guinea Pig. *Magnes. Res.* 2002, *15*, 17-25.

[109] Haupt, H.; Scheibe, F.; Bergmann, K. Total Lactate Dehydrogenase Activity of Perilymph, Plasma and Cerebrospinal Fluid in Unstressed and Noise Stressed guinea pigs. *Arch. Otorhinolaryngol.* 1983, *238*, 77-85.

[110] Haupt, H.; Scheibe, F.; Mazurek, B. Therapeutic Efficacy of Magnesium in Acoustic Trauma in the Guinea Pig. ORL. *J.*

Otorhinolaryngol. Relat. Spec. 2003, *65*, 134-139.

[111] Hensley, M. L.; Hagerty, K. L.; Kewalramani, T.; Green, D. M.; Meropol, N. J.; Wasserman, T. H.; Cohen, G. I.; Emami, B.; Gradishar, W. J.; Mitchell, R. B.; Thigpen, J. T.; Trotti, A., 3rd; von Hoff, D.; Schuchter, L. M. American Society of Clinical Oncology 2008 Clinical Practice Guideline Update: Use of Chemotherapy and Radiation Therapy Protectants. *J. Clin. Oncol.* 2009, *27*, 127-145.

[112] Herr, I.; Ucur, E.; Herzer, K.; Okouoyo, S.; Ridder, R.; Krammer, P. H.; von Knebel Doeberitz, M.; Debatin, K. M. Glucocorticoid Cotreatment Induces Apoptosis Resistance Toward Cancer Therapy in Carcinomas. *Cancer Res.* 2003, *63*, 3112-3120.

[113] Herrlich, P. Cross-talk Between Glucocorticoid Receptor and AP-1. *Oncogene* 2001, *20*, 2465-2475.

[114] Hinojosa, R.; Nelson, E. G.; Lerner, S. A.; Redleaf, M. I.; Schramm, D. R. Aminoglycoside Ototoxicity: A Human Temporal Bone Study. *Laryngoscope* 2001, *111*, 1797-1805.

[115] Hochman, J.; Blakley, B. W.; Wellman, M.; Blakley, L. Prevention of Aminoglycosideinduced Sensorineural Hearing Loss. *J. Otolaryngol.* 2006, *35*, 153-156.

[116] Hou, F.; Wang, S.; Zhai, S.; Hu, Y.; Yang, W.; He, L. Effects of Alpha-Tocopherol on Noiseinduced Hearing Loss in Guinea Pigs. *Hear. Res.* 2003, *179*, 1-8.

[117] Hughes, A. L.; Hussain, N.; Pafford, R.; Parham, K. Dexamethasone Otoprotection in a Multidose Cisplatin Ototoxicity Mouse Model. *Otolaryngol. Head Neck Surg.* 2014, *150*, 115-120.

[118] Hyppolito, M. A.; de Oliveira, J. A.; Rossato, M. Cisplatin Ototoxicity and Otoprotection with Sodium Salicylate. *Eur. Arch. Otorhinolaryngol.* 2006, *263*, 798-803.

[119] Institute of Medicine. Dietary Reference Intakes (DRIs): Recommended Intakes for Individuals, Elements. Food and Nutrition Board, Institute of Medicine, National Academies of Science, 2004a.

[120] Institute of Medicine. Dietary Reference Intakes (DRIs): Recommended Intakes for Individuals, Vitamins. Food and Nutrition Board, Institute of Medicine, National Academies of Science, 2004b.

[121] Institute of Medicine. Dietary Reference Intakes (DRIs): Tolerable Upper Intake Levels (UL), Elements. Food and Nutrition Board, Institute of Medicine, National Academies of Science, 2004c.

[122] Institute of Medicine. Dietary Reference Intakes (DRIs): Tolerable Upper Intake Levels (UL), Vitamins. Food and Nutrition Board, Institute of Medicine, National Academies of Science, 2004d.

[123] Ishikawa, E.; Sugimoto, H.; Hatano, M.; Nakanishi, Y.; Tsuji, A.; Endo, K.; Kondo, S., Wakisaka, N., Murono, S., Ito, M., Yoshizaki, T. Protective Effects of Sodium Thiosulfate for Cisplatin-mediated Ototoxicity in Patients with Head and Neck Cancer. *Acta Otolaryngol. (Stockh.)* 2015, *135*, 919-924.

[124] Ising, H.; Handrock, M.; Gunther, T.,; Fischer, R.; Dombrowski, M. Increased Noise Trauma in Guinea Pigs Through Magnesium Deficiency. *Arch. Otorhinolaryngol.* 1982, *236*, 139-146.

[125] Jagetia, G. C.; Rajanikant, G. K.; Rao, S. K.; Baliga, M.

S. Alteration in the Glutathione, Glutathione Peroxidase, Superoxide Dismutase and Lipid Peroxidation by Ascorbic Acid in the Skin of Mice Exposed to Fractionated Gamma Radiation. *Clin. Chim. Acta* 2003, *332*, 111-121.

[126] Jain, A.; Martensson, J.; Mehta, T.; Krauss, A. N.; Auld, P. A.; Meister, A. Ascorbic Acid Prevents Oxidative Stress in Glutathione-deficient Mice: Effects on Lung type 2 Cell Lamellar Bodies, Lung Surfactant, and Skeletal Muscle. *Proc. Natl. Acad. Sci. U.S.A.* 1992, *89*, 5093-5097.

[127] Jiang, M.; Karasawa, T.; Steyger, P. S. Aminoglycoside-induced Cochleotoxicity: A Review. *Front. Cell. Neurosci.* 2017, *11*.

[128] Joachims, Z.; Babisch, W.; Ising, H.; Gunther, T.; Handrock, M. Dependence of Noiseinduced Hearing Loss Upon Perilymph Magnesium Concentration. *J. Acoust. Soc. Am.* 1983, *74*, 104-108.

[129] Joachims, Z.; Netzer, A.; Ising, H.; Rebentisch, E.; Attias, J.; Weisz, G.; Gunther, T. Oral Magnesium Supplementation as Prophylaxis for Noise-induced Hearing Loss: Results of a Double Blind Field Study. *Schriftenr. Ver. Wasser. Boden. Lufthyg.* 1993, *88*, 503-516.

[130] Johnsson, L. G.; Hawkins, J. E.; Jr., Kingsley, T. C.; Black, F. O.; Matz, G. J. Aminoglycosideinduced Cochlear Pathology in Man. *Acta Otolaryngol. Suppl. (Stockh.)* 1981, *383*, 1-19.

[131] Jolly, C.; Garnham, C.; Mirzadeh, H.; Truy, E.; Martini, A.; Kiefer, J.; Braun, S. Electrode Features for Hearing Preservation and Drug Delivery Strategies. *Adv. Otorhinolaryngol.* 2010, *67*, 28-42.

[132] Jones, M. M.; Basinger, M. A. Thiol and Thioether Suppression of Cis-platinum-Induced Nephrotoxicity in Rats Bearing the Walker 256 Carcinosarcoma. *Anticancer Res.* 1989, *9*, 1937-1941.

[133] Jones, M. M.; Basinger, M. A.; Holscher, M. A. Relative Effectiveness of Some Compounds for the Control of Cisplatin-induced Nephrotoxicity. *Toxicology* 1991, *68*, 227-247.

[134] Kaltenbach, J. A.; Church, M. W.; Blakley, B. W.; McCaslin, D. L.; Burgio, D. L. Comparison of Five Agents in Protecting the Cochlea Against the Ototoxic Effects of Cisplatin in the Hamster. *Otolaryngol. Head Neck Surg.* 1997, *117*, 493-500.

[135] Kappus, H.; Diplock, A. T. Tolerance and Safety of Vitamin E: A Toxicological Position Report. *Free Radic. Biol. Med.* 1992, *13*, 55-74.

[136] Kaya, H.; Koc, A. K.; Sayin, I.; Gunes, S.; Altintas, A.; Yegin, Y.; Kayhan, F. T. Vitamins A, C, and E and Selenium in the Treatment of Idiopathic Sudden Sensorineural Hearing Loss. *Eur. Arch. Otorhinolaryngol.* 2015, *272*, 1119-1125.

[137] Kharkheli, E.; Kevanishvili, Z.; Maglakelidze, T.; Davitashvili, O.; Schacht, J. Does Vitamin E Prevent Gentamicin-induced Ototoxicity? *Georgian Med. News* 2007, 14-17.

[138] Kil, J.; Pierce, C.; Tran, H.; Gu, R.; Lynch, E. D. Ebselen Treatment Reduces Noise Induced Hearing Loss via the Mimicry and Induction of Glutathione Peroxidase. *Hear. Res.* 2007, *226*, 44-51.

[139] Kil, J.; Lobarinas, E.; Spankovich, C.; Griffiths, S.; Antonelli, P. J.; Lynch, E. D.; Le Prell, C. G. Safety and Efficacy of Ebselen for the Prevention of Noise-induced Hearing Loss: A Randomized Double Blind Placebo-controlled Phase 2 Clinical Trial. *Lancet* 2017, *390*, 969-979.

[140] Kim, J.; Kim, Y. Animal Models in Carotenoids Research and Lung Cancer Prevention. *Transl. Oncol.* 2011, *4*, 271-281.

[141] Kim, S. J.; Park, C.; Han, A. L., Youn, M. J.; Lee, J. H.; Kim, Y.; Kim, E. S.; Kim, H. J.; Kim, J. K.; Lee, H. K.; Chung, S. Y.; So, H.; Park, R. Ebselen Attenuates Cisplatin-induced ROS Generation Through Nrf2 Activation in Auditory Cells. *Hear. Res.* 2009, *251*, 70-82.

[142] Kim, G.; Weiss, S. J.; Levine, R. L. Methionine Oxidation and Reduction in Proteins. *Biochim. Biophys. Acta* 2014, *1840*, 901-905.

[143] Knight, K. R.; Kraemer, D. F.; Neuwelt, E. A. Ototoxicity in Children Receiving Platinum Chemotherapy: Underestimating a Commonly Occurring Toxicity that may Influence Academic and Social Development. *J. Clin. Oncol.* 2005, *23*, 8588-8596.

[144] Knight, K. R.; Kraemer, D. F.; Winter, C.; Neuwelt, E. A. Early Changes in Auditory Function as a Result of Platinum Chemotherapy: Use of Extended High-Frequency Audiometry and Evoked Distortion Product Otoacoustic Emissions. *J. Clin. Oncol.* 2007, *25*, 1190-1195.

[145] Kobuchi, H.; Droy-Lefaix, M. T.; Christen, Y.; Packer, L. Ginkgo Biloba Extract (EGb 761): Inhibitory Effect on Nitric Oxide Production in the Macrophage Cell Line RAW 264.7. *Biochem. Pharmacol.* 1997, *53*, 897-903.

[146] Kocyigit, I.; Vural, A.; Unal, A.; Sipahioglu, M. H.; Yucel, H. E.; Aydemir, S.; Yazici, C.; Ilhan Sahin, M.; Oymak, O.; Tokgoz, B. Preventing Amikacin Related Ototoxicity with N-acetylcysteine in Patients Undergoing Peritoneal Dialysis. *Eur. Arch. Otorhinolaryngol.* 2015, *272*, 2611-2620.

[147] Kopke, R. D.; Weisskopf, P. A.; Boone, J. L.; Jackson, R. L.; Wester, D. C.; Hoffer, M. E.; Lambert, D. C.; Charon, C. C.; Ding, D. L.; McBride, D. Reduction of Noise-induced Hearing Loss Using L-NAC and Salicylate in the Chinchilla. *Hear. Res.* 2000, *149*, 138-146.

[148] Kopke, R. D.; Coleman, J. K.; Liu, J.; Campbell, K. C.; Riffenburgh, R. H. Candidate's Thesis: Enhancing Intrinsic Cochlear Stress Defenses to Reduce Noise-induced Hearing Loss. *Laryngoscope* 2002, *112*, 1515-1532.

[149] Kopke, R. D.; Jackson, R. L.; Coleman, J. K. M.; Liu, J.; Bielefeld, E. C.; Balough, B. J. NAC for Noise: From the Bench Top to the Clinic. *Hear. Res.* 2007, *226*, 114-125.

[150] Kopke, R.; Slade, M. D.; Jackson, R.; Hammill, T.; Fausti, S.; Lonsbury-Martin, B.; Sanderson, A.; Dreisbach, L.; Rabinowitz, P.; Torre, P.; 3rd, Balough, B. Efficacy and Safety of N-acetylcysteine in Prevention of Noise Induced Hearing Loss: A Randomized Clinical Trial. *Hear. Res.* 2015, *323*, 40-50.

[151] Korver, K. D.; Rybak, L. P.; Whitworth, C.; Campbell, K. M. Round Window Application of D-methionine Provides Complete Cisplatin Otoprotection. *Otolaryngol. Head Neck Surg.* 2002, *126*, 683-689.

[152] Kramer, S.; Dreisbach, L.; Lockwood, J.; Baldwin, K.; Kopke, R. D.; Scranton, S.; O'Leary, M. Efficacy of the Antioxidant N-acetylcysteine (NAC) in Protecting Ears Exposed to Loud Music. *J. Am. Acad. Audiol.* 2006, *17*, 265-278.

[153] Kranzer, K.; Elamin, W. F.; Cox, H.; Seddon, J. A.; Ford, N.; Drobniewski, F. A Systematic Review and Meta-analysis of the Efficacy and Safety of N-Acetylcysteine in Preventing Aminoglycoside-induced Ototoxicity: Implications for the Treatment of Multidrugresistant TB. *Thorax* 2015, *70*, 1070-1077.

[154] Kusunoki, T.; Cureoglu, S.; Schachern, P. A.; Sampaio, A.; Fukushima, H.; Oktay, M. F.; Paparella, M. M. Effects of Aminoglycoside Administration on Cochlear Elements in Human Temporal Bones. *Auris. Nasus. Larynx* 2004, *31*, 383-388.

[155] Lasisi, A. O.; Fehintola, F. A. Correlation Between Plasma Levels of Radical Scavengers and Hearing Threshold Among Elderly Subjects with Age-related Hearing Loss. *Acta Otolaryngol. (Stockh.)* 2011, *131*, 1160-1164.

[156] Le Prell, C. G.; Bao, J. Prevention of Noise-induced Hearing Loss: Potential Therapeutic Agents. In *Noise-Induced Hearing Loss: Scientific Advances, Springer Handbook of Auditory Research;* Le Prell, C. G., Henderson, D., Fay, R. R., et al., Eds.; Springer Science+Business Media, LLC: New York, 2012; pp 285-338.

[157] Le Prell, C. G.; Miller, J. M. The Role of Oxidative Stress in Hearing Loss. In *Oxidative Stress and Antioxidant Protection: The Science of Free Radical Biology & Disease;* Armstrong, D., Stratton, R. D., Eds.; John Wiley & Sons, Inc.: New Jersey, 2016; pp 115-131.

[158] Le Prell, C. G.; Miller, J. M. The Role of Oxidative Stress in Hearing Loss. In Oxidative Stress and Antioxidant Protection: The Science of Free Radical Biology & Disease; Armstrong, D., Stratton, R. D., Eds.; John Wiley & Sons, Inc.: New Jersey, 2016; pp 115-131.

[159] Le Prell, C. G.; Bledsoe, S. C., Jr.; Bobbin, R. P.; Puel, J. L. Neurotransmission in the Inner Ear: Functional and Molecular Analyses. In *Physiology of the Ear;* Jahn, A. F., Santos-Sacchi, J., Eds.; Singular Publishing: New York, 2001; pp 575-611.

[160] Le Prell, C. G.; Hughes, L. F.; Miller, J. M. Free Radical Scavengers Vitamins A, C, and E Plus Magnesium Reduce Noise Trauma. *Free Radic. Biol. Med.* 2007, *42*, 1454-1463.

[161] Le Prell, C. G.; Dolan, D. F.; Bennett, D. C.; Boxer, P. A. Nutrient Treatment and Achieved Plasma Levels: Reduction of Noise-induced Hearing Loss at Multiple Post-noise Test Times. *Transl. Res.* 2011a, *158*, 54-70.

[162] Le Prell, C. G.; Gagnon, P. M.; Bennett, D. C.; Ohlemiller, K. K. Nutrient-Enhanced Diet Reduces Noise-induced Damage to the Inner Ear and Hearing Loss. *Transl. Res.* 2011b, *158*, 38-53.

[163] Le Prell, C. G.; Johnson, A.-C.; Lindblad, A.-C.; Skjönsberg, A.; Ulfendahl, M.; Guire, K.; Green, G. E.; Campbell, K. C. M.; Miller, J. M. Increased Vitamin Plasma Levels in Swedish Military Personnel Treated with Nutrients Prior to Automatic Weapon Training. *Noise Health* 2011c, *13*, 432-443.

[164] Le Prell, C. G.; Dell, S.; Hensley, B. N.; Hall, J. W. I.; Campbell, K. C. M.; Antonelli, P. A.; Green, G. E.; Miller, J. M.; Guire, K. Digital Music Exposure Reliably Induces Temporary Threshold Shift (TTS) in Normal Hearing Human Subjects. *Ear Hear.* 2012, *33*, e44-58.

[165] Le Prell, C. G.; DeRemer, S.; Rudnick, E. W.; Nelson, M. A.; Goldstein, A. Effects of Dietary Nutrients on Amikacin Ototoxicity in Guinea Pigs: Reduced Hearing Loss and Increased Hair Cell Survival. *Abs. Assoc. Res. Otolaryngol.* 2013, *36*, *502*.

[166] Le Prell, C. G.; Ojano-Dirain, C. P.; Rudnick, E. W.; Nelson, M. A.; deRemer, S.; Prieskorn, D. M.; Miller, J. M. Assessment of Nutrient Supplement to Reduce Gentamicin-induced Ototoxicity. *J. Assoc. Res. Otolaryngol.* 2014, *15*, 375-393.

[167] Le Prell, C. G.; Fulbright, A.; Spankovich, C.; Griffiths, S.; Lobarinas, E.; Campbell, K. C. M.; Antonelli, P. J.; Green, G. E.; Guire, K.; Miller, J. M. Dietary Supplement Comprised of β-carotene, Vitamin C, Vitamin E, and Magnesium: Failure to Prevent Music-induced Temporary Threshold Shift. *Audiol. Neurootol.* 2016, *6*, 20-39.

[168] Li, G.; Sha, S. H.; Zotova, E., Arezzo, J.; Van de Water, T.; Schacht, J. Salicylate Protects Hearing and Kidney Function from Cisplatin Toxicity Without Compromising its Oncolytic Action. *Lab. Invest.* 2002, *82*, 585-596.

[169] Li, H.; Steyger, P. S. Synergistic ototoxicity due to Noise Exposure and Aminoglycoside Antibiotics. *Noise Health* 2009, *11*, 26-32.

[170] Lin, C. Y.; Wu, J. L.; Shih, T. S.; Tsai, P. J.; Sun, Y. M.; Ma, M. C.; Guo, Y. L. N-Acetylcysteine Against Noise-induced Temporary Threshold Shift in Male Workers. *Hear. Res.* 2010, *269*, 42-47.

[171] Lindblad, A. C.; Rosenhall, U.; Olofsson, A.; Hagerman, B. The Efficacy of N-Acetylcysteine to Protect the Human Cochlea from Subclinical Hearing Loss Caused by Impulse Noise: A Controlled Trial. *Noise Health* 2011, *13*, 392-401.

[172] Lopez-Torres, M.; Barja, G. Lowered Methionine Ingestion as Responsible for the Decrease in Rodent Mitochondrial Oxidative Stress in Protein and Dietary Restriction Possible Implications for Humans. *Biochim. Biophys. Acta* 2008, *1780*, 1337-1347.

[173] Lorito, G.; Hatzopoulos, S.; Laurell, G.; Campbell, K. C.; Petruccelli, J.; Giordano, P.; Kochanek, K.; Sliwa, L.; Martini, A.; Skarzynski, H. Dose-Dependent Protection on Cisplatin-induced Ototoxicity - An Electrophysiological Study on the Effect of Three Antioxidants in the Sprague-Dawley Rat Animal Model. *Med. Sci. Monit.* 2011, *17*, BR179-186.

[174] Loukzadeh, Z.; Hakimi, A.; Esmailidehaj, M.; Mehrparvar, A. H. Effect of Ascorbic Acid on Noise Induced Hearing Loss in Rats. *Iran J. Otorhinolaryngol.* 2015, *27*, 267-272.

[175] Lu, S. C. Regulation of Hepatic Glutathione Synthesis. *Semin. Liver Dis.* 1998, *18*, 331-343.

[176] Lynch, E. D.; Kil, J. Compounds for the Prevention and Treatment of Noise-induced Hearing Loss. *Drug Discov. Today* 2005, *10*, 1291-1298.

[177] Lynch, E. D.; Kil, J. Development of Ebselen, a Glutathione Peroxidase Mimic, for the Prevention and Treatment of

Noise-induced Hearing Loss. *Semin. Hear.* 2009, 30, 47-55.

[178] Lynch, E. D.; Gu, R.; Pierce, C.; Kil, J. Ebselen-mediated Protection from Single and Repeated Noise Exposure in Rat. *Laryngoscope* 2004, 114, 333-337.

[179] Lynch, E. D.; Gu, R.; Pierce, C.; Kil, J. Combined Oral Delivery of Ebselen and Allopurinol Reduces Multiple Cisplatin Toxicities in rat Breast and Ovarian Cancer Models while Enhancing Anti-tumor Activity. *Antican. Drugs* 2005a, 16, 569-579.

[180] Lynch, E. D.; Gu, R.; Pierce, C.; Kil, J. Reduction of Acute Cisplatin Ototoxicity and Nephrotoxicity in Rats by Oral Administration of Allopurinol and Ebselen. *Hear. Res.* 2005b, 201, 81-89.

[181] Lynch, E. D.; Kil, J.; Le Prell, C. G. Human Clinical Studies in Noise-induced Hearing Loss. In *Translational Research in Audiology and the Hearing Sciences, Springer Handbook of Auditory Research*; Le Prell, C. G., Lobarinas, E., Fay, R. R., et al., Eds.; Springer: New York, 2016; pp 105-139.

[182] Maiani, G.; Caston, M. J.; Catasta, G.; Toti, E.; Cambrodon, I. G.; Bysted, A.; Granado-Lorencio, F.; Olmedilla-Alonso, B.;, Knuthsen, P.; Valoti, M.; Bohm, V.; Mayer-Miebach, E.; Behsnilian, D.; Schlemmer, U. Carotenoids: Actual Knowledge on Food Sources, Intakes, Stability and Bioavailability and their Protective Role in Humans. *Mol. Nutr. Food Res.* 2009, 53 (Suppl 2), S194-218.

[183] Marshak, T.; Steiner, M.; Kaminer, M.; Levy, L.; Shupak, A. Prevention of Cisplatininduced Hearing Loss by Intratympanic Dexamethasone: A Randomized Controlled Study. *Otolaryngol. Head Neck Surg.* 2014, 150, 983-990.

[184] Masaki, C.; Sharpley, A. L.; Godlewska, B. R.; Berrington, A.; Hashimoto, T.; Singh, N.; Vasudevan, S. R.; Emir, U. E.; Churchill, G. C.; Cowen, P. J. Effects of the Potential lithium-mimetic, Ebselen, on Brain Neurochemistry: A Magnetic Resonance Spectroscopy Study at 7 tesla. *Psychopharmacology (Berl).* 2016, 233, 1097-1104.

[185] Masterson, E. A.; Bushnell, P. T.; Themann, C. L.; Morata, T. C. Hearing Impairment Among Noise-exposed workers-United States, 2003-2012. *Morb. Mortal. Wkly. Rep.* 2016, 65, 389-394.

[186] Mazurek, B.; Lou, X.; Olze, H.; Haupt, H.; Szczepek, A. J. In Vitro Protection of Auditory Hair Cells by Salicylate from the Gentamicin-induced but not Neomycin-induced Cell Loss. *Neurosci. Lett.* 2012, 506, 107-110.

[187] McFadden, S. L.; Woo, J. M.; Michalak, N.; Ding, D. Dietary Vitamin C Supplementation Reduces Noise-induced Hearing Loss in Guinea Pigs. *Hear. Res.* 2005, 202, 200-208.

[188] Melchionda, V.; Wyatt, H.; Capocci, S.; Garcia Medina, R.; Solamalai, A.; Katiri, S.; Hopkins, S.; Cropley, I.; Lipman, M. Amikacin Treatment for Multidrug Resistant Tuberculosis: How Much Monitoring is Required? *Eur. Respir. J.* 2013, 42, 1148-1150.

[189] Melvik, J.; Petersen, E. Reduction of *cis*-dichlorodiamine-platinum-induced Cell Inactivation by Methionine. *Inorg. Chimi. Acta* 1987, 137, 115-118.

[190] Michikawa, T.; Nishiwaki, Y.; Kikuchi, Y.; Hosoda, K.; Mizutari, K.; Saito, H.; Asakura, K.; Milojevic, A.; Iwasawa, S.; Nakano, M.; Takebayashi, T. Serum Levels of Retinol and Other Antioxidants for Hearing Impairment Among Japanese Older Adults. *J. Gerontol. A. Biol. Sci. Med. Sci.* 2009, 64, 910-915.

[191] Miller, S. E.; House, D. A. The Hydrolysis Products of cis-dichlorodiammineplatinum(II). 3. Hydrolysis Kinetics at Physiological pH. *Inorganica Chimica Acta* 1990, 173, 53-60.

[192] Miller, J. M.; Ren, T. Y.; Dengerink, H. A.; Nuttall, A. L. Cochlear Blood Flow Changes with Short Sound Stimulation. In *Scientific Basis of Noise-Induced Hearing Loss*; Axelsson, A., Borchgrevink, H. M., Hamernik, R. P., et al., Eds.; Thieme Medical Publishers: New York, 1996; pp 95-109.

[193] Miller, J. M.; Yamashita, D.; Minami, S.; Yamasoba, T.; Le Prell, C. G. Mechanisms and Prevention of Noise-induced Hearing Loss. *Otology* (Japan) 2006, 16, 139-153.

[194] Minami, S. B.; Sha, S. H.; Schacht, J. Antioxidant Protection in a New Animal Model of Cisplatin-induced Ototoxicity. *Hear. Res.* 2004, 198, 137-143.

[195] Mlochowski, J.; Wojtowicz-Mlochowska, H. Developments in Synthetic Application of Selenium(IV) Oxide and Organoselenium Compounds as Oxygen Donors and Oxygen-Transfer Agents. *Molecules (Basel, Switzerland)* 2015, 20, 10205-10243.

[196] Montgomery, S. C.; Bauer, C. A.; Lobarinas, E. Sudden Sensorineural Hearing Loss. In *Translational Research in Audiology and the Hearing Sciences, Springer Handbook of Auditory Research*; Le Prell, C. G., Lobarinas, E., Fay, R. R., et al., Eds.; Springer: New York, 2016; pp 81-104.

[197] Morris, G.; Anderson, G.; Dean, O.; Berk, M.; Galecki, P.; Martin-Subero, M.; Maes, M. The glutathione System: A New Drug Target in Neuroimmune Disorders. *Mol. Neurobiol.* 2014, 50, 1059-1084.

[198] Muldoon, L. L.; Pagel, M. A.; Kroll, R. A.; Brummett, R. E.; Doolittle, N. D.; Zuhowski, E. G., Egorin, M. J., Neuwelt, E. A. Delayed Administration of Sodium Thiosulfate in Animal Models Reduces Platinum Ototoxicity Without Reduction of Antitumor Activity. *Clin. Cancer Res.* 2000, 6, 309-315.

[199] Muldoon, L. L.; Wu, Y. J.; Pagel, M. A., Neuwelt, E. A. N-acetylcysteine Chemoprotection Without Decreased Cisplatin Antitumor Efficacy in Pediatric Tumor Models. *J. Neurooncol.* 2015, 121, 433-440.

[200] Mulheran, M.; Degg, C.; Burr, S.; Morgan, D. W.; Stableforth, D. E. Occurrence and Risk of Cochleotoxicity in Cystic Fibrosis Patients Receiving Repeated High-dose Aminoglycoside Therapy. *Antimicrob. Agents Chemother.* 2001, 45, 2502-2509.

[201] Nair, K. M.; Augustine, L. F. Food Synergies for Improving Bioavailability of Micronutrients from Plant Foods. *Food Chem.* 2018, 238, 180-185.

[202] NCT01345474. Phase 3 Clinical Trial: D-Methionine to Reduce Noise-Induced Hearing Loss (NIHL). Retrieved February 5, 2015, from http://clinicaltrials.gov/ct2/show/NCT01345474.

[203] NCT02603081. Study to Evaluate SPI-1005 in Adults With Meniere's Disease. Retrieved December 1, 2017, from https://clinicaltrials.gov/ct2/show/NCT02603081.

[204] Ogawa, A.; Yoshimoto, T.; Kikuchi, H.; Sano, K.; Saito, I.; Yamaguchi, T.; Yasuhara, H. Ebselen in Acute Middle Cerebral Artery Occlusion: A Placebo-Controlled, Double-blind Clinical Trial. *Cerebrovasc. Dis.* 1999, *9,* 112-118.

[205] Ohinata, Y.; Miller, J. M.; Schacht, J. Protection from Noise-induced Lipid Peroxidation and Hair Cell Loss in the Cochlea. *Brain Res.* 2003, *966,* 265-273.

[206] Omenn, G. S.; Goodman, G. E.; Thornquist, M. D.; Balmes, J.; Cullen, M. R.; Glass, A., Keogh, J. P.; Meyskens, F. L.; Jr.; Valanis, B.; Williams, J. H., Jr.; Barnhart, S.; Cherniack, M. G.; Brodkin, C. A.; Hammar, S. Risk Factors for Lung Cancer and for Intervention Effects in CARET, the Beta-Carotene and Retinol Efficacy Trial. *J. Natl. Cancer Inst.* 1996, *88,* 1550-1559.

[207] Padayatty, S. J.; Levine, M. Vitamin C: The Known and the Unknown and Goldilocks. *Oral Dis.* 2016, *22,* 463-493.

[208] Plontke, S. K.; Gotze, G.; Rahne, T.; Liebau, A. Intracochlear Drug Delivery in Combination with Cochlear Implants: Current Aspects. *HNO* 2017, *65,* 19-28.

[209] Pourbakht, A.; Yamasoba, T. Ebselen Attenuates Cochlear Damage Caused by Acoustic Trauma. *Hear. Res.* 2003, *181,* 100-108.

[210] Pouyatos, B.; Gearhart, C.; Nelson-Miller, A.; Fulton, S.; Fechter, L. Oxidative Stress Pathways in the Potentiation of Noise-induced Hearing Loss by Acrylonitrile. *Hear. Res.* 2007, *224,* 61-74.

[211] Prasad, K. N.; Hernandez, C.; Edwards-Prasad, J.; Nelson, J.; Borus, T.; Robinson, W. A. Modification of the Effect of Tamoxifen, Cis-platin, DTIC, and Interferon-alpha 2b on Human Melanoma Cells in Culture by a Mixture of Vitamins. *Nutr. Cancer* 1994, *22,* 233-245.

[212] Quaranta, A.; Scaringi, A.; Bartoli, R.; Margarito, M. A.; Quaranta, N. The Effects of 'Supraphysiological' Vitamin B12 Administration on Temporary Threshold Shift. *Int. J. Audiol.* 2004, *43,* 162-165.

[213] Quaranta, N.; Dicorato, A.; Matera, V.; D'Elia, A.; Quaranta, A. The Effect of Alpha-lipoic Acid on Temporary Threshold Shift in Humans: A Preliminary Study. *Acta Otorhinolaryngol. Ital.* 2012, *32,* 380-385.

[214] Rabinowitz, P. M.; Pierce Wise, J., Sr.; Hur Mobo, B.; Antonucci, P. G.; Powell, C.; Slade, M. Antioxidant Status and Hearing Function in Noise-exposed Workers. *Hear. Res.* 2002, *173,* 164-171.

[215] Rezk, B. M.; Haenen, G. R.; Van Der Vijgh, W. J.; Bast, A. The Extraordinary Antioxidant Activity of Vitamin E Phosphate. *Biochim. Biophys. Acta* 2004, *1683,* 16-21.

[216] Riga, M. G.; Chelis, L.; Kakolyris, S.; Papadopoulos, S.; Stathakidou, S.; Chamalidou, E.; Xenidis, N.; Amarantidis, K.; Dimopoulos, P.; Danielides, V. Transtympanic Injections of N-acetylcysteine for the Prevention of Cisplatin-induced Ototoxicity: A Feasible Method with Promising Efficacy. *Am. J. Clin. Oncol.* 2013, *36,* 1-6.

[217] Rong, Y.; Geng, Z.; Lau, B. H. Ginkgo Biloba Attenuates Oxidative Stress in Macrophages and Endothelial Cells. *Free Radic. Biol. Med.* 1996, *20,* 121-127.

[218] Rothman, K. J.; Moore, L. L.; Singer, M. R.; Nguyen, U. S.; Mannino, S.; Milunsky, A. Teratogenicity of High Vitamin A Intake. *N. Engl. J. Med.* 1995, *333,* 1369-1373.

[219] Rybak, L. P.; Whitworth, C. A. Ototoxicity: Therapeutic Opportunities. *Drug Discov. Today* 2005, *10,* 1313-1321.

[220] Rybak, L. P.; Brenner, M. J. Aminoglycoside-induced Oxidative Stress: Pathways and Protection. In *Oxidative Stress in Applied Basic Research and Clinical Practice: Free Radicals in ENT Pathology*; Miller, J. M., Le Prell, C. G., Rybak, L. P., Eds.; Humana Press: New York, 2015; pp 195-216.

[221] Rybak, L. P.; Husain, K.; Morris, C.; Whitworth, C.; Somani, S. Effect of Protective Agents Against Cisplatin Ototoxicity. *Am. J. Otol.* 2000, *21,* 513-520.

[222] Rybak, L. P.; Mukherjea, D.; Jajoo, S.; Ramkumar, V. Cisplatin Ototoxicity and Protection: Clinical and Experimental Studies. *Tohoku J. Exp. Med.* 2009, *219,* 177-186.

[223] Saito, I.; Asano, T.; Sano, K.; Takakura, K.; Abe, H.; Yoshimoto, T.; Kikuchi, H.; Ohta, T.; Ishibashi, S. Neuroprotective Effect of an Antioxidant, Ebselen, in Patients with Delayed Neurological Deficits after Aneurysmal Subarachnoid Hemorrhage. *Neurosurgery* 1998, *42,* 269--277.

[224] Samson, J.; Wiktorek-Smagur, A.; Politanski, P.; Rajkowska, E.; Pawlaczyk-Luszczynska, M.; Dudarewicz, A.; Sha, S. H.;, Schacht, J.; Sliwinska-Kowalska, M. Noise-induced Time-dependent Changes in Oxidative Stress in the Mouse Cochlea and Attenuation by D-methionine. *Neuroscience* 2008, *152,* 146-150.

[225] Samuni, Y.; Goldstein, S.; Dean, O. M.; Berk, M. The Chemistry and Biological Activities of N-acetylcysteine. *Biochim. Biophys. Acta* 2013, *1830,* 4117-4129.

[226] Schafer, F. Q., Wang, H. P., Kelley, E. E., Cueno, K. L., Martin, S. M., Buettner, G. R. Comparing Beta-carotene, Vitamin E and Nitric Oxide as Membrane Antioxidants. *Biol. Chem.* 2002, *383,* 671-681.

[227] Scheibe, F.; Haupt, H.; Rothe, E.; Hache, U. Lactate and Pyruvate Concentrations in Perilymph, Blood, and Cerebrospinal Fluid of Guinea Pigs]. *Arch. Otorhinolaryngol.* 1981, *232,* 81-89.

[228] Scheibe, F.; Haupt, H.; Ising, H. Total Magnesium Concentrations of Perilymph, Cerebrospinal Fluid and Blood in Guinea Pigs Fed Different Magnesium-containing Diets. *Eur. Arch. Otorhinolaryngol.* 1999, *256,* 215-219.

[229] Scheibe, F.; Haupt, H.; Ising, H. Preventive Effect of Magnesium Supplement on Noiseinduced Hearing Loss in the Guinea Pig. *Eur. Arch. Otorhinolaryngol.* 2000, *257,* 10-16.

[230] Scheibe, F.; Haupt, H.; Ising, H.; Cherny, L. Therapeutic Effect of Parenteral Magnesium on Noise-induced Hearing Loss in the Guinea Pig. *Magnes. Res.* 2002, *15,* 27-36.

[231] Schweiggert, R. M.; Carle, R. Carotenoid Deposition in Plant and Animal Foods and its Impact on Bioavailability. *Crit. Rev. Food Sci. Nutr.* 2017, *57,* 1807-1830.

[232] Seif-El-Nasr, M.; El-Fattah, A. A. Lipid Peroxide, Phospholipids, Glutathione Levels and Superoxide Dismutase Activity in Rat Brain After Ischaemia: Effect of Ginkgo Biloba Extract. *Pharmacol. Res.* 1995, *32,* 273-278.

[233] Sendowski, I.; Raffin, F.; Braillon-Cros, A. Therapeutic Efficacy of Magnesium After Acoustic Trauma Caused by Gunshot Noise in Guinea Pigs. *Acta Otolaryngol. (Stockh.)*

2006, *126*, 122-129.

[234] Sergi, B.; Fetoni, A. R.; Ferraresi, A.; Troiani, D.; Azzena, G. B.; Paludetti, G.; Maurizi, M. The Role of Antioxidants in Protection from Ototoxic Drugs. *Acta Otolaryngol. Suppl. (Stockh.)* 2004, 42-45.

[235] Sha, S. H.; Schacht, J. Salicylate Attenuates Gentamicin-induced Ototoxicity. *Lab. Invest.* 1999, *79*, 807-813.

[236] Sha, S. H.; Qiu, J. H.; Schacht, J. Aspirin to Prevent Gentamicin-induced Hearing Loss. *N. Engl. J. Med.* 2006, *354*, 1856-1857.

[237] Shafik, A. G.; Elkabarity, R. H.; Thabet, M. T.; Soliman, N. B.; Kalleny, N. K. Effect of Intratympanic Dexamethasone Administration on Cisplatin-induced Ototoxicity in Adult Guinea Pigs. *Auris. Nasus. Larynx* 2013, *40*, 51-60.

[238] Shargorodsky, J.; Curhan, S. G.; Eavey, R.; Curhan, G. C. A Prospective Study of Vitamin Intake and the Risk of Hearing Loss in Men. *Otolaryngol. Head Neck Surg.* 2010, *142*, 231-236.

[239] Shi, H.; Niki, E. Stoichiometric and Kinetic Studies on Ginkgo Biloba Extract and Related Antioxidants. *Lipids* 1998, *33*, 365-370.

[240] Shim, H. J.; Kang, H. H.; Ahn, J. H.; Chung, J. W. Retinoic Acid Applied after Noise Exposure can Recover the Noise-induced Hearing Loss in Mice. *Acta Otolaryngol. (Stockh.)* 2009, *129*, 233-238.

[241] Singh, N.; Sharpley, A. L.; Emir, U. E.; Masaki, C.; Herzallah, M. M.; Gluck, M. A.; Sharp, T.; Harmer, C. J.; Vasudevan, S. R.; Cowen, P. J.; Churchill, G. C. Effect of the Putative Lithium Mimetic Ebselen on Brain Myo-inositol, Sleep, and Emotional Processing in Humans. *Neuropsychopharmacology* 2016, *41*, 1768-1778.

[242] Soyaliç, H.; Gevrek, F.; Koc, S.; Avcu, M.; Metin, M.; Aladag, I. Intraperitoneal Curcumin and Vitamin E Combination for the Treatment of Cisplatin-induced Ototoxicity in Rats. *Int. J. Pediatr. Otorhinolaryngol.* 2016, *89*, 173-178.

[243] Spankovich, C.; Hood, L.; Silver, H.; Lambert, W.; Flood, V.; Mitchell, P. Associations Between Diet and Both High and Low Pure Tone Averages and Transient Evoked Otoacoustic Emissions in an Older Adult Population-based Study. *J. Am. Acad. Audiol.* 2011, *22*, 49-58.

[244] Spector, G. J.; Carr, C. The Electron Transport System in the Cochlear Hair Cell: the Ultrastructural Cytochemistry of Respiratory Enzymes in Hair Cell Mitochondria of the Guinea Pig. *Laryngoscope* 1974, *84*, 1673-1706.

[245] Spongr, V. P.; Boettcher, F. A.; Saunders, S. S.; Salvi, R. J. Effects of Noise and Salicylate on Hair Cell Loss in the Chinchilla Cochlea. *Arch. Otolaryngol. Head Neck Surg.* 1992, *118*, 157-164.

[246] Stebbins, W. C.; Hawkins, J. E., Jr.; Johnson, L. G.; Moody, D. B. Hearing Thresholds with Outer and Inner Hair Cell Loss. *Am. J. Otolaryngol.* 1979, *1*, 15-27.

[247] Stekol, J. A.; Szaran, J. Pathological Effects of Excessive Methionine in the Diet of Growing Rats. *J. Nutr.* 1962, *77*, 81-90.

[248] Tak, J. K.; Park, J. W. The Use of Ebselen for Radioprotection in Cultured Cells and Mice. *Free Radic. Biol. Med.* 2009, *46*, 1177-1185.

[249] Tamir, S.; Adelman, C.; Weinberger, J. M.; Sohmer, H. Uniform Comparison of Several Drugs which Provide Protection from Noise Induced Hearing Loss. *J. Occup. Med. Toxicol.* 2010, *5*, 26-32.

[250] Tewari, R.; Sharma, V.; Koul, N.; Ghosh, A.; Joseph, C.; Hossain Sk, U.; Sen, E. Ebselen Abrogates TNFalpha Induced Pro-inflammatory Response in Glioblastoma. *Mol. Oncol.* 2009, *3*, 77-83.

[251] Thatcher, A.; Le Prell, C.; Miller, J.; Green, G. ACEMg Supplementation Ameliorates Progressive Connexin 26 Hearing Loss in a Child. *Int. J. Pediatr. Otorhinolaryngol.* 2014, *78*, 563-565.

[252] Tokgoz, B.; Ucar, C.; Kocyigit, I.; Somdas, M.; Unal, A.; Vural, A.; Sipahioglu, M.; Oymak, O.; Utas, C. Protective Effect of N-acetylcysteine from Drug-induced Ototoxicity in Uraemic Patients with CAPD Peritonitis. *Nephrol. Dial. Transplant.* 2011, *26*, 4073-4078.

[253] Tokgöz, S. A.; Vuralkan, E.; Sonbay, N. D.; Caliskan, M.; Saka, C.; Besalti, O.; Akin, I. Protective Effects of Vitamins E, B and C and L-carnitine in the Prevention of Cisplatininduced Ototoxicity in Rats. *J. Laryngol. Otol.* 2012, *126*, 464-469.

[254] Toppila, E.; Starck, J.; Pyykko, I.; Miller, J. M. Protection Against Acute Noise with Antioxidants. Presented at Nordic Noise: An International Symposium on Noise and Health, in Nobel Forum, Karolinska Institutet, Stockholm, Sweden, 2002.

[255] Traber, M. G.; Stevens, J. F. Vitamins C and E: Beneficial Effects from a Mechanistic Perspective. *Free Radic. Biol. Med.* 2011, *51*, 1000-1013.

[256] Travis, L. B.; Fossa, S. D.; Sesso, H. D.; Frisina, R. D.; Herrmann, D. N.; Beard, C. J.; Feldman, D. R.; Pagliaro, L. C.; Miller, R. C.; Vaughn, D. J.; Einhorn, L. H.; Cox, N. J.; Dolan, M. E. Chemotherapy-induced Peripheral Neurotoxicity and Ototoxicity: New Paradigms for Translational Genomics. *J. Natl. Cancer Inst.* 2014, 106.

[257] van de Water, T. R.; Dinh, C. T.; Vivero, R.; Hoosien, G.; Eshraghi, A. A.; Balkany, T. J. Mechanisms of Hearing Loss from Trauma and Inflammation: Otoprotective Therapies from the Laboratory to the Clinic. *Acta Otolaryngol. (Stockh.)* 2010, *130*, 308-311.

[258] Villani, V.; Zucchella, C.; Cristalli, G.; Galie, E.; Bianco, F.; Giannarelli, D.; Carpano, S.; Spriano, G.; Pace, A. Vitamin E Neuroprotection against Cisplatin Ototoxicity: Preliminary Results from a Randomized, Placebo-controlled Trial. *Head Neck* 2016, *38* (Suppl 1), E2118-2121.

[259] Vogt, W. Oxidation of Methionyl Residues in Proteins: Tools, Targets, and Reversal. *Free Radic. Biol. Med.* 1995, *18*, 93-105.

[260] Vural, A.; Kocyigit, I.; San, F.; Eroglu, E.; Ketenci, I.; Unal, A.; Tokgoz, B.; Unlu, Y. Long-term Protective Effect of N-acetylcystein against Amikacin-induced Ototoxicity in End-stage Renal Disease: A Randomized Trial. *Perit. Dial. Int.* 2017.

[261] Walden, B. E.; Henselman, L. W.; Morris, E. R. The Role of Magnesium in the Susceptibility of Soldiers to Noise-induced hearing loss. *J. Acoust. Soc. Am.* 2000, *108*, 453-456.

[262] Warr, D. Standard Treatment of Chemotherapy-induced Emesis. *Support. Care Cancer* 1997, *5*, 12-16.

[263] Weaver, C. M.; Miller, J. W. Challenges in Conducting

Clinical Nutrition Research. *Nutr. Rev.* 2017, *75*, 491-499.

[264] Wei, L.; Ding, D.; Salvi, R. Salicylate-induced Degeneration of Cochlea Spiral Ganglion Neurons-apoptosis Signaling. *Neuroscience* 2010, *168*, 288-299.

[265] Weijl, N. I.; Elsendoorn, T. J.; Lentjes, E. G.; Hopman, G. D.; Wipkink-Bakker, A.; Zwinderman, A. H.; Cleton, F. J.; Osanto, S. Supplementation with Antioxidant Micronutrients and Chemotherapy-induced Toxicity in Cancer Patients Treated with Cisplatin-based Chemotherapy: A Randomised, Double-blind, Placebo-controlled Study. *Eur. J. Cancer* 2004, *40*, 1713-1723.

[266] Wendel, A.; Fausel, M.; Safayhi, H.; Tiegs, G.; Otter, R. A Novel Biologically Active Selenoorganic Compound-- II. Activity of PZ 51 in Relation to Glutathione Peroxidase. *Biochem. Pharmacol.* 1984, *33*, 3241-3245.

[267] Wolf, F. I.; Trapani, V. Cell (Patho)physiology of Magnesium. *Clin. Sci.* 2008, *114*, 27-35.

[268] Wolf, F. I.; Maier, J. A.; Nasulewicz, A.; Feillet-Coudray, C.; Simonacci, M.; Mazur, A.; Cittadini, A. Magnesium and Neoplasia: from Carcinogenesis to Tumor Growth and Progression or Treatment. *Arch. Biochem. Biophys.* 2007, *458*, 24-32.

[269] Wolf, F. I.; Trapani, V.; Simonacci, M.; Ferre, S.; Maier, J. A. Magnesium Deficiency and Endothelial Dysfunction: Is Oxidative Stress Involved? *Magnes. Res.* 2008, *21*, 58-64.

[270] Wolf, F. I.; Trapani, V.; Simonacci, M.; Boninsegna, A.; Mazur, A.; Maier, J. A. Magnesium Deficiency Affects Mammary Epithelial Cell Proliferation: Involvement of Oxidative Stress. *Nutr. Cancer* 2009, *61*, 131-136.

[271] Wong, J. C.; Kaplan, H. S.; Hammond, B. R. Lutein and Zeaxanthin Status and Auditory Thresholds in a Sample of Young Healthy Adults. *Nutr. Neurosci.* 2017, *20*, 1-7.

[272] Woodside, J. V.; McCall, D.; McGartland, C.; Young, I. S. Micronutrients: Dietary Intake v. Supplement Use. *Proc. Nutr. Soc.* 2005, *64*, 543-553.

[273] Xie, J.; Talaska, A. E.; Schacht, J. New Developments in Aminoglycoside Therapy and Ototoxicity. *Hear. Res.* 2011, *281*, 28-37.

[274] Yamaguchi, T.; Sano, K.; Takakura, K.; Saito, I.; Shinohara, Y.; Asano, T.; Yasuhara, H. Ebselen in Acute Ischemic Stroke: A Placebo-controlled, Double-Blind Clinical Trial. Ebselen Study Group. *Stroke* 1998, *29*, 12-17.

[275] Yamashita, D.; Jiang, H.-Y.; Le Prell, C. G.; Schacht, J.; Miller, J. M. Post-exposure Treatment Attenuates Noise-induced Hearing Loss. *Neuroscience* 2005, *134*, 633-642.

[276] Yamasoba, T.; Pourbakht, A.; Sakamoto, T.; Suzuki, M. Ebselen Prevents Noise-induced Excitotoxicity and Temporary Threshold Shift. *Neurosci. Lett.* 2005, *380*, 234-238.

[277] Yang, W. P.; Hu, B. H.; Chen, G. D.; Bielefeld, E. C.; Henderson, D. Protective Effect of N-acetyl-L-cysteine (L-NAC) Against Styrene-induced Cochlear Injuries. *Acta Otolaryngol.* (Stockh). 2009, *129*, 1036-1043.

[278] Yankaskas, K. Prelude: Noise-induced Tinnitus and Hearing Loss in the Military. *Hear. Res.* 2013, *295*, 3-8.

[279] Yildirim, M.; Inancli, H. M.; Samanci, B.; Oktay, M. F.; Enoz, M.; Topcu, I. Preventing Cisplatin Induced Ototoxicity by N-acetylcysteine and Salicylate. *Kulak Burun Bogaz Ihtis Derg.* 2010, *20*, 173-183.

[280] Yoo, J.; Hamilton, S. J.; Angel, D.; Fung, K.; Franklin, J.; Parnes, L. S.; Lewis, D.; Venkatesan, V.; Winquist, E. Cisplatin Otoprotection Using Transtympanic L-N-acetylcysteine: A Pilot Randomized Study in Head and Neck Cancer Patients. *Laryngoscope* 2014, *124*, E87-94.

[281] Yu, N.; Li, X.; Hu, B. The Effects of Salicylate on Noise-induced Hearing Loss in the Guinea Pig. *Zhonghua er bi yan hou ke za zhi* 1999, *34*, 344-346.

[282] Zhang, J. G.; Lindup, W. E. Differential Effects of Cisplatin on the Production of NADH-dependent Superoxide and the Activity of Antioxidant Enzymes in Rat Renal Cortical Slices in Vitro. *Pharmacol. Toxicol.* 1996, *79*, 191-198.

[283] Zhang, S.; Wong, E. A.; Gilbert, E. R. Bioavailability of Different Dietary Supplemental Methionine Sources in Animals. *Front. Biosci.* (Elite Ed.) 2015, *7*, 478-490.

第 27 章　临床试验模式和问题：保护人类耳的研究

Clinical Test Paradigms and Problems: Human Otoprotection Studies

Colleen G. Le Prell　Kathleen C. M. Campbell　著

田芳洁　译　　向晨晨　韩　硕　校

摘　要

在过去数十年里，噪声和耳毒性药物对哺乳动物内耳（包括人类内耳）的影响，我们有显著增加的了解。形成的自由基是耳蜗内细胞死亡的共同前体，这一发现使得自由基清除剂成为可能具有耳保护作用的一类药物。由于评估效益的模式多种多样，因此很难直接对比所获得的相对保护水平。然而，药剂普遍阳性的结果，使人们对研究产生了极大的热情。本章的目的是简要回顾噪声和耳毒性药物对内耳的影响，然后探讨可用于（或正在使用的）人类耳保护药评估的临床测试指标和模式。目前正在开发的许多药物都依赖于内源性抗氧化系统的处理，本章最后将阐述有关这些系统的现有知识。在本版本的指南中，我们回顾了目前已在人体中测试的各种制剂的可用数据。

关键词：

噪声性听力损失；药物性听力损失；临床试验；阈值；听觉脑干诱发电位；畸变耳声发射；高频测听

一、损伤及保护机制的生物学基础概述

（一）噪声

声波，即根据信号频率和振幅变化的空气压力变化的振动模式，对鼓膜施加压力，使锤骨、砧骨和镫骨运动，最终导致压力集中在卵圆窗上。这种压力振动了耳蜗内的淋巴液，耳蜗内的淋巴液振动了基底膜。基底膜的运动对外毛细胞（outer hair cell，OHC）产生剪切力；这些机电换能器细胞夹在基底膜和盖膜之间，它们将低音量的声音放大，从而增强探测安静

声音的能力。最终，内毛细胞（inner hair cell，IHC）（靠近 OHC 和盖膜顶端）的静纤毛的移位导致兴奋性神经递质的释放（Puel，1995；Le Prell 等，2001）。这种兴奋的化学物质的释放刺激了听神经放电。听力保护装置（HPD），如耳塞和耳罩，是一种个人防护设备（PPE），当它们被正确使用时，可以减少进入耳朵的声音，从而会减弱鼓膜的机械运动和随后的声音驱动事件，进而保护耳朵免受噪声引起的损害，并防止相应的听力损失。政府法规指出安全的噪声暴露限度，并根据噪声危害的假设规定了什么时候必须佩戴 HPD［美国职业噪声标准，

OSHA（1983）和 NIOSH（1998）]。

当噪声太大或持续时间太长，或噪声太大和持续时间太长，至少有两种机制会导致听力损失。这包括机械损伤和代谢应激（Hu，2012）。机械损伤包括由于盖膜对毛细胞的静纤毛的剪切运动而造成的静纤毛损伤，或者在更严重的情况下，对 OHC 或 Corti 器本身的机械损伤（Henderson 等，1974；Henderson 和 Hamernik，1986；Wang 等，2002），也包括网状椎板可能出现孔洞（Bohne 和 Rabbitt，1983）。并非所有 NIHL 都是由过度的机械刺激直接导致的；内耳 OHC 的死亡也可能是由持续的代谢应激引起的，这种代谢应激在噪声暴露停止后仍可持续数天（Yamashita 等，2004，2005）。

（二）氨基糖苷类抗生素和顺铂

氧化应激也会促成氨基糖苷类抗生素和顺铂的耳毒性（Abi-Hachem 等，2010；Poirrier 等，2010；Laurell 和 Pierre，2015；Rybak 和 Brenner，2015）。噪声暴露或耳毒性药物使用后，很容易得到感觉细胞死亡的详细研究，此研究的生化反应是由自由基驱动所引起（Zine 和 VanDeWater，2004；Henderson 等，2006；Le Prell 等，2007；Abi-Hachem 等，2010；Poirrier 等，2010；Dinh 等，2015；Fetoni 等，2019）。Campbell 和 Le Prell（2018）最近详细回顾了听力损失的模式和适当的耳毒性监测。简而言之，顺铂和氨基糖苷类抗生素均先影响基底耳蜗，导致早期高频听力丧失，持续用药可导致听力丧失向低频发展。总的来说，这被称为药物性听力损失（DIHL）。

（三）保护机制

在预防 NIHL 方面，有效使用 HPD 可以减少噪声的刺激，从而减少机械损伤和代谢应激。尽管必须使用 HPD，但 NIHL 仍然是各种工业领域的工人（Masterson 等，2016；Feder 等，2017）及军事人员（Yankaskas，2013）面临的一个问题。氧化应激是细胞损伤的机制之一，因此，在世界各地的实验室中，对具有保护内耳潜能的药物（"耳保护药"）进行了评估。自由基清除剂（"抗氧化剂"）和增强天然抗氧化系统的药物有可能减少动物或人类（Le Prell 和 Lobarinas，2015）的代谢压力和减弱噪声对内耳的有害影响（Le Prell 和 Bao，2012）。研究也证实抗氧化剂可减轻氨基糖苷类抗生素和顺铂的耳毒性（Abi-Hachem 等，2010；Poirrier 等，2010；Campbell 和 Le Prell，2012；Laurell 和 Pierre，2015；Rybak 和 Brenner，2015）。然而，目前还没有药物被 FDA 批准用于预防这些或其他类型的听力损失。本章的其余部分将着重评估耳保护药的临床试验效果。

（四）临床试验

1. 常规测听的功能指标

用于耳保护药具有保护作用的测试指标成为最近的几篇评论关于抗 NIHL（Le Prell 和 Lobarinas，2015；Le Prell 和 Brungart，2016；Lynch 等，2016）和 DIHL 的研究主题（Anderson 和 Campbell，2015；Campbell 和 Fox，2016；Campbell 和 Le Prell，2018）。临床试验指标需要仔细考虑。迄今为止，纯音测听听阈已成为黄金标准。职业安全与健康管理局（OSHA）、国家职业安全与健康研究所（NIOSH）等机构目前根据阈值偏移来定义 NIHL。噪声损害的补偿也是基于阈值进行改变。根据 Dobie 和 Megerson（2000）的评论，所有关于 NIHL 赔偿的规则与常规使用方法，都是关于一些相同纯音测听的频率子集（包括 0.5kHz、1kHz、2kHz 和 3kHz，有时是 4kHz 或 6kHz）。军事人员的听力损失赔偿同样基于退伍军人管理局对常规阈值测试的改变，联邦（文职）雇员通过劳工部获得 NIHL 补偿。

耳毒性监测同样基于阈值的变化，早期检测耳毒性变化最广泛使用的可能是美国语言听力协会指南（1994）、美国听力学学会立场声明和临床实践指南（2009）的标准。一些用于记录和分级耳毒性听力损失为药物相关不良事件的量表包括美国国家癌症研究所（NCI）不良事件通用术语标准（CTCAE）耳毒性分级、Brock 量表（Brock 等，1988；Brock 等，1991）和 Chang 量表（Chang 和 Chinosornvatana，2010）。不同的监测方案对耳毒性的敏感性不同，因为每个级别（或率）的听力损失和（或）阈值变化有所不同（da Silva 等，2007；Konrad-Martin 等，2010；Knight 等，2017）。

考虑到在监测中对传统听力测量结果的依赖，对耳毒性和出于为医学法律定义听力损失的目的，最有力的耳科保护证据大概是证明在服用活性剂的患者 / 参与者中传统的纯音测听缺陷较小，或者一小部分患者 / 参与者表现出听力损失。虽然使用其他测试指标收集的保护数据可能对潜在的听力健康益处提供有用的指导，但要衡量任何新疗法的听力保护的金标准必须包括传统测试频率下的听阈（Campbell 等，2016）。评估一种新型治疗药物疗效的其他测试，包括高频测听（high-frequency audiometry，HFA）、畸变耳声发射（distortion product otoacoustic emission，DPOAE），以及评估噪声中的语音功能的测试。噪声环境下的语音测试引起了人们极大的兴趣，这是由于假设噪声可引起"隐性听力损失"（回顾和讨论见 Le Prell 的研究）。

2. 高频测听（HFA）的功能指标

高频测听（HFA）用于评估纯音听阈，其频率高于常规临床测试或听力保护计中通常检测的频率；HFA 范围定义为 9～20kHz。这也通常被称为扩展高频（EHF）范围。HFA 是检测氨基糖苷类或顺铂治疗后早期耳毒性变化最敏感的检测手段（Campbell，2004；Fausti 等，2007；美国听力学学会，2009；Campbell 和 Le Prell，2018）。

HFA 测试在识别噪声损害方面的重要性相对较小。一些证据表明，HFA 阈值的变化与职业噪声（Hallmo 等，1995；Korres 等，2008；Riga 等，2010；Mehrparvar 等，2014）、休闲音乐播放器的使用（Le Prell 等，2013；Sulaiman 等，2015；Kumar 等，2017）、音乐训练史（Schmidt 等，1994；Goncalves 等，2013；Liberman 等，2016），以及军事服役期间的听觉创伤（Balatsouras 等，2005；Buchler 等，2012）有关。然而，在一些被评估的人群中，组间差异很小（即 3～6dB），这意味着暴露于噪声的参与者的 HFA 阈值在临床正常范围内，即使他们确实比未暴露于噪声的参与者的阈值要低 [见 Le Prell 等（2013）和 Liberman 等（2016）]。只有当受影响人群的阈值仍在临床正常范围内时，通过对变化的纵向监测，才能确定暴露于大声音的早期影响。

在临床试验中，预防 EHF 阈值转移将是一个积极结果，这令人激动，而且这种保护可能对患者有益。然而，整体的临床保护效用仅限于 EHF 阈值，应谨慎解释。尽管一些研究也显示了一些有趣的相似之处，即在相同的实验组中观察到 EHF 缺陷和噪声语音障碍（Badri 等，2011；Liberman 等，2016），但没有直接证据表明，耳蜗最基底区域的损伤导致 EHF 损失和噪声中的言语缺陷。此外，其他报告中指出 EHF 缺陷的人未能在噪声或其他困难的心理物理测试环境中找到言语缺陷的证据（Grose 等，2017；Prendergast 等，2017；Yeend 等，2017）。如果可以证明由于 EHF 的缺陷使其结果的可靠性降低，从而可以预测在常规频率下的听力情况，这对交流非常有用（目前的黄金标准），那么在药物开发期间，将 HFA 作为临床试验结果的研究热情将会增加。

3. 畸变耳声发射的功能指标

对于那些参与开发和测试预防听力损失药物的人来说，第二个感兴趣的测试可能是 DPOAE。DPOAE 测试并不评估听力本身；相反，它提供了一种敏感和客观的 OHC 功能测量。正常的 DPOAE 结果证实了外毛细胞传导过程的完整性和热含量主动响应的存在。OHC 不受 IHC、听神经或上升中枢投射的影响，因此患者可以有正常的 DPOAE 但仍然有听觉缺陷（这在听神经病变病例中有很好的记录）。然而当 DPOAE 不存在时，尽管存在正常的鼓膜和中耳功能，但纯音阈值预计为 40dBHL 或更低，因为 OHC 活性过程提供了约 40dB 的灵敏度增益。虽然 DPOAE 本身并不是一种听力测试，但众所周知，DPOAE 可用于识别顺铂或氨基糖苷类治疗引起的 OHC 损伤，特别是当测试中包含高频刺激时（Ress 等，1999；Biro 等，2006；Dhooge 等，2006；Knight 等，2007；Dille 等，2010b；Reavis 等，2011；Campbell 和 Le Prell，2018）。

因为噪声主要损害 OHC，所以 DPOAE 在动物和人类研究中也显示出对噪声损伤的高度敏感性也就不足为奇了。一些证据表明 DPOAE 振幅的变化是职业噪声的函数值（Seixas 等，2004；Korres 等，2009；Seixas 等，2012；Boger 等，2017），还有其他数据来自暴露在喷气发动机下的参与者（Konopka 等，2014）、使用娱乐音乐播放器（Santaolalla-Montoyae 等，2008；Lee 等，2014）、音乐训练史（Henning 和 Bobholz，2016）及兵役者（de Souza Chelminski Barreto 等，2011）。在阈值偏移之前，DPOAE 振幅的缺失可能提供了临床前损伤的早期预警，并增加了听力损失的脆弱性（Lapsley Miller 等，

2006；Lapsley Miller 和 Marshall，2007；Job 等，2009）。有趣的是，Hoben 等（2017）最近提出的证据表明，OHC 的缺失可能会导致噪声情况下的言语障碍。

DPOAE 检测是临床常规测试；保护人类内耳的临床试验证据包括 DPOAE 测试，它可作为对噪声诱导的细胞损伤的保护指标（Kramer 等，2006；Le Prell 等，2011，2016；Doosti 等，2014）。最近有人建议，对耳保护药的临床试验的效果评价，应使用 DPOAE 指标评估（Konrad-Martin 等，2016）。当然，与 DPOAE 相关的保护试验对于鉴别新药物的益处将是一个令人鼓舞的积极结果，需要提醒和警告的是，DPOAE 保护是 OHC 完整性和功能的度量标准，而 DPOAE 的结果存在并不能保证阈值或阈值以上功能的保存。

4. 静音和噪声言语测试的功能指标

第三个可能被考虑纳入药物开发研究和（或）临床试验的感兴趣的测试是在安静或噪声中的言语测试，作为评估阈值上功能的策略。事实上，美国耳鼻喉学会（AAO）建议在评估听觉功能的所有临床试验中应评估单词识别得分（Gurgel 等，2012）。然而，安静环境下的言语测试可能不是所有临床试验人群的最佳选择（Carlson，2013）。例如，在任何评估药物耳毒性预防的研究中，听力损失会从最高频率开始，安静时的单词得分不太可能在临床试验过程中受到影响。增加这项任务的操作难度，如添加背景噪声，可能增加测试在临床试验中使用的效用。例如，随着顺铂引起的听力损失的进展，噪声中的言语识别率可能成为一个问题，因此，该指标的实用性将相应增加（Einarsson 等，2011）。

在安静环境中完成的两个测试是言语识别阈（speech recognition threshold，SRT）测试和单词识别得分（word recognition score，WRS）。

为了测量"SRT"，我们给出了"应答词"（两个音节的重音相同，如"牙刷"），"SRT"被定义为听者能正确识别 50% 单词的最低信号水平。使用自发词进行 SRT 的临床测试在 ASHA 的指南（American Speech-Language-Hearing Association1988）中有描述。在常规的临床测试中，SRT 主要用于测量（或"交叉检查"）纯音阈值。此测试方案不应与 Plomp 和 Minpenen（1979）所描述的言语"接收"阈值测试相混淆；他们描述了一个以句子为基础并包含背景噪声的方案。

SRT 与 0.5kHz、1kHz、2kHz（PTA512）的纯音平均（PTA）阈值之间存在高度可靠的关系（Dobie 和 Sakai，2001）。与基于阈值的 SRT 测试不同，WRS 测试是超阈值测试。听众被要求在一个理想的听力环境中识别单音节词（通常选择比 SRT 高 40dB）。因为言语识别比单纯检测声音更困难，基于超阈值的言语测试被认为有可能区分可听性和可理解性（Soli，2008；Brungart 等，2014）。在研究中使用这些测试的存在的问题是，正常听力的参与者通常会有一个上限效应（Le Prell 和 Clavier，2017）。换句话说，测试非常简单，所有的听者都表现一致良好（Grinn 等，2017）。为增加测试难度，可添加噪声背景；可以通过控制信噪比（signal-to-noise ratio，SNR）来控制任务的难度。

有趣的是，噪声环境下言语测试的结果往往与纯音测听阈值没有明显的相关性。评估不同频率的阈值与噪声中的言语性能的潜在关系，频率通常包括 0.5kHz、1kHz、2kHz 和 3kHz 或 4kHz 的组合（Dobie，2001；Dobie 和 Sakai，2001；Wilson 等，2007）。多种测试将更有效，对于单一最佳测试没有明确的共识 [Le Prell 和 Lobarinas（2015），Le Prell 和 Brungart（2016），Le Prell 和 Clavier（2017）]。然而，人们普遍认为，任何保留或改善噪声中的言语性能的干预都是非常有用的，即使这种干预对纯音听阈没有影响。因此，我们鼓励将噪声环境下的言语测试纳入临床试验系列中 [Le Prell 和 Brungart（2016）]。

噪声暴露人群或暴露在其他大声音的人群使用噪声下的言语测试，将会产生更多新的数据。Grinn 等（2017） 和 Fulbright 等（2017）最近都使用了 Wilson 等（2003，2011）开发并验证的噪声下的单词（WIN）测试，用来评估娱乐噪声功能的潜在缺陷。虽然没有检测到娱乐声音暴露史造成的缺陷，但 Grinn 等（2017）在一些娱乐声音暴露后观察到临时变化。Bramhall 等（2015）使用由 Killion 等（2004）开发并验证的 QuickSin 收集数据，以评估诱发电位振幅与听力阈值之间的潜在关系，观察到听力损失随之增加的函数关系。在最近的另一个研究中，Liberman 等（2016）在噪声中使用了普及的 NU6 词测试（时间压缩和混响添加到 NU6 单词中增加标准化测试的难度），证明了那些暴露在更大的声音的测试者（主要是音乐节目中的学生），与噪声暴露较少的参与者（主要是通信科学项目中的学生）相比，单次识别得分较差。Le Prell 和 Clavier（2017）回顾了各种寻找噪声暴露与超阈值任务表现关系的证据的研究，并在 Le Prell（2019）的文章中进行了更多详细的讨论。在这些文章回顾的许多研究中，噪声下言语测试的缺陷常出现在暴露于更多噪声的人群中，噪声下言语缺陷常常伴随着阈值敏感度的微小变化。考虑到患者在嘈杂的背景下遇到困难的频率，任何减少这些措施的变化应该都是明确的。

5. 听觉脑干诱发电位 / 耳蜗电图的功能指标

听觉脑干诱发电位（auditory brainstem response，ABR）的波 I 和耳蜗电图（electrocochleography，ECochG）中的动作电位（action potential，AP）是两种可能在临床试验中引起广泛兴趣的声音诱发听觉神经电位。这两种测量方法都能相对直接地测量听神经的声音诱发放电。就像上面描述的 DPOAE 测试，声音诱发听觉神经电位本身不是听力测试。这些诱发的反应反映了听觉神经同步的声音诱发放电，也就是电信号离开耳蜗，它会到达并刺激耳蜗核内的神经元。行为阈值通常比使用诱发电位指标测量的阈值至少低 5～10dB（Le Prell 等，2004）。行为阈值可能会降低，部分原因在于行为测试期间提供的时间信号（通常约 1s）允许时间整合，而诱发电位反映由短音（通常 5～10ms）或者单击信号引起的同步放电。随着在啮齿动物中对 IHC/AN 突触选择性噪声诱导损伤的鉴定（Kujawa 和 Liberman，2006，2009），人们对诱导外周神经机制修复和恢复突触完整性的药物产生了兴趣（Wan 等，2014；Wan 和 Corfas，2015；Suzuki 等，2016）。这些最近集中在突触上的研究成果，是对其他研究人员的成果的补充，这些研究人员正在努力识别能够诱导新毛细胞生成（Fujioka 等，2015；Richardson 和 Atkinson，2015）或螺旋神经节再生的药物（Mohammaddian 等，2017）。

为了优化这些药物在临床试验中的评估效能，并为患者选择适当的药物干预（一旦这些药物获得批准），能够准确诊断导致患者功能缺陷的特定病理将是至关重要的。Staecker 等（2016）在讨论诱导 OHC 再生药物的临床试验时注意到了这个问题。将听力阈值敏感度作为主要结果（即临床金标准）的情况下，可以考虑将 ABR 的波 I 或 AP 阈值作为客观指标，以补充和确认传统听力阈值测试结果的改善。诱发电位阈值也被认为是适合监测患者群体，由于注意力问题或疾病，或治疗药物的不良反应，如顺铂和氨基糖苷类抗生素，此类患者不能参

与行为测试（Campbell 和 Le Prell，2018）。

最近的几篇综述讨论了 ABR 的波 I 或 AP 振幅指标，将来可能用于临床试验，生成的数据将可能支持神经耳部保护的机制（LePrell 和 Lobarinas，2015；Le Prell 和 Brungart，2016），但诊断测试仍然难以实现（Bramhall 等，2019）。人们普遍猜测，导致 ABR 的波 I 或 AP 振幅降低的突触病理，将导致在困难的听力环境中听力的缺陷。如果这个假设最终被证明是正确的，那么使用 ABR 的波 I 或 AP 振幅测量，结合噪声的环境，可能更适宜在这一领域的临床试验中使用。诱发电位振幅测量在临床试验中的应用是有限的，由于突触病理导致 ABR 的波 I 或者 AP 振幅降低，没有任何功能缺陷被记录（LePrell，2019）。这一领域的研究正在世界各地的实验室积极进行，许多实验室不仅寻求识别功能缺陷，而且还寻求这种病理的风险如何从人类中开始，以及风险如何随着暴露次数的增加和（或）重复暴露而增长。随着暴露水平和持续时间的增加，OHC 损失和阈值转移的风险将同时增加，神经损伤和病理，包括神经和 OHC 损伤的混合创伤将变得越来越有可能。

6. 听力损失主观报告的功能指标

目前一些听觉临床调查已经开展听力损失主观报告的数据调查，这在耳鸣调查或助听器效益评估中更为常见。在人类耳保护研究中，调查方法最常见的领域可能是对听觉有益的膳食营养或膳食补充剂。

在听力损失的调查指标中，听力损失的主观报告可能是最不敏感的听力损失指标。这些数据是从健康研究的男性中提取的，目的是评价听力损失和营养摄入的关系（Shargorodsky 等，2010）。这个设计的潜力是显而易见的，考虑到非常大的样本量和详细的数据收集，不仅是关于膳食质量和补充剂的使用，还有处方药

的使用，并对此类人群进行了多年的纵向跟踪。然而，这个特殊的听力损失指标并不是一个敏感的指标。听力损失的诊断不足，在 60 岁及以上的人群中，有 25%～30% 的人在因其他原因就诊时发现患有明显的听力损失（Trumble 和 Piterman，1992；Hands，2000）。如文献所述，诊断不足可能是由于未能认识到听力下降，因而未能寻求专业治疗和护理（McCullagh 等，2011；Ramkissoon 和 Cole，2011）。

Duijvestijn 等（2003）有一个明智的方法来识别未知和未诊断的听力损失。他们评估了参加驾驶测试研究的 55 岁以上的人（n=1419）在 0.5kHz、1kHz、2kHz 和 4kHz 的阈值敏感性。约 1/3 的参与者（34%，n=483）在这些频率上的纯音平均（pure-tone average，PTA）阈值超过 30dB，这些频率对言语感知很重要。然而，被确认听力损失超过 30dB 的人中，只有不到 50% 的人曾因听力受损而就诊。在没有寻求专业诊断或干预的参与者中，57% 的人认为自己的听力很差。总的来说，总样本中约 15% 的人有听力损失但他们并不知道，而总样本中约 19% 的人有听力损失，他们知道，但没有寻求治疗。Duijvestijn 等（2003）得出结论，是否寻求听力治疗和护理最重要的决定因素是听力耐受的程度、来源于社会的压力（来自朋友、家人等）和尝试助听器的意愿。Mahboubi 等（2018）的一份新报告同样报道了主观报告的听力损失和医学评估之间的差距，但也记录了转诊评估和治疗的比例低于预期，因此建议初级保健医师有必要提高认识。

第二种更敏感的方法可能是感知听力的问题，而不需要医师诊断。这些数据是从参与护士健康研究Ⅱ的女性中获取的，目的是评估主观报告的听力损失和营养摄入的关系（Curhan 等，2015）。有一个患者亚群尽管听力正常，但主观报告有听力问题［在 Beaver Dam 研究中，约 12% 的个体样本尽管正常测听期间听力正常，但主观报告存在听力困难（Tremblay 等，2015）］，正如上文所提到的，其他报告尽管听力正常，即正常听力，但在 Duijvestijn 等（2003）所检测的全部样本中，约 15% 的人有他们不知道的听力损失。一些数据显示，70%～75% 的成年人（至少 50 岁）能准确地识别他们的听力状态，但方向错误（高估或低估了听力障碍）。在不同的人群中有所不同，年龄低于 70 岁的人群更易高估听力障碍的可能性，超过 70 岁的人群更易低估听力障碍的可能性（Kamil 等，2015）。总的来说，听力损失检测的灵敏度（真实阳性率：使用调查问题确定听力损失的个体比例）为 65%～80%（Clark 等，1991；Nondahl 等，1998；Sindhusake 等，2001；Torre 等，2006；Agrawal 等，2008；Ferrite 等，2011）；特异性为 70%～85%（真阴性率：在调查中认为自己没有听力损失的人的比例）（Sindhusake 等，2001；Agrawal 等，2008；Ferrite 等，2011）。在一些暴露于职业噪声的工人中，关于听力损失鉴定的研究，调查问题的敏感性较低（Kerr 等，2003；McCullagh 等，2011），这可能表明听力损失的因素对自述的听力状态有影响。

如果必须使用调查方法，则可以使用更详细的调查工具，包括完善的工具，如言语、空间、听力质量量表（Qualities of Hearing Scale，SSQ）（2004）和听力障碍量表（Hearing Handicap Inventory，HHI）［成人版本（HHIA）（Newman 等，1990）和老年人版本（HHIE）（Ventry 和 Weinstein，1982）］。这些工具已经评估了一部分研究，这些研究试图通过定量的言语噪声测试来验证调查结果，这些努力取得了共同成功（Eckert 等，2017）。以客户为导向的改善量表（client-oriented scale of improvement，COSI）既简短又方便，但它可能过于开放，无法在耳保护调查中发挥重要作用。COSI 要求患者在 16 个量表项目中选出他们的前 5 个需求项目，然后患者在随访中记录变化的程度（更差、没有差异、稍好、更好、好多了）。因为 SSQ、HHIA/HHIE、COSI 调查旨在记录改进助听器使用的功能，尚不知道他们在很长一段时间是否会出现微小的敏感变化，如许多工人暴露在职业噪声中，或工作环境有小的改善可能由某些耳部保护药引起的。我们强烈要求在任何耳保护药物的临床试验中，使用调查工具对主要结果进行听力评估，在适当的情况下，调查工具仅限于次要结果的测量。

7. 耳鸣问卷调查的功能指标

耳鸣是在没有外部声源的情况下感知到的声音，通常被认为是一种振铃或嗡嗡声。噪声暴露史与人类耳鸣有关［详见 Kaltenbach 和 Manz（2012）；Kim 等（2015）、Guest 等（2017）和 Spankovich 等（2018）］，耳毒性药物也可诱导耳鸣（Black 等，1976；Dille 等，2010；Melchionda 等，2013；Kokong 等，2014；Frisina 等，2016；Nimensivu 等，2016）。因此，如果没有对耳鸣测量的总体考量，本章就是不完整的。

人类耳鸣评估几乎完全基于调查，如耳鸣反应问卷（Wilson 等，1991）、耳鸣障碍问卷（Henry 和 Wilson，1998）、耳鸣障碍量表（Newman 等，1990，1991，1996，1998；Baguley 和 Norman，2001；Zeman 等，2011；Bauer 等，2016）和耳鸣功能指数（Henry 等，2016）。耳鸣耳毒性监测访谈（TOMI）是专门为耳鸣监测而设计的（Fausti 等，2007），并以改进的形式用于评估声音暴露后的短暂性耳鸣（Le Prell 等，2012，2016）。最近对潜在缓解耳鸣的药物进行深入的讨论，读者可参考 Allman 等（2016）最近的综述及 Dobie（1999）非常有用的综述。

一般来说，这些调查方法是用来测量（或评估）与患者或参与者的耳鸣相关的心理问题程度。由于临床干预研究中使用了不同的调查测量工具，因此很难比较不同药物的结果。考虑到暴露于噪声和耳毒性药物均与耳鸣有关，使用调查问卷来评估耳鸣的严重程度和耳鸣相关的心理问题应被视为临床试验设计的一部分，以确定如何监测和测量组间的耳鸣程度。

8. 前庭功能检查的功能指标

本章的主要目的是评估在人类耳保护潜力的研究中，已经使用或可能使用的临床试验指标。然而，耳毒性药物，包括顺铂和氨基糖苷类抗生素，也有可能是前庭毒性药物，破坏前庭系统，导致平衡障碍或头晕（Esterhai 等，1986；Black 等，2004；Sanchez-Sellero 和 Soto-Varela，2016；Handelsman 等，2017；VanHecke 等，2017）。噪声对前庭系统的影响尚未得到很好的验证（LePrell 和 Bao，2012），但新的数据表明，噪声对前庭系统的影响将持续出现（Dalgic 等，2015；Singh 和 Sasidharan，2016；Stewart 等，2016；Abd El Salam 等，2017）。总之，如果预计前庭毒性会伴随耳蜗毒性，将考虑可能纳入临床试验的措施和指标是合理的。

有一系列的临床试验可以精确测量前庭系统的不同部分的状态，它们通常组合在一个测试系统中，包括眼动检查（electronystagmography，ENG）或眼震电图（video nystagmography，VNG）、转椅试验、平衡姿势描记图（或者平衡测试（test of balance，TOB）或其他姿势测试。前庭诱发肌源性电位（vestibular-evoked myogenic potential，VEMP）试验也可以测试。VEMP 测试实际上是听觉诱发电位测试，因为 VEMP 是一种声音诱发的肌肉反射。在眼性 VEMP（oVEMP）测试中，电极被放置在下斜肌上以测量椭圆囊功能。在颈性 VEMP （cVEMP）测试中，电极被放置在胸锁乳突肌上，以测量球囊功能。这些测试相对较新，这里不作进一步讨论。但是，下面将对每一个其他测试进行简要描述，并介绍调研结果。

在眼震电图（ENG）中，电极被放置在眼睛上方和下方，测量到的电活动被用来测量不自觉的快速眼球运动，称为眼震，这是对各种刺激的反应。有多种类型的跟踪测试。这些测试包括校准测试（评估跟随 40～48 英寸远的光刺激的能力），一个目光测试（测量眼球震颤，而眼睛是固定在一个目标），一个钟摆跟踪测试（能够遵循一个光源时的摆时钟），一个视动的测试（视野迅速跟随移动光来回移动）和位置试验，涉及移动头部和身体。在视频头脉冲试验中，检查者迅速转动患者 / 参与者的头部，检查者注视患者 / 参与者的眼睛，以监测"追赶性"眼球震颤。ENG 测试还包括冷热水试验，在测试过程中，热水、冷水或空气进入耳道。眼震电图（VNG）与 ENG 类似，但眼睛的运动是通过使用高速、轻量级的视频护目镜直接测量的，以精确量化眼球扫视的速度，这提高了测试的准确性。

转椅试验包括转椅试验、视动试验和固视试验三种类型。在这些测试中，当椅子转动时，视野中有一道视觉条纹在移动，患者 / 参与者注视与椅子一起旋转的图像（光点）时，眼球震颤就会被测量。转椅的高成本（通常约 10 万美元）往往限制了测试设备的使用。

平衡姿势描记图（computerized dynamic posturography，CDP）是在患者 / 参与者站在一个可移动的力板上进行的，它允许在操纵视觉和体感线时进行精确的体位测量。体位测试是感官整合与平衡临床测试（CTSIB）相结合，该测试评估在视觉（睁开 / 闭上眼睛）、躯体感觉（固体基座 / 泡沫基座）和扭曲（摇摆参考）输入操作过程中对体位稳定性的测试结果。

不幸的是，目前还没有一种标准的前庭功能行为评估量表是临床试验中使用的金标准。眩晕障碍量表（dizziness handicap inventory，DHI）是其中一项调查量表，可以考虑作为临床行为评估的补充或替代测试［Campbell 和 Le Prell（2018）］。DHI 已得到验证，并已成功应用于多个 1 期和 3 期临床试验（Campbell 等，2003；Campbell 等，2017）。然而，一些报道显示，DHI 评分与客观测试结果之间几乎没有相关性（Gofrit 等，2017；Chiarovano 等，2018）。

（五）噪声性听力损失预防的临床试验设计问题

在测量对 NIHL 的保护时，需设计和进行人体试验，其中会遇到现实、后勤和伦理方面的各种问题。有一项临床试验策略是针对那些接受过武器训练的军人。这些研究评估结果显示，尽管他们使用了 HPD（Le Prell 等，2011；Lindblad 等，2011），但仍会发生超预防情况（NCT01345474；Attias 等，1994；Kopke 等，2015）及急性 TTS 变化，这些变化可能在武器训练后迅速发生发展。所有受试者与未参加本研究的其他任何人员均保证使用相同的传统 HPD；然而，研究中的参与者有可能通过新的治疗方法获得额外的保护，并且他们有可能得到实际有效的治疗。但一个重大的现实问题是，很难通过谈判接触到军人。另一个主要问题是，在 TTS 和 PTS 试验中，听力变化比预期的更小（Le Prell 等，2011；Kopke 等，2015），也许是一种类似霍桑样效应，即参与研究提高了参与者对 HPD 的使用。

耳部保护研究在职业病患者中并不常见，一部分原因可能是管理者对测试的时间和费用的考量，此外，NIHL 在工人中的进展缓慢，纵向研究可能需要多年的随访，药物获益测试多次才会被检测出来。还需要考虑的一个道德挑战是，有监管框架，不仅要求年度监测，而且要求在注意到听力变化的情况下，对 HPD 进行重新安装和再培训。如有缺陷，在职业环境中进行的任何药物研究都需要遵守有关工人保护的所有相关法规要求。考虑到与职业性 NIHL 相关的挑战，使用 TTS 模型在工作场所环境中尝试了较短的干预措施。然而，在军事研究中，参与耳保护研究的噪声暴露下工人的 TTS 比预期要小（Lin 等，2010）。其他模式强调在其他真实环境中预防 TTS 的模型已经开发出来了。其中一项是研究嘈杂环境下的参与者（Kramer 等，2006）。不幸的是，在整个研究过程中，每晚的不同暴露水平给 TTS 和 DPOAE 结果带来了变化。

基于上述所有挑战，一种不同的模型是基于实验室的研究，使用受控噪声或音乐来诱导可靠和可重复的 TTS（Attias 等，2004；Quaranta 等，2004；Le Prell 等，2016；Kil 等，2017）。尽管药物试验总是有一些不良反应的风险（Maison 和 Rauch，2017），但研究调查（包括临床试验）不应使受试者在药物试验过程中面临更多的内耳永久性损伤的风险。基于在缺乏 PTS 的情况下动物神经损伤的证明（Kujawa 和 Liberman，2015），必须考虑到使用纯音听力图可能无法捕捉到的永久性噪声损伤的潜在风险。应考虑几个附加的监测方案。首先，包括 EHF 阈值和噪声中的言语性能将提供额外的证明，说明参与者的听觉功能不会因参与耳保护研究而永久受损。其次，DPOAE 的纳入将提供参与试验前后 OHC 功能的定量文件。最后，包括 ABR 的波 I 或 AP 振幅指标将提供定量的文件，反映在试验参与前和后的神经反应完整性。需要评估是否有必要进行更多的监测试验与特定噪声暴露相关的预期风险，机构审查委员会（IRB）将需要批准监测计划。

在招募受试者的研究中，无论是否研究入组，受试者都将暴露在噪声中，监测"临床前"结果（如 DPOAE 和诱发电位指标）可能不是一个重要的考虑因素，因为噪声风险不是研究入组的结果。在这里，我们将"临床前"结果定义为在没有任何可测量的听力阈值变化的情况下，反映细胞（OHC，听觉神经元）生存变化的指标。这并不是要低估记录细胞存活率的潜在重要性，而是要强调记录由噪声、药物或其他引起的减轻听力损失的临床症状的重要性。

二、TTS 与 PTS 的关系

对于那些评估 TTS 保护的人来说，一个关键的挑战是 TTS 预防是否意味着后期 PTS 风险的潜在降低。听力、生物声学和生物力学委员会（CHABA）提出了一个模型，该模型基于测量的 TTS 缺陷来评估 PTS 的风险。他们假定 TTS 测量 2min 后噪声暴露下工作（TTS_2）8h 是一种测量方法，"它将与单日暴露在噪声中，产生永久阈移（noise-induced, permanent threshold shift，NIPTS），如果在一个疗程内每天重复出现"（Kryter 等，1966）。从这种方法可以推断，如果减少或阻止每天重复的 TTS_2，以后的患者的风险将会降低。然而，每日 TTS 可用于预测 PTS 的假设一直很难被证实，而且 CHABA 标准从未被采用。总之，减少实验室噪声（或真实世界噪声）的暴露后的急性 TTS 可能会促进潜在的治疗药物的开发，并预防急性、暂时的听力变化，对于那些暂时的检测异常或沟通障碍的人群来说可能是重要的。然而，对于在工作场所或其他地方暴露于重复、慢性噪声的患者建议，不能仅仅基于 TTS 数据。最终，需要来自 PTS 试验的数据，以便就预防 PTS 的潜力得出科学有效的结论。

三、临床试验设计问题：药物性听力损失的预防

在设计和实施人体试验以预防药物引起的耳毒性时，也会遇到实际的、后勤的和伦理上的挑战。如上所述，必须仔细评估研究调查(包括临床试验）的风险和益处，以确保参与者所面临的风险不会超过参与药物试验可能获得的益处。对于正在接受挽救生命治疗的患者，如顺铂和氨基糖苷类抗生素，一个关键问题是耳保护药不能干扰顺铂或氨基糖苷类的治疗机制。如果保护剂无意中保护了肿瘤细胞或细菌，与内耳靶点平行，则顺铂或氨基糖苷类抗生素的疗效可能会大幅下降，从而阻止潜在的耳保护药前移。为了解决药物相互作用的问题，研究通常包括体外细胞培养，以评估潜在的杀菌或抗肿瘤活性，然后在进行人类研究获得批准之前进行动物模型的体内研究。潜在的患者/参与者安全问题减缓了人类临床研究的进展，尽管数据现在开始出现。

需要解决的挑战之一是，不同的临床试验数据的收集比较有多个耳毒性的评定标准，可以考虑使用和检测耳毒性的不同速率来选择不同模式（Knight 等，2017）。如上所述，早期检测耳毒性变化最广泛使用的标准是美国语言听力协会指南（1994）和美国听力学学会临床实践指南（2009）。对于 FDA 监督下的药物研究，NCI-CTCAE 耳毒性等级也是常用的。当特殊需要要求和监督机构（如 IRB、FDA）批准此类监测计划时，也可以考虑使用 Brock 量表（Brock 等，1988，1991）和 Chang 量表（Chang 和 Chinosornatana，2010）。由于不同的监测方案，每级（或率）听力损失和（或）阈值的变化有所不同，它们对耳毒性的检测和严重程度的评级有不同的敏感性（daSilva 等，2007；Konrad Martin 等，2010；Knight 等，2017）。

关于这些量表的更多信息可以在最近的几篇综述文章中获得（Anderson 和 Campbell，2015；Campbell 和 Fox，2016；Campbell 和 Le Prell，2018）。

四、自由基和抗氧化剂介绍

在本章的剩余部分，我们将讨论与耳保护药临床开发相关的最后一个问题，即这些药物作用的机制。在动物模型中，成功降低噪声和耳毒性药物对内耳影响的主要药物之一是"抗氧化剂"。在细胞死亡的生化反应中，最初的触发事件是细胞内产生"自由基"。自由基是一种带有未配对电子的分子，它们寻找能与之结合的目标，从而稳定它们的电荷。自由基在 OHC 和侧壁细胞中产生已经被证实。容易释放质子从而中和自由基带电状态的物质通常被称为"自由基清道夫"或"抗氧化剂"。内耳（和身体的其他部位）会产生一些化学物质，可以安全地中和这些自由基。过氧化氢酶（catalase）、超氧化物歧化酶（SOD）、谷胱甘肽（GSH）均可通过抗氧化作用对 NIHL 产生内源性抗氧化防御作用（Campbell 和 Le Prell，2012；Le Prell 和 Bao，2012）。几种新兴的治疗药物通过提供用于内源性谷胱甘肽合成的前体，或通过模仿加速谷胱甘肽稳定自由基的反应酶，特异性地作用于上调谷胱甘肽防御系统。其他新兴的试剂对自由基有直接作用，在不首先转化为其他化学实体的情况下与它们结合并中和它们（Fetoni 等，2019）。

内源性抗氧化剂

1. 超氧化物歧化酶
歧化酶是一种加速两个相同分子反应的酶，产生两个氧化态不同的新分子。超氧化物歧化酶（SOD）是一种酶，它能加速超氧化物

分解为毒性较低的氧（O$_2$）和过氧化氢。SOD 介导的对 NIHL 的保护首先在大鼠中得到证实（Seidman 等，1993），随后在豚鼠中得到证实（Cleric 和 Yang，1996；Cassandro 等，2003）。在豚鼠模型中给予氨基糖苷类抗生素阿米卡星后，SOD 显著减少（Klemens 等，2003），在大鼠模型中给予顺铂后，也观察到类似的减少（Rybak 等，2000）。在小鼠中，基因操作"敲除"特定的 SOD1 酶使小鼠更容易受到噪声的伤害（Ohlemiller 等，1999），但 SOD1 过表达并没有降低噪声的脆弱性（Coling 等，2003）。人类 SOD 基因表达与 NIHL 易感性之间的共变被认为在人类中具有保护作用（Fortunato 等，2004；Chang 等，2009；Liu 等，2010），尽管也有报道称 SOD 基因与脆弱性之间没有关系（Carlsson 等，2005）。Wang 等（2014）的研究表明，基因之间的相互作用可能解释了这些差异。关于被认为在 NIHL 中起作用的人类基因的详细综述已有报道（Gong 和 Lomax，2012；Sliwinska-Kowalska 和 Pawelczyk，2013）。各种膳食 SOD 补充剂都可以作为非处方产品购买，其中一种过氧化氢酶–SOD 补充剂似乎可以增加内源性 SOD 的产生（Nelson 等，2006）；然而，这些补充剂尚未对人体进行安全性或有效性评估，因此需谨慎使用。

2. 过氧化氢酶

过氧化氢酶加速过氧化氢分解为水和氧（$2H_2O_2 \rightarrow 2H_2O+O_2$）。过氧化氢酶最早见于豚鼠的血管纹（Spector 和 Carr，1979），随后 Pierson 和 Gray（1982）证实了过氧化氢酶在血管纹和 Corti 器中的存在。过氧化氢酶可直接减轻豚鼠内耳自由基的有害作用（Clerici 和 Yang，1996）。在豚鼠模型中，给予氨基糖苷类抗生素阿米卡星后，过氧化氢酶显著减少（Klemens 等，2003），而在大鼠模型中给予顺铂后，过氧化氢酶同样减少（Rybak 等，

2000）。研究了过氧化氢与噪声的相互作用，发现长期接触噪声的纺织工人过氧化氢酶水平降低，提出自由基中和过程中过氧化氢酶的消耗（Yildirim 等，2007）。关于影响过氧化氢酶产生的基因，已经报道了人类过氧化氢酶遗传多态性的共变及对 NIHL 的易损性（Konings 等，2007；Yang 等，2015），尽管在其他受试者样本中未观察到共变（Carlsson 等，2005）。多种膳食过氧化氢酶补充剂都可以作为非处方产品，其中过氧化氢酶 – 超氧化物歧化酶联合补充剂似乎可以增加内源性过氧化氢酶的产生（Nelson 等，2006）；然而，这些补充剂尚未对人体进行安全性或有效性评估，因此需谨慎使用。

3. 谷胱甘肽

谷胱甘肽是一种由三种氨基酸产生的三肽，它们是从膳食蛋白质中获得的：L– 半胱氨酸、L– 谷氨酸和甘氨酸。谷胱甘肽含有一个巯基（来自半胱氨酸），被认为可以通过从这个巯基中提供一个氢原子来保护细胞免受氧化损伤（Campbell，2003）。谷胱甘肽与自由基反应的生化反应超出了本章的范围，但是一些具有潜在商业利益的关键相关酶在这里被定义和描述。

总之，谷胱甘肽存在于血管纹、螺旋韧带（Usami 等，1996）和谷胱甘肽及相关酶（GST、GPx）的感觉上皮不同细胞和色素沉着（Lautermann 等，1997；Fujimura 等，2008）。虽然在豚鼠的初步研究，没有提供任何证据表明谷胱甘肽及其相关酶在噪声暴露下有任何变化（Lautermann 等，1997），且许多研究报道谷胱甘肽及其相关酶的变化在螺旋器和（或）噪声后的侧壁（Jacono 等，1998；Yamasoba 等，1998；Kirkegaard 等，2006）。使用顺铂的大鼠模型中，谷胱甘肽水平和相关酶水平也会下降（Rybak 等，2000）。数据表明，GSH 和相关酶在噪声期间和之后的短时间内活性增加，噪声后较长时间活性降低，这可能表明在持续的代

谢压力下，储备枯竭。

> **关键定义**
> - 谷胱甘肽（GSH）：谷胱甘肽（提供电子）
> - GSSG：谷胱甘肽二硫化物（接收电子）
> - GST：谷胱甘肽 S– 转移酶（谷胱甘肽将电子提供给亲电自由基的反应速度）
> - GPx：谷胱甘肽过氧化物酶（谷胱甘肽与过氧化氢反应，产生 GSSG 分子的反应速度）
> - GSR：谷胱甘肽还原酶（GSSG 分子从 NADPH 接收电子产生谷胱甘肽的反应速度）
> - NADPH：烟酰胺腺嘌呤磷酸二核苷酸（向 GSSG 提供电子生成 GSH）

内源性抗氧化状态的差异明显会对各种耳蜗的易损性造成影响，较高的膳食蛋白会驱动内源性谷胱甘肽防御机制（Lautermann 等，1995）。使用药物制剂的其他研究（Yamasoba 等，1998b；Ohinata 等，2000；high 等，2003）和基因操作（Ohlemiller 等，2003），证实了谷胱甘肽在调节噪声对内耳的影响中起关键作用。GST 变体（GSTM1、GSTT1 和 GSTP1）表达的遗传多态性被认为与人类的听力结果有关，尽管每个多态性的相对重要性各不相同（Rabinowitz 等，2002；Lin 等，2009；Abreuo-silva 等，2011；Lin 等，2011）。

五、结论

尽管需要使用 HPD，但在各行各业，NIHL 仍然是工人及军事人员存在的问题之一

（Groenewold 等，2014；Masterson 等，2016；Yankas，2013）。合规性（包括正确的 HPD 安装和一致、正确的 HPD 使用）是一个挑战。其他面临的挑战包括在噪声严重的情况下进行的无保护暴露，或者个人选择不使用 HPD，对于那些暴露在娱乐噪声中的人来说，这是一点尤为重要。除了上述情况，还有一些特殊的噪声情况，在这些情况下，即使正确地使用 HPD，其保护水平也不足够。因此，人们对以替代疗法为基础的保护策略非常感兴趣，这些策略可以在 HPD 不充分时加强保护，在 HPD 使用不当时作为"后备"，或者在 HPD 未被使用时提供一些"救援"。

同样地，DIHL（尤其是顺铂引起的听力损失）仍然是化疗患者的主要生活质量问题，也是幸存者的终身残疾。顺铂引起的听力损失是医学领域的一个突出问题（Travis 等，2014）。目前正在积极研究顺铂耳毒性的治疗和预防；一些潜在的耳保护药已被发现，其中许多似乎是通过防止顺铂引起的氧化应激而起作用。耳蜗内 ROS 的形成被认为是顺铂耳毒性作用的主要原因。

最后，在未来的战略变革中，预防 DIHL 和 NIHL 方面存在很多机会。在随机试验、安慰剂对照、双盲试验中，有可靠的临床结果，患者可以向医师提供潜在有益的治疗方法的使用指导。新兴疗法将在临床药理学耳保护中详细讨论。

致谢

作者感谢 Andrea Gohmert 博士对前庭试验方案及可能作为临床试验方案的一部分提供了有益的反馈。

参 考 文 献

[1] Abd El Salam, N. M.; Ismail, E. I.; El Saeed El Sharabasy, A. Evaluation of Cervical Vestibular Evoked Myogenic Potential in Subjects with Chronic Noise Exposure. *J. Int. Adv. Otol.* 2017, *13* (3), 358-362

[2] Abi-Hachem, R. N.; Zine, A.; Van De Water, T. R. The Injured Cochlea as a Target for Inflammatory Processes, Initiation of Cell Death Pathways and Application of Related Otoprotectives Strategies. *Recent Patents on CNS Drug Discovery* 2010, *5*, 147-163.

[3] Abreu-Silva, R. S.; Rincon, D.; Horimoto, A. R.; Sguillar, A. P.; Ricardo, L. A.; Kimura, L.; Batissoco, A. C.; Auricchio, M. T.; Otto, P. A.; Mingroni-Netto, R. C. The search of a Genetic Basis for Noise-induced Hearing Loss (NIHL). *Ann. Hum. Biol.* 2011, *38*, 210-218.

[4] Agrawal, Y.; Platz, E. A.; Niparko, J. K. Prevalence of Hearing Loss and Differences by Demographic Characteristics Among US Adults: Data from the National Health and Nutrition Examination Survey, 1999-2004. *Arch. Intern. Med.* 2008, *168*, 1522-1530.

[5] Allman, B. L.; Schormans, A. L.; Typlt, M.; Lobarinas, E. Past, Present, and Future Pharmacological Therapies for Tinnitus. In *Translational Research in Audiology and the Hearing Sciences, Springer Handbook of Auditory Research*; Le Prell, C. G., Lobarinas, E., Fay, R. R., et al., Eds.; Springer: New York, 2016; pp 165-195.

[6] American Academy of Audiology. Position Statement and clinical Practice Guidelines: Ototoxicity monitoring. Last accessed July 5, 2016 from http://audiology-web. s3.amazonaws.com/migrated/OtoMonGuidelines. pdf_539974c40999c1.58842217.pdf.

[7] American Speech-Language-Hearing Association. Determining threshold level for speech [Guidelines]. Available from www.asha.org/policy, 1988.

[8] American Speech-Language-Hearing Association. Guidelines for the Audiologic Management of Individuals Receiving Cochleotoxic Drug Therapy. *ASHA* 1994, *36* (Suppl. 12), 11-19.

[9] Anderson, J. M.; Campbell, K. Assessment of Interventions to Prevent Drug-induced Hearing Loss. In *Oxidative Stress in Applied Basic Research and Clinical Practice: Free Radicals in ENT Pathology*; Miller, J. M., Le Prell, C. G., Rybak, L. P., Eds.; New York: Humana Press, 2015; pp 243-269.

[10] Attias, J.; Weisz, G.; Almog, S.; Shahar, A.; Wiener, M.; Joachims, Z.; Netzer, A.; Ising, H.; Rebentisch, E.; Guenther, T. Oral Magnesium Intake Reduces Permanent Hearing Loss Induced by Noise Exposure. *Am. J. Otolaryngol.* 1994, *15*, 26-32.

[11] Attias, J.; Sapir, S.; Bresloff, I.; Reshef-Haran, I.; Ising, H. Reduction in Noise-induced Temporary Threshold Shift in Humans Following Oral Magnesium Intake. *Clin. Otolaryngol.* 2004, *29*, 635-641.

[12] Badri, R.; Siegel, J. H.; Wright, B. A. Auditory Filter Shapes and High-frequency Hearing in Adults Who Have Impaired Speech in Noise Performance Despite Clinically Normal Audiograms. *J. Acoust. Soc. Am.* 2011, *129*, 852-863.

[13] Baguley, D.; Norman, M. Tinnitus Handicap Inventory. *J. Am. Acad. Audiol.* 2001, *12*, 379-380.

[14] Balatsouras, D. G.; Homsioglou, E.; Danielidis, V. Extended High-frequency Audiometry in Patients With Acoustic Trauma. *Clin. Otolaryngol.* 2005, *30*, 249-254.

[15] Bauer, C. A.; Berry, J.; Brozoski, T. J. Clinical Trials Supported by the Tinnitus Research Consortium: Lessons learned, the Southern Illinois University experience. *Hear. Res.* 2016, *334*, 65-71.

[16] Biro, K.; Noszek, L.; Prekopp, P.; Nagyivanyi, K.; Geczi, L.; Gaudi, I., Bodrogi, I. Characteristics and Risk Factors of Cisplatin-induced Ototoxicity in Testicular Cancer Patients Detected by Distortion Product Otoacoustic Emission. *Oncology*, 2006, *70*, 177-184.

[17] Black, R. E.; Lau, W. K.; Weinstein, R. J.; Young, L. S.; Hewitt, W. L. Ototoxicity of Amikacin. *Antimicrob. Agents Chemother.* 1976, *9*, 956-961.

[18] Black, F. O.; Pesznecker, S.; Stallings, V. Permanent Gentamicin Vestibulotoxicity. *Otol. Neurotol.* 2004, *25*, 559-569.

[19] Boger, M. E.; Sampaio, A. L. L.; Oliveira, C. Analysis of Hearing and Tinnitus in Workers Exposed to Occupational Noise. *Int. Tinnitus J.* 2017, *20*, 88-92.

[20] Bohne, B. A.; Rabbitt, K. D. Holes in the Reticular Lamina After Noise Exposure: Implication For Continuing Damage in the Organ of Corti. *Hear. Res.* 1983, *11*, 41-53.

[21] Bramhall, N.; Beach, E.; Epp, B.; Le Prell, C. G.; Lopez-Poveda, E. A.; Plack, C.; Schaette, R.; Verhulst, S.; Canlon, B. The Search for Noise-Induced Synaptopathy in Humans: Mission Impossible? *Hear Res.* 2019, *377*, 88-103.

[22] Bramhall, N.; Ong, B.; Ko, J.; Parker, M. Speech Perception Ability in Noise is Correlated with Auditory Brainstem Response Wave I Amplitude. *J. Am. Acad. Audiol.* 2015, *26*, 509-517.

[23] Brock, P.; Pritchard, J.; Bellman, S.; Pinkerton, C. R. Ototoxicity of High-dose cis-Platinum in Children. *Med. Pediatr. Oncol.* 1988, *16*, 368-369.

[24] Brock, P. R.; Bellman, S. C.; Yeomans, E. C.; Pinkerton, C. R.; Pritchard, J. Cisplatin Ototoxicity in Children: A Practical Grading System. *Med. Pediatr. Oncol.* 1991, *19*, 295-300.

[25] Brungart, D. S.; Sheffield, B. M.; Kubli, L. R. Development of a Test Battery for Evaluating Speech Perception in Complex Listening Environments. *J. Acoust. Soc. Am.* 2014, *136*, 777-790.

[26] Buchler, M.; Kompis, M.; Hotz, M. A. Extended Frequency Range Hearing Thresholds and Otoacoustic Emissions in Acute Acoustic Trauma. *Otol. Neurotol.* 2012, *33*, 1315-1322.

[27] Campbell, K. C. M. Ototoxicity: Understanding Oxidative Mechanisms. *J. Am. Acad. Audiol.* 2003, *14*, 121-123.

[28] Campbell, K. C. M. Audiologic Monitoring for Ototoxicity. In *Ototoxicity*; Roland, P., Rutkas, J., Eds.; BC Decker: Hamilton, Ontario, Canada, 2004, pp 153-160.

[29] Campbell, K. C. M.; Le Prell, C. G. Potential Therapeutic Agents. *Semin. Hear.* 2012, *33,* 97-113.

[30] Campbell, K. C. M.; Fox, D. J. Cisplatin-induced Hearing Loss. In *Translational Research in Audiology and the Hearing Sciences, Springer Handbook of Auditory Research*; Le Prell, C. G., Lobarinas, E., Fay, R. R., et al. Eds.; Springer: New York, 2016; pp 141-164.

[31] Campbell, K. C. M.; Le Prell, C.G. Drug-Induced Ototoxicity: Diagnosis and Monitoring. *Drug Safety,* 2019, *41* (5), 451-464.

[32] Campbell, K. C. M.; Kelly, E.; Targovnik, N.; Hughes, L. H.; Van Saders, C.; Gottlieb, A. B.; Dorr, M. B.; Leighton, A. Audiologic Monitoring for Potential Ototoxicity in a Phase I Clinical Trial of a New Glycopeptide Antibiotic. *J. Am. Acad. Audiol.* 2003, *14,* 157-168.

[33] Campbell, K. C. M.; Hammill, T.; Hoffer, M.; Kil, J.; Le Prell, C. G. Guidelines for Auditory Threshold Measurement for Significant Threshold Shift (STS). *Otol. Neurotol.* 2016, *37*, e263-e270.

[34] Campbell, K.; Kutz, J. W.; Jr., Shoup, A.; Wen, W.; Lynch, S. Y.; He, E.; Ripa, S. R. Evaluation of the Ototoxicity Potential of Once-daily, Single-entity Hydrocodone in Patients with Chronic Pain: Results of Two Phase-3 Clinical Studies. *Pain Physician* 2017, *20*, E183-E193.

[35] Carlson, D. L. American Academy of Audiology Response to Gurgel et al. *Otolaryngol. Head Neck Surg.* 2013, *149*, 349-350.

[36] Carlsson, P. I.; Van Laer, L.; Borg, E.; Bondeson, M. L.; Thys, M.; Fransen, E.; Van Camp, G. The Influence of Genetic Variation in Oxidative Stress Genes on Human Noise Susceptibility. *Hear. Res.* 2005, *202*, 87-96.

[37] Cassandro, E.; Sequino, L.; Mondola, P.; Attanasio, G.; Barbara, M.; Filipo, R. Effect of Superoxide Dismutase and Allopurinol on Impulse Noise-exposed Guinea Pigs-Electrophysiological and Biochemical Study. *Acta Otolaryngol.* (Stockh). 2003, *123*, 802-807.

[38] Chang, N. C.; Ho, C. K.; Wu, M. T.; Yu, M. L.; Ho, K. Y. Effect of Manganese-Superoxide Dismutase Genetic Polymorphisms IVS3-23T/G on Noise Susceptibility in Taiwan. *Am. J. Otolaryngol.* 2009, *30*, 396-400.

[39] Chang, K. W.; Chinosornvatana, N. Practical Grading System for Evaluating Cisplatin Ototoxicity in Children. *J. Clin. Oncol.* 2010, *28*, 1788-1795.

[40] Chiarovano, E.; Wang, W.; Reynolds, P.; MacDougall, H. G. Imbalance: Objective Measures Versus Subjective Self-report in Clinical Practice. *Gait Posture* 2018, *59*, 217-221.

[41] Clark, K.; Sowers, M.; Wallace, R. B.; Anderson, C. The Accuracy of Self-Reported Hearing Loss in Women Aged 60-85 years. *Am. J. Epidemiol.* 1991, *134*, 704-708.

[42] Clerici, W. J.; Yang, L. Direct Effects of Intraperilymphatic Reactive Oxygen Species Generation on Cochlear Function. *Hear. Res.* 1996, *101*, 14-22.

[43] Coling, D. E.; Yu, K. C.; Somand, D.; Satar, B.; Bai, U.; Huang, T. T.; Seidman, M. D.; Epstein, C. J.; Mhatre, A. N.; Lalwani, A. K. Effect of SOD1 Overexpression on Age- and Noise-related Hearing Loss. *Free Radic. Biol. Med.* 2003, *34*, 873-880.

[44] Curhan, S. G.; Stankovic, K. M.; Eavey, R. D.; Wang, M.; Stampfer, M. J.; Curhan, G. C. Carotenoids, Vitamin A, Vitamin C, Vitamin E, and Folate and Risk of Self-reported Hearing Loss in Women. *Am. J. Clin. Nutr.* 2015, *102*, 1167-1175.

[45] da Silva, A. M.; Latorre Mdo, R.; Cristofani, L. M.; Odone Filho, V. The Prevalence of Hearing Loss in Children and Adolescents with Cancer. *Braz. J. Otorhinolaryngol.* 2007, *73*, 608-614.

[46] Dalgic, A.; Yilmaz, O.; Hidir, Y.; Satar, B.; Gerek, M. Analysis of Vestibular Evoked Myogenic Potentials and Electrocochleography in Noise Induced Hearing Loss. *J. Int. Adv. Otol.* 2015, *11*, 127-132.

[47] de Souza Chelminski Barreto, M. A.; Costa, C. S.; de Souza Guarita, L. K.; Oliveira, C. A.; Bahmad Junior, F. Auditory Monitoring by Means of Evaluation of the Cochlea in Soldiers of the Brazilian Army Exposed to Impulse Noise. *Int. Tinnitus J.* 2011, *16*, 123-129.

[48] Dhooge, I.; Dhooge, C.; Geukens, S.; De Clerck, B.; De Vel, E.; Vinck, B. M. Distortion Product Otoacoustic Emissions: An Objective Technique for the Screening of Hearing Loss in Children Treated with Platin Derivatives. *Int. J. Audiol.* 2006, 45, 337-343.

[49] Dille, M. F.; Konrad-Martin, D.; Gallun, F.; Helt, W. J.; Gordon, J. S.; Reavis, K. M.; Bratt, G. W.; Fausti, S. A. Tinnitus Onset Rates from Chemotherapeutic Agents and Ototoxic Antibiotics: Results of a Large Prospective Study. *J. Am. Acad. Audiol.* 2010a, *21*, 409-417.

[50] Dille, M. F.; McMillan, G. P.; Reavis, K. M.; Jacobs, P.; Fausti, S. A.; Konrad-Martin, D. Ototoxicity Risk Assessment Combining Distortion Product Otoacoustic Emissions with a Cisplatin Dose Model. *J. Acoust. Soc. Am.* 2010b, *128*, 1163-1174.

[51] Dinh, C. T.; Goncalves, S.; Bas, E.; Van De Water, T. R.; Zine, A. Molecular Regulation of Auditory Hair Cell Death and Approaches to Protect Sensory Receptor Cells and/or Stimulate Repair Following Acoustic Trauma. *Front. Cell Neurosci.* 2015, *9*, 96.

[52] Dobie, R. A. A Review of Randomized Clinical Trials in Tinnitus. *Laryngoscope* 1999, *109*, 1202-1211.

[53] Dobie, R. A. Impairment and Handicap. In *Medical-Legal Evaluation of Hearing Loss*; Dobie, R. A., Ed.; 2nd ed.; Singular, 2001; pp 89-118.

[54] Dobie, R. A.; Megerson, S. C. Workers' Compensation. In *The Noise Manual*; Berger, E. H., Royster, L. H., Royster, J. D., et al., Eds.; 5th ed.; Fairfax: American Industrial Hygiene Association, 2000; pp 689-710.

[55] Dobie, R. A.; Sakai, C. S. Estimation of Hearing Loss Severity from the Audiogram. In *Noise Induced Hearing Loss: Basic Mechanisms, Prevention and Control*; Henderson, D., Prasher, D., Kopke, R., et al., Eds.; Noise Research Network: London, 2001; pp 351-363.

[56] Doosti, A.; Lotfi, Y.; Moosavi, A.; Bakhshi, E.; Talasaz, A. H. Distortion Product Otoacoustic Emission (DPOAE) as an Appropriate Tool in Assessment of Otoprotective Effects of Antioxidants in Noise-Induced Hearing Loss (NIHL). *Indian J. Otolaryngol. Head Neck Surg.* 2014, *66*, 325-329.

[57] Duijvestijn, J. A.; Anteunis, L. J.; Hoek, C. J.; Van Den Brink, R. H.; Chenault, M. N.; Manni, J. J. Help-seeking Behaviour

of Hearing-impaired Persons Aged > or = 55 years; Effect of Complaints, Significant Others and Hearing Aid Image. *Acta Otolaryngol. (Stockh.)* 2003, *123*, 846-850.

[58] Eckert, M. A.; Matthews, L. J.; Dubno, J. R. Self-assessed Hearing Handicap in Older Adults with Poorer-Than-Predicted Speech Recognition in Noise. *J. Speech Lang. Hear. Res.* 2017, *60*, 251-262.

[59] Einarsson, E. J.; Petersen, H.; Wiebe, T.; Fransson, P. A.; Magnusson, M.; Moell, C. Severe Difficulties with Word Recognition in Noise After Platinum Chemotherapy in Childhood, and Improvements with Open-fitting Hearing-aids. *Int. J. Audiol.* 2011, *50*, 642-651.

[60] Esterhai, J. L.; Jr., Bednar, J.; Kimmelman, C. P. Gentamicin-induced Ototoxicity Complicating Treatment of Chronic Osteomyelitis. *Clin. Orthop. Relat. Res.* 1986, 185-188.

[61] Fausti, S. A.; Helt, W. J.; Gordon, J. S.; Reavis, K. M.; Phillips, D. S.; Konrad-Martin, D. L. Audiologic Monitoring for Ototoxicity and Patient Management. In *Pharmacology and Ototoxicity for Audiologists*; Campbell, K. C. M., Ed.; Thomson Delmar Learning: Clifton Park, 2007.

[62] Feder, K.; Michaud, D.; McNamee, J.; Fitzpatrick, E.; Davies, H.; Leroux, T. Prevalence of Hazardous Occupational Noise Exposure, Hearing Loss, and Hearing Protection Usage Among a Representative Sample of Working Canadians. *J. Occup. Environ. Med.* 2017, *59*, 92-113.

[63] Ferrite, S.; Santana, V. S.; Marshall, S. W.; McCullagh, M. C.; Raymond, D.; Kerr, M. J.; Lusk, S. L. Validity of Self-reported Hearing Loss in Adults: Performance of Three Single Questions Prevalence of Hearing Loss and Accuracy of Self-report Among Factory Workers. *Rev. Saude Publica* 2011, *45*, 824-830.

[64] Fetoni, A. R.; Paciello, F.; Rolesi, R.; Paludetti, G.; Troiani, D. Targeting Dysregulation of Redox Homeostasis in Noise-Induced Hearing Loss: Oxidative Stress and ROS Signaling. *Free Radic. Biol Med.* 2019, *135*, 46-59.

[65] Fortunato, G.; Marciano, E.; Zarrilli, F.; Mazzaccara, C.; Intrieri, M.; Calcagno, G.; Vitale, D. F.; La Manna, P.; Saulino, C.; Marcelli, V.; Sacchetti, L. Paraoxonase and Superoxide Dismutase Gene Polymorphisms and Noise-induced Hearing Loss. *Clin. Chem.* 2004, *50*, 2012-2018.

[66] Frisina, R. D.; Wheeler, H. E.; Fossa, S. D.; Kerns, S. L.; Fung, C.; Sesso, H. D.; Monahan, P. O.; Feldman, D. R.; Hamilton, R.; Vaughn, D. J.; Beard, C. J.; Budnick, A.; Johnson, E. M.; Ardeshir-Rouhani-Fard, S.; Einhorn, L. H.; Lipshultz, S. E.; Dolan, M. E.; Travis, L. B. Comprehensive Audiometric Analysis of Hearing Impairment and Tinnitus after Cisplatinbased Chemotherapy in Survivors of Adult-onset Cancer. *J. Clin. Oncol.* 2016, *34*, 2712-2720.

[67] Fujimura, T.; Suzuki, H.; Udaka, T.; Shiomori, T.; Mori, T.; Inaba, T.; Hiraki, N.; Kayashima, K.; Doi, Y. Immunoreactivities for Glutathione S-transferases and Glutathione Peroxidase in the Lateral Wall of Pigmented and Albino Guinea Pig Cochlea. *Med. Mol. Morphol.* 2008, *41*, 139-144.

[68] Fujioka, M.; Okano, H.; Edge, A. S. Manipulating Cell Fate in the Cochlea: A Feasible Therapy for Hearing Loss. *Trends Neurosci.* 2015, *38*, 139-144.

[69] Fulbright, A. N. C.; Le Prell, C. G.; Griffiths, S. K.;

Lobarinas, E. Effects of Recreational Noise on Threshold and Supra-threshold Measures of Auditory Function. *Semin. Hear.* 2017, *38*, 298-318.

[70] Gatehouse, S.; Noble, W. The Speech, Spatial and Qualities of Hearing Scale (SSQ). *Int. J. Audiol.* 2004, *43*, 85-99.

[71] Gofrit, S. G.; Mayler, Y.; Eliashar, R.; Bdolah-Abram, T.; Ilan, O.; Gross, M. The Association Between Vestibular Physical Examination, Vertigo Questionnaires, and the Electronystagmography in Patients with Vestibular Symptoms. *Ann. Otol. Rhinol. Laryngol.* 2017, *126*, 315-321.

[72] Goncalves, C. G.; Lacerda, A. B.; Zeigelboim, B. S.; Marques, J. M.; Luders, D. Auditory Thresholds Among Military Musicians: Conventional and High Frequency. *CoDAS* 2013, *25*, 181-187.

[73] Gong, T.-W.; Lomax, M. I. Genes that Influence Susceptibility to Noise-induced Hearing Loss. In *Noise-Induced Hearing Loss: Scientific Advances*; Le Prell, C. G., Henderson, D., Fay, R. R., et al., Eds.; Springer: New York, 2012; pp 179-203.

[74] Grinn, S. K.; Wiseman, K. B.; Baker, J. A.; Le Prell, C. G. Hidden Hearing Loss? No Effect of Common Recreational Noise Exposure on Cochlear Nerve Response Amplitude in Humans. *Front. Neurosci.* 2017, *11*, 1-24.

[75] Groenewold, M. R.; Masterson, E. A.; Themann, C. L.; Davis, R. R. Do Hearing Protectors Protect Hearing? *Am. J. Ind. Med.* 2014, *57*, 1001-1010.

[76] Grose, J. H.; Buss, E.; Hall, J. W., 3rd. Loud Music Exposure and Cochlear Synaptopathy in Young Adults: Isolated Auditory Brainstem Response Effects but no Perceptual Consequences. *Trends Hear.* 2017, *21*, 2331216517737417.

[77] Guest, H.; Munro, K. J.; Prendergast, G.; Howe, S.; Plack, C. J. Tinnitus with a Normal Audiogram: Relation to Noise Exposure but no Evidence for Cochlear Synaptopathy. *Hear. Res.* 2017, *344*, 265-274.

[78] Gurgel, R. K.; Jackler, R. K.; Dobie, R. A.; Popelka, G. R. A New Standardized Format for Reporting Hearing Outcome in Clinical Trials. *Otolaryngol. Head Neck Surg.* 2012, *147*, 803-807.

[79] Hallmo, P.; Borchgrevink, H. M.; Mair, I. W. Extended High-frequency Thresholds in Noiseinduced Hearing Loss. *Scand. Audiol.* 1995, *24*, 47-52.

[80] Handelsman, J. A.; Nasr, S. Z.; Pitts, C.; King, W. M. Prevalence of Hearing and Vestibular Loss in Cystic Fibrosis Patients Exposed to Aminoglycosides. *Pediatr. Pulmonol.* 2017, *52*, 1157-1162.

[81] Hands, S. Hearing Loss in over-65s: Is Routine Questionnaire Screening Worthwhile? *J. Laryngol. Otol.* 2000, *114*, 661-666.

[82] Henderson, D.; Hamernik, R. P.; Sitler, R. Audiometric and Anatomical Correlates of Impulse Noise Exposure. *Arch. Otolaryngol.* 1974, *99*, 62-66.

[83] Henderson, D.; Hamernik, R. P. Impulse Noise: Critical Review. *J. Acoust. Soc. Am.* 1986, *80*, 569-584.

[84] Henderson, D.; Bielefeld, E. C.; Harris, K. C.; Hu, B. H. The Role of Oxidative Stress in Noise-induced Hearing Loss. *Ear Hear.* 2006, *27*, 1-19.

[85] Henning, R. L.; Bobholz, K. Distortion Product Otoacoustic Emissions in College Music Majors and Nonmusic Majors.

Noise Health 2016, *18*, 10-20.

[86] Henry, J. L.; Wilson, P. H. The Psychometric Properties of Two Measures of Tinnitus Complaint and Handicap. *Int. Tinnitus J.* 1998, *4*, 114-121.

[87] Henry, J. A.; Griest, S.; Thielman, E.; McMillan, G.; Kaelin, C.; Carlson, K. F. Tinnitus Functional Index: Development, Validation, Outcomes Research, and Clinical Application. *Hear. Res.* 2016, *334*, 58-64.

[88] Hight, N. G.; McFadden, S. L.; Henderson, D.; Burkard, R. F.; Nicotera, T. Noise-induced Hearing Loss in Chinchillas Pre-treated with Glutathione Monoethylester and R-PIA. *Hear. Res.* 2003, *179*, 21-32.

[89] Hoben, R.; Easow, G.; Pevzner, S.; Parker, M. A. Outer Hair Cell and Auditory Nerve Function in Speech Recognition in Quiet and in Background Noise. *Front. Neurosci.* 2017, *11*, 157.

[90] Hu, B. Noise-induced Structural Damage in the Cochlea. In *Noise-Induced Hearing Loss: Scientific Advances; Springer Handbook of Auditory Research*; Le Prell, C. G., Henderson, D., Popper, A. N., et al., Eds., Springer: New York, 2012; pp 57-86.

[91] Jacono, A. A.; Hu, B.; Kopke, R. D.; Henderson, D.; Van De Water, T. R.; Steinman, H. M. Changes in Cochlear Antioxidant Enzyme Activity after Sound Conditioning and Noise Exposure in the Chinchilla. *Hear. Res.* 1998, *117*, 31-38.

[92] Job, A.; Raynal, M.; Kossowski, M.; Studler, M.; Ghernaouti, C.; Baffioni-Venturi, A.; Roux, A.; Darolles, C.; Guelorget, A. Otoacoustic Detection of Risk of Early Hearing Loss in Ears with Normal Audiograms: A 3-year Follow-up Study. *Hear. Res.* 2009, *251*, 10-16.

[93] Kaltenbach, J. A.; Manz, R. The Neurobiology of Noise-induced Tinnitus. In *Noise-Induced Hearing Loss: Scientific Advances, Springer Handbook of Auditory Research*; Le Prell, C. G., Henderson, D., Fay, R. R., et al. Eds.; Springer Science+Business Media, LLC: New York, 2012; pp 151-175.

[94] Kamil, R. J.; Genther, D. J.; Lin, F. R. Factors Associated with the Accuracy of Subjective Assessments of Hearing Impairment. *Ear Hear.* 2015, *36*, 164-167.

[95] Kerr, M. J.; McCullagh, M.; Savik, K.; Dvorak, L. A. Perceived and Measured Hearing Ability in Construction Laborers and Farmers. *Am. J. Ind. Med.* 2003, *44*, 431-437.

[96] Kil, J.; Lobarinas, E.; Spankovich, C.; Griffiths, S.; Antonelli, P. J.; Lynch, E. D.; Le Prell, C. G. Safety and Efficacy of Ebselen for the Prevention of Noise-induced Hearing Loss: A Randomized Double Blind Placebo-controlled Phase 2 Clinical Trial. *Lancet* 2017, *390*, 969-979.

[97] Killion, M. C.; Niquette, P. A.; Gudmundsen, G. I.; Revit, L. J.; Banerjee, S. Development of a Quick Speech-in-noise Test for Measuring Signal-to-noise Ratio Loss in Normal-hearing and Hearing-impaired Listeners. *J. Acoust. Soc. Am.* 2004, *116*, 2395-2405.

[98] Kim, H. J.; Lee, H. J.; An, S. Y.; Sim, S.; Park, B.; Kim, S. W.; Lee, J. S.; Hong, S. K.; Choi, H. G. Analysis of the Prevalence and Associated Risk Factors of Tinnitus in Adults. *PLoS One* 2015, *10*, e0127578.

[99] Kirkegaard, M.; Murai, N.; Risling, M.; Suneson, A.; Jarlebark, L.; Ulfendahl, M. Differential Gene Expression in the Rat Cochlea After Exposure to Impulse Noise.

Neuroscience 2006, *142*, 425-435.

[100] Klemens, J. J.; Meech, R. P.; Hughes, L. F.; Somani, S.; Campbell, K. C. Antioxidant Enzyme Levels Inversely Covary with Hearing Loss After Amikacin Treatment. *J. Am. Acad. Audiol.* 2003, *14*, 134-143.

[101] Knight, K. R.; Kraemer, D. F.; Winter, C.; Neuwelt, E. A. Early Changes in Auditory Function as a Result of Platinum Chemotherapy: Use of Extended High-frequency Audiometry and Evoked Distortion Product Otoacoustic Emissions. *J. Clin. Oncol.* 2007, *25*, 1190-1195.

[102] Knight, K. R.; Chen, L.; Freyer, D.; Aplenc, R.; Bancroft, M.; Bliss, B.; Dang, H.; Gillmeister, B.; Hendershot, E.; Kraemer, D. F.; Lindenfeld, L.; Meza, J.; Neuwelt, E. A.; Pollock, B. H.; Sung, L. Group-wide, Prospective Study of Ototoxicity Assessment in Children Receiving Cisplatin Chemotherapy (ACCL05C1): A Report from the Children's Oncology Group. *J. Clin. Oncol.* 2017, *35*, 440-445.

[103] Kokong, D. D.; Bakari, A.; Ahmad, B. M. Ototoxicity in Nigeria: Why it Persists. *Ear Nose Throat J.* 2014, *93*, 256-264.

[104] Konings, A.; Van Laer, L.; Pawelczyk, M.; Carlsson, P. I.; Bondeson, M. L.; Rajkowska, E.; Dudarewicz, A.; Vandevelde, A.; Fransen, E.; Huyghe, J.; Borg, E.; Sliwinska-Kowalska, M.; Van Camp, G. Association Between Variations in CAT and Noise-induced Hearing Loss in Two Independent Noise-exposed Populations. *Hum. Mol. Genet.* 2007, *16*, 1872-1883.

[105] Konopka, W.; Pawlaczyk-Luszczynska, M.; Sliwinska-Kowalska, M. The Influence of Jet Engine Noise on Hearing of Technical Staff. *Med. Pr.* 2014, *65*, 583-592.

[106] Konrad-Martin, D.; James, K. E.; Gordon, J. S.; Reavis, K. M.; Phillips, D. S.; Bratt, G. W.; Fausti, S. A. Evaluation of Audiometric Threshold Shift Criteria for Ototoxicity Monitoring. *J. Am. Acad. Audiol.* 2010, *21*, 301-314; quiz 357.

[107] Konrad-Martin, D.; Poling, G. L.; Dreisbach, L. E.; Reavis, K. M.; McMillan, G. P.; Lapsley Miller, J. A.; Marshall, L. Serial Monitoring of Otoacoustic Emissions in Clinical Trials. *Otol. Neurotol.* 2016, *37*, e286-e294.

[108] Kopke, R.; Slade, M. D.; Jackson, R.; Hammill, T.; Fausti, S.; Lonsbury-Martin, B.; Sanderson, A.; Dreisbach, L.; Rabinowitz, P.; Torre, P., 3rd, Balough, B. Efficacy and Safety of N-acetylcysteine in Prevention of Noise Induced Hearing Loss: A Randomized Clinical Trial. *Hear. Res.* 2015, *323*, 40-50.

[109] Korres, G. S.; Balatsouras, D. G.; Tzagaroulakis, A.; Kandiloros, D.; Ferekidis, E. Extended High-frequency Audiometry in Subjects Exposed to Occupational Noise. *B-ENT* 2008, *4*, 147-155.

[110] Korres, G. S.; Balatsouras, D. G.; Tzagaroulakis, A.; Kandiloros, D.; Ferekidou, E.; Korres, S. Distortion Product Otoacoustic Emissions in an Industrial Setting. *Noise Health* 2009, *11*, 103-110.

[111] Kramer, S.; Dreisbach, L.; Lockwood, J.; Baldwin, K.; Kopke, R. D.; Scranton, S.; O'Leary, M. Efficacy of the Antioxidant N-acetylcysteine (NAC) in Protecting Ears Exposed to Loud Music. *J. Am. Acad. Audiol.* 2006, *17*, 265-278.

[112] Kryter, K. D.; Ward, W. D.; Miller, J. D.; Eldredge, D. H.

Hazardous Exposure to Intermittent and Steady-state Noise. *J. Acoust. Soc. Am.* 1966, *39*, 451-464.

[113] Kujawa, S. G.; Liberman, M. C. Acceleration of Age-related Hearing Loss by Early Noise Exposure: Evidence of a Misspent Youth. *J. Neurosci.* 2006, *26*, 2115-2123.

[114] Kujawa, S. G.; Liberman, M. C. Adding Insult to Injury: Cochlear Nerve Degeneration After "temporary" Noise-induced Hearing Loss. *J. Neurosci.* 2009, *29*, 14077-14085.

[115] Kujawa, S. G.; Liberman, M. C. Synaptopathy in the Noise-exposed and Aging Cochlea: Primary Neural Degeneration in Acquired Sensorineural Hearing Loss. *Hear. Res.* 2015, *330*, 191-199.

[116] Kumar, P.; Upadhyay, P.; Kumar, A.; Kumar, S.; Singh, G. B. Extended High Frequency Audiometry in Users of Personal Listening Devices. *Am. J. Otolaryngol.* 2017, *38*, 163-167.

[117] Lapsley Miller, J. A.; Marshall, L.; Heller, L. M.; Hughes, L. M. Low-level Otoacoustic Emissions May Predict Susceptibility to Noise-induced Hearing Loss. *J. Acoust. Soc. Am.* 2006, *120*, 280-296.

[118] Lapsley Miller, J. A.; Marshall, L. Otoacoustic Emissions as Preclinical Measures of NIHL and Susceptibility to NIHL. In *Otoacoustic Emissions, Clinical Application*; Robinette, M. S., Glattke, T. J., Eds.; 3rd ed.; Thieme: New York, 2007; pp 321-341.

[119] Laurell, G.; Pierre, P. V. Hearing Loss After Cisplatin: Oxidative Stress Pathways and Potential for Protection. In *Oxidative Stress in Applied Basic Research and Clinical Practice: Free Radicals in ENT Pathology*; Miller, J. M., Le Prell, C. G., Rybak, L. P., Eds., Humana Press: New York, 2015; pp 217-241.

[120] Lautermann, J.; McLaren, J.; Schacht, J. Glutathione Protection Against Gentamicin Ototoxicity Depends on Nutritional Status. *Hear. Res.* 1995, *86*, 15-24.

[121] Lautermann, J.; Crann, S. A.; McLaren, J.; Schacht, J. Glutathione-dependent Antioxidant Systems in the Mammalian Inner Ear: Effects of Aging, Ototoxic Drugs and Noise. *Hear. Res.* 1997, *114*, 75-82.

[122] Le Prell, C. G.; Bao, J. Prevention of Noise-induced Hearing Loss: Potential Therapeutic Agents. In *Noise-Induced Hearing Loss: Scientific Advances, Springer Handbook of Auditory Research*; Le Prell, C. G., Henderson, D., Fay, R. R., et al., Eds.; Springer Science+Business Media, LLC: New York, 2012; pp 285-338.

[123] Le Prell, C. G.; Lobarinas, E. Strategies for Assessing Antioxidant Efficacy in Clinical Trials. In *Oxidative Stress in Applied Basic Research and Clinical Practice: Free Radicals in ENT Pathology*; Miller, J. M., Le Prell, C. G., Rybak, L. P., Eds.; Humana Press: New York, 2015; pp 163-192.

[124] Le Prell, C. G.; Brungart, D. S. Speech-in-noise Tests and Supra-threshold Auditory Evoked Potentials as Metrics for Noise Damage and Clinical Trial Outcome Measures. *Otol. Neurotol.* 2016, *37*, e295-302.

[125] Le Prell, C. G.; Clavier, O. H. Effects of Noise on Speech Recognition: Challenges for Communication by Service Members. *Hear. Res.* 2017, *349*, 76-89.

[126] Le Prell, C. G. Effects of Noise Exposure on Auditory Brainstem Response and Speech-in-Noise Tasks: A Review of the Literature. *Int. J. Audiol.* 2019, *58* (sup1), S3-S32.

[127] Le Prell, C. G.; Bledsoe, S. C.; Jr., Bobbin, R. P.; Puel, J. L. Neurotransmission in the Inner Ear: Functional and Molecular Analyses. In *Physiology of the Ear*; Jahn, A. F., Santos-Sacchi, J., Eds.; Singular Publishing: New York, 2001; pp 575-611.

[128] Le Prell, C. G.; Yagi, M.; Kawamoto, K.; Beyer, L. A.; Atkin, G.; Raphael, Y.; Dolan, D. F.; Bledsoe, S. C. J.; Moody, D. B. Chronic Excitotoxicity in the Guinea Pig Cochlea Induces Temporary Functional Deficits Without Disrupting Otoacoustic Emissions. *J. Acoust. Soc. Am.* 2004, *116*, 1044-1056.

[129] Le Prell, C. G.; Yamashita, D.; Minami, S.; Yamasoba, T.; Miller, J. M. Mechanisms of Noiseinduced Hearing Loss Indicate Multiple Methods of Prevention. *Hear. Res.* 2007, *226*, 22-43.

[130] Le Prell, C. G.; Johnson, A.-C.; Lindblad, A.-C.; Skjönsberg, A.; Ulfendahl, M.; Guire, K.; Green, G. E.; Campbell, K. C. M.; Miller, J. M. Increased Vitamin Plasma Levels in Swedish Military Personnel Treated with Nutrients Prior to Automatic Weapon Training. *Noise Health* 2011, *13*, 432-443.

[131] Le Prell, C. G.; Dell, S.; Hensley, B. N.; Hall, J. W. I.; Campbell, K. C. M.; Antonelli, P. A.; Green, G. E.; Miller, J. M.; Guire, K. Digital Music Exposure Reliably Induces Temporary Threshold Shift (TTS) in Normal Hearing Human Subjects. *Ear Hear.* 2012, *33*, e44-58.

[132] Le Prell, C. G.; Spankovich, C.; Lobarinas, E.; Griffiths, S. K. Extended High Frequency Thresholds in College Students: Effects of Music Player Use and Other Recreational Noise. *J. Am. Acad. Audiol.* 2013, *24*, 725-739.

[133] Le Prell, C. G.; Fulbright, A.; Spankovich, C.; Griffiths, S.; Lobarinas, E.; Campbell, K. C. M.; Antonelli, P. J.; Green, G. E.; Guire, K.; Miller, J. M. Dietary Supplement Comprised of β-carotene, Vitamin C, Vitamin E, and Magnesium: Failure to Prevent Music-induced Temporary Threshold Shift. *Audiol. Neurootol.* EXTRA 2016, *6*, 20-39.

[134] Lee, G. J.; Lim, M. Y.; Kuan, A. Y.; Teo, J. H.; Tan, H. G.; Low, W. K. Relationship Between Leisure Noise Exposure and Otoacoustic Emissions in a Young Asian Population. *Int. J. Audiol.* 2014, *53*, 462-468.

[135] Liberman, M. C.; Epstein, M. J.; Cleveland, S. S.; Wang, H.; Maison, S. F. Toward a Differential Diagnosis of Hidden Hearing Loss in Humans. *PLoS ONE* 2016, *11*, e0162726.

[136] Lin, C. Y.; Wu, J. L.; Shih, T. S.; Tsai, P. J.; Sun, Y. M.; Guo, Y. L. Glutathione S-transferase M1, T1, and P1 Polymorphisms as Susceptibility Factors for Noise-induced Temporary Threshold Shift. *Hear. Res.* 2009, *257*, 8-15.

[137] Lin, C. Y.; Wu, J. L.; Shih, T. S.; Tsai, P. J.; Sun, Y. M.; Ma, M. C.; Guo, Y. L. N-Acetylcysteine Against Noise-induced Temporary Threshold Shift in Male Workers. *Hear. Res.* 2010, *269*, 42-47.

[138] Lin, C. Y.; Shih, T. S.; Guo, Y. L.; Wu, J. L.; Sun, Y. M.; Tsai, P. J. Effects of Gene-environmental Interaction on Noise-induced Hearing Threshold Levels for High Frequencies (HTLHF). *Environ. Sci. Technol.* 2011, *45*, 7128-7134.

[139] Lindblad, A. C.; Rosenhall, U.; Olofsson, A.; Hagerman, B. The Efficacy of N-Acetylcysteine to Protect the Human Cochlea From Subclinical Hearing Loss Caused by Impulse Noise: A Controlled Trial. *Noise Health* 2011, *13*, 392-401.

[140] Liu, Y. M.; Li, X. D.; Guo, X.; Liu, B.; Lin, A. H.; Rao, S. Q. Association Between Polymorphisms in SOD1 and Noise-induced Hearing Loss in Chinese Workers. *Acta Otolaryngology* 2010, *130*, 477-486.

[141] Lynch, E. D.; Kil, J.; Le Prell, C. G. Human Clinical Studies in Noise-induced Hearing Loss. In *Translational Research in Audiology and the Hearing Sciences, Springer Handbook of Auditory Research*; Le Prell, C. G., Lobarinas, E., Fay, R. R., et al. Eds.; Springer: New York, 2016; pp 105-139.

[142] Mahboubi, H.; Lin, H. W.; Bhattacharyya, N. Prevalence, Characteristics, and Treatment Patterns of Hearing Difficulty in the United States. *JAMA Otolaryngol. Head Neck Surg.* 2018, *144*, pp. 65-70.

[143] Maison, S. F.; Rauch, S. D. Ethical Considerations in Noise-Induced Hearing Loss Research. *Lancet* 2017, *390*, 920-922. doi: 10.1016/S0140-6736(17)31875-5.

[144] Masterson, E. A.; Bushnell, P. T.; Themann, C. L.; Morata, T. C. Hearing Impairment Among Noise-exposed workers - United States, 2003-2012. MMWR. *Morb. Mortal. Wkly. Rep.* 2016, *65*, 389-394.

[145] McCullagh, M. C.; Raymond, D.; Kerr, M. J.; Lusk, S. L. Prevalence of Hearing Loss and Accuracy of Self-report Among Factory Workers. *Noise Health* 2011, *13*, 340-347.

[146] Mehrparvar, A. H.; Mirmohammadi, S. J.; Davari, M. H.; Mostaghaci, M.; Mollasadeghi, A.; Bahaloo, M.; Hashemi, S. H. Conventional Audiometry, Extended High-frequency Audiometry, and DPOAE for Early Diagnosis of NIHL. *Iran. Red Crescent Med. J.* 2014, *16*, e9628.

[147] Melchionda, V.; Wyatt, H.; Capocci, S.; Garcia Medina, R.; Solamalai, A.; Katiri, S.; Hopkins, S.; Cropley, I.; Lipman, M. Amikacin Treatment for Multidrug Resistant Tuberculosis: How Much Monitoring is Required? *Eur. Respir. J.* 2013, *42*, 1148-1150.

[148] Mohammadian, F.; Eatemadi, A.; Daraee, H. Application of Stem Cell for the Regeneration of Spiral Ganglion Neurons. *Cell. Mol. Biol.* (Noisy-le-Grand, France) 2017, *63*, 6-12.

[149] NCT01345474. Phase 3 Clinical Trial: D-Methionine to Reduce Noise-Induced Hearing Loss (NIHL). Retrieved February 5, 2015, from http://clinicaltrials.gov/ct2/show/NCT01345474.

[150] Nelson, S. K.; Bose, S. K.; Grunwald, G. K.; Myhill, P.; McCord, J. M. The Induction of Human Superoxide Dismutase and Catalase in Vivo: A Fundamentally New Approach to Antioxidant Therapy. *Free Radic. Biol. Med.* 2006, *40*, 341-347.

[151] Newman, C. W.; Weinstein, B. E.; Jacobson, G. P.; Hug, G. A. The Hearing Handicap Inventory for Adults: Psychometric Adequacy and Audiometric Correlates. *Ear Hear.* 1990, *11*, 430-433.

[152] Newman, C. W.; Weinstein, B. E.; Jacobson, G. P.; Hug, G. A. Test-retest Reliability of the Hearing Handicap Inventory for Adults. *Ear Hear.* 1991, *12*, 355-357.

[153] Newman, C. W.; Jacobson, G. P.; Spitzer, J. B. Development of the Tinnitus Handicap Inventory. *Arch. Otolaryngol. Head Neck Surg.* 1996, *122*, 143-148.

[154] Newman, C. W.; Sandridge, S. A.; Jacobson, G. P. Psychometric Adaquacy of the Tinnitus Handicap Inventory (THI) for Evaluating Treatment Outcome. *J. Am. Acad. Audiol.* 1998,*9*, 153-160.

[155] Niemensivu, R.; Saarilahti, K.; Ylikoski, J.; Aarnisalo, A.; Makitie, A. A. Hearing and Tinnitus in Head and Neck Cancer Patients after Chemoradiotherapy. *Eur. Arch. Otorhinolaryngol.* 2016, *273*, 2509-2514.

[156] NIOSH. *Criteria for a Recommended Standard, Occupational Noise Exposure, DHHS (NIOSH) Publication No. 98-126*, 1998.

[157] Nondahl, D. M.; Cruickshanks, K. J.; Wiley, T. L.; Tweed, T. S.; Klein, R.; Klein, B. E. Accuracy of Self-reported Hearing Loss. *Audiology* 1998, *37*, 295-301.

[158] Ohinata, Y.; Yamasoba, T.; Schacht, J.; Miller, J. M. Glutathione Limits Noise-Induced Hearing Loss. *Hear. Res.* 2000, *146*, 28-34.

[159] Ohlemiller, K. K.; McFadden, S. L.; Ding, D. L.; Flood, D. G.; Reaume, A. G.; Hoffman, E. K.; Scott, R. W.; Wright, J. S.; Putcha, G. V.; Salvi, R. J. Targeted Deletion of the Cytosolic Cu/Zn-superoxide Dismutase Gene (Sod1) Increases Susceptibility to Noise-induced Hearing Loss. *Audiol. Neurootol.* 1999, *4*, 237-246.

[160] Ohlemiller, K. K.; McFadden, S. L.; Ding, D. L.; Lear, P. M.; Ho, Y. S. Targeted Mutation of the Gene for Cellular Glutathione Peroxidase (Gpx1) Increases Noise-induced Hearing Loss in Mice. *J. Assoc. Res. Otolaryngol.* 2000, *1*, 243-254.

[161] OSHA. *29 CFR 1910.95. Occupational Noise Exposure; Hearing Conservation Amendment; Final Rule, effective 8 March 1983*, 1983.

[162] Pierson, M. G.; Gray, B. H. Superoxide Dismutase Activity in the Cochlea. *Hear. Res.* 1982, *6*, 141-151.

[163] Plomp, R.; Mimpen, A. Speech-reception Threshold for Sentences as a Function of Age and Noise Level. *J. Acoust. Soc. Am.* 1979, *66*, 1333-1342.

[164] Poirrier, A. L.; Pincemail, J.; Van Den Ackerveken, P.; Lefebvre, P. P.; Malgrange, B. Oxidative Stress in the Cochlea: An Update. *Curr. Med. Chem.* 2010, *17*, 3591-3604.

[165] Prendergast, G.; Millman, R. E.; Guest, H.; Munro, K. J.; Kluk, K.; Dewey, R. S.; Hall, D. A.; Heinz, M. G.; Plack, C. J. Effects of Noise Exposure on Young Adults with Normal Audiograms II: Behavioral Measures. *Hear. Res.* 2017, *356*, 74-86.

[166] Puel, J. L. Chemical Synaptic Transmission in the Cochlea. *Prog. Neurobiol.* 1995, *47*, 449-476.

[167] Quaranta, A.; Scaringi, A.; Bartoli, R.; Margarito, M. A.; Quaranta, N. The Effects of 'supraphysiological' Vitamin B12 Administration on Temporary Threshold Shift. *Int. J. Audiol.* 2004, *43*, 162-165.

[168] Rabinowitz, P. M.; Pierce Wise, J., Sr.; Hur Mobo, B.; Antonucci, P. G.; Powell, C.; Slade, M. Antioxidant Status and Hearing Function in Noise-Exposed Workers. *Hear. Res.* 2002, *173*, 164-171.

[169] Ramkissoon, I.; Cole, M. Self-reported Hearing Difficulty Versus Audiometric Screening in Younger and Older Smokers

and Nonsmokers. *J. Clin. Med. Res.* 2011, *3*, 183-190.

[170] Reavis, K. M.; McMillan, G.; Austin, D.; Gallun, F.; Fausti, S. A.; Gordon, J. S.; Helt, W. J.; Konrad-Martin, D. Distortion-product Otoacoustic Emission Test Performance for Ototoxicity Monitoring. *Ear Hear.* 2011, *32*, 61-74.

[171] Ress, B. D.; Sridhar, K. S.; Balkany, T. J.; Waxman, G. M.; Stagner, B. B.; Lonsbury-Martin, B. L. Effects of Cis-platinum Chemotherapy on Otoacoustic Emissions: The Development of an Objective Screening Protocol. Third Place-Resident Clinical Science Award 1998. *Otolaryngol. Head Neck Surg.* 1999, *121*, 693-701.

[172] Richardson, R. T.; Atkinson, P. J. Atoh1 Gene Therapy in the Cochlea for Hair Cell Regeneration. *Expert Opin. Biol. Ther.* 2015, *15*, 417-430.

[173] Riga, M.; Korres, G.; Balatsouras, D.; Korres, S. Screening Protocols for the Prevention of Occupational Noise-induced Hearing Loss: The Role of Conventional and Extended High Frequency Audiometry May Vary According to the Years of Employment. *Med. Sci. Monit.* 2010, *16*, CR352-356.

[174] Rybak, L. P.; Brenner, M. J. Aminoglycoside-induced Oxidative Stress: Pathways and Protection. In *Oxidative Stress in Applied Basic Research and Clinical Practice: Free Radicals in ENT Pathology*; Miller, J. M., Le Prell, C. G., Rybak, L. P., Eds.; Humana Press: New York, 2015; pp 195-216.

[175] Rybak, L. P.; Husain, K.; Morris, C.; Whitworth, C.; Somani, S. Effect of Protective Agents Against Cisplatin Ototoxicity. *Am. J. Otol.* 2000, *21*, 513-520.

[176] Sanchez-Sellero, I.; Soto-Varela, A. Instability due to Drug-induced Vestibulotoxicity. *J. Int. Adv. Otol.* 2016, *12*, 202-207.

[177] Santaolalla Montoya, F.; Ibarguen, A. M.; Vences, A. R.; del Rey, A. S.; Fernandez, J. M. Evaluation of Cochlear Function in Normal-hearing Young Adults Exposed to MP3 Player Noise by Analyzing Transient Evoked Otoacoustic Emissions and Distortion Products. *J. Otolaryngol. Head Neck Surg.* 2008, *37*, 718-724.

[178] Schmidt, J. M.; Verschuure, J.; Brocaar, M. P. Hearing Loss in Students at a Conservatory. *Audiology* 1994, *33*, 185-194.

[179] Seidman, M. D.; Shivapuja, B. G.; Quirk, W. S. The Protective Effects of Allopurinol and Superoxide Dismutase on Noise-induced Cochlear Damage. *Otolaryngol. Head Neck Surg.*1993, *109*, 1052-1056.

[180] Seixas, N. S.; Kujawa, S. G.; Norton, S.; Sheppard, L.; Neitzel, R.; Slee, A. Predictors of Hearing Threshold Levels and Distortion Product Otoacoustic Emissions Among Noise Exposed Young Adults. *Occup. Environ. Med.* 2004, *61*, 899-907.

[181] Seixas, N. S.; Neitzel, R.; Stover, B.; Sheppard, L.; Feeney, P.; Mills, D.; Kujawa, S. 10-Year Prospective Study of Noise Exposure and Hearing Damage Among Construction Workers. *Occup. Environ. Med.* 2012, *69*, 643-650.

[182] Shargorodsky, J.; Curhan, S. G.; Eavey, R.; Curhan, G. C. A Prospective Study of Vitamin Intake and the Risk of Hearing Loss in Men. *Otolaryngol. Head Neck Surg.* 2010, *142*, 231-236.

[183] Sindhusake, D.; Mitchell, P.; Smith, W.; Golding, M.; Newall, P.; Hartley, D.; Rubin, G. Validation of self-reported Hearing Loss. The Blue Mountains Hearing *Study. Int. J. Epidemiol.* 2001, *30*, 1371-1378.

[184] Singh, N. K.; Sasidharan, C. S. Effect of Personal Music System Use on Sacculocollic Reflex Assessed by Cervical Vestibular-evoked Myogenic Potential: A Preliminary Investigation. *Noise Health* 2016, *18*, 104-112.

[185] Sliwinska-Kowalska, M.; Pawelczyk, M. Contribution of Genetic Factors to Noise-Induced Hearing Loss: A Human Studies Review. *Mutat. Res.* 2013, *752*, 61-65.

[186] Soli, S. D. Some Thoughts on Communication Handicap and Hearing Impairment. *Int. J. Audiol.* 2008, *47*, 285-286.

[187] Spankovich, C.; Gonzalez, V. B.; Su, D., Bishop, C. E. Self Reported Hearing Difficulty, Tinnitus, and Normal Audiometric Thresholds, the National Health and Nutrition Examination Survey 1999-2002. *Hear. Res.* 2018, *358*, 30-36.

[188] Spector, G. J.; Carr, C. The Ultrastructural Cytochemistry of Peroxisomes in the Guinea Pig Cochlea: A Metabolic Hypothesis for the Stria Vascularis. *Laryngoscope* 1979, *89*, 1-38.

[189] Staecker, H.; Klickstein, L.; Brough, D. E. Developing a Molecular Therapeutic for Hearing Loss. In *Translational Research in Audiology and the Hearing Sciences, Springer Handbook of Auditory Research*; Le Prell, C. G.; Lobarinas, E.; Fay, R. R., et al. (Eds.; Springer: New York, 2016; pp 197-217.

[190] Stewart, C.; Yu, Y.; Huang, J.; Maklad, A.; Tang, X.; Allison, J.; Mustain, W.; Zhou, W.; Zhu, H. Effects of High Intensity Noise on the Vestibular System in Rats. *Hear. Res.* 2016, *335*, 118-127.

[191] Sulaiman, A. H.; Husain, R.; Seluakumaran, K. Hearing Risk Among Young Personal Listening Device Users: Effects at High-frequency and Extended High-Frequency Audiogram Thresholds. *J. Int. Adv. Otol.* 2015, *11*, 104-109.

[192] Suzuki, J.; Corfas, G.; Liberman, M. C. Round-window Delivery of Neurotrophin 3 Regenerates Cochlear Synapses after Acoustic Overexposure. *Sci. Rep.* 2016, *6*, 24907.

[193] Torre, P.; Moyer, C. J.; Haro, N. R. The Accuracy of Self-reported Hearing Loss in Older Latino-American Adults. *Int J Audiol* 2006, *45*, 559-562.

[194] Travis, L. B.; Fossa, S. D.; Sesso, H. D.; Frisina, R. D.; Herrmann, D. N.; Beard, C. J.; Feldman, D. R.; Pagliaro, L. C.; Miller, R. C.; Vaughn, D. J.; Einhorn, L. H.; Cox, N. J.; Dolan, M. E. Chemotherapy-induced Peripheral Neurotoxicity and Ototoxicity: New Paradigms for Translational Genomics. *J. Natl. Cancer Inst.* 2014, 106.

[195] Tremblay, K. L.; Pinto, A.; Fischer, M. E.; Klein, B. E. K.; Klein, R.; Levy, S.; Tweed, T. S.; Cruickshanks, K. J. Self-reported Hearing Difficulties Among Adults with Normal Audiograms: The Beaver Dam Offspring Study. *Ear Hear.* 2015, *36*, e290-e299.

[196] Trumble, S. C.; Piterman, L. Hearing Loss in the Elderly. A Survey in General Practice. *Med. J. Aust.* 1992, *157*, 400-404.

[197] Usami, S.; Hjelle, O. P.; Ottersen, O. P. Differential Cellular Distribution of Glutathione—An Endogenous Antioxidant-in the Guinea Pig Inner Ear. *Brain Res.* 1996, *743*, 337-340.

[198] Van Hecke, R.; Van Rompaey, V.; Wuyts, F. L.; Leyssens,

L.; Maes, L. Systemic Aminoglycosides-induced Vestibulotoxicity in Humans. *Ear Hear.* 2017, *38*, 653-662.

[199] Ventry, I. M.; Weinstein, B. E. The Hearing Handicap Inventory for the Elderly: A New Tool. *Ear Hear.* 1982, *3*, 128-134.

[200] Wan, G.; Corfas, G. No Longer Falling on Deaf Ears: Mechanisms of Degeneration and Regeneration of Cochlear Ribbon Synapses. *Hear. Res.* 2015, *329*, 1-10.

[201] Wan, G.; Gomez-Casati, M. E.; Gigliello, A. R.; Liberman, M. C.; Corfas, G. Neurotrophin-3 Regulates Ribbon Synapse Density in the Cochlea and Induces Synapse Regeneration After Acoustic Trauma. *eLife* 2014, 3.

[202] Wang, Y.; Hirose, K.; Liberman, M. C. Dynamics of Noise-induced Cellular Injury and Repair in the Mouse Cochlea. *J. Assoc. Res. Otolaryngol.* 2002, *3*, 248-268.

[203] Wang, S. L.; Yu, L. G.; Liu, R. P.; Zhu, W. Z.; Gao, W. M.; Xue, L. P.; Jiang, X.; Zhang, Y. H.; Yi, D.; Chen, D.; Zhang, Y. H. Gene-gene Interaction of GJB2, SOD2, and CAT on Occupational Noise-induced Hearing Loss in Chinese Han population. *Biomed. Environ. Sci.* 2014, *27*, 965-968.

[204] Wilson, R. H. Clinical Experience with the Words-in-noise Test on 3430 Veterans: Comparisons with Pure-tone Thresholds and Word Recognition in Quiet. *J. Am. Acad. Audiol.* 2011, *22*, 405-423.

[205] Wilson, P. H.; Henry, J.; Bowen, M.; Haralambous, G. Tinnitus Reaction Questionnaire: Psychometric Properties of a Measure of Distress Associated with Tinnitus. *J. Speech Hear. Res.* 1991, *34*, 197-201.

[206] Wilson, R. H.; Abrams, H. B.; Pillion, A. L. A Word-recognition Task in Multitalker Babble Using a Descending Presentation Mode from 24 dB to 0 dB Signal to Babble. *J. Rehabil. Res. Dev.* 2003, *40*, 321-327.

[207] Wilson, R. H.; McArdle, R. A.; Smith, S. L. An Evaluation of the BKB-SIN, HINT, QuickSIN, and WIN Materials on Listeners with Normal Hearing and Listeners with Hearing Loss. *J. Speech Lang. Hear. Res.* 2007, *50*, 844-856.

[208] Yamashita, D.; Jiang, H.; Schacht, J.; Miller, J. M. Delayed Production of Free Radicals Following Noise Exposure. *Brain Res.* 2004, *1019*, 201-209.

[209] Yamashita, D.; Jiang, H.-Y.; Le Prell, C. G.; Schacht, J.; Miller, J. M. Post-Exposure Treatment Attenuates Noise-induced Hearing Loss. *Neuroscience* 2005, *134*, 633-642.

[210] Yamasoba, T.; Harris, C.; Shoji, F.; Lee, R. J.; Nuttall, A. L.; Miller, J. M. Influence of Intense Sound Exposure on Glutathione Synthesis in the Cochlea. *Brain Res.* 1998a, *804*, 72-78.

[211] Yamasoba, T.; Nuttall, A. L.; Harris, C.; Raphael, Y.; Miller, J. M. Role of Glutathione in Protection Against Noise-induced Hearing Loss. *Brain Res.* 1998b, *784*, 82-90.

[212] Yang, J.; Zhang, J.; Wang, X.; Wang, C.; Chen, J.; Qian, Y.; Duan, Z. Identification of Functional Tag Single Nucleotide Polmorphisms within the Entire CAT Gene and their Clinical Relevance in Patients with Noise-induced Hearing Loss. *Int. J. Clin. Exp. Pathol.* 2015, *8*, 2852-2863.

[213] Yankaskas, K. Prelude: Noise-induced Tinnitus and Hearing Loss in the Military. *Hear. Res.* 2013, *295*, 3-8.

[214] Yeend, I.; Beach, E. F.; Sharma, M.; Dillon, H. The Effects of Noise Exposure and Musical Training on Suprathreshold Auditory Processing and Speech Perception in Noise. *Hear. Res.* 2017, *353*, 224-236.

[215] Yildirim, I.; Kilinc, M.; Okur, E.; Inanc Tolun, F.; Kilic, M. A.; Kurutas, E. B., Ekerbicer, H. C. The Effects of Noise on Hearing and Oxidative Stress in Textile Workers. *Ind. Health* 2007, *45*, 743-749.

[216] Zeman, F.; Koller, M.; Figueiredo, R.; Aazevedo, A.; Rates, M.; Coelho, C.; Kleinjung, T.; de Ridder, D.; Langguth, B.; Landgrebe, M. Tinnitus Handicap Inventory for Evaluating Treatment Effects: Which Changes are Clinically Relevant? *Otolaryngol. Head Neck Surg.* 2011, *145*, 282-287.

[217] Zine, A.; Van De Water, T. R. The MAPK/JNK Signalling Pathway Offers Potential Therapeutic Targets for the Prevention of Acquired Deafness. *Curr. Drug Targets CNS Neurol. Disord.* 2004, *3*, 325-332.

第28章　干细胞治疗与纳米技术
Stem Cells and Nanotechnology

Laura Astolfi　Serena Danti　著

陈　伟　译　　向晨晨　韩　硕　校

摘　要

本章分为两部分，分别描述再生医学和纳米技术在听力治疗领域的新发现。

第一部分将首先介绍耳内干细胞的分类、来源和分布。研究干细胞在外耳、中耳和内耳再生中的应用、分析每种方法的优缺点，以及相关医疗器械的最新进展。

第二部分将介绍纳米技术在内耳治疗中的应用，讨论纳米材料和纳米颗粒的不同用途。根据纳米化合物在内耳治疗中的应用，讨论其化学和物理特性。进一步探讨在外源化合物应用中最关键的问题，即生物相容性，同时深入分析其相关概念。

关键词

生物相容性；干细胞；再生医学；内耳屏障；纳米颗粒；药物传递组织工程支架

一、概述

耳聋，包括药物毒性、噪声性聋和老年性耳聋，通常被称为感音神经性聋（sensorineural hearing loss，SNHL）（Ciorba 等，2014；Martini 等，2014），不同程度的听力下降可以影响日常交流能力，会对社会和经济产生极大影响。早期出现的感音神经性聋，会导致言语发展迟缓并带来后续的一系列社会问题（Ciorba 和 Martini，2014；Martini 等，2014）。约 90% 的感音神经性聋是由于感觉细胞凋亡引起的，包括毛细胞（hair cells，HC）、螺旋神经节神经元（ganglion neurons，SGN）。

对于重度、极重度感音神经性聋患者而言，治疗的唯一选择是人工耳蜗植入（Cochlear implants，CI）。

目前工程学、外科学和药理学的最新研究进一步提高了 CI 的疗效，减轻了植入电极引起的创伤反应和其他不良反应，但人工耳蜗植入并不能完全恢复听力（Ciorba 等，2009；Okano 和 Kelley，2012）。为了保护并再生耳蜗中的感觉细胞，促进 CI 效果改善，提出了基于干细胞生物学和纳米技术的全新治疗策略（Ciorba 等，2008；Chen 等，2010；Giordano 等，2014；Schendzielorz 等，2014；Valente 等，2017）。

二、听力障碍再生医学

近期，再生医学已经成功应用于皮肤病学、心脏病学和骨科等领域（Petit-Zeman，2001）。再生医学中研究最多的应用之一是利用干细胞（sterm cell，SC）以修复受损组织（Teo 和 Vallier，2010）。现已应用合成支架联合干细胞培养的治疗以重建耳廓（Golas 等，2014；Villar-Fernandez 和 Lopez-Escamez，2015）。但是如何通过干细胞再生 HC 和（或）SGN，避免损害耳蜗细胞结构，同时保留残余听力进而治疗感音神经性聋仍需进一步研究（Revoltella 等，2008；Gunewardene 等，2012）。

（一）哺乳动物组织中的干细胞

干细胞是人体内器官、组织和细胞的基础细胞，具有自我更新、产生全新干细胞的能力和多向分化的能力（Paratore 和 Sommer，

2006）。图 28-1 总结了这些特征。

干细胞有两种基本类型。第一类是胚胎干细胞，具有全能性，是处于从合子到卵裂球的第四次分裂之间的细胞，可能起源于任何类型的组织。第四次分裂后，卵裂球成为多能干细胞，可能起源于三个初级胚层（外胚层、中胚层和内胚层）。胚胎干细胞的分化潜能随着分化而逐渐降低（Surani 等，2007；Hayashi 和 Surani，2009）。第二种类型，成体干细胞（也称为体细胞干细胞）是存在于分化细胞的微环境中的非特异性细胞，主要是多能干细胞。目前已在骨髓、皮肤、中枢神经系统、肠道、肌肉和脂肪组织中获得成体干细胞（Ferraro 等，2010）。近期，已成功诱导了一种新型的干细胞：诱导性多能干细胞（induced pluripotent stem cells，iPSC），即通过插入编码转录因子的基因使已分化细胞重新编程为多能干细胞（Takahashi 和 Yamanaka，2006）。

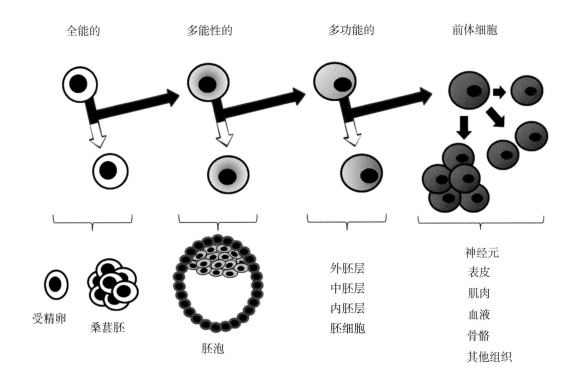

全能的　　　　多能性的　　　　多功能的　　　　前体细胞

受精卵　桑葚胚

胚泡

外胚层
中胚层
内胚层
胚细胞

神经元
表皮
肌肉
血液
骨骼
其他组织

▲ 图 28-1　干细胞的潜能、自我更新和组织生成
黑箭 . 潜能；白箭 . 自我更新

在鱼类、两栖动物和鸟类中，受损的听觉感觉上皮可通过内耳的干细胞进行修复（Warchol，2011；Namdaran 等，2012）。基于这些数据，研究了哺乳动物外耳、中耳和内耳中是否存在干细胞及其可能的再生能力。在耳廓软骨膜的相关研究中，已在成年小鼠中观察到假定的干细胞的存在，但其产生软骨细胞的能力尚不清楚（Kobayashi 等，2011；Kaucka 等，2017）。而且，已经从成年小鼠的胞囊中分离出少量SC，占胞囊细胞的0.025%（Li 等，2003；Oshima 等，2007）。但是迄今为止只有一项从成人和豚鼠螺旋神经节分离到神经干细胞的研究（Rask-Andersen 等，2005）。

（二）干细胞在耳科疾病中的应用

1. 外耳

在外耳和内耳疾病中应用干细胞的治疗方法目前仅处于实验阶段。在外耳的相关治疗中，已开始应用干细胞重建耳廓。作为外耳解剖结构的一部分，耳廓具有传导声音和识别声音方向的功能。耳廓畸形（畸形或缺陷）不仅仅是一个美学问题，而且是声音传导过程中的物理性能改变。有关耳廓的重建的治疗，目前仅是基于自体肋软骨移植的外科治疗（Herberold，1988），常会引起不良反应（Ciorba 等，2006）。而再生医学为耳廓重建提供了一种全新的治疗方法：使用人骨髓来源的间充质干细胞（mesenchymal stem cells，MSC）以重新填充组织工程支架（Sterodimas 等，2009）或者经过脱细胞处理的牛、人耳软骨支架（Utomo 等，2015）。使用人脂肪组织来源的MSC进行填充更为简单易行（Lange 等，2011；Gevemeyer 等，2014；Tse 和 Long，2014）。

2. 中耳

中耳是从不同的胚胎层分化而来的，包含各种各样的结构及组织成分。在鳃弓的发育过程中，外胚层和内胚层上皮细胞与间充质组织之间存在持续交互作用（Mallo，2001）。在骨组织中，骨髓来源的间充质干细胞（MSC）可以产生祖细胞，祖细胞可以进一步向成骨前细胞和成骨细胞分化（Aubin，1998）。与骨骼发育不同，鼓室内骨的成骨过程是膜内或间充质来源的过程，由结缔组织中的 SC 直接分化为成骨细胞（Olsen 等，2000）。这种发育起源使得可以通过使用骨髓来源的 MSC 再生听骨（D'Alessandro 等，2012）。这种骨髓中的 MSC 来源于祖细胞，祖细胞也可能成为前成骨细胞，然后成为成骨细胞（Aubin，1998）。

在慢性中耳疾病中，约 60% 的疾病是由于听骨链功能障碍（Chole，1994）。由于退行性或先天性疾病，听小骨之间的连接可能出现固定（也称为耳硬化症）、断裂或脱位。听骨链功能障碍主要与中耳反复感染有关，如中耳炎和胆脂瘤，最终出现传导性听力下降（Tos，1993）。当听骨受损后，内源性 SC 不能再生（McGee 和 Hough，1999），因此可以利用自体组织或经再生医学改进的创新假体进行听骨链重建术（Dormer 和 Gan，2001）。另外一种可以通过 SC 移植进行治疗的中耳疾病为通过外源性 SC 移植来修复鼓膜（TM 或鼓膜）。

据研究，鼓室成形术失败的原因可能是解剖学或功能异常（Sellari-Franceschini 等，1987）。在鼓膜愈合过程中可能出现的解剖学并发症，如重建后的鼓膜再次穿孔或人工听骨的移位，虽然这些并发症的发生率较低，但属于严重的并发症。由于长期慢性炎症和潜在的感染，使得鼓室内环境不利于恢复，最终导致并发症的出现（Beutner 和 Hüttenbrink，2009）。

在过去的几十年里，新兴生物材料和先进技术的治疗效果已经得到了进一步验证，包括通过生物材料及合成材料来替代听骨（Dormer

和 Gan，2001；Van Rompaey 等，2013；Yung，2003；Danti 等，2010；Brrettini 等，2011）。

近期在动物模型中进行了生物活性材料（第二代生物材料）治疗效果的相关实验，证实了生物活性材料能够通过诱导特定反应，与周围环境产生相互作用。研究表明，涂有纳米多孔二氧化硅和抗菌剂（银和环丙沙星）的人工听骨能够减少由铜绿假单胞菌引起的肉芽组织和围手术期感染的发生率（Lensing 等，2013；Hesse 等，2013；Duda 等，2015）。

组织工程学首次对于部分听骨替代人工听骨（PORP）在听骨链重建术中支架的设计、制造和特性方面进行了相关研究，并将人工听骨支架与人 MSC 和骨诱导因子在体外培养（Danti 等，2009，2010；D'Alessandro 等，2012）。该三维多孔支架由聚（富马酸丙烯酯）/ 聚（富马酸丙烯酯）– 二丙烯酸酯（PPF/PPF-DA）制成，是一种可长期生物降解的刚性聚合物，通过光交联微粒浸取技术设计，其孔径和孔隙率适合于支持人 MSC 向成骨细胞分化。将 PORP

支架与人骨髓间充质干细胞（MSC）共同培养，在支架孔隙内可以生成体外骨细胞外基质（extracellular matrix，ECM）。12d 后，可以检测到，由 I 型胶原纤维和磷酸钙结节组成的早期骨基质（Danti 等，2010）。经脱细胞处理后，这些支架用于未分化的人骨髓间充质干细胞的短期体外培养。培养后显示出细胞外 I 型胶原的细胞活力、分布和质量及高矿化度（Danti 等，2009；D'Alessandro 等，2012）。图 28-2 总结了这些概念。

其他可用于制作 PORP 的 3D 打印支架是由聚（对苯二甲酸乙二醇酯）/ 聚（对苯二甲酸丁二醇酯）（PEOT/PBT）制成。该共聚物具有约 240μm 的孔径和 46% 的孔隙率。在体外将支架与人骨髓间充质干细胞共培养，21d 后可以出现活细胞，同时 I 型胶原、纤维连接蛋白和骨桥蛋白表达良好，但其中矿物质成分很少（Mota 等，2012）。在进一步研究中改善了这一问题，即在相同的支架植入过程中，将骨髓间充质干细胞嵌入纤维蛋白纳米纤维凝块中，进

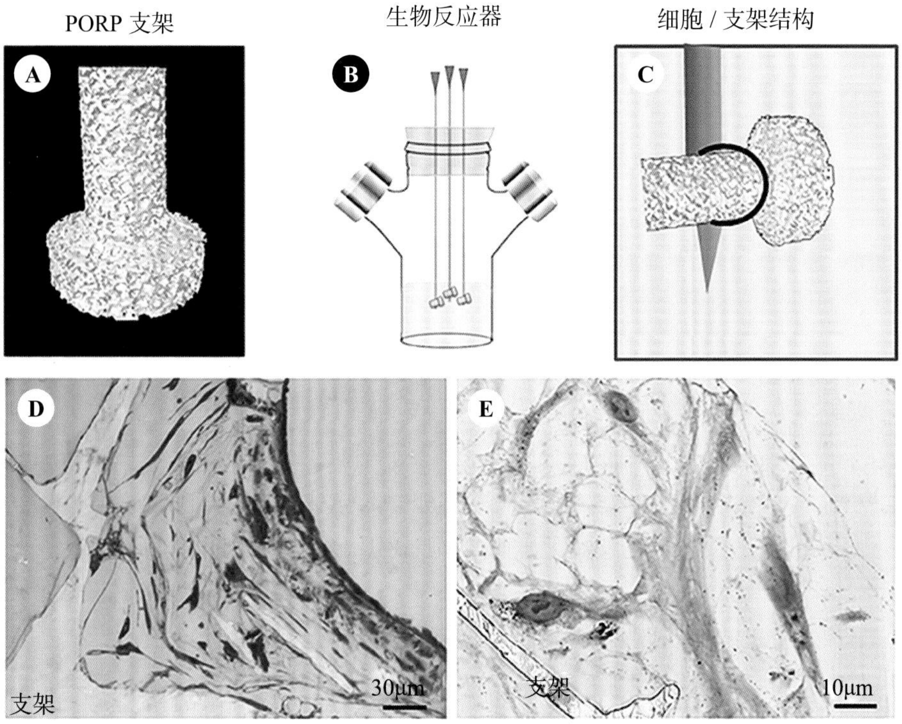

▲ 图 28-2　用人 MSC 培养的 PPF/PPF-DA PORP 孔样支架

A. 支架微 CT 显示其多孔结构；B. 用于体外培养的旋转瓶生物反应器方案；C. 细胞 / 支架结构的方案；D. 甲苯胺蓝染色的支架部分显示细胞形态；E. 高碘酸 Shiff 反应染色的支架部分显示 MSC 成骨分化过程中的糖蛋白（紫红色）产生

而可以产生大量的钙基质（Danti 等，2014）。

同样可以通过上述设计和制造新型 PORP 支架的方式来再生鼓膜。在 20 世纪 90 年代，猪皮明胶（Gelfoam）是再生鼓膜的主要来源。在动物模型中，Gelfoam 与表皮生长因子（EGF）形成的复合物能够减少急性损伤并修复慢性穿孔（O'Daniel 等，1990；Dvorak 等，1995）。人体中明胶海绵与碱性成纤维细胞生长因子（bFGF）联合使用，能够改善慢性和急性鼓膜穿孔的预后（Kanemaru 等，2011；Lou 等，2011）。

最新研究的新型鼓膜支架为通过静电纺丝获得 PEOT/PBT 纤维膜。将其作为生物支架，为人 MSC 提供膜应力变形场进而诱导生长成 TM 样基质（Danti 等，2015）。生物支架施加的力提高了细胞在支架纤维内的存活率和渗透性，使人 TM 角质形成细胞得以填充。同时依据在原有鼓膜中发现培养的人 MSC 呈径向和环形生长的模式，进一步改善了 PEOT/PBT 超

细纤维的排列方式（Mota 等，2015）。

（三）内耳

干细胞移植是一个很有前途的研究领域，旨在修复受损的内耳细胞，进而恢复听力功能。众所周知，哺乳动物毛细胞和螺旋神经节细胞在创伤、疾病或先天性异常导致的细胞死亡后无法再生（Ciorba 等，2009；Ciorba A 和 Martini，2014；Lang 等，2015）。图 28-3 描述了这些结构。

在小鼠、大鼠和人类中，已经在体外将骨髓来源的 MSC（BM-MSC）、脂肪来源的 MSC（ASC）、嗅觉前体细胞、胚胎干细胞和成人大脑生发区来源的细胞诱导形成 HC 和 SGN（Jeon 等，2007；Coleman 等，2007；Wei 等，2007；Qin 等，2011；Chen 等，2012；Bas 等，2014；Koehler 等，2013）。在小鼠中，通过生长因子共培养，iPS 可以成功被诱导成为耳原始细胞并产生具有功能活性的 HC（Oshima 等，

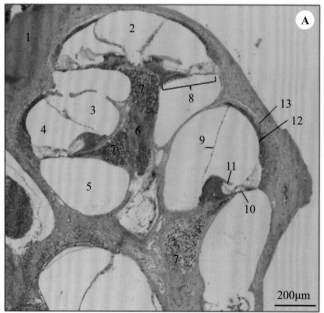
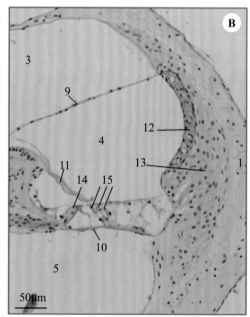

▲ 图 28-3　耳蜗部分

A. 小鼠耳蜗纵切面，显示耳蜗室；B. 小鼠 Corti 器组织学切片。1. 耳道外骨；2. 蜗孔；3. 前庭阶；4. 中阶；5. 鼓阶；6. 蜗轴；7. 螺旋神经节；8. Corti 器；9. Reissner 膜；10. 基底膜；11. 盖膜；12. 血管纹；13. 螺旋韧带；14. 外毛细胞；15. 内毛细胞

2010）。其他作者也研究了内源性来源和假定的耳蜗干细胞获得新的 HC 和 SGN 的可能性。

通过在不与其他组织共培养的情况下，经过冷冻和扩张培养，间充质细胞可以向上皮细胞的转化，实现了由鸟类内源性内耳细胞获得新的功能性感觉上皮（Hu 和 Corwin，2007）。

在体外共培养中，分离得到的 SGN 能够存活，并且与其他神经元和 HC 形成突触连接。在体外和体内研究中，胚胎干细胞诱导分化的原始神经细胞均可以产生向 HC 延伸的神经突触进而重建内耳的神经网络（Coleman 等，2007；Li 等，2003；Kim 等，2005；Shi 等，2007；Kondo 等，2011；Nayagam 等，2013）。

由于哺乳动物耳蜗内的内源性干细胞尚未被明确鉴定，因此研究了其他组织中的外源性干细胞（ExSC）移植到受损耳蜗中（Coleman 等，2006；Simoni 等，2017）。神经干细胞或体外培养分化的 ExSC 被移植到经药物毒性或物理损伤处理的耳蜗中，移植的细胞可以存活，同时部分 SC 可以分化为神经元和（或）胶质细胞，并且在某些情况下，可以改善听力功能（Lin 等，2012；Hu 等，2005；Hildebrand 等，2005；Coleman 等，2006；Corrales 等，2006；Parker 等，2007；Lang 等，2008）。

其他研究者将未分化的小鼠外胚干细胞移植到经过新霉素处理的小鼠和鸡胚中（Sakamoto 等，2004）。在小鼠中，一些外胚干细胞发育成外胚层细胞，但没有分化形成 HC；在鸡胚中，这些细胞可以迁移到神经嵴细胞中。从新生大鼠中分离内耳干细胞，并移植到由庆大霉素诱导耳聋的成年大鼠的鼓膜阶中，移植的干细胞可以从注射部位迁移到 Corti 器及基膜，并分化为 HC 样细胞，恢复大鼠听力（Zheng 等，2010）。在小鼠中将 BM-MSC 移植到外淋巴液：结果显示，BM-MSC 移植成功，对听觉脑干反应（ABR）结果没有不良影响（Kasagi 等，

2013）。

近期在年龄相关性听力损失的小鼠模型中，将人类成年嗅觉干细胞移植到小鼠耳蜗中，可以部分恢复小鼠听觉功能，表明这些移植的细胞可以在耳蜗组织中存活并改善听力功能，但它们没有整合到组织中（Pandit 等，2011）。

在感音神经性聋（SHNL）的大鼠模型中，移植到外淋巴液中的 BM-MSC 可以迁移到耳蜗损伤区（Kamiya 等，2007）：这些细胞可以表达连接蛋白 26 和连接蛋白 30，表明相邻细胞之间重新建立了缝隙连接，并恢复了移植大鼠部分听力（Kamiya 等，2007）。

在小鼠中，经静脉注射的 BM-MSC 和造血干细胞（HSC）能够整合到耳蜗上皮组织中，并可以诱导上皮组织恢复（Lang 等，2006；Revoltella 等，2008；Bettini 等，出版期）。尽管现在已经取得了令人欣喜的成果，但仍有几个问题需要解决。迄今为止，很少有研究可以成功评估听觉功能的恢复与干细胞移植和受损组织的修复之间的关系（Hildebrand 等，2005；Choi 等，2012）。可能是因为干细胞来源的 HC 和残余存活的神经元之间功能性突触产生不足（Hildebrand 等，2005；Choi 等，2012）。对 ExSC 移植的研究表明，细胞的再生更多地与干细胞释放细胞因子和生长因子（转分化）激活未受影响的内源性细胞的损伤恢复有关，而不是直接由 ExSC 分化为损伤的细胞群（Yoshida 等，2007；Song 等，2014；Santos Nascimento 等，2014）。由于 ESC 和神经干细胞（MSC）的使用可能引起伦理和可用性方面的相关问题，因此进一步研究了使用 MSC 或其他来源的干细胞进行内耳治疗。在动物实验模型中已经证实间充质干细胞和上皮干细胞可以移植到损伤区域，并且可以存活。同时在某些情况下表达特异性分化标记物（Kamiya 等，2007；Choi 等，2012；Sullian 等，2011）。 将

已在体外诱导分化为神经元的人 BM-MSC 用于治疗哇巴因诱导的听神经病豚鼠动物实验中（Cho 等，2011）：干细胞被注射到鼓阶后，显示出 SGN 数量增加并与听力功能改善相关（Cho 等，2011）。

其他研究者使用 HSC 治疗沙土鼠短暂耳蜗缺血后的 HC 损失：HSC 不能转分化或与耳蜗组织整合，但可能通过旁分泌途径修复受损 HC（Yoshida 等，2007）。将来源于脐带血（cord blood，hUCB）的人类造血干细胞经静脉注射到耳聋小鼠体内：它们可以迁移到受损的内耳组织（血管纹和螺旋神经节）中，诱导 Corti 器的形态恢复（Revoltella 等，2008）。在被招募的细胞中，在血管纹和螺旋神经节中可以检测到少量的异核体，表明 ExSC 与内源性细胞发生融合。这些结果均为旁分泌效应的出现提供了有力证据（Yoshida 等，2007；Revoltella 等，2008）。

基于上述研究，2014 年，美国佛罗里达州批准了一项针对 6 周至 6 岁儿童获得性听力损失的临床试验。这些儿童计划接受静脉移植自体 hUBC（政府临床试验编号：NCT02038972）。2017 年该临床试验仍在进行中，旨在确定自体 hUBC 能否安全移植，能否改善听觉功能和语言发育（https://clinicaltrials.gov/ct2/show/NCT02038972）。

（四）讨论

总之，到目前为止还没有证据表明耳中存在可利用的内源性干细胞库。因此，耳组织修复的再生医学方案应基于支架的细胞重新填充或外源性干细胞的移植：从耳廓到螺旋神经节的听觉信号传递和转导过程中所需的所有细胞类型，均可以通过这两种方法进行再生。

因此，SC 和 MSC 可以作为可利用细胞，用于再生医学和组织工程等创新研究领域（Mooney

和 Mikos，1999；Bianco 和 Ribey，2001）。

三、纳米技术应用于听力治疗

（一）用于内耳治疗的纳米粒子

纳米粒（NP）的使用可以改进现有的治疗策略（Malam 等，2009）。其粒径为 10～100nm，可用于生物和医学领域的创新药物递送（DD）系统。

在内耳疾病的治疗的应用中，药物输送系统受到解剖和生理因素的阻碍，包括耳蜗的尺寸及其在岩骨内的解剖位置、血流受限（Juhn 和 Rybak，1981；Inamura 和 Salt，1992）。此外，物理屏障（如圆窗及卵圆窗）和血迷路屏障影响药物向内耳的转运（Valente 等，2017）。基于 NP 的 DD 系统能够将治疗药物传递到靶点，不仅可以提高疗效，而且可以减少药物的不良反应。NP 共轭化合物的控制释放可能实现低剂量药物治疗达到治疗效果（Gelperina 等，2005）。由于耳蜗在解剖学的独立性，使其成为研究 NP 及 DD 的良好模型，而且外淋巴液可以简化药物的分布。已有研究证明，鼓室内注射 NP 可成功治疗诱发性听力损失，可阻止残余的毛细胞和螺旋神经节神经元进一步损伤（Buckiova 等，2012）。

近期已有基于 NP 的 DD 系统相关研究的实验及综述，主要集中在 NP 的类型、所涉及的病理学、递送方式及相关内容。

（二）内耳屏障和给药途径

人的内耳分为两个主要部分，听觉系统（耳蜗）和前庭系统。耳蜗是一个约 30mm 长的骨螺旋管，包含三个充满液体的腔室、鼓阶、中阶和前庭阶。圆窗膜（round window membrane，RWM）和血液内耳屏障（blood inner ear barrier，BB）是两种物理屏障，分别将耳蜗与中耳及循环系统分隔。RWM 是一种三层半透膜，由一个外上皮细胞层、一个中间连接层和一个面向鼓阶外淋巴的内连接层组成（Banerjee 和 Parnes，2004）。由于人类 RWM 的厚度不定，影响着患者对 DD 治疗的反应。在动物模型中，其厚度在物种间是不同的，但其组成是相似的（Goycoolea 和 Lundman，1997）。

RWM 是 DD 从中耳腔到耳蜗外淋巴的主要通道。分子穿过该膜的通道取决于其厚度，但也取决于其形态完整性、炎症和重量、浓度、脂溶性和治疗化合物的外部电荷（Shi，2016）。局部沉积在中耳腔的药物通过胞饮作用内化，并通过血管或扩散输送到外淋巴。因此，在 RWM 附近直接应用药物是治疗内耳病变的合适方法（Goycoolea，1992）。

BB 是分离耳蜗组织和循环系统的血管纹的主要屏障（Jahnke，1980；Salt，2005）。它的作用是维持耳蜗淋巴液的稳态，保证内耳的完整性。其主要成分是内皮毛细血管，其细胞间以紧密连接相连。BB 通过外排泵（P- 糖蛋白 1，P-gp）实现物理和生化屏障作用（Jahnke，1980）。因此，BB 被认为是治疗药物从循环系统进入内耳的限速屏障。然而，目前关于药物通过 BB 转运的相关机制的认识是依然有限（Saito 等，2001）。

内耳治疗的临床方案主要依赖于全身和局部药物递送途径：其中经典的给药途径的是全身给药，但只有少量药物可以在内耳达到治疗浓度（图 28-4）。例如，全身应用与罗丹明 B 结合的聚乳酸 – 共乙醇酸（NP）在肝脏中检测到，但在耳蜗中未检测到（McCall 等，2010）。全身给药后 NP 的生物利用度的限制可能是由于肝脏和脾脏循环中的快速清除（Tamura 等，2005）。此外，当大剂量服用全身性药物时，往往会诱发显著的不良反应（Swan 等，2008；Liu 和 Li，2013）。

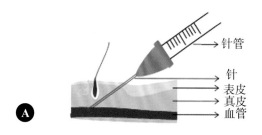

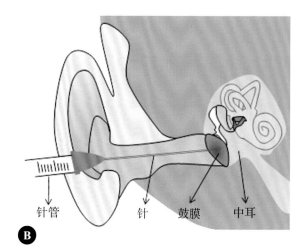

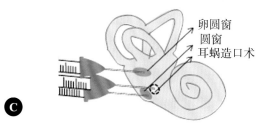

▲ 图 28-4　给药途径

A. 静脉注射（注射角度 15°～35°）；B. 鼓室内注射；C. 通过圆窗或通过耳蜗造口术的耳蜗内注射

局部给药似乎更适用于内耳药物治疗（McCall 等，2010），这种途径使得药物可以在耳蜗内快速分布，提高靶点药物浓度，并且还可以减少药物剂量，从而将不良反应降至最低（Horie 等，2010）。目前有两种主要的治疗方法，即鼓室内（IT）给药或耳蜗内给药。然而，后一种技术具有很强的侵入性，临床中很少使用，因此它仅限于外科手术治疗（Bowe 和 Jacob，2010）。局部用药的注射治疗是微创的，通过活性分子经圆窗膜或前庭窗膜向内耳被动扩散（DeCeulaer 等，2003）。然而，由于三个关键因素，使得局部给药试验的结果具有高度的可变性：①药物在中耳内经咽鼓管的清除率；②圆窗膜或前庭窗膜的通透性；③药物与圆窗膜或前庭窗膜接触的停留时间（Paulson等，2008）。使用基于 NP 的特定给药系统可以改善对药物的停留时间的控制，进而减少结果变异性和增加外淋巴液药物浓度（Hahn 等，2006）。

（三）纳米粒子的化学和物理特性

NP（也称为纳米载体）是直径<1μm 的人工化合物，可解决药物溶解度低、降解和半衰期短的问题（Ciorba 等，2009）。NP 也具有生物相容性，并可以提高药物穿过 RWM 和 OWM 的能力，但是前提是增加其停留时间以避免经咽鼓管清除（El Kechai 等，2015）。此外，NP 也可以靶向于特定的内耳组织。

目前研究用于内耳治疗的 NP 有如下：脂质核 NP（lipid core NP，LCN）、脂质体、多聚体、二氧化硅、超磁性氧化铁 NP（SPION）、超支化聚赖氨酸（HBPL）（图 28-5）。

LCN 有一个脂质核心基质（通常是甘油三酯），周围有一层稳定剂（卵磷脂、聚乙二醇或泊洛沙姆）。这些 NP 的优点是其结构可以适应不同的药物和其释放动力学（Salt 和 Plontke，2005），并且在气溶胶中可以稳定存在 6 个月（Jager 等，2009）。LCN 的扩散能力受到表面

电荷的影响，并与其大小成反比（Hureaux 等，2010）。在动物模型中，已经证实它们具有生物相容性，并且能够穿过 RWM（Scheper 等，2009）。由于 LCN 首先通过外淋巴到达神经组织，然后到达感觉细胞，LCN 似乎更适合用于靶向螺旋神经节和神经纤维的药物递送方式（Zhang 等，2011）。在大鼠中，带有高正电荷的甘油单油酸 LCN 在耳蜗转弯处的扩散效率更高（Zou 等，2008）。LCN 可以提高药物递送效率的一个例子是在 NP 与地塞米松结合的全身和局部应用中能够增加药物在外淋巴液中的半衰期和平均停留时间（Liu 等，2013）。

脂质体具有由磷脂双层包围的水性核心。根据所用磷脂和制备方案，它们具有不同的形态和尺寸范围（50nm～5μm）（Chen 等，2008）。它们的优点是可以通过细胞内的被动扩散释放，并且可以在其水核心和（或）磷脂双层中装载亲水性化合物（Bozzuto 和 Molinari，2015）。它们的表面也可与用于改善组织靶向性的化合物结合，如抗体、碳水化合物、叶酸和透明质酸、肽和聚乙二醇（Li 等，2013，38）。目前在体外和体内模型中均验证了它们的生物相容性（Ranjan 等，2012；Zou 等，2012；Zou 等，2017）。当局部注射时，LCN 的 NP 可以从耳蜗底部到耳蜗顶部扩散（Zou 等，2012；Zou，2017），浓度梯度降低，同时表现出与大小成反

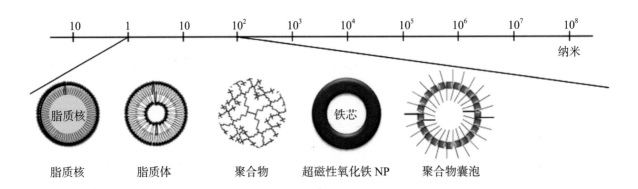

▲ 图 28-5　用于药物传递的纳米颗粒（NP）的特性

比的载体效率（Zou 等，2010，2012）。

聚合体的水核被疏水单元的自组装膜和外部亲水电荷包围（Letchford 和 Burt，2007）。它们是两亲性共聚物，也被称为"多功能 NP"（Letchford 和 Burt，2007）。亲水性的成分可用于改善聚合体的生物分布和细胞吸收（Farokhzad 和 Langer，2006）。而脂质体，亲水性和疏水性化合物可分别与水核和疏水膜结合（Lin 等，2006）。在测试内耳 DD 的多聚体中，有聚（乙二醇）–b– 聚（ε– 己内酯）NP（PEG-b-PCL）、聚（2- 羟乙基天冬酰胺）NP（PHEA）和聚（乳酸 – 乙醇酸）NP（PLGA）。所有这些 NP 已被证明在体外和体内具有生物相容性，并且能够有效地将其有效载荷释放到靶组织（Roy 等，2010；Kumari 等，2010；Danhier 等，2012；Grottkau 等，2013；Ranjan 等，2012；Pritz 等，2013；Cai 等，2014；Kim 等，2015；Yoon 等，2015）。2010 年，PLGA 已被美国食品药品管理局（FDA）和欧洲药品管理局（EMA）批准用于肠外给药（Kumari 等，2010）。

二氧化硅 NP 是一种胶体二氧化硅颗粒（Le 等，2013），不仅可用作 DD 系统（Ahola 等，1999），还可用于基因治疗（Sameti 等，2003）。内耳治疗中，已经在大鼠实验中证实具有生物相容性，能够传递有效载荷（Praetorius 等，2007）。

SPIONS 有一个直径约为 15nm 的铁磁芯，由 Fe_3O_4 粒子组成。它们用于细胞的磁靶向，直径较小的可以用于生物医学应用，因为较小者没有残余磁相互作用（Cao 等，2004；Sun 等，2008）。在体外和体内模型中均验证了它们的生物相容性（Kopke 等，2006；Ye 等，2012）。由于它们的核心不能包含任何药物，因此在药物递送中，它们必须被有机化合物包裹（Kopkee 等，2006；Mondalek 等，2006；Ge 等，2007；Ye 等，2012）。在内耳 DD 中，可以通过 PLGA（Ge 等，2007）、二氧化硅（Ye 等，2012）和葡聚糖（Mondalek 等，2006）包裹。值得注意的是，已经以醋酸地塞米松（Dex-Ac）作为有效载荷，成功地将包被 PGLA 的 spion 作为药物载体进行了试验（Du 等，2013）。

HBPL 是具有高阳离子电荷的树枝状大分子，经常用于基因治疗（Roy 等，2012；Zou 等，2014）。已在豚鼠体内模型中验证了它们的生物相容性和将有效载荷传递到内耳细胞的能力（Hureaux 等，2010），同时其扩散能力已在新鲜冰冻的人类颞骨中得到验证（Roy 等，2012）。

（四）生物材料和生物相容性

生物相容性是成功研制生物医学材料的关键问题。然而，生物相容性的测定十分不易，目前只能通过植入生物材料装置在特定治疗中的性能或成功性进行定性验证（Ratner，2003）。

20 世纪对生物相容性和生物材料提出了几种定义，其中最简单和最有效的定义是 David Williams（1987）提出的："生物相容性是指材料在特定应用中具有引起适当的宿主反应的能力"和"生物材料是一种用于制作与生物系统相互作用的医疗器械的无活性的材料"（1987）。

生物相容性与生物材料的发展密切相关（Ratner，2011）。图 28-6 总结了这个概念。第一代生物材料是在 1950—1970 年发展起来的，目的是永久性地替换组织或器官，可能没有任何有害的宿主反应。生物相容性，因此，确定了生物惰性。这种生物材料能够引起轻微的炎症反应，并最终被一层薄薄致密的胶原膜包围（Willimms，2008）。然而，植入多年后，由于异物反应，局部或全身不良反应导致生物相容性降低，植入体表面可发现静止的巨噬细胞（Ratner，2013）。目前已知以下四个方面会对生物相容性产生负面影响：①植入生物材料中渗出的有毒分子；②微生物的表面污染；③医疗器械与周围组织之间的相对微动引起的应力屏蔽；④生物反应，尤其是长期的生物反应（Ratner，2013）。前三个方面可以通过适当的装置设计、制造、灭菌和植入方式来控制。

目前 ISO 10993-1（2016）"设备材料在特定情况下具有适当宿主反应的能力"中包含的生物相容性定义与第一代生物材料的定义相似。

然而，应用于生物医学的第二代生物材料是约在 1980 年发展起来的。它不再具有生物惰性，而是能够以可控的方式（即药物输送系统）与宿主组织产生良好的相互作用。在这些生物材料中，那些可吸收的部分应该可以降解成无毒的产品或被宿主代谢（或以其他方式去除）。这些具有生物活性和使用可生物降解材料的设计是为了在特定的时间内诱导生物环境的反应（Willimms，2008）。纤维包膜的形成将对这些生物材料产生不利影响，产生对药物扩散或电刺激的阻力，并阻止它们与组织的进一步整合。这些第二代生物材料通常通过细胞外基质（ECM）成分或工程孔隙率（即 30～40μm）发

挥其功能整合。在这种整合类型中，在早期愈合阶段浸润的巨噬细胞主要是 M2 表型，而不是促炎 M1 表型，导致纤维化包膜（Mantovani，2006；Badylak 等，2008；Marshall 等，2004；Madden 等，2010）。

第三代生物材料是从 21 世纪初开始发展起来的，其目的是支持和促进功能组织的再生，而不是简单地治疗现存组织。这是一个跨学科领域，代表了组织工程的基础，包括生命科学、医学和工程，用以改善或取代生物功能（Langer 和 Vacanti，1999）。组织工程的建立来源于三个基本方面：培养细胞和干细胞、建立生物材料基质（支架）和用以模拟微环境的合适的生物因子。组织工程被定义为"探索组织生长的方式，并将其应用于生产供临床使用的功能性替代组织"（MacArthur 和 Oreffo，2005）。常见的组织工程方法包括与体外干细胞共培养的 3D 多孔可生物降解支架，并应用生长因子、电刺激和环境刺激的方式诱导干细胞分化成所需表型（Bryers 等，2012）。从生物相容性的观点来看，内耳具有复杂的微环境，有多种组织类型

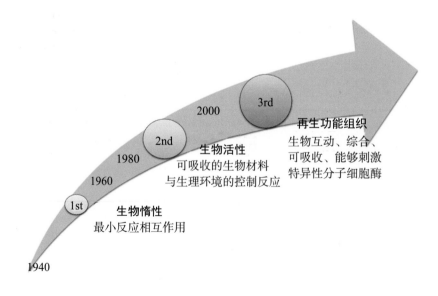

▲ 图 28-6　生物材料从 1940 年到今天的演变

改编自 Rabkin 等，2002

（Beutner 和 Hüttenbrink，2009）。在耳中应用生物材料的难点还与其对炎症和持续振动运动的高度敏感性有关。因此，耳的相关假体的排斥反应在临床上仍然是个问题。

根据其特点，NP 可被认为是第二代（药物释放）和第三代（智能 NP）的生物材料。由于它们的大小，NP 能够穿过内耳屏障，进入靶细胞膜，或是进入核膜。

因此，与微观和宏观生物材料相比，NP 可能具有前所未有的再生和刺激性能。然而，当临床应用于内耳治疗时，应仔细评估"纳米材料安全性"和其生物相容性。迄今为止，在实验模型中并未报道出现听力损伤或组织损伤（Scheper 等，2009；Hureaux 等，2010；Wu 等，2013；Kim 等，2015），表明 NP 治疗方案的制定是合理安全的。然而，内耳多次使用 NP 的长期影响尚未得到充分评估（Zou 等，2014；Lajud 等，2015）。

四、结论

以纳米技术为基础的药物治疗方式显示出了改进内耳治疗的巨大潜力。纳米粒子的使用可以最大限度地减少治疗的不良反应，提高靶向的特异性，并允许药物在内耳中持续释放。

不同的 NP 材料合成正在研究中。使得其可以适合于所携带的有效载荷及其受控释放，还可以与其他材料（即水凝胶）结合以改善经 RWM 的扩散性，并且可以针对特定的细胞类型以提高亲和力。然而，在成功应用于临床之前，必须在动物模型中对其在耳蜗液和组织中的生物利用度和稳定性进行短期和长期的认真评估（Ciorba 等，2009；Valente 等，2017）。同时在内耳这种复杂而微妙的微环境中最需要验证的重要问题是纳米粒子的生物相容性和生物材料性能。

参 考 文 献

[1] Ahola, M.; Rich, J.; Kortesuo, P.; Kiesvaara, J.; Seppala, J.; Yli-Urpo, A. In Vitro Evaluation of Biodegradable Epsilon-caprolactone-co-D, L-lactide/silica Xerogel Composites Containing Toremifene Citrate. *Int. J. Pharm.* 1999, *181*, 181-191.

[2] Aubin, J. E. Advances in the Osteoblast Lineage. *Biochem. Cell. Biol.* 1998, *76*, 899-910.

[3] Astolfi, L.; Simoni, E.; Giarbini, N.; Giordano, P.; Pannella, M.; Hatzopoulos, S.; Martini, A. Cochlear Implant and Inflammation Reaction: Safety Study of a New Steroid-eluting Electrode. *Hear Res.* 2016, *336*, 44-52.

[4] Badylak, S.; Valentin, J.; Ravindra, A.; Mccabe, G.; Stewart-Akers, A. Macrophage Phenotype as a Determinant of Biologic Scaffold Remodeling. *Tissue Eng. A* 2008, *14*, 1835-1842.

[5] Banerjee, A.; Parnes, L. S. The Biology of Intratympanic Drug Administration and Pharmacodynamics of Round Window Drug Absorption. *Otolaryngol. Clin. North Am.* 2004, *37*, 1035-1051.

[6] Bas, E.; Van De Water, T. R.; Lumbreras, V.; Rajguru, S.; Goss, G.; Hare, J. M.; Goldstein, B. J. Adult Human Nasal Mesenchymal-like Stem Cells Restore Cochlear Spiral Ganglion Neurons After Experimental Lesion. *Stem Cells Dev.* 2014, 23, 502-514.

[7] Berrettini, S.; Bruschini, L.; Stefanini, C.; D'Alessandro, D.; D'Acunto, M.; Danti, S. Good Manufacturing Practices-grade Preformed Ossicular Prostheses from Banked Bone via Computer Numerically Controlled Micromilling. *Ann. Otol. Rhinol. Laryngol.* 2011, *120*, 9-16.

[8] Bettini, S.; Franceschini, V.; Astolfi, L.; Simoni, E.; Mazzanti, B.; Martini, A.; Revoltella, R. P. Human Mesenchymal Stem Cell Therapy for Damaged Cochlea Repair in nod-scid Mice Deafened with Kanamycin Cytotherapy, in press.

[9] Beutner, D.; Hüttenbrink, K. B. Passive and Active Middle Ear Implants. *GMS Curr. Top Otorhinolaryngol. Head Neck Surg.* 2009, *8*, Doc09.

[10] Bianco, P.; Robey, P. G. Stem Cells in Tissue Engineering. *Nature* 2001, *414*, 118-121.

[11] Bowe, S. N.; Jacob, A. Round Window Perfusion Dynamics: Implications for Intracochlear Therapy. *Curr. Opin. Otolaryngol. Head Neck Surg.* 2010, *18*, 377-385.

[12] Bozzuto, G.; Molinari, A. Liposomes as Nanomedical Devices. *Int. J. Nanomed.* 2015, *10*, 975-999.

[13] Bryers, J. D.; Giachelli, C. M.; Ratner B. D. Engineering Biomaterials to Integrate and heal: The Biocompatibility Paradigm Shifts. *Biotechnol. Bioeng.* 2012, *109*, 1898-1911.

[14] Buckiová, D.; Ranjan, S.; Newman, T. A.; Johnston, A. H.; Sood, R.; Kinnunen, P. K.; Popelář, J.; Chumak, T.; Syka, J. Minimally Invasive Drug Delivery to the Cochlea Through Application of Nanoparticles to the Round Window Membrane. *Nanomedicine (Lond.)* 2012, *7*, 1339-1354.

[15] Cai, H.; Wen, X.; Wen, L.; Tirelli, N.; Zhang, X.; Zhang, Y.; Su, H.; Yang, F.; Chen, G. Enhanced Local Bioavailability of Single or Compound Drugs Delivery to the Inner Ear Through Application of PLGA Nanoparticles via Round Window Administration. *Int. J. Nanomed.* 2014, *9*, 5591-5601.

[16] Cao, Z. G.; Zhou, S. W.; Sun, K.; Lu, X. B.; Luo, G.; Liu, J. H. Preparation and Feasibility of Superparamagnetic Dextran Iron Oxide Nanoparticles as Gene Carrier. *Ai Zheng* 2004, *23*, 1105-1109.

[17] Chen, G.; Hou, S. X.; Hu, P.; Hu, Q. H.; Guo, D. D.; Xiao, Y. In Vitro Dexamethasone Release from Nanoparticles and its Pharmacokinetics in the Inner Ear After Administration of the Drug-loaded Nanoparticles via the Round Window. *Nan Fang Yi Ke Da Xue Xue Bao* 2008, *28*, 1022-1024.

[18] Chen, G.; Zhang, X.; Yang, F.; Mu, L. Disposition of Nanoparticle-based Delivery System Via Inner Ear Administration. *Curr. Drug. Metab.* 2010, *11*, 886-897.

[19] Chen, W.; Jongkamonwiwat, N.; Abbas, L.; Eshtan, S. J.; Johnson, S. L.; Kuhn, S.; Milo, M.; Thurlow, J. K.; Andrews, P. W.; Marcotti, W.; Moore, H. D.; Rivolta, M. N. Restoration of Auditory Evoked Responses by Human ES-Cell-Derived Otic Progenitors. *Nature* 2012, *490*, 278-282.

[20] Cho, Y. B.; Cho, H. H.; Jang, S.; Jeong, H. S.; Park, J. S. Transplantation of Neural Differentiated Human Mesenchymal Stem Cells into the Cochlea of an Auditory-neuropathy Guinea Pig Model. *J. Korean Med. Sci.* 2011, *26*, 492-498.

[21] Choi, B. Y.; Song, J. J.; Chang, S. O.; Kim, S. U., Oh, S. H. Intravenous Administration of Human Mesenchymal Stem Cells after Noise- or Drug-induced Hearing Loss in Rats. *Acta Otolaryngol.* 2012, *132*, S94-S102.

[22] Chole, R. A. Ossiculoplasty with Banked Cartilage. *Otolaryngol. Clin. North Am.* 1994, *27* (7) 17-726.

[23] Ciorba, A.; Astolfi, L.; Martini, A. Otoprotection and Inner Ear Regeneration. *Audiol. Med.* 2008, *6*, 170-175.

[24] Ciorba, A.; Astolfi, L.; Jolly, C.; Martini, A. Cochlear Implants and Inner Ear Based Therapy. *Europ. J. Nanomed.* 2009, *2*, 25-28.

[25] Ciorba, A.; Martini, A. Regeneration in the Mammalian Inner Ear: A Glimpse into the Future. *Hear. Bal. Commun.* 2014, *12*, 1-5.

[26] ClinicalTrials.gov Identifier: NCT02038972-https://clinicaltrials.gov/ct2/show/NCT02038972 (Last Update: Aug 11, 2016).

[27] Coleman, B.; Hardman, J.; Coco, A.; Epp, S.; de Silva, M.; Crook, J.; Shepherd, R. Fate of Embryonic Stem Cells Transplanted into the Deafened Mammalian Cochlea. *Cell Transplant* 2006, *15*, 369-380.

[28] Coleman, B.; Fallon, J.B.; Pettingill, L.N.; de Silva, M.G.; Shepherd, R.K. Auditory Hair Cell Explant Co-Cultures Promote the Differentiation of Stem Cells into Bipolar Neurons. *Exp. Cell Res.* 2007, *313*, 232-243.

[29] Corrales, C. E.; Pan, L.; Li, H.; Liberman, M. C.; Heller, S.; Edge, A. S. Engraftment and Differentiation of Embryonic Stem Cell-derived Neural Progenitor Cells in the Cochlear Nerve Trunk: Growth of Processes into the Organ of Corti. *J. Neurobiol.* 2006, *66*, 1489-1500.

[30] D'Alessandro, D.; Danti. S.; De Vito, A.; Forli, F.; Bruschini, L.; Berrettini, S. Histologic Characterization of Human Ear Ossicles for the Development of Tissue-engineered Replacements. *Otol. Neurotol.* 2012, *33*, 1458-1468.

[31] Danhier, F.; Ansorena, E.; Silva, J.M.; Coco, R.; Le Breton, A.; Preat. V. PLGA-based Nanoparticles: An Overview of Biomedical Applications. *J. Control Release* 2012, *161*, 505-522.

[32] Danti, S.; Stefanini, C.; D'Alessandro, D.; Moscato, S.; Pietrabissa, A.; Petrini, M.; Berrettini, S. Novel Biological/Biohybrid Prostheses for the Ossicular Chain: Fabrication Feasibility and Preliminary Functional Characterization. *Biomed. Microdev.* 2009, *11*, 783-93.

[33] Danti, S.; D'Alessandro, D.; Pietrabissa, A.; Petrini, M.; Berrettini, S. Development of Tissueengineered Substitutes of the Ear Ossicles: PORP-shaped Poly(propylene fumarate)-based Scaffolds Cultured with Human Mesenchymal Stromal Cells. *J. Biomed. Mater. Res. A* 2010, *92*, 1343-1356.

[34] Danti, S.; Mota, C.; Trombi, L.; D'Alessandro, D.; Inglese, F.; Stefanini, C.; Panetta, D.; Salvadori, P. A.; Moroni, L.; Berrettini, S. Human MSC/Fibrin Clot/3D Deposited Scaffold Constructs as Advanced Ossicular Chain Replacements. *J. Tissue Eng. Regen. Med.* 2014, *8* (S1), 436-437.

[35] Danti, S.; Mota, C.; D'Alessandro, D.; Trombi, L.; Ricci, C.; Redmond, S. L.; De Vito, A.; Pini, R.; Dilley, R. J.; Moroni, L.; Berrettini, S. Tissue Engineering of the Tympanic Membrane Using Electrospun PEOT/PBT Copolymer Scaffolds: A Morphologic in Vitro Study. *Hear. Balance Commun.* 2015, *13*, 133-147.

[36] De Ceulaer, G.; Johnson, S.; Yperman, M.; Daemers, K.; Offeciers, F. E.; O'Donoghue, G. M.; Govaerts P.J. Long-term Evaluation of the Effect of Intracochlear Steroid Deposition on Electrode Impedance in Cochlear Implant Patients. *Otol. Neurotol.* 2003, *24*, 769-774.

[37] Dormer, K. J.; Gan R. Z. Biomaterials for Implantable Middle Ear Hearing Devices. *Otolaryngol. Clin. North. Am.* 2001, *34*, 289- 297.

[38] Du, X.; Chen, K.; Kuriyavar, S.; Kopke, R. D.; Grady, B. P.; Bourne, D. H.; Li, W.; Dormer, K. J. Magnetic Targeted Delivery of Dexamethasone Acetate Across the Round Window Membrane in Guinea Pigs. *Otol. Neurotol.* 2013, *34*, 41-47.

[39] Duda, F.; Bradel, S.; Bleich, A.; Abendroth, P.; Heemeier, T.; Ehlert, N.; Behrens, P.; Esser, K. H.; Lenarz, T.; Brandes, G.; Prenzler, N. K. Biocompatibility of Silver Containing Silica Films on Bioverit® II Middle Ear Prostheses in Rabbits. *J. Biomater. Appl.* 2015, *30*, 17-29.

[40] Dvorak, D.; Abbas, G.; Ali, T.; Stevenson, S.; Welling, D. Repair of Chronic Tympanic Membrane Perforations with Long-term Epidermal Growth Factor. *Laryngoscope* 1995, *105*, 1300-1304.

[41] El Kechai, N.; Agnely, F.; Mamelle, E.; Nguyen, Y.; Ferrary, E.; Bochot, A. Recent Advances in Local Drug Delivery to

the Inner Ear. *Int. J. Pharm.* 2015, 494, 83-101.

[42] Farokhzad, O. C.; Langer, R. Nanomedicine: Developing Smarter Therapeutic and Diagnostic Modalities. *Adv. Drug Deliv. Rev.* 2006, *58*, 1456-1459.

[43] Ferraro F.; Celso, C. L.; Scadden, D. Adult Stem Cells and their Niches. *Adv. Exp. Med. Biol.* 2010, *695*, 155-168.

[44] Ge, X.; Jackson, R. L.; Liu, J.; Harper, E. A.; Hoffer, M. E.; Wassel, R. A.; Dormer, K. J.; Kopke, R. D.; Balough, B. J. Distribution of PLGA Nanoparticles in Chinchilla Cochleae. *Otolaryngol. Head Neck Surg.* 2007, *137*, 619-623.

[45] Gelperina, S.; Kisich, K.; Iseman, M. D.; Heifets, L. The Potential Advantages of Nanoparticle Drug Delivery Systems in Chemotherapy of Tuberculosis. *Am. J. Respir. Crit. Care Med.* 2005, *172*, 1487-1490.

[46] Grevemeyer, B.; Bogdanovic, L.; Canton, S.; St Jean, G.; Cercone, M.; Ducharme, N. G.; Brown, B. N. Regenerative Medicine Approach to Reconstruction of the Equine Upper Airway. *Tissue Eng. Part A* 2014, *20*, 1213-1221.

[47] Giordano, P.; Hatzopoulos, S.; Giarbini, N.; Prosser, S.; Petruccelli, J.; Simoni, E.; Faccioli, C.; Astolfi, L.; Martini, A. A Soft-surgery Approach to Minimize Hearing Damage Caused by the Insertion of a Cochlear Implant Electrode: A Guinea Pig Animal Model. *Otol. Neurotol.* 2014, *35*, 1440-1445.

[48] Golas, A. R.; Hernandez, K. A.; Spector, J. A. Tissue Engineering for Plastic Surgeons: A Primer. *Aesth. Plast. Surg.* 2014, *38*, 207-221.

[49] Goycoolea, M. V. The Round Window Membrane Under Normal and Pathological Conditions. *Acta Otolaryngol. Suppl.* 1992, *493*, 43-55.

[50] Goycoolea, M. V.; Lundman, L. Round Window Membrane: Structure Function and Permeability: A Review. *Microsc. Res. Technol.* 1997, *36*, 201-211.

[51] Grottkau, B. E.; Cai, X.; Wang, J.; Yang, X.; Lin, Y. Polymeric Nanoparticles for a Drug Delivery System. *Curr. Drug. Metab.* 2013, *14*, 840-846.

[52] Gunewardene, N.; Dottori, M.; Nayagam, B. A. The Convergence of Cochlear Implantation with Induced Pluripotent Stem Cell Therapy. *Stem Cell Rev.* 2012, *8*, 741-754.

[53] Hahn, H.; Kammerer, B.; DiMauro, A.; Salt, A. N.; Plontke, S. K. Cochlear Microdialysis for Quantification of Dexamethasone and Fluorescein Entry into Scala Tympani During Round *window administration. Hear Res.* 2006, *212*, 236-244.

[54] Hayashi, K.; Surani, M.A. Self-renewing Epiblast Stem Cells Exhibit Continual Delineation of Germ Cells with Epigenetic Reprogramming in Vitro. *Development* 2009, *136*, 3549-3556.

[55] Herberhold, C. Reconstruction of the Auricle with Preserved Homologous Rib Cartilage. *Facial Plast. Surg.* 1988, *5*, 431-433.

[56] Hesse, D.; Ehlert, N.; Lüenhop, T.; Smoczek, A.; Glage, S.; Behrens, P.; Müller, P. P.; Esser, K. H.; Lenarz, T.; Stieve, M.; Bleich, A.; Prenzler, N. K. Nanoporous Silica Coatings as a Drug Delivery System for Ciprofloxacin: Outcome of Variable Release Rates in the Infected Middle Ear of Rabbits. *Otol. Neurotol.* 2013, 34, 1138-1145.

[57] Hildebrand, M. S.; Dahl, H. H.; Hardman, J.; Coleman, B.; Shepherd, R. K.; de Silva, M. G. Survival of Partially Differentiated Mouse Embryonic Stem Cells in the Scala Media of the Guinea Pig Cochlea. *J. Assoc. Res. Otolaryngol.* 2005, *6*, 341-354.

[58] Liu H, Hao J; Li K. S. Current Strategies for Drug Delivery to the Inner Ear. *Acta Pharmaceut Sin B* 2013, *3*, 86-96.

[59] Horie, R. T.; Sakamoto, T.; Nakagawa, T.; Ishihara, T.; Higaki, M.; Ito, J. Stealth-nanoparticle Strategy for Enhancing the Efficacy of Steroids in Mice with Noise-induced Hearing Loss. *Nanomedicine (Lond.)* 2010, *5*, 1331-1340.

[60] Hu, Z.; Wei, D.; Johansson, C. B.; Holmström, N.; Duan, M.; Frisén, J.; Ulfendahl, M. Survival and Neural Differentiation of Adult Neural Stem Cells Transplanted into the Mature Inner Ear. *Exp. Cell Res.* 2005, *302*, 40-77.

[61] Hu, Z.; Corwin, J. T. Inner Ear Hair Cells Produced in vitro by a Mesenchymal-to-epithelial Transition. *Proc. Natl. Acad. Sci. USA* 2007, *104*, 16675-16680.

[62] Hureaux, J.; Lagarce, F.; Gagnadoux, F.; Vecellio, L.; Clavreul, A.; Roger, E.; Kempf, M.; Racineux, J. L.; Diot, P.; Benoit, J. P.; Urban, T. Lipid Nanocapsules: Ready-to-use Nanovectors for the Aerosol Delivery of Paclitaxel. *Eur. J. Pharm. Biopharm.* 2009, *73*, 239-246.

[63] Hureaux, J.; Lagarce, F.; Gagnadoux, F.; Rousselet, MC.; Moal, V.; Urban, T.; Benoit, J. P. Toxicological Study and Efficacy of Blank and Paclitaxel-loaded Lipid Nanocapsules after i.v. Administration in Mice. *Pharm Res.* 2010, *27*, 421-430.

[64] Inamura, N.; Salt, A. N. Permeability Changes of the Blood-labyrinth Barrier Measured in vivo During Experimental Treatments. *Hear Res.* 1992, *61*, 12-18.

[65] International Standard Organization. 2016; https://www.iso.org/obp/ui/#iso:std:iso:10993:- 1:dis:ed-5:v1:en (accessed NOV 11, 2017).

[66] Jäger, E.; Venturini, C. G.; Poletto, F. S.; Colomé, L. M.; Pohlmann, J. P.; Bernardi, A.; Battastini, A. M.; Guterres, S. S.; Pohlmann, A. R. Sustained Release from Lipid-core Nanocapsules by Varying the Core Viscosity and the Particle Surface Area. *J. Biomed. Nanotechnol.* 2009, *5*, 130-140.

[67] Jahnke, K. Permeability Barriers of the Inner Ear. Fine Structure and Function. *Fortschr. Med.* 1980a, *98*, 330-336.

[68] Jahnke, K. The Blood-perilymph Barrier. *Arch. Otorhinolaryngol.* 1980b, *228*, 29-34.

[69] Jeon, S. J.; Oshima, K.; Heller, S.; Edge, A.S. Bone Marrow Mesenchymal Stem Cells are Progenitors In Vitro for Inner Ear Hair Cells. *Mol. Cell Neurosci.* 2007, *34*, 59-68.

[70] Juhn, S. K. and Rybak, L. P. Labyrinthine Barriers and Cochlear Homeostasis. *Acta Otolaryngol.* 1981, *91*, 529-534.

[71] Kamiya, K.; Fujinami, Y.; Hoya, N.; Okamoto, Y.; Kouike, H.; Komatsuzaki, R.; Kusano, R.; Nakagawa, S.; Satoh, H.; Fujii, M.; Matsunaga, T. Mesenchymal Stem Cell Transplantation Accelerates Hearing Recovery Through the Repair of Injured Cochlear Fibrocytes. *Am. J. Pathol.* 2007, *171*, 214-226.

[72] Kanemaru, S. I.; Umeda, H.; Kitani, Y.; Nakamura, T.; Hirano, S; Ito, J. Regenerative Treatment for Tympanic Membrane Perforation. *Otol. Neurotol.* 2011, *32*, 1218-1223.

[73] Kasagi, H.; Kuhara, T.; Okada, H.; Sueyoshi, N.; Kurihara, H. Mesenchymal Stem Cell Transplantation to the Mouse Cochlea as a Treatment for Childhood Sensorineural Hearing Loss. *Int. J. Pediatr. Otorhinolaryngol.* 2013, *77*, 936-942.

[74] Kaucka, M.; Zikmund, T.; Tesarova, M.; Gyllborg, D.; Hellander, A.; Jaros, J.; Kaiser, J.; Petersen, J.; Szarowska, B.; Newton, P. T.; Dyachuk, V.; Li, L.; Qian, H.; Johansson, A. S.; Mishina, Y.; Currie, J. D.; Tanaka, E. M.; Erickson, A.; Dudley, A.; Brismar, H.; Southam, P.; Coen, E.; Chen, M.; Weinstein, L. S.; Hampl, A.; Arenas, E.; Chagin, A. S.; Fried, K.; Adameyko, I. Oriented Clonal Cell Dynamics Enables Accurate Growth and Shaping of Vertebrate Cartilage. *Elife* 2017, *6*, e25902.

[75] Kim, T. S.; Nakagawa, T.; Kita, T.; Higashi, T.; Takebayashi, S.; Matsumoto, M.; Kojima, K.; Sakamoto, T.; Ito, J. Neural Connections Between Embryonic Stem Cell-derived Neurons and Vestibular Hair Cells In Vitro. *Brain Res.* 2005, *1057*, 127-133.

[76] Kim, D. K.; Park, S. N.; Park, K. H.; Park, C. W.; Yang, K. J.; Kim, J. D.; Kim, M. S. Development of a Drug Delivery System for the Inner Ear Using Poly(amino acid)-based Nanoparticles. *Drug Deliv.* 2015, *22*, 367-374.

[77] Kobayashi, S.; Takebe, T.; Zheng, Y. W.; Mizuno, M.; Yabuki, Y.; Maegawa, J.; Taniguchi, H. Presence of Cartilage Stem/Progenitor Cells in Adult Mice Auricular Perichondrium. *PLoS One* 2011, *6* (10), e26393.

[78] Koehler, K. R.; Mikosz, A. M.; Molosh, A. I.; Patel, D.; Hashino, E. Generation of Inner Ear Sensory Epithelia from Pluripotent Stem Cells in 3D Culture. *Nature* 2013, *500*, 217-221.

[79] Kondo, T.; Matsuoka, A. J.; Shimomura, A.; Koehler, K. R.; Chan, R. J.; Miller, J. M.; Srour, E. F.; Hashino, E. Wnt Signaling Promotes Neuronal Differentiation from Mesenchymal Stem Cells Through Activation of Tlx3. *Stem Cells* 2011, *29*, 836-846.

[80] Kopke, R. D.; Wassel, R.A.; Mondalek, F.; Grady, B.; Chen, K.; Liu, J.; Gibson, D.; Dormer, K. J. Magnetic Nanoparticles: Inner Ear Targeted Molecule Delivery and Middle Ear Implant. *Audiol. Neurootol.* 2016, *11*, 123-133.

[81] Kumari, A.; Yadav, S. K.; Yadav, S.C. Biodegradable Polymeric Nanoparticles Based Drug Delivery Systems. *Colloids Surf B: Biointerfaces* 2010, *75*, 1-18.

[82] Lajud, S. A.; Nagda, D. A.; Qiao, P.; Tanaka, N.; Civantos, A.; Gu, R.; Cheng, Z.; Tsourkas, A.; O'Malley, B. W. Jr.; Li, D. A Novel Chitosan-hydrogel-based Nanoparticle Delivery System for Local Inner Ear Application. *Otol. Neurotol.* 2015, *36*, 341-347.

[83] Lang, H.; Ebihara, Y.; Schmiedt, R. A.; Minamiguchi, H.; Zhou, D.; Smythe, N.; Liu, L.; Ogawa, M.; Schulte, B. A. Contribution of Bone Marrow Hematopoietic Stem Cells to Adult Mouse Inner Ear: Mesenchymal Cells and Fibrocytes. *J. Comp. Neurol.* 2006, *496*, 187-201.

[84] Lang, H.; Schulte, B. A.; Goddard, J. C.; Hedrick, M.; Schulte, J. B.; Wei, L.; Schmiedt, R. A. Transplantation of Mouse Embryonic Stem Cells into the Cochlea of an Auditoryneuropathy Animal Model: Effects of Timing After Injury. *J. Assoc. Res. Otolaryngol.* 2008, *9*, 225-240.

[85] Lang, H.; Xing, Y.; Brown, L. N.; Samuvel, D. J.; Panganiban, C. H.; Havens, L. T.; Balasubramanian, S.; Wegner, M.; Krug, E. L.; Barth, J. L. Neural Stem/Progenitor Cell Properties of Glial Cells in the Adult Mouse Auditory Nerve. *Sci. Rep.* 2015, *5*, 13383.

[86] Lange, P.; Fishman, J. M.; Elliott, M. J.; De Coppi, P.; Birchall, M. A. What Can Regenerative Medicine Offer for Infants with Laryngotracheal Agenesis? *Otolaryngol. Head Neck Surg.* 2011, *145*, 544-550.

[87] Langer, R.; Vacanti, J. P. Tissue Engineering. *Science* 1993, *260*, 920-926.

[88] Le, V. H.; Thuc, C. N.; Thuc, H. H. Synthesis of Silica Nanoparticles from Vietnamese Rice Husk by Sol-gel Method. *Nanoscale Res. Lett.* 2013, *8*, 58.

[89] Lensing, R.; Bleich, A.; Smoczek, A.; Glage, S.; Ehlert, N.; Luessenhop, T.; Behrens, P.; Müller, P. P.; Kietzmann, M.; Stieve, M. Efficacy of Nanoporous Silica Coatings on Middle Ear Prostheses as a Delivery System for Antibiotics: An Animal Study in Rabbits. *Acta Biomater.* 2013, *9*, 4815-4825.

[90] Letchford, K.; Burt, H. A Review of the Formation and Classification of Amphiphilic Block Copolymer Nanoparticulate Structures: Micelles, Nanospheres, Nanocapsules and Polymersomes. *Eur. J. Pharm. Biopharm.* 2007, *65*, 259-269.

[91] Li, H.; Liu, H.; Heller, S. Pluripotent Stem Cells from the Adult Mouse Inner Ear. *Nat. Med.* 2003a, *9*, 1293-1299.

[92] Li, H.; Roblin, G.; Liu, H.; Heller, S. Generation of Hair Cells by Stepwise Differentiation of Embryonic Stem Cells. *Proc. Natl. Acad Sci. U.S.A.* 2003b, *100*, 13495-13500.

[93] Lin, J. J.; Ghoroghchian, P. P.; Zhang, Y.; Hammer, D. A. Adhesion of Antibody-functionalized Polymersomes. *Langmuir* 2006, *22*, 3975-3979.

[94] Lin, Z.; Perez P.; Sun, Z.; Liu, J. J.; Shin J. H.; Hyrc, K. L.; Samways, D.; Egan, T.; Holley, M. C.; Bao, J. Reprogramming of Single-cell-derived Mesenchymal Stem Cells into Hair Cell-like Cells. *Otol. Neurotol.* 2012, *33*, 1648-1655.

[95] Liu, H.; Chen, S.; Zhou, Y.; Che, X.; Bao, Z.; Li, S.; Xu, J. The Effect of Surface Charge of Glycerol Monooleate-based Nanoparticles on the Round Window Membrane Permeability and Cochlear Distribution. *J. Drug Target.* 2013, *21*, 846-854.

[96] Lou, Z.; Tang, Y.; Wu, X. Analysis of the Effectiveness of Basic Fibroblast Growth Factor Treatment on Traumatic Perforation of the Tympanic Membrane at Different Time Points. *Am. J. Otolaryngol.* 2011, *33*, 244-249.

[97] MacArthur, B. D.; Oreffo, R. O. C. Bridging the Gap. *Nature* 2005, *433*, 19.

[98] Madden, L. R.; Mortisen, D. J.; Sussman, E. M.; Dupras, S. K.; Fugate, J. A., Cuy, J. L; Hauch, K. D.; Laflamme, M. A.; Murry, C. E.; Ratner, B. D. Proangiogenic Scaffolds as Functional Templates for Cardiac Tissue Engineering. *Proc. Natl. Acad. Sci. U.S.A.* 2010, *107*, 15211-15216.

[99] Malam, Y.; Loizidou, M.; Seifalian, A. M. Liposomes and Nanoparticles: Nanosized Vehicles for Drug Delivery in Cancer. *Trends Pharmacol. Sci.* 2009, *30*, 592-599.

[100] Mallo, M. Formation of the Middle Ear: Recent Progress on the Developmental and Molecular Mechanisms. *Dev Biol.*

2001, *15* (231), 410-419.

[101] Mantovani, A. Macrophage Diversity and Polarization: In Vivo Veritas. *Blood* 2006, *108*, 408-409.

[102] Marshall, A. J.; Irvin, C. A.; Barker, T.; Sage, E. H.; Hauch, K. D.; Ratner, B. D. Biomaterials with Tightly Controlled Pore Size that Promote Vascular In-growth. *ACS Polym. Preprints* 2004, *45*, 100-101.

[103] Martini, A.; Castiglione, A.; Bovo, R.; Vallesi, A.; Gabelli, C. Aging. cognitive load. Dementia. and Hearing Loss. *Audiol. Neurootol.* 2014, *19*, 2-5.

[104] McCall, A. A.; Swan, E. E.; Borenstein, J. T.; Sewell, W. F.; Kujawa, S. G., McKenna, M. J. Drug Delivery for Treatment of Inner Ear Disease: Current State of Knowledge. *Ear Hear.* 2010, *31*, 156-165.

[105] McGee, M.; Hough J. V. D. Ossiculoplasty. *Otolaryngol. Clin. North Am.* 1999, *32*, 471-488.

[106] Mondalek, F. G.; Zhang, Y. Y.; Kropp, B.; Kopke, R. D.; Ge, X.; Jackson, R. L.; Dormer, K. J. The Permeability of SPION Over an Artificial Three-layer Membrane is Enhanced by External Magnetic Field. *J. Nanobiotechnol.* 2006, *4*, 4.

[107] Mooney, D. J.; Mikos, A. G. Growing New Organs. *Sci. Am.* 1999, *10*, 10-15.

[108] Mota, C.; Danti, S.; D'Alessandro, D.; Trombi, L.; Rocca, A.; van Blitterswijk, C.; Chiellini, F.; Berrettini, S.; Moroni, L. Development of Tissue Engineered 3D Fiber Deposited Scaffolds for Ossicular Chain Repair. *J. Tissue Eng. Regen. Med.* 2012, *6*, 405.

[109] Mota, C.; Danti, S.; D'Alessandro, D.; Trombi, L.; Ricci, C.; Puppi, D.; Dinucci, D.; Milazzo, M.; Stefanini, C.; Chiellini, F.; Moroni, L.; Berrettini, S. Multiscale Fabrication of Biomimetic Scaffolds for Tympanic Membrane Tissue Engineering. *Biofabrication* 2015, *7*, 025005.

[110] Namdaran, P.; Reinhart, K. E.; Owens, K. N.; Raible, D. W.; Rubel, E. W. Identification of Modulators of Hair Cell Regeneration in the Zebrafish Lateral Line. *J. Neurosci.* 2012, *32*, 3516-3528.

[111] Nayagam, B. A.; Edge, A. S.; Needham, K.; Hyakumura, T.; Leung, J.; Nayagam, D. A.; Dottori, M. An In Vitro Model of Developmental Synaptogenesis Using Cocultures of Human Neural Progenitors and Cochlear Explants. *Stem Cells Dev.* 2013, *22*, 901-912.

[112] O'Daniel, T.; Petitjean, M.; Jones, S.; Zogg, J.; Martinez, S.; Nolph, M.; Schultz, G. S. Epidermal Growth Factor Binding and Action on Tympanic Membranes. *Ann. Otol. Rhinol. Laryngol.* 1990, *99*, 80-84.

[113] Okano, T.; Kelley, M. W. Stem Cell Therapy for the Inner Ear: Recent Advances and Future Directions. *Trends Amplif.* 2012, *16*, 4-18.

[114] Olsen, B. R.; Reginato, A. M.; Wang, W. Bone Development. *Ann. Rev. Cell. Dev. Biol.* 2000, *16*, 191-220.

[115] Oshima, K.; Grimm, C. M.; Corrales, C. E.; Senn, P.; Martinez Monedero, R.; Géléoc, G. S.; Edge, A.; Holt, J. R.; Heller, S. Differential Distribution of Stem Cells in the Auditory and Vestibular Organs of the Inner Ear. *J. Assoc. Res. Otolaryngol.* 2007, *8*, 18-31.

[116] Oshima, K.; Shin, K.; Diensthuber, M.; Peng, A. W.; Ricci, A.J.; Heller, S. Mechanosensitive Hair Cell-like Cells from

Embryonic and Induced Pluripotent Stem Cells. *Cell* 2010, *141*, 704-716.

[117] Pandit, S. R.; Sullivan, J. M.; Egger, V.; Borecki, A. A.; Oleskevich, S. Functional Effects of Adult Human Olfactory Stem Cells on Early-onset Sensorineural Hearing Loss. *Stem Cells* 2011, *29*, 670-677.

[118] Paratore, C.; Sommer, L. Stem Cells. In *Cell Signaling and Growth Factors in Development: From Molecules to Organogenesis*; Unsicker, K., Krieglstein K., Eds.; WILEYVCH Verlag GmbH & Co. KGaA: Weinheim, 2006; pp 2-37.

[119] Parker, M. A.; Corliss, D. A.; Gray, B.; Anderson, J. K.; Bobbin, R. P.; Snyder, E. Y.; Cotanche, D. A. Neural Stem Cells Injected into the Sound-damaged Cochlea Migrate Throughout the Cochlea and Express Markers of Hair Cells, Supporting Cells, and Spiral Ganglion Cells. *Hear Res.* 2007, *232*, 29-43.

[120] Paulson, D. P.; Abuzeid, W.; Jiang, H.; Oe, T.; O'Malley, B. W.; Li, D. A Novel Controlled Local Drug Delivery System for Inner Ear Disease. *Laryngoscope* 2008, *118*, 706-711.

[121] Petit-Zeman, S. Regenerative Medicine. *Nat. Biotechnol.* 2011, *19*, 201-206.

[122] Praetorius, M.; Brunner, C.; Lehnert, B.; Klingmann, C.; Schmidt, H.; Staecker, H.; Schick, B. Transsynaptic Delivery of Nanoparticles to the Central Auditory Nervous System. *Acta Otolaryngol.* 2007, *127*, 486-490.

[123] Pritz, C. O.; Dudas, J.; Rask-Andersen, H.; Schrott-Fischer, A.; Glueckert, R. Nanomedicine Strategies for Drug Delivery to the Ear. *Nanomedicine (Lond.)* 2013, *8*, 1155-1172.

[124] Qin, H.; Zhao, L. D.; Sun, J. H.; Ren, L. L.; Guo, W. W.; Liu, H. Z.; Zhai, S. Q.; Yang, S. M. The Differentiation of Mesenchymal Stem Cells into Inner Ear Hair Cell-like Cells In Vitro. *Acta Otolaryngol.* 2011, *131*, 1136-1141.

[125] Ranjan, S.; Sood, R.; Dudas, J.; Glueckert, R.; Schrott-Fischer, A.; Roy, S.; Pyykkö, I.; Kinnunen, P. K. Peptide-mediated Targeting of Liposomes to TrkB Receptor-expressing Cells. *Int. J. Nanomed.* 2012, *7*, 3475-3485.

[126] Rask-Andersen, H.; Boström, M.; Gerdin, B.; Kinnefors, A.; Nyberg, G.; Engstrand, T.; Miller, J. M.; Lindholm, D. Regeneration of Human Auditory Nerve. In vitro/in Video Demonstration of Neural Progenitor Cells in Adult Human and Guinea Pig Spiral Ganglion. *Hear Res.* 2005, *203*, 180-191.

[127] Ratner, B. D. The Biocompatibility Manifesto: Biocompatibility for the Twenty-first Century. *J. Cardiovasc. Translat. Res.* 2011, *4*, 523-527.

[128] Ratner, B. D. Biological Testing of Biomaterials. In *Biomaterials Science*; 3rd ed.; Ratner. B. D., Hoffman, A. S., Schoen, F. J., Lemons, J. E., Eds.; Elsevier: Oxford, 2013; p 587.

[129] Revoltella, R. P.; Papini, S.; Rosellini, A.; Michelini, M.; Franceschini, V.; Ciorba, A.; Bertolaso, L.; Magosso, S.; Hatzopoulos, S.; Lorito, G.; Giordano, P.; Simoni, E.; Ognio, E.; Cilli, M.; Saccardi, R.; Urbani, S.; Jeffery, R.; Poulsom, R.; Martini, A. Cochlear Repair by Transplantation of Human Cord Blood CD133+ Cells to Nod-scid Mice Made Deaf with Kanamycin and Noise. *Cell Transplant*

461

2008, *17*, 665-678.

[130] Roy, S.; Johnston, A. H.; Newman, T. A.; Glueckert, R.; Dudas, J.; Bitsche, M.; Corbacella, E.; Rieger, G.; Martini, A.; Schrott-Fischer, A. Cell-specific Targeting in the Mouse Inner Ear Using Nanoparticles Conjugated with a Neurotrophin-derived Peptide Ligand: Potential Tool for Drug Delivery. *Int. J. Pharm.* 2010, *390*, 214-224.

[131] Roy, S.; Glueckert, R.; Johnston, A. H.; Perrier, T.; Bitsche, M.; Newman, T. A.; Saulnier P.; Schrott-Fischer A. Strategies for Drug Delivery to the Human Inner Ear by Multifunctional Nanoparticles. *Nanomedicine (Lond.)* 2012, *7*, 55-63.

[132] Saito, T. 1.; Zhang, Z. J.; Tokuriki, M.; Ohtsubo, T.; Noda, I.; Shibamori, Y.; Yamamoto, T.; Saito H. Expression of *p*-glycoprotein is Associated with that of Multidrug Resistance Protein 1 (MRP1) in the Vestibular Labyrinth and Endolymphatic Sac of the Guinea Pig. *Neurosci. Lett.* 2001, *303*, 189-192.

[133] Sakamoto, T.; Nakagawa, T.; Endo, T.; Kim, T. S.; Iguchi, F.; Naito, Y.; Sasai, Y.; Ito, J. Fates of Mouse Embryonic Stem Cells Transplanted into the Inner Ears of Adult Mice and Embryonic Chickens. *Acta Otolaryngol. Suppl.* 2004, *551*, 48-52.

[134] Salt, A. N. Pharmacokinetics of Drug Entry into Cochlear Fluids. *Volta Rev.* 2005, *105,* 277-298.

[135] Salt, A. N.; Plontke, S. K. Local Inner-ear Drug Delivery and Pharmacokinetics. *Drug Discov. Today* 2005, *10*, 1299-1306.

[136] Sameti, M.; Bohr, G.; Ravi Kumar, M. N.; Kneuer, C.; Bakowsky, U.; Nacken, M.; Schmidt, H.; Lehr, C. M. Stabilisation by Freeze-drying of Cationically Modified Silica Nanoparticles for Gene Delivery. *Int. J. Pharm.* 2003, *266*, 51-60.

[137] Santos Nascimento, D.; Mosqueira, D.; Sousa, L. M.; Teixeira, M.; Filipe, M.; Resende, T. P.; Araújo, A. F.; Valente, M.; Almeida, J.; Martins, J. P.; Santos, J. M.; Bárcia, R. N.; Cruz, P.; Cruz, H.; Pinto-do-Ó P. Human Umbilical Cord Tissue-derived Mesenchymal Stromal Cells Attenuate Remodeling after Myocardial Infarction by Proangiogenic, Antiapoptotic, and Endogenous cell-activation mechanisms. *Stem. Cell. Res. Ther.* 2014, *5*, 5.

[138] Schendzielorz, P.; Scherzed, A.; Rak, K.; Völker, J.; Hagen, R.; Mlynski, R.; Frölich, K and Radeloff, A. A Hydrogel Coating for Cochlear Implant Arrays with Encapsulated Adiposederived Stem Cells Allows Brain-derived Neurotrophic Factor Delivery. *Acta Otolaryngol.* 2014, *134,* 497-505.

[139] Scheper, V.; Wolf, M.; Scholl, M.; Kadlecova, Z.; Perrier, T.; Klok, H. A.; Saulnier, P.; Lenarz, T.; Stöver, T. Potential Novel Drug Carriers for Inner Ear Treatment: Hyperbranched Polylysine and Lipid Nanocapsules. *Nanomedicine (Lond.)* 2009, *4*, 623-635.

[140] Sellari-Franceschini, S.; Piragine, F.; Bruschini, P.; Berrettini, S. TORPs and PORPs: Causes of Failure. *Am. J. Otol.* 1987, *6*, 551-552.

[141] Shi, F; Corrales, C. E.; Liberman, M. C.; Edge, A. S. BMP4 Induction of Sensory Neurons from Human Embryonic Stem Cells and Reinnervation of Sensory Epithelium. *Eur.*

J. Neurosci. 2007, *26*, 3016-3023.

[142] Shi, X. Pathophysiology of the Cochlear Intrastrial Fluid-blood Barrier (Review). *Hear Res.* 2016, *338*, 52-63.

[143] Simoni, E.; Orsini, G.; Chicca, M.; Bettini, S.; Franceschini, V.; Martini, A.; Astolfi, L. Regenerative Medicine in Hearing Recovery. *Cytotherapy.* 2017, *19* (8), 909-915.

[144] Song, M; Heo, J; Chun, J. Y.; Bae, H. S.; Kang, J. W.; Kang, H.; Cho, Y. M.; Kim, S. W.; Shin, D. M.; Choo, M. S. The Paracrine Effects of Mesenchymal Stem Cells Stimulate the Regeneration Capacity of Endogenous Stem Cells in the Repair of a Bladder-outlet-obstruction-Induced Overactive Bladder. *Stem Cells Dev.* 2014, *23*, 654-663.

[145] Sterodimas, A.; de Faria, J.; Correa, W. E.; Pitanguy, I. Tissue Engineering and Auricular Reconstruction: A Review. *J. Plast. Reconstr. Aesthet. Surg.* 2009, *62* (4), 447-452.

[146] Sullivan, J. M.; Cohen, M. A.; Pandit, S. R.; Sahota, R. S.; Borecki, A A; Oleskevich, S. Effect of Epithelial Stem Cell Transplantation on Noise-induced Hearing Loss in Adult Mice. *Neurobiol. Dis.* 2011, *41*, 552-559.

[147] Sun, C.; Lee, J. S.; Zhang, M. Magnetic Nanoparticles in MR Imaging and Drug Delivery. *Adv. Drug. Deliv. Rev.* 2008, *60*, 1252-1265.

[148] Surani, M. A.; Hayashi, K.; Hajkova, P. Genetic and Epigenetic Regulators of Pluripotency. *Cell* 2007, *128* (4), 747-762.

[149] Swan, E. E.; Mescher, M. J.; Sewell, W. F.; Tao, S. L.; Borenstein, J. T. Inner Ear Drug Delivery for Auditory Applications. *Adv. Drug. Deliv. Rev.* 2008, *60*, 1583-1599.

[150] Takahashi, K.; Yamanaka, S. Induction of Pluripotent Stem Cells from Mouse Embryonic and Adult Fibroblast Cultures by Defined Factors. *Cell* 2006, *126* (4), 663-676.

[151] Tamura, T.; Kita, T.; Nakagawa, T.; Endo, T.; Kim, T. S.; Ishihara, T.; Mizushima, Y.; Higaki, M.; Ito, J. Drug, Delivery to the Cochlea using PLGA Nanoparticles. *Laryngoscope* 2005, *115*, 2000-2005.

[152] Teo, A. K.; Vallier, L. Emerging Use of Stem Cells in Regenerative Medicine. *Biochem. J.* 2010, *428*, 11-23.

[153] Tos, M. *Manual of Middle Ear Surgery*; Thieme Medical Publishers, Inc.: New York, 1993; Vol 1, p 239.

[154] Tse, J. R.; Long, J. L. Microstructure Characterization of a Decellularized Vocal Fold Scaffold for Laryngeal Tissue Engineering. *Laryngoscope* 2014, *124* (8), E326-E331

[155] Utomo, L.; Pleumeekers, M. M.; Nimeskern, L.; Nürnberger, S.; Stok, K. S.; Hildner, F.; van Osch, G. J. Preparation and Characterization of a Decellularized Cartilage Scaffold for Ear Cartilage Reconstruction. *Biomed. Mater.* 2015, *10* (1), 015010.

[156] Valente, F.; Astolfi, L.; Simoni, E.; Danti, S.; Franceschini, V.; Chicca, M.; Martini, A.; Nanoparticle Drug Delivery Systems for Inner Ear Therapy: An Overview (Review). *J. Drug Deliv. Sci. Technol.* 2017, *39*, 28-35.

[157] Van Rompaey, V.; Farr, M. R. B.; Hamans, E.; Mudry, A.; Van De Heyning, P. H. Allograft Tympanoplasty: A Historical Perspective. *Otol. Neurotol.* 2013, *34*, 180-188.

[158] Villar-Fernandez, M. A.; Lopez-Escamez, J. A. Outlook for Tissue Engineering of the Tympanic Membrane. *Audiol. Res.* 2015, *5*, 117.

[159] Wang, A. Z.; Langer, R.; Farokhzad, O. C. Nanoparticle Delivery of Cancer Drugs. *Annu. Rev. Med.* 2012, *63*, 185-198,.

[160] Warchol, M. E. Sensory Regeneration in the Vertebrate Inner Ear: Differences at the Levels of Cells and Species. *Hear Res.* 2011, *273* (1-2), 72-79.

[161] Wei, D.; Jin, Z.; Järlebark, L.; Scarfone, E.; Ulfendahl, M. Survival, Synaptogenesis, and Regeneration of Adult Mouse Spiral Ganglion Neurons in Vitro. *Dev. Neurobiol.* 2007, *67*, 108-122.

[162] Williams, D. F. Definitions in Biomaterials. In *Progress in Biomedical Engineering*; Williams, D. F., Ed.; Elsevier Science Ltd.: Amsterdam, 1987; Vol 4, p 72.

[163] Williams, D. F. On the Mechanisms of Biocompatibility. *Biomaterials* 2008, *29*, 2941-2953.

[164] Wu, T. H.; Liu, C. P.; Chien, C. T.; Lin, S. Y. Fluorescent Hydroxylamine Derived from the Fragmentation of PAMAM Dendrimers for Intracellular Hypochlorite Recognition. *Chemistry* 2013, *19*, 11672-11675.

[165] Ye, F.; Laurent, S.; Fornara, A.; Astolfi, L.; Qin, J.; Roch, A.; Martini, A.; Toprak, M. S.; Muller, R.N.; Muhammed, M. Uniform Mesoporous Silica Coated Iron Oxide Nanoparticles as a Highly Efficient, Nontoxic MRI T(2) Contrast Agent with Tunable Proton Relaxivities. *Contrast. Media. Mol. Imaging* 2012, *7*, 460-468.

[166] Yoon, J. Y.; Yang, K. J.; Kim D. E.; Lee, K. Y.; Park, S. N.; Kim, D. K.; Kim, J. D. Intratympanic Delivery of Oligoarginine-conjugated Nanoparticles as a Gene (or Drug) Carrier to the Inner Ear. *Biomaterials* 2015, *73*, 243-253.

[167] Yoshida, T.; Hakuba, N.; Morizane, I.; Fujita, K.; Cao, F.; Zhu, P.; Uchida, N.; Kameda, K.; Sakanaka, M.; Gyo, K.; Hata, R. Hematopoietic Stem Cells Prevent Hair Cell Death After Transient Cochlear Ischemia through Paracrine Effects. *Neuroscience* 2007, *145*, 923-930.

[168] Yung, M. W. Literature Review of Alloplastic Materials in Ossiculoplasty. *J. Laryngol. Otol.* 2003, *117*, 431-436.

[169] Zhang, Y.; Zhang, W.; Löbler, M.; Schmitz, K.P.; Saulnier, P.; Perrier, T.; Pyykkö, I.; Zou, J. Inner Ear Biocompatibility of Lipid Nanocapsules After Round Window Membrane Application. *Int. J. Pharm.* 2011, *404*, 211-219.

[170] Zheng, H.; Tai, H.; Zeng, S. Cochlear Stem Cell Transplantation for Hearing Recovery in a Rat Model of Sensorineural Hearing Loss. *Neural. Regen. Res.* 2010, *5*, 833-837.

[171] Zou, J.; Saulnier, P.; Perrier, T.; Zhang, Y.; Manninen, T.; Toppila, E.; Pyykkö, I. Distribution of Lipid Nanocapsules in Different Cochlear Cell Populations after Round Window Membrane Permeation. *J. Biomed. Mater. Res. B Appl. Biomater.* 2008, *87*, 10-18.

[172] Zou, J.; Sood, R.; Ranjan, S.; Poe, D.; Ramadan, U. A.; Kinnunen, P. K.; Pyykkö, I. Manufacturing and In Vivo Inner Ear Visualization of MRI Traceable Liposome Nanoparticles Encapsulating Gadolinium. *J. Nanobiotechnol.* 2010, *8*, 32.

[173] Zou, J.; Sood, R.; Ranjan, S.; Poe, D.; Ramadan, U. A.; Pyykkö, I.; Kinnunen, P. K. Sizedependent Passage of Liposome Nanocarriers with Preserved Posttransport Integrity Across the Middle-Inner Ear Barriers in Rats. *Otol. Neurotol.* 2012, *33*, 666-673.

[174] Zou, J.; Sood R.; Zhang, Y.; Kinnunen, P. K.; Pyykko, I. Pathway and Morphological Transformation of Liposome Nanocarriers After Release from a Novel Sustained Inner-ear Delivery System. *Nanomedicine* (Lond) 2014, *9*, 2143-2155.

[175] Zou, J.; Feng, H.; Sood, R.; Kinnunen, P. K. J.; Pyykko, I. Biocompatibility of Liposome Nanocarriers in the Rat Inner Ear After Intratympanic Administration. *Nanoscale Res. Lett.* 2017, *12*, 372.

第 29 章　耳　鸣

Tinnitus

Agnieszka　Szczepek　著

王方园　马晓彦　张　弛　周函汶　译　李嘉洮　韩　硕　校

摘　要

本章将介绍耳鸣的基本概念，探讨其中有争议的主题。请注意耳鸣患者诊断和治疗的多学科需求特征。

关键词

耳鸣的定义；耳鸣的分类；耳鸣测量；心理测量手段；耳鸣的治疗

一、什么是耳鸣

耳鸣是人体感知到的一种虚幻的声音，这种声音只能被耳鸣患者自身所感知（Jastreboff，1990）。30 年前，Pawel Jastreboff 将耳鸣分为客观性耳鸣和主观性耳鸣。其中，客观性耳鸣是指耳鸣声不仅能被患者听到，也能被其他人听到。目前客观性耳鸣及主观性耳鸣这个概念仍然在使用。

耳鸣的声音不包括具体的谈话声、音乐、乐器或者动物发出的声音。

二、耳鸣和幻听

耳鸣曾被认为是幻听，几乎很自然地被归入精神疾病的范畴。然而，耳鸣并没有具体的语义，后者是幻听的基本要素，也是精神病性幻听的特征（Ffytche 等，2014；Vanneste 等，2013）。因此，缺乏语义可以作为区分耳鸣这个纯粹的听力学现象和其他复杂精神疾病相关感知幻象的特征性症状（图 29-1）。

值得注意的是，精神病患者（如精神分裂症患者），也可能存在耳鸣。例如，患者主诉耳鸣，应由听力学家或耳科医师排除或者确诊耳鸣后进行适当的治疗（Nam，2006）。很多时候，医师对精神分裂症病患的耳鸣症状并没有认真对待，这是错误的。

幻听的另一种类型是音乐幻听，患者会听见器乐声或歌曲。最新的神经影像学研究了耳鸣受试者（简单听觉感知疾病）和患有音乐幻听的患者（复杂听觉感知疾病）的大脑激活模式，发现两者存在显著性差异（Vanneste 等，2013）。迄今为止，还不清楚音乐幻听是否为精神疾病。

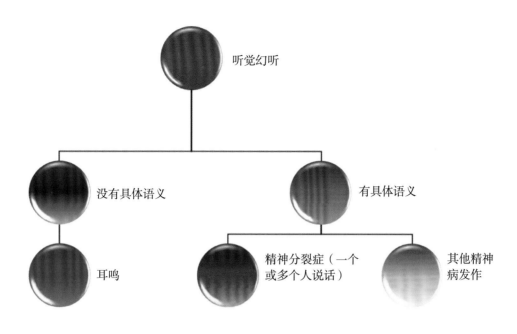

▲ 图 29-1　幻听的一般分类

三、耳鸣分类

框 29-1

耳鸣和耳鸣的分类一直是一个难题，西方医学从很早就开始尝试管理耳鸣（Sexton，1880），至今仍在尝试中（Cianfrone 等，2015；Kreuzer 等，2013）。不幸的是，耳鸣的分类仍然是一个悬而未决的问题，尚无标准可对耳鸣症状进行分类。耳鸣研究计划（TRI）提出了一种诊断和分类策略，开创了对耳鸣进行系统分类的先河（Kreuzer 等，2013）。但是，这个任务远未完成，仍需要进一步的工作。

关于耳鸣，有几个分类术语。但是，这些术语几乎没有被同时使用过，这意味着并非所有术语都是一成不变的。

（一）根据发病时间分类

急性和慢性耳鸣：耳鸣最初都是被诊断为急性的，直到某一特定时间点，这个时间点根据不同国家 / 地区的准则来定，一般为 3～6 个月。在此时间点之后，耳鸣被认为是慢性耳鸣。

（二）根据发生频率分类

间歇性（偶尔）和永久性（持续）耳鸣：

依据发生耳鸣的频率区分。间歇性耳鸣为耳鸣间歇性发作，而永久性耳鸣是指耳鸣一直存在。

（三）根据解剖学分类

外周和中枢：外周性耳鸣起源于外周听觉器官，而中枢性耳鸣则起源于听神经通路，特别是听觉皮质，外周和中枢两种耳鸣都伴有初级听觉皮质的激活。

（四）根据耳鸣侧别分类

耳鸣可以是单侧的，也可以是双侧的。单侧耳鸣通常与局部病变（如创伤性听力下降或前庭神经鞘瘤等）有关。双侧耳鸣通常与全身性疾病（如重金属中毒性、噪声、高血压和动脉粥样硬化等）有关。

（五）根据受耳鸣困扰程度分类

患者受耳鸣困扰的程度可以由所谓的心理测试量表评估（请参阅"心理测试量表"）。心理测试量表有问卷调查和视觉模拟量表。

（六）其他分类术语

1. 体感相关性耳鸣

通过刺激躯体感觉系统可能会激活听觉系统导致产生所谓的体感相关性耳鸣。头颈部外伤、肌肉张力变化或颞下颌关节功能障碍都可能产生躯体感觉系统刺激信号（Shore 等，2016）引起。这个躯体感觉系统障碍引起的耳鸣也会给耳鸣患者带来较大的影响。

2. 特发性耳鸣

原因不明的耳鸣。

四、耳鸣的病理生理学

耳鸣不是一种疾病，而是一种症状，许多疾病都伴有这种症状，尤其是与听力损失有关的疾病，如耳部感染、耳部新生物、突发的感音神经性听力下降、梅尼埃病、前庭性眩晕、耵聍栓塞、耳硬化症、听觉过敏、噪声暴露、脑膜炎、偏头痛、多发性硬化、癫痫、头颈外伤、意识丧失、颞下颌关节疾病、高血压、自身免疫性疾病、佩吉特病、线粒体相关非综合征性听力损失、MELAS 综合征、糖尿病、高胰岛素血症、甲状腺功能低下、怀孕/ 焦虑 / 抑郁和情绪创伤期间的荷尔蒙变化等（Szczepek 等，2017）。此 外，还 有 数 种 耳毒性药物也可引起听力损失，进而导致耳鸣（Szczepek，2017）。

传统意义上的听力损失是指听力下降，可以通过诸如纯音测听等方法测量。但是，言语理解能力评估最好采用言语识别率完成，尤其是噪声下的言语识别率。即使纯音测听未提示听力损失，后两项测试也可发现可能存在的隐性听力损失。隐性听力损失被认为

是耳蜗突触性疾病，主要表现为内毛细胞和螺旋神经节纤维之间突触连接减少或突触活动障碍，已经成为近年来许多临床和基础研究的热点（Hickox 等，2017；Liberman 等，2017）。隐性听力损失及内毛细胞与螺旋神经节之间的突触连接问题引起了基础及临床研究者的兴趣，预计可能会促使听力诊断手段的改进。

耳蜗病变可能导致中枢神经系统重塑，称为神经元可塑性（Henry 等，2014）。例如，噪声暴露可引起听神经纤维分化，从而引起一系列突触和细胞内的变化，其中包括谷氨酸、甘氨酸等神经递质释放的变化，神经元活动同步性、时间依赖性尖峰电位及自发放电率改变，从而产生耳鸣（图 29-2）。

五、耳鸣的流行病学

发达国家的抽样调查显示，耳鸣的发生率为 6%～20%。在欧洲，南部国家发病率比北部高（Langguth，2015）。有耳鸣症状并不意味着一定受耳鸣困扰（图 29-3），流行病学数据表明，1.5%～3% 的人因耳鸣困扰而就医（Baguley 等，2013）；然而，并非所有受耳鸣困扰患者一定会前往就医，大部分受耳鸣困扰患者更倾向于不就医（Attias 等，1995）。

六、耳鸣病因诊断和耳鸣评估方法

耳鸣病因诊断是一项富有挑战性的多学科任务。迄今为止，耳鸣的评估仅限于听力学和心理学测量。由于这是一本关于听力学的书，因此我们在耳鸣诊治过程中尽量使用听力学逻辑（图 29-4）。

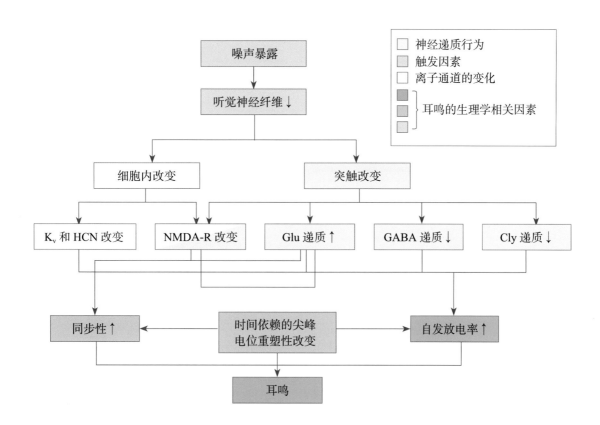

▲ 图 29-2　DCN 中的 StDP、SFR 和同步性增加的机制

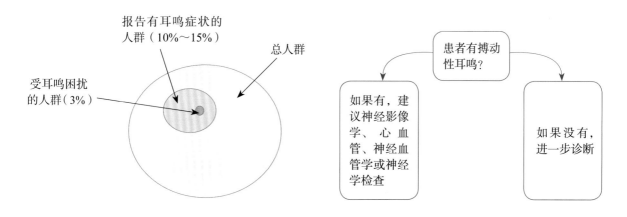

▲ 图 29-3　成年人耳鸣的流行病学数据
引自 Baguley 等（2013）

▲ 图 29-4　耳鸣诊断方案中的第一个诊断问题

耳鸣病因探索

第一步，应明确耳鸣是否为搏动性。搏动性耳鸣发病率不高，可能是各种肿瘤、血管狭窄或颅内高压（Deuschl 等，2015；Hofmann 等，2013）的伴随症状，因此可能是威胁生命的情况。

第二步，耳鸣的诊断评估应该包括听力学评估（即对基本听功能和耳鸣特征性的听力学评估）、心理学评估和相关病史问诊。患者病史应包括以下内容。

- 噪声暴露史：包括职业噪声暴露，如专业音乐家、DJ、机场或铁路职工、士兵、建筑工人等其他嘈杂环境下作业的职业。
- 摄入潜在的耳毒性药物：如某些抗生素、细胞抑制药、镇痛药等（Szczepek，2017）。
- 头颈部外伤史（Shore 等，2016）。
- 颞下颌关节紊乱病史（Fernandes 等，2014）。
- 现在或既往已知与听力损失有关的疾病。
- 抑郁、焦虑或其他心理疾病病史。

哪些耳鸣患者可直接由听力学专家确诊？目前没有明确哪种类型的耳鸣仅需要听力学专家的评估，但建议所有耳鸣患者都首选听力学专家进行咨询，此后可转诊至全科医师处。

七、如何评估耳鸣

耳鸣评估过程应包括对图 29-5 中提出的耳鸣的两个主要相关特征（听力学及心理学）进行评估。

八、听力学检测

诊断耳鸣的基本步骤之一是评估听力损失情况和耳鸣的基本特征。纯音测听、言语识别率、声导抗和听觉诱发脑干反应均属于耳鸣患者就诊时进行的常规听力学检查项目。其中，纯音测听可以发现 83% 的耳鸣患者伴随一定程度的听力损失（Mazurek 等，2010）。其听力损失的程度与可视化量表中"耳鸣的响度"呈正相关。

九、耳鸣特征性听力学评估

目前有多种类型的软件来测量听力耳鸣的性质，这些软件都是在客观听力的基础上完成评估。最近也有一些自助服务软件开始用于评估患者自身耳鸣频率的变化（如 http:// www. tinnitracks.com/en/matching#）。

（一）耳鸣匹配

在匹配过程中，患者需要确定来自测试软件的声音和自己的耳鸣声是否相似。耳鸣匹配是一种客观评估措施，操作技师可能会叠加多种声音以匹配特定的耳鸣声。

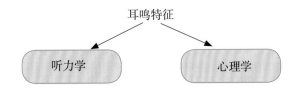

▲ 图 29-5　耳鸣的两个主要特征

（二）耳鸣最小掩蔽级

耳鸣最小掩蔽级是指能掩盖耳鸣的最小窄带噪声的音量。

（三）不适响度水平

使耳鸣患者感到不适的外部音量。确定不适响度水平对听觉过敏症患者尤其重要，因为其对噪声极为敏感。

十、临床中使用的心理学评估手段

（一）用于测量与耳鸣相关困扰的心理学评估方法

心理测试是心理测试人员开发的工具，可帮助评估给定条件下患者相关生活状态受影响的程度。心理测试工具包括心理测量问卷和视觉模拟量表（VAS）。VAS 最初是用于评估疼痛情况。在 1～10 的 VAS 评分范围内，要求患者标记由于耳鸣引起的不适程度，这涉及一个精确指标，如耳鸣响度或烦恼（Adamchic 等，2012）。

耳鸣专业医师所使用的心理测量问卷是用来衡量患者因耳鸣引起的生活质量、专注力、睡眠质量等问题的程度，也就是说，耳鸣相关的心理测量手段用于量化与耳鸣有关的不适症状。所有心理测量手段的质量均以其可靠性或一致性来表示，此外还有有效性或准确性。由克朗巴哈系数（Cronbach's alpha value）来评估心理测试手段的可靠性。表 29-1 列出了克朗巴哈系数及其含义。

使用双变量相关系数计算心理测量手段的有效性，如果 $P < 0.05$，则认为有效性良好。因此，选择心理测量手段首先确认克朗巴哈系数值和有效性数值。

迄今为止，已开发出数种针对耳鸣的自我

表 29-1　克朗巴哈系数的意义

克朗巴哈系数（α）	内部一致性
$\alpha \geqslant 0.9$	佳
$0.7 \leqslant \alpha < 0.9$	良好
$0.6 \leqslant \alpha < 0.7$	接受
$0.5 \leqslant \alpha < 0.6$	不佳
$\alpha < 0.5$	不接受

心理测量手段（可以在这个网址下找到大多数英语国家使用的耳鸣调查问卷：https://www.ncrar.research.va.gov/Ed-ucation/Documents/TinnitusDocuments/TinnitusQuestionnaires.asp）。问卷的选择须谨慎，虽然每种问卷内容都相似，但是测量的项目却不尽相同，评估的耳鸣相关心理问题也不同。

另一个重要问题是心理测量问卷的翻译。对于他国语言问卷的翻译、改编和验证均有一个非常严格、规范的过程（Sousa 等，2011）。临床实践中只能使用经过正确翻译和验证的问卷。

确保使用的问卷可以精确地测量到想要测量的内容，具有可靠性和一致性，以及经过专业的翻译和验证（如果需要的话）。还要注意问卷的版权问题，因为许多问卷是需要购买的，使用"未经授权的拷贝文件"是违法的。

（二）用于耳鸣伴随的抑郁、焦虑和其他症状评估的心理测量

耳鸣患者经常受到心理问题的影响。平均50% 的耳鸣患者会出现抑郁焦虑症状、失眠或其他精神问题（Zirke 等，2013a）。此外，成功治疗心理并发症可减少耳鸣引起的痛苦。这也是为什么对耳鸣患者的心理状态评估是非常重要的。可以在经验丰富的心理学家的帮助下进行标准化的心理测量学评估。测量评估心理学症状的常用手段包括国际综合诊断咨询

（Zirke 等，2013b）和 Beck 抑郁量表（Crocetti 等，2009）。既往所有结果显示，临床心理学家应该参与耳鸣的治疗过程。

十一、耳鸣治疗

到目前为止，还没有普遍接受的标准的耳鸣治疗方法，治疗指南也仍在讨论中。美国（Blakley，2016；Tunkel 等，2014a；Tunkel 等，2014b）、德国（Zenner 等，2015）和丹麦（Larsen 等，2014）已经发布了临床指南，大部分国家目前还没有指南。最近对现有指南进行比较和评估（Fuller 等，2017）发现，这些指南之间有许多相似之处，但也有许多不同之处，需要进一步形成一致的意见。这基本意味着治疗方法、持续时间和实施策略取决于以下三个方面：①治疗专家的专业性；②地方或国家的规章制度；③各国医疗保险所提供的治疗相关财政承保范围。

治疗耳鸣的方法有以下几种：①基于声音的疗法；②药物疗法；③心理疗法；④物理疗法；⑤脑刺激疗法。

显而易见，听力学家最感兴趣的是基于声音的疗法。那么"基于声音的疗法"在实际应用中究竟意味着什么？其中主要包含如下四种作用途径。

（一）耳鸣掩蔽

患者暴露在可以部分或完全掩盖其耳鸣的外部声音中可实现耳鸣掩蔽。耳鸣掩蔽可以使用类似助听器编程设备。任何背景、低强度的声音（只要不会使患者不愉快）都可以作为耳鸣的掩蔽声。电子娱乐声、收音机甚至小音量（或很远的）吸尘器的声音都可以掩盖耳鸣。我的好朋友纳坦·鲍曼（Natan Bauman）在康涅狄格州有自己的听力学诊所，他建议他的患者听自来水流的声音，有效且实惠。

（二）外部声音干扰

外部声音可用来转移患者对耳鸣的注意力。可以让患者尝试演奏器乐、识别乐器。

（三）耳鸣习服

训练由耳鸣引起的听觉系统 – 边缘系统 – 自主神经系统通路活动，训练患者将耳鸣声音归类为可以有意忽略的无关声音。耳鸣习服疗法的最著名的方案是所谓的耳鸣再训练疗法（TRT），由 Pawel Jastreboff 在 20 世纪设计并引入临床（Jastreboff，2015）。图 29–6 中显示这种治疗方法试图改变现有耳鸣引起的听觉系统、自主神经系统和大脑边缘区域的神经连接，其基础为耳鸣的神经生理学模型。

（四）听觉系统神经调控

本方法是利用某种声音来抑制听觉中枢的过度活跃。

基于药物、心理和物理治疗及基于脑刺激的治疗，都有不同程度的临床效果。在药物治疗方面，至今还没有发现明确有效的抗耳鸣药物。利多卡因（钠通道阻滞药）的有效性不是普遍的，效果也是暂时的，还会有的严重不良反应（Trellakis 等，2007）。到目前为止，其他数种药物均没有得到临床研究的验证。

心理疗法不以控制耳鸣本身为目标，但可以减轻耳鸣带来的痛苦、提高生活质量。以耳鸣为中心的认知行为疗法（CBT）尤其有效（Martinez-Devesa 等，2010）。

脑刺激治疗耳鸣的效果目前仍不明显，不推荐使用（Meng 等，2011）。相比之下，物理疗法被认为是有用的（Michiels 等，2016）。

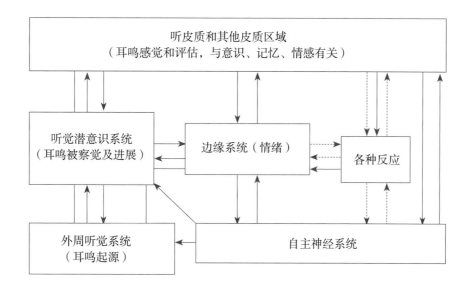

▲ 图 29-6 耳鸣的神经生理模框图

经许可转载，引自 Jastreboff（2015），© Springer 版权所有

十二、哪种治疗耳鸣的方法最有效

所有耳鸣患者最大的愿望是消除耳鸣声，而能达到这种效果的疗法肯定是最好的。但通常是不可能完全消除耳鸣，可能的原因有听觉系统损伤过于严重或耳鸣的病因未知。耳鸣患者的第二个愿望是恢复被耳鸣困扰的生活质量。但是我们怎么知道这种治疗是否有效果呢？如何评价治疗效果呢？

框 29-4

对因单侧或双侧听力损失而接受人工耳蜗植入的患者进行的观察性研究发现，手术后部分耳鸣患者症状可恢复或部分恢复，这与听力损失程度和耳鸣相关的痛苦之间的相关性结果是一致的。

任何疗法的有效性都是可以量化的，耳鸣是一种客观症状，在诊断过程中，研究人员可以使用听力功能测定和耳鸣的心理测量等客观方法来评估。但是由于缺乏通用的治疗方案和指南，缺乏通用的测量评估手段，以及由于测量内容的误差，不同医师的治疗结果也不同。例如，治疗后耳鸣的响度可能没有改善，但其带来的困扰可能会改变（van Veen 等，1998）。

欧洲的耳鸣研究人员和临床医师组成的多学科小组 TINNET 的主要工作是为耳鸣治疗效果提供一套标准化的测量方法，这些方法可用于评估耳鸣治疗的有效性（Hall 等，2015，2016）。这个标准化方法将开启耳鸣治疗和研究的新时代。目前，正是由于缺乏针对疗效的标准化测量方法及研究设计问题等，基于声音的治疗方法无法被确定是有效的。

循证医学综述了声治疗（TRT 和耳鸣掩蔽疗法）对耳鸣的有效性（Hobson 等，2012；Phillips 等，2010）。然而由于缺乏统一的疗效衡量标准和研究设计问题，所以导致其疗效无法被肯定。也许在不久的将来，TINNET 能研发出针对耳鸣治疗效果的衡量体系，为听力学家及其他卫生保健专业人员提供通用的、多语言的耳鸣诊疗指南。

十三、听力学专家在耳鸣治疗中的作用

听力学家的作用仅仅是用于评估耳鸣患者的听力学水平，或者完成耳鸣患者的匹配吗？都不是。不论是现在还是将来，耳鸣患者都会寻求听力学家的帮助。后者与其他治疗耳鸣的专业人员（心理学家、耳鼻喉科专业医师、神经科医师、牙医、理疗科专家）合作大大节省患者的时间，协同治疗效果更佳，使患者获益。

与此同时，一些已经被抛弃的概念又开始引起人们的兴趣：电刺激耳蜗可以暂时抑制耳鸣（Portmann 等，1979）的想法似乎在最近几年（Kuk 等，1989；Mielczarek 等，2014）越来越流行，其抑制的目标是为了满足耳鸣患者最大的愿望：消除耳鸣声。其中听力学家的投入是必需的。

在不久的将来，多学科间的协作及标准化、经过验证的通用耳鸣评估方法应用将为耳鸣诊断提供更好的方法。这也有助于确定耳鸣的亚型，并创建针对不同亚型的治疗方法和疗效评估方法，其中听力学是不可或缺的。

耳鸣相关组织的选择

- 英国耳鸣协会（British Tinnitus Association，https://www.tinnitus.org.uk/）
- 美国耳鸣协会（American Tinnitus Association，https://www.ata.org/）
- 德国查瑞特耳鸣基金会（German Tinnitus Foundation Charité，http://www.deutsche-tinnitus-stiftung-charit-e.de/en/home/）
- 德国耳鸣联合协会（Deutsche Tinnitus Liga，https://www.tinnitus-liga.de/pages/sonstiges/international/uk_h-omepage. php）
- 耳鸣研究计划基金会（Tinnitus Research Initiative，http://www.tinnitusresearch.org/）

参 考 文 献

[1] Adamchic, I.; Langguth, B., Hauptmann, C.; Tass, P. A. Psychometric Evaluation of Visual Analog Scale for the Assessment of Chronic Tinnitus. *Am. J. Audiol.* 2012, *21*, 215-225.

[2] Attias, J.; Shemesh, Z.; Bleich, A.; Solomon, Z.; Bar-Or, G.; Alster, J.; Sohmer, H. Psychological Profile of Help-seeking and Non-help-seeking Tinnitus Patients. *Scand Audiol.* 1995, *24*, 13-18.

[3] Baguley, D.; McFerran, D.; Hall, D. Tinnitus. *Lancet* 2013, *382*, 1600-1607.

[4] Blakley, B. W. Tinnitus Treatment Trends. *Otol. Neurotol.* 2016, *37*, 991-995.

[5] Cianfrone, G.; Mazzei, F.; Salviati, M.; Turchetta, R.; Orlando, M. P.; Testugini, V.; Carchiolo, L.; Cianfrone, F.; Altissimi, G. Tinnitus Holistic Simplified Classification (THoSC): A New Assessment for Subjective Tinnitus, With Diagnostic and Therapeutic Implications. *Ann. Otol. Rhinol. Laryngol.* 2015, *124*, 550-560.

[6] Crocetti, A.; Forti, S.; Ambrosetti, U.; Bo, L. D. Questionnaires to Evaluate Anxiety and Depressive Levels in Tinnitus Patients. *Otolaryngol. Head Neck Surg.* 2009, *140*, 403-405.

[7] Deuschl, C.; Goricke, S.; Gramsch, C.; Ozkan, N.; Lehnerdt, G.; Kastrup, O.; Ringelstein, A.; Wanke, I.; Forsting, M.; Schlamann, M. Value of DSA in the Diagnostic Workup of Pulsatile Tinnitus. *PLoS ONE* 2015, *10*, e0117814.

[8] Fernandes, G.; Siqueira, J. T.; Godoi Goncalves, D. A.; Camparis, C. M. Association Between Painful Temporomandibular Disorders, Sleep Bruxism and Tinnitus. *Braz. Oral Res.* 2014, *28*, 1-7.

[9] Ffytche, D. H.; Wible, C. G. From Tones in Tinnitus to Sensed Social Interaction in Schizophrenia: How Understanding Cortical Organization Can Inform the Study of Hallucinations and Psychosis. *Schizoph. Bull.* 2014, *40*, S305-S316.

[10] Fuller, T. E.; Haider, H. F.; Kikidis, D.; Lapira, A.; Mazurek, B.; Norena, A.; Rabau, S.; Lardinois, R.; Cederroth, C. R.; Edvall, N. K.; Brueggemann, P. G.; Rosing, S. N.; Kapandais, A.; Lungaard, D.; Hoare, D. J.; Cima, R. F. Different Teams, Same Conclusions? A Systematic Review of Existing Clinical Guidelines for the Assessment and Treatment of Tinnitus in Adults. *Front. Psychol.* 2017, *8*, 206.

[11] Hall, D. A.; Szczepek, A. J.; Kennedy, V.; Haider, H. Current-

reported Outcome Domains in Studies of Adults with a Focus on the Treatment of Tinnitus: Protocol for a Systematic Review. *BMJ Open* 2015, 5, e009091.

[12] Hall, D. A.; Haider, H.; Szczepek, A. J.; Lau, P.; Rabau, S.; Jones-Diette, J.; Londero, A.; Edvall, N. K.; Cederroth, C. R.; Mielczarek, M.; Fuller, T.; Batuecas-Caletrio, A.; Brueggemen, P.; Thompson, D. M.; Norena, A.; Cima, R. F.; Mehta, R. L.; Mazurek, B. Systematic Review of Outcome Domains and Instruments used in Clinical Trials of Tinnitus Treatments in Adults. *Trials* 2016, *17*, 270.

[13] Henry, J. A.; Roberts, L. E.; Caspary, D. M.; Theodoroff, S. M.; Salvi, R. J. Underlying Mechanisms of Tinnitus: Review and Clinical Implications. *J. Am. Acad. Audiol.* 2014, *25*, 5-22; quiz 126.

[14] Hickox, A. E.; Larsen, E.; Heinz, M. G.; Shinobu, L.; Whitton, J. P. Translational Issues in Cochlear Synaptopathy. *Hear. Res.* 2017, *349*, 164-171.

[15] Hobson, J.; Chisholm, E.; El Refaie, A. Sound Therapy (masking) in the Management of Tinnitus in Adults. *Cochrane Database Syst. Rev.* 2012, *11*, CD006371.

[16] Hofmann, E.; Behr, R.; Neumann-Haefelin, T.; Schwager, K. Pulsatile Tinnitus: Imaging and Differential Diagnosis. *Dtsch. Arztebl. Int.* 2013, *110*, 451-458.

[17] Jastreboff, P. J. Phantom Auditory Perception (Tinnitus): Mechanisms of Generation and Perception. *Neurosci. Res.* 1990, *8*, 221-254.

[18] Jastreboff, P. J. 25 Years of Tinnitus Retraining Therapy. *HNO* 2015, *63*, 307-311.

[19] Kreuzer, P. M.; Vielsmeier, V.; Langguth, B. Chronic Tinnitus: An Interdisciplinary Challenge. *Dtsch. Arztebl. Int.* 2013, *110*, 278-284.

[20] Kuk, F. K.; Tyler, R. S.; Rustad, N.; Harker, L. A.; Tye-Murray, N. Alternating Current at the Eardrum for Tinnitus Reduction. *J. Speech Hear. Res.* 1989, *32*, 393-400.

[21] Langguth, B. Treatment of Tinnitus. *Curr. Opin. Otolaryngol. Head Neck Surg.* 2015, *23*, 361-368.

[22] Larsen, D. G.; Ovesen, T. Tinnitus Guidelines and Treatment. *Ugeskr. Laeger* 2014, *176*, 2-6.

[23] Liberman, M. C.; Kujawa, S. G. Cochlear Synaptopathy in Acquired Sensorineural Hearing Loss: Manifestations and Mechanisms. *Hear. Res.* 2017, *349*, 138-147.

[24] Martinez-Devesa, P.; Perera, R.; Theodoulou, M.; Waddell, A. Cognitive Behavioural Therapy for Tinnitus. *Cochrane Database Syst. Rev.* 2010, CD005233.

[25] Mazurek, B.; Olze, H.; Haupt, H.; Szczepek, A. J. The More The Worse: The Grade of Noiseinduced Hearing Loss Associates with the Severity of Tinnitus. *Int. J. Environ. Res. Public Health* 2010, *7*, 3071-3079.

[26] Meng, Z.; Liu, S.; Zheng, Y.; Phillips, J. S. Repetitive Transcranial Magnetic Stimulation for Tinnitus. *Cochrane Database Syst. Rev.* 2011, CD007946.

[27] Michiels, S.; Naessens, S.; Van de Heyning, P.; Braem, M.; Visscher, C. M.; Gilles, A.; De Hertogh, W. The Effect of Physical Therapy Treatment in Patients with Subjective Tinnitus: A Systematic Review. *Front. Neurosci.* 2016, *10*, 545.

[28] Mielczarek, M.; Olszewski, J. Direct Current Stimulation of the Ear in Tinnitus Treatment: A Double-blind Placebo-controlled Study. *Eur. Arch. Otorhinolaryngol.* 2014, *271*, 1815-1822.

[29] Nam, E.-C. Is it Necessary to Differentiate Tinnitus from Auditory Hallucination in Schizophrenic Patients? *J. Laryngol. Otol.* 2006, *119*, 352-355.

[30] Phillips, J. S., McFerran, D. Tinnitus Retraining Therapy (TRT) for Tinnitus. *Cochrane Database Syst. Rev.* 2010, CD007330.

[31] Portmann, M.; Cazals, Y.; Negrevergne, M.; Aran, J. M. Temporary Tinnitus Suppression In Man Through Electrical Stimulation of the Cochlea. *Acta Otolaryngol.* 1979, *87*, 294-299.

[32] Sexton, S. Note on Tinnitus Aurium. *Br. Med. J.* 1880, *1*, 963-965.

[33] Shore, S. E.; Roberts, L. E.; Langguth, B. Maladaptive Plasticity in Tinnitus—Triggers, Mechanisms and Treatment. *Nat. Rev. Neurol.* 2016, *12*, 150-160.

[34] Sousa, V. D.; Rojjanasrirat, W. Translation, Adaptation and Validation of Instruments or Scales for Use in Cross-cultural Health Care Research: A Clear and User-friendly Guideline. *J. Eval. Clin. Pract.* 2011, 17, 268-274.

[35] Szczepek, A. J. Ototoxicity: Old and New Foes. In *Advances in Clinical Audiology;* Hatzopoulos, S., Ed.; InTech: Rijeka, 2017; pp Ch. 13.

[36] Szczepek, A. J.; Mazurek, B. Introduction. In *Tinnitus and Stress: An Interdisciplinary Companion for Healthcare Professionals;* Szczepek, A.; Mazurek, B., Eds.; Springer International Publishing: Cham, 2017; pp 1-6.

[37] Trellakis, S.; Lautermann, J.; Lehnerdt, G. Lidocaine: Neurobiological Targets And Effects On The Auditory System. *Prog. Brain Res.* 2007, *166*, 303-322.

[38] Tunkel, D. E.; Bauer, C. A.; Sun, G. H.; Rosenfeld, R. M.; Chandrasekhar, S. S.; Eugene, R.; Cunningham, J.; Archer, S. M.: Blakley, B. W.; Carter, J. M.; Granieri, E. C.; Henry, J. A.;Hollingsworth, D.; Khan, F. A.; Mitchell, S.; Monfared, A.; Newman, C. W.; Omole, F. S.; Phillips, C. D.; Robinson, S. K.; Taw, M. B.; Tyler, R. S.; Waguespack, R.; Whamond, E. J. Clinical Practice Guideline. *Otolaryngol. Head Neck Surg.* 2014a, *151*, S1-S40.

[39] Tunkel, D. E.; Bauer, C. A.; Sun, G. H.; Rosenfeld, R. M.; Chandrasekhar, S. S.; Cunningham, E. R., Jr.; Archer, S. M.; Blakley, B. W.; Carter, J. M.; Granieri, E. C.; Henry, J. A.; Hollingsworth, D.; Khan, F. A.; Mitchell, S.; Monfared, A.; Newman, C. W.; Omole, F. S.; Phillips, C. D.; Robinson, S. K.; Taw, M. B.; Tyler, R. S.; Waguespack, R.; Whamond, E. J. Clinical Practice Guideline: Tinnitus. *Otolaryngol. Head Neck Surg.* 2014b, *151*, S1-S40.

[40] van Veen, E. D.; Jacobs, J. B.; Bensing, J. M. Assessment of Distress Associated with Tinnitus. *J. Laryngol. Otol.* 1998, *112*, 258-263.

[41] Vanneste, S.; Song, J.-J.; De Ridder, D. Tinnitus and Musical Hallucinosis: The Same but More. *NeuroImage* 2013, *82*, 373-383.

[42] Zenner, H. P.; Delb, W.; Kroner-Herwig, B.; Jager, B.;

Peroz, I.; Hesse, G.; Mazurek, B.; Goebel, G.; Gerloff, C.; Trollmann, R.; Biesinger, E.; Seidler, H.; Langguth, B. On the Interdisciplinary S3 Guidelines for the Treatment of Chronic Idiopathic Tinnitus. *HNO* 2015, *63*, 419-427.

[43] Zirke, N.; Seydel, C.; Szczepek, A. J.; Olze, H.; Haupt, H.; Mazurek, B. Psychological Comorbidity in Patients with Chronic Tinnitus: Analysis and Comparison with Chronic Pain, Asthma or Atopic Dermatitis Patients. *Qual. Life Res.* 2013a, *22*, 263-272.

[44] Zirke, N.; Seydel, C.; Arsoy, D.; Klapp, B. F.; Haupt, H.; Szczepek, A. J.; Olze, H.; Goebel, G.; Mazurek, B. Analysis of Mental Disorders in Tinnitus Patients Performed with Composite International Diagnostic Interview. *Qual. Life Res.* 2013b, *22*, 2095-2104.

第 30 章　远程听力学

Teleaudiology

Piotr H. Skarzynski　Mark Krumm　Karolina Penar　Stavros Hatzopoulos　著

屈嫒怡　孙悍军　译　　李嘉洮　韩　硕　校

摘　要

本章介绍了远程医疗（远程健康）服务的概念和开展方法。波兰卡加坦尼（Kajetany）世界听力中心的国家远程听力学网络（NNT）采用的方法在耳科学和听力学方面已经取得成果。这些服务包括人工耳蜗植入设备的远程调试、远程诊断、远程康复和远程教育。通过 NNT 提供长期服务高效且节约成本。因此，本章内容为拟开展远程听力学或远程耳科学教育项目的临床医师提供了蓝本。

关键词

远程听力学；远程调试；健康技术；人工耳蜗植入；远程会诊；远程诊断；在线学习

一、远程医疗

远程医疗是指通过电信媒介提供医疗保健和（或）教育。选用 "tele" 这个词源自希腊语 "telos"，意思是远距离提供医疗服务。远程医疗服务通常是临床医师通过计算机网络（或卫星系统）为偏远地区患者提供，无论他们住在哪里，远程医疗都将提供更好的个性化医疗保健服务。在远程医学的漫长历史中，产生了包括 "远程保健" 和（或）听力保健密切相关的 "远程听力学" 等专业术语。本文中我们采用 "远程医疗"，它包括 "远程听力学" 在内其他形式的远程医疗。这一命名符合世界卫生组织（WHO，2010 年）定义，特指为受距离因素限制无法得到医师帮助的患者提供远距离医疗。通过计算机技术，临床医师和患者之间可以进行一对一医疗信息交流，从而给予疾病的诊断、治疗和预防，不仅如此，对于偏远地区的健康医疗中心，还可以通过远程技术进行科研和继续教育。可以说，通过远程医疗服务，世界上所有人都会受益。

世界卫生组织提出了远程医疗四个基本要素：①提供临床支持；②不在同一区域用户克服距离障碍连接；③应用各类信息技术及电讯

连接；④获得保健。

美国远程医疗协会将远程医疗定义为："医疗双方信息交换的一种形式，使用远程通信工具改善患者健康。"

二、远程医疗／远程保健简史

远程医疗起源于一个多世纪前，Bashshur等（2014）认为远程医疗最早开始于1860—1865年期间，医师们利用电报请求为伤病员提供援助医疗。1905年，第一次"远程心电图"通过电话传送心音，实时远程医疗服务得以成功开展。这些数据从当地一家医院发送到1英里（1英里≈1609.344米）外荷兰医师 Willem Einthoven 的实验室。

自此之后，开始了主要通过电话或双向无线电实现远程医疗实时化时代。例如，在第一次世界大战期间，开展了远程医疗咨询。在之后的几十年里，双向无线电通讯是海员在海上接受治疗的主要途径，即地面医师为海上的海员提供医疗帮助。目前仍有国家使用这种方式。

随着时间的推移，20世纪50年代的文献中首次提到了与今天类似的远程医疗服务。最为经典的是 Jutras 和他的同伴在1957年开展的放射学第一个远程医疗服务。他们的工作在加拿大魁北克完成。通过同轴电缆，放射线图像从酒店房间发送到7km之外的医院。同时代NASA太空计划，开始利用远程医疗技术记录宇航员在太空中的生命体征。在接下来的几十年里，远程医疗变得越来越多样化，在监狱、农村心理健康诊所及机场综合医疗服务中均有应用。

随着远程医疗需求日益增长，人们意识到"远程医疗"这个术语似乎没有包括与医疗相关的保健服务。因此，"远程保健"开始流行，包括通过电信媒介提供保健服务。远程保健（和远程医疗）按需求分类如下。

- 远程保健（也称远程监护）是通过远程监测生命体征来护理慢性病患者。保健专业人员可以通过持续的指标监测确定患者是否有病理体征，并在必要时进行适当干预。

- 远程医疗是医师通过电信系统对患者进行的各种诊疗。由于技术含量高，远程医疗通常是技术最先进的医疗保健服务形式之一。例如，远程手术就是外科医师通过远程计算机软件（机器人技术界面）实施远距离为患者手术。

- 专家通过电信技术应用各种测试程序进行远程诊断。这种情况下，仪器通常与因特网连接进行测量和传输（例如，通过电子听诊器测量心率与远程信息交换网络连接）。

- 远程康复是患者术后直接在家里或其他场所进行康复。这些服务通常由听觉保健医师通过交互式视频提供，诸如听觉言语治疗或耳鸣治疗等。

- 远程教育包括使用在线远程保健平台（例如，职工和学生使用的医疗网站或在线学习平台）进行的互联网教学形式。远程教育完全可以同时在一个或几个地点进行带有交互式视频的"现场"会议。远程教育通常采用混合模式，结合现场讲座，辅以学生阅读、写作。

- 远程会诊是专家之间或专家与患者之间直接的信息交流，可以在医院或者患者家中进行。

三、实施"远程"计划的注意事项

由于社会、经济需要，远程保健往往提供

给资源不足的社区，包括乡村及缺乏综合医疗服务的城市。远程医疗应用范围越来越广，包括患者咨询、手术、诊断、医疗设备编程（助听器和人工耳蜗等）。为了高效利用远程医疗，要求优化信息技术基础设施并开发新工具以适应特殊的远程医疗活动，这将使通过计算机网络记录、存储和运行大量文本、图像和视频数据更加通畅。无论使用何种程序，促进信息技术专业人员和医疗保健从业人员的合作非常重要。

（一）确定服务

技术发展的复杂性决定了远程医疗的最终发展和局限性。远程医疗的进展也取决于经济和社会因素，开展有针对性的科学研究，使临床医师和研究人员能够面对远程医疗发展带来的挑战。远程医疗的优势是医患双方都能受益。首先，远离医院的患者更容易获得医疗服务，不受交通、地域和建筑的限制，有利于小城镇居民及老年人或残疾人等不方便就诊人群，同时患者节约了前往医疗中心的费用。

其次，医疗保健医师也受益于远程医疗服务，特别是当地医师可以就复杂或罕见疾病征求专家意见。因此，远程会诊可以减少患者不必要的住院次数和住院时间，以及其他不必要的服务，从而降低费用。

（二）患者和临床医师对远程医疗服务的认识

在医疗保健中，常规过程是一个临床医师问诊和检查一个有健康问题的患者，最后临床医师做出诊断并提供适当的干预措施，但是有身体残疾或其他就诊问题（如缺乏交通工具）的乡村患者，在"常规的"临床过程中不是总能见到合适的临床医师。幸运的是，只要临床医师做好进行远程医疗的准备，并且患者

有宽带网络连接和网络摄像头，他们就可以在线交流。当然，这样的过程要有计划进行，因为患者和医师都必须有正确的计算机连接、加密的兼容交互式视频、预定的会面时间、适当配置的防火墙和正确的密码／地址来联系对方。通常在这种情况下，患者需要下载由临床医师或诊所提供服务的远程医疗程序。值得强调的是，即使现在拥有了所有远程医疗技术，临床医师仍然需要对患者进行面对面的诊断。例如，医师仍然需要亲自会诊患者，做一些简单的事情（如检查反射、验血或留取尿样），这些服务目前还不能完全通过互联网进行。

目前，远程保健已广泛应用于如下多个领域。

- 普通、家庭医师和专家：包括神经科、皮肤科、放射科、骨科、风湿病科、外科、心脏病科、儿科、病理科、肾保健科、遗传科及精神科等。
- 护理：包括基层医院、社区医疗、家庭护理和家庭保健。
- 药店。
- 康复科学：包括专业和物理治疗。
- 社会工作。
- 言语病理学。
- 听力学。

远程医疗常用于心理健康咨询、老年保健及慢性病。在这些情况下，远程监控软件使用诸如心脏检测仪、睡眠呼吸暂停监测仪或带有定位功能的手／脚腕带等设备记录数据，这些数据可以存储在服务器上，并配置到远程设备，以便在客户端测量异常时向临床医师或紧急服务站发出警报。简而言之，远程医疗能提供广泛的工具选择，以支持任何距离的客户，并提供及时报警、长期数据监测和有效干预。

四、远程听力学

尽管远程医疗技术已经开展了一个多世纪，远程听力学的研究却在 20 世纪 90 年代中期开始。在此期间，远程听力学研究通过同步（实时）应用程序进行，包括视频耳镜、助听器、配件、耳声发射（OAE）和纯音测听。有趣的是，当时与远程医疗有关的其他医疗保健专业很少使用同步服务，通常使用"存储和转发"（或异步）技术，客户端数据通过传真或电子邮件发送。因此，利用远程技术进行听力测试和助听器验配是 20 世纪 90 年代远程医疗的新技术。然而，异步技术有很多优势，因此听力学专家已经为诊断和听力筛查应用程序开发了许多有效的"存储和转发"工具。

2000 年，许多研究人员已经完成了耳声发射远程计算、纯音测听和助听器编程项目（Fabry，1996；Givens 等，2000；Schmiedge，1996）。最初的国际听力测试是美国北达科他州迈诺特市的 Schmiedge（1996）通过远程软件对位于加拿大萨斯喀彻温省的患者进行畸变产物耳声发射（DPOAE）测试。2009 年 4 月，James Hall 医师对一位南非达拉斯的患者进行了第一次跨大西洋远程听力测试。这一历史性事件发生之后的十年中，人们对远程听力学的兴趣显著增加（Krumm，2016）。

从 2000 年开始，Henryk Skarzynski 和他的团队在波兰研发了一个现代远程医疗项目。当时，Henryk Skarzynski 和他的同事开展了一项首批远程会诊项目，通过互联网将视频耳镜图像传输到其他医疗中心进行远程培训。该中心还开发了一种用于远程听力保健的首批智能手机应用程序，具体来说，就是 2004 年第一个视频耳镜图像直接发送到手机上供手机用户观看。这一开创性的方法表明智能手机等便携式移动设备可以有效地用于远程医疗服务。

五、远程听力学应用和传输模式

远程听力学的医疗保健目标决定如何提供服务。远程听力学使用的一个模型是异步模型，首先获得存储在客户端的数据，把这些数据传送给远方的医师进行分析。这些数据通过电子邮件附件、照片／视频传输、云存储和（或）服务器存储下载发送。在远程听力学中，以这种方式传输的数据包括听力图、鼓室图、OAE、ABR 或视频耳镜图像（静态或动态视频）。

远程听力学中使用的第二个模型是同步（实时）数据传输。由于互联网连接速度（带宽）限制，同步服务并不总能实现，这是由于同步模式需要从客户端站点高质量实时传输交互式视频（或远程图像）。由于同步远程医疗服务对数据的要求很高，因此 IT 基础设施必须非常复杂和强大。同步服务的优势在于可执行多种听力测试程序、助听器程序、耳蜗植入调试、视频耳镜检查及听力康复。因此，同步程序可以由临床专家直接操作，不需要患者在旁边，但可以通过"虚拟"的面对面访问与患者交流。

至少有两种同步模式，第一种模式仅依赖于站点之间的互动视频，第二种模式使用交互式视频和远程控制软件。这种模式由临床医师操作远程控制应用程序与患者端的测听设备和软件程序连接，医师和患者可以通过互联网、卫星、计算机网络及手机实现连接。通常用于远程听力测试程序包括听力测试、视频耳镜、助听器编程和人工耳蜗调谐。应该注意的是，虽然远程控制程序为医师和患者提供了模拟面对面的环境，但这种情况只能是训练有素的专业人员操作，他们须与患者在同一地点。

在远程听力学中还采用一种混合模型，以

互补方式将同步和异步模型结合使用。通常混合模式能提供最好的解决方案，可以使用听力学设备而不需要将该设备连接到计算机或计算机网络。Lancaster 等（2008）举例演示了一个混合系统，他们对三年级儿童进行同步纯音和实时耳镜检查，存储和传送便携式设备测试的听力结果。具体来说，每个学生的鼓室测量记录都被扫描到电脑中，并通过电子邮件发送给远方的临床医师进行分析。读者可以参考图 30-1 了解目前临床医师使用的远程听力学模型。

六、国家远程听觉网络工程

2000 年，Skarzynski 及其同事为教学进行了第一次远程会诊，将视频耳镜图像通过互联网传输到其他中心（图 30-2）。这一创新为该研究所早期在波兰远程听力学及远程医学领域的发展和推广中起了推动作用。这项工作引起了极大反响，并被当地媒体广泛报道。

2004 年，Skarzynski 和同事首次将视频耳镜图像传输到智能手机上，这是一个探索新医学领域，即移动健康的早期尝试。该程序为当时类似掌上操作的远程医疗程序提供了早期支持，是最早移动健康应用程序的代表。

2000 年，该研究团队与 Ronald McDonald Foundation 联合成功启动了一个项目，这项用于听力筛查的现代化多媒体工具的开发，得益于与基金会、格但斯克理工大学和马祖维安地区卫生局的合作。数千名波兰儿童通过名为"我看，我听，我说"的电脑多媒体程序接受了视觉、听觉和言语技能筛查，儿童和青少年是该方案的主要受试者。听力测试包括自动听力筛查分析、听力刺激和言语噪声清晰度测试，视觉和言语技能通过类似的方法进行，简单有效。筛选测试可以通过 www.telezdrowie.pl 网站进行。

Skarzynski 和同事继续致力于解决波兰乃至全球面临的复杂听力保健服务，包括诊断、康复和长期干预等各方面。那些面临没有工资和旅费等诸多困难的农村患者，他们装有各类助听设备（助听器和人工耳蜗），长期需要特别而复杂的医疗保健服务。多学科团队应运而生，他们在远程听力服务的随访中

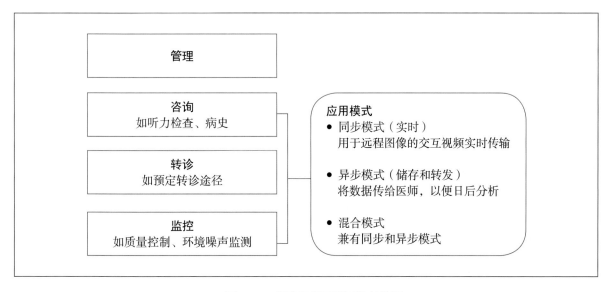

▲ 图 30-1 标准远程听觉网络结构图

引自 Swanepoel（2010）

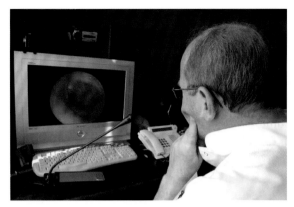

▲ 图 30-2 Henryk Skarzynski 教授进行实时远程会诊（2000 年）

有丰富经验。为了提供大规模服务，国家远程听力学网络（NNT）于 2009 年在波兰卡加坦尼世界听力中心成立。NNT 是在与该国几个临床中心的密切合作下启动的（图 30-3），以加强临床和新研究活动的合作，这一目标促成了国际临床研究中心和医疗公司的科学伙伴关系。随后，NNT 在西班牙、德国、希腊、瑞士和奥地利合作提供远程听力学临床研究服务。

（一）国家远程听力学网络的目标

NNT 的目标包括以下内容。

- 全面护理，包括耳蜗植入体、听觉脑干植入体、中耳植入体、骨传导植入体，以及使用数字技术的现代助听器。远程医疗能提供复杂、全面的医疗保健，为每个听力损失患者提供高质、个性化服务。

- 协调听力康复过程，这是加强声音感知和交流能力所必需的。通过系统培训，提高与他人的沟通能力。

- 基于听觉生理病理研究所的多学科专家团队的专业知识，实现社会、教育和专业发展计划。

- 培训人工耳蜗植入及植入康复过程的相关知识。

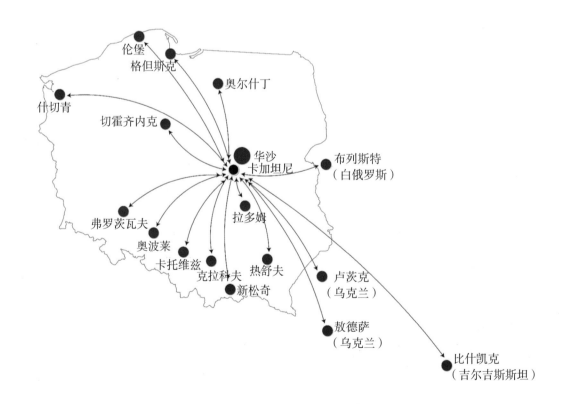

▲ 图 30-3 国家远程听力学网络（NNT）

（二）国家远程听力学网络的技术设备

硬件、办公和通讯资源：多点控制单元（宝利通 RMX2000 视频会议系统）是实现两个或多个中心的音频和视频连接的主要单元。NNT 有 23 个远程医疗办公室，配置了宝利通 HDX8006 视频会议桥架和 LCD 面板，以观看交互式视频。此外，可上网的计算机配备了临床诊断设备和相关的必要软件，用于本地和远程医疗服务。视频会议系统可以根据互联网连接的能力量身定制高质量的视频和音频流量。此外，可以通过视频网络计算机系统访问人工耳蜗软件，这样临床医师就可以通过远程计算解决方案在互联网上编程客户端人工耳蜗系统。该设施的核心是现代远程医疗工作室 OTX300（图 30-4），它允许与其他几个中心同时连接，以使多个远程会诊可以在同一时间进行，该系统的每个组件通过高速互联网连接，当使用远程应用程序时，可以提供高质量的视频会议和无障碍通话。

NNT 拥有最先进的软件和视频会议设备，用于人工耳蜗用户所需的独特测试、测量和程序选择。它使来自包括临床工程师、医师、言语治疗师、心理学家和听力学家等诸多领域的专家合作为耳蜗植入的患者提供最好的术后护理成为可能。该解决方案有助于那些通过访问

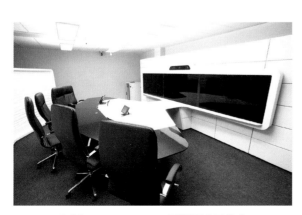

▲ 图 30-4　OTX300 远程医疗工作室

本地远程医疗中心而不是长途跋涉到医疗中心的患者降低成本（并且减少焦虑）。

（三）与 NNT 合作的医疗中心

国家远程听力学网络的总体目标是提供广泛的远程保健，如远程调试、远程诊断、远程康复和远程教育。目前在波兰有 21 个合作中心，以及在乌克兰（敖德萨、卢茨克）、白俄罗斯（布列斯特）和吉尔吉斯斯坦（比什凯克）有 4 个合作中心。设在卡加坦尼国际听力言语中心（在世界听力中心内）的国家远程听力学网络使有经验的专家能够为在 NNT 附属诊所就诊的患者提供必要的远程医疗服务。近几年的人工耳蜗植入远程医疗会议（远程调试），认可 NNT 服务。

七、远程调试

人工耳蜗植入远程调试项目始于听觉生理病理研究所，于 2007 年在波兰卡加坦尼世界听力中心启动。从那时起，远程调试程序有很大进展，将在下文中加以描述。

（一）人工耳蜗系统远程调试

4 台电脑用于远程调试：2 台在患者侧（本地位置），2 台在专家侧（远程位置），每个位置的一台电脑配置了网络摄像头、麦克风和扬声器，方便患者和专家交流。客户端的第二台电脑配备了一个与客户语音处理器和植入体连接的人工耳蜗接口，远程调试软件也置于客户端，以便执行远程调试。位于卡加坦尼的 NNT 中心设施配置完善，能够进行远程处理和交互式视频，完成远程调试（该项目的设备阵列示意图见图 30-5）。需要强调的是，在每个位置都有一台专用电脑进行本地耳蜗植入体调试。

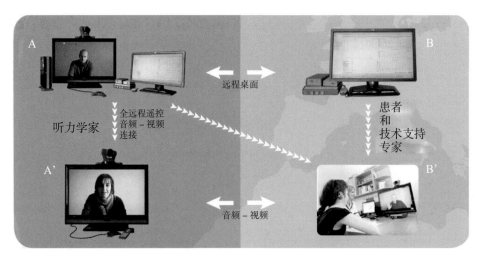

▲ 图 30-5　远程安装系统配置及相关硬件

（二）远程调试人工耳蜗

为了远程调试人工耳蜗，客户的语音处理器需要连接到本地 NNT 诊所计算机临床界面，调试专家在国际听力言语中心电脑上操作，通过高速互联网连接和远程计算软件控制患者电脑，操作完成，打开调试软件进行测量和调试。专家和患者通过在本地和远程站点的交互式视频系统的互联网连接进行交流。在患者的网站上，也有支持专家（语言治疗师）在与专家沟通的过程中帮助患者。虽然技术上很复杂，但远程调试过程有一种面对面接触的感觉，并且是通过商业远程计算来实现的（图 30-6）。会话完成后，客户端站点的支持专家断开处理器接口，并为患者提供新编程的处理器，一旦优化被确认有效，NNT 工作人员就可结束远程会话。

前面文中描述了一个常规远程调试过程，NNT 针对人工耳蜗和助听器提供各种远程服务。这些服务见下。

- 遥测系统内部。
- 将电刺激参数输入到患者语音处理器中。
- 在"实时（live）"模式下激活语音处理器。
- 语音处理器新设置使用方法咨询。

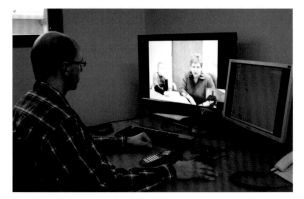

▲ 图 30-6　人工耳蜗远程调试程序
临床工程师在研究所为另一城市的患者进行会诊

- 远程目标测量（ECAP、ESR、遥测）。
- 远程心理物理测量（振幅增长函数、阈值检测）。

有关卡加坦尼世界听力中心的国际听力言语中心使用人工耳蜗远程调试的更多信息，读者可以参考以下互联网连接：www.telefitting.ifps.org.pl。

八、远程康复

人工耳蜗调试是患者术后护理的重要部分，调试是通过最佳听觉神经电刺激（反射）程序实现的。通常需要定期到相关机构检查，这对于植入人工耳蜗的儿童来说意味着漫长而耗时的旅程。这些孩子因为旅途的疲惫对测试过程厌倦不能产生真实反应，导致反射不佳和人工耳蜗植入不合适。此外，该家庭还必须支付高额旅费，这也是一项沉重负担。

2004 年成立了家庭康复中心，主要目的是提高听障儿童的康复效果，减少治疗过程中高昂的医疗和教育费用。第一步为家长提供专门资料，第二步指导家长了解孩子的家庭康复过程，让父母和孩子接触到来自全国各地的专家。最终目标是利用多学科研究团队的知识和经验开发有效的全国治疗计划。随着时间的推移，这个项目在观察管理中心成功推进。

家庭康复治疗的成功开展证明远程会诊、远程康复、远程教育结合在一起能够达到治疗效果。在团队的引领下，各领域专家给予实质性指导，促进了家长对患儿观察和治疗。使用这种模式，家庭康复治疗年复一年为儿童及其父母提供源源不断的咨询。

九、远程诊断

远程诊断是指远程医疗技术用于诊断评估。同步技术是一种可用于患者听力测试的远程诊断方法，过去听力学家通常更喜欢同步测试患者，因为这种技术（使用合适的设备阵列）实际上与"面对面"测试患者的体验是相同的。使用同步技术，临床医师和患者都很容易适应电子环境，电脑屏幕相当于测听室的玻璃窗。同步测试是有效的，与"面对面"测试唯一的区别是患者和医师间的物理距离。

读者知道听力测试中的自我测试 / 掩蔽系统，如 Swanepohl 等（2010）和 Mahomed-Asmail（2016）所述。远程测试设备经过校准，并制订精确听力学评价标准。2015 年医学博士

Dirk Koekemoer 在 *Popular Mechanics* 上发表了一篇文章，介绍通过自我测试监测听力。方法是让接受耳毒性药物治疗的结核病患者进行听力自测，完成后把结果传送给评估人员进行医学评估，并给予患者必要的医疗指导。这是听力学中少有的、把数据存储和治疗反馈相结合的诊断方法。

读者可以通过以下链接找到这篇文章：http://showme.co.za/lifestyle/listen-up-local-device-taking-hearing-tests-to-the-masses/。

最后需要指出，目前很多在线听力筛查程序，存在结果不准确问题，主要是刺激声校准方法欠佳、环境噪声水平高和传感器问题。利用噪声中的语音作为损伤衡量标准进行筛查的新方法，能有效解决许多在线筛查工具的精确性问题（Watson 等，2015）。

十、国家远程听力学网络

必须承认，远程听力学研究历史尚短，大部分已发表的结果都是短期获得数据，或者是由概念论证项目资助。下面的远程听力学项目已被 NNT 作为日常服务开展了一段时间。

（一）远程听性脑干反应 / 耳声发射

大多数欧洲国家的听力中心把听性脑干反应（ABR）和耳声发射（OAE）作为听力评估的辅助诊断程序。临床医师掌握这些程序需要过程，ABR 的技术性导致新学习操作的医师会出现许多错误，虽然耳声发射相对容易，但也可能产生错误的结果。尽管存在这些问题，乌克兰、白俄罗斯和吉尔吉斯斯坦的一些 NNT 附属诊所仍增加了 ABR 和 OAE 测试。为了支持这些项目，在 NNT 上提供技术指导，帮助临床医师进行客观听力测试操作。

NNT 培训计划包括 ABR 和 OAE 高级测试

程序的在职培训。具体来说，在国际站点工作的临床医师和技术人员完成了包括患者指导、耳机放置、OAE 探针插入、电极应用、电极导联、相应软件及程序启动在内的综合培训课程，编写相关文件并分发给学习者。

临床医师培训后就准备接待患者并收集 ABR 和（或）OAE 结果，收集完毕送往波兰专家进行分析。在这种模式下，随着临床医师技术水平的提高，远程会诊的依赖性应该会降低。目前 NNT 通过这种模式继续在乌克兰、白俄罗斯及吉尔吉斯斯坦支持不同水平的临床医师工作。

（二）在波兰研发的远程诊断 – 康复系统：远程保健

远程保健是个大型门户网站，提供多种远程医疗工具评估沟通障碍。该门户是与 Gdansk 技术大学和世界听力中心的听觉生理病理研究所合作研发的。现已开发提供以下系统。

- "我能听"：能听系统是一种多媒体计算机程序，主要测试儿童和青少年的听力。该系统通过电脑、听力测试耳机和校准器，对患者进行自动问卷分析、听力测试、噪声环境下语言清晰度测试。

- "我能说"：一个致力于管理发音构音障碍的多媒体网站，可以进行语言测试和康复。它的设计是为了提高言语语言病理学诊断和康复方法的有效性和可用性。

- "我能说"模块帮助临床医师和患者一起改善沟通障碍，即使临床医师和患者相隔很远。

- "我能看"是一种通过多媒体计算机程序进行视力评估的视力测试系统，通过问卷自动分析、色觉测试、隐性斜视评估及视觉图像 – 背景测试等方案对成人、儿童和青少年进行视力测试。

十一、远程教育

（一）教育活动

听觉生理病理研究所为学生和专业人员提供帮助，在听力、平衡、发音、言语和语言障碍方面进行教育和培训。这些活动是波兰及国外研究机构、高校合作进行的。有些教学活动也提供给患者及其家属。该研究所的教育活动面向全球，包括波兰及来自欧洲、亚洲、南美洲、北美洲和非洲的专家。

听觉生理病理研究所的教育项目是基于现代教育方法，使用混合形式的信息模型，具体来说，课程是在传统的环境下通过远程（远程教育）媒介进行的。学院有两个现代化的电话会议室，用于远程教育活动。此外，该研究所还提供课程和研讨会，设有 7 个会议室和可容纳 800 名与会者的座位空间，这是波兰现有的向保健专业人员提供在职教育的最大会议场所。该场所配备了两个用于远程医疗的多媒体工作室和一个宽敞的展览区域，所有房间均配有现代化的视听设备和交互式视频系统，并可高速连接互联网。

该设备的一个独特功能是能将手术室的 3D 图片传到会议室用于教学。此外，手术室有还可以通过交互式视频连接到现代化外科实验室，该实验室专门为培训而建，可以容纳大量参与者，他们能够参观讲师在手术室里的手术演示，同时还可以在实验室进行同样的颞骨手术。

（二）窗口方法工作室

窗口方法工作室（WAW）——"窗口方法工作室"针对人工耳蜗植入治疗耳聋进行国际培训。来自世界各地的耳科医师和听力学家参加了这个非常受欢迎的培训，他们希望拓宽他们在部分耳聋领域的知识和技能。在这些培训中，Henryk Skarzynski 教授研发的、结合人工耳蜗植入的部分耳聋治疗（PTD）方法，特别受到关注。

2007 年以来，窗口方法工作室由感官研究所和位于卡加坦尼听觉生理病理研究所的世界听力中心组织。到目前为止，共 20 期培训已经有来自 40 个国家（包括奥地利、阿塞拜疆、比利时、白俄罗斯、捷克、丹麦、刚果、埃及、法国、希腊、伊拉克、喀麦隆、肯尼亚、匈牙利、意大利、罗马尼亚、土耳其和乌克兰）的 2000 多人参加。

培训最重要的目的是以微创方式将耳蜗电极通过圆窗植入，使得耳蜗植入术后仍能保留耳蜗正常的结构功能。

对外科医师来说，培训中非常重要的部分，是观摩 Henryk Skarzynski 教授手术演示，收获也最大。学员可以参观经验丰富的外科医师工作、手术团队的角色分配以及手术室的设备阵列。学成后训练有素的学员把其中许多方案都应用到世界各地的手术室中。

窗口方法工作室的培训，包括来自听觉生理病理研究所的专家讲座、从手术室转播到课堂的手术演示，以及病例分享和讨论。所有的经验交流所得，最后落实到在外科实验室用新鲜颞骨标本进行"动手"训练，完成之后培训结束。

（三）LION 全球耳科学神经科学

国际耳鼻喉科网络在线（LION）成立于 2006 年，致力于通过最新的远程会议形式为世界各地的耳鼻喉科医师提供继续教育。在 LION 系统内部，有一个永久的全球互动培训网络，国际耳科学和神经科学专家能够直接沟通，任何拥有电脑并能上网的医师都可以进行会诊。这个项目的关键部分是由世界领先的耳外科医师提供年度视频会议演示。对 LION 最新活动感兴趣的读者可以访问以下网址：http://www.lion-web.org/。

十二、NNT 未来

位于卡加坦尼世界听力中心的听觉生理病理研究所进行了十多年的努力，NNT 的空前发展是造就了。这一愿景创建了一个国际空间，使科学家和临床医师能够快速、舒适地合作，为有各种健康需求的患者提供高质服务，对于患者和医师来说都是高效且节约成本。

该计划在听力保健领域的大量远程医疗 / 远程听力学应用中继续处于领先地位，包括远程教育、筛检、诊断、助听器及人工耳蜗植入技术。这些努力将会在地区和国际范围内继续增长，目标是随时随地为任何客户服务。

参 考 文 献

[1] Aiello C.; Ferrari D. Teleaudiology—Efficacy Assessment of an Online Social Network as a Support Tool for Parents of Children Candidates for Cochlear Implant. *Jornal da Sociedade Brasileira de Fonoaudiologia* 2015, *27* (5): 411-418.

[2] ASHA. Telepractice for SLPs and Audiologists. http://www.asha.org/practice/telepractice/.

[3] Bashshur, R. L.; Shannon, G. W.; Smith, B. R.; et al. The Empirical Foundations of Telemedicine Interventions for Chronic Disease Management. *Telemed. J. E-Health Off. J. Am. Telemed. Assoc.* 2014, *20*, 769-800.

[4] Biagio, L.; Swanepoel, De W.; Laurent, C.; Lundberg, T. Video-otoscopy Recordings for Diagnosis of Childhood Ear Disease Using Telehealth at Primary Health Care Level. *J. Telemed. Telecare* 2014, *20* (6), 300-3006.

[5] Bruski, Ł. Ocena klinicznej i ekonomicznej efektywności metody telefitingu stosowanej dla pacjentów z wszczepionym implantem słuchowym, Doctoral Dissertation, 2015.

[6] Craig, J.; Patterson, V. Introduction to the Practice of Telemedicine. *J. Telemed. Telecare* 2005, *11* (1), 3-12.

[7] Crowell, E.; Givens, G.; Jones, G.; Brechtelsbauer, P.; Yao, J. Audiology Telepractice in a Clinical Enviroment: A Communication Perspective. *Ann. Otol. Rhinol. Laryngol.* 2011, *120* (7), 44l-447.

[8] Edwards, M.; Stredler-Brown, A.; Houstion, T.; Expanding Use of Telepractice in Speech-Language Pathology and Audiology. *Volta Rev.* 2012, *112* (3), 227-242.

[9] Evenhuis, H. M.; Mul, M.; Lemaire, E. K.; de Wijs, J. P. Diagnosis of Sensory Impairment in People With Intellectual Disability in General Practice. *J. Intell. Disabil. Res.* 1997, *41*(5): 422-429.

[10] Erenberg, A.; Lemons, J.; Sia, C.; Trunkel, D.; Ziring, P. Newborn and Infant Hearing Loss: Detection and Intervention, 1999.

[11] Fabry, D. A. Remote Hearing Aid Fitting Applications. In *Proceedings of the 8th Annual Mayo Clinic Audiology Videoconference*, November 1996.

[12] Hall J. W., III. *eHandbook of Auditory Evoked Responses: Principles, Procedures & Protocols.* Kindle Direct Publishing; 2015. Available from: https://www.amazon.com/eHandbook-Auditory-Evoked-Responses-Principles-ebook/dp/B0145G2FFM.

[13] Kelm, M.; Dabrowska, A.; Skarżynski, P. H.; Skarżynski, H. Diagnostic and Rehabilitation of Vestibular Disorders with Using of Telemedicine Tools. *ScienceMED Int. J. Med. Sci.* 2013; *4*(1): 17-19.

[14] Kaye, L. W. Telemedicine: Extension to Home Care. *Telemed. J.* 1997, *3*, 243-246.

[15] Krumm, M. Audiology Telemedicine. *J. Telemed. Telecare* 2007, *13*, 224-229.

[16] Krumm, M.; Syms, M. J. Teleaudiology. *Otolaryngol. Clin N. Am.* 2011, *44*, 1297-1304.

[17] Krumm, M. A Review of Contemporary Tele-Audiology Literature. *J. Hear. Sci.* 2016, *6* (3), 9-21.

[18] Krumm, M.; Ribera, J.; Klich, R. Providing Basic Hearing Tests Using Remote Computing Technology. *J. Telemed. Telecare* 2007, *13*, 406-410.

[19] Krumm, M.; Huffman, T.; Dick, K.; Klich, R. Telemedicine for Audiology Screening of Infants. *J. Telemed. Telecare* 2008, *14* (2), 102-104.

[20] Lancaster, P.; Krumm, M.; Ribera, J.; Klich, R. Remote Hearing Screenings via Telehealth in a Rural Elementary School. *Am. J. Audiol.* 2008, *17*, 114-122.

[21] Mahomed-Asmail, F.; Swanepoel, D. W.; Eikelboom, R. H.; Myburgh, H. C., 3rd. Clinical Validity of hearScreen™ Smartphone Hearing Screening for School Children. *Ear Hear.* 2016, *20* (37), e11-e17.

[22] Richardson, L. Children's Hearing and Speech Centre—Telepractice Programs. *Volta Rev.* 2012, *112* (3), 429-433.

[23] Schmiedge, J. Distortion Product Otoacoustic Emissions Testing Using Telemedicine

[24] Technology. Masters Thesis, Minot State University, Minot, ND, 1997.

[25] Skarżyński, P. H.; Skarżyński, H.; Wąsowski, A.; Ludwikowski, M.; Lorens, A.; Piotrowska, A.; First in the World National Network of Teleaudiology. In *Med-e-Tel 2015 Electronic Proceedings of the International eHealth, Telemedicine and Health ICT Forum for Educational, Networking and Business, tom*, 2015, pp 482-483.

[26] Swanepoel, D. W.; Hall, J. W. A Systematic Review of Telehealth Applications in Audiology. *Telemed. E-Health* 2010, *16* (2): 181-200.

[27] Swanepoel, D. W.; Clark, J. L.; Koekemoer, D.; Hall, J. W., 3rd.; Krumm, M.; Ferrari, D. V.; McPherson, B.; Olusanya, B. O.; Mars, M.; Russo, I.; Barajas, J. J. Telehealth in Audiology: The Need and Potential to Reach Underserved Communities. *Int. J. Audiol.* 2010, *49* (3), 195-202.

[28] Swanepoel, D. W.; Mngemane, S.; Molemong, S.; Mkwanazi, H.; Tutshini, S. Hearing Assessment—Reliability, Accuracy, and Efficiency of Automated Audiometry. *Telemed. E-Health* 2010, *16*, 557-563.

[29] Towers, A.; Pisa, J.; Froelich, T.; Krumm, M. The Reliability of Click-Evoked and Frequency Specific Auditory Brainstem Response Testing Rusing Telehealth Technology. *Semin Hear.* 2005, *26*, 50-65.

[30] Tucci, D.; Merson, M.; Wilson, B. A Summary of the Literature on Global Hearing Impairmen: Current Status and Priorities for Action. *Otol. Neurol.* 2009, *31*, 31-41.

[31] Viegas, S. Past as Prolog. In *Telemedicine, Practicing in Information Age*; Viegas, S. F., Dunn, K., Ed.; Lippincot-Raven, 1996.

[32] Wąsowski, A.; Skarżyński, H.; Obrycka, A.; Walkowiak, A.; Lorens, A.; Zgoda, M.; Skarżyński, P. H.; Bruski, L. Nationwide Network of Teleaudiology in Postoperative Care Over Implanted Patients. *J. Hear. Sci.* (2083-389x) 2011, *1* (1), 139.

[33] Wąsowski, A.; Skarżyński, H.; Lorens, A.; Obrycka, A.; Walkowiak, A.; Skarżyński, P. H.; Wlodarczyk, A. W.; Bruski, Ł. The Telefitting Method Used in the National Network of Teleaudiology: Assessment of Quality and Cost Effectiveness. *J. Hear. Sci.* 2012, *2* (2), 81-85.

[34] Wąsowski, A.; Obrycka, A.; Walkowiak, A.; Skarżyński, H.; Bruski, Ł.; Skarżyński, P. H.; Expert Telefitting Mode With the Help of Support Specialists for Cochlear Implant Recipients. *Otorhinolaryngologia Hungarica* 2013, *59*, 104.

[35] Watson, C.; Kidd, G.; Preminger, J.; Miller, J.; Maki, D.; Crowley, A. Benefits of a Telephone-Administered National Screening Test. *Audiol. Today* 2015, *27*, 42-49.

[36] World Health Organization. Telemedicine—Opportunities and Developments in Member States, Global Observatory for eHealth series, 2010; Vol. 2.

第31章　撒哈拉以南非洲听力保健中的移动医疗解决方案

mHealth Solutions in Hearing Care for Sub-Saharan Africa

Faheema Mahomed-Asmail　De Wet Swanepoel　著

丁海娜　译　　张世珺　韩　硕　校

摘　要

全球超过 5% 的人口（4.66 亿人）患有致残性听力损失，由于世界人口老龄化，听力损失的患病率将会增加。再加上全球听力保健提供者数量有限，加剧了听力保健的需求与可获得性之间的差距。而且，各国不可能在常规测听设备上投入高昂成本，对专业测听人员的需求是主要问题。因此，儿童和成人的听力损失在很大程度上仍然无法确定。然而，随着 10.8 亿部智能手机在全球的广泛普及，移动医疗或移动听力健康应用程序有望克服成本和市场占有率问题。本章主要讨论在撒哈拉以南非洲地区实行改善听力健康获取的移动医疗项目，这些项目包括消费者解决方案（如hearZa），以及医疗和教育环境中用于筛查和诊断的移动应用程序的临床使用（如听力筛查和听力诊断）。

关键词

移动医疗；提供服务；听力保健；保健服务；筛查；移动应用程序

一、概述

听力损失在非致命性致残疾病中排名第 3 位（WHO，2017）。它是一种隐匿性疾病，伴随各种危害，其中包括更高的失业率、健康状况差、社交孤立、抑郁症、痴呆症和死亡率增加（Olusanya 等，2014；Archbol 等，2013）。在撒哈拉以南非洲等发展中国家地区，致残性听力损失的负担最重，在那里获得高质量的耳部和听力保健是一项重大挑战（WHO，2014，2012；Fagan 和 Jacobs，2009）。据世界卫生组织（WHO）估计，在发展中国家每 50 万～625 万人中仅有一名听力学家，而在撒哈拉以南非洲国家，通常每 100 万人中只有不到一名听力学家（WHO，2014；Fagan 和 Jacobs，2009）。

由于听力损失流行的严重程度和获得听力服务的机会有限，发展中国家需要创新策略，为这些人提供必要的服务（Yousuf Hussein 等，2015）。其中一种策略就是移动医疗，广义上被定义为任何使用移动技术解决医疗卫生保健问题的应用，如获取、访问、质量、承担能力、资源匹配和行为规范。因此，移动医疗解决方案为改善世界各地人民的问题带来了希望。通过一部成本低、用户体验良好的智能手机，运行移动医疗解决方案可以改善欠发达地区的致残性听力损失的早期诊断、治疗和预防。此外，通过在各种情况下，包括在初级卫生保健设施中进行听力保健服务，可以让更多的人获得听力保健服务（Yousuf Hussein 等，2015）。

HearX 集团是一家社会企业，专注于移动医疗和基于云计算的技术形式，为听力保健提供了价格合理、使用方便的数字解决方案。本章将重点介绍目前已在撒哈拉以南非洲推广和使用的移动医疗解决方案。

（一）hearScreen™

虽然有很多终端用户应用程序可以提供多种形式的听力测试，但它们都不能根据国际和国家标准 [如国际标准化组织（ISO）、美国国家标准学会（ANSI）] 对耳机进行实际校准。hearScreen™ 采用一系列经过校准的压耳式耳机。Swanepoel 等的研究（2014）证明了入门级 Android 智能手机可以精确校准所使用的 hearScreen™ 应用程序。该研究首次证明，基于智能手机的听力测试可以在 iOS 产品以外的设备上运行。此外，hearScreen™ 是迄今为止唯一一款能根据规定标准对电话和耳机进行校准的应用程序 [ANSI/ASA（美国标准协会）S3.6-2010；ISO 389-1，1998]。最后，hearScreen™ 还有一个附加功能，即可以在测试过程中，根据最大允许环境噪声水平（MPANL）提供噪声监控。该功能为筛查人员提供了有关环境噪声水平的实时反馈，以评估测试结果是否受到环境噪声的影响（Swanepoel 等，2014）。耳机的校准和对环境噪声的实时监测为低成本听力筛查解决方案提供了机会，从而可以将智能手机用作筛查型听力计。

由于具备上述功能，因此需要对 hearScreen™ 进行验证（详见 OAE 网站），以确保其可用于筛查。之后，它已在学龄儿童中得到验证，成为一种有效和可靠的学校筛查工具（Mahomed-Asmail 等，2016）。对比性研究显示出与现有筛查听力计相似的灵敏度和特异性（Mahomed-Asmail 等，2016）。在这项研究中，使用了低成本智能手机（80 美元）和压耳式耳机进行筛查。目前，后续研究正在调查一种模式，在该模式中，学校拥有自己的 hearScreen™ 设备，允许教师或其他人员在方便时进行筛查。通过这种模式可以及时筛查在一学年内表现出学习障碍或行为困难的孩子，或者那些父母、老师有顾虑的孩子。

此外，这种应用程序不仅得到了验证，而且它还根据最佳操作指南自动为成人和儿童提供筛查方案和解释（图 31-1）。它有一个简单、用户体验良好的界面和屏幕说明，只需经过简单的培训就可以方便地进行筛查（图 31-2）。hearScreen™ 还具有质量控制功能，可实现现场质量和操作人员可靠性的监测，以确保医护保健人员准确完成所有测试。通过对医疗水平低下的 24 名社区卫生工作者的研究，证明了它的易用性。这些社区卫生工作者在家里就可使用智能手机进行健康登记和风险评估，以及使用 hearScreen™ 应用程序进行听力筛查。他们在家中对近 1000 名儿童和成年人进行了为期 12 周以上的筛查（Yousuf Hussein 等，2015），社区工作者一致认为，听力测试易于进行推广，而社区成员亦十分重视这项服务。目前正在进行一项研究，以评估支持学龄前儿童健康听力的筛查项目的临床效果。该研究使用智能手机平台在 250 个社区 ECD 中心进行听力筛查、转诊和随访（Eksteen，Launer，Kuper 等，2019）。

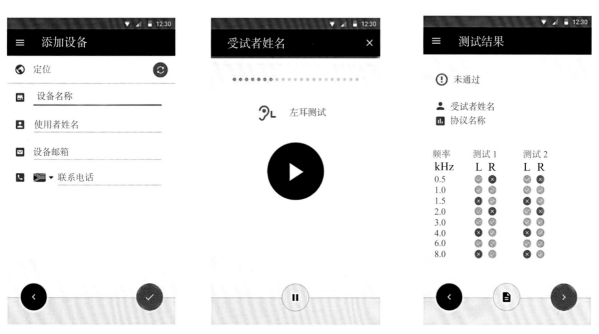

▲ 图 31-1 迫选模板和测试说明

经许可转载，引自 hearX Group（Pty）Ltd.

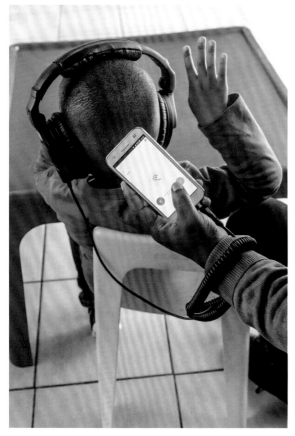

▲ 图 31-2 hearScreen™ 应用程序的测试设置

经许可转载，引自 hearX Group（Pty）Ltd.

该应用程序还能够在智能手机上获得所有患者的详细信息和结果，并将其上传到基于云的服务器，用于远程数据管理和监测。此外，该应用程序还具有地理标记功能，可以将患者与距离他们最近的听力保健者联系起来。

总之，hearScreen™ 提出的创新性移动医疗方案为基层人民提供了医疗保健服务的新途径。这个解决方案可以改变学校的听力健康模式，为学校提供自己的设备，对学生的听力健康负责。同样，社区工作者或其他社区成员也可以在家中进行检查。通过集中管理筛查结果，以电子邮件或短信形式把检查报告发给父母或患者，同时他们也可以联系距离最近的听力保健人员。基于云的综合数据管理和监测，为应用程序实施情况及患者与服务商之间的联系提供详细的报告。

科技的飞速发展及全球化的进程，不仅为听力保健者提供了新的工具，也为社区的耳部和听力保健提供了新的服务模式。

（二）hearTest™

hearTest™ 应用程序是由 hearScreen™ 演化而来的，临床医师或用户可以通过应用程序进行气导纯音听阈测定，以确定阈值。此应用程序可以安装在多种智能手机上。智能手机可以自动测试 0.5kHz、1kHz、2kHz、4kHz 和 8kHz 的阈值，还支持 8～16kHz 的扩展高频测听，强度范围为 0～85dB HL。在软件中采用了 ISO 的升降法（ISO，2010）。受试者在每次听到声音时，需要触摸智能手机屏幕上的响应按钮（图 31-3，hearTest™ 测试范例）。在听见声音后，强度自动降低 10dB；没有听见声音时，强度自动增加 5dB。此外，与其他移动应用程序一样，hearTest™ 允许测试管理员将测试结果上传到移动医疗 Studio 云服务器，在那里可以查看结果。

hearTest™ 对基层医疗情况进行了调查。临床中的听力测试是在标准隔声室内进行的，而基层的测试没有隔声室。研究结果表明，使用智能手机进行听力测试的阈值与成人在隔声室内进行的听力测试结果相似。此外，在基层医疗保健环境中，智能手机也能精确地测试正常人的听阈（Sandström 等，2016）。另一项研究是对听力正常到极重度听力损失的个体进行的，以调查听觉敏感度范围（van Tonder 等，2017）。这项研究发现，hearTest™ 通过智能手机测得的听阈结果与传统的手动气导听力测试所得阈值不相上下。但是，hearTest™ 智能手机应用程序不包括骨导测听，无法进行鉴别诊断。

总而言之，hearTest™ 为基层卫生保健提供了一种经济高效的方法来确定听觉敏感度。同样地，相同的设备也可以在其他环境中用于筛查和阈值测试。hearTest™ 应用程序的优势在于，该软件可以减少筛查结果的假阳性，并且在显示有听力损失时，为受试者提供转诊到医疗或听力诊断机构的信息。此外，低成本、性价比高的可移动气导测听设备，可作为基层社区听力保健和监测的工具，对每月都需要进行听力监测的耐药多药结核患者等人群提供方便。

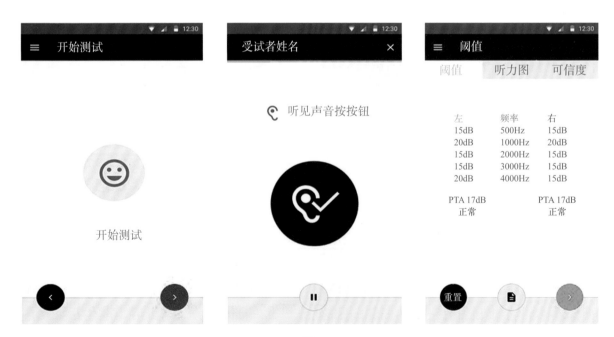

▲ 图 31-3　hearTest™ 应用程序的测试范例
经许可转载，引自 hearX Group（Pty）Ltd.

（三）hearZA

在中低收入国家，因为当地耳科和听力保健的缺乏，人们很难得到听力学服务和听力筛查，人们只能到远距离的市中心医院，但往往需要等待很长时间（Fagan 和 Jacobs，2009）。为了提高对听力损失的检测服务，许多高收入国家已经采用了在线的筛选测试。随着科技的发展和普及推广，第一款经过验证的智能手机应用程序已发布，即南非全国听力测试——hearZA。

与 hearScreen™ 不同的是，hearZA 是一款终端用户移动医疗听力筛查应用程序，可以在 iOS 和安卓应用商店购买。这是噪声下的言语测试（噪声下数字三连音），其信号和噪声的校准相似（Potgieter 等，2016；Swanepoel 等，2019）。这款应用程序可以在任何带有耳机的智能手机上使用，几分钟内就能获得结果。应用程序中存储了 120 组三连音（Smits 等，2013）。当测试开始时，从 120 个不同的三连音组合列表中随机选择一个三连音。识别三连音后，程序通过选择并以 500ms 的无声间隔呈现适当的数字来组合三连音。当出现三组负信噪比时，测试会在固定的噪声强度和变化的语音强度下操作。当出现三组正信噪比时，语音强度不变，而噪声强度发生变化。测试过程中确保刺激的总体强度不变（即三连音数字组和噪声）。当打开应用程序时，会出现一个教程屏幕，指导受试者如何使用该应用程序，接着会指导用户输入个人信息，然后进入一个指令屏幕，提示用户戴上智能手机耳机，听重复的数字。

hearZA 于 2016 年 3 月 3 日发布，作为南非的听力测试方法。几位当地名人担任听力健康大使，在大众媒体上进行了广泛宣传。该应用程序对听力损失大于 25dB 的筛查灵敏度和特异度分别为 95% 和 87%，对于英语能力较差的非母语人群的准确率略低（Potgieter 等，2016）。它会生成一份个人档案，允许用户通过每年一次的提醒来跟踪他们的听力，以便进行后续测试。那些未通过筛查的人将获得一份 2min 的应用程序内决策支持指南，该指南是与国际开发协会研究所合作开发的，旨在帮助他们在知情的情况下，决定是否进行后续检查治疗。该应用程序还通过与当地听力学专家协会共同开发的集成云数据库，推荐给最近的听力学家使用（图 31-4）。此外，应用程序内的通知会提示用户每年重新进行听力测试，以确保他们的听力健康状况没有任何重大变化。这一监测功能可以针对不同的人群统计数据，进行有针对性、预防性健康信息的个性化设置。例如，因听音乐引起听力损失风险的青少年人群，可能会收到有关安全听觉行为的信息。这种方法也确保了公众对听力保健的普遍认识，一直以来这都是一个抽象的公共健康概念。

目前，这款应用在南非的 iOS 和安卓应用商店都有售。在目前的状态下，hearZA 程序仅用于成人筛查，在学龄儿童中的使用情况正在研究。此外，为了与智能手机健康监测的全球趋势保持一致，hearZA 应用程序能通过个人资料跟踪用户的听力健康评分，从而实现听力健康监测。

总之，使用智能手机平台进行简单的数字噪声筛查测试，对提高听力保健的意识、接受听力监测等产生了广泛而深远的影响。

（四）hearScope

耳部感染是儿童就医的最常见原因之一，也是听力损失的主要原因之一。如果耳部疾病没有及时进行诊断、治疗，可能会导致永久性听力损失，甚至死亡。导致这些并发症的主要原因是缺乏能够准确诊断耳部疾病的保健人员。

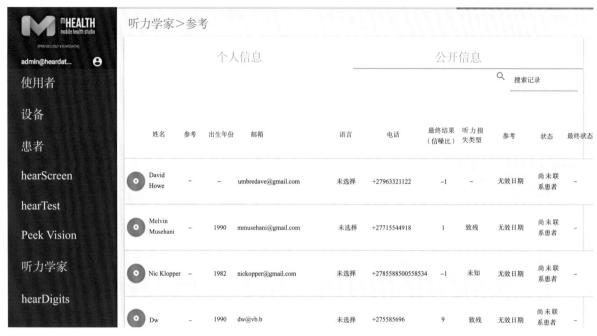

▲ 图 31-4 云服务器
经许可转载，引自 hearX Group（Pty）Ltd.

hearScope 是耳部和听力健康领域的一场革命，是智能手机的人工智能耳镜，解决了全球最常见的健康问题之一。hearScope 不仅使耳部检查变得简单和实惠，而且还是世界首创的使用人工智能进行诊断的工具。它采用了一款轻便的笔形摄像头，确保了一贯的光线和出色的对焦，并与大多数安卓智能手机兼容。hearScope 系统允许用户在安卓应用程序中加载视频耳镜捕获的鼓膜图像，并在智能手机上对图像进行预处理，然后将预处理后的图像发送到服务器，在那里进行特征提取和分类 / 诊断（图 31-5）。

在人工智能系统上进行的研究表明，其诊断准确率为 80.6%。然而，这项研究指出，未来的研究应该评估儿童和成人间差异的临床有效性。

总之，像 hearScope 这样的系统对于确保耳部感染患者得到适当的治疗是非常有价值的。例如，护士可以接受培训，使用视频显微镜拍摄鼓膜照片，并由本地图像分析系统或云服务器进行分析。在世界许多地区，这可能是在众

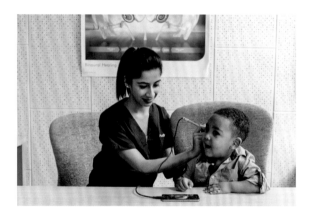

▲ 图 31-5　hearScope 测试设置
经许可转载，引自 hearX Group（Pty）Ltd.

多人口中获得耳部疾病诊断的唯一机会。除了这些应用外，该系统还可用于耳部感染诊断的教学和培训，以提高卫生保健人员诊断耳部疾病的技能。

（五）视觉敏感度测试

虽然视觉测试不是听力保健的一部分，但在南非社区中，视觉敏感度测试 Peek Vision 和听力筛查一起被用于诊断视力障碍。视敏度

（VA）是临床上最常用的视功能测量指标。VA 测量用于临床研究的需要，还可以量化中心视力随时间的变化。全球 2.85 亿人有视力障碍，其中 80% 的人属于可治愈或能预防性治疗的疾病（Pascolini 和 Mariotti，2012）。然而，这些受试者大多生活在低收入国家，获得疾病检测和后续治疗的机会很少。

视觉敏感度测试应用程序（Peek Vision）使用 logMAR 款式智能手机的视觉测试，它具有快速的测试算法，可以在临床可接受的时间内进行测量，比 Snellen 图表具有更高的精确度和可靠性（图 31-6）。VA 是为安卓操作系统编写的，只能在安卓智能手机上使用。视力测试遵循标准的 ETDRS 图表设计，在 4 个可能的方向（90°、180°、270° 和 0°）中的一个方向上显示一个 5×5 网格的感光字母 E。测试对象指向他 / 她看到的 E 的朝向，测试员使用触摸屏进行相应地滑动，从而翻译患者的手势。检测人员不知道患者是否提供了正确的回答，这种方法减少了语言或非语言的线索，单一的视标可以减少混淆。研究表明，视觉应用程序的准确度和重复性与公布的数据一致（Bastawrous 等，2015）。

综上所述，在非眼科科室，可以使用方便、易用、准确和可靠的视力检查，如视觉敏感度测试，这可能会增加常规实践中视力测试的评

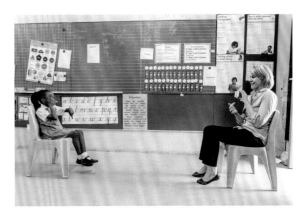

▲ 图 31-6　**Peek Vision** 的测试设置

经许可转载，引自 hearX Group（Pty）Ltd.

估。此外，视力和听力状况可以由受过最低限度培训的个人使用相同的设备和原理进行筛查，这可以降低学校筛查等项目的成本（Eksteen，Launer，Kuper 等，2019）。

二、结论

全球化和科学技术的飞速发展，不仅为听力保健人员提供了新的工具，还为社区耳部和听力保健提供了新的服务模式。创新的移动医疗解决方案提供了新的方法，为基层人群提供医疗保健服务。可以广泛使用低成本解决方案，以便非专业人员也可以进行听力评估。移动听力保健是一个新头而不断发展变化的领域，必将造福于医疗条件薄弱的地区和国家。

参 考 文 献

[1] Archbold, S.; Lamb, B.; O' Neill, C.; et al. The Real Cost of Adult Hearing Loss: Reducing its Impact by Increasing Access to the Latest Hearing Technologies. www.earfoundation. org. uk/files/download/869 (accessed Apr 30, 2014).

[2] Bastawrous, A.; Rono, H. K.; Livingstone, I. A. T.; et al. Development and Validation of a Smartphone-based Visual Acuity Test (Peek Acuity) for Clinical Practice and Community-Based Fieldwork. *JAMA Ophthalmol.* 2015, *133* (8), 930-937.

[3] Eksteen, S.; Launer, S.; Kuper, H.; Eikelboom, R. H.; Bastawrous, A.; Swanepoel, D. W. Hearing and Vision Screening for Preschool Children Using Mobile Technology, South Africa. *Bull. World Health Organ.* 2019, *97*, 672-680.

[4] Fagan, J. J.; Jacobs, M. Survey of ENT Services in Africa: Need for a Comprehensive Intervention. *Glob. Health Action* 2009, *2*, 1932-1939.

[5] Mahomed-Asmail, F.; Swanepoel, D. W.; Eikelboom, R. H.; Myburgh, H. C; Hall, J., III Clinical Validity of HearScreen Smartphone Hearing Screening for Schoolchildren. *Ear Hear.* 2016, *37*, 11-17.

[6] Myburgh, H. C.; van Zijl, W. H.; Swanepoel, D. W.; Hellströmd, S.; Laurent, C. Otitis Media Diagnosis for Developing Countries Using Tympanic Membrane Image-Analysis. *EbioMedicine* 2016, *5*, 156-160.

[7] Olusanya, B. O.; Neumann, J.; Saunders, J. E. The Global Burden of Disabling Hearing Impairment: A Call to Action. *Bull. World Health Organ.* 2014, *92*, 367-373.

[8] Pascolini, D.; Mariotti, S. P. Global Estimates of Visual Impairment. *Br. J. Ophthalmol.* 2012, *96* (5), 614-618.

[9] Potgieter, J. M.; Swanepoel, D. W.; Myburgh, H. C.; et al. Development and Validation of a Smartphone-based Digits-in-noise Hearing Test in South African English. *Int. J. Audiol.* 2016, *8* (1), 1-132.

[10] Potgieter, J. M.; Swanepoel, D. W.; Myburgh, H. C.; Smits, C. An English Smartphone Digitsin- noise Hearing Test: Effect of Age, Hearing Loss and Language Competence. *Ear Hear.* 2016, *8* (1), 1-132.

[11] Sandström, J.; Swanepoel, D. W.; Myburgh, H. C.; Laurent, C. Smartphone Threshold Audiometry in Underserved Primary Health-care Contexts. *Int. J. Audiol.* 2016, *55*, 232-238.

[12] Smits, C.; Goverts, T.; Festern, J. M. The Digits-in-noise Test: Assessing Auditory Speech Recognition Abilities in Noise. *J. Acoust. Soc. Am.* 2013, *133*, 1693-1706.

[13] Swanepoel, D. W.; Myburgh, H. C.; Howe, D. M., et al. Smartphone Hearing Screening with Integrated Quality Control and Data Management. *Int. J. Audiol.* 2014, *53*, 841-849.

[14] Swanepoel, D. W.; De Sousa, K.; Smits, C.; Moore, D. R. Mobile Applications to Detect Hearing Impairment: Opportunities and Challenges. *Bull World Health Organ.* 2019, *97*, 717-718.

[15] Van Tonder, J.; Swanepoel, D. W.; Mahomed-Asmail, F.; Myburgh, H. C.; Eikelboom, R. H. Automated Smartphone Threshold Audiometry: Validity and Time Efficiency. *J. Am. Acad. Audiol.* 2017, *28*, 200-208.

[16] World Health Organization. WHO Global Estimates on Prevalence of Hearing Loss, 2012. www.who.int/pbd/deafness/estimates (accessed Apr. 15, 2014).

[17] World Health Organization. Multi-country Assessment of National Capacity to Provide Hearing Care, 2013, www.who.int/pbd/publications/WHOReportHearingCare_Englishweb.pdf (accessed Apr. 30, 2014).

[18] World Health Organization. Deafness and hearing loss, 2014, www.who.int/mediacentre/factsheets/fs300/en/ (accessed Dec. 3, 2014).

[19] World Health Organization. Deafness and Hearing Loss, 2017, http://www.who.int/mediacentre/factsheets/fs300/en/ (accessed May 31, 2017).

[20] Yousuf Hussein, S.; Swanepoel, D. W.; Biagio de Jager, L.; Myburgh, H. C.; Eikelboom, R. H.; Hugo, J. Smartphone Hearing Screening in mHealth Assisted Community-based Primary Care. *J. Telemed. Telecare* 2015, *22* (7), 405-412. http://jtt.sagepub.com/lookup/doi/10.1177/1357633X1561072.

第 32 章　亚洲的远程听力实践技术
Teleaudiology Practices in Asia

Vidya Ramkumar　著

谌国会　李　进　译　张世珺　韩　硕　校

摘　要

尽管在西方国家已经广泛研究了远程实践技术，但在亚洲和非洲的中低收入国家仍处于起步阶段。人力、资金和基础设施的制约，促使该地的听力保健者探索远程实践技术。由于网速差，偏远地区缺乏互联网、专业人员及测试空间不够理想，在实施远程实践技术方面仍存在着挑战。虽有证据表明远程实践技术可提供医疗保健服务，但亚洲可适用的远程听力实践信息仍然有限。本章重点介绍源自印度远程听力项目的经验。在类似资源受限的国家，信息共享可能会使考虑远程听力服务的从业者受益。

关键词

远程听力技术；远程听力筛查；远程医疗；ABR；纯音测听；中耳疾病；唇腭裂

一、概述

亚洲人口近 45 亿，占世界总人口的 60%（United Nations，2017）。然而，由于缺乏适用和可担负的医疗保健服务，亚洲国家面临着分配不均的挑战。在亚洲的许多国家，大部分农村或偏远山区没有卫生保健服务。尽管城乡地区生活的人口相当，但在医疗人员和卫生基础设施可及性方面，城乡之间的社会差距进一步加剧了以上问题（United Nations，2014）。为确保获得足够的医疗保健机会，迫切需要政府和医疗人员应对医疗保健系统中存在的挑战。

二、亚洲听力保健

在南亚和亚太地区，儿童和老年人的听力残疾负担最重，仅次于非洲（Tian 等，2015）。过去 10 年里，听力保健在亚洲公共卫生部门得以提升，此外，各国还推行了预防儿童听力损失的政策（WHO，2009）。政策表明，世界上用于耳部和听力保健的人力资源和教育设施分配不均，更多地集中在中高收入国家，尤其在主要以非洲和亚洲国家组成的中低收入国家中，每百万人中只有不到一名听力学家（WHO，2013）。在偏远农村地区，供需之间的差距进一步扩大。

近 20 年前，世界卫生大会通过了一项决议（WHO，1995），敦促所有国家在初级卫生保健框架内制订国家计划，预防和控制新生儿、婴幼儿、儿童及老年人中可避免的听力损失原因。但由于其他卫生优先事项及缺乏财力和（或）人力资源阻碍了一些国家实施该方案。尽管困难重重，中国、印度、蒙古、约旦等国家在过去 10 年中探索了一些国家级项目（WHO，2013）。

以社区为基础的方法已经成功解决了基本服务方面的不平等问题，如听力筛查。然而，诊断需要听力学家的专业知识，该服务只能由城市和主要城镇的三级医院提供（Swanepoel等，2007）。远程实践技术是一种相对较新的方法，用于探索解决偏远地区专家服务和卫生服务不平等的问题。

信息和通信技术的发展便于传送保健服务、专业知识和信息，增加了偏远地区的服务覆盖。WHO 将远程医疗定义为"在受限于距离的情况下，保健专业人员利用信息和通信技术提供保障服务，以诊断、治疗、预防疾病和伤害，同时进行研究、评价及继续教育以促进个人及其社区健康的医疗方式"（WHO，2011）。

三、听力学远程实践技术

远程听力学

远程医疗在听力学服务中的应用通常被称为"远程听力学"，通过这种方法，听力学家可以提供从医院到偏远地区或乡村地区的服务。这个过程通常有两种不同的方法，一种是可实时（同步）提供服务，模拟在诊所现场诊疗；另一种是可获取农村／偏远地区的临床数据，通过"存储和转发"（异步）技术传输给听力学家，以获得意见和建议（Krumm，2007）。

在听力学家的监督下，实时远程医疗应用

已对诊断程序进行评估（如纯音测听、耳声发射测试、听性脑干反应测试和助听器验配），存储和传输程序已在病历信息、听力筛查、视频耳镜和鼓室图等方面应用。Swanepoel 等（2010）描述了同步和异步远程听力学在筛查、诊断和干预方面的潜在应用价值。使用移动电话进行医疗保健是移动医疗服务的形式之一，移动医疗应用程序已用于助听器验配、听力测试、听觉训练和耳鸣管理。

自 20 世纪 90 年代开始，远程听力服务出现于西方国家，包括北美（Givens 和 Elangovan，2003；Krumm 等，2005；Krumm 等，2008；Swanepoel 等，2010；Cicciaet 等，2011）、南美（Campos 和 Ferrari，2012）、澳大利亚（Constantinescu 等，2014；Pearce 等，2009；Smith 等，2012）、南非（Swanepoel 等，2010；Swanepoel，2010；Biagio 等，2013）。本研究结果表明：①远程听力学是一种可靠的听力学服务方式；②减少了患者的等待时间并增加了获得服务的机会。

四、亚洲的远程听力学

为克服地理障碍，改善医疗公平性并增加获得可担负的医疗保健机会，几个亚洲、东南亚和西亚国家探索了提供医疗保健服务的远程实践技术（Brandling-Bennett 等，2005；Heinzelmann 等，2005；Irawan 和 Soegijoko，1997；Ito 等，2017；Oh 等，2015；Oh 等，2006；Zailani 等，2014）。然而，在这些地方，远程听力学实践技术的实施有限，除了来自印度的研究，只有一项来自尼泊尔的研究描述了远程听力学实践技术。

在尼泊尔，像其他南亚国家一样，慢性化脓性中耳炎是一种非常普遍的疾病。由于缺乏听力保健专业人员，研究人员尝试使用存储和传输技术进行耳镜检查。他们使用了 TYM 耳镜，即一种集成到智能手机中以执行筛查的耳镜，所得图像由耳鼻喉科医师进行远程评估。异步筛查通过标准的现场耳镜检查进行验证（Mandavia 等，2017）。由于这是一个设备验证研究，其应用于远程实践的挑战仍是未知的。

五、印度的远程听力学

在印度，远程听力学研究仅在其南部的三级保健医院开展（Sri Ramachandra Medical Center）。本章以下内容是根据这些研究提供的信息所编写的。

（一）实时远程 Click ABR 评估诊断儿童听力损失

为缩小保健和康复服务的差距，政策制订和项目规划者正在探索以社区为基础的方法。在社区层面引入听力保健可提高覆盖面，尤其是在家中或初级卫生所进行分娩的农村地区（WHO，2012）。尽管此方法有助于为农村地区提供筛查服务，但仍缺乏诊断测试，听力筛查项目在世界上一些发展中国家无法实施。

远程实践技术有助于规避人力资源和基础设施有限的问题。一项基于人群的干预研究对远程听力学诊断随访模型的有效性进行了评估，该研究在一个农村社区进行测试，包括农村婴幼儿的听力筛查项目。在该方案中，受过训练的基层卫生人员（VHW）使用畸变产物耳声发射（DPOAE）筛查对婴幼儿和 5 岁以下儿童进行筛查。随访诊断测试使用听性脑干反应（ABR）以 20dB 为步距进行阈值测试。未通过第二次筛查（ABR）的儿童可采用两种随访模式，即转诊到三级保健医院进行现场诊断性 ABR 测试或在农村地区进行实时远程 ABR 测试，并比较了两种模式的随访效果。家长对远

程听力测试的认知源自测试儿童的母亲。读者可以通过 OAE 门户网站访问基层卫生人员在农村社区进行 DPOAE 筛查的视频。

基层卫生人员参加运用手持 DPOAE 进行听力筛查以及协助实时远程 ABR 测试的培训，以诊断听力损失。培训结束后，基层卫生人员对居住在 Thirukazhukunram 街区 51 个村庄的 1335 名婴幼儿和儿童（A 组），以及 Madhurantagam 街区 43 个村庄的 1480 名婴幼儿和儿童（B 组）进行了 DPOAE 筛查。筛查在儿童家中进行，如果儿童在第一次筛查时未通过，会在 2 周内进行复筛。听力学家对 A 组中复筛的儿童进行远程 ABR 测试，对 B 组进行现场 ABR 测试。

现场 ABR 测试，由三级保健医院的听力学家使用标准测试方法进行。远程诊断测试方面，最初由于缺乏互联网覆盖，因此通过卫星连接，使用一辆车载 ABR 设备进行远程操作。在该项目开始的 1 年内，一个非政府组织提供了用于远程测试的宽带互联网，基层卫生人员放置电极、安置儿童（确保儿童在测试过程中处于睡眠状态）、远程技术人员安装设备并建立连接以备测试。

基层卫生人员有效降低了二次筛查的转诊率，3 岁以下儿童低于 1%，3—4 岁儿童低于 2%，高转诊率（6.25%）仅出现在 4—5 岁儿童中。远程 ABR 的随访率为 90%，现场 ABR 的随访率为 75%。结果显示，通过远程实践提供诊断测试可提高随访的依从性。通过该项目，2 名婴幼儿和 6 名儿童被鉴别出不同程度和类型的听力损失，所有听力损失的儿童都有一个或多个危险因素。读者可以通过 OAE 门户网站访问在移动货车上进行随访诊断远程 ABR 的视频。

这种替代方法虽然很有前景，但与现有方法比较并进行成本效益评估也很重要

（Drummond 等，2005）。为了评估远程医疗服务，对基于社区听力筛查计划的经费进行了估算，成本分析包括对远程保健服务和现场诊断随访的有效性进行评估。使用宽带互联网进行远程 ABR 随访的成本仅略高于现场随访，与要求受试者在具备新生儿听力服务的医院或诊所随访测试相比，远程 ABR 服务的随访效果更好。

全球新生儿听力筛查已取得一定进展，如婴幼儿听力联合委员会（JCIH）和美国儿科学会（AAP）等组织推荐了特定的标准，包括 5 岁以下儿童。在印度各地，都有免费或补贴的政府项目为 3—12 岁儿童进行人工耳蜗植入。在缺乏系统的听力筛查情况下，像印度这样的国家，应对超过 JCIH 和 AAP 推荐的年龄段的儿童（即 5 岁以下的儿童）进行筛查。

家长对远程听力学的认识未被系统调查过，一项泰米尔纳德邦的远程 ABR 研究中对该问题进行了评估。87 名儿童接受了远程 ABR 评估，获得了家长对远程听力测试的意见，问卷调查表明，测试儿童的母亲认为远程 ABR 与在医院进行的现场测试一样好。据报道，尽管偶有信号中断，视频会议仍取得满意效果。研究发现，受试者前往远程 ABR 检测地点的时间与前往该社区其他卫生保健中心的时间相同。在后续 ABR 测试中，行程时间越短，依从性越好（Ramkumar 等，2016）。远程听力学在诊断随访中的成功应用取决于实现技术和社会因素之间的平衡（Obstfelder 等，2007）。

（二）印度基于学校的远程筛查

发达国家对学龄儿童进行常规听力筛查，而发展中国家很少进行听力筛查（McPherson 和 Brouillette，2008）。在发展中国家，没有常规新生儿听力筛查，因此有必要对学龄儿童进行筛查，儿童通常在 3—5 岁入学，学校筛检

有助于发现先天性耳聋（特别是单侧及轻度到中度的耳聋）患儿及患有中耳疾病的儿童。在大多数亚洲国家，包括印度，由于人力资源稀缺和财政限制，听力学家不在学校工作，在这种情况下，远程测试可能是一个合理的选择。图 32-1 展示了远程听力筛查实践技术。

在印度南部的一个半城市地区，在一所小学进行了远程听力筛查的可行性评估。听力学家位于 400km 外的一个大城市的三级保健医院，用视频耳镜筛查中耳疾病，用纯音测听（PTA）筛查听敏度。客观方法常用耳声发射和声导抗测听等（Roeser 和 Clark，2004）。因设备有限，声导抗测听不包括在内，运用视频耳镜替代进行中耳筛查。以 1000～5000Hz 的 DPOAE 筛查为客观指标，信噪比为 6dB。纯音测听以 1000Hz、2000Hz 和 4000Hz，20dB HL 为准进行筛查，对未通过者进行进一步听阈评估。31 名儿童在学校通过计算机软件接受了现场和远程听力检查。使用手机热点或加密狗互联网将听力计、DPOAE 系统和视频耳镜连接到学校的一台个人电脑上，使用加密免费软件与儿童和辅助人员进行视频会议并筛查（Monica 等，2017）。

学校指派一名幼儿园女教师作为远程听力筛查的辅助人员进行培训。这位老师以前有

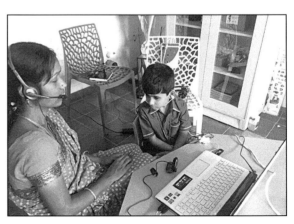

▲ 图 32-1　半城市地区的学校远程听力筛查

操作电脑的经验，但对建立互联网连接并不熟悉。经过培训，老师负责将笔记本电脑连接到互联网，启动视频会议软件，连接听力测试设备，放置测试用的传感器（耳机和 OAE 探头）。老师还接受了为期 2 天的消毒和保持换能器卫生的现场演示培训。视频耳镜、纯音测听、DPOAE 现场和远程测试的结果无显著性差异。这一结论得到了两种方法的双重支持，两者重复性为 80%～96%。研究结果表明，在学校环境中，即使在网络带宽有限的地方，也可以使用手机热点或电子狗连接提供同步听力筛查服务（Monica 等，2017）。

为确保远程听力服务的质量，研究记录了三个因素，即技术问题、儿童状况和学校环境（主要是进行远程听力筛查）。具体将在下文详细讨论。

（三）唇腭裂个体中耳疾病的筛查

唇腭裂（CLP）个体罹患中耳疾病的风险很高（Flynn 等，2009；Sheahan 等，2003；Shprintzen 等，1985），需要及早发现和治疗。尤其是对儿童，必须及早发现和解决中耳疾病和听力问题，以减少对言语、语言、学习等的影响。美国唇腭裂 – 颜面协会（2004）建议对这些个体进行常规听力检查，以早期发现中耳疾病和听力损失。图 32-2 描绘了农村社区的实践方式。

2005 年，印度南部农村地区实施了基于社区的唇腭裂个体服务模式。在该项目中，社区工作人员确定唇腭裂未修复的儿童和成人，并转诊至三级保健医院。在医院，初诊期间由专业人员组成的团队（包括整形外科医师、牙齿修复专家、言语病理学家和听力学家）对这些转诊患者进行评估并提出建议；整形外科医师对其进行外科手术修复。在社区中，儿童接受持续的言语和语言评估、牙齿健康及正畸

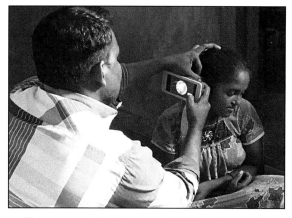

▲ 图 32-2　社区工作者在农村社区进行视频耳镜检查及传输数据

服务的评估。在言语病理学家的监督下，社区工作者对这些儿童进行家庭式言语矫正服务。在该项目中，目前招募了 567 名唇腭裂受试者，年龄为 3 月龄至 35 岁。总体而言，该模式成功地为生活在偏远农村地区的唇腭裂受试者提供了全面的服务。但在实施有效的听力学监测方面仍存在挑战，尤其是在持续评估方面。

对于唇腭裂患者及其父母而言，通常不够重视耳部和听力健康。社区提供听力检查可有效进行筛查，但进一步在三级医院进行诊断和随访的依从性较差。最近一次半年度审查数据表明，在筛查的 118 名受试者中，93% 被转诊，但只有 8% 到医院进行随访（2015 年半年度审查）。社区模式的失败使得中耳筛查更多基于父母主诉、患者病史及言语发育情况，这样大大降低了听力学监测范围。因此，需要修改现有模式，以促进社区一级耳部和听力筛查防护。

基于健康领域中移动健康、电子健康、远程医疗等项目的成功，探索了中耳疾病监测覆盖和随访的服务模式。此前，澳大利亚和撒哈拉以南非洲的研究人员成功利用专业的社区工作者进行了视频耳镜筛查（Biagio 等，2013；Smith 等，2012）。2016 年末，有研究团队与

Medtronic 印度公司合作，使用其 ENTraview 设备评估、存储和传输耳镜数据。ENTraview 是基于手机的视频耳镜，并带有内置的安卓（操作系统）系统应用程序。

8 名社区工作人员进行了使用该视频耳镜的系统培训，并接受了培训效果评估，其中 3 名在处理设备和使用移动应用程序方面效率很高，由他们在社区进行中耳筛查。使用移动应用程序，社区工作者能够录入与患者人口统计学特征、病史、耳部和听力症状等相关的数据；使用 ENTraview 设备可获得鼓膜图像，存储在云端，并通过软件平台传输。听力学家和耳鼻喉科医师可使用该平台查看图像并提供适当的诊断和建议。

在该项目中，远程实践成功利用基层资源，并在听力学家和耳鼻喉科专家的指导下诊断中耳疾病患者。2017 年 8 月对数据进行的中期审查显示，该计划在实施一年内成功将覆盖率提高了 25%，在社区工作人员筛选的 160 人中，26% 确诊鼓膜或中耳疾病。其中 1 例患者接受手术干预，35 例接受药物治疗。

该模式减少了因中耳疾病到医院就诊的需求。社区工作人员经常提醒需要随访的人，如此可帮助改善随访依从性。将远程听力筛查纳入该模式，有助于促进中耳疾病所致听力损失的早期诊断。目前，在社区工作者的协助下，正在探索远程纯音测听和声导抗测试。

六、远程听力服务的注意事项

在印度实施远程听力服务的经验适用于互联网覆盖范围、人力资源和基础设施方面存在类似限制的地区。在下文中，将进一步详细讨论部分因素。

远程听力学的实践需要有详细的计划，注意细节并不断解决问题。在为农村和半城市地区提供远程听力服务的经验中，遇到了互联网连接、仪器、测试空间和培训现有人力资源方面的挑战。

（一）测试

1. 存储和传输实时数据

一般来说，远程实践数据可以通过"存储/传输"的方式提供，或实时提供。在存储和传输（异步）方法中，可记录、存储患者的临床信息，并将其传输给专业人员进行解读。在实时（同步）方法中，专业人员与患者进行实时视频会议和（或）远程访问临床设备，从医院/三级保健中心进行实时测试（Krumm，2007）。

"存储并传输"方法也适用于不需要听力学家解释的情况，以便从测试中获取临床信息。测试程序，如自动测听、声导抗测试、包括 OAE 和自动 ABR 在内的筛选程序，则不需要这样的操作（Choi 等，2007；Krumm 等，2008，2005；Givens 和 Elangovan，2003）。此类测试的数据或图像可由患者端的工作人员获得，并通过电子邮件或其他软件平台发送给听力学家，以供日后分析。另外，听力学家还可通过实时测试获取 OAE 和 ABR 测试结果以便做出诊断。

2. 测试空间

非标准化的测试环境给远程实践带来了挑战，尤其是资源有限的偏远地区。测试结果的准确性高度依赖于测听室的条件，如环境噪声水平和电屏蔽等，因此选择合适的测试空间至关重要。

在偏远农村地区提供远程 ABR 测试时，移动测试车（实现了卫星连接）提供了测试条件，无须设置永久性基础设施或永久性空间。这种移动测试车配有发电机、空调和互联网，但初始成本高、维护费用高、维修频繁。进行 ABR

测试时，在控制环境条件、空调和发电机等电磁干扰方面存在着挑战。此外，发电机发出的低频"嗡嗡声"可能会干扰低刺激声的 ABR 阈值测试。

进行远程 ABR 测试时，控制电干扰和维持本底噪声仍存在挑战。在农村地区，经常每天停电几个小时，因此使用交流电设备也是一个挑战。另外，由于没有空调、风扇等，儿童难以在 ABR 测试整个过程中一直保持睡眠状态（Ramkumar 等，2014）。

在学校进行听力检查时，主要挑战也是控制环境噪声。ASHA（1997）建议 1000Hz 时环境噪声小于 49.5dB SPL，2000Hz 时小于 54.5dB SPL，4000Hz 时小于 62dB SPL（Richburg 和 Smiley，2011）。在学校测试时，平均环境噪声水平为 47dBA。虽然努力保持低环境噪声，但有时测试会暂停，直到噪声水平显著降低（Monica 等，2017）。

由此可见，测试过程需要持续监测环境噪声，可使用内置噪声监测的听力计，如"KUDU-wave"（Swanepoel 等，2010）；如无此类听力计，建议使用基本的噪声监测设备（如"声级计"）。

3. 儿童测试

在农村地区进行远程 ABR 测试时，主要的挑战之一是在自然睡眠状态记录 ABR。新生儿睡眠时间越长，越有助于测试。但对 1—5 岁的儿童，由于偏远地区没有医务人员开处方并监测患儿状况，无法给予镇静，因此自然睡眠测试具有挑战性（Ramkumar 等，2014）。

学校的筛查项目中，儿童在熟悉的环境（学校）和熟悉的人（学校老师）面前会比较舒适并愿意配合。所有儿童都接受了远程电测听。与现场测试相比，远程测试对儿童很有吸引力，儿童表现出强烈的好奇心和意愿，愿意通过视频会议与听力学家互动。

（二）连接

过去 10 年里，印度互联网使用率有很大的增长，但网速很低，农村和半城市地区的互联网覆盖不足。根据最新的互联网状况报告，所调查的亚太国家 / 地区中，印度和菲律宾的平均连接速度最低，分别为 6.5Mbps 和 5.5Mbps（Akamai，2017），偏远地区的网速可能会更差。因此，选择合适的连接位置是重要的第一步。截至 2017 年 6 月，全球不同国家的互联网覆盖率、用户和网速可在如下网站 https://www.statista.com/statistics/262966/number-of-internet-users-in-select-ed-countries/ 查询。

世界各地的电测听应用程序都使用宽带互联网，但最早的经验是使用卫星连接。对于远程 ABR 测试，卫星连接可以获得稳定的互联网协议号，即使在偏远的农村地区，最低带宽为 256Kbps。但在建立卫星连接方面需要专门的培训，并且相关仪器需要经常维护和保养。

随着时间的推移和互联网覆盖率的提高，远程 ABR 测试开始使用数字用户线（DSL）宽带互联网。使用 DSL，带宽是共享的，连接的强度和稳定性取决于与服务提供者的距离。由于带宽的限制，在维护互联网连接时经常出问题，如测试时间滞后和视频质量下降（Ramkumar 等，2014）。

学校的远程听力筛查是在互联网普及率有限的小镇进行的，因此探索了多种互联网连接方式，如局域网（LAN）、启用了 3G 互联网功能的手机（用作 Wi-Fi 热点）和互联网加密狗。为了选择最好的网络连接方式，每天都要进行网速测试，下载速度在 6Kbps～236.04Mbps 范围。当带宽<15Kbps 时，无法进行远程听力筛查。在 15～60Kbps 范围内会出现视频延时，无法看到举手反应，但引导者可告知测试者。音频延迟会中断引导者和听力学家之间的交流，

这时可通过使用其他网络连接或暂停测试直到网络稳定。Lancaster 等（2008）根据在美国东北部一所学校进行的远程纯音测听研究，建议用于远程健康测试的带宽应超过 200Kbps。也有研究表明带宽＞100Kbps 是无缝测试和良好视频会议的理想选择（Monica 等，2017）。

当使用存储和传输式耳镜进行家庭式中耳筛查时，可使用手机 Wi-Fi 热点连接互联网。在一些农村家庭中，互联网连接很差，因此社区工作者需要提前确定互联网连接信号充足的地点，并将患者带到该地点进行检测。当使用 ICT 提供听力服务时，听力学家应敏锐和灵活地采用最适合的方法来优化服务。

（三）协助者

辅助人员在远程实践中至关重要，他们在患者和远程听力学专业人员建立了连接。远程实践需要专业人员协助建立连接、使用临床设备和计算机进行远程测试及视频会议，还需要帮助患者做好测试前准备。通常在远程听力学实践中，由听力学家（Krumm 等，2008，2005）、听力学学生（Ciccia 等，2011）和心电图/脑电图技师（Dharmar 等，2015）提供远程辅助。但在针对偏远农村地区的项目中，辅助人员水平难免会参差不齐。

在没有任何正式远程操作技术培训的情况下，辅助人员反复尝试，在工作中接受培训。我们对有电子和基础计算机科学背景的技术人员进行了培训，以建立网络连接和视频会议；技术人员还接受了连接听力学测试设备的培训。同时为卫生工作者指定了严格的培训方案，包括现场演示、实际操作培训及远程 ABR 协助技能。对基层卫生人员进行培训，包括进行皮肤清洁、放置电极、给儿童佩戴插入耳机进行 ABR 测试等，由此可参与自然睡眠状态下婴儿的远程 ABR 测试（Ramkumar 等，2014）。

对学校教师进行培训，使其成为学校入门级的电测听筛查辅助人员。教师可设置测试仪器并建立连接、对环境噪声进行评估。当互联网连接很差、视频质量下降时，辅助人员可以进行口头交流，或者通过聊天界面键入儿童的回答，反馈至远程评估者。辅助人员对测试儿童的熟悉程度也有助于在学校成功进行远程电测听筛查（Monica 等，2017）。

社区工作者充当了农村社区中存储和传输视频耳镜数据的辅助人员。在使用临床设备和手机应用程序存储、传输数据时，存在一条学习曲线。他们在选择合适的耳塞、获得高质量视频耳镜检查图像方面存在挑战，但最终通过反复试验掌握了这一技能，我们的经验与 Joseph 等（2011）在英国报道的结果一致。成员在操作设备方面的培训和学习曲线呈现了远程医疗项目的一些关键挑战。为了使远程实践服务获得成功，规划者从以前的研究项目中学习经验非常重要（Khanal 等，2015）。

参 考 文 献

[1] Akamai. State of the Internet Q1 2017 Report, 2017.

[2] Association American Cleft Palate-Craniofacial. Parameters for Evaluation and Treatment of Patients with Cleft Lip/palate or Other Craniofacial Anomalies: American Cleft Palate-Craniofacial Association, 2014. https://books.google.co.in/books?id=T9QqqAAACAAJ.

[3] Biagio, L.; Swanepoel, D. W.; Adeyemo, A.; Hall, J. W.; Vinck, B. Asynchronous Videootoscopy with a Telehealth Facilitator. *Telemed. J. E-Health Off. J. Am. Telemed. Assoc.* 2013, *19* (4), 252-258. http://doi.org/10.1089/tmj.2012.0161.

[4] Brandling-Bennett, H. A.; Kedar, I.; Pallin, D. J.; Jacques, G.; Gumley, G. J.; Kvedar, J. C. Delivering Health Care in

Rural Cambodia Via Store-and-Forward Telemedicine: A Pilot Study. *Telemed. J. E-Health Off. J. Am. Telemed. Assoc.* 2005, *11* (1), 56-62. http://doi. org/10.1089/tmj.2005.11.56.

[5] Campos, P. D.; Ferrari, D. V. Telessaúde: avaliação da eficácia da teleconsulta na programação e adaptação de aparelho de amplificação sonora individual. *J. Soc. Bras. Fonoaudiol.* 2012, *24* (4), 301-308. http://doi.org/10.1590/S2179-64912012000400003.

[6] Choi, J. M.; Lee, H. B.; Park, C. S.; Oh, S. H.; Park, K. S. PC-based Tele-audiometry. *Telemed. J. E-Health Off. J. Am. Telemed. Assoc.* 2007, *13* (5), 501-508. http://doi.org/10.1089/tmj.2007.0085.

[7] Ciccia, A. H.; Whitford, B.; Krumm, M.; McNeal, K. Improving the Access of Young Urban Children to Speech, Language and Hearing Screening Via Telehealth. *J. Telemed. Telecare* 2011, *17* (5), 240-244. http://doi.org/10.1258/jtt.2011.100810.

[8] Constantinescu, G.; Waite, M.; Dornan, D.; Rushbrooke, E.; Brown, J.; McGovern, J.; Hill, A. A Pilot Study of Tele-Practice Delivery for Teaching Listening and Spoken Language to Children With Hearing Loss. *J. Telemed. Telecare* 2014, *20* (3), 135-140. http://doi. org/10.1177/1357633X14528443.

[9] Dharmar, M.; Simon, A.; Sadorra, C.; Friedland, G.; Sherwood, J.; Morrow, H.; Marcin, J. P. Reducing Loss to Follow-Up with Tele-audiology Diagnostic Evaluations. *Telemed. E-Health* 2015, *22* (2), tmj.2015.0001. http://doi.org/10.1089/tmj.2015.0001.

[10] Drummond, M. F.; Sculpher, M. J.; Torrance, G. W.; O'Brien, B. J.; Stoddart, G. L. *Methods for the Economic Evaluation of Health Care Programme*, 3rd ed.; Oxford University Press: Oxford, 2005.

[11] Flynn, T.; Moller, C.; Jonsson, R.; Lohmander, A. The High Prevalence of Otitis Media With Effusion in Children With Cleft Lip and Palate as Compared to Children Without Clefts. *Int. J. Pediatr. Otorhinolaryngol.* 2009, *73* (10), 1441-1446. http://doi.org/10.1016/j. ijporl.2009.07.015.

[12] Givens, G. D.; Elangovan, S. Internet Application to Tele-audiology-"Nothin' but Net". *Am. J. Audiol.* 2003, *12*.

[13] Heinzelmann, P. J.; Jacques, G.; Kvedar, J. C. Telemedicine by Email in Remote Cambodia. *J. Telemed. Telecare* 2005, *11 Suppl 2* (*February 2001*), S44-S47. http://doi.org/10.1258/135763305775124858.

[14] Irawan, Y. S.; Soegijoko, S. Development of Appropriate Telemedicine to Improve the Management Information System for Community Health Care in Indonesia. In *Proceedings of the 19th Annual International Conference of the Ieee Engineering in Medicine and Biology Society, Vol 19, Pts 1-6: Magnificent Milestones and Emerging Opportunities in Medical Engineering*, 1997; *19* (C), pp 991-994. http://doi. org/10.1109/IEMBS.1997.756511.

[15] Ito, J.; Edirippulige, S.; Aono, T.; Armfield, N. R. The Use of Telemedicine for Delivering Healthcare in Japan: Systematic Review of Literature Published in Japanese and English Languages. *J. Telemed. Telecare* 2017, *23* (10), 828-834. http://doi. org/10.1177/1357633X17732801.

[16] Joseph, V.; West, R. M.; Shickle, D.; Keen, J.; Clamp, S. Key Challenges in the Development and Implementation of Telehealth Projects. *J. Telemed. Telecare* 2011, *17* (2), 71-77.

http://doi.org/10.1258/jtt.2010.100315.

[17] Khanal, S.; Burgon, J.; Leonard, S.; Griffiths, M.; Eddowes, L. A. Recommendations for the Improved Effectiveness and Reporting of Telemedicine Programs in Developing Countries: Results of a Systematic Literature Review. *Telemed. E-Health* 2015, *21* (11), 903-915. http://doi.org/10.1089/tmj.2014.0194.

[18] Krumm, M. Audiology Telemedicine. *J. Telemed. Telecare* 2007, *13* (5), 224-229. http://doi.org/10.1258/135763307781458912.

[19] Krumm, M.; Ribera, J.; Schmiedge, J. Using a Telehealth Medium for Objective Hearing Testing: Implications for Supporting Rural Universal Newborn Hearing Screening Programs: Seminars in Hearing, 2005. http://doi.org/10.1055/s-2005-863789

[20] Lancaster, P.; Krumm, M.; Ribera, J.; Klich, R. Remote Hearing Screenings Via Telehealth in a Rural Elementary School. *Am. J. Audiol.* 2008, *17* (2), 114-122. http://doi.org/10.1044/1059-0889(2008/07-0008).

[21] Mandavia, R.; Lapa, T.; Smith, M.; Bhutta, M. F. A Cross-Sectional Evaluation of the Validity of a Smartphone Otoscopy Device in Screening for Ear Disease in Nepal. *Clin. Otolaryngol.* 2017, May. http://doi.org/10.1111/coa.12898.

[22] McPherson, B.; Brouillette, R. Audiology in Developing Countries, 2008; p. 254.

[23] Monica, S. D.; Ramkumar, V.; Krumm, M.; Raman, N.; Nagarajan, R.; Venkatesh, L. School Entry Level Tele-Hearing Screening in a Town in South India—Lessons Learnt. *Int. J. Pediatr. Otorhinolaryngol.* 2017, *92*, 130-135. http://doi.org/10.1016/j.ijporl.2016.11.021.

[24] Obstfelder, A.; Engeseth, K. H.; Wynn, R. Characteristics of Successfully Implemented Telemedical Applications. *Implemen. Sci.* 2007, *2*, 25. http://doi.org/10.1186/1748-5908-2-25. Oh, T. H.; Lim, H. S.; Besar, R. Telemedicine in Malaysia and Indonesia: The Importance, Opportunities and Challenges. *J. Mech. Med. Biol.* 2006, *6* (4), 337-348. http://doi. org/10.1142/S0219519406002059.

[25] Oh, J. Y.; Park, Y. T.; Jo, E. C.; Kim, S. M. Current Status and Progress of Telemedicine in Korea and Other Countries. *Healthcare Inform. Res.* 2015, *21* (4), 239-243. http://doi.org/10.4258/hir.2015.21.4.239.

[26] Pearce, W.; Ching, T. Y. C.; Dillon, H. Brief Communications Hearing Services Using Tele-Audiology to Remote Areas. *Austral. New Zealand J. Audiol.* 2009, *31* (2), 96-100.

[27] Ramkumar, V.; Nagarajan, R.; Kumaravelu, S.; Hall, W. J. Providing Tele ABR in Rural India Brief Description of the Teleaudiology Program. *SIG 18 Perspect. Tele-pract.* 2014, *4*, 30-36. http://doi.org/doi:10.1044/teles4.1.30.

[28] Ramkumar, V.; Selvakumar, K.; Vanaja, C. S.; Hall, J. W.; Nagarajan, R.; Neethi, J. Parent's Perceptions of Teleaudiology Testing in a Rural Hearing Screening Program in South India. *Int. J. Pediatr. Otorhinolaryngol.* 2016, *89*, 60-66. http://doi.org/10.1016/j. ijporl.2016.07.028.

[29] Richburg, C. M.; Smiley, D. F. School Based Audiology; Plural Publishing, 2011.

[30] Roeser, R. J.; Clark, J. L. Screening for Auditory Disorders; Auditory Disorders in School Children: The Law, Identification, Remediation, 4th ed.; Roeser, R. J., Downs, M.

R. Ed.; Thieme: New York, 2004.

[31] Sheahan, P.; Miller, I.; Sheahan, J.; Earley, M.; Blayney, A. Incidence and Outcome of Middle Ear Disease in Cleft Lip and/or Cleft Palate. *Int. J. Pediatr. Otorhinolaryngol.* 2003, *67* (7), 785-793. http://www.sciencedirect.com/science/article/pii/S0165587603000983.

[32] Shprintzen, R. J.; Siegel-Sadewitz, V. L.; Amato, J.; Goldberg, R. B. Anomalies Associated with Cleft Lip, Cleft Palate, or Both. *Am. J. Med. Genet.* 1985, *20* (4), 585-595.

[33] Smith, A. C.; Armfield, N. R.; Wu, W.; Brown, C. A.; Perry, C. A Mobile Telemedicine-Enabled Ear Screening Service for Indigenous Children in Queensland: Activity and Outcomes in the First Three Years. *Telemed. Telecare* 2012, *18*, 485-489. http://doi. org/10.1258/jtt.2012.GTH114.

[34] Swanepoel, D. W.; Louw, B.; Hugo, R. A Novel Service Delivery Model for Infant Hearing Screening in Developing Countries. *Int. J. Audiol.* 2007, *46* (6), 321-327. http://doi.org/10.1080/14992020601188583.

[35] Swanepoel, D. W.; Clark, J. L.; Koekemoer, D.; Hall III, J. W.; Krumm, M.; Ferrari, D. V.; Barajas, J. J. Telehealth in Audiology: The Need and Potential to Reach Underserved Communities. *Int. J. Audiol.* 2010a, *49* (3), 195-202. http://doi.org/10.3109/14992020903470783.

[36] Swanepoel, D. W.; Koekemoer, D.; Clark, J. Intercontinental Hearing Assessment—A Study in Tele-Audiology. *J. Telemed. Telecare* 2010b, *16* (5), 248-252. http://doi.org/10.1258/jtt.2010.090906.

[37] Swanepoel, D. W.; Mngemane, S.; Molemong, S.; Mkwanazi, H.; Tutshini, S. Hearing Assessment-reliability, Accuracy, and Efficiency of Automated Audiometry. *Telemed. J. E-Health Off. J. Am. Telemed. Assoc.* 2010c, *16* (5), 557-563. http://doi.org/10.1089/tmj.2009.0143.

[38] Swanepoel, D. W.; Olusanya, B. O.; Mars, M. Hearing Health Care Delivery in Sub Saharan Africa—A Role for Tele-Audiology. *J. Telemed. Telecare* 2010d, *16*, 53-56.

[39] Tian, H.; Lu, C.; Yang, J.; Banger, K.; Huntzinger, D. N.; Schwalm, C. R.; Zeng, N. WHO Global Estimates on Prevalence of Hearing Loss. *Glob. Biogeochem. Cyc.* 2015, *29*. http://www.who.int/pbd/deafness/WHO_GE_HL.pdf.

[40] United Nations. Open Working Group Proposal for Sustainable Development Goals. Open Working Group of the General Assembly on Sustainable Development Goals, 2014; p 24. http://doi.org/10.1177/0973408214538584.

[41] United Nations. World Population Prospects the 2017 Revision Key Findings and Advance Tables. World Population Prospects the 2017, 2017. https://esa.un.org/unpd/wpp/Publications/ Files/WPP2017_KeyFindings.pdf.

[42] WHA 48.9. Geneva. http://www.who.int/pbd/publications/wha_eb/wha48_9/en/.

[43] WHO. Prevention of Hearing Impairment. Resolution of the 48th World Health Assembly, 1995.

[44] WHO. State of Hearing and Ear Care in the South-East Asia Region, 2009; p 48. http://books.google.co.in/books/about/State_of_Hearing_and_Ear_Care_in_the_Sou.html?id=mBbCHgAACAAJ&pgis=1.

[45] WHO. Global Observatory for E Health Series Volume 2-Telemedicine. *Opp. Dev. Member States.* 2011, *978* (92), 4. http://doi.org/10.4258/hir.2012.18.2.153.

[46] WHO. Promoting Ear and Hearing Care Through CBR Community-Based Rehabilitation; World Health Organinzation, 2012. http://www.who.int/about/licensing/copyright_form/en/index.html

[47] WHO. Multi-country Assessment of National Capacity to Provide Hearing Care, 2013.

[48] Zailani, S.; Gilani, M. S.; Nikbin, D.; Iranmanesh, M. Determinants of Telemedicine Acceptance in Selected Public Hospitals in Malaysia: Clinical Perspective. *J. Med. Syst.* 2014, *38* (9). http://doi.org/10.1007/s10916-014-0111-4.

第33章　远程保健和听力学中的术语、规则和概念
Terms, Regulations, and Concepts in Telehealth and Audiology

Mark Krumm　著

王　卉　丁意丽　译　　赵宵颖　韩　硕　校

摘　要

本章的目的是让读者熟悉与远程保健（远程医疗）相关的词汇、概念、模型、模式和隐私问题。虽然这一章是写与实践相关的远程听力学，但希望读者能理解远程健康可能影响每个人的健康。此外，为消费者开发的新的远程医疗应用程序正在以对数级速度发展。因此，临床医师未来很可能会设想构思并实施新的远程医疗服务，这在今天是无法想象的。

关键词

远程听力学；远程医疗；远程保健；听力；自我测试

一、概述

远程保健是通过电信系统提供的医疗保健或教育服务（ASHA，2017）。用于远程医疗的电信系统的类型多种多样，通常包括互联网、计算机网络、卫星技术或手机的使用（Krum，2016）。远程保健服务传统意义上适用于与卫生保健人员相距较远的客户。在这一框架内，研究人员普遍证明了远程保健服务支持偏远社区的可行性。然而，远程保健不仅用于偏远地区，而且越来越多地应用于每个人的手机程序、计算机程序或专用医疗设备上（图33-1）。

有趣的是，消费者可能还没有意识到他们正在使用远程保健技术，这些技术已深入他们的日常设备，如手表、电话、助听器、遥控器、互联网设备或特殊设备（如骑行眼镜）。虽然这些应用程序是有益的，但信息管理十分复杂，而且有可能侵犯到消费者的隐私。在某些情况下，消费者在未经同意或毫不知情的情况下，被一些程序通过社交媒体攻击。个人隐私也通过不同的便携式设备（如手机、手表和健身监视器）受到侵犯，这些设备散布有关消费者的位置、身体健康、财务状况和浏览习惯等敏感数据。因此，消费者及其医疗保健合作伙伴需要认识到，敏感的健康数据可能会被泄露，必须提供适当的数字保护措施。

二、远程保健和远程医疗：相同还是不同

历史上，"远程医疗"一词被用来描述使用电信技术远程实施的医疗保健服务。"远程医

远程保健使用哪些电信系统？

一般来说，医疗服务有以下几种路径：

√ 互联网

√ 移动电话

√ 传真

√ 无线对讲机

√ 卫星技术

√ 云端技术

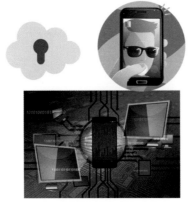

◀ 图 33-1　远程保健（远程医疗）指的是从一个地理位置到另一个地理位置提供的医疗保健服务。这些服务可以使用手机、电话、传真、互联网、卫星，甚至双向无线电来提供

疗"意指由医师提供的服务。然而，在过去的几十年里，"远程保健"一词被用来代替"远程医疗"，来扩大卫生保健专业人员使用电信进行卫生保健服务的范围。这些从业者包括心理学家、物理治疗师、职业治疗师、药剂师、言语语言病理学家、咨询师和听力师。

美国远程医疗协会（American Telemedicine Association）建议，术语"远程医疗"和"远程保健"应作为同义词使用（ATA Glossary，2017）。考虑到"远程医疗"的历史用法和"远程保健"包罗万象的含义，这种措施是明智的。本文中一般使用远程保健一词。此外，读者还可以访问美国远程医疗协会网站，对术语有进一步说明（ATA FAQs，2017）。

（一）远程保健和听力学

虽然直到现在远程保健服务才在听力学上获得认可，但其已经使用了一个多世纪。具体地说，远程保健实践可能始于 19 世纪 60 年代，在此期间，医师会使用电报为伤员订购医疗用品（Bashshur 等，2014）。后来，在 20 世纪初，远程保健与包括双向无线电在内的其他远程沟通方式一起被用于治疗海上水手；20 世纪 50 年代，出现了专门用于治疗精神疾病的视频技

术；美国国家航空航天局（NASA）监测系统，用来测量宇航员的生命体征；机场应用双向视频，以便在中途停留期间向乘客提供紧急服务（Bashshur 等，2014）。由于拥有如此令人印象深刻的历史，远程保健现在在医疗保健中很常见也就不足为奇了。

（二）远程听力学的开端

在 20 世纪 90 年代，随着交互式视频服务、计算机和互联网接入的价格变得实惠，人们对远程医疗应用的兴趣与日俱增。此外，还开发了基于 PC 的听力服务系统，包括听力计、耳声发射、可编程助听器、视频耳镜和诱发电位设备。这些因素可能是 20 世纪 90 年代出现的重要听力学远程健康研究的催化剂（也可以说是今天远程健康进步的一股重要力量）。具体地说，研究人员发现，他们可以有效地进行耳声发射现场测试、纯音测试，并使用远程计算软件应用程序调整可编程助听器（Fabry，1996；Schmiedge，1996；Melaga，2000；Givens 和 Elangovan，2003）。有趣的是，约在 2005 年出现了复杂的远程听力学应用，将助听器验配、人工耳蜗调试、真耳分析和儿童客观听觉脑干反应（auditory brainstem response，

ABR）测试结合在一起（Krumm，2016）。目前远程听力学的应用在继续发展，包括监测耳毒性药物、在线耳鸣治疗和自动听力评估系统的方法（Krumm，2016）。事实上，今天大多数听力保健服务都可以通过使用电子健康、远程医疗和医疗保健系统的远程听力学来提供。这些术语和其他相关术语将在下文中讨论。

三、远程医疗中的术语

下列术语通常出现在远程保健文献和当地语言中。它们可以在美国远程医疗协会（American Telemedicine Association，2007b）的词汇表中找到，也可以在美国听力协会远程实践门户网站（American Speech Language Recearning Association，2017）中找到。

- 远程保健和远程医疗：如前所述，美国远程医疗协会（ATA）认为远程保健和远程医疗是同义词。两者都表明，卫生保健服务是使用某种形式的电信技术远距离提供的。这种技术可以是数字的（从一台计算机到另一台计算机），通过卫星技术、电话或手机、传真、文本、双向无线电或任何其他形式的电信。目前，大多数远程医疗服务都是通过计算机网络、互联网或手机技术提供。在一个宽泛概念下，远程保健和远程医疗的相关实践包括电子保健、移动保健、医疗保健和远程康复。

- 电子保健：电子保健是指在互联网上以电子邮件、网页或互联网网站的形式向消费者提供的信息或教育方案。互联网上的门户网站包括针对婴儿听力损失早期干预计划（见 https://www.infanthearing.org/）和关注听力损失的音乐家的早期干预计划（见 http://www.hearnet.com/）。临床医生还使用

电子健康服务，通过电子邮件通信或基于服务器的结构化程序，以同步和异步模式向耳鸣患者提供治疗。电子健康治疗的积极价值是有据可查的。

- 移动健康（mHealth）：mHealth 代表移动健康，指的是基于手机的医疗保健服务应用程序。通常，mHealth 系统与智能手机一起使用，并通过专用应用程序访问。它的服务可以是多样化的，包括咨询项目、扩音系统故障排除、听力康复信息、听力筛查或调试患者助听器的项目。

- 远程监护：远程监护通常意味着对患者使用远程监控和传感器。例如，远程监护被用来监测心脏病患者在家中的心率。一旦超过标准，医师或其他从业者将收到警报，并以适当的干预措施回应客户。助听器将用于未来远程监测测量，因为外耳具有血管性质，是测量生命体征的丰富来源（Artiques，2016）。读者还可以参考一篇有趣的文章（Stabb，2016），该文章也指出了"可听"设备的可能应用，这些设备能够测量生命体征，并且可以同时用于声音放大。因此，未来的助听器很可能会测量生理信号，从而提供患者生理和心理健康的信息。

- 远程康复：远程康复是指医师使用远程保健向患者提供治疗服务。它是由听力学家和言语病理学家在提供各种干预措施时进行的。远程康复可以包括助听器编程、人工耳蜗调试、唇读、沟通策略和咨询。

- "本地"与"远程"站点：本地站点是患者接收远程医疗服务的站点。远程站点是临床医师站点，并且通常位于局部或初级卫生保健设施，如医院或诊所。这是一个明智的术语，因为客户会很自然地感觉到远程医疗服务来自遥远或偏远的地方。这个

术语以客户为中心，提醒从业者他们来自很远的地方，应该注意文化的差异。此外，临床医师应该关注就诊的有效性，因为需要精确控制互联网连接速度、设备故障、日程安排问题和噪声水平等多个因素，这样才能提供有效的远程医疗服务。

四、提供远程保健服务

下文将讨论用于向客户提供远程保健服务的方法。学习这个术语是很有帮助的，这样提供远程医疗服务的临床医师就会"同心同德"。读者可能不熟悉诸如同步、异步和混合之类的术语，但它们是与提供所有服务相关的常用术语。下面的正文致力于具体的术语，为读者提供基础和远程保健服务。

（一）远程保健模式

远程保健模式是指向客户施行远程保健服务的方法。总的来说，远程保健服务可以通过以下方式提供给客户（Krumm，2016）。

- 同步：在同步服务的情况下，从业者和客户实时交互。这通常是通过提供交互式视频来模拟面对面的办公室访问实现的。同步就诊的主要原因是临床医师可以直接与客户互动。在同步会话期间，临床医师可以收集诊断数据、客户历史信息及建议。应该认识到，互动视频提供了很大的实用性，临床医师可以使用它来监督技术人员或临床医师培训人员在本地现场进行的培训。

- 远程计算应用在本质上也是同步的：当使用这项服务时，临床医师使用软件程序在客户所在的本地站点"远程"操作计算机驱动的设备（图 33-2）。从某种意义上说，远程计算给人一种将临床医师的手伸向客

户端的感觉。因此，远程计算会议提供了类似于与客户端面对面访问的体验。许多涉及远程健康的听力学研究利用远程计算技术来进行各种听力测试，并对人工耳蜗植入和助听器进行编程。远程计算应用程序可以通过专门的听力学设备来管理，也可以通过远程计算软件来操作基于 PC 的听力学设备。

- 异步（存储／转发）：当从客户端获取健康护理数据的技术人员或临床医师在本地站点看到客户端时，就会出现异步（或存储和转发）远程健康服务。在这个会话结束后的某个时间，客户端数据通过电信发送到一个远程位置，由临床医师进行解释。在对客户数据进行解释之后，临床医师将他们的建议发送到当地站点的客户管理中心。当技术人员获得客户的 ABR 记录时，就会出现异步技术使用的示例。技术人员将通过电子邮件将该记录（图像或数据文件）发送给远程站点的临床医师进行解释。临床医师对数据解释后，会（可能通过电子邮件）反馈给当地的适当人员，以供客户管理考虑。图 33-3 提供了异步服务的原理图。

- 混合：混合系统将同步和异步两种远程保健模式融合在一起。这种远程保健模式是值得考虑的，因为只使用同步技术或异步技术并不总是可行的。这在听力学中尤其如此，从业者可能只有有限的财政资源来为最先进的远程保健服务购买专门改装的设备。使用现有的模拟听力学设备（基于听力学目的购买的）可以降低异步应用成本。此外，为了实现同步目的，将某些类型的听力学设备连接到计算机网络可能是困难的。例如，筛查鼓室计可能很难与计算机连接。一个简单的解决方案是打印出

听力测试的远程计算模型

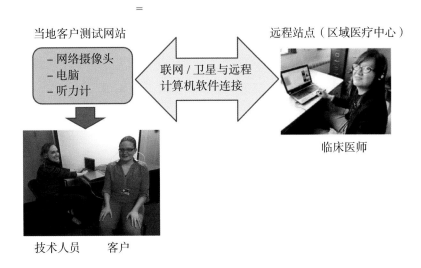

▲ 图 33-2　评估者和站点的远程计算组件
引自 Krumm（2016）

异步（存储和转发）系统

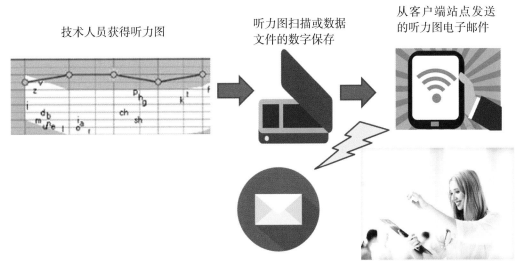

在区域医疗中心的临床医师接收用于解释听力图的电子邮件

▲ 图 33-3　异步服务示意图
引自 Krumm（2016）

鼓室导纳记录，并将其作为 JPEG 或其他文件扫描到计算机中。因此，这些数据可以通过电子邮件发送给远程站点的专业人员进行解释。当然，这种方法可以与同步远程听力学程序（如纯音测听、ABR、可视耳镜等）结合使用。Lancaster 等（2008）描述了用于学校筛选计划的混合系统的有效示例，该混合系统结合了交互式视频、用于纯音筛查的远程计算和鼓室导纳数据的异步解释（Lancaster 等，2008）。

- 客户自我筛选/测试：远程听力学越来越流行的一个趋势是自我筛选或自我测试。听力学自我筛选和测试工具可以在互联网或电话以清单、言语噪声和纯音筛选/测试程序的形式获得（Krumm，2016）。此外，最近的远程保健系统已经被开发用于自我测试纯音阈值（Swanepoel 等，2010）。有关通过 PC 或电话系统提供的筛选系统图例见图 33-4。

应该指出的是，由于刺激或耳机校准问题，在互联网上发现的自我筛选和自我测试应用程序往往缺乏有效性（Krumm，2010）。此外，背景噪声可能会导致不可接受的结果（Krumm，2010，2017）。

一种有效的筛选模式是利用语音和噪声刺激。在这个范例中，目标是建立客户能够理解语音刺激的信噪比水平。结果表明，客户信噪比得分较低提示听力受损。为了进一步澄清这个问题，读者可以参考 Watson 等（2015）的一篇文章，描述了一种使用数字作为刺激的电话噪声筛选过程中的语音。

（二）远程保健服务的电信媒体

在过去，许多不同的电信系统被用来管理远程保健服务。这些系统包括双向无线电、固定电话、手机、计算机网络、商业互联网服务和卫星技术。虽然所有这些系统今天都可能在不同程度上使用，但远程保健服务很可能是与互联网、计算机网络、卫星系统和移动电话一起使用。以下定义描述了这些电信系统的特征及其属性。

(1) 带宽：通常读者会在不同形式的电信系统中遇到有关的术语带宽。既有宽带连接，也有窄带连接。

- 宽带意味着可以通过网络或互联网传输大量数据，而数据中断最少。因此，宽带可以用于传输流媒体和互动视频（interactive video），而不会对视频质量造成任何明显的影响。为了实现合理的互动视频质量，每个方向（发送和接收数据）的宽带速度应至少为 384kb/s，总最低带宽为 768kb/s（American Telemedicine Association，2014）。如果使用远程计算应用程序，则需要额外的带宽。出于远程计算的目的，尤其是当互动视频分辨率与远程计算一起使用时，如果互动视频分辨率欠佳，则应考虑与互动视频连接分开的线路。根据作者的经验，单独的远程计算线路的速度应该大约为 128kb/s 或更高。较新的互动视频软件和网络容量通常允许有效的远程计算服务，而无须针对互动视频和远程计算的单独宽带连接。因此，尝试单线路或双线路连接远程计算目的的试验是合理的。

- 窄带连接意味着在任何给定时间内只能通过网络或互联网传输有限的数据（例如，<100kb/s）。窄带连接包括电话（固定电话）和基本手机功能（不包括智能电话技术）。虽然有人可能认为窄带连接不能用于远程医疗应用程序，但异步服务已经使用多年，窄带连接产生了令人印象深刻的结果，因此当宽带不可用或难以访问时，应该在远程保健服务模型中考虑异步服务。在这些情况下，可为远程保健目的获取的数据包括静止图像、短视频剪辑、文本（如来自库存或病历）和电子医疗通信。

(2) 网络：计算机网络存在于许多商业、医院或军事环境中。计算机网络通常受到保护，不能公共访问，因此为用户提供个人数据的隐私保护和机密性。计算机网络在 20 世纪 90 年代和 21 世纪初的大部分时间里占据主导地

基本的自我筛查（诊断）模型

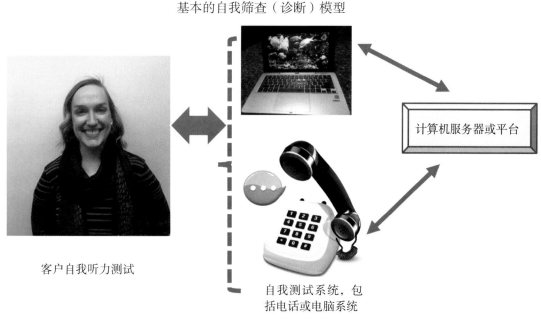

客户自我听力测试

自我测试系统，包
括电话或电脑系统

计算机服务器或平台

▲ 图 33-4 通过 PC 或电话系统提供的筛选系统示意图

引自 Krumm（2016）

位，是计算机相互通信的主要方式之一。这些计算机网络被组织成局域网（LAN）和广域网（WAN）。顾名思义，局域网非常靠近组织的大楼或园区。另外，广域网连接了不同地点的站点，可以跨越数百英里（甚至数千英里）。大型计算机网络至今仍然存在，特别是在军事和全球组织中。

（3）互联网：很可能大多数临床医师在提供远程保健服务时都会使用互联网。互联网无处不在，通常很容易通过手持设备和个人电脑访问。虽然互联网速度和可访问性在过去十年中大幅提高，但远程保健服务有时可能会因为各种原因而下降，包括互联网流量。由于一天中的一段时间内互联网的用户数量太多，会导致网速比其他时间段慢。此外，希望使用互联网进行远程保健的临床医师应该了解其访问站点流量过载的时间段。例如，作者参与了一项远程健康研究，该研究为一家医院的婴儿提供ABR 测试（使用同步服务）。在医院进行月度工资发放期间，由于局域网数据传输过载，很难获得适当的互联网带宽进行听觉脑干测试。这个问题变得非常麻烦，以至于测试被安排在工资发放日前后进行。

此外，互联网或网络用户使用非对称（不是对称）带宽的情况并不少见。这意味着离开用户计算机的带宽容量比返回给用户的带宽更窄（受限）。允许用户在他们的计算机上观看流媒体或图片文件的最佳带宽，在过去一直是网络和互联网异步本质的目标。然而，这种异步带宽给交互式视频的使用带来了问题，因为视频质量将受到源自广播站点的窄带宽的影响。使用一种称为服务质量（QOS）的方法，可以优化带宽（增加数据容量），以获得更好的交互式视频和远程计算环境。如今，虽然互联网带宽可能很大，但当交互式视频或远程计算应用程序产生令人不满意的结果时，仍然值得考虑QOS 用于远程保健应用程序。

（4）卫星系统：在过去 20 年中，卫星技术被用来在许多不同的地点提供远程保健服务。卫星技术的优势在于，它可以用来向非常孤立的社区提供跨越巨大差异的服务。然而，与陆基宽带系统相比，卫星技术往往具有更少的带宽和更慢的速度。卫星技术往往较慢的原因是，信号必须从一个地点发射到太空，然后通过卫星传输到接受服务的社区。数据传输的总距离造成滞后时间。然而，随着现代技术的发展，卫星系统在听力学的远程保健应用中可能非常有效。

最近，Ramkumar 等（2013）进行了一项研究，她和她的同事在配备了基于卫星的互联网技术的移动单元中进行了 ABR 测试，以提供同步测试。这项研究是在印度南部农村进行的，有大量婴儿需要听力测试。该移动单元配备了通过卫星接收印度空间计划的互联网连接设备。在他们的研究中，Ramkumar 等报道，虽然在背景噪声方面遇到了一些困难（次要原因是移动设备中空调发电机的噪声），但这种模式对于向不发达国家的婴儿提供听力保健服务是有用的。研究人员还通过成本分析计算表明，卫星技术具有成本效益。

(5) 手机和固定电话：历史上，电话一直用于远程保健服务，包括口头咨询和传真。然而，随着全球手机用户数量的增加，人们对通过手机提供移动健康服务产生了极大的兴趣。智能手机常见于发达国家，基本款手机在新兴国家很普及。虽然这两种类型的手机都提供互联网接入（并用于远程保健应用程序），但很明显，在开发手机应用程序时，带宽必须是一个考虑因素。一个有趣的移动健康应用是南非研究组最近描述的筛查听力计（Mahomed-Asmail 等，2016）。这些研究人员使用手机对儿童的听力进行筛查，并在筛查后将数据传输到服务器上进行存储。这些数据是通过手机连接传输的，并且为窄带连接。这一创新非常有意义，因为许多发展中国家有相当大的带宽限制，而移动健康解决方案可以用来缓解带宽问题。

五、远程保健计划的规划

对远程医疗服务感兴趣的临床医师受到正确原因的激励。他们明白，卫生保健中心和他们的客户之间的距离很远，对有效的服务造成了巨大的障碍。文献中常反复提到客户旅行造成的障碍、客户失去工作（和相关收入），以及过度旅行带来的压力。这些因素最终导致客户难以获得保健的机会，但远程保健服务可以缓解这些问题。

虽然客户通常有合理的顾虑，但由于各种原因，远程医疗服务对于临床医师来说可能并不现实。不同的个人（特别是专业人员、IT 人员和管理人员）可能会对远程保健服务的有效性产生疑虑。这些疑虑可能与那些对远程保健文献或者服务议程一无所知的个人缺乏教育有关。例如，在最近一次关于在当地建立远程听力学服务的讨论中，作者遇到了对远程保健有效性的担忧，以及这些侵犯医师领域的服务造成收入损失的担忧。人们更担心的是收入的损失，而不是向需要的人提供远程听力服务。不幸的是，虽然没有根据，但收入损失的担忧无法得到解决。因此，这些问题使得远程听力学服务难以为继，该计划从未启动。

为了提供高质量的远程保健服务并获得适当的财务和行政支持，应该成立一个由消费者、管理人员、临床医师和 IT 人员组成的顾问委员会。该委员会的目的是为远程保健项目制订目标和长期计划。为了项目的可持续性，还必须考虑资金问题，因为许多项目最初都是从赠款开始的，但必须过渡到有自给自足的收入。

消费者必须参与远程保健项目规划，因为他们可以直观地了解所在社区所需的远程医疗服务的性质和影响。这些人员对于正在进行的远程保健项目评估也是必要的，以提供适当的反馈并进一步扩大服务。消费者还可以确定哪些人可以在本地和远程站点继续实施该计划。归根结底，消费者应该推动远程保健计划的服务规划，因为这种定位将促进更大的成功，并为未来提供稳定。

最后，IT 人员也必须参与远程保健服务规划。由于可互动视频或远程计算应用程序对网络访问和网络保护的合理担忧，IT 人员可能会遇到阻力。此外，远程保健技术可能对 IT 人员来说是陌生的，他们可能会对此感到不适。然而，通常进行一些教育（和管理保证）的情况下，IT 人员在规划和执行服务方面非常有帮助。

（一）配备远程保健系统

只需使用一台笔记本电脑、内置网络摄像头和商业交互式视频软件，就可以相对低廉的成本安装远程保健系统。虽然这样一个适度的系统性价比很高，但它也可能是强大的。事实上，世界各地的许多从业者可能都在使用这种配置。这些摄像机使用的视频软件是可变的，但质量很高，至少提供 640×480 的分辨率、30 帧/秒的速度和最先进的加密功能（256 位加密）。Team Viewer 软件（https://www.teamviewer.us/）是一个很好的软件程序，作者经常将其用于远程计算应用和交互式视频。WebEx 或 GoToMeeting 等基于 Web 的会议程序提供了出色的加密交互式视频平台，也可用于远程计算应用。Skype 也经常被使用，但过去曾因之前的加密问题而受到批评。虽然这一广泛分布的计划是有效的，但临床医师必须确定该计划是否充分保护了客户的机密性。iPhone 上的 FaceTime 也很受欢迎，但由于视频加密算法的原因，安全性可能会令人担忧。加密问题对于确保客户的机密性非常重要，在大多数国家，临床医师必须遵守与此问题相关的当地和联邦法律。

临床医师还可以选择专用交互式视频系统。虽然这些系统比网络摄像头和笔记本电脑系统贵得多，但它们提供出色的加密功能、QOS 和整体愉快的互动视频体验。连接问题通常不太成问题，远程计算能力也是可能的。通常情况下，只有较大的医疗保健中心才会投资这样的设施。然而，专用的交互式视频系统正变得越来越便宜，值得希望能管理全面远程医疗服务的临床医师考虑。

（二）远程保健服务的环境考虑因素

一个远程健康相关的容易被忽视的因素是照明。美国远程医疗协会（American Telemedicine Association）有许多指南，在线注册访客账户后可以免费访问。美国远程医疗协会发布了一项关于远程保健会议中照明问题的指南。2017 年 11 月发布的这份指南名为《点亮光源：远程医疗照明快速指南》（American Telemedicine Association Lighting Guidelines，2017）。根据这份文件，临床医师理想情况下应该有多个光源，以消除阴影。如果只有一个光源，则应将其放置在尽可能靠近相机的位置。练习者的脸应该是最浅的色调，与深色背景形成对比。临床医师会发现进一步的标准非常有用。这些指南非常准确，但应该注意的是，美国远程医疗协会指出，远程医疗服务中的照明经常被忽视。这是令人惊讶的，因为照明会影响患者的体验、诊断，并最终影响临床医师的报销。

1. 获取系统权限

如果系统源自医疗保健机构，则通常必须给予临床医师网络特权，以便在本地和远程站点进行远程保健服务。即使临床医师是单独执业，并且不必关心本地的网络权限，那么临床医师也可能需要请求访问客户端（本地）站点的权限。虽然这些权限在大多数情况下只需要用户名进行身份验证，但临床医师可能需要使用特殊软件程序和密码的虚拟专用网络（VPN）。

2.确保客户端安全

客户安全始终是远程保健服务中的一个考虑因素。通常，客户端安全涉及网络使用或互联网连接。此外，还必须考虑用于远程保健服务的任何设备的安全性，包括笔记本电脑、平板电脑、电话和助听器在内的可穿戴设备。未对客户数据采取足够的安全预防措施可能会违反有关保密的法律。

（三）互联网 / 网络安全

网络和互联网的交互式视频和数据传输有两种安全形式。第一种是加密，这是一种常见的数据和交互式视频安全形式。从本质上讲，起始点的计算机对数据进行编码，然后将数据传输到持有解码"密钥"的接收站点的计算机。一旦解码，数据就可以被该站点的用户读取或查看。与加密算法关联的值越大，加密级别越高。目前，256 位加密已成为标准，取代了最近的 128 位加密算法，在维护客户端机密性方面提供了更高的准确性。实际上，许多用户不会注意到加密算法，因为它们通常不会以任何明显的方式影响数据传输的性能。

虚拟专用网络（VPN）还用于通过网络和互联网连接提供数据隐私。VPN 的软件实质上通过网络或互联网建立了对其他用户不可见的数据隧道。要建立 VPN 连接，用户必须使用密码登录，并通常选择他们联系的站点的 IP 地址。登录到 VPN 连接后，用户将拥有与在典型网络 / 互联网连接中相同的环境。然而，用户基本上已经建立了一条从他们自己的计算机"地址"（IP 号）到另一位置的预期计算机"地址"的专用线。虽然 VPN 的使用在过去一直很流行，但 IT 人员可能会抵制发放 VPN 账户，尤其是作为替代，加密是安全、强大和易于使用的。

虽然通常会对互联网和网络安全给予很大关注，但与远程保健服务相关的任何设备也必须保护患者的机密性。由于与互联网或网络相关的信息很容易在不同的设备上保存或传输，因此如果保护不当，这些设备可能会侵犯患者隐私。这些设备包括智能手机、平板电脑和笔记本电脑等便携设备。例如，iPhone 配备了互动视频（FaceTime），可以很容易地与另一方同时使用程序来讨论客户，甚至查看他们的医疗数据。如果 FaceTime 没有得到有效的加密，互动视频传输就违反了患者的机密性规定，这将引起法律关注。

当患者数据可以被检索并存储在用于个人和商业目的的便携式设备上时，可能会出现更常见的违反机密性的情况。如果这是一个问题，应该使用加密软件来保护整个笔记本电脑、平板电脑或电话设备的安全。第二种选择是只为远程保健服务配备专用笔记本电脑、平板电脑和电话。即使在这种情况下，对这些设备进行加密以保护消费者数据也是很好的做法。

（四）数据和程序的存储及容纳

远程保健计划可能具有巨大的数据和程序存储需求。虽然远程保健提供商可能会选择将数据存储在 PC 的硬盘上，但越来越多的服务器正被取代。服务器允许多个用户，而对传输速度几乎没有影响，同时实现了客户端数据的卓越安全性。如果临床医师正在考虑远程保健服务，存储容量大和为客户提供较高安全强度的服务器是值得应用的。

六、为远程保健服务做准备

在临床医师可以进行第一次远程医疗会议之前，需要进行许多步骤。这些步骤包括从远程和本地站点获取网络权限、购买远程医疗设备 / 软件、学习如何使用远程听力设备，以及熟悉提供一般远程保健服务。此外，当地的一名辅导员需要接受培训，以便向客户提供目的性听力服务。该辅导员的培训包括设备操作、故障排除、患者指导和准备患者进行测试，包括放置耳机、进行耳镜检查、ABR 电极配置等。

很多事情可能会出错，而且在远程保健服务交付的头几周通常是一条坎坷的道路。因此，实践提供这些服务是必要的。此外，在远程和本地站点之间进行大量实践课程可确保技术操作和辅导员培训方面的所有问题都得到了妥善解决。幸运的是，通过全面的辅导员培训和适当的远程保健设备，临床医师和患者通常可以很容易适应远程保健服务。

（一）客户端权限和持续的远程保健服务评估

在临床医师开会之前，他们应该考虑制订日志，并考虑患者的许可。会议记录应记录关键要素，包括分配的服务类型、用于提供这些服务的技术，以及客户 / 临床医师体验。每次会议都应持续记录远程保健技术的总体性能，以确定技术方面的长期问题，以及有关远程和本地站点的一般问题。

此外，还应制订许可表供客户签署，以便接受远程保健服务。此许可表应记录远程保健服务的目的和责任，以及医疗保健提供的替代方案（包括面对面服务）。如果将来出现对远程保健服务的担忧，这种性质的文档将减轻临床医师的责任。有关这些问题的详细信息，读者可参考标题为"涉及提供者 – 患者互动的远程医疗服务的核心操作指南"（2014），了解美国远程保健协会指南。

（二）举办远程保健会议

一旦临床医师能够提供远程保健服务，大

部分困难的工作就已经完成了，读者很可能已经使用自己的电脑或电话观看过互动视频。这与远程保健服务提供中的体验相同。具体地说，临床医师将启动交互式视频程序（和相关硬件）并输入本地站点密码以开始与客户的交互式视频访问。如果涉及远程计算，临床医师将对远程计算软件进行初始化，并在需要测试的本地站点获得对外围设备的控制。例如，通过远程保健服务向婴儿提供听觉脑干诱发电位测试的临床医师将使用远程站点的远程计算软件来联系本地站点的远程计算软件。在此之后，远程站点的临床医师可以获得对本地站点的 ABR 软件和系统的控制。一旦远程站点的临床医师获得 ABR 系统的控制权，就可以与本地站点的客户一起进行测试。一旦测试完成，临床医师可以注销远程计算软件，并且在提供客户咨询之后，临床医师将注销交互式视频并终止远程保健会话。

听力保健临床医师可能会对可用于远程计算功能的工具和软件类型感到好奇。远程听力学会议可以使用为远程保健目的而制造的听力计进行。为远程保健服务而设计的听力计（商业上可以获得）提供全套听力测听服务，操作难度极小。

另一种解决方案是使用计算机化的临床听力计，因为它们通常可以适用于远程计算应用。尽管有人批评这种解决方案，但根据作者经验，这种解决方案作为一种替代方案效果很好。在许多情况下，交互式视频软件包含可用于提供实时听力学服务的远程计算应用程序。事实上，这可能是管理 ABR、耳声发射、视频耳镜，甚至编程数字助听器编程的远程计算应用程序的唯一手段。在大多数情况下，现成的远程计算应用程序可与计算机化的听力学外围设备（如 ABR 系统、耳声发射系统等）兼容。而有经验的临床医师将会非常习惯以这种方式使用应用程序。

七、许可证问题和远程保健服务

一旦临床医师对远程医疗服务感兴趣，下一步就是收集有关实践、程序及最终管理远程保健的法律问题的信息。过去十年里，在美国由听力专家提供的远程保健服务一直在增长，并得到了全国性组织和许多州执照委员会的普遍支持。然而，一些州的执照委员会一直抵制允许听觉学家提供远程保健服务，并对这种做法可能仍然持保留态度。临床医师必须认识到授权进行听力学远程保健服务的适当机构。在美国，最重要的权威是临床医师的州执照委员会。虽然专业组织很重要，但它们最终并不授予临床医师在给定地点执业的权利。

当服务从一个州管理到另一个州时，这变得更加棘手。特别是，临床医师可能需要在他们执业的州及他们的客户正在接受服务的州拥有执照。虽然未来有希望为跨州提供远程保健服务的从业者提供互惠许可，但目前情况并非如此。临床医师也可以提供国际远程医疗服务，但在提供这些服务之前，他们最好先确定外国的认证情况。

远程医疗组织

远程医疗组织对临床医师整理法律、最佳实践和报销问题非常有帮助。美国远程医疗协会（www.americantelemed.org/）、国际远程医疗和电子健康协会（www.isfteh.org/）和美国语言和听力协会（www.ASHA.org/）是希望从事远程保健服务的听力专家的优秀组织。值得注意的是，美国远程医疗协会不断为远程医疗实践提供最新的立场声明和指南，为任何参与远程保健服务的临床医师提供了丰富的资源。

八、可视听力学应用的示例：成人听力筛查门户

（一）演示远程计算技术的录制会话的链接

毫无疑问，一张图片胜过千言万语，特别是在演示远程听力学（远程计算）服务时。提醒读者，虽然这些服务相对容易管理，但要进行这些会议，需要做大量的准备工作。这项准备工作包括与网络人员合作，培训当地的辅导员，在某些情况下，建立定制的软件（和硬件应用程序）。

以下两个链接是记录耳声发射的远程计算会话的逐步演示。这些链接可在 OAE 门户网站（www.oae.it）上找到。

第一个链接是从临床医师的角度（在远程站点）记录的，第二个链接是从客户的角度（在本地站点）记录的。

- 远程站点的远程计算记录耳声发射，https://video.kent.edu/media/Teleaudiology+from+the+Tester+Perspective/1_9q6s7ka1。
- 患者或本地站点的远程计算记录，https://video.kent.edu/media/OAE+Telehealth+from+the+Assistant+or+patie-nt+site/1_nv8y59gq。

（二）成人听力普查链接（英文版本）

(1) 通过电话进行语音和噪声的听力筛查：通过远程保健很难找到可靠的听力筛查程序。然而，许多国家都有某种形式的语音噪声听力筛查程序，这些程序都是有效的。下面的链接是关于 Watson 等开发的筛查程序（2015）。此链接指向国家公共广播电台的采访，并提供了 Watson 等开发的噪声中语音筛查程序的样本：https://www.npr.org/sections/health-shots/2015/12/21/459397027/is-every-body-mumbling-

try-a-hearing-test-you-take-on-the-phone。

(2) AARP 听 力 筛 查 网 站（Watson 等于 2015 年 开 发 的 测 试 ）：对 AARP 会 员 免费开放。它可以在链接网站上找到：https://www.nationalhearingtest.org/wo-rdpress/?page_id=2730。

(3) Swanepoel 博 士 和 他 在 南 非 的 同 事 开发的 HearZA：这是一种利用噪声刺激中的语音进行听力筛查的程序。新闻稿及下载此应用程序的链接可在以下网站找到。筛查程序可以在苹果手机或安卓手机上下载：（编者注：另请参阅第 32 章）http://www.up.ac.za/en/news/post_2240924-free-hearing-test-with-local-app-hearza。

(4) 听力改善研究所：一个很好的自我评分清单，提供听力损失可能性的信息，并提出后续行动的建议。该网站的网址：http://www.betterhearing.org/check-your-hearing。

关于在线听力筛查的评论：有效的筛查工具越来越多地出现在网上。虽然许多筛查工具应该谨慎看待，但由国家医疗保健计划、非营

利组织和大学支持的应用程序可能是有信誉的。许多助听器制造商也提供这些应用，并且在许多情况下是有效的。在网上找到的最有效的听力筛查应用可能是利用噪声范例中的语音。补充这些工具的问卷（如由听力改善研究所提供的问卷）可能会加强在线筛查程序的有效性。

九、结论

远程听力学是听力健康专业人员的合法做法。然而，开始远程健康服务的听力专家有很多需要学习的关于这种做法的原则、技术、障碍和法律问题。与致力于远程医疗服务进步的国家和国际组织建立联系，可以减少学习困难，同时认识一批志同道合的同事。由于远程医疗、移动医疗和远程医疗的进步，听力保健将继续向多个方向发展。这些方面的服务已经被整合到听力保健中，并可能被作为正常和常规的服务采用。与远程医疗相关的听力保健专业人员是真正的开拓者，他们朝着随时随地提供以客户为中心的服务的目标开辟新的道路。

参 考 文 献

[1] ATA (American Telemedicine Association) FAQs. Retrieved Nov 2017 at: http://www.americantelemed. org/main/about/about-telemedicine/telemedicine-faqs

[2] American Telemedicine Association Guidelines. Core Operational Guidelines for Telehealth Services Involving Provider-Patient Interaction, 2014. Retrieved Nov 2017 at: http://hub. americantelemed.org/resources/telemedicine-practice-guidelines

[3] ATA Glossary. Retrieved Nov 2017 at: http://thesource. americantelemed.org/resources/telemedicine-glossary.

[4] American Telemedicine Association Guidelines. Guidelines. 2017. Let There be Light: A Quick Guide to Telemedicine Guidelines. 2017. Retrieved Nov 2017 at: http://hub. americantelemed. org/resources/telemedicine-practice-guidelines

[5] American Speech Language Hearing Association (ASHA). Telepractice Portal. Retrieved Nov 2017 at: https://www.asha. org/Practice-Portal/Professional-Issues/Teleractice/.

[6] Artiques, R. Personal Communication, August 2016.

[7] Bashshur, R. L.; Shannon, G. W.; Smith, B. R., et al. The Empirical Foundations of Telemedicine Interventions for Chronic Disease Management. *Telemed. J. E-Health Off. J. Am. Telemed. Assoc.* 2014, *20*, 769-800.

[8] Fabry, D. A. Remote Hearing Aid Fitting Applications. Presented at the 8th Annual Mayo Clinic Audiology Videoconference, November 1996.

[9] Givens, G. D.; Elangovan, S. Internet Application to Teleaudiology—"Nothin' but net." *Am. J. Audiol.* 2003, *12*, 59-65.

[10] Krumm, M. Using Automated Technology and Telehealth for Adults with Mild to Moderate Hearing Loss, 2010. Retrieved Nov 2017 at: http://www.asha.org/Articles/Using-Automated-Technology-and-Telehealth-for-Adults-With-Mild-to-Moderate-Hearing-Loss/.

[11] Krumm, M. Future Trends in Audiology: New Technology for Hearing Health Care Professionals, 2017. In Publication.

[12] Lancaster, P.; Krumm, M.; Ribera, J.; Klich, R. Remote Hearing Screenings via Telehealth in a Rural Elementary School. *Am. J. Audiol.* 2008, *17*,114-122.

[13] Mahomed-Asmail, F.; Swanepoel, D. W.; Eikelboom, R. H.; Myburgh, H. C. 3rd JH. Clinical Validity of HearScreen™ Smartphone Hearing Screening for School Children. *Ear Hear.* 2016, *20* (37), e11-17.

[14] Melega, K. Measurement of Hearing Thresholds Using Telehealth Technology. Masters Thesis, Minot State University, 2000.

[15] Ramkumar, V.; Hall, J. W.; Nagarajan, R.; Shankarnarayan, V.; Kumaravelu, S. Tele-ABR Using a Satellite Connection in a Mobile Van for Newborn Hearing Testing. *J. Telemed. Telecare* 2013, *19*, 233-237.

[16] Schmiedge, J. Distortion Product Otoacoustic Emissions Testing Using Telemedicine Technology. Masters Thesis, Minot State University, Minot, ND, 1997.

[17] Swanepoel, D. W.; Mngemane, S.; Molemong, S.; Mkwanazi, H.; Tutshini, S. Hearing Assessment—Reliability, Accuracy, and Efficiency of Automated Audiometry. *Telemed. E-Health* 2010, *16*, 557-563.

[18] Staab, W. Hearables, Wearables, Earables? Hearing Health Matters, 2016. Retrieved from: http://hearinghealthmatters. org/waynesworld/2016/hearables-wearables-earables/. August 2016.

[19] Watson, C.; Kidd, G.; Preminger, J.; Miller, J.; Maki, D.; Crowley, A. Benefits of a Telephone-Administered National Screening Test. *Audiol. Today* 2015, *27*, 42-49.

附 录
Appendix

附录 A 各章习题及答案

Answers to End-of-Chapter Questions

李 楠 译   熊 芬 校

第 1 章

1. 为确定儿童的人工耳蜗候选资格，ASSR 相较于 click-ABR 的优势是对 ___ 的评估。

A. 正常听敏度

B. 气骨导差

C. 重到极重度听力损失阈值

D. 言语接受阈

答案：C

2. ASSR 在 ANSD 的诊断中不起作用。

A. 正确

B. 错误

答案：B

3. ASSR 可以通过骨导刺激诱发。

A. 正确

B. 错误

答案：A

4. 对于 ASSR，哪种载波音的调幅频率速率最适合记录处于麻醉状态下的儿童？

A. 1Hz

B. 30Hz

C. 40Hz

D. 87Hz

答案：D

5. 在哪些疾病的评估中有已发表 / 公开的 ASSR 相关报道？

A. 耳鸣

B. 精神分裂症

C. 听觉处理障碍

D. 上述疾病的评估中均有关于 ASSR 的公开报道

答案：D

6. 以下哪项最能描述 ASSR 测量中的载波音？

A. click 声

B. 纯音

C. 短纯音

D. 语谱噪声

答案：B

7. 下列哪项最能描述 ASSR 与 ABR 的分析？

A. ASSR 分析是自动化的，而 ABR 分析涉及波形的视觉检查

B. ABR 分析是自动化的，而 ASSR 分析涉及波形的视觉检查

C. ABR 和 ASSR 分析均涉及对波形的视觉检查

D. ASSR 和 ABR 的分析没有区别

答案：A

8. 以下哪位科学家率先描述了 40Hz 响应？

A. Raymond Carhart

B. Hallowell Davis

C. Robert Galambos

D. Terry Picton

答案：C

9. ASSR 可估算以下哪个频率的听力阈值？

　A. 500Hz

　B. 1000Hz

　C. 2000Hz

　D. ASSR 可估算上述所有频率的听力阈值

答案：D

10. 基于文献中理论，以下哪些是 ASSR 的潜在应用？

　A. 评估重至极重度听力损失

　B. 评估是否符合人工耳蜗植入资格

　C. 评估助听器性能

　D. 以上均是 ASSR 的潜在应用

答案：D

第 2 章

看图并回答相应的问题（1–5）。

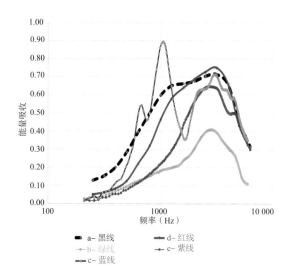

1. 上述哪种能量反射率模式代表听骨链中断？

　A. a

　B. b

　C. c

D. d

E. e

答案：C

2. 以上哪种能量反射率模式表示镫骨固定？

　A. a

　B. b

　C. c

　D. d

　E. e

答案：D

3. 以上哪种能量反射率模式表示有中耳积液？

　A. a

　B. b

　C. c

　D. d

　E. e

答案：B

4. 上述哪种能量反射率模式表示中耳负压？

　A. a

　B. b

　C. c

　D. d

　E. e

答案：E

在假设的新生儿听力筛查方案中得到以下测试结果，请说明每种情况下通过或不通过最可能的原因。

TEOAE	鼓室图	BBN MEMR	可能的结果
引出	正常	引出	方案 1
未引出	正常	引出	方案 2
未引出	异常	未引出	方案 3

（续表）

TEOAE	鼓室图	BBN MEMR	可能的结果
引出	正常	未引出	方案4
引出	异常	未引出	方案5
未引出	正常	未引出	方案6

方案1：

A. 传导性听力损失

B. 感音性听力损失

C. 听神经病

D. 听力正常

答案：D

方案2：

A. 传导性听力损失

B. 感音性听力损失

C. 听神经疾病

D. 听力正常

答案：B

方案3：

A. 传导性听力损失

B. 感音性听力损失

C. 听神经病

D. 听力正常

答案：A

方案4：

A. 传导性听力损失

B. 感音性听力损失

C. 听神经病

D. 听力正常

答案：C

方案5：

A. 传导性听力损失

B. 感音性听力损失

C. 听神经病

D. 听力正常

答案：B

第3章

1. 为什么听觉传出系统对于噪声下言语感知很重要？

听觉传出系统在言语感知中起着重要作用，因为它可以通过增强目标言语的频谱信息、音高、持续时间和强度等敏感度，同时降低非重要信息敏感度，从而促进噪声环境中的言语清晰度（抗掩蔽效果）。

2. 听觉传出系统涉及的主要CANS结构。

主要结构为：听觉皮质（主要区域和次要区域）、内侧膝状体、下丘、上橄榄复合体（包括外侧和内侧核）和耳蜗核。目前，上橄榄复合体外侧和内侧核的研究是最为成熟的，因为这些结构中有两个重要的通道，它们与耳蜗中的毛细胞建立了连接：外侧橄榄耳蜗束 – 内毛细胞正下方的听神经树突突触和内侧橄榄耳蜗束 – 直接连接外毛细胞胞体。

3. 听觉传出系统的主要功能。

以下功能与听觉传出系统有关：防止有害声音过度刺激；选择性注意；经验性学习及系统可塑性；平衡左右耳输出以实现最佳的双耳听觉；增强噪声下声源定位；改善噪声下言语感知能力。

4. 如何评估人耳听觉传出系统？

耳声发射（otoacoustic emission，OAE）是评估人类听觉传出系统的主要方式。尽管还有一些方法性的问题需要解决，但特定频率耳声发射（specific frequency otoacoustic emissions，SFOAE）可以排除大多数问题，是一种有前景的技术。目前该技术尚未在临床上使用，因此在可用方法中，短声诱发的耳声发射（clickevoked otoacoustic emissions，CEOAE）是一种选择，但还应考虑到一些措施，如进行60dB SPL处的非线性短声、50dB SPL的宽带对侧噪声、SNR≥6dB，以及 MOC vs. MEM 测试。

第 4 章

1. 描述内源性和外源性眼动之间的区别。

内源性是指促使眼球运动的内因（如认知），而外源性眼动是由环境原因（如跟随观看周围运动物体时的反应）引起的。内源性眼球运动通常是自愿的，而外源性眼球运动则更具自反性。但是，两种类型的眼动都可以反映认知，如看一个感兴趣的物体（内源的），或在处理复杂事物时（外源的）观察到瞳孔放大。

2. 解释在有行为计划缺陷的人群中自主眼动如何不利于自主凝视和认知之间相关联的假设。

对在行为计划中存在障碍的个体（如被诊断出患有自闭症谱系障碍的个体），要求他们有意识地转动眼睛，这实际上涉及运动的执行和认知机制是否同步。因此，难以消除和行为或认知缺陷相关的眼动行为缺陷。综上所述，如果要求患有 ASD 的孩子区分社交和和非社交刺激，那么他们在社交方面的行动率就会降低。然而，与正常发育的儿童相比，他们对非社交性刺激也表现出较低的行动力。因此，很难确定外在行为缺陷是否与认知、行为计划和眼动的执行缺陷有关。

3. 描述对于沟通障碍成人人群的注意事项。

患有 TBI 的人可能会出现过度 / 下垂眼跳、眼跳延迟、阅读眼跳数量增加、追踪眼动受损及眼球运动受损。失语症患者通过瞳孔测量法可表现出在非典型发作期的认知难度增加。神经退行性疾病患者可能会出现异常的眼跳、凝视、头部运动及眼震，这些现象用于评估疾病的进展和严重程度。对于此类患者，较高的认

知需求才能有效地通过追踪眼动的方法来使用 AAC，并且必须证明其凝视或驻留时间及眨眼行为的精确度与 AAC 设备的扫描方法同步，此时才能有效地激活细胞。

4. 描述对于沟通障碍小儿人群的注意事项。

测试过程中，向父母提供实验空间的图片，以及需要孩子去接受的感官性内容。增加休息和强化，限制刺激次数，使用远程眼动追踪。

第 5 章

1. 指出犬类与人类耳部解剖结构的差异。

人 的 外 耳 道（external auditory meatus，EAM）是水平的，而犬的 EAM 具有垂直和水平成分。犬类耳蜗约为 3¼ 转，人类耳蜗为 2½ 转。

2. 指出可用于评估犬类听力和听觉传导通路的测试。

鼓室图、BAER、OAE、ASSR 和 AMLR。

3. 说明执行 BAER 测试时使用两个通道的优缺点。

优点：允许进行对侧记录，无须移动盒子中的电极即可切换耳别（除非记录系统具有电极切换选项）。

缺点：需要额外的电极。

4. 指出在 BAER 测试期间需要对非测试耳进行掩蔽的情况。

怀疑单侧听力损失，如一侧表现正常，而另一侧仅有部分响应（仅出现波 V）。

使用非头部测试部位时（如颈项 / T_1）。

5. 说明可能影响 BAER 的主观变量。

年龄、头部大小、品种和听力下降（或其他病理）。

6. 指出解释 BAER 结果时需考虑的重要因素。

绝对潜伏期、波间期、耳间潜伏期、波幅、

波形重复性和整体波形形态。

7. 在被诊断患有听力损失的犬类中共通的身体属性。

白色、花斑状外观、merle 基因携带者、蓝眼、红眼、无面具的脸部 / 缺乏色素斑等。

8. 减少犬类听力损失可能性的方法。

在繁殖前测试犬类听力，避免对有听力损失的犬进行繁殖；对单侧和双侧聋犬同等对待；避免对已有过耳聋后代的犬类再进行繁殖；避免蓝眼犬类繁殖；避免两只 merle 基因携带犬互相繁殖；繁育斑点犬，限制注册聋哑犬并进行绝育处理。

9. 犬类的主要感觉是什么

嗅觉。

10. 犬类可能患有双侧听力损失的预警信号。

犬对环境中的声音或命令不做出响应或反应；无法唤醒和（或）与主人打招呼；在期望它们醒来的声音中入睡；失去兴趣；出现困惑；当给出曾经引起它们兴趣的口头提示时，会迷失方向或烦躁不安；被曾经不影响它们的触摸（意外的）或响亮的声音吓到；当给出先前训练的指令时感到困惑；活跃度普遍下降并且睡眠时间超过预期；与同龄 / 同种犬相比，吠叫过多或发声异常。

第 6 章

1. 列出涉及中枢听觉处理（CAP）的主要结构并解释具有如此复杂的功能的原因。

中枢听觉处理被认为是一项复杂的功能，因为为了理解外周听觉系统所接收的信息，它需要有更多机制来处理声音信息而不仅仅是用于探测。它是一个复杂系统，涉及位于听觉传导通路上很多神经元，其主要结构为：耳蜗核和上橄榄复合体、外侧丘系、下丘（中脑）、内侧膝状体（丘脑），以及每个半球在颞叶部分做

听觉接收的主要区域。

2. 为什么没有用于诊断听觉处理障碍的金标准测试，那么应如何做评估？

缺少金标准的原因在于：中央听觉处理是一项复杂的功能，需要几种机制才能对声音信息进行解码。没有任何一种测试能够评估听觉处理中的所有机制和能力，特别是在涉及一些复杂任务方面（如噪声下言语、双耳听觉和声音时域方面的检测）。听觉处理行为评估由一系列测试组成，其中每个过程都是评估特定的听觉机制或功能。每项测试的结果应相互解释，并在必要时进行其他临床评估，从而正确诊断。换句话说，每个测试评估特定的听觉机制或能力，即评估中枢听觉神经系统的不同区域和（或）功能。

3. 考虑到对侧听觉路径方式和大脑对语言信息的特定处理，中枢听觉系统是如何处理口语信息的？

在中枢听觉系统的纤维组织中，与同侧途径相比，对侧途径中纤维占主导地位。另外，与右半球相比，左半球（颞叶的结合区域）对口语信息的处理占主导地位，因为到达左半球的大多数言语信息是来自右耳的对侧传导途径，表现出与言语信息相关的右耳优势。

4. 什么是双耳分听训练疗法？

双耳分听训练疗法应包括增强双耳整合和分离能力的练习。在此测试中，如果一侧耳的反应比另一侧耳的反应弱，则建议进行双耳分听听觉强度差异（dichotic interaural intensity difference，DIID）训练。该训练试图通过听觉强度差异来强化较弱侧耳。

5. 对 CAPD 儿童，他的收听环境可能需要哪些变化，列出至少三种。

靠近声源的座位、视觉提示，以及清晰的言语。

第 7 章

1. 为什么在声诱发 OAE 的校准和测量中需要考虑驻波？

驻波是沿着耳道传播的声波中的波峰和波谷，当使用音调时（如同 DPOAE 一样），可以使两个音调互相消除和叠加，这样可能会影响到达耳蜗并诱发 OAE 的声音强度，因不同的耳道长度可引起不同的响应。

2. 婴儿与成人的 OAE 有何不同？

婴儿有较强的 OAE，强度更高，但由于婴儿的呼吸或其他噪声，导致 OAE 在耳道中的噪声也会较高。这些变化意味着需要用针对婴儿的标准范围进行解释。

3. OAE 的两个来源是什么？如何描述它们？

OAE 的两个来源是反射和畸变。OAE 的反射部分是由毛细胞和基底膜的不规则排列所产生，导致行波增加或减少，从而改变不同频率下的 OAE 强度。畸变是由于声音被放大时毛细胞的运动所致。

4. OAE 测试中记录输入 – 输出功能的主要优点是什么？

测量 OAE 强度如何随着刺激声强度的变化而增加，可以更好地预测不同个体的听力损失程度，但是比在一个或两个强度上测量 OAE 所花费的时间更多。

5. chirp 刺激对测量 TEOAE 有什么优势？

Chirp 声和 click 声类似，是复杂的宽频声。但它们的设计目的是使行波在时间上散开，以便行波在整个频率范围内具有更均匀的刺激模式，而不是瞬时刺激。

6. 关于 OAE，带宽吸收率说明了什么？

带宽吸收率可测量中耳在宽频率范围内的传输功能，尤其是高频范围。临床医师可由此判断中耳是否能够有效地传输声音，使 OAE 结果能够传递出更多关于耳蜗功能的信息。

7. 在新生儿听力筛查中降低假阳性结果的主要方式是什么？

尽可能长地延迟测试，使中耳有时间充盈气体；使用较高频率 OAE 刺激，降低噪声对结果的影响。

8. 为了检测耳毒性的早期迹象，记录 OAE 时有何建议？

使用较高频率的刺激（DPOAE、SFOAE 或线性 TEOAE）来测量响应。

第 8 章

1. 是否存在因外毛细胞破坏而导致 30～60dB HL 听力损失，但仍然存在耳声发射的蜗性病变？

耳声发射反映了外毛细胞（OHC）的立体纤毛束中机械传导通道的正常打开和关闭机制。但是，正常的机械转导不能排除 OHC 功能障碍和耳蜗放大功能障碍，如耳蜗内电势低或 OHC 电动性受损。这种情况会产生 30～60dB 的听力损失，此时需要足够强的刺激才能弥补耳蜗放大的损失（如 70dB SPL）。

2. 颅内压会影响迷路内压吗？

脑脊液和迷路液体通过穿过颞骨的通道进行交换，即耳蜗导水管和前庭导水管。即使这些导水管狭窄且充满结缔组织（如在 CT 扫描图像或颞骨切片中可观察到），它们传递液体静压，压力波的时间常数为数十秒。

3. 身体倾斜会影响耳声发射吗？

由于重力引起的体液移位，身体倾斜会导致颅内压（ICP）发生变化。当受试者从直立变为仰卧时，ICP 的增加在 5～10mmHg（约为 100mmH$_2$O）。可以认为当头部略朝下时（相比水平线低 6°），就流体移动层面来讲这种情况相当于微重力（类似于在太空中飞行）。

4. 中耳内边界劲度对耳声发射的影响是否超过数分贝？

可以通过触发镫骨肌收缩（如强声刺激）或增加颅内压力来诱发中耳内边界刚度的生理变化。耳声发射或耳蜗微音电位变化的测量结果表明，声音传导仅降低数分贝，并且仅在1kHz以下显著下降，甚至可以在2kHz以上观察到微弱的增强。建模可以确认中内耳边界劲度对OAE的影响较小。相反，穿过边界的振动相位在1kHz或低于1kHz时受到很大影响，但是很少使用标准设备测量此参数。

5. 在梅尼埃病中，积水和电生理信号是否总是相关？

梅尼埃病积水对应于中阶和内淋巴间隙的体积膨胀。该疾病的某些电生理指标可能是由于内淋巴和外淋巴之间的压力差增加所致。后一种特征不一定在存在积液的情况下一直存在，因为人们认为Reissner膜在正常情况下是足够松散的，用来释放压力差。这是为了解释为什么在梅尼埃病发作期，同时测量耳部电生理信号（脑电图、耳声发射和多频声导抗）可能并非全部显示异常。

6. 耳蜗微音电位是否能够代替耳声发射来检测中耳传递功能的变化？

中耳传递的任何变化都将导致声音到达耳蜗基底部的振幅和相位发生（与频率相关）偏移。这种变化影响毛细胞对声音刺激的反应，直接导致耳蜗微音电位波形的变化。耳声发射也反映了刺激特性的变化。另外，从外耳道向后传播过程中，因受到中耳传递功能的影响，OAE的特性会发生二次变化。总体而言，耳蜗微音和耳声发射都能检测中耳传递功能的变化，但耳声发射对这些变化的敏感度大约是耳蜗微音电位的2倍。

第9章

1. 哪类人群建议使用单耳刺激？

对于以下人群，建议使用这种刺激：①听阈不对称的个体；②小儿群体；③评估困难的群体。

2. FFR评估中有哪些分析方法？
时域和频域分析．

3. FFR评估方法的全称是什么？
频域分析评估。

4. FFR评估中应使用什么声音刺激强度？
应使用中等或高强度的声音。建议声音刺激强度在听阈之上40～45dB。

5. FFR的临床应用有哪些？

FFR可应用于如下不同人群和测试指标：①有学习困难的患者；②注意力不足或多动症患者；③癫痫患者；④失语症患者；⑤人工耳蜗患者；⑥有精神病迹象的患者；⑦婴儿；⑧作为老龄化的指标；⑨作为听觉训练的指标；⑩作为性别研究的指标；⑪作为阅读障碍的指标；⑫作为中耳炎的指标。

第10章

1. 以下哪项技术将被视为侵入式成像技术？

A. EEG

B. PET

C. fMRI

D. CAT

E. MEG

答案：BD

分析：EEG、fMRI和MEG不被视为有创性成像技术，因为它们不涉及放射性程序或注射放射性元素以获得图像。但PET会将放射性代谢活性化学物质注入血液中；CAT使用X线生成图像。

2. 血氧水平依赖（Blood-oxygen-level-dependent, BOLD）对比涉及以下哪项？

A. 神经元的血流动力学反应

B. 热噪声的重新分布

C. 锥体神经元对 SPIN 的反应

D. 由于神经活动增加引起的小动脉血管舒张

E. 放射性物质吸收到大脑神经组织中

答案：AD

分析：热噪声是 MRI 图像采集中的一个问题，但不涉及 BOLD 对比度。锥体神经元参与脑电图成像，而 SPIN 是原子粒子的特性。放射吸收不涉及 BOLD 的对比。BOLD 是测量大脑中血流和神经元反应的量度，称为血流动力学反应。为了实现这一点，由于神经活动的增加，小动脉血管舒张。

3. 神经网络是 ___。

A. 形成最终通用途径的一组运动神经元

B. 在神经处理过程中增加了 CMRR（共模抑制比）的网络

C. 相互连接形成复杂功能控制系统的一系列神经元

D. 人与机器互相作用以处理感觉信息的能力

E. 神经网络引起大脑活动的整合和控制

答案：CE

分析：最终的通用途径是指 α 运动神经元支配的肌肉纤维，而不是神经网络的一部分。CMRR 是放大器抑制差分放大中两个输入信号的能力。基本上有两种类型的神经网络：人工（机械）和生物（大脑）神经网络。尽管在机械学习中使用了人工神经网络，但两种类型的系统是分开的。神经网络是一系列神经元，这些神经元相互连接以形成复杂的功能控制系统，从而对大脑活动进行集成和控制。

4. Nyquist 率代表 ___：

A. 采样率，以采样 / 秒表示

B. 采集信号达到最大降噪速率时的速率。

C. MRI 序列的时间分辨率。

D. EEG 样本的信噪比。

E. 试图捕获信号最高频率的 2 倍

答案：AE

讨论：Nyquist 率是采样速率，而不是降低噪声的方式。时间分辨率（Temporal resolution，TR）是指 MRI 采样过程中神经元活动的分离。信噪比是信号幅度与噪声幅度之间的比率。Nyquist 率是采样速率，以采样 / 秒表示。最小频率是 Nyquist 的 2 倍，是所采集信号的最高频率。

5. MRI（fMRI）和脑成像比较。

A. 代表相同的测量值，仅成像方法不同

B. fMRI 比脑成像的空间分辨率更高

C. 脑成像比 fMRI 的时间分辨率更高

D. 在 MRI 采集中不存在噪声污染，提高了图像质量

E. 由于神经元的柱状排列，fMRI 和脑成像都记录了在头皮处反映的活动功能图像

答案：AB

分析：fMRI 和脑成像是两种不同的测量大脑活动的方法。fMRI 和脑成像均会受到相似的噪声污染，但两者也都将产生额外的噪声污染。fMRI 是从神经元内部成像神经元活动；而脑成像则是在头皮上反映来自柱状细胞的电活动。收集同步 fMRI 和脑成像的优点是 fMRI 中的高空间分辨率与脑成像中的高分辨率相辅相成。

第 11 章

1. 同一基因的突变会导致综合征性或非综合征性听力损失吗？

是的。并非同一基因中的所有突变都产生相同结果。例如，某些 SLC26A4 突变可能导致 Pendred 综合征或非综合征性听力损失 DFNB4。

2. 世界各地的突变分布是否均一？

不均一。与听力损失相关的突变发生率存在明显的种族差异。

3. 有多少种基因突变被认为与听力损失有关？

A. 25

B. 50

C. 500

答案：C

4. 据估计，常染色体隐性遗传类型仅占10%。

错误。当前对不同类型听力损失的估计表明，常染色体隐性遗传通常是语前性的，约占遗传性感音神经性听力损失的80%，而常染色体显性遗传性耳聋占病例数的10%～20%，并且通常是语后性的。

5. 特定的听力损失能否由两个或多个独立基因的突变引起？

是的。尽管还没有完全了解基因之间的相互作用，但很多听力损失案例涉及两个或多个独立基因的突变。

第 12 章

1. 听力损失是世界各地人群致残的主要原因。听力损失在哪些国家最普遍？

目前，听力损失在发展中国家（中低收入）国家中最为普遍。但是，由于人口趋势会影响听力障碍人口的比例，这种情况将来可能会改变。

2. 很多成人和小儿听力损失都是可以预防的。列举五种可预防的听力损失。

在本章中，提到了耳部感染、分娩并发症、传染病、噪声暴露和耳毒性药物的使用，这些都是可以避免的。还有其他可避免的因素，如暴露于某些可能导致听力受损的工业化学品中，以及可以通过筛查高危因素来预防遗传性疾病。

3. 世界卫生组织在听力损失领域采取公共卫生措施。世界卫生组织在这方面工作上，优先考虑的四个战略要素是什么？

世界卫生组织为促进耳部和听力保健服务部署了四项关键措施：基于科学的倡导、流行病学和公共卫生数据的收集、为国家提供技术支持，以及预防噪声性听力损失。

4. 进行耳部与听力保健项目时，卫生工作者的业务能力是需要考虑的重要因素。马拉维、菲律宾和越南的项目如何完成这项任务？

所有项目以教育听力保健工作者作为工作主体，并意识到只有拥有经验丰富、训练有素的员工，这些项目才是可持续发展的。

5. 中低收入国家的医疗保健干预措施十分有限。在危地马拉进行了什么样的研究，用以提供证据基础？

危地马拉听力健康协会与一家海外研究机构进行了一项合作研究，以评估听力保健服务的成果。这使当地服务提供商可以更好地了解干预措施的有效性，包括对交流的影响、对助听器的满意度、社会经济变化，以及对情感的影响。这种结果研究可以为服务人员、捐助机构和政府机构提供重要信息。

第 13 章

1. 描述 Henryk Skarzynski 教授提出的外科手术技术的第一步。

Henryk Skarzynski 教授提出的第一步是将乳突切开足够宽，使电极阵列插入乳突腔中。乳突切开术是一种基于开放乳突的喉科手术。

2. 解释术语 PDT-ENS。

部分耳聋治疗－电自然刺激（partial deafness treatment-electric-natural stimulation，PDT-ENS）是通过使用人工耳蜗来实现有效的自然电听觉的电刺激。

3. 描述植入后的康复过程。

康复过程中最重要的一步是在培训的基础上进行言语的康复治疗，该疗法将对自然声音的感知与对电刺激的感知相结合。在这类患者中，需要使用经过改良的词汇和声音材料。在康复过程中，使用的练习包括：环境音、相似词汇的识别、单音节词。建议对部分耳聋患者的术后治疗从听觉训练开始，该训练的目的是识别和感知中高频率的声音。

4. 在诊断和康复过程中使用远程医疗有什么优势？

标准远程医疗模式的优点是：为患者节省时间、金钱和精力；更好地接触专家；对缺乏经验的员工具有教育价值。需要强调的是，该方法与在医疗机构中所执行模式的有效性相同。

5. 谁创建了 PDT 的第一个分类？

第一次分类是由 Henryk Skarzynski 教授和听觉生理学和病理学研究所的团队创建的。PDT 第一个分类于 2009 年在波兰举行的第 9 届 ESPCI 会议上演示。

6. 使用 PDT 分类有什么好处？

部分耳聋治疗的分类可以比较同种人群患者的手术技巧、术前结果和电极类型（科学监测）。使用分类的优势还在于比较不同机构间的结果并创建标准化程序流程。

第 14 章

1. 什么是"隐性听力损失"？

隐性听力损失是指代耳蜗内毛细胞和听觉神经树突之间的突触连接损失。该术语有时被用来更广泛地指代超阈值的功能性障碍，通常在听力图中无法显示，如耳鸣（在没有环境音的情况下，人耳能感知的声音）、听觉过敏（对某种强度声音敏感，通常不会打扰其他人）和噪声下言语感知困难（在有竞争性背景噪声的情况下对言语的理解较差）。

2. 伴随突触损伤的功能障碍是什么？

噪声暴露不仅会导致听力下降（阈移），还会引起耳鸣、听觉过敏，以及噪声下言语感知困难。我们不知道这些障碍在多大程度上是由突触损伤引起，或者多大程度是外毛细胞或耳蜗内其他容易受到噪声影响的细胞损伤引起。绝大多数研究依靠毛细胞的数量来量化耳蜗损伤，而没有重视评估突触损伤。然而，基于对现有文献的审查，Hickox 等（2017）得出结论，病理性损伤影响外毛细胞和传入神经元是普遍存在的。因此，尽管我们可以识别噪声引起的功能障碍，但无法将其具体归因于突触损伤。

3. 听力学家能否监测到"隐性听力损失"？

不能。这里存在一种针对隐性听力损失的诊断测试。但是，这些测试可用于测量任何一种超阈值问题，其中包括可能是隐性听力损失的症状。耳鸣可以使用调查问卷或者通过患者完成音调匹配和响度匹配的心理物理测试来量化。为了评估听觉过敏症状，除了调查评估之外，还可以考虑评估"最舒适阈（most comfortable listening level，MCL）""不舒适阈（uncomfortable loudness level，UCL）"和"响度不适水平（loudness discomfort level，LDL）"。为了评估噪声下言语，听力学家可以选择使用许多不同的测试，但是对于选择单一"最佳"测试并没有达成共识。

4. 是否有"隐性听力损失"的治疗方法？

一些听力学家使用低增益助听器、听力辅助设备或听觉康复训练来帮助有听觉处理问题的患者。对于有正常听力但在噪声中难以理解言语的特定人群，尚未系统地报道患者的康复方法及预后。科学家目前正在研究诱导突触修复或再生的药物，并致力于长期诱导毛细胞再生的研究。

5. "隐性听力损失"是否可以预防？

如果我们谈论的是噪声引起的听觉功能损

失或障碍，答案显然是肯定的。可以通过降低声强、减少暴露时间，以及在不可避免的嘈杂环境中使用听力保护设备来保护我们的听力。另外，注意聆听环境和健康的聆听行为可以防止噪声引起的伤害。但是，研究表明，无论是否暴露在噪声下，衰老都会导致突触损失。目前尚未确定与年龄有关的突触损伤的相关预防策略。

第 15 章

无。

第 16 章

1. 声音频率如何映射到耳蜗中的特定位置？

高频（kHz）音调映射在耳蜗底转（卵圆窗，靠近中耳的入口）。随着音调频率的降低，振动位置移至蜗顶。

2. 描述耳蜗中短声脉冲（Click）的影响。

耳蜗中产生行波。该波由于基底膜的偏转由蜗底传至蜗顶。这种偏转会刺激毛细胞从而引起其特征频率振动。蜗顶低频位置的刺激会产生延迟是因为行波传送的距离更长。

3. 在听力科学研究中，TEOAE 和 DPOAE 是否等效或互补？

两种技术相辅相成，对耳蜗机制的不同方面进行检测。TEOAE 与行波模型相关，而 DPOAE 与 IHC-OHC 振动的非线性相关。

第 17 章

1. 至少列举三种用于 OAE 分析的 TF 方法。

短时傅立叶变换（short-time Fourier transform，STFT）、小波分析和移动追踪（moving pursuit，MP）。

2. 描述 MP 将信号分解波形的主要参数是什么？

幅度、延迟、频率、时间跨度和相位。

3. TEOAE 在 1kHz 和 4kHz 下的延迟是多少？

在 1kHz 时约为 10ms，在 4kHz 时约为 5ms。

第 18 章

无。

第 19 章

1. 音乐家经常受到哪些能够产生听力问题因素的影响？

音乐家不仅在音乐会中（声音强度的峰值超过安全水平），而且在个人和团体练习或排练中，经常会长时间暴露在强声环境中。可能产生的听觉损伤取决于几个因素，如乐器的类型（是否放大）、练习的频率和个人保健。音乐家经常有一些不良习惯，如使用耳机，或者在演出期间视情况增加听觉反馈量。

2. 由于音乐强声暴露而可能发生的有关听觉或听觉外症状。

主要的听觉症状可表现为暂时或永久性耳鸣、听觉过敏或对强声不耐受、暂时性阈移及永久性噪声性听力损失。听觉以外症状最常见是头痛、疲劳，易怒和注意力不集中。

3. 在预防音乐家听觉受损方面，有哪些可实施的策略？

使用双耳听力保护设备，目前已经进行了一些研究用来测试最适合音乐家佩戴的设备。设备为定制型或通用型。带有平滑滤波器的"高保真通用保护装置"可保持声音放大峰值，并在整个频率范围内提供平滑且均匀的衰减。定制型可有不同强度的衰减（9dB、15dB 或 25dB），这些是根据耳道特点所定制的并在 2.7kHz 附近可产生共振。

除了听觉保护设备外，还可以使用多种策略来减少强声暴露或降低声强：将隔音屏放置在声压最高的乐器前，降低练习期间的强度，使用声学治疗室，增加乐器或声音放大器之间的距离，彩排间隔在安静的地方休息，使用手机应用程序计算声压级的平均值。本章还建议在演奏期间按周更换音乐家并保证在两次活动之间身体和听觉得到充分的休息。促进音乐家的听觉教育工作也很重要，这样他们便可意识到进行定期听觉评估的重要性，同时获得更多有关声学治疗的知识。

4. 与非音乐家相比，文献中讨论的哪些方面与音乐家的先天特征有关？

基于神经影像学的研究表明，受过和未受过音乐训练的人在解剖学和功能两方面均显示出一定差异。这些差异的根源仍然未知，但是有一些发现支持这一假设，即遗传因素和环境因素（如音乐经验和认知技能）之间的相互作用。此外还讨论了这些相互作用与功能成熟过程的关系；先天性的脑部特征和（或）其他认知能力发展之间可能存在关联；易感性可表现为稳定的特征或导致神经系统短暂的动态变化；从这个角度来看，某些音乐家在听觉中的优势可能是由于先天因素致使更强大的听觉和认知能力的发展，而这些反过来又吸引他们从事音乐活动。

5. 为什么可以将音乐活动视为神经可塑性的潜在因素？

与音乐家相关的很多研究都使用客观方法来检测声音刺激引起的皮质活动。基于这些研究，音乐家的大脑可作为神经可塑性的模型。皮质运动区域的结构变化，如中央前回、胼胝体和颞横回，以及皮质脊髓系统的白质，都与音乐活动有关。此外，较早开始学习的音乐家在视觉运动同步中有更好的表现，并且胼胝体白质的完整性更高（连接运动前皮质和运动皮质）。基于这些发现，提出早期的音乐活动与皮质组织的特征和成熟过程相互作

用，从而在白质中引发结构性改变。早期进行音乐活动可能也与腹侧运动前皮质的灰质差异有关。

6. 音乐家在言语感知方面的表现有时与非音乐家不同。如何解释这些差异？

音乐训练可以增加对声音声学特征的感知，这些特征对言语识别是必不可少的。音乐训练也可以促进认知能力，如记忆力和注意力，这些都涉及言语编码。音乐和言语在信息处理方面具有相似的特性，尤其是在时间线索方面，如时间分辨率、先后次序，以及强度、频率和时间的区分。而且，音乐家对声音细节的准确感知可以使他们对言语编码的响应具有高度一致性。

第 20 章

1. 说出听觉发育的三个水平（three levels of auditory development）及它们与一般知觉发展模型（model of general perceptual development）的联系。

听觉发育有三个水平：声音检测水平与感官原语有关；声音分辨水平与知觉表征有关；声音识别水平与高阶表征相关。

2. 婴儿对声音的行为反应（behavioral response）有哪些？

婴儿的主要行为反应如下。

(1) 反射性行为（reflexive behavior）：惊吓、一般身体动作（大肌肉动作）、瞳孔扩大、眨眼、面部自发动作、闭眼（听觉反射，从 24—25 胎龄开始可重复触发）。

(2) 定向行为（oriented behavior）：转头、睁大眼睛、挑眉、表示惊讶、突然停止发声。

(3) 注意行为（attention behavior）：停止活动、增加活动、屏住呼吸或改变呼吸节奏、突然大哭、突然停止哭泣或发声、睁大眼睛、微笑或其他面部表情变化。

3. 人工耳蜗背后的理念是什么？请描述人工耳蜗系统的组成要素。

人工耳蜗通过电刺激幸存的神经纤维取代将声音转化为神经冲动的过程，从而有效地绕过有缺陷的毛细胞。人工耳蜗由内外两部分组成：内部是植入物，由装在同一外壳中的接收器和电刺激器组成，并插在一个电极阵列里；外部是一个数字多通道语音处理器。

4. 什么样的儿童最适合做人工耳蜗植入？

一开始，只有残留听力极少，并在使用助听器的时候没有表现出任何察觉到声音的迹象的儿童才会考虑做人工耳蜗植入（PTA＞110dB）。渐渐地，人工耳蜗植入的标准已经扩大到残留听力更好的儿童。现在，白银级助听器使用者（100dB＜PTA＜110dB）及黄金级助听器使用者（90dB＜PTA＜100dB）也被涵盖在内。

5. 好的调查问卷应该拥有哪些特点？

评估工具，包括调查问卷，应该根据指南和标准来制订。构建问卷的关键步骤包括：界定研究问题，准备与预期结构相关的测试项目，牢记理论背景，明确响应格式并标准化、有效化、规范化测试。此外，高质量问卷应该有多种语言版本，并易于实施、打分和解读。

6. LittleEARS 听觉问卷（LEAQ）有哪些优点？

LittleEARS 听觉问卷（LEAQ）已经通过验证，适用于NH孩童，现有20多种语言版本，对于少儿人工耳蜗使用人群来说已经证实有效，并能参照听力正常儿童评估听觉发育。可以说它是评估早期听力发育的最先进工具。

第 21 章

1. 儿童早期听力损失会对听力产生哪些负面影响？

A. 社交能力下降

B. 言语和语言缺陷

C. 学业成绩不佳

D. 行文问题

E. 以上所有

答案：E

2. 下列关于儿童耳模（earmold）的说法有哪项是正确的？

A. 没有对特定材料类型的偏好

B. 在没有反馈的情况下允许适当的助听器增益（hearing aid gain）

C. 佩戴舒适且安全

D. B 和 C

E. 以上所有

答案：D

3. 为儿童选择助听器时应考虑哪些选项？

A. 儿童挂钩（pediatric hook）

B. 调频系统兼容性

C. 耳背式

D. 电池仓锁扣（battery compartment latch）

E. 以上所有

答案：E

4. 哪种扩音特性（characteristic of amplification）对儿童助听器使用者最有益处？

A. 线性（linear）

B. 少于四个软件调整带（software adjustment band）

C. 宽动态范围压缩（wide-dynamic range compression）

D. A 和 B

E. 以上所有

答案：C

5. 下列关于 RECD 的说法不正确的有 ___。

A. 用于没有反馈便无法在耳朵上验证的配件和没有排风的配件

B. 可根据儿童的实际年龄登记但不能预测

C. 将真耳增益和输出目标转换为 2-cc 耦

合器目标

D. 将助听器输出的文本框测量值转换为真耳测量的估计值

E. 随着儿童的成长，应重新评估 RECD 的定期测评

答案：B

6. 使用皮质电位（cortical potential）便足以评估儿童扩音（pediatric amplification）的原因是 ___。

A. 可以使用语音（speech sound），让放大刺激（amplified stimulus）拥有与其在现实生活中的功能相似的表现。

B. 再现语音取决于儿童的反应

C. 它允许对整个听觉系统（从脑干到皮质）进行评估

D. A 和 C

E. 以上全部

答案：D

7. 验证婴儿助听器的最合适方法是什么？

A. 插入增益措施

B. 入耳式验证措施

C. 辅助声场测量

D. 功能增益

E. 模拟真耳验证措施

答案：E

8. 随访应包括 ___：

A. 听力评估、助听器电声验证（electroacoustic verification）、耳模和 RECD 检查、助听器调整

B. 听力评估、声场测量、耳模和 RECD 检查、助听器调整

C. 听力评估、助听器电声验证、耳模检查、助听器调整

D. 听力评估、助听器电声验证、耳模和 RECD 检查、辅助声场

E. 以上皆不是

答案：A

第 22 章

1. 为什么音乐感知对 CI 使用者具有挑战性？

音乐的参数包括广谱频率、强度、节奏模式和音质，通常来说比语音更丰富。CI 的技术特征是其音乐处理水平较差的原因之一。"CI 的编码策略很好地表现了声音的时间波封（temporal envelope），但提供的频谱信息有限。缺少频谱信息会导致嘈杂条件下的语音理解、对不同说话人的辨认和旋律的识别等方面的困难"（Peterson 和 Bergeson，2015）。

2. 成功的听觉康复有哪些基本特征？

- 听觉技能 / 难度级别

  检测→←辨别→←识别→←理解

  – 声音检测→是否有声音？

  – 声音辨别→声音是相似的还是不同的？

  – 声音识别→是什么声音，从何而来？

  – 声音理解→理解所听到声音的内容或意思。

- 刺激单元

  分析→←综合

  – 听觉训练的分析方法→将语音分解成小节，单一的声学特征（音乐：音高 / 节奏 / 音色 / 语音：音素 / 单词）→提高聆听微小变化时的感知效率。

  – 听觉训练的综合方法→使用上下文线索、整体方法、关联项目（音乐：歌曲 / 音乐片段；旋律 / 和声 / 语音：完整的短语、句子）→制订积极的听力策略；从信号中提取足够的可用信息。

- 与成功的感知训练相关的特征

  – 提供反馈。

  – 通过使用高度可变的听觉刺激（不同的频率、不同的频谱特性）来增强训练。

  – 听觉系统根据处理刺激的经验进行微调，

需要对频谱复杂的刺激进行细粒度更高的区分。

- 训练应该利用感知衰落（最极端到最现实）。
- 在训练过程中，刺激应该从孤立的主要线索（仅音高／仅节奏／仅音色）逐渐过渡到更复杂的刺激。
- 最好是频谱丰富／复杂的刺激（不是纯音，而是乐器；旋律轮廓）。
- 反复练习和反复试验对于神经元的可塑性和训练来说是必不可少的。

3. 在听觉康复中，您通常是将音乐视为"拱肩"还是"基石"？原因是什么？

拱肩说和基石说各有其优点——作者认为音乐应该是"基石"，原因如下。

- 世界各地的所有文化都发展出了音乐，它是我们社交生活的一部分，帮助我们调节情绪，增加社会凝聚力。
- 音乐似乎是一种"原始语"，它出现在语言交流之前，是一种基于歌曲的前言语交流方式。
- 在表达情感方面，音乐比语言更精确（→言语中的韵律）。
- 关于 CI 康复：
  - 无法通过语音识别表现预测音乐感知能力，但音乐训练对语音理解和声音表达有深远的影响→基于音乐的训练不像"拱肩"一样"最好有"，相反，多维、以人为本的音乐基础培训似乎富有成效且影响深远，应该成为 CI 康复的基石。

4. 海德堡音乐疗法与其他听觉训练方法有何不同？

- 在海德堡模式中，持续的个人音乐疗法是成人 CI 接受者早期康复计划的常规部分。
- 海德堡音乐疗法是交互式的，也就是说，不是基于计算机的→它可以解释受训者的特征（音乐体验和期望）。
- 在康复的第一年进行 5～10 次个性化的 50min 课程。
- 海德堡音乐疗法旨在获得最佳的音乐享受→除了准确度之外，音乐鉴赏是最重要的。
- 五个模块，每个模块都追求一个特定的治疗目标，追求从分析焦点到综合焦点的治疗路径，调整儿童早期语言习得的步骤。
- 使用"自然声音"和真实乐器。

5. 为什么音乐训练可以增强 CI 用户的语音感知？

语音识别是一种高阶模式识别任务，主要依赖于来自几个频谱区域的时间包络信息的变化。音乐参数包括广域的频率、强度、节奏模式和音质，通常比语音更丰富。

- 时间信息处理的改进对音乐感知和语音识别都有连锁反应——如果接受了更高阶技能的训练，低阶技能一定也会受益！虽然无法通过语音识别方面的表现判断音乐感知情况，但人工耳蜗植入后，音乐元素听觉能力的提高往往会改善语言特征。

6. 指出下列选项的对错并说明你的理由。

A. 人工耳蜗可能是治疗感音神经性听力损失的一种方案

B. CI 用户通常能实现良好的语音感知，尤其是在嘈杂的环境中

C. 良好的言语感知能力是欣赏音乐的先决条件

D. CI 处理器的时间分辨率比频谱分辨率更好，处理基于节拍的音乐时比基于和声的音乐表现更佳

答案：A 正确，当内耳（耳蜗）受损但听力神经得以保留时，CI 可能是治疗 SNHL 的一种方案；B 错误，成人学话前聋 CI 用户通常能在安静的环境中实现良好的言语理解；在噪声中理解语音仍然具有挑战性；C 错误，语

音识别表现并不能证明音乐感知能力（但人工耳蜗植入后音乐元素听觉能力的提高往往会改善语言特征）；D 正确，时间结构处理韵律并感知节拍，而频谱结构是指水平（即轮廓 / 旋律）或垂直（和声 / 音色）维度。CI 频谱图和波形的时间分辨率与 NH 频谱图和波形相当，但 CI 音高的频谱分辨率显著受限，并且频谱图的粒度不细→经验数据表明 CI 接受者更喜欢基于节拍的音乐，因为它具有更好的时间解析度。

第 23 章

1. 听力损失影响了大约 ___。

A. 3% 的世界人口

B. 15% 的世界人口

C. 33% 的世界人口

D. 56% 的世界人口

答案：B

2. WHO（2004）将致残性听力损失定义为 ___。

A. 未佩戴助听器时的永久性听力阈值水平为 25dB 或更高

B. 未佩戴助听器时的永久性听力阈值水平为 41dB 或更高

C. 未佩戴助听器时的永久性听力阈值水平为 57dB 或更高

D. 未佩戴助听器时的永久性听力阈值水平为 95dB 或更高

答案：B

3. 目前助听器的生产 ___。

A. 仅在低收入国家不足

B. 能满足全球约 50% 的需求

C. 只能满足全球不到 10% 的需求

D. 十分充足，每个需要助听器的人都有佩戴

答案：C

4. 在 WHO（2017）计算未解决的听力损失（听力较好的耳朵大于 35dB）造成的全球成本时，年度成本的最大部分是不是因为生产力下降产生的？

不是，据估测，由于生产力损失（失业、过早退休）产生的成本总计高达 1050 亿美元。社会成本（社会孤立、沟通困难和耻辱感对相关个人造成的心理负担）估计约 5730 亿美元。这些成本中包括了避免因听力损失而导致的残疾和残疾调整生命年（DALY）的货币价值。

5. VSB 的 FMT 需要多少个中耳固定点（electroacoustic verification）才能进行正确的信号传导？

FMT 只需要连接到中耳的单个振动结构上就可以。

6. 是否可以在不移除植入物的情况下对正在使用 VSB 的受试者进行 MRI 扫描？

使用 VORP 503 可以在 1.5T 场强下进行 MRI 扫描，无须移除植入物。

7. 诊断为 SNHL 的 VSB 接受者在安静状态下的言语感知预计会有怎样的增加？

对于 SNHL 患者且语音识别评分有增加的，增幅预计在 40% 左右。

8. 接受振动成形术（vibroplasty）的 CHL 患者能否在安静状态下达到与正常听力受试者相同的语音识别分数？

可以，对于 CHL 患者，安静状态下的语音识别百分比可达到 90%～100%。

9. VSB 植入后的听力测试结果是否是证明患者日常生活改善的唯一工具？

听力测试是必不可少的，但不足以证明植入后患者的满意度。合格的听力障碍问卷和（或）合格的生活质量问卷是确认听力康复成功的必要工具。

10. 为了判断振动成形术是否成功，并将其与文献中的现有数据进行比较，你打算做什么测试，在什么条件下完成这些测试？

答案可以是开放的，以反映现有资料和尚可改进的测试条件及报告方面的内容。简而言之，听力学测试推荐气导和骨导纯音听力图（Pure Tone Audiogram），以及植入前后安静环境下 65dB SPL 的词汇识别分数。

第 24 章

1. 成人人工耳蜗的听力学标准是 ___。

A. PTA＜50dB，频率 0.5～2kHz，单词识别成绩≤50% 佩戴助听器

B. PTA＜75dB，频率 0.5～2kHz，单词识别成绩＜30% 佩戴助听器

C. PTA＜75dB，频率 0.5～2kHz，单词识别成绩≤50% 佩戴助听器

D. PTA＜65dB，频率 0.5～2kHz，单词识别成绩≤50% 佩戴助听器

答案：C

2. 据推测，老年性耳聋和认知能力下降的常见多因素发病机制包括 ___。

A. 外周及中枢听觉系统的神经退行性过程和认知负荷

B. 血管风险因素

C. 社交隔离

D. 以上所有

答案：D

3. 衡量老年人工耳蜗的效果时应考虑以下哪些方面？

A. 听觉和言语感知表现，生活质量感知、心理状态和社会融合的进步

B. 仅听觉和言语感知表现

C. 生活质量感知、心理状态与社会融合的进步

D. 以上都不是

答案：B

第 25 章

1. 医师可能使用的最佳工具是什么？

听力保健干预准备问卷（Hearing Health Care Intervention Readiness Questionnaire）。

2. 为了评估老年人的助听器收益，我们能否使用与成人相同的工具？

不能。

3. ASHA 纯音筛选的最佳值是什么？

1–2–4kHz 时 25dB HL。

4. 什么是评估 HA 效益的最佳问卷？

使用 HHIE-S 重新测试以比较独立和辅助条件。

5. 在老年人听力筛查中只检测听觉受损情况的做法是否正确？

否，残疾和参与限制是提高敏感性的基本组成部分。

第 26 章

1. 为什么阈值敏感度是最常用的临床试验指标？

用听力图记录的传统纯音阈值灵敏度是定义轻度、中度或重度听力损失的临床黄金标准。噪声损伤的医学法律定义基于纯音阈值灵敏度的变化，美国听力学学会和美国言语 - 语言 - 听力协会都根据阈值灵敏度的变化定义了耳毒性监测期间的显著变化。由于听力阈值测试通常在临床和实验室环境中进行，因此设备往往相当容易获得。另外，作为临床试验的一部分，听力学家在收集阈值数据时可能几乎不需要额外的专门培训。

2. 在临床试验规范中添加高频听力测试（HFA）有什么好处？

高频测听将测试从常规范围（125Hz～8kHz）扩展到更高的频率范围（10～20kHz），以探测

耳蜗基底部分的功能。该测试对于耳毒性监测的效用是明确的，因为许多耳毒性药物首先影响基底耳蜗。一些数据表明，噪声同样首先影响基底耳蜗，不过并非所有研究都在噪声暴露人群中发现了高频缺陷。

3. 在临床规范中添加畸变产物耳声发射（DPOAE）测试有什么好处？

DPOAE 测试通常在临床环境中完成，以记录外毛细胞群的功能。当中耳导抗和阻抗测试正常，但 DPOAE 振幅异常或 DPOAE 反应不存在时，很可能是外毛细胞群已损坏。该测试的在耳毒性监测和噪声损伤方面的实用性是显而易见的，因为两者都会影响外毛细胞。随着高频 DPOAE 评估工具的获取难度不断降低，该测试的实用性也在增加。

4. 在临床规范中添加语音噪声测试有什么好处？

可供使用的噪声中语音测试有很多种，但目前还没有用于临床评估或作为临床试验规范的一部分的黄金标准。许多实验室正在努力确定噪声中语音性能因外毛细胞丢失、传入神经系统完整性下降或这两种病理的某种组合而降低的程度，也还在努力寻找噪声暴露与噪声中语音测试措施的缺陷之间可能存在的关系。显然，许多患者报告过在困难的听力条件下难以理解语音的问题。那些研制听觉适应证药物的人正对该问题投以越来越多的关注。

5. 既然耳塞随处可得，而且在许多情况下是必需品，为什么噪声性听力损失（NIHL）在工人中如此普遍？

NIHL 是暴露在职业噪声中的工人面临的主要问题，其原因有很多种。正确并持续地使用听力保护装置（HPD）是工人面临的主要问题之一。为了提供精细的实验室测试中测得的衰减，并有效防止听力损失，必须正确插入耳塞。不幸的是，它们通常仅部分插入，因此提供的声级降低远低于预期。此外，噪声暴露很少在工作日结束时结束。车辆、割草机或其他电动工具中的嘈杂音乐、酒吧或餐厅的响亮声音，以及任何其他响亮的声音都会增加当天早些时候在工作场所累积的噪声暴露量，从而导致比工作场所噪声或非职业噪声本身更危险的累积总暴露量。

6. 既然耳塞随手可得，而且在许多情况下是必需品，为什么噪声性听力损失（NIHL）在士兵和退伍军人中如此普遍？

NIHL 是士兵和退伍军人面临的主要问题，其原因有很多种。主要挑战之一是，许多士兵在武器训练期间暴露于危险的高噪声水平，如直升机、喷气式飞机、航空母舰等。如上所述，正确并持续地使用听力保护装（HPD）以获得在精细的实验室测试中测得的衰减，并有效防止听力损失是一件颇具挑战的事情。不过，情境意识的丧失也是一个主要问题，它会降低对 HPD 使用建议的依从性。不会影响到对安静声音的检测的 HPD 一直是科研工作者的努力方向，也是正在被研究和开发的重要领域。

7. 氨基糖苷类抗生素可能具有耳蜗毒性、前庭毒性或两者兼有，为什么还要继续使用它们来治疗感染？

在某些情况下，使用氨基糖苷类抗生素家族的成员是因为患者感染的细菌无法使用其他不良反应较少的抗生素杀死。耐多药结核病（MDR-TB）就是一种需要使用氨基糖苷类药物治疗才能挽救患者生命的疾病。此外，有时候选择氨基糖苷类抗生素是因为它们成本低且容易获取。这个问题在发展中国家尤为严重。

第 27 章

1. 造成人们正在为之开发耳保护药的获得性感音神经性听力损失的两个原因是什么？
噪声损伤和药物引起的耳毒性。

2. 顺铂引起的耳毒性的典型特征是什么？

顺铂的耳毒性作用通常是双侧的，感音神经性听力损失几乎总是永久的。较高的频率通常首先受到影响。持续的顺铂暴露可能会逐渐损害耳蜗，导致较低频率的损失；较低频率的损失可能会影响交流功能。

3. 氨基糖苷类药物引起的耳毒性有哪些典型特征？

耳毒性氨基糖苷类抗生素的耳毒性作用通常是双侧的，感音神经性听力损失几乎总是永久的——尽管一些氨基糖苷类抗生素具有前庭毒性而非耳蜗毒性。较高的频率通常首先受到影响。持续暴露可能会逐渐损害耳蜗，导致低频损失；较低频率的损失可能会影响交流功能。

4. 噪声性听力损失的典型特征是什么？

噪声通常首先影响 3kHz、4kHz 或 6kHz 的频率，从而导致有缺口的测听结构。随着暴露的持续，听力损失会在这些频率上累积，并可能扩展到其他频率；较低频率的灵敏度损失可能会影响交流功能。

5. 新出现的耳保护药在减少多种类型的内耳损伤方面是否存在重叠？

是的，耳保护药通常有很好的重叠，有很多种似乎可以减少噪声损伤（至少在动物模型中）的药物也似乎可以减少其他药物引起的耳毒性。

6. 地塞米松可用于预防顺铂引起的听力损失。根据 Herr、Shafik 和其他人的研究，推荐的给药方法是什么，为什么？

给药方法为鼓室内；因为地塞米松的局部给药可防止其干扰顺铂的肿瘤杀伤能力，同时可发挥耳保护作用（Herr 等，2003；Shafik 等，2013；Marshak，2014）。

第 28 章

1. 内耳有干细胞吗？解释你的答案。

有。2003 年从成年小鼠的椭圆囊中分离出干细胞，2005 年从人类剖检和豚鼠的螺旋神经节中分离出干细胞。然而，到目前为止，恢复听力细胞损失的唯一方法是干细胞移植。在动物模型中，通过不同给药途径移植的干细胞能够通过旁分泌作用恢复受损组织（螺旋神经节神经元或感觉细胞）。

2. 关于中耳，目前有哪些再生医学方法是成功的？

迄今为止，由 PPF/PPF-DA 或 PEOT/PBT 制成的 PORP 支架已被未分化的人类 MSC 再生并成功重新填充。结果显示细胞活力、分布和细胞外 I 型胶原蛋白的质量及高矿化。

3. 最近测试了哪些用于内耳治疗的纳米粒子类型？

迄今为止测试的用于内耳治疗的纳米颗粒如下：脂质核心 NP（LCN）、脂质体、聚合物囊泡、二氧化硅、超磁性氧化铁 NP（SPION）、超支化聚 L– 赖氨酸（HBPL）。

4. 描述第三代生物材料的特点。

第三代生物材料代表了组织工程的基础。它们必须具有生物相容性、生物活性和可生物降解性，目的是在功能上替代受损的组织和器官。它们的生产必须包含三个基本方面：细胞和干细胞培养基、合适的支架和生物微环境。

5. 哪些因素会对生物相容性产生负面影响？

对生物相容性产生负面影响的因素如下：从植入的生物材料中浸出的有毒分子的产生；微生物的表面污染；由医疗器械与周围组织之间的相对微动引起的应力遮挡；生物反应，特别是长期的生物反应。

第 29 章

1. 如何定义体感性耳鸣？

体感性耳鸣是由体感系统过度刺激引起的一种耳鸣。体感性耳鸣的特征是头 / 颈部 / 下颌肌肉紧张引起的耳鸣音度变化或一种耳鸣声音。

2. 应该向主诉耳鸣的患者提出的第一个重要问题是什么？

第一个重要问题是关于耳鸣是否是搏动的。

3. 什么是"VAS"？

视觉模拟量表（Visual Analog Scale）。

4. 列出五个可能涉及耳鸣诊断的提供医疗保健的专业（听力学家除外）。

耳鼻喉科专家、心理学家、物理治疗师、神经病学家和心脏病专家。

5. 如果患者患有慢性、令人不安的特发性耳鸣，这究竟意味着什么？

听力丧失可能会引起神经可塑性并改变神经元增益，从而导致耳鸣。

6. 听力损失和耳鸣有什么关系？

听力损失可能会引起神经可塑性并改变神经元增益，从而导致耳鸣。

7. 隐性听力损失的定义是什么？

隐性听力损失的定义是在嘈杂的环境中，由于耳蜗突触病变引起的纯音听力图评分正常，但言语理解评分异常。

第 30 章

1. 根据 WHO 列出远程医疗的四个基本要素是 ___。

A. 提供临床支持

B. 克服地理障碍，连接不在同一物理位置的用户

C. 使用不同类型的 IT 和电信链接

D. 获得医疗保健福利

2. 远程听力学应用模式的名称类型有哪些？

A. 同步（实时）

B. 异步（存储转发）

C. 混合

3. 什么是远程装配（telefitting）？

远程装配是一种使用远程计算应用的调谐人工耳蜗。为了远程进行人工耳蜗的装配，客户的语音处理器被连接到当地 NNT 诊所计算机上的临床界面。在国际听力中心的计算机上工作的装配专家通过高速互联网连接和远程计算软件实现对患者计算机的控制。一旦完成这些操作，就可以打开装配软件执行测量和装配所需的任何操作。专家和患者之间的通信通过本地和远程站点上可用的交互式视频系统在安全的互联网连接下进行。在患者那里，还有支持专家（言语治疗师）在与专家沟通的过程中为客户提供帮助。

4. 什么是 Window Approach Workshop？

它是通过人工耳蜗部分治疗耳聋的方法的国际培训。这个非常受欢迎的系列培训课程面向希望增进自己在部分耳聋领域的知识和技能的、来自世界各地的耳科医师和听力学家。这些研讨会重点聚焦了与人工耳蜗结合使用的处方放大来治疗部分耳聋的方法，该方法基于开发了部分耳聋治疗（PDT）的 Henryk Skarzynski 教授所研究出的方法。

5. 听力学远程诊断是如何进行的？

通过远程诊断进行听力测试的模式基本上有两种：异步（或"存储和转发"）和同步。异步评估通常由医师（或其他从业者）对客户进行测试，并在测试完成后将结果转换为电子格式（如扫描图像、在线电子表格，甚至传真）。然后，这些电子数据通过电子邮件、短信、传真或基于云的解决方案（远程会诊）发送给知识渊博的临床医师。同步（或现场）技术也可用于对客户进行实时听力测试。事实上，同步测试是如此有效，以至于它与"面对面"测试的唯一真正区别似乎是客户和临床医师所在地之间的物理距离。

第 31 章

1. 为什么听力保健需要 mHealth 解决方案？

由于听力损失流行的严重程度和听力学服务的获得限制，发展中国家需要使用创新性策略为这些人提供必要的服务。

2. 列出 hearScreen 的主要特点。

hearScreen 的特点包括临床有效的测试；现场数据采集；基于位置的转诊；低成本解决方案；智能噪声监测；基于云的数据管理；自动化测试和解读；质量控制功能。

3. hearScreen 和 HearTest 有什么区别？

- heartScreen：用于筛选的应用程序。
- Heartest：用于寻找诊断阈值的应用程序。

4. 术语 MPANL 和 AI 是什么意思？

MPANL：最大允许环境噪声水平，这是指在测试环境中允许的最大噪声，以确保所获得的低至 0dB HL 的听力阈值不会因环境噪声的掩蔽而升高。

AI：人工智能。

5. HearZa 应用是什么？

它是噪声测试中的一个数字，旨在识别大于 25dB 的听力损失。

6. HeartTest 仅限于某些频率和强度级别，它被限制到的频率和强度级别是多少？

它确定 0.5、1、2、4 和 8kHz 频率的阈值，还支持高达 16kHz 的扩展高频测听，强度范围为 0～85dB HL。

7. 开发 HearScope 的主要目的是什么？

耳部感染是孩子去看医师的最常见原因之一，也是导致听力损失的主要原因之一。如果没有及早正确诊断耳部疾病，可能会导致永久性听力损失甚至死亡。

8. 应使用 Peek Acuity 测试什么？

视力。

第 32 章

1. 什么是最稳定的互联网连接来源？

卫星。

2. 谁可以作为协调者协助远程练习？

卫生工作者、社区工作者、技术人员、教师等。

3. 远程听力筛查所需的最佳带宽是多少？

100kbps。

4. 列出远程听力学实践中关于测试空间的两个挑战？

电气干扰和环境噪声水平。

5. 什么可以让儿童在进行远程听力筛查时合作？

熟悉的测试环境和协调者（教师）。

第 33 章

1. 在听力学家提供任何类型的远程医疗服务之前，听力学家应咨询以下哪一项（选择一个答案）？

A. 监督听力学执照的委员会或政府机构

B. 听力学家的专业组织

C. 就法律问题咨询保险公司

D. 咨询消费者团体以了解哪些服务是最好的

答案：A

2. 远程计算的优点是（选择一个答案）___。

A. 更有可能通过医疗保险报销，因为是临床医师进行检测

B. 很少或不需要客户端站点的支持

C. 最容易与任何临床听力学机器一起使用

D. 它本质上是将临床医师的手延展到客户现场进行测试

答案：D

3. 用于远程听力学的存储和转发（异步）模式是 ___。

A. 意味着数据是从客户端获取的，而临床

医师正在远程站点监督该过程

B. 意味着数据是从客户那里获得的，经过一段时间后，通过传真、电子邮件、视频文件等转发给临床医师进行解读

C. 被认为是混合模型

D. 以上选项都是正确的。

答案：B

4. 远程计算与同步测试有何不同？

A. 远程计算是同步测试的一种形式，因此是同步测试的一个子类型

B. 远程计算需要更多密码保护

C. 远程计算比同步测试更准确

D. 远程计算通常不使用交互式视频，但同步测试使用

答案：A

5. 互联网数据安全最好使用 ___。

A. 128 位加密

B. 256 位加密

C. 虚拟专用网络（VPN）

D. VPN 或 256 位加密在大多数情况下都是可以接受的

答案：D

附录 B　各章术语释义
Glossary

第 4 章

感兴趣的领域：显示器（如计算机屏幕）上一种确定的子区域，代表刺激位置。

震颤：由于动眼肌控制不完善而引起眼球微小而缓慢的运动。

内源性：有内在起源的。

外源性：有外在起源的。

凝视 / 固视：眼睛保持静止的短暂时间，为 200～400ms。

中央凹：位于眼睛视网膜视力最佳位点。

关联假说：观察到的眼球运动与潜在的认知过程之间的联系。

记忆引导扫视：眼睛根据记忆的位置移动到这一个点。

微眼跳：在长时间注视时发生的微小的、突然的、不自觉的眼球运动。

眼震：病理性的眼球持续、快速的不自主运动（先天性或获得性）。

副中央凹：视网膜围绕中央凹的区域。

知觉负荷：与注意力资源配置相关的需求。

预测性扫视：与预测性动作一致的眼球运动。

瞳孔测量：测量非主观（内源性）瞳孔大小的变化。

追踪眼动：当跟随移动的物体时发生的眼动。

反射性眼跳：对外界刺激做出反应的一种反射性眼球运动（如视线移向视觉外围看到的运动物体）。

扫视：持续的眼球运动。

扫视抑制：扫视过程中对视觉信息的抑制。

眼球朝向运动：眼球向内移动。

前庭眼动：人的头部定向时的眼动。

视觉引导扫视：视觉上短暂的眼球运动。

第 5 章

听性脑干反应（ABR）：一种听觉功能的电生理测试。头皮上的电极测量 12ms 内听觉刺激产生的诱发电位，如 click 声。波形通常有 7 个峰值，每个峰值对应于听觉通路的不同部分。

听觉诱发电位（AEP）：由脑电图描记器记录的大脑对听觉刺激做出反应的电信号。在刺激开始后 0～12ms 出现的最早的反应是听性脑干反应；10～80ms 的反应是听性中潜伏期反应；80ms 后的反应是听性长潜伏期反应。

听性长潜伏期反应（ALLR：也叫作长潜伏期反应，LLR）：在听觉刺激开始 80ms 后产生的一种听觉诱发电位。它的起源是皮质性的，产生的波比早和中潜伏期反应的波波幅更大，频率更低。

听性中潜伏期反应（AMLR；也被称为中潜伏期反应）：在听觉刺激发生后 10~80ms 内产生的一种听觉诱发电位。它是由中枢听觉神经系统的多个组成部分产生，包括丘脑 – 皮质通路。

听觉稳态反应（ASSR）：一种电生理学测试，测量大脑对快速的听觉刺激反应的电活动。在这些刺激速率下，刺激发生得非常迅速，以至于大脑对一个刺激的反应与后续刺激的反应重叠，形成一个恒定的或稳定的反应。

犬科动物：犬科动物属的一员，包括狼、土狼和家犬。

畸变产物耳声发射（DPOAE）：耳蜗同时对两种不同频率和强度的纯音产生反应而产生的低强度声音。这两种音调的强度和频率的关系决定了来自内耳的畸变响应的频率。

脑电图（EEG）：通过连接在头皮上的电极来测量大脑的电活动。

事件相关电位（ERP）：用脑电图（EEG）测量的大脑对特定事件或刺激做出反应的电信号。

失匹配负波（MMN）：在一系列重复的、性质相同的标准刺激中，由具有可辨别差异（"奇怪"）的偏差刺激所诱发的脑电反应。MMN 是差异负波，是由偏差刺激诱发的波减去标准刺激诱发的波。

噪声性听力损失（NIHL）：由于接触高强度的声音导致外毛细胞受损而引起的听力损失。可能是由一过性的强声刺激或持续暴露在超过 85dB HL 的声音下而引起的。

动物整形外科基金会（OFA）：一个维护数据库，促进和资助研究并提供动物骨科和遗传疾病信息的组织。主要目标是建议、鼓励和建立控制项目来降低疾病的发病率。

耳声发射（OAE）：听力正常的人耳蜗发出的低强度声音，可以通过带有灵敏麦克风的探头在外耳道中记录下来。

永久性阈移（PTS）：由于噪声暴露而导致的听力敏感度永久下降。听力敏感度的降低是耳蜗毛细胞受损的结果，并且在不同频率受损

不同，通常在 4000～6000Hz 时最大。

创伤后应激障碍（PTSD）：在经历或目睹威胁生命的事件后可能发展成的精神疾病。它的症状有四种：重温事件、避免回想起事件的情形、有更多的负面信念和感觉和过度觉醒。

声压级（SPL）：绝对声压与参考声压的比值，表示声压，参考水平（分贝）为 20μPa。

自发性耳声发射（SOAE）：耳蜗在没有声刺激的情况下产生的低强度声音。

堆叠 ABR：一种改良的 ABR，用于检测听觉神经系统中异常或小肿瘤。用 click 声刺激耳蜗的全部频率区域；响应被频域分开，然后加在一起（叠加），以近似整个神经活动。

暂时性阈移（TTS）：噪声暴露导致的听力敏感性下降；随着时间的推移，听力恢复到暴露前或接近暴露前的基线水平。恢复时间从数分钟到数周。

瞬态诱发性耳声发射（TEOAE）：由耳蜗对非常短的听觉刺激（如 click 声或短音）做出反应而产生的低强度声音。

第 8 章

成人慢性脑积水：不管什么原因（头部损伤、出血、脑膜炎或肿瘤及其长期后果，在大多数情况下都是未知的），脑脊液（CSF）分泌和排泄之间的平衡逐渐破坏的结果。脑室扩大以补偿脑脊液体积的增加，直到脑组织达到极限为止，超出该极限后，它们将不再受到挤压，而不会造成损伤。在达到此极限之前，除非出现短时的压力波将 ICP 驱动到正常范围之外，否则 ICP 几乎检测不到或没有增加。因此，使用脊髓抽液测量 ICP 可能会产生误导。临床表现包括 Hakim 三联征、共济失调（步态不稳）、尿失禁和认知障碍（如短期记忆障碍），但这些症状可能与痴呆的独立症状相混淆（即使脑积水得到妥善处理，痴呆症状仍将持续存在）。一

旦确诊，可通过外科植入分流装置治疗慢性脑积水，该分流装置可将多余的 CSF 从大脑转移到腹膜腔。通过分流阀控制脑脊液流量，以避免过度引流导致硬膜下采血甚至耳聋。分流手术后的 CT 可能不会显示扩张脑室的大小有任何显著变化，即使分流的效率是通过临床改进而确定的。

耳蜗放大器：当耳蜗接收到频率为 f 的声音时（以外毛细胞为基础），会导致在调谐到某个频率 f 的位置的基底膜振动放大。对于接近探测阈值声音（约为 60dB SPL）的放大会随着声强的增加而降低，当传入声音水平超过 80dB SPL 时，效率会降低。在耳蜗放大的情况下，基底膜在调谐到 f 频率处的响应以压缩的方式增长，外部声级增加约 0.3dB/dB。在没有耳蜗放大的情况下，声级＞80dB SPL 时，基底膜的响应与正常耳蜗的响应几乎没有区别。

蜗水管：耳蜗导水管穿过颞骨岩部连接耳蜗淋巴管和大脑的蛛网膜下腔。在耳蜗端，开口于靠近圆窗的鼓阶。据报道，它在衰老过程中逐渐闭合。但关于颞骨的最新研究表明，尽管其腔内充满疏松结缔组织，在大多数情况下，防止井喷的发生，过滤脑脊液中心脏和呼吸诱发的脉冲，耳蜗导水管有流体静压变化，与年龄无关。

耳蜗电图：收集内耳和远端听神经对声音刺激的电反应的客观测试。有源电极放置在鼓岬上（经鼓膜）、鼓膜（鼓环）或者外耳道皮肤（鼓膜外），而另一个电极贴在前额上。前置放大器的设置与 ABR 类似。响应几百次重复的短声刺激（短声或短纯音）的平均结果包含三个成分的叠加，即两个早期成分从声音诱发的振动到达耳蜗时开始，第三个成分从约 1ms 的延迟（突触延迟）开始。早期成分分别是由基底膜外毛细胞和内毛细胞产生的耳蜗微音电位和总和电位。后一种成分是复合动作电位（AP），这是因为声音在相应耳蜗神经纤维的远端产生同步动作电位。当使用交替极性的声音刺激时，CM 的平均电描记图信号中的共模被抵消，而速度和振幅持续存在，因为它们对相位基本不敏感（除非振幅仅来自顶端区域，在顶端区域疏波和密波刺激产生轻微时移的动作电位）。

内淋巴水肿：由于内淋巴量过多而引起的膜迷路的扩张。在磁共振水成像技术开发出来之前，通常只能在死后通过颞肌组织学来检测，特别是耳蜗和球囊的图像。虽然它被认为是梅尼埃病的一个标志，但它的起源仍然不清楚，而过度生产和吸收不足所起的作用尚不清楚。已经在无症状患者的耳朵中发现了水肿，这可能警示人们不要相信非特异性特征，但经常在患耳对侧发现 MD，以及 MD 很少会成为双侧的已知事实，提示积液可能是某种病理过程的标志。

诊断脑积水的输液试验：在手术室侧卧的镇静患者中，将空心针插入脊髓腰部的蛛网膜下腔（腰椎穿刺），连接到记录脑脊液（CSF）中的流体静压的压力计，并连接到能够以不同的选定速率（快和慢）注射已知量的无菌盐水的输注系统。压力变化的时间过程允许操作者评估脑脊液空间的顺应性和阻力，由此建立所谓正常压力脑积水的诊断。在慢性脑积水中，脑脊液压力在手术开始时通常是正常的（因此，出现了矛盾的"正常压力"脑积水，需要进行完整的输液测试）。

颅内高压 / 高颅压：颅内高压被描述为颅内压的增加超过了允许通过颅内容积进行补偿的生理值，一般认为在 20mmHg 左右。超过这个限度，只有升高血压才能维持脑血流灌注，而这一调节在昏迷患者中是不存在的，因为过量的 ICP 会威胁脑组织的氧合。

转导通道：内外毛细胞静纤毛中的跨膜通

道，在静纤毛从静止位置偏转时打开或关闭。这些通道是内淋巴阳离子的专利通道，特别是 K^+ 和 Ca^{2+}，所以当它们打开时，一个声感应电流流到细胞内，这是由正内淋巴和负细胞质之间的电压差驱动的，并导致细胞膜去极化。声音引起的通道激活是由尖端连接的张力所保证的。尖端连接是一种蛋白质丝，连接较小的静纤毛的顶部与较高的相邻纤毛的一侧。一组复杂的毛细胞特异性蛋白质组成了一个控制尖端连接机制和门控的机制。选通过程是特别相关的静纤毛刚度和运动响应挠度，通过使它非线性，非线性跨通道电流和膜电位作为结果。

在电动外毛细胞中，非线性门控产生畸变产物耳声发射。

梅尼埃病：一种单侧耳蜗前庭疾病，以三种症状相关联的发作为特征，即波动性的感音神经性听力损失、眩晕和耳鸣，常伴有耳闷。虽然患者需要反复发作，并伴有临床症状（此外，证明症状不能是由另一种原因引起的，如前庭神经鞘瘤）确诊，但一般认为，在初期 MD 只能引起耳蜗或前庭症状。典型的特征表现为上升型纯音听力图或低频耳鸣，可能不会在所有患者中出现。一段时间后 MD 会影响对侧耳。黄斑变性的病理生理学仍是一个研究问题，内淋巴水肿是 MD 的典型特征，目前被视为 MD 的结果而不是产生的原因。

中耳传递函数：鼓室 - 听骨链大致相当于声阻抗转换器，通过产生 20～30dB 的增益，促进声能从低阻抗的空气向高阻抗的淋巴液传递。此外，能量传递取决于听小骨关节的摩擦、鼓膜 - 听骨链系统的质量、鼓膜的硬度、韧带和镫骨底板在卵圆窗产生的阻力，以及耳蜗机械参数的影响。这些成分大都对整个中耳阻抗的频率有所影响。与质量相关的阻抗项随着频率的增加而增加，而劲度相关项随频率的降低而增加。共振时，与质量和劲度相关的阻抗相

互抵消。因此，中耳传递函数相当复杂。例如，它对颅内压相关镫骨劲度的灵敏度在 1kHz 及以下频率处最大。

无创检测颅内压的方法：第一类使用超声波探测颅骨和颅内的几何结构和机械特性。其他方法利用的是 ICP 依赖的视觉特性，因为视神经周围充满了颅内脑脊液。这些方法根据视神经鞘直径的变化得出颅内压；巩膜上的压力使视网膜中央静脉搏动（眼动力测量法）或者来自眼动脉的两深度多普勒测量。当迷路和颅内压通过颞骨中的几个管道平衡时，耳朵也提供了无创测量颅内压变化的途径。根据颅内压是正常还是升高，由高声触发的中耳肌肉反射引起的鼓膜位移（TMD）方向相反。耳声发射（OAE）是本章的主题。

第 11 章

显性听力损失：个体从父母双方分别获得的一种基因称为等位基因。等位基决定生物体的表型。如果等位基因不同，将表达一个等位基因——显性基因；另一个未被表达的等位基因称为隐性基因。

基因型：基因型是个体基因的集合。个体的基因型是由等位基因（基因的变体形式）决定的，这些等位基因来自于父母。基因型的表达有助于个体的识别，称为表型。

非综合征型听力损失：非综合征型听力损失是指与其他体征和症状无关的听力损失。但可能与中耳或内耳异常有关。

表型：表型是个体基因型表达的结果，也是基因和环境因素相互影响的结果。

隐性听力损失：每个人从父母那里得到一个被称为等位基因的基因。等位基因决定生物体的表型，即个体可观察到的特征或性状的组合。如果性状的表达需要两个等位基因，则该性状是隐性性状。在隐性听力损失的情况下，

一个人必须继承两个突变的等位基因，才能出现听力损失。

综合征型听力损失：综合征型听力损失是一种除中耳和内耳以外的其他与听力损失相关的畸形，如外耳、眼睛、肾脏、肌肉骨骼和神经系统，以及色素障碍，或其他组织器官的医疗问题。

全外显子组测序：它定义了一种对基因组中所有蛋白质编码基因进行测序的技术，称为外显子组。这种方法的目标是识别改变蛋白质序列的遗传变异。

全基因组测序：它代表了确定一个生物体基因组完整 DNA 序列的过程。

第 13 章

乳突前切除术：是一种基于开放并清除乳突的耳鼻咽喉外科手术。

后鼓室造口术：是一种外科手术，在耳蜗植入和中耳装置植入中进行。它的基础是在面神经和鼓索神经之间打开一个从乳突到中耳的窗口。

圆窗：位于中耳和耳蜗之间的被薄膜包裹的圆形开口。

纤维蛋白胶：是一种由纯化的纤维蛋白原和凝血酶组成的用于缝合手术伤口的物质。

地塞米松静脉注射：是一种人工合成的糖皮质激素，用于消炎和退热，口服给药，作用时间长。

第 16 章

特征频率（CF）：耳蜗特定位置接收声音的频率。

耳声发射（OAE）：位于外耳道的探针所记录的耳蜗产生的非常微弱的声音信号。

瞬态诱发性耳声发射（TEOAE）：对耳朵进行短暂、强烈的听觉刺激后观察到的耳声发射。

畸变产物耳声发射（DPOAE）：两个不同频率的声音同时刺激诱发的 OAE，表明耳蜗机制的非线性特性。

自发性耳声发射（SOAE）：耳蜗自发产生的声音，但是，被外部刺激放大以获得更好的效果。

外毛细胞（OHC）：耳蜗中的活跃细胞，其活动被记录为 OAE。

功率谱密度（PSD）：信号频率分析的结果显示能量相对于频率的分布。假设信号由音调组成。

时频分布（TF）：显示 PSD 如何随时间变化的方法。目前还没有一种完美的 TF 估计方法。

Wigner-Ville 分布（WVD）：可以被认为是其他方法根的 TF 类型。

第 17 章

耳声发射（OAE）：外耳道测量到的内耳耳蜗发出的低强度声音。

瞬态诱发性耳声发射（TEOAE）：由短刺激（短声或短纯音）诱发的耳声发射，它是对声刺激的响应。

畸变产物耳声发射（DPOAE）：由两个纯音（f_1 和 f_2）诱发的耳声发射，通常在畸变产物频率 $2f_1 - f_2$ 下测量。在连续刺激过程中测得 DPOAE。

自发性耳声发射（SOAE）：在没有刺激的情况下产生的耳声发射（尽管为了提高水平并使测量更容易，通常使用 click 刺激使其同步化）。

匹配追踪（MP）：一种自适应近似方法，将信号分解成称为原子的基本波形。

第 19 章

听觉变化复合体（N1-P1-N2）： 一种晚期听觉诱发电位，由持续刺激下的听觉变化诱发。它的记录不需要参与者的主动参与。

衰减器： 一种电子元件，设计用于降低通过该元件的信号幅度，而不会显著降低该信号的完整性。

测听切迹： 局部听阈的增加。长期以来认为切迹的产生是噪声性聋的临床症状，尽管噪声接触与 4kHz 切迹之间存在关联，但暴露于脉冲噪声的人 6kHz 和暴露于低频噪声的人 3kHz 处也可以观察到切迹。

双耳刺激 / 双耳听觉： 指同一声刺激到达双耳，引起相同的听觉感知的听觉状态。

扩散张量成像： 一种磁共振成像技术，能够测量组织中水的受限扩散，从而产生神经束图像。因此，它可以评估皮质区域的 3D 图像。是表征显微结构变化或神经病理学治疗差异的一种有前途的方法。

事件相关电位： 一种听觉诱发电位，需要集中注意力来产生该电位。

内源性： 指诱发电位（如 P300）不受激发的物理刺激变化的影响，但受主体状态的影响，需要一个感知或认知过程来产生该电位。

外源性： 指依赖于刺激物的声学特征的诱发电位。

间隙： 指两个声音之间的时间间隔。

危险比： 一个统计术语，可以解释为在给定的人群中，给定的条件下，某个事件发生的概率。

高频测听： 测听频率在 8～20kHz 的气导纯音测听。

工业型防护设备： 耳塞，用于减弱到达外耳道的声音强度，使用不同的材料（有机硅、泡沫）和外形（贝壳形、椭圆形等）生产。适用于有噪声性聋风险的工作环境。

耳间声压级差： 到达双耳的声压级差。

单耳刺激： 指一种或两种不同的听觉刺激同时到达一只耳朵的听觉状态。

噪声性听力损失： 噪声性听力损失是一种因长期暴露在高水平的噪声环境中而造成的永久性听力损失。

耳声发射测试： 在外耳道内使用极敏感的低噪声麦克风技术。这些麦克风是用来记录耳蜗发出的声音，特别是耳蜗外毛细胞扩张和收缩时发出的声音。

短笛： 一种类似于长笛的乐器，比女高音长笛高一个八度，但音型相同。它由一个约 33mm 长的小管和一个吹口组成。

径向扩散： 扩散张量成像的测量方法之一，它似乎受白质中髓鞘的调节。例如，径向扩散增加代表脱髓鞘。

乐队管理员： 为旅行的音乐家或其他艺人工作的团队成员，他们的日常工作包括安装设备。

噪声下的言语测试： 它是一种单耳低冗余语音测试，使用经过某种信号衰减的语音刺激，通过修改语音信号本身的特征，如频率、强度或时间，以减少信号的固有冗余度。它评估在有背景噪声的环境中理解言语的能力。

多人语噪声： 一种言语掩蔽噪声，模拟所选语言的讲者的情况。对话者的数量通常是已知的，如"四人语噪声"模拟四个人同时说话。尽管它有语音，但是无意义。

耳鸣匹配： 向患者呈现声级和频率，以帮助他们识别自己对耳鸣的特定感知。

大号： 带有阀门和宽锥形孔的黄铜管乐器，它的音符由活塞系统产生。

第 22 章

准确度： 做某事不犯错误的能力。

ADSR →见波封。

听觉训练的分析方法：将语音 / 音乐分解成小片段或单个声学特征（音乐：音高 / 节奏 / 音色；语音：音素 / 单词）。

评估（appraisal）：对某事物的价值、条件、质量等的检查。

听觉流分离：将混合声音分解成有意义的对象或流，即来自不同来源的声音被分配给感知上同时发生的单个声音发生器（如在一片嘈杂中识别特定说话者的声音或流行歌曲中的器乐伴奏）。

复合音调：由乐器产生的音乐音调，由正弦音（à 基音和 à 分音）混合而成。不同分音的相对幅度决定了音调的音质或音符的 à 音色。

传导性听力损失：外耳或中耳的任何阻止声音正确传导到内耳的问题。传导性听力损失可能由影响外耳或中耳结构的疾病引起。传导性听力损失的一些原因包括：耳道阻塞、耳道感染（外耳炎）或中耳感染（中耳炎）、中耳积液、咽鼓管功能差、鼓膜穿孔、肿瘤、耳硬化症。这种类型的听力损失通常可以通过医学或手术矫正，也可使用传统助听器改善。

轮廓：也称为旋律运动，是指旋律音符之间的运动序列。它由上升、平坦和下降音高序列组合而成，可以逐次排列或多次跳跃。

生态效度：通过测试表现预测现实世界环境中的行为的一种方法。

波封：更常见的叫法是起音（attack）、衰减（decay）、延持（sustain）与释音（release）（ADSR）波封，用四种参数描述。

起音时间：声音从无声到最大声所需的时间。

衰减时间：从起音音量下降到指定的衰减音量所需要的时间。

延迟音量：声音衰减后直到释放音符的"恒定"音量。

释音时间：音符结束后声音消逝的时间。

基音或基频：周期性波形或复杂音调的最低频率。在音乐中，基音是一个音符的音高，被认为是现存的最低分音。

和声：音调的任何同时组合，如果同时演奏或演唱不同音符所发出的声音听起来"悦耳"，则称该声音为和谐的或调和的；如果该声音听起来刺耳，则称该声音不和谐或不调和。

音程：两个音符之间的音高关系。在西方音乐中，音程是全音阶音符之间最常见的差异。这些音程中最小的是半音。如果一个音程指的是连续发声的音调，例如旋律中的两个相邻音高，则可以将其描述为水平、线性或旋律音程；如果它涉及同时发声的音调，例如在和弦中，则可以将其描述为垂直或泛音。

响度：对声压的主观感知；音符或乐句之间声压的变化产生动态。

旋律隔离：（→听觉流分离）。 参加旋律（attend melody）vs. 参 加 伴 奏（attend accompaniment）。

泛音或分音：与基音同时产生的较高音调之一，与基音一起构成一个复杂的乐音。

分音 = "部分波（partial wave）"或"组成频率（constituent frequency）"：每个复杂音调都由一个基频和多个泛音组成。基音和泛音一起被称为分音。分音既可以是基音以外的协和分音（泛音），也可以是非协和分音。谐频是基频的整数倍。非谐波频率是基频的非整数倍。

语周性耳聋：在言语和语言发展过程中（通常在 1—6 岁）发生的听力损失。

音高：音高是音乐音调的主要听觉属性，可以判断声音的"高"和"低"。它被认为是特定的声音频率（即每秒振动次数，如 440Hz）。

学话后耳聋：在言语和语言技能完全发展后发生的听力障碍，通常在 6 岁以后。

学话前耳聋：在说话或学习口语之前的听

力损失。学话前听力损失主要是由遗传、围产期因素、婴儿期感染或外伤引起的。

韵律：语言中的重音和语调模式。语音的韵律元素有响度、节律、节奏和音高，它们构成了语调、音调、重音和节律。韵律可以反映说话者或话语的各种特征：说话者的情绪状态；话语的形式（陈述、问题或命令）；讽刺或讽刺的存在；强调、对比和重点；或其他可能无法通过语法或词汇选择进行编码的语言元素。

纯音：单一频率的简单正弦波。

节奏：节奏是音乐在时间上的模式，随着时间的推移连续出现的乐音和静音。

语义学：研究语言意义的语言学和逻辑分支。

半音：半音阶和全音阶中两个音符之间的最小音程，也称为半音阶或半音。

感音神经性听力损失（SNHL）：SNHL 描述了两个不同的问题：涉及内耳的感觉丧失和涉及听觉神经的神经性丧失。当内耳（耳蜗）或从内耳到大脑的神经通路受损时，就会出现 SNHL。 SNHL 的产生原因有衰老、听觉创伤（或暴露于过大的噪声）、感染、耳毒性药物或肿瘤。

频谱声学特征：通过傅立叶变换将基于时间的信号转换为频域而获得的音乐的基于频率的特征，例如基频、频率分量、谱质心、谱通量、谱密度、谱滚降等。这些特征可用于识别音符、音高、节奏和旋律。

超音段音位学：超音段特征是语音中涉及多个辅音或元音（如单词或相位）的方面。通常认为超音段是语音的"音乐"的一面，如节奏、语调和压力时间。

听觉训练的合成方法：利用了相互联系的项目（音乐：歌曲 / 乐曲；旋律 / 和声；语音：完整的短语、句子）。

时间声学特征：音乐的时域特征，易于提取且易于物理解释，如信号或最大振幅的能量。

音质（也称为音色或音调质量）：音符、声音或音调的感知音质，取决于 à 谐波频谱（所谓的泛音）和发声类型（à 波封）。

第 30 章

波兰的卡加坦尼（Kajetany）已经取得了有效的耳科和听力学成果。这些服务包括人工耳蜗远程装配、远程诊断、远程康复和远程教育。NNT 提供的这些长期服务看起来十分有效且具有成本效益。因此，对于有意开设远程听力学或远程耳科学项目的临床医师来说，本文中讨论的服务模式似乎是适合他们遵循的合理蓝图。

国家远程听力学网络（**National Network of Teleaudiology**）：国家远程听力学网络（NNT）于 2009 年在位于波兰卡加坦尼的世界听力中心成立。NNT 的成立是与许多其他国际组织密切协作的成果，旨在促进临床和新研究活动的合作。NNT 与西班牙、德国、希腊、瑞士和奥地利均有伙伴合作关系。

远程听力学实现模式：远程医疗服务可以通过存储 / 转发、同步或混合方法实现。

存储 / 转发（**Store/forward**）［异步（**asynchronous**）］：若技术人员或临床医师在本地站点与客户见面，并从客户那里获得医疗保健数据，这便是异步（或存储转发）远程医疗服务。在此次见面结束后的某个时间，客户数据会通过电信被发送到某个远程位置以供临床医师解读。完成对客户数据的解读后，临床医师再将他们的建议发送到本地站点以供客户管理。

同步：同步服务期间，从业者和客户实时交互。同步服务通常是通过交互式视频模拟面对面的办公室访问来完成的。

混合：混合系统即同时使用同步和异步远

程医疗模式的系统。

远程诊断：该术语是指使用远程医疗技术进行的诊断（和筛查）服务。可以使用同步、异步或混合方法来使用这些服务进行评估。世界听力中心为人工耳蜗映射、耳声发射和听觉脑干诱发电位测试提供远程诊断服务。

远程装配：人工耳蜗的远程装配计划始于生理学和听力病理学研究所，并于 2007 年在波兰卡加坦尼的世界听力中心启动。该计划通过远程医疗技术提供人工耳蜗服务（如编程、客观测量和心理物理测量）。

远程康复：听力保健临床医师通常通过交互式视频实施该项服务，以提供听觉语言治疗、耳鸣和其他形式的听觉康复。

远程医疗：远程医疗——使用电信和信息技术从远处提供临床医疗保健。它已被用于克服距离障碍，改善各种无法持续提供医疗服务的社区的医疗状况。

TeleZdrowie：该远程医疗系统可作为平台，提供多种评估沟通障碍的工具。该平台是与格但斯克技术大学和世界听力中心听力生理学和病理学研究所合作开发的。

第 31 章

AI：人工智能。

mHealth：在医疗保健中使用的手机和其他无线技术的总称。

IOS：苹果公司为其硬件专门创建和开发的移动操作系统。

MPANL：最大允许环境噪声水平（maximum permissible ambient noise level），指测试环境中允许的最大噪声，以确保所获得的低至 0dB HL 的听力阈值不会因环境噪声掩蔽而升高。

CHW：社区卫生工作者，即社区成员或组织选出的为其社区提供基本的健康和医疗服务的社区成员。他们能够为这些社区提供预防、

促进和康复护理。

ECD 中心：早期幼儿发展中心（Crèches）是根据儿童发育年龄和阶段为其提供相应的学习和支持的机构。

SNR：信噪比，是科学和工程中使用的一种度量，用于将所需信号的电平与背景噪声的电平进行比较。信噪比的定义是信号功率与噪声功率之比，以分贝表示。

VA：视敏度，视觉处理系统空间分辨率的量度。

第 32 章

社区工作者／村庄卫生工作者（VHW）：他们是社区成员，由其他社区成员或组织选出，为其社区提供基本的健康和医疗服务，能够为这些社区提供预防、促进和康复护理。

远程实践（Telepractice）：应用电信技术将临床医师与客户或其他临床医师联系起来进行评估、干预和（或）咨询，从而远距离提供言语病理学和听力学专业服务。

第 33 章

美国远程医疗协会：该协会负责管理美国和国际上的大部分远程医疗活动。该组织官网是 www.americantelemed.org/，上面有大量可免费获取的远程医疗服务指南。

异步（存储／转发）：若医疗保健工作者在诊治本地站点的客户时记录了他们的医疗保健信息或结果，并在完成客户的预约后，将他们的信息通过电信发送到远程位置，由专家／临床医师进行解读，这便是异步（或存储转发）远程医疗服务。在解读完这些数据之后，远程临床医师会将他们的建议发送回本地站点，以用于客户医疗保健服务／管理。

带宽：分为宽带和窄带连接。根据 ATA，交互式视频的最佳宽带速度是每条出线和入线

均在 384 位 / 秒（总共 768 位 / 秒）。窄带的数据吞吐能力低于宽带系统，但通常适用于数据传输（通过存储和转发技术），如打印数据、数字化录音、图像和视频文件。

电子健康（E-health）：电子健康是可以网页或互联网平台的形式提供给消费者的信息或教育项目。

附录 C　缩略语
Abbreviations

3D	three-dimensional	三维
10–20 International	A standard system for electrode location System	10–20 国际标准导联系统

A

A1	primary auditory cortex	初级听皮质
AABR	automatic auditory brainstem response	自动听性脑干反应
ABC	Africa Bible College	非洲圣经学院
ABR	auditory brainstem response	听性脑干反应
AC	auditory cortex	听皮质
AD/HD	attention deficit/hyperactivity disorder	注意力缺陷 / 多动症
AEC	All Ears Cambodia	"全耳柬埔寨"（一个慈善非政府组织名称）
AEP	auditory evoked potentials	听觉诱发电位
ALLR	auditory late latency response	听觉长潜伏期反应
AM	amplitude modulation	调幅
AMLR	auditory middle latency response	听觉中潜伏期反应
ANOVA	analysis of variance	方差分析
ANSD	Auditory Neuropathy Spectrum Disorder	听神经病谱系障碍
AOI	area of interest	感知区域
AP	action potential	动作电位

APD	auditory processing disorder	听觉处理障碍
AS	acoustic stimulation	声刺激
ASD	autism spectrum disorder	孤独症谱系障碍
ASHA	American Speech and Hearing Association	美国言语听力协会
ASSR	auditory steady-state response	听觉稳态反应
AT	auditory training	听觉训练
AAA	American Academy of Audiology	美国听力学会
AAO	American Academy of Otolaryngology	美国耳鼻咽喉科学院
ABEL	Auditory Behavior in Everyday Life	日常生活中的听觉行为
ACEMg	combination of β-carotene，vitamins C and E and magnesium	β- 胡萝卜素、维生素 C、维生素 E、镁联合
ACESe	combination of β-carotene，vitamins C and E and selenium	β- 胡萝卜素、维生素 C、维生素 E、硒联合
ADSR	Attack Decay Sustain Release Envelope	起始 – 衰减 – 持续 – 释放包络（ADSR 包络）
AI	artificial intelligence	人工智能
ALCAR	acetyl-L-carnitine	乙酰左旋肉碱
ANF	auditory nerve fibre	听神经纤维
AP	action potential	动作电位
APHAB	abbreviated profile of hearing aid benefit	助听器效果评价简表
ARHI	age-related hearing loss	年龄相关性听力损失
ASC	adipose-derive mesenchymal stem cell	脂肪源性间充质干细胞
ASC	auditory skills checklist	听觉技能检查表
ASHA	American Speech Language Hearing Association	美国言语语言听力协会
ASSR	auditory steady state response	听觉稳态反应
ATA	American Telemedicine Association	美国远程医疗协会

| AV | aversiveness | 反面性 |

B

BHPI	Better Hearing Philippines，Inc.	"菲律宾改善听力"公司（一个非政府组织名称）
BAHA	bone anchored hearing aid	骨锚式助听器
BAHU	BAHA aesthetic，hygiene，and use	BAHA 美观、卫生和使用问卷
BB	blood inner ear barrier	血－内耳屏障
BBSS	Bern benefit for single-sided deafness	单侧聋伯尔尼收益量表
BC	bone conduction	骨导
BCI	bone conduction implant	骨导植入
bFGF	basic fibroblast growth factor	碱性成纤维细胞生长因子
BM-MSC	bone marrow mesenchymal stem cell	骨髓间充质干细胞
BN	background noise	背景噪声
BTE	behind the ear	耳背式助听器
BU	business unit	业务部 / 营业部

C

CANS	central auditory nervous system	中枢听觉神经系统
CAP	central auditory processing	中枢听觉处理
CAP	Auditory-Nerve Compound Action Potential	听神经复合动作电位
CAPD	central auditory processing disorder	中枢听觉处理障碍
CAS	contralateral acoustic stimulation	对侧声刺激
CAT	computed axial tomography	计算机轴位断层扫描
CEOAE	click-evoked otoacoustic emissions	短声诱发的耳声发射
CEOAE	Chirp-evoked OAE	Chirp 声诱发的耳声发射

CF	cystic fibrosis	囊性纤维化
CI	cochlear implant	人工耳蜗
CM	cochlear microphonic	耳蜗微音电位
CN	cochlear nucleus	耳蜗核
CNS	central nervous system	中枢神经系统
COSI	client oriented scale of improvement	患者导向的听觉改善分级
CAEP	cortical auditory evoked potential	皮质听觉诱发电位
CBT	cognitive behavioral therapy	认知行为疗法
CDP	computerized dynamic posturography	计算机动态姿势描记图
CHABA	Committee on Hearing，Bioacoustics，and Biomechanics	美国听力、生物声学和生物力学委员会
CHL	conductive hearing loss	传导性听力损失
CHW	community health workers	社区卫生工作者
CI	confidence interval	置信区间
CIC	completely in the canal	完全耳道式助听器
COM	chronic otitis media	慢性中耳炎
COSI	client oriented scale of improvement	患者导向的听觉改善分级问卷
CROS	contralateral routing of signal	信号对传
CSOM	chronic supportive otitis media	慢性化脓性中耳炎
CTCAE	Common Terminology Criteria for Adverse Events	不良反应通用术语标准
CTSIB	Clinical Test of Sensory Integration and Balance	感觉统合和平衡临床测试

D

dB	decibel	分贝
dBA	A-weighted decibel	分贝（A 计权）

dB HL	decibel hearing level	听力级
dB S/B	decibel signal to babble ratio	信噪比
dB SPL	decibel sound pressure level	声压级
DPOAE	distortion product otoacoustic emission	畸变产物耳声发射
DDT	dichotic digit test	双耳数字分听测试
DS	Down's syndrome	唐氏综合征
DPT	duration pattern test	持续时间模式测试
D	dizziness	眩晕
DALY	disability adjusted life years	伤残调整寿命年
DCN	dorsal cochlear nucleus	耳蜗背侧核
DD	drug delivery	药物递送
Dex-Ac	dexamethasone-acetate	醋酸地塞米松；地塞米松醋酸酯
DIHL	drug-induced hearing loss	药物性聋
D-met	D-methionine	D-甲硫氨酸；D-蛋氨酸
DNA	deoxyribonucleic acid	脱氧核糖核酸
DPOAE	distortion product otoacoustic emission	畸变产物耳声发射
DSL	Desired Sensation Level	理想感觉级处方公式

E

EAM	external auditory meatus	外耳道
eASSR	electrical auditory steady-state response	电诱发听觉稳态反应
ECochG	electrocochleography	耳蜗电图
EEG	electroencephalography	脑电图
EHF	extended high frequency	扩展高频
ENS	electro-natural stimulation	电-自然刺激
EPL	emitted pressure level	排放压力级

ER	energy reflectance	能量反射率
EROS	event-related optical signal	事件相关光信号；事件相关光学成像
ERP	event-related potentials	事件相关电位
ES	electro stimulation	电刺激
ESPCI	European Symposium on Pediatric Cochlear Implantation	欧洲小儿人工耳蜗植入研讨会
EVP	evoked potential	诱发电位
EC	ease of communication	易于通信
ECD	Early Childhood Development Centre	幼儿发展中心
ECG/EEG	Electrocardiogram/electroencephalogram	心电图 / 脑电图
ECM	extracellular matrix	细胞外基质
EGF	epidermal growth factor	表皮细胞生长因子
EMA	European Medicines Agency	欧洲药品管理局
ESC	embryonic stem cells	胚胎干细胞
ExSC	exogenous stem cells	外源性干细胞
ENG	electronystagmography	眼震电图

F

FFR	frequency following response	频率跟随反应
FM	frequency modulation	调频
fMRI	functional magnetic resonance imaging	功能性磁共振成像
FPL	forward pressure level	正向压力水平
FPT	frequency pattern test	频率模式测试
FAPI	functional auditory performance indicators	功能性听觉表现指标
FDA	Food and Drug Administration	美国食品药品管理局
FMT	floating mass transducer	漂浮质量传感器

G

GBD	global burden of disease	全球疾病负担
GDT	gap detection threshold	间隔探测阈值
GFCHL	Global Foundation for Children with Hearing Loss	全球听力损失儿童基金会
GIN	gaps-in-noise	噪声内间隔
GINT	gaps in noise test	噪声内间隔测试
GABA	γ-aminobutyric acid	γ- 氨基丁酸
GBE	ginkgo biloba extract	银杏叶提取物
GBI	Glasgow benefit inventory	格拉斯哥受益量表
GDS	geriatric depression scale	老年抑郁量表
Glu	glutamate	谷氨酸
Gly	glycine	甘氨酸
GP	general practitioner	全科医师
GPx	glutathione peroxidase	谷胱甘肽过氧化物酶
GR	glutathione reductase；also termed glutathione-disulfide reductase（GSR）	谷胱甘肽还原酶；也称谷胱甘肽 – 二硫还原酶
GSSG	glutathione disulfide	氧化谷胱甘肽
GSH	glutathione	谷胱甘肽
GSR	glutathione-disulfide reductase	谷胱甘肽 – 二硫还原酶
GST	glutathione S-transferase	谷胱甘肽 S– 转移酶

H

Hz	Hertz	频率单位，赫兹
H	hearing and participation restriction	听证和参与限制
HA	hearing aid	助听器
HBPL	hyperbranched poly-L-lysine	超支化聚 L– 赖氨酸
HC	hair cells（HC）	毛细胞

HDSS	hearing device satisfaction scale	听觉设备满意度量表
HFA	high frequency audiometry	高频测听
HHCIR	Hearing Health Care Intervention Readiness	听力保健干预意愿量表
HHDI	hearing handicap and disability index	听力障碍残疾指数
HHIA	Hearing Handicap Inventory-Adult	成人听力障碍量表
HHIE	Hearing Handicap Inventory for the Elderly	老年听力障碍量表
HL	hearing loss	听力损失
HL	hearing level	听力级
HNE	4–hydroxynonenal	四羟基壬烯酸
H_2O_2	hydrogen peroxide	过氧化氢
HPD	hearing protective devices	听力保护装置
HSC	hematopoietic stem cells	造血干细胞
HTA	health technology assessment	卫生技术评估
hUCB	human haematopoietic SC derived from umbilical cord blood	从脐带血中提取的人类造血干细胞

I

IAFM	independent amplitude-frequency modulation	独立调幅调频声
IC	inferior colliculus	下丘
ICED	International Centre for Evidence in Disability	国际残疾证明中心
ICH	intracranial hypertension	颅内高压
IED	improvised explosive device	简易爆炸装置
IHC	inner hair cells	内毛细胞
IOI-HA	International Outcome Inventory for Hearing Aids	助听器效果国际性调查问卷
IPHP	Institute of Physiology and Pathology of Hearing	听觉生理学和病理学研究所

ICT	Information and Communication Technology	信息通信技术、通信科技
IHME	Institute of Health Metrics and Evaluation	健康指标和评估研究所
IMPase	inositol monophosphate	肌醇单磷酸酶
IND	Investigational New Drug	创新性药物
IP	Internet protocol	国际互联网协议
iPSC	induced pluripotent stem cells	诱导多能干细胞
IOS	mobile operating system created and developed by Apple Inc.	由苹果公司创建和开发的移动操作系统
IRB	Institutional Review Board	机构审查委员会
IT	information technology	信息技术
IT	intratympanic	鼓室
ITE	in the ear	耳内式助听器
IT-MAIS	infant-toddler meaningful auditory integration scale	婴幼儿有意义听觉整合量表

J

JCIH	Joint Committee on Infant Hearing	美国幼儿听力联合委员会；美国婴儿听力联合会

K

kHz	kilohertz	频率单位，千赫兹
Kbs	kilobits per second	千位 / 秒
Kbps	kilo bits per second（Kilo：1000）	千位 / 秒（千：1000）
K_V	voltage-gated potassium channel	电压门控钾离子通道

L

LISN-S	listening and spatialized noise-sentences test	听觉和空间化噪声句子测试
LL	lateral lemniscus	外侧丘系

LOC	lateral olivocochlear	外侧橄榄耳蜗系统
LAN	Local Area Network	局域网
LCN	lipid core NP nanoparticles	脂质核心纳米微粒（nanoparticles 即 NP）
LDH	lactate dehydrogenase enzyme	乳酸脱氢酶
LEAQ	LittlEARS Auditory Questionnaire	低龄儿童听觉发展能力问卷
LION	live international otolaryngology network	现行国际耳鼻咽喉科网络
L-met	L-methionine	L– 甲硫氨酸；L– 蛋氨酸
LR	lactated ringers solution	乳酸林格注射液；乳酸林格液

M

MD	Menière's disease	梅尼埃病
MEE	middle ear effusion	中耳积液
MEG	magnetencephalography	脑磁图
MEM	middle-ear muscle	中耳肌
MEMR	middle ear muscle reflex	中耳肌反射
MEP	middle-ear pressure	中耳压力
MFT	multi-frequency tympanometry	多频鼓室图
MGB	medial geniculate body	内侧膝状体
MLAEP	middle latency auditory evoked potential	中潜伏期听觉诱发电位
MLD	masking level difference	掩蔽级差
MMN	mismatch-negativity	失匹配负波
MOC	medial olivocochlear	内侧橄榄耳蜗系统
MOCB	medial olivocochlear bundle	内侧耳蜗橄榄束
MOCR	medial olivocochlear reflex	内侧耳蜗橄榄反射

MPS	massively parallel sequencing	大规模并行测序
MRI	magnetic resonance imaging	磁共振成像
MSL	minimum signal level	最小信号声级
MAIS	Meaningful Auditory Integration Scale	有意义听觉整合量表
Mbps	Mega bits per second（Mega：1000000）	兆位/秒（兆：1 000 000）
MDA	malondialdehyde	丙二醛
MDR-TB	multidrug-resistant tuberculosis	耐多药结核病
MEI	middle ear implants	中耳植入体
MET	mechanoelectric transducer	机电换能器
Mg	magnesium	镁
mg	milligram	毫克
MHL	mixed hearing loss	混合性听力损失
mHealth	health care provision via mobile phone technology	通过移动电话提供健康关怀
MMSE	mini mental state examination	简明精神状态量表
MPANL	maximum permissible ambient noise levels	最大许可背景噪声级
MPT	membrane permeability transition	线粒体膜通透性
MR	magnetic resonance	磁共振
MSC	mesenchymal stem（or stromal）cell	间充质（或基质）干细胞

N		
NGS	next generation sequencing	新一代测序
NICU	neonatal intensive care unit	新生儿重症监护室
NIHL	noise-induced hearing loss	噪声性听力损失
NIOSH	National Institute on Occupational Safety and Health	美国国家职业安全卫生研究所
NLL	nuclei of the lateral lemniscus	外侧丘系核
NNT	National Network of Teleaudiology	国家远程听力学网络

NU-6	Northwestern University Auditory Test Number 6	美国西北大学听力测试第六套（言语测听词表的名称）
NA	not applicable	不适用
NAC	N-acetylcysteine	N- 乙酰半胱氨酸
NADH	nicotinamide adenine dinucleotide	还原型辅酶 I；烟酰胺腺嘌呤二核苷酸
NADPH	nicotinamide adenine dinucleotide phosphate	还原型辅酶 II；烟酰胺腺嘌呤二核苷酸磷酸
NAL	National Acoustic Laboratories	澳大利亚国家声学实验室
NCI	National Cancer Institute	国家癌症研究所
NCIQ	Nijmegen Cochlear Implant Questionnaire	Nijmegen 人工耳蜗植入量表
NHANES	National Health and Nutrition Examination Survey	全国健康和营养检查调查
NIPTS	noise-induced permanent threshold shift	噪声引起的永久性阈移
NMDA	N-methyl-D-aspartate	N- 甲基 -D- 天冬氨酸
NMDA-R	N-methyl-D-aspartate receptor	N- 甲基 -D- 天冬氨酸受体
NO	nitric oxide	一氧化氮
NP	nanoparticles	纳米微粒
NPV	negative predictive value	阴性预测值
NS	not stated	未注明
NSAID	nonsteroidal anti-inflammatory drug	非甾体抗炎药
NSC	neuron stem cells	神经元干细胞

O

OAE	otoacoustic emission	耳声发射
OC	olivocochlear	耳蜗橄榄、橄榄耳蜗
OHC	outer hair cell	外毛细胞
OME	otitis media with effusion	分泌性中耳炎

OSHA	Occupational Safety and Health Administration	职业安全与健康管理局
OP	operating point	操作点
O_2	oxygen	氧气
O_2^-	superoxide	超氧化物
OTC	over-the-counter	非处方
OWM	oval window membrane	卵圆窗膜

P

PA	power absorption	能量吸收
PDCI	partial deafness cochlear implantation	部分性耳聋人工耳蜗植入
PDT	partial deafness treatment	部分性耳聋治疗
PDT-EAS	Partial Deafness Treatment-Electro-Acoustic Stimulation	部分性耳聋治疗：声－电联合刺激
PDT-EC	Partial Deafness Treatment-Electric Complementation	部分性耳聋治疗：电补偿
PDT-ENS	Partial Deafness Treatment-Electric-Natural Stimulation	部分性耳聋治疗：电－自然刺激
PDT-ES	Partial Deafness Treatment-Electric Stimulation	部分性耳聋治疗：电刺激
PET	positron emission tomography	正电子发射断层扫描成像
PET	pressure equalization tube	压力均衡置管
PPV	positive predictive value	阳性预测值
PSIN	poor speech in noise	噪声下言语不佳
PSOS	platform for sense organ screening	感觉器官筛查平台
PTA	Pure Tone Average Hearing Threshold	纯音平均听阈测试
PTS	permanent threshold shift	永久性阈移
PB	phonetically balanced	语音平衡
PDT	partial deafness treatment	部分耳聋治疗

PEACH	parent's evaluation of aural/oral performance of children	关于儿童听觉和言语表现的家长评估量表（PEACH 量表）
PEG-b-PCL	poly（ethylene glycol）-b-poly（ε-caprolactone）	聚乙二醇 -B- 聚（ε- 己内酯）
PEOT/PBT	poly（ethylene oxide terephtalate）/poly（butylene terephtalate）	聚环氧乙烷 / 聚对苯二甲酸丁二醇酯
P-gp	P-glycoprotein 1	P- 糖蛋白 1
PHEA	poly（2-hydroxyethyl aspartamide）	聚（2- 羟乙基天冬氨酰胺）
PICO	population intervention comparator outcome	人口干预比较结果
PLGA	poly（lactic-co-glycolic acid）	乳酸 - 乙醇酸共聚物
PORP	partial ossicular replacement prosthesis	部分人工听骨
PPE	personal protective equipment	个人防护装备
PPF/PPF-DA	poly（propylene fumarate）/poly（propylene fumarate）-diacrylate	聚（富马酸丙烯酯）/ 聚（富马酸丙烯酯）- 二丙烯酸酯
PTA	pure tone average	平均纯音听阈
PTA	Pure Tone Audiometry	纯音测听
PTA512	Pure tone average threshold at 0.5, 1, and 2kHz	0.5kHz、1kHz、2kHz 平均纯音听阈

Q

qEEG	quantitative electroencephalography	定量脑电图
QALY	quality adjusted life year	质量调整寿命年
QoL	quality of life	生活质量
QOS	quality of services	服务质量
QOS	quality of service in network computing	网络计算中的服务质量

R

REA	right ear advantage	右耳优势

RGDT	random gap detection test	随机间隔探测测试
ROC	receiver operating characteristic curves	受话器工作特征曲线
R	readiness to take action	准备采取行动
RECD	Real Ear Coupler Difference	真耳耦合腔差值
REM	Real Ear Measurements	真耳分析
REUG	Real Ear Unaided Gain	真耳未助听增益
RNS	reactive nitrogen species	活性氮族
ROS	reactive oxygen species	活性氧基团
RV	reverberation	混响
RWM	round window membrane	圆窗膜

S

SAB	scale of auditory behavior	听觉行为量表
sASSR	sinusoidal auditory steady state response	听觉稳态反应正弦波
SCD	semicircular canal dehiscence	半规管裂
SFOAE	specific frequency otoacoustic emissions	刺激频率耳声发射
SFOAE	Single Frequency tone-evoked OAE	单一频率纯音诱发耳声发射
SLI	specific language impairment	特发性语言障碍；特殊型语言障碍
SLT	sounds level tolerance	声级疲劳
SNHL	sensorineural hearing loss	感音神经性听力损失
SNR	signal-to-noise ratio	信噪比
SOAE	spontaneous OAE	自发性耳声发射
SOC	superior olivary complex	上橄榄复合体
SP	summating potential	总和电位
SPECT	single-proton emission computed tomography	单质子发射计算机断层扫描
SPL	sound pressure level	声压级

SZOK	Polish initials for "system of integrated communication operations"	波兰语"综合通信操作系统"首字母缩写
SC	stem cell	干细胞
SDS	speech discrimination score	言语辨别得分
SE	self-efficacy	自我效能
SH	thiol sulfhydryl	巯基
SI	social isolation	社交孤立
SIO	Società Italiana Otorinolaringoiatria	意大利耳鼻喉协会
SNG	spiral ganglion neurons	螺旋神经元
SNHL	sensorineural hearing loss	感觉神经性耳聋
SNR	signal-to-noise ratio	信噪比
SOD	superoxide dismutase	超氧化物歧化酶
SOFI	Screening for Otologic Functional Impairments	耳科功能损失筛查量表
SPION	supermagnetic iron oxide nanoparticle	超顺磁氧化铁纳米颗粒
Src-PTK	Src protein tyrosine kinase	Src 基因蛋白酪氨酸激酶
SRT	speech recognition threshold	言语识别阈
SSD	single sided deafness	单侧聋
SSQ	speech，spatial and qualities of hearing	言语空间听觉质量量表
STS	sodium thiosulfate	硫代硫酸钠
StDP	stimulus-timing-dependent plasticity	刺激 – 时间依赖性可塑性
STDP	spike-timing-dependent plasticity	脉冲时间依赖可塑性

T

TAP	temporal auditory processing	时间听觉处理
TBOAE	tone burst OAE	短纯音诱发的耳声发射
TD	typically developing	典型发育
TEOAE	transient-evoked otoacoustic emissions	瞬态声诱发耳声发射

TM	tympanic membrane	鼓膜穿孔
TMD	tympanic membrane displacement	鼓膜置换
TPP	tympanometric peak pressure	鼓室图峰压
TTS	temporary threshold shift	暂时性阈移
T	Tinnitus	耳鸣
TG	therapy group	治疗组
TOB	Test of Balance	平衡测试
TM	tympanic membrane	鼓膜
TOMI	Tinnitus Ototoxicity Monitoring Interview	耳毒性监测访谈
TNF-alpha	tumor necrosis factor alpha	肿瘤坏死因子 α
TRI	Tinnitus Research Initiative	耳鸣研究专项
TRT	tinnitus retraining therapy	耳鸣习服疗法
TTS_2	TTS measured 2 min after exposure ends	暴露 2 分钟后测量的暂时性阈移

U

UHL	unilateral hearing loss	单侧听力损失
UNHS	universal newborn hearing screening	新生儿听力普筛
UL	upper intake level	最大输入声级
US	United States	美国

V

VEMP	vestibular evoked myogenic potential	前庭肌源诱发电位
VRA	visual reinforcement audiometry	视觉强化测听
VA	visual acuity	视力
VNG	videonystagmography	眼震视图
VAS	visual analog scale	视觉模拟量表
VPN	virtual private network	虚拟专用网络

W

WAI	wideband acoustic immittance	宽频声导抗
WB	wideband	宽频
WBT	wideband tympanometry	宽频鼓室图
WHO	World Health Organization	世界卫生组织
WIN	word-in-noise test	噪声下言语测试
WRS	word recognition score	言语识别率
WAN	wide area network	广域网
WDRC	Wide Dynamic Range Compression	宽动态范围压缩

相　关　图　书　推　荐

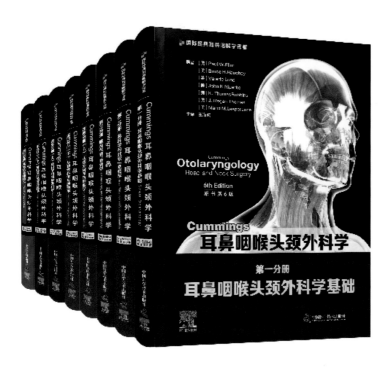

Cummings 耳鼻喉头颈外科学
（原书第 6 版）全 6 册
总定价　1584.00 元

扫 码 购 买

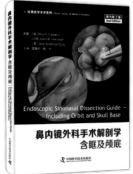

原著　[美] Roy R. Casiano 等
主译　黄魏宁　杨 弋
定价　108.00 元

扫 码 购 买

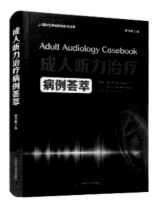

原著　[美] Michael Valente 等
主译　赵 宇　刘玉和
定价　238.00 元

扫 码 购 买

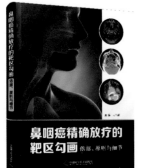

主编　王孝深
定价　160.00 元

扫 码 购 买

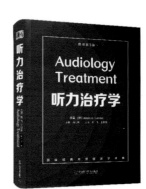

原著　[美] Jason A. Galster
主审　杨仕明
主译　冀 飞　王秋菊
定价　180.00 元

扫 码 购 买